"十二五"普通高等教育本科国家级规划教材

国家卫生健康委员会"十四五"规划教材

全 国 高 等 学 校 教 材

供八年制及"5+3"一体化临床医学等专业用

临床诊断学

Clinical Diagnostics

第4版

主　　编　万学红　刘成玉

副 主 编　段志军　周汉建　吴　静　付　蓉

数字主编　万学红　刘成玉

数字副主编　段志军　周汉建　吴　静　付　蓉

人民卫生出版社
·北 京·

U0658778

版权所有，侵权必究！

图书在版编目（CIP）数据

临床诊断学 / 万学红，刘成玉主编 . — 4 版 . —北
京：人民卫生出版社，2024.9
全国高等学校八年制及"5+3"一体化临床医学专业
第四轮规划教材
ISBN 978-7-117-36124-8

I. ①临… II. ①万… ②刘… III. ①诊断学 – 高等
学校 – 教材　IV. ①R44

中国国家版本馆 CIP 数据核字（2024）第 059045 号

| 人卫智网 | www.ipmph.com | 医学教育、学术、考试、健康，购书智慧智能综合服务平台 |
| 人卫官网 | www.pmph.com | 人卫官方资讯发布平台 |

临床诊断学
Linchuang Zhenduanxue
第 4 版

主　　编：万学红　刘成玉
出版发行：人民卫生出版社（中继线 010-59780011）
地　　址：北京市朝阳区潘家园南里 19 号
邮　　编：100021
E - mail: pmph @ pmph.com
购书热线：010-59787592　010-59787584　010-65264830
印　　刷：人卫印务（北京）有限公司
经　　销：新华书店
开　　本：850×1168　1/16　印张：33
字　　数：976 千字
版　　次：2005 年 8 月第 1 版　　2024 年 9 月第 4 版
印　　次：2024 年 9 月第 1 次印刷
标准书号：ISBN 978-7-117-36124-8
定　　价：142.00 元

打击盗版举报电话：010-59787491　E-mail: WQ @ pmph.com
质量问题联系电话：010-59787234　E-mail: zhiliang @ pmph.com
数字融合服务电话：4001118166　E-mail: zengzhi @ pmph.com

编　委

数字编委

（数字编委详见二维码）

数字编委名单

融合教材阅读使用说明

融合教材即通过二维码等现代化信息技术，将纸书内容与数字资源融为一体的新形态教材。本套教材以融合教材形式出版，每本教材均配有特色的数字内容，读者在阅读纸书的同时，通过扫描书中的二维码，即可免费获取线上数字资源和相应的平台服务。

本教材包含以下数字资源类型

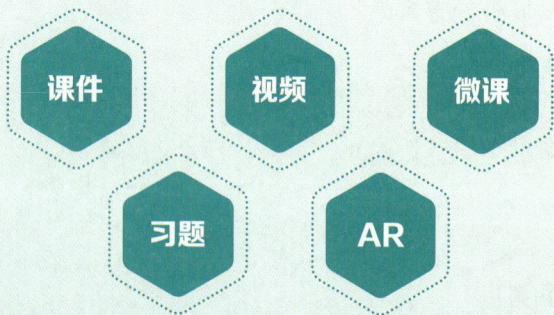

- 课件
- 视频
- 微课
- 习题
- AR

本教材特色资源展示

获取数字资源步骤

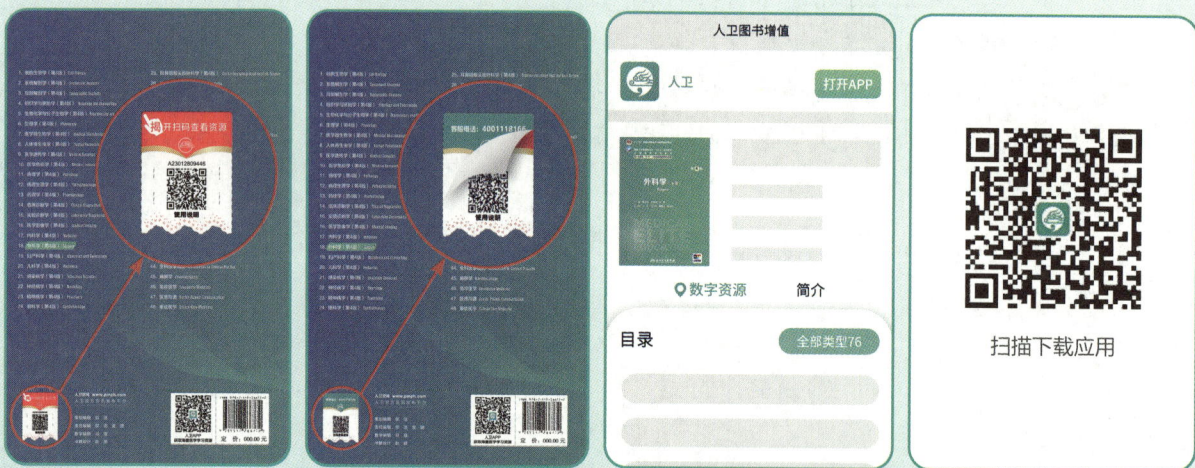

① 扫描封底红标二维码，获取图书"使用说明"。

② 揭开红标，扫描绿标激活码，注册 / 登录人卫账号获取数字资源。

③ 扫描书内二维码或封底绿标激活码随时查看数字资源。

④ 登录 zengzhi.ipmph.com 或下载应用体验更多功能和服务。

APP 及平台使用客服热线　　400-111-8166

读者信息反馈方式

欢迎登录"人卫e教"平台官网"medu.pmph.com"，在首页注册登录（也可使用已有人卫平台账号直接登录），即可通过输入书名、书号或主编姓名等关键字，查询我社已出版教材，并可对该教材进行读者反馈、图书纠错、撰写书评以及分享资源等。

全国高等学校八年制及"5+3"一体化临床医学专业
第四轮规划教材 修订说明

为贯彻落实党的二十大精神,培养服务健康中国战略的复合型、创新型卓越拔尖医学人才,人卫社在传承20余年长学制临床医学专业规划教材基础上,启动新一轮规划教材的再版修订。

21世纪伊始,人卫社在教育部、卫生部的领导和支持下,在吴阶平、裘法祖、吴孟超、陈灏珠、刘德培等院士和知名专家亲切关怀下,在全国高等医药教材建设研究会统筹规划与指导下,组织编写了全国首套适用于临床医学专业七年制的规划教材,探索长学制规划教材编写"新""深""精"的创新模式。

2004年,为深入贯彻《教育部 国务院学位委员会关于增加八年制医学教育(医学博士学位)试办学校的通知》(教高函〔2004〕9号)文件精神,人卫社率先启动编写八年制教材,并借鉴七年制教材编写经验,力争达到"更新""更深""更精"。第一轮教材共计32种,2005年出版;第二轮教材增加到37种,2010年出版;第三轮教材更新调整为38种,2015年出版。第三轮教材有28种被评为"十二五"普通高等教育本科国家级规划教材,《眼科学》(第3版)荣获首届全国教材建设奖全国优秀教材二等奖。

2020年9月,国务院办公厅印发《关于加快医学教育创新发展的指导意见》(国办发〔2020〕34号),提出要继续深化医教协同,进一步推进新医科建设、推动新时代医学教育创新发展,人卫社启动了第四轮长学制规划教材的修订。为了适应新时代,仍以八年制临床医学专业学生为主体,同时兼顾"5+3"一体化教学改革与发展的需要。

第四轮长学制规划教材秉承"精品育精英"的编写目标,主要特点如下:

1. 教材建设工作始终坚持以习近平新时代中国特色社会主义思想为指导,落实立德树人根本任务,并将《习近平新时代中国特色社会主义思想进课程教材指南》落实到教材中,统筹设计,系统安排,促进课程教材思政,体现党和国家意志,进一步提升课程教材铸魂育人价值。

2. 在国家卫生健康委员会、教育部的领导和支持下,由全国高等医药教材建设研究学组规划,全国高等学校八年制及"5+3"一体化临床医学专业第四届教材评审委员会审定,院士专家把关,全国医学院校知名教授编写,人民卫生出版社高质量出版。

3. 根据教育部临床长学制培养目标、国家卫生健康委员会行业要求、社会用人需求,在全国进行科学调研的基础上,借鉴国内外医学人才培养模式和教材建设经验,充分研究论证本专业人才素质要求、学科体系构成、课程体系设计和教材体系规划后,科学进行的,坚持"精品战略,质量第一",在注重"三基""五性"的基础上,强调"三高""三严",为八年制培养目标,即培养高素质、高水平、富有临床实践和科学创新能力的医学博士服务。

4. 教材编写修订工作从九个方面对内容作了更新:国家对高等教育提出的新要求;科技发展的趋势;医学发展趋势和健康的需求;医学精英教育的需求;思维模式的转变;以人为本的精神;继承发展的要求;统筹兼顾的要求;标准规范的要求。

5. 教材编写修订工作适应教学改革需要,完善学科体系建设,本轮新增《法医学》《口腔医学》《中医学》《康复医学》《卫生法》《全科医学概论》《麻醉学》《急诊医学》《医患沟通》《重症医学》。

6. 教材编写修订工作继续加强"立体化""数字化"建设。编写各学科配套教材"学习指导及习题集""实验指导/实习指导"。通过二维码实现纸数融合,提供有教学课件、习题、课程思政、中英文微课,以及视频案例精析(临床案例、手术案例、科研案例)、操作视频/动画、AR模型、高清彩图、扩展阅读等资源。

全国高等学校八年制及"5+3"一体化临床医学专业第四轮规划教材,均为国家卫生健康委员会"十四五"规划教材,以全国高等学校临床医学专业八年制及"5+3"一体化师生为主要目标读者,并可作为研究生、住院医师等相关人员的参考用书。

全套教材共48种,将于2023年12月陆续出版发行,数字内容也将同步上线。希望得到读者批评反馈。

全国高等学校八年制及"5+3"一体化临床医学专业第四轮规划教材　序言

"青出于蓝而胜于蓝",新一轮青绿色的八年制临床医学教材出版了。手捧佳作,爱不释手,欣喜之余,感慨千百位科学家兼教育家大量心血和智慧倾注于此,万千名医学生将汲取丰富营养而茁壮成长,亿万个家庭解除病痛而健康受益,这不仅是知识的传授,更是精神的传承、使命的延续。

经过二十余年使用,三次修订改版,八年制临床医学教材得到了师生们的普遍认可,在广大读者中有口皆碑。这套教材将医学科学向纵深发展且多学科交叉渗透融于一体,同时切合了"环境 - 社会 - 心理 - 工程 - 生物"新的医学模式,秉持"更新、更深、更精"的编写追求,开展立体化建设、数字化建设以及体现中国特色的思政建设,服务于新时代我国复合型高层次医学人才的培养。

在本轮修订期间,我们党团结带领全国各族人民,进行了一场惊心动魄的抗疫大战,创造了人类同疾病斗争史上又一个英勇壮举!让我不由得想起毛主席《送瘟神二首》序言:"读六月三十日人民日报,余江县消灭了血吸虫,浮想联翩,夜不能寐,微风拂煦,旭日临窗,遥望南天,欣然命笔。"人民利益高于一切,把人民群众生命安全和身体健康挂在心头。我们要把伟大抗疫精神、祖国优秀文化传统融会于我们的教材里。

第四轮修订,我们编写队伍努力做到以下九个方面:

1. 符合国家对高等教育的新要求。全面贯彻党的教育方针,落实立德树人根本任务,培养德智体美劳全面发展的社会主义建设者和接班人。加强教材建设,推进思想政治教育一体化建设。

2. 符合医学发展趋势和健康需求。依照《"健康中国2030"规划纲要》,把健康中国建设落实到医学教育中,促进深入开展健康中国行动和爱国卫生运动,倡导文明健康生活方式。

3. 符合思维模式转变。二十一世纪是宏观文明与微观文明并进的世纪,而且是生命科学的世纪。系统生物学为生命科学的发展提供原始驱动力,学科交叉渗透综合为发展趋势。

4. 符合医药科技发展趋势。生物医学呈现系统整合/转型态势,酝酿新突破。基础与临床结合,转化医学成为热点。环境与健康关系的研究不断深入。中医药学守正创新成为国际社会共同的关注。

5. 符合医学精英教育的需求。恪守"精英出精品,精品育精英"的编写理念,保证"三高""三基""五性"的修订原则。强调人文和自然科学素养、科研素养、临床医学实践能力、自我发展能力和发展潜力以及正确的职业价值观。

6. 符合与时俱进的需求。新增十门学科教材。编写团队保持权威性、代表性和广泛性。编写内容上落实国家政策、紧随学科发展、拥抱科技进步、发挥融合优势,体现我国临床长学制办学经验和成果。

7. 符合以人为本的精神。以八年制临床医学学生为中心，努力做到优化文字：逻辑清晰，详略有方，重点突出，文字正确；优化图片：图文吻合，直观生动；优化表格：知识归纳，易懂易记；优化数字内容：网络拓展，多媒体表现。

8. 符合统筹兼顾的需求。注意不同专业、不同层次教材的区别与联系，加强学科间交叉内容协调。加强人文科学和社会科学教育内容。处理好主干教材与配套教材、数字资源的关系。

9. 符合标准规范的要求。教材编写符合《普通高等学校教材管理办法》等相关文件要求，教材内容符合国家标准，尽最大限度减少知识性错误，减少语法、标点符号等错误。

最后，衷心感谢全国一大批优秀的教学、科研和临床一线的教授们，你们继承和发扬了老一辈医学教育家优秀传统，以严谨治学的科学态度和无私奉献的敬业精神，积极参与第四轮教材的修订和建设工作。希望全国广大医药院校师生在使用过程中能够多提宝贵意见，反馈使用信息，以便这套教材能够与时俱进，历久弥新。

愿读者由此书山拾级，会当智海扬帆！

是为序。

中国工程院院士
中国医学科学院原院长　　刘德培
北京协和医学院原院长

二〇二三年三月

主 编 简 介

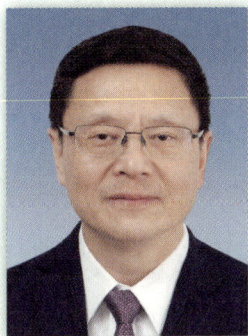

万学红

1964 年 2 月出生于四川乐山。内科学教授。四川大学研究生院常务副院长。兼任教育部临床医学专业认证工作委员会委员、教育部临床医学类专业教学指导委员会临床实践教学指导分委员会副主任委员、中国医疗保健国际交流促进会老年健康医学分会副主任委员以及《中华医学教育杂志》《中华医学教育探索杂志》等杂志编委。

从事高校教学和临床医疗工作 35 年，是首批国家级线下一流课程诊断学课程负责人，是国家级来华留学生英文授课 Diagnostics 品牌课程负责人。发表学术论文 70 余篇。主编规划教材《诊断学》(第 9、10 版)、英文版规划教材 *Clinical Diagnostics*；主编《现代医学模拟教学》《医学教学方法》《从授业到树人——华西医学教育与人才培养》等；主译《医师职业素养测评》《乡村医学》《欧洲医学教育学会教育指南》等。2005 年获国家级教学成果奖一等奖，2009 年获美国中华医学基金会(CMB)杰出教授奖，2014 年获国家级教学成果奖二等奖，2016 年获宝钢优秀教师奖。

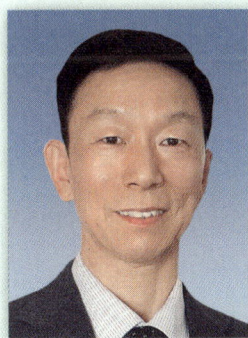

刘成玉

1963 年 2 月出生于山东威海。内科学教授，硕士研究生导师。现任教育部学位论文评审专家、国家级继续医学教育项目评审专家、山东省医学会医学教育分会顾问、山东省医学会诊断学分会副主任委员、青岛市医学会医学教育专科分会名誉主任委员、青岛市医学会全科医学专科分会副主任委员、青岛大学青岛医学院教学督导委员会委员。担任《高校医学教学研究(电子版)》《中华诊断学电子杂志》等杂志编委。

从事临床教学工作 39 年，主要承担诊断学、内科学、临床技能学、健康评估、临床检验基础等课程的教学工作。先后完成省级教学研究课题 12 项，获得省级教学成果奖和教材奖 14 项，主编和参编教材 26 部，发表科研、教研论文 138 篇。曾获山东省省级教学成果奖一等奖。

副主编简介

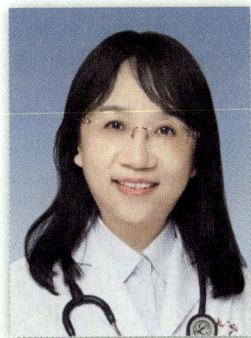

段志军

1965 年 11 月出生于辽宁大连。内科学教授,博士研究生导师。大连医科大学附属第一医院消化内科主任、临床诊断学教研室主任。兼任中华医学会消化病学分会胃肠动力学组委员、中国中西医结合学会消化系统疾病专业委员会委员等。入选辽宁省特聘教授、辽宁省教学名师、大连市领军人才。

从事教学工作 33 年,曾留学日本大阪大学医学部,并于美国约翰斯·霍普金斯大学医学院胃肠动力实验室等院校研修。主持国家级课题 4 项,获省级科学技术进步奖 3 项,获省教学成果奖一等奖 3 项。参编规划教材 3 部,主编专业著作 6 部。

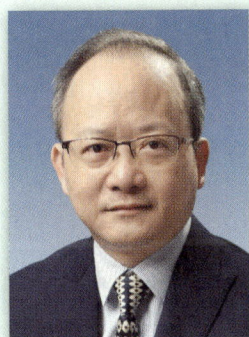

周汉建

1963 年 12 月出生于广东汕头。心内科主任医师,硕士研究生导师。现任中山大学附属第三医院诊断学教研室主任,心脏康复亚专科主任。兼任教育部临床医学专业认证工作委员会委员,中国医药教育协会诊断学专业委员会副主任委员,国家医师资格考试广东考区首席主考官,国家医学考试中心试题开发专家,中国医药教育协会毕业后与继续医学教育指导工作委员会常务委员,广东省本科高校临床教学基地教学指导委员会委员等。

从事医学教育工作 36 年,主编和参编教材、学术专著 25 部,发表论文 60 余篇。参与获得国家级教学成果奖二等奖 1 项,广东省教育教学成果奖一等奖 1 项、广东省科学技术进步奖二等奖 1 项,广州市科学技术进步奖三等奖 1 项,中山大学教学成果奖一等奖 2 项、二等奖 2 项;获得广东省南粤优秀教师,中山大学教学名师等称号。

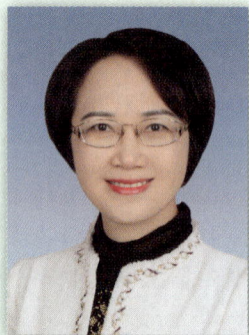

吴　静

1967 年 6 月出生于广西柳州。内分泌科二级教授,博士研究生导师。中南大学湘雅医院党委委员,内科学、诊断学教研室主任兼临床技能训练中心主任。兼任中国医药教育协会诊断学专业委员会副主任委员,中国医师协会毕业后医学模拟教育专家委员会委员,教育部诊断学课程群虚拟教研室负责人。

主编教材获得首届全国教材建设奖全国优秀教材二等奖;国家级线上一流课程、虚拟仿真实验教学一流课程及线上线下混合式一流课程负责人;获国家级教学成果奖一等奖(第 5)、湖南省高等教育教学成果奖特等奖(第 1)及一等奖(第 3);获第三届全国高校教师教学创新大赛新医科正高组一等奖(第 1)。多次作为总教官培训中南大学学生参加全国高等医学院校大学生临床技能竞赛获特等奖,并获中国大学生医学技术技能大赛"优秀指导教师"。主编、副主编教材 7 部,发表教学论文 20 余篇。主持国家自然科学基金项目 4 项、省级课题 10 余项,发表 SCI 论文 33 篇。

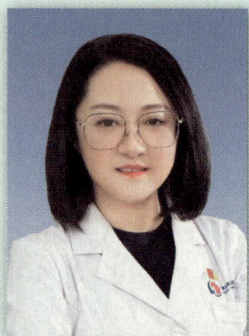

付　蓉

1969 年 8 月出生于天津。血液科主任医师,教授,博士研究生导师。天津医科大学总医院副院长、血液病中心主任,天津市血液系统疾病临床研究中心主任,天津市骨髓衰竭及癌性造血克隆防治重点实验室主任,天津市血液病研究所所长。兼任中华医学会血液学分会常务委员、中华医学会血液学分会红细胞疾病(贫血)学组副组长、中国医师协会血液科医师分会常务委员、中国抗癌协会血液肿瘤专业委员会中国 MDS/MPN 工作组副组长、天津市医学会血液学分会主任委员、天津市医师协会血液科医师分会第一届会长、《中华血液学杂志》副主编。

长期致力于血液内科的医疗、教学、科研工作,对骨髓衰竭性疾病、恶性血液病的诊治有深入研究,主笔《再生障碍性贫血诊断与治疗中国专家共识》等多部专家共识,主持国家自然科学基金项目 6 项,省部级科研项目近 10 项。获天津市科学技术进步奖二等奖 4 项和天津青年科技奖,获天津市教学名师称号。

前　言

　　《临床诊断学》(第4版)按照全国高等学校八年制及"5+3"一体化临床医学专业第四轮规划教材编写和修订的指导思想进行修订。"临床诊断学"是医学生学习各门临床课程的入门与基础,是培养临床基本功的重要课程。因此,本教材特别强调"三高"(高标准、高起点、高要求)、"三基"(基础理论、基本知识、基本技能)、"三严"(严肃的态度、严谨的要求、严密的方法)。这"三个三"也是学习临床诊断学最重要的原则和要求。

　　本教材分为七篇:症状学、问诊、体格检查、辅助检查、临床常用诊疗操作技术、病历书写、临床诊断的相关要求。书末附有推荐阅读和中英文名词对照索引。

　　本教材的特点和本版主要修订内容如下。

　　1. 新版教材是新型融合教材,以纸质教材为基本载体,通过教材封底"一书一码"以及教材中二维码的链接,将教材内容延伸,扩展了PPT课件、习题、英文微课、视频案例精析,以及AR等。

　　2. 参照国家卫生健康委员会的有关最新文件和规范要求,对病历种类、书写要求、内容和格式进行了修订,但本教材主要反映的是病历书写的学术要求,在临床实际工作中的格式规范要按照国家和地方卫生主管部门的相关要求执行。

　　3. 在每一章前面增加了"学习要点";症状学部分增加了"阴道出血""睡眠障碍";另外,还增加了电子血压计的使用方法。

　　4. 修订了部分图片和表格,取消了"常用医学英语缩略语""诊断学网址"。

　　我们努力使教材达到"新、精、深"的要求,成为学生喜欢学、教师喜欢用的教材,成为本科生、研究生、住院医师等在临床学习中经常翻阅的案头书。本版教材在修订过程中,得到了全国医学院校同行专家的大力支持、悉心指导和热忱帮助,我们致以深深的谢意。各编委都是临床医生和一线教师,对教材修订工作怀着强烈的历史责任感和教学热情,倾注了大量的心血,但由于涉及内容广,谬误与疏漏在所难免,我们期待得到反馈信息,望广大师生不吝赐教,供今后再版时参考。

万学红

2023年11月

目 录

第一篇 症 状 学

第二篇　问　诊

第三篇　体格检查

第四篇　辅 助 检 查

第五篇　临床常用诊疗操作技术

第六篇　病 历 书 写

第七篇　临床诊断的相关要求

绪　论

一、临床诊断学的概念和重要性

临床诊断学（clinical diagnostics）是研究诊断疾病的基础理论、基本知识、基本技能和诊断思维的一门临床学科，是在学习了基础医学知识，如人体解剖学、生理学、医学微生物学和病理学等课程之后，为过渡到临床学习而开设的一门课程。它介绍疾病的各种临床表现及发生机制，问诊和体格检查的基本内容和方法，辅助检查，以及如何应用科学的思维和方法去识别、判断疾病，以获得正确的临床诊断，为进一步提出防治措施提供依据。因此，临床诊断学是临床医学生的必修课和主干课，是临床各课程的入门和基础。通过该课程，医学生可以学习医患沟通，建立良好的医患关系，掌握诊断疾病的基本原理和方法，正确地搜集资料、分析综合，得出符合疾病本质的结论即临床诊断，为疾病的预防、治疗、预后评价和康复提供依据。因此，临床诊断学也是通向临床各课程学习的桥梁和纽带，是开启临床医学大门的一把钥匙。

诊断（diagnosis）一词来源于希腊语，是指识别（identification）和判断（discernment）；在临床医学中，是指通过采集病史、体格检查和其他各种检查手段等获得相关资料，综合分析，揭示患者所患疾病的本质和确定疾病的诊断。要提出临床诊断，医师必须具备为患者解除疾苦、追寻致病原因和疾病本质的意识和愿望，必须具备基础与临床医学知识，以及良好的临床技能与丰富的实践经验。除理论学习外，通过临床实践进行临床诊断的学习显得特别重要。医家格言"熟读王叔和，不如临症多"指出熟读医书典籍，并不能代替临床经验，这说明既要重理论，也要重实践。

在临床诊断实践活动中，医师就像医学领域的侦探，通过获取患者各方面的信息，进行分析、综合，以解开疾病诊断之谜。这与侦查人员破案的程序十分相似。试想，欲查明一宗案件，侦查人员必须深入实际，了解案情，提出问题和多种可能性即假设，从不同角度取得各种证据，进行周密的调查研究，最后得出结论。要想弄清楚案情，必须深入细致、符合实际，搜集的资料和证据必须经过核实，提出的问题必须切中要害，分析推理必须符合逻辑，还必须有锲而不舍的执着精神和机敏而准确的判断能力，才能使每个案件的侦破准确无误。医师的职业为健康所系、性命相托，必须有这样的责任心、职业素养和专业技能。提出临床诊断，是医疗实践的主要活动之一，也是医师最重要、最基本的能力之一。

当前，医学科学技术的飞速发展，突出表现在诊断领域高新技术的应用，如影像诊断方面有计算机体层成像（CT）、仿真内镜、磁共振肠道造影、计算机X射线摄影（computer radiography）、数字X射线摄影（digital radiography）、三维彩色多普勒超声检查、正电子发射断层成像（positron emission tomography，PET）、功能性磁共振成像（fMRI）等；分子生物学方面有DNA重组技术、实时荧光PCR技术、基因诊断及计算机生物芯片技术。这些新技术无疑会为正确诊断带来巨大的帮助，使医师能更及时、更准确地诊断疾病，极大地提高临床诊疗水平。然而，这些检查手段虽能提供更微观的病理改变证据或图像证据，甚至可以作出病因学或病理学的决定性诊断，但基本的问诊、体格检查，并不能因为这些技术的发展而被削弱、被淡化、被忽略。如果因过度依赖技术而忽略了医师的临床基本实践活动和构建良好的医患关系，将会犯"见树不见林，见物不见人"的严重错误。一般而言，用先进的超声心动仪所显示的心脏瓣膜缺陷较心脏听诊更为准确，但听诊之后患者从医师那里得到的解释、慰藉，是高科技仪器所不能替代的，加之听诊易于反复进行，医师对患者全身状况和心脏功能的评估会比仪器更全面、更符合实际，常常也更具有临床意义。而且，问诊和体格检查的结果是线索，医师在对患者作体格检查之后,才决定是否对患者进行超声心动图的检查。再者,任何辅助检查也有其敏感性或特异性方面的不足,或因检查本身的问题导致误差。一位著名的胸外科专家在接受为一名疑似肺癌的肺部包块患者做手术的任务时,他不是立即实施手术,而是按照诊断疾病的程序,仔细地问诊和体格检查,再阅读胸部X线片,便否定了肺癌的诊断,修正诊断为肺结核瘤。通过抗结核治疗,患者病情迅速好转,避免了不必要的手术。他说,作为医师应该这样做,遵照程序、实事求是,这是医师的天职。他在平凡的工作中,体现了高尚医德、精湛医术和优质服务的完美结合。医师选择的各种辅助检查,是在提出诊断性假设(hypothesis)之后,有计划按步骤进行的,应用得当可达到确诊或排除诊断的目的,但是有的误诊恰恰是由无计划、偏离主题、撒大网似的检查,或被高科技仪器检查结果的误导所致。解决临床诊断问题主要依靠临床基本功、依靠医师的主观能动作用、依靠全面综合分析各种资料。因此,对医学生来说,从学习临床诊断学开始,就强调正确的疾病诊断步骤和基本技能是十分必要的。

需要指出的是:"诊断学"(clinical diagnostics)作为学科,至少包括了检体诊断学(physical diagnostics)、实验诊断学(laboratory diagnostics)、临床放射诊断学(clinical radiology)、医学影像学(medical imaging)、功能诊断学(functional diagnostics)、症状诊断学(symptoms diagnostics)等内容。作为高等医学院校的课程,医学影像学已经从"诊断学"中独立出去。而作为教材编写,本套教材把《医学影像学》《实验诊断学》都独立编写出版,因此本书名为《临床诊断学》。

医学生应将几门课程和教材结合起来学习,相互补充,增进理解,融会贯通,才能在临床实践中,全面深入地分析患者的各种资料,准确地作出临床诊断。如对一位胸腔积液患者,可通过症状和体征作出胸腔积液的诊断;而根据胸腔积液的实验室检查结果,则可区分渗出液或漏出液、良性或恶性;作胸部X线检查,则可更加精确地判断胸腔积液的量,有助于判断疾病的性质和病因,作出准确的临床诊断。可见,临床诊断的基础是综合各种资料,因此各相关课程是相辅相成的,都是医学生不可或缺的学习内容。

二、临床诊断学的主要内容

如上所述,临床诊断学的内容广泛。下面是本教材包括的主要内容。

1. 症状学(symptomatology) 症状(symptom)是指疾病引起患者主观感受到的生理功能变化(如发热、咳嗽等)和病理形态改变(如皮疹、肿块等)。症状学主要研究各种症状的病因、发生机制、临床表现,各种症状出现于何种疾病及其频率,以及各种症状作为各种疾病诊断依据的价值等。了解患者各种症状的发生和演变,始终是临床工作中非常重要的内容,因为患者的感受是在其病理生理基础上发生的,对疾病的反应是其他检查不能替代的。症状出现的早期,其他检查往往还未发现异常变化,因此它对早期发现疾病、诊断疾病具有重要意义。当然,也有些疾病,如恶性肿瘤,在疾病的早期可以没有任何症状,一旦出现症状已是中期甚至晚期。各个系统的疾病都有各种各样的症状,在临床诊断学课程中,主要介绍较常见的症状。

2. 病史采集(history taking) 是医师通过与患者进行提问和回答,收集患者相关资料,目的是了解疾病发生与发展过程,为诊断提供依据。这是医师最基本的一项临床技能。只要患者神志清楚,无论是在门诊还是在住院的环境下均可进行。病史采集的过程,也是医患交流的过程,也是人文关怀、健康教育的机会,对构建良好的医患关系具有重要意义。

3. 体格检查(physical examination) 是医师用自己的感觉器官或传统的辅助器具(如听诊器、叩诊锤、血压计、体温计)对患者进行系统的观察和检查,揭示机体正常和异常征象的临床诊断方法。主要是通过视诊、触诊、叩诊和听诊等方法查找患者的体征,了解患者的临床表现。体格检查应该做到全面、系统、准确,不遗漏重要征象,尽量做到既能获得准确结果,又不增加患者的痛苦。

4. 体征(sign) 是患者患病时,医师通过体格检查发现的异常征象,如皮肤黄染、肝脾大、心脏杂音和肺部啰音等。症状和体征可单独出现或同时存在。有些异常既是症状,也是体征,如皮肤黄染。任何体征都有其病理生理学基础,医师不仅要正确判断体征,还要分析这些体征发生的病理生理改变,为诊断提供依据。

5. 辅助检查　辅助检查包括心电图、肺功能、内镜检查及常用的诊疗操作技术等。通过辅助检查,可了解相应器官的病理改变或功能状态,为诊断提供依据。本课程主要介绍这些检查的适应证、基本的检查方法、正常参考值及疾病诊断标准等,以后还将在相关临床课程和医疗实践中,进一步深入地学习与实践训练。

6. 病历书写　病历(medical record)是将问诊、体格检查、辅助检查所获得的资料,经过临床思维加工,形成的书面记录。病历既是医疗活动的重要资料,有相应的学术规范要求,也是患者病情的法律文件。各种病历的格式、内容均有严格而具体的要求,书写的质量直接反映医师的工作态度、敬业精神和业务水平,同时也可反映医院的医疗质量、管理水平和各级医师的工作作风。

7. 如何进行临床诊断　主要介绍疾病诊断的步骤和基本的临床思维方法。提高诊断水平始终是医师的追求,这需要长期的学习与实践。但对医学生来说,从认识论的基本原理出发学习疾病诊断需遵循的一般步骤和临床诊断的一般原则与方法,并在以后的学习与临床实践中,不断地将理论联系实际,可使临床诊断的学习目的更明确,效率更高。这也提醒医学生,要时刻注意自己临床决策能力的培养。临床诊断的内容与书写格式,对规范临床工作与思维方法也至关重要。同时,要学习临床诊断的循证医学理念,学习获取经济、科学、高效诊断证据的原则和方法,为以后临床诊断水平的不断提升打下良好的基础。

三、临床诊断学的发展简史

1. 祖国医学对诊断学的贡献　祖国医学历史悠久、博大精深,对诊断学的发展有重大贡献。早在公元前5世纪,战国时期的祖国医学即广泛应用“四诊”于临床诊断,即应用望、闻、问、切等基本诊法,通过望形色、闻声息、问病情、切脉等方法来诊断疾病、判断预后。此后在长期的临床实践中又提出“四诊合参”的重要意义,而对切脉的诊法逐渐达到相当完善的程度。在西汉时期的医学著作《素问》中,明确提出问诊在诊断疾病中的重要意义,如“诊病不问其始,忧患饮食之失节,起居之过度,或伤于毒,不先言此,卒持寸口,何病能中?”《说文解字》中写道,诊是“言”部,是因为“医家先问而后切也”。另外,古人对体格检查也十分重视,如“切脉动静而视精明,察五色,观五脏有余不足;六腑强弱,形之盛衰,以此参伍,决死生之分。”这些可视为祖国医学对问诊和体格检查的基本观点。通过切脉了解脉搏强弱、频率和节律,从而诊断脏腑气血的盛衰、疾病的轻重与预后。

《黄帝内经》关于诊断思维的描述——“善诊者,察色按脉,先别阴阳”“审清浊而知部分,视喘息、听音声而知所苦”,强调实践与认识的结合。古人还十分重视案例的总结和交流,在《诊籍》一书中,确定了医案记录的体例,并用以作为复诊时参考,成为现代病历记录的沿革及后世行医者遵循的范例。到了明清时期,病历记录方法更加完备,对规范书籍的写作方法和风格都起着重要的示范作用。

祖国医学几千年的实践经验之所以对我国各族人民的繁衍昌盛有如此重大贡献,应归功于一代又一代大批德高业精、悬壶济世的先贤,应归功于他们丰富的临床经验以及不断对实践活动的总结与传承。但由于时代的局限及理论体系的差异,在体格检查和诊断名称上与西方医学仍有所不同。

2. 西方医学对诊断学的贡献　公元前5—公元前6世纪古希腊的医学,随着文化与科学的发展已达到一定的水平。杰出的医学家希波克拉底(Hippocrates,公元前460—公元前370年)的《希波克拉底全集》堪称当时西方医学的代表,对诊断学方面的贡献尤为突出。他强调认真细致地观察患者,注意主诉和既往史,并强调认真系统地检查患者,并以自身的行动为后世树立了永铭的楷模。他所描述的恶病质病容,后被医学家奉为经典,又称为“希氏面容”,至今仍在医学教科书中引用和传述。视诊、触诊、直接听诊等体格检查手段都已被他采用和记述过,他还用直接听诊法发现了胸膜摩擦音和肺部啰音。

公元2世纪时,罗马医学家盖伦(Claudius Galenus)通过解剖区分了人体的动脉和静脉,观察了脉搏的频率和呼吸运动的关系,建立了系统的脉搏学说。通过脊髓感觉神经截断后对肢体感觉和运动影响的实验,为神经支配的分布在诊断中的作用找到了理论依据。17 世纪以后,在欧洲文艺复兴运动的影响下,近代医学在破除旧律的束缚和传统的压抑后,随着生物学的发展而蓬勃发展。18 世纪初,由于物理、化学、生物学等方面的进展,诊断的手段产生了更大的飞跃。1761 年奥地利医师 Auenbrugger 根据幼年在酒店叩打酒坛时声音的变化来探测剩余酒量的启示,发明了体格检查中的叩诊法。1828 年,法国医师 Piorry 创建了间接叩诊法,一直为医师沿用至今。1816 年法国医师 Laennec 首先创制了木制单筒听诊器,并著有《医学听诊法》。1888 年 Bazzi-Bianchi 发明了双耳件软管听诊器,明显提高了听诊的效果。此后,经过反复临床和教学实践,完善了视、触、叩、听四个基本的体格检查方法。

近代西方医学,以生物学、解剖生理学为基础研究疾病的病因、机制、诊断与治疗,属于生物医学模式。这使临床医学取得了巨大成就,对推动各种诊断技术的发展起到了积极的作用。如在显微镜下观察病原体,用体温计、血压计、心电图检查体温、血压、心律,这些都对认识和判断疾病的程序和方法起到了很好的规范作用,从而奠定了医师基本的行医模式和临床诊断的基本方法。但是,随着社会环境的变迁、疾病发病机制研究的深入,人们逐渐发现这种单因单果的医学模式存在较大的局限性,因为心理因素、社会环境是影响健康和导致疾病的十分重要的原因。

1977 年,美国 G. L. Engel 教授提出生物-心理-社会医学模式(biopsychosocial medical model)。各种环境因素、心理因素、社会变化无时无刻不在影响机体的健康,甚至导致各种疾病,这与祖国医学中的六淫、七情致病的理论十分接近。这一现代医学模式的提出,对临床医学包括临床诊断学的发展具有重要影响,使医师在接触患者时,不仅了解疾病发生的生物学因素,而且还关注社会、心理因素和精神状态对患病个体的影响,重视患者的期望和要求,以及家庭和社会对患者的影响等。如此,医师才能对疾病、对患者进行综合评估,作出全面的诊断,制订出合理的治疗方案,并取得理想的疗效。

近年来,临床科研方法的进展,使人们十分重视临床诊断性试验的研究和评价,对各种诊断“金标准”与现有诊断方法的科学评价,都极大地提高了临床诊断的水平。值得重视的是,循证医学(evidence-based medicine,EBM)提倡将个人的专业知识和经验与来自系统临床研究的最佳证据结合起来,并结合患者的意愿,使诊疗决策更加经济、高效和客观。循证医学理念的推广,为临床诊断思维与决策注入了新鲜血液,使医师在诊断过程中不仅满足于个人的实践经验,也不懈地寻求诊断疾病的最佳科学证据,更新知识,不断地提高临床诊治水平。

四、临床诊断学的发展方向

临床诊断学所包含的基本内容,如问诊和体格检查的内容和方法,是临床各科学习的基础和医学生必须掌握的基本功,对医师个体而言,这些技能需要在临床实践中不断完善。随着社会的进步、健康理念和诊疗模式的变化,临床诊断学课程也在不断发展,不断更新,发展方向可简要归纳如下。

1. **顺应医学模式转变,更加强调以人为本**　注重本课程与人文学科、心理学以及其他学科的融通。提高对生物、心理、社会等诸因素致病作用的认识,理解其相互关系。对患者的问题进行更加深入的了解和分析,理解其具体要求和希望,作出更全面的诊断和治疗决策。

2. **强调整合医学**　如同其他学科一样,在发展过程中总体趋势是越分越细,甚至成为学科发展水平的标志。但是细分与整合这对矛盾是在不断发展变化的,在某个阶段,为了某种目的,可能整合会成为矛盾的主要方面。就诊断学而言,影像诊断学、实验诊断学等不断地从诊断学中独立出去,但就临床医疗实践来看,它们必须是整合的,而且提升整合应用的程度和水平,也是提升临床诊断水平的重要路径。

3. **创新教学模式**　作为课程,临床诊断学的教学要更新教学理念,改进教学手段、方法,提高教学质量。要贯彻以学生为中心、教师为主导的教学理念,注意启发医学生的学习主动性、积极性,开展小组讨论式学习、角色扮演(role play)、模拟教学、以问题为基础的学习(problem-based learning,PBL)、以案例为基础的学习(case-based learning,CBL)、案例分析(case analysis)、计算机模拟临床病案的学习以及网络学习（networked learning）等多种教学方法，提升学习质量与效率。

4. 加强实践　注重临床技能的训练与评估。接触患者、床旁训练始终是最重要的训练。还可以利用各种模型、教具、模拟设施反复操作、反复实践，有如飞行员训练时驾驶飞机模拟器；可通过计算机辅助教学软件模拟临床病案的诊疗过程，从而训练诊断疾病的步骤和临床思维方法，提高临床决策能力。标准化病人（standardized patient，SP）是经过特殊训练，疾病症状、体征和评估条目"标准化"了的正常人或患者，可用于问诊、体格检查和交流技巧等的训练和评估。

5. 强化循证医学的理念　善于提出临床问题，寻找解决问题的途径，对诊断性试验更加注重客观的循证分析和真实性评价。对诊疗决策应注意临床经验与循证资料的结合，重视患者的意愿和依从性，使科学而高效的诊断措施与患者的实际相结合，用于临床诊断，为患者解决实际问题。

6. 学以致用，学用结合　将所学的方法、技能与患者的临床实际紧密结合，从而解决临床问题，这就赋予临床诊断学无限的生命力。医学生可以反复运用诊断学所学的原则，指导各科学习和临床实践，解决患者的诊断问题。临床诊断学作为临床各科的基础，为服务临床而诞生，在临床实践中不断发展，在今后的实践中还将不断整合各学科的相关内容和发展成果，成为一门始终具有启迪意义和指导价值的临床桥梁课程。

7. 保持发展的态度、与时俱进的理念　要时刻关注自然科学的发展趋势，结合前沿科技和革新理念，丰富完善与高新科技相结合的诊断学学科体系。在信息技术和生物医学快速发展的背景下，以医疗健康大数据为驱动的人工智能（artificial intelligence，AI）辅助诊疗得到空前发展，精准医疗、基因诊疗、医疗健康 AI 等日新月异，临床诊断学将从战略和执行层面，关注全生命周期的健康监测和诊断，为学科发展寻求启发和借鉴，迎接令人振奋的医学前景和挑战。

五、临床诊断学的学习方法和要求

（一）学习方法

临床诊断学是一门实践性极强的课程，除课堂教学外，大量的教学活动是在医院、床旁进行的，还有小组学习、病案讨论、模拟教学、视听教学、病历书写、临床技能培训等多种学习方式。除了必须掌握好诊断学的基础理论、基本知识和检查方法，医学生还必须学会与患者交流，取得患者的信任与合作，做到关心、体贴、爱护患者，也要注意在学习过程中，避免因学习知识与技能而增加患者的痛苦。

熟练掌握各种检查方法。由于这些方法具有很强的技艺性，必须自己练习、同伴互相练习，以及在患者床旁实践，还可应用各种模型教具、教学课件，以及模拟的标准化病人进行学习。只有勤学苦练，学得正规、系统，才会熟能生巧，学有所成；只有通过正常与异常、生理变异与病理改变的比较，才能深刻理解疾病；做到学以致用，才能在临床见习和实习中应用自如、得心应手。高年资医师在临床诊断中，有很熟练的技能、良好的洞察力与判断力，这就是他们遵循这些原则，不断学习提高，长期反复实践的结果。

全面、多学科整合以及多门课程相辅相成的学习。临床诊断学的学习是建立在众多医学基础课（如人体解剖学、生理学、微生物学、病理学等）学习的基础上的，如理解了疾病临床表现的病理生理基础，才能更好地了解其临床意义。有了症状学和体格检查的知识与技能，又可对临床课程的学习起到承上启下的作用，因此，在以后的临床见习和实习甚至行医时，也不妨经常翻阅或复习、巩固这些基本知识与技能。诊断步骤和临床思维方法的训练至关重要，医学生应自觉实践，与书本知识反复对照、印证，才能逐步由浅入深、以简驭繁地解决临床诊断问题。

（二）学习要求

1. 树立良好的医德医风和行为准则，提升职业素养。勤于实践，精于思考，掌握临床诊断学的基本原理和学习方法，在临床实践中不断丰富知识和提高技能。

2. 能独立进行全面系统和重点深入的问诊，在学习症状的病因和发生机制基础上熟悉问诊内容，提高问诊质量。学会与患者交流、沟通，理解患者的期望与要求，学习教育患者的基本技能。

3. 熟练进行全身体格检查和重点的器官系统检查。做到顺序合理、手法规范、结果可靠,并掌握常见体征及其临床意义。

4. 正确书写病历,能对问诊、体格检查的结果进行归纳、整理,写出内容真实可靠、实事求是、格式正确规范、清晰流畅的病历,并能根据不同临床情景作清楚流畅、详略适宜的口头病例报告。

5. 熟悉各种常用辅助检查的适应证、检查方法和临床意义,如常见异常心电图的图形分析。

6. 学习诊断步骤和临床思维方法,能根据病史、体格检查、辅助检查资料,按照诊断程序进行临床分析、综合,作出临床诊断。

今天的医学生将是明天的医师,在临床学习入门时应该有一个良好的开端,自觉地培养作为一名好医师的医德风范、职业素养和行为准则,坚持"三基"训练上的高标准、严要求,练就作为优秀医师的基本功,为下一步临床学习打下坚实的基础。

(万学红)

第一篇
症 状 学

本篇介绍临床上较为常见的 36 个症状,阐述各常见症状的病因、发病机制、临床表现、伴随症状和问诊要点。

症状(symptom)是指患者主观感到不适或痛苦的异常感觉(如发热、咳嗽等生理功能变化)或病理形态改变(如皮疹、肿块等)。体征(sign)是指医师客观检查到的患者身体方面的异常改变。症状表现有多种形式,有些只有主观才能感觉到,如疼痛、眩晕等;有些既有主观感觉,也可通过客观检查发现,如黏膜出血、黄疸、肝脾大等;还有些是生命现象发生了质量变化(不足或过度),如肥胖、消瘦、多尿、少尿等,需通过客观评定才能确定。凡此种种,广义上均可视为症状,即广义的症状,也包括了某些体征。

症状学(symptomatology)主要研究各种症状的病因、发生机制、临床表现特点,各种症状出现于何种疾病及频率,以及其在各种疾病诊断中的价值等。了解患者各种症状的发生和演变,始终是临床工作中非常重要的内容。症状是医师向患者进行疾病调查的第一步,是问诊的主要内容,是诊断、鉴别诊断的重要线索和主要依据,也是反映病情的重要指标之一。疾病的症状很多,同一疾病可有不同的症状,不同的疾病又可有某些相同的症状。因此,在诊断疾病时必须结合临床所有资料,综合分析,切忌单凭某一个或几个症状而作出诊断。

第一节　发　热

正常人的体温受体温调节中枢所调控,并通过神经、体液因素使产热和散热过程呈动态平衡,保持体温在相对恒定的范围内。当致热原(pyrogen)作用或其他各种原因引起机体体温调节中枢的功能障碍时,体温升高超出正常范围,称为发热(fever)。

【正常体温与生理变异】

正常成人体温因测量方法不同而有所差异,临床上通常以口腔、直肠或腋窝的温度代表体温。以水银体温计测量体温,其正常范围为口测法(舌下测温)36.3~37.2℃,肛测法(肛表温度)36.5~37.7℃,腋测法(腋窝温度)36.0~37.0℃(测量方法见第三篇第三章第一节)。正常体温在不同个体之间略有差异,且常受机体内、外因素的影响稍有波动。在 24 小时内,下午体温较早晨稍高,剧烈运动、劳动或进餐后体温也可略升高,但一般波动范围不超过 1.0℃。体温可因年龄与性别的差异有生理性变异:老年人因代谢率较低,其体温低于青壮年;幼儿的高级神经系统尚未发育完善,调节能力较差,体温波动度较成人大,易引起发热;女性在月经前或妊娠期体温可稍升高,与卵巢分泌的孕二醇(pregnanediol)有关。另外,在高温环境下体温也可稍升高。

【病因与分类】

引起发热的病因甚多,临床上可分为感染性与非感染性两大类,而以前者为多见。

1. 感染性发热(infective fever) 各种病原体,如病毒、细菌、支原体、立克次体、螺旋体、真菌、寄生虫等引起的感染,不论是急性、亚急性还是慢性,局部性还是全身性的感染,均可出现发热。

2. 非感染性发热(noninfective fever) 主要有下列几类原因。

(1)无菌性坏死物质的吸收:组织细胞坏死、组织蛋白分解及组织坏死产物的吸收所致的无菌性炎症可引起发热,常见于:①机械、物理或化学性损害,如大手术后组织损伤、内出血、大血肿、大面积烧伤等;②因血管栓塞或血栓形成而引起的心肌、肺、脾等内脏梗死或肢体坏死;③组织坏死与细胞破坏,如癌、白血病、淋巴瘤、溶血反应等。

(2)抗原-抗体反应:如风湿热、血清病、药物热、结缔组织病等。

(3)内分泌与代谢疾病:如甲状腺功能亢进症、重度脱水等。

(4)皮肤散热减少:如广泛性皮炎、鱼鳞病以及慢性心力衰竭引起的发热,一般为低热。

(5)体温调节中枢功能失常:①物理性,如中暑;②化学性,如重度安眠药中毒;③机械性,如脑出血、脑震荡、颅骨骨折等。上述各种原因可直接损害体温调节中枢,致使其功能失常而引起发热,高热无汗是这类发热的特点。

(6)自主神经功能紊乱:由于自主神经功能紊乱,影响正常的体温调节过程,使产热大于散热,体温升高,多为低热,常伴有自主神经功能紊乱的其他表现。常见的功能性低热包括:①原发性低热:是自主神经功能紊乱所致的体温调节障碍或体质异常,低热可持续数月甚至数年之久,热型较规则,体温波动范围较小,多在 0.5℃以内。②感染后低热:由于病毒、细菌、原虫等感染致发热后,低热不退,而原有感染已愈。此系体温调节中枢对体温的调节功能仍未恢复正常所致,但必须与机体抵抗力降低导致的潜在病灶(如结核)活动或其他新感染所致的发热相区别。③夏季低热:低热仅发生于夏季,秋凉后自行退热,每年如此反复出现,连续数年后多可自愈,多见于幼儿。因体温调节中枢功能不完善,夏季身体虚弱,且多发生于营养不良或脑发育不全者。④生理性低热:体温测量结果显示低热,但实际上属于正常生理变异范围,如精神紧张、剧烈运动后,月经前及妊娠期也可有低热现象。

【发生机制】

在正常情况下,人体的产热和散热保持着动态平衡。由于各种原因导致产热增加或散热减少,则出现发热。对其发生机制仍未完全阐明,大多认为是由于致热原作用于体温调节中枢,以调定点(set point,SP)理论来解释,即通过致热原对下丘脑体温调节中枢的刺激,将温度调定点水平提高(调定点上移),体温调节中枢必须对体温加以重新调节发出冲动,并通过垂体内分泌因素使代谢增加或通过运动神经使骨骼肌阵缩(临床表现为寒战),使产热增多;另外,可通过交感神经使皮肤血管及竖毛肌收缩排汗停止,散热减少。这一综合调节作用使产热大于散热,体温升高引起发热。有学者认为体温升高分为调节性体温升高和非调节性体温升高,上述发热为"调节性体温升高",是机体的一种免疫、保护反应。而"非调节性体温升高"是指调定点并未发生移动,是由体温调节中枢损伤、散热障碍(如中暑)及产热器官功能障碍(如甲状腺功能亢进症)等导致的被动性体温升高,又称为过热(hyperthermia)。

1. 致热原性发热　多数患者的发热是由致热原所致,致热原包括外源性致热原(exogenous pyrogen,EX-P)和内源性致热原(endogenous pyrogen,EN-P)两类。前者包括来自体外的各种微生物病原体及其产物,也包括某些体内产物,如炎性渗出物、无菌性坏死组织、抗原抗体复合物、某些类固醇产物等,因其多为大分子物质,不能直接通过血脑屏障作用于体温调节中枢,需通过激活血液中的中性粒细胞和单核吞噬细胞系统,使其产生并释放内源性致热原作用于体温调节中枢,引起发热。内源性致热原由于来自白细胞,又称白细胞致热原(leukocytic pyrogen,LP),主要有白细胞介素-1(interleukin-1,IL-1),也包括白细胞介素-6(interleukin-6,IL-6)、肿瘤坏死因子(tumor necrosis factor,TNF)和干扰素(interferon,IFN)等。IL-1被认为可作用于下丘脑的血管内皮细胞,使细胞膜释放出花生四烯酸(arachidonic acid)代谢产物,促使合成前列腺素 E_2(PGE$_2$),后者是强有力的致热物质。

对不同病因所致发热的机制解释有:①炎性病灶、肿瘤、变态反应、药物热和孕酮等,多有由 EX-P 转为 EN-P 的过程,从而引致发热。②肾、肺、胰腺、肝、结肠等的各种实体恶性肿瘤,常因代谢旺盛的肿瘤细胞或其坏死细胞产生 TNF,并作为 EN-P 而引起发热。当肿瘤并发局部感染,或由于免疫功能低下并发全身性感染时,也可因感染原因引致发热。③某些血液病如恶性淋巴瘤、恶性组织细胞病、白血病、多发性骨髓瘤,以及某些良性肿瘤如心房黏液瘤、嗜铬细胞瘤等,可能因其细胞具有肿瘤细胞一样的生物活性、变应性或其他机制参与而引致发热。④不论速发还是迟发的药物反应,其发热机制多与变态反应有关。变态反应易累及结缔组织,各种结缔组织病多可检出特异性或非特异性自身抗体或免疫复合物。免疫复合物沉积在组织中,特别是在小血管基底膜,激活补体释放出炎症介质,作为 EN-P 而引致发热。⑤各种组织细胞损伤、炎症、坏死,心肌、肺、肠、脾梗死,无菌性胸、腹膜炎或体腔积血及红细胞溶解破坏所致的溶血等可通过释放致热原作为 EX-P 而引起发热。

有关药物退热机制的解释有:阿司匹林、吲哚美辛等非甾体抗炎药,通过抑制下丘脑的前列腺素 E 的合成而起退热作用。而肾上腺糖皮质激素既在局部抑制 IL-1 的生成,又在中枢抑制花生四烯酸代谢产物的释放,故退热作用较强。

2. 非致热原性发热　常见于:①体温调节中枢直接受损,如颅脑外伤、出血、炎症等。②引起产热过多的疾病,如剧烈运动或癫痫持续状态、某些内分泌疾病等。剧烈运动或癫痫持续状态是由于肌肉强收缩产热增多引致发热的。使用全身麻醉剂所致的恶性高热(malignant hyperthermia)可能与肌肉痉挛、肌细胞不受控制、大量释放热量有关。甲状腺功能亢进症患者,特别是甲状腺危象患者,其甲状腺素合成与释放增加,交感神经兴奋性增强,代谢率加速,产热量增多;此类患者同时应有皮肤血管收缩,散热减少,这也是导致发热的机制。③引起散热减少的疾病,如广泛性皮肤病、阿托品中毒、心力衰竭伴皮肤水肿。大量失水、失血时,由于血容量减少,散热也减少,尤其多见于小儿。

【临床表现】

1. 发热的分度　按发热时体温的高低(以口测法为准)可分为:①低热:37.3~38.0℃;②中等度热:38.1~39.0℃;③高热:39.1~41.0℃;④超高热:41.0℃以上。

2. 发热的临床过程及特点　急性发热的临床经过一般分为以下三个阶段。

(1)体温上升期:体温上升期常有疲乏无力、肌肉酸痛、皮肤苍白、畏寒或寒战等现象。皮肤苍白是体温调节中枢发出的冲动经交感神经而引起皮肤血管收缩、浅层血流减少所致,甚至可伴有皮肤温度下降。皮肤散热减少刺激皮肤的温度觉感受器,并将冲动传至中枢引起畏寒。中枢发出的冲动再经运动神经传至运动终板,引起骨骼肌不随意的周期性收缩,导致寒战及竖毛肌收缩,使产热增加。该期产热大于散热使体温上升。

体温上升有以下两种方式。

1)骤升型:体温在几小时内达 39.0~40.0℃ 或以上,常伴有寒战。小儿多伴有惊厥。见于疟疾、大叶性肺炎、败血症、流行性感冒、急性肾盂肾炎、输液或某些药物反应等。

2)缓升型:体温逐渐上升,在数日内达高峰,多不伴寒战,如伤寒、结核病、布鲁氏菌病(brucellosis)等所致的发热。

(2)高热期:是指体温上升达高峰之后保持一定时间,持续时间的长短可因病因不同而有差异。如疟疾可持续数小时,大叶性肺炎、流行性感冒可持续数天,伤寒则可为数周。此期体温已达到或略高于上移的体温调定点水平,体温调节中枢不再发出寒战冲动,故寒战消失;皮肤血管由收缩转为舒张,使皮肤发红并有灼热感;呼吸加快变深;开始出汗并逐渐增多。这些变化使产热与散热过程在较高水平上保持相对平衡。

(3)体温下降期:由于病因的消除,致热原的作用逐渐减弱或消失,体温调节中枢的体温调定点逐渐降至正常水平,产热相对减少,散热大于产热,使体温降至正常水平。此期表现为出汗多,皮肤潮湿。

体温下降有以下两种方式。

1)骤降型(crisis):是指体温于数小时内迅速下降至正常,有时可略低于正常,常伴有大汗淋漓。常见于疟疾、急性肾盂肾炎、大叶性肺炎及输液反应等。

2)渐降型(lysis):指体温在数天内逐渐降至正常,如伤寒、风湿热等。

【热型及临床意义】

热型(fever type)是指按一定间隔时间对发热患者进行体温测量,并将测得的体温数值分别记录在体温单上,将各体温数值点连接成线即为体温曲线,该曲线的形状通常具有一定的规律性,称为热型。不同的疾病常有不同的热型,某些热型对发热性疾病的诊断与鉴别有重要意义。临床上常见的热型如下。

1. 稽留热(continued fever) 体温恒定地维持在 39.0~40.0℃ 以上的高水平,达数天或数周。24 小时内体温波动范围不超过 1.0℃。常见于大叶性肺炎、斑疹伤寒及伤寒高热期(图 1-1)。

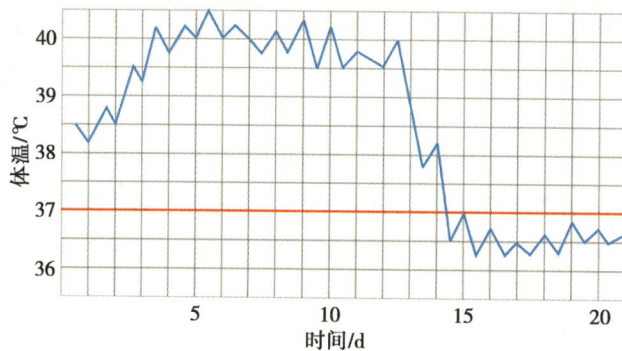

图 1-1 稽留热

2. 弛张热(remittent fever) 又称败血症热型。体温常在 39.0℃ 以上,波动幅度大,24 小时内波动范围超过 2.0℃,但都在正常水平以上。常见于败血症、风湿热、重症肺结核及化脓性炎症、感染性心内膜炎(图 1-2)。

3. 间歇热(intermittent fever) 体温骤升达高峰后持续数小时,又迅速降至正常水平,无热期(间歇期)可持续 1 天至数天,如此高热期与无热期反复交替出现。见于疟疾、急性肾盂肾炎、胆道感染等。1 天内发热呈两次升降者称双峰热,见于革兰氏阴性杆菌败血症;长期间歇热,又称消耗热(图 1-3)。

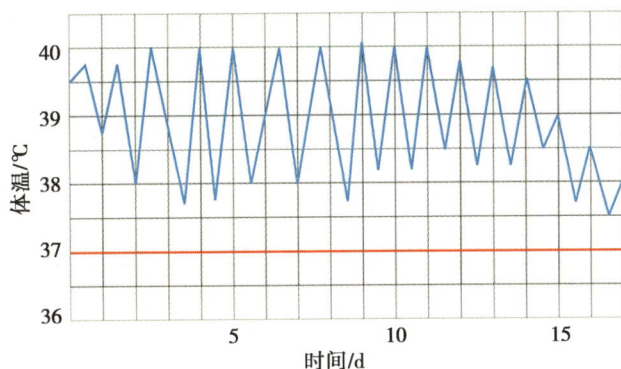

图 1-2　弛张热

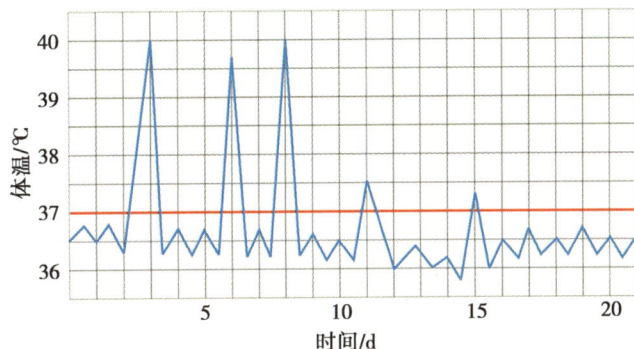

图 1-3　间歇热

4. 波状热（undulant fever）　体温逐渐上升至 39.0℃或以上，数天后又逐渐下降至正常水平，持续数天后又逐渐升高，如此反复多次，又称为"反复发热"，常见于布鲁氏菌病、结缔组织病、肿瘤等（图 1-4）。

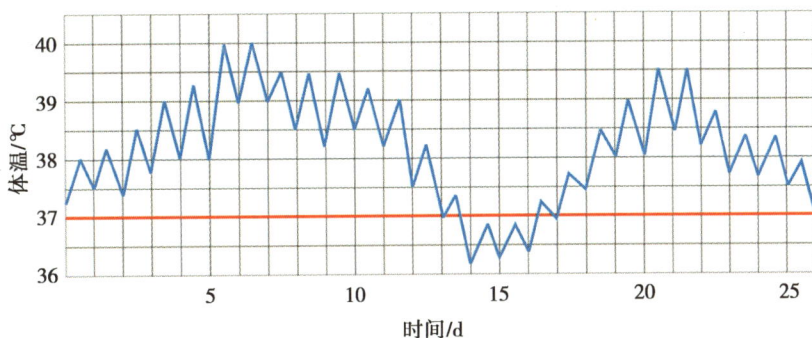

图 1-4　波状热

5. 回归热（relapsing fever）　体温急骤上升至 39.0℃或以上，持续数天后又骤然下降至正常水平。高热期与无热期各持续若干天后规律性交替一次。可见于回归热、霍奇金淋巴瘤（Hodgkin lymphoma）、周期热等（图 1-5）。

6. 不规则热（irregular fever）　发热的体温曲线无一定规律，可见于结核病、风湿热、支气管肺炎、渗出性胸膜炎等（图 1-6）。

不同的发热性疾病各具有相应的热型，热型的不同有助于发热病因的诊断和鉴别诊断。但必须注意：①由于抗生素的广泛应用，及时控制了感染，或因解热药或糖皮质激素的应用，可使某些疾病的特征性热型变得不典型或呈不规则热型；②热型也与个体反应性的强弱有关，如老年人患休克型肺炎

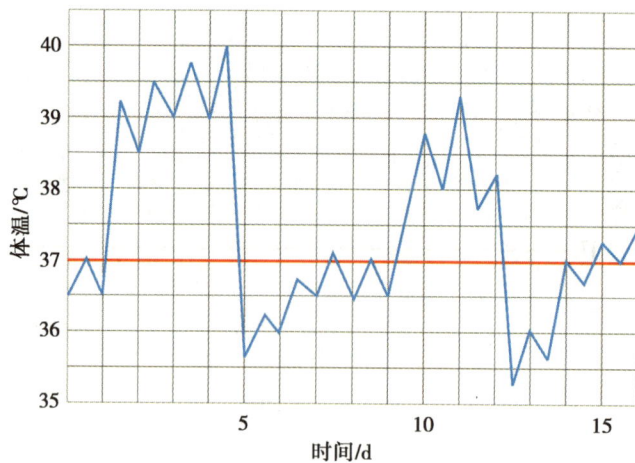

图1-5　回归热

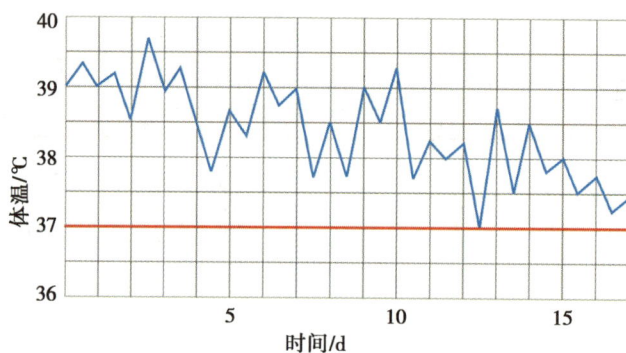

图1-6　不规则热

时可仅有低热或无发热,而不具备肺炎的典型热型。

【伴随症状和体征】

1. **寒战(rigor)**　常见于大叶性肺炎、败血症、急性胆囊炎、急性肾盂肾炎、流行性脑脊髓膜炎、疟疾、钩端螺旋体病、药物热、急性溶血或输血反应等。

2. **结膜充血**　常见于麻疹、流行性出血热、斑疹伤寒、钩端螺旋体病等。

3. **单纯疱疹**　口唇单纯疱疹多出现于急性发热性疾病,常见于大叶性肺炎、流行性脑脊髓膜炎、间日疟、流行性感冒等。

4. **淋巴结肿大**　常见于传染性单核细胞增多症、风疹、淋巴结结核、局灶性化脓性感染、丝虫病、白血病、淋巴瘤、转移癌等。

5. **肝脾大**　常见于传染性单核细胞增多症、病毒性肝炎、肝及胆道感染、布鲁氏菌病、疟疾、结缔组织病、白血病、淋巴瘤及黑热病、急性血吸虫病等。

6. **皮肤黏膜出血**　可见于重症感染及某些急性传染病,如流行性出血热、病毒性肝炎、斑疹伤寒、败血症等。也可见于某些血液病,如急性白血病、重型再生障碍性贫血、恶性组织细胞病等。

7. **关节肿痛**　常见于败血症、猩红热、布鲁氏菌病、风湿热、结缔组织病、痛风等。

8. **皮疹**　常见于麻疹、猩红热、风疹、水痘、斑疹伤寒、风湿热、结缔组织病、药物热等。

9. **昏迷**　先发热后昏迷者常见于流行性乙型脑炎、斑疹伤寒、流行性脑脊髓膜炎、中毒性菌痢、中暑等;先昏迷后发热者见于脑出血、巴比妥类药物中毒等。

【问诊要点】

1. 起病时间、季节、起病情况(缓急)、病程、程度(体温高低)、频度(间歇性或持续性)、诱因。

2. 有无畏寒、寒战、大汗或盗汗。

3. 应包括多系统症状询问，如是否伴有咳嗽、咳痰、咯血、胸痛，腹痛、呕吐、腹泻，尿频、尿急、尿痛，皮疹、出血、头痛、肌肉、关节痛等。

4. 患病以来的一般情况，如精神状态、食欲、体重改变、睡眠及大小便情况。

5. 诊治经过(药物、剂量、疗效)，特别是要对抗生素、退热药、糖皮质激素、抗结核药等进行合理药效评估。

6. 有无传染病接触史、疫水接触史、手术史、流产或分娩史。服药史、职业特点等可为相关疾病的诊断提供重要线索。

（周汉建）

第二节　头　痛

01篇02节
扫码获取
数字内容

头痛(headache)是指额、顶、颞及枕外隆凸连线以上部位的疼痛。可见于多种疾病，大部分无特殊意义，如全身感染的发热性疾病常伴有头痛，精神紧张、过度疲劳也可有头痛，但反复发作或持续的头痛可能是某些器质性疾病的信号，应认真检查，明确诊断，及时治疗。

【病因】

1. 颅脑病变

（1）感染：各种脑膜炎、脑膜脑炎、脑炎、脑脓肿、脑结核病、脑寄生虫病、中毒性脑病等。

（2）血管病变：蛛网膜下腔出血、脑出血、脑血栓形成、脑栓塞、高血压脑病、脑供血不足、颅内动脉瘤、脑血管畸形、颅内静脉窦血栓形成、风湿性脑脉管炎和血栓闭塞性脑脉管炎等。

（3）占位性病变：脑肿瘤、颅内转移癌、脑结核瘤、颅内白血病浸润、颅内囊尾蚴病或棘球蚴病等。

（4）颅脑外伤：脑震荡、脑挫伤、硬脑膜下血肿、颅内血肿、脑外伤后遗症等。

（5）其他：偏头痛、丛集性头痛、癫痫性头痛、腰椎穿刺后及腰椎麻醉后头痛等。

2. 颅外病变

（1）颅骨疾病：颅底凹陷症、颅骨肿瘤。

（2）颈部疾病：颈椎病及其他颈部疾病。

（3）神经痛：三叉神经、舌咽神经及枕神经痛。

（4）其他：眼、耳、鼻和齿疾病所致的头痛。

（5）紧张性头痛。

3. 全身性疾病

（1）急性感染：如流行性感冒、伤寒、肺炎等发热性疾病。

（2）心血管疾病：如高血压、心力衰竭。

（3）中毒：如铅、酒精、一氧化碳、有机磷、药物(如颠茄、水杨酸类)等中毒。

（4）其他：尿毒症、低血糖、贫血、肺性脑病、系统性红斑狼疮、月经期及绝经期头痛、中暑等。

4. 神经症　神经衰弱及癔症性头痛。

【发生机制】

头痛发生的主要原因是头部疼痛敏感组织神经纤维的过度放电，或神经纤维放电正常但心理反应异常。因头面部痛觉感受器较身体其他部位更丰富，所以患者诉说头痛多于全身其他部位的各种疼痛。对疼痛较敏感的头颅结构有：①头皮、皮下组织、肌肉、动脉、颅骨骨膜、眼眶内容物、外耳与中耳、鼻腔与鼻窦等；②颅内静脉窦及其分支，脑膜动脉、脑基底动脉环及其主要分支，脑基底的部分硬脑膜，三叉神经(Ⅴ)、面神经(Ⅶ)、舌咽神经(Ⅸ)、迷走神经(Ⅹ)四对脑神经以及第1、2、3颈神经。而脑实质、软脑膜、蛛网膜及硬脑膜的大部分、室管膜、脉络丛和颅骨本身对疼痛都不敏感。

头痛发生的机制有：①血管因素：各种原因引起的颅内外血管的收缩、扩张以及血管受牵引或伸展(颅内占位性病变对血管的牵引、挤压);②脑膜受刺激或牵拉;③具有痛觉的脑神经(三叉神经、面神经、舌咽神经、迷走神经)和第1、2、3颈神经被刺激、挤压或牵拉;④头、颈部肌肉的收缩;⑤五官和颈椎病变;⑥生化因素及内分泌紊乱;⑦神经功能紊乱。

【临床表现】

头痛的表现往往由于病因不同而有其特点。

1. **发病情况** 急性起病并有发热者常为感染性疾病所致。急剧头痛,持续不减,并有不同程度的意识障碍而无发热者,提示颅内血管性疾病(如蛛网膜下腔出血)。长期的反复发作性头痛或搏动性头痛,多为血管性头痛(如偏头痛)或神经症。慢性进行性头痛并有颅内压增高的症状(如呕吐、缓脉、视盘水肿)时,应注意颅内占位性病变。青壮年慢性头痛,但无颅内压增高,常因焦急、情绪紧张而发生,多为紧张性头痛。

2. **头痛部位** 了解头痛部位(单侧、双侧、前额或枕部、局部或弥散、颅内或颅外)对病因的诊断有重要价值。如偏头痛及丛集性头痛多在一侧。颅内病变的头痛常为深在性且较弥散,颅内深部病变的头痛部位不一定与病变部位相一致,但疼痛多向病灶同侧放射。高血压引起的头痛多在额部或整个头部。全身性或颅内感染性疾病的头痛多为全头部痛。蛛网膜下腔出血或脑脊髓膜炎除头痛外尚有颈痛。眼源性头痛为浅在性且局限于眼眶、前额或颞部。鼻源性或齿源性头痛也多为浅表性疼痛。

3. **头痛的程度** 头痛的程度一般分轻、中、重,但与病情的轻重并无平行关系,耐受性强、精神饱满者对头痛的诉述常不强烈,神经质者的描述常超过其真实的疼痛。剧烈头痛多见于脑膜炎、偏头痛、颅内压增高、青光眼、高血压危象、各种神经痛等。脑肿瘤引起的头痛多为中度或轻度。

4. **头痛的性质** 高血压性、血管性及发热性疾病的头痛,往往呈搏动性。神经痛多呈电击样痛或刺痛,紧张性头痛多为重压感、紧箍感或呈钳夹样痛。

5. **头痛出现的时间与持续时间** 某些头痛可发生在特定时间,如颅内占位性病变往往清晨加剧。鼻窦炎的头痛也常发生于清晨或上午,丛集性头痛常在晚间发生。女性偏头痛常与月经期有关。脑肿瘤的头痛多为持续性,可有长短不等的缓解期。

6. **加重、减轻或激发头痛的因素** 咳嗽、打喷嚏、摇头、俯身可使颅内高压性头痛、血管性头痛、颅内感染性头痛及脑肿瘤性头痛加剧。丛集性头痛在直立时可缓解。低头可使鼻窦炎头痛加重。颈肌急性炎症所致的头痛可因颈部运动而加剧;慢性或职业性的颈肌痉挛所致的头痛,可因活动、按摩颈肌而逐渐缓解。偏头痛在应用麦角胺后可获缓解。

【伴随症状】

1. **剧烈呕吐** 提示颅内压增高,头痛在呕吐后减轻者见于偏头痛。

2. **眩晕** 见于小脑肿瘤、椎-基底动脉供血不足。

3. **发热** 常见于感染性疾病,包括颅内或全身性感染。

4. **精神症状** 可见于颅内肿瘤,尤其是慢性进行性头痛者。

5. **意识障碍** 慢性头痛突然加剧并伴有意识障碍提示可能发生脑疝。

6. **视力障碍** 可见于青光眼或脑肿瘤。

7. **脑膜刺激征** 提示有脑膜炎或蛛网膜下腔出血。

8. **癫痫发作** 可见于脑血管畸形、脑内寄生虫病或脑肿瘤。

9. **神经功能紊乱症状** 可能是神经功能性头痛。

【问诊要点】

1. 起病时间、急缓、病程、部位与范围、性质、程度、频度(间歇性/持续性)、激发或缓解因素。

2. 有无伴失眠、焦虑、剧烈呕吐(是否为喷射性)、头晕、眩晕、晕厥、出汗、抽搐、视力障碍、感觉或运动异常、精神异常、嗜睡、意识障碍等症状。

3. 有无感染、高血压、动脉硬化、颅脑外伤、肿瘤、精神病、癫痫、神经症及眼、耳、鼻、齿等部位疾病史。

4. 职业特点、毒物接触史。

5. 治疗经过及效果等。

（周汉建）

第三节　水　　肿

水肿（edema）是组织间隙过量积液的病理现象在临床上的一种表现。轻度的液体潴留可无水肿，当体内液体存储量达 5kg 以上时，即可出现肉眼可见的水肿。水肿分为全身性与局限性。当液体在体内组织间隙呈弥漫性分布时称为全身性水肿（常为凹陷性水肿）；液体积聚在局部组织间隙时呈局部性水肿；胸膜腔、心包、腹膜腔中液体积聚过多，分别称为胸腔积液、心包积液与腹腔积液，是水肿的特殊形式。另外，内脏器官局部的水肿如脑水肿、肺水肿等不属于本节水肿范畴。

【发生机制】

人体的全部细胞都浸泡在体液之中，人体内的水分约占体重的 2/3，其中大约 2/3 为细胞内液，1/3 为细胞外液。细胞外液约 1/4 分布于血管内，3/4 为血管外组织间液。各种疾病引起水肿的机制可不相同，但不外乎两个基本原因：第一是细胞外液容量增多，过多的液体分布于组织间隙或体腔形成水肿或积液；第二是血管内外液体交换失去平衡，致使组织间液生成多于回流而形成水肿。正常情况下，血管内与血管外液体维持着动态平衡，这种平衡的维持有赖于斯塔林（Starling）力，即血管内、外的静水压和胶体渗透压。毛细血管内静水压和组织渗透压使水分及小分子溶质从血管内移向血管外，而血管内渗透压和组织内静水压使水分及溶质从间质流入血管内。根据 Starling 力的原理可用下述公式判断组织间液是否增多。

细胞外液体积 = 通透系数 × ［（平均毛细血管内静水压 − 平均组织内静水压）−（血管内渗透压 − 组织渗透压）］− 淋巴液流量

因此，在毛细血管动脉端，水分及小分子溶质从血管内流入间质，而在毛细血管静脉端液体和溶质又从间质进入血管，还有一部分液体流入淋巴管，以达到动态平衡。

当某些因素使得毛细血管内液体流出量大于毛细血管外液体流入量时即可导致水肿，如充血性心力衰竭、急性肾小球肾炎、肾衰竭、大量输液超过了肾脏排泄能力时，血管内液体容量增加，毛细血管内静水压升高，或血栓形成、血栓性静脉炎使局部静脉回流受阻，静脉压升高等也可引起水肿；各种原因引起的低白蛋白血症，使血浆胶体渗透压降低，这是导致水肿的另一重要原因，如营养不良、肝脏疾病、大量蛋白尿、严重腹泻或高分解代谢状态。毛细血管内皮损伤导致毛细血管通透性增加也可导致水肿，如细菌、理化因素、过敏反应或免疫损伤等。淋巴回流受阻可引起淋巴性水肿，如丝虫病。

当毛细血管内液体流出量大于毛细血管外液体流入量时，组织间隙液体积聚，血管内容量减少，机体为恢复血容量的稳定将发生一系列代偿性改变。当有效血容量减少时，肾脏灌注减少，肾皮质外层血流减少，肾小球滤过率下降，肾小管钠重吸收增加；同时，球旁细胞牵张刺激减少、致密斑钠浓度降低、交感神经兴奋、血儿茶酚胺浓度升高等均刺激球旁细胞肾素分泌增加，通过肾素-血管紧张素-醛固酮系统（renin-angiotensin-aldosterone system，RAAS），导致水钠潴留，可加重水肿。

【临床表现】

发生水肿时，患者的皮肤（全身或局部）紧张、发亮，原有的皮肤皱纹变浅、变少或消失，甚至有液体渗出，或以手指按压后局部发生凹陷，但有些疾病引起的水肿为非凹陷性。必要时可监测体重的变化，并与疾病前体重比较或动态观察。

根据引起水肿的病因不同，可分为以下水肿。

01篇03节

扫码获取
数字内容

1. 全身性水肿

（1）心源性水肿：主要是右心衰竭的表现。水肿特点是首先出现于身体下垂部位，伴有体循环淤血的其他表现，如颈静脉怒张、肝大、静脉压升高，严重时可出现胸腔积液、腹腔积液等。

（2）肾源性水肿：可见于各型肾炎和肾病。水肿的特点是初为晨起眼睑和颜面水肿，以后发展为全身水肿。肾病综合征时常出现中度或重度水肿，凹陷性明显，可伴有胸腔积液、腹腔积液。患者常有尿检异常、高血压和肾功能损害等。肾源性水肿与心源性水肿鉴别要点见表1-1。

表 1-1　肾源性水肿与心源性水肿的鉴别

鉴别点	肾源性水肿	心源性水肿
开始部位	从眼睑、颜面开始延及全身	从足部开始，向上延及全身
发展快慢	迅速	缓慢
水肿性质	软而移动性大	比较坚实，移动性较小
伴随改变	尿检异常、高血压、肾功能异常	心脏增大、心脏杂音、肝大、静脉压升高

（3）肝源性水肿：见于失代偿期肝硬化，主要表现为腹腔积液，也可以出现踝部和下肢的水肿，逐渐向上蔓延，但头面部和上肢常无水肿。门静脉高压、低蛋白血症、肝淋巴液回流障碍和继发性醛固酮增多等因素是水肿和腹腔积液形成的主要机制。患者可同时伴有脾大、腹壁静脉怒张和食管-胃底静脉曲张等门静脉高压的表现，以及黄疸、肝掌、蜘蛛痣和肝功能指标异常。

（4）营养不良性水肿：见于长期慢性消耗性疾病营养缺乏、蛋白丢失性胃肠病和重度烧伤患者。营养不良患者维生素 B_1 缺乏引起的心脏病可加重水肿的程度。长期禁食患者足量进食后，随着食盐的摄入，水肿会进一步加重。水肿的特点是先从足部开始逐渐延及全身，常伴消瘦、体重减轻等。

（5）黏液性水肿：见于甲状腺功能减退症或甲状腺功能亢进症患者。特点为非凹陷性水肿（因组织液中蛋白含量较高），好发于下肢胫骨前区域，也可出现于眼眶周围。

（6）经前期综合征：特点为月经前7~14天出现眼睑、踝部及手部轻度水肿，可伴乳房胀痛、盆腔沉重感，月经后水肿逐渐消退。

（7）药物性水肿：肾上腺皮质激素、雄激素、雌激素、胰岛素、萝芙木制剂、甘草制剂和扩血管药物，特别是钙通道阻滞剂可引起水肿，被认为与水钠潴留有关。

（8）特发性水肿：绝大多数发生于妇女。原因未明，可能与内分泌功能失调导致毛细血管通透性增加以及直立体位的反应异常有关。临床特点为周期性水肿，主要见于身体下垂部位，体重昼夜变化很大，可达数公斤之多，天气炎热或月经前变化更为明显。

（9）其他：见于妊娠高血压疾病、硬皮病、皮肌炎和血清病等。

2. 局部性水肿　由局部静脉、淋巴回流受阻或毛细血管通透性增加所致。如局部炎症和过敏、肢体静脉血栓形成、血栓性静脉炎、上腔静脉阻塞综合征、下腔静脉阻塞综合征及丝虫病等。

【伴随症状】

1. 水肿伴肝大者可为心源性、肝源性与营养不良性，而同时有颈静脉怒张者则为心源性。

2. 水肿伴蛋白尿或血尿，则常为肾源性，常由肾炎、原发性或继发性肾病综合征等引起，由糖尿病肾病引起的可有糖尿病的其他表现，由自身免疫病引起的水肿常合并有关节炎、皮肤改变等原发病的表现，而轻度蛋白尿也可见于心源性。

3. 水肿伴呼吸困难与发绀者常提示心脏病、上腔静脉阻塞综合征。

4. 水肿伴消瘦、体重减轻可见于营养不良性。

5. 黏液性水肿常合并有甲状腺功能减退症或甲状腺功能亢进症的其他临床表现。

6. 水肿与月经周期有明显关系者可见于经前期综合征。

【问诊要点】

1. 水肿发生的时间,有无诱因和前驱症状。

2. 首发部位及发展顺序,是否受体位的影响,颜面、下肢和腰骶部等部位是否有水肿表现。

3. 水肿发展的速度,水肿的性质,是否为可凹陷性水肿,有无胸腔积液、腹腔积液。

4. 是否有感染和过敏的征象,营养状况如何。

5. 是否接受过肾上腺皮质激素、睾酮、雌激素、钙通道阻滞剂以及其他药物的治疗。

6. 伴随改变如何。局部:水肿部位皮肤的颜色、温度,有无压痛、有无皮疹及厚度改变。全身:是否有心慌、憋气、咳嗽和咳痰、高血压等心肺疾病的表现;有无尿量、尿色的改变等泌尿系统疾病的表现,尿液和肾功能检查是否正常;有无消化道症状等胃肠道疾病表现;有无肝功能减退、皮肤黄染和出血倾向等肝脏疾病的表现;有无食欲、体重改变、怕冷、反应迟钝和便秘等。

7. 若为女性患者,还应询问水肿与月经、体位和天气等的关系以及昼夜的变化。

(吴　静)

第四节　肥　胖

扫码获取
数字内容

　　肥胖(obesity)是一种以体内脂肪过度蓄积和体重超常为特征的慢性代谢性疾病,也是引起高血压、糖尿病、心脑血管病、癌症等慢性非传染性疾病的危险因素和病理基础,世界卫生组织(World Health Organization,WHO)将肥胖定义为可能导致健康损害的异常或过多的脂肪堆积,并早在1948年已将其列入疾病分类名单。肥胖根据病因分为单纯性肥胖(又称原发性肥胖)和继发性肥胖。单纯性肥胖指单纯由遗传及生活行为因素所造成的肥胖,主要由不良的饮食习惯、静态生活方式及身体活动不足引起。继发性肥胖是指由其他明确诊断的疾病,如下丘脑-垂体炎症、肿瘤及创伤、皮质醇增多症、甲状腺功能减退症、性腺功能减退症、胰岛细胞瘤等疾病所致的肥胖。肥胖根据脂肪的分布又分为外周性肥胖(又称全身性肥胖、均匀性肥胖)和中心型肥胖(又称腹型肥胖或内脏型肥胖)。外周性肥胖患者的脂肪主要积聚在四肢及皮下,中心型肥胖患者的脂肪主要聚集在躯干部和腹内。中心型肥胖被认为与糖尿病、心血管疾病发病的相关性更大。

【肥胖的测量和判断】

　　评估成人肥胖常用的是人体测量学指标,包括体重指数(body mass index,BMI)、腰围(waist circumference,WC)、臀围和腰臀比(waist-to-hip ratio,WHR)等,此外,体脂含量也可以作为肥胖的判断指标。根据体脂积聚的程度,临床上通常把体重过高分为超重和肥胖两个水平。不同测量指标判断标准不一样,具体如下。

　　1. **体重指数**　BMI=体重(kg)/身高的平方(m^2),是衡量标准体重的常用指标,可反映全身肥胖程度。目前,因地区、种族的差异,不同学会对于肥胖的诊断标准仍不统一。WHO西方成人标准为:BMI 18.5~24.9kg/m^2为正常,25.0~29.9kg/m^2为超重,≥30.0kg/m^2为肥胖,其中,30.0~34.9kg/m^2为Ⅰ度肥胖,35.0~39.9kg/m^2为Ⅱ度肥胖,≥40.0kg/m^2为Ⅲ度肥胖。亚洲成年人分级标准为:BMI 18.5~22.9kg/m^2为正常,23.0~24.9kg/m^2为超重,≥25.0kg/m^2为肥胖,其中,25.0~29.9kg/m^2为Ⅰ度肥胖(中度),≥30.0kg/m^2为Ⅱ度肥胖(重度)。《成人体重判定》(WS/T 428—2013)将BMI 24.0kg/m^2和28.0kg/m^2作为中国成人超重及肥胖的诊断分割点,BMI 18.5~23.9kg/m^2为正常,24.0~27.9kg/m^2为超重,≥28.0kg/m^2为肥胖。

　　有关儿童青少年超重、肥胖判断标准,按照2022年发布的《中国儿童肥胖诊断评估与管理专家共识》,建议年龄≥2岁的儿童使用BMI来诊断。2~5岁儿童可参考《中国0~18岁儿童、青少年体块指数的生长曲线》中制订的中国2~5岁儿童超重和肥胖的BMI参考界值点。6~18岁(不包含18岁)儿童可参考《学龄儿童青少年超重与肥胖筛查》(WS/T 586—2018)中6~18岁学龄儿童筛查超重与肥胖的性别年龄别 BMI 参考界值点。18 岁男女性的 BMI 均以 $24.0kg/m^2$ 和 $28.0kg/m^2$ 为超重、肥胖界值点,与中国成人超重、肥胖筛查标准接轨。年龄<2 岁的婴幼儿建议使用"身长的体重"来诊断,根据世界卫生组织 2006 年的儿童生长发育标准,参照同年龄、同性别和同身长的正常人群相应体重的平均值,计算标准差分值(或 Z 评分),大于参照人群体重平均值的 2 个标准差(Z 评分 >+2)为"超重",大于参照人群体重平均值的 3 个标准差(Z 评分 >+3)为"肥胖"。

2. 身高标准体重法　在测量体重时要排除时间、衣物、进食、排便的影响。身高标准体重百分比=(实际体重–标准体重)/标准体重 × 100%。–10%~<10% 为正常,10%~<20% 为超重,≥20% 为肥胖。正常成人标准体重=身高(cm)–105,或[身高(cm)–100]× 0.9(男)或 × 0.85(女)。

3. 腰围　腰围是指腰部周径的长度,是用于评价中心型肥胖的首选指标。测量方法是受检者取站立位,双腿分开 25~30cm,沿髂前上棘到第 12 肋下缘连线的中点绕腹一周。我国中心型肥胖的腰围切点采用《成人体重判定》(WS/T 428—2013)制订的标准,把男性腰围 ≥90cm,女性腰围 ≥85cm 定为中心型肥胖。

4. 臀围和腰臀比　臀围是通过环绕臀部的骨盆最突出点测定的周径。WHR=腰围/臀围,根据 2008 年 WHO 的标准,WHR 男性 >0.9,女性 >0.85 诊断为中心型肥胖。

5. 体脂含量　体脂含量因年龄、性别而不同,成年男性体脂为体重的 10%~20%,成年女性体脂为体重的 15%~25%。双能 X 线吸收法(dual energy X-ray absorption method,DEXA)可较为准确地评估脂肪、肌肉、骨骼的含量及分布,是目前公认的检测体脂的方法。目前多以成年男性体脂超过 25%,成年女性体脂率超过 30% 作为肥胖诊断标准。

【病因与发病机制】

肥胖的发病原因复杂多样,单纯性肥胖被认为是由遗传因素、环境因素、脂肪组织炎症、肠道菌群等多种原因共同决定的,继发性肥胖与多种内分泌代谢性疾病有关。

1. 单纯性肥胖

(1)遗传因素:遗传因素主要通过增加机体对肥胖的易感性从而对肥胖产生影响,但目前尚未明确致病基因,推测单纯性肥胖可能属于多基因遗传性复杂病,是多基因与环境因素综合作用的结果。

(2)环境因素:个体摄食行为受食物、环境、心理因素、文化因素的影响。饮食习惯不良、坐位生活方式、体育运动少都能促使肥胖的发生。胎儿期母体营养不良或低出生体重儿在成年期饮食结构发生变化时,也容易发生肥胖。

(3)肠道菌群:肠道菌群通过影响机体的能量吸收、肠壁通透性,介导肥胖的发生、发展,也可以通过参与机体碳水化合物、胆汁酸、胆碱等的代谢过程,与人体的组织器官相互作用,形成肠道菌群-肠-靶器官轴,介导肥胖的发生、发展。

2. 继发性肥胖

(1)遗传性疾病:少数遗传性疾病可以导致肥胖,如普拉德-威利综合征、劳-穆-比综合征等。

(2)内分泌系统疾病:下丘脑及垂体疾病、皮质醇增多症、甲状腺功能减退症、性腺功能减退症及胰岛细胞瘤等均可以导致肥胖。

(3)神经系统疾病:多因肿瘤、感染和外伤损伤大脑皮质下中枢,引起饮食和运动习惯的改变而出现不同程度的肥胖。

(4)药物因素:长期使用糖皮质激素、氯丙嗪、胰岛素及其他促进蛋白合成的药物等可引起肥胖,为医源性肥胖。

【临床表现与伴随症状】

1. 单纯性肥胖　单纯性肥胖是临床上最为常见的一种肥胖,占门诊就医患者的大多数。在作出单纯性肥胖诊断之前,必须首先排除内分泌或其他内科疾病。单纯性肥胖有如下特点:常有家族史或营养过度史;腹部脂肪堆积可较为明显;无内分泌代谢性疾病。另外,单纯性肥胖患者常常合并各种代谢紊乱,如糖尿病、高血压、高脂血症、关节炎、睡眠呼吸暂停等,要注意询问相关病史。

2. 继发性肥胖

(1)下丘脑性肥胖:表现为下丘脑或垂体功能障碍的同时出现不同程度的肥胖,脂肪分布以面部、颈部及躯干部显著,皮肤细嫩,常伴有性发育不全、尿崩症、甲状腺及肾上腺皮质功能不全等。

(2)垂体性肥胖:多见于垂体疾病导致的肥胖,如垂体生长激素瘤导致的肢端肥大症,因肌肉、骨骼和内脏增生而导致体重增加,临床可见典型的肢端肥大症体征,血压和血糖可升高,可有头痛和视力障碍等垂体瘤压迫的临床表现。垂体催乳素瘤在女性表现为闭经、月经紊乱、泌乳、不孕、肥胖、水肿和视力减退等。男性症状较重,表现为头痛、视力减退、视野缺损和性功能减退。垂体促肾上腺皮质激素(adrenocorticotropic hormone,ACTH)瘤可以导致 ACTH 依赖型皮质醇增多症,进而出现相应的临床表现。

(3)甲状腺功能减退症:甲状腺功能减退症患者实际上并不都由体脂过多引起肥胖,而常因皮下蛋白质和水的潴留而造成黏液性水肿和体重增加,如有肥胖,脂肪沉积以颈部明显,面容呈满月形。甲状腺功能减退症患者尚有表情呆滞、动作缓慢、语慢声低、畏寒少汗、皮肤黄白粗厚、非凹陷性水肿、毛发稀疏和便秘等症状。

(4)皮质醇增多症:又称作库欣综合征(Cushing syndrome,CS),按其病因可分为 ACTH 依赖型与非 ACTH 依赖型。由于肾上腺功能亢进、皮质醇分泌过多而出现一系列临床综合征,主要表现为:向心性肥胖、满月脸、呈多血质貌、皮肤紫纹;高血压;糖耐量减低或糖尿病;骨质疏松;女性闭经或月经紊乱,男性性功能低下、阳痿;精神症状等。

(5)胰岛细胞瘤:体内高胰岛素水平使患者出现空腹低血糖,从而促进过多进食,另外胰岛素本身有促进脂肪合成的作用,从而导致患者肥胖。

(6)多囊卵巢综合征(polycystic ovarian syndrome,PCOS):是女性常见的生殖内分泌代谢性疾病,是以稀发排卵或无排卵、高雄激素或胰岛素抵抗、多囊卵巢为特征的内分泌紊乱的综合征。常常伴有肥胖、多毛、痤疮,毛发分布男性化,月经稀少,闭经或多年不育,长期无排卵,双侧卵巢对称性增大、呈多囊样改变。

(7)普拉德-威利综合征(Prader-Willi syndrome,PWS):是染色体 15q11.2-q12 缺失所致的先天性罕见疾病。表现为病态肥胖、矮小、性腺机能减退和认知缺陷,可伴饮水、进食、体温、睡眠异常和其他内分泌疾病。

(8)弗勒赫利希综合征(Frohlich syndrome):又称肥胖生殖无能综合征,为下丘脑功能失调引起的综合征,病因有颅内肿瘤、炎症及外伤等。主要表现为食欲、脂肪代谢及性功能异常。此病发生于少年阶段,脂肪多积聚于颈、胸、腹、臀及股部,乳房脂肪堆积,臂及小腿并不胖,常有肘外翻及膝内翻畸形,生殖器官不发育。如成年后发病,除出现肥胖外,可表现为生殖器功能丧失、缺乏精子和性欲、停经和不育等。

(9)劳-穆-比综合征(Laurence-Moon-Biedl syndrome):又称作性幼稚-色素性视网膜炎-多指(趾)畸形综合征,常染色体隐性遗传病,男性居多,表现为肥胖、多指(趾)、色素性视网膜退行性变三联症,此外伴有智力障碍、生殖器官发育不良、侏儒症、鬓发、长眉毛和长睫毛等。

(10)痛性肥胖病(adiposis dolorosa):又称为德卡姆病(Dercum disease),多见于中年女性,表现为皮下脂肪堆积、皮下脂肪瘤样硬性斑块,有剧烈疼痛,性腺功能减退。

(11)额骨内板增生症(hyperostosis frontalis interna,HFI):多见于中年女性,以额骨内板增生为主要特征,常伴有肥胖、头痛、男性化及多毛症,可有神经精神症状及内分泌功能障碍。

(12)肥胖低通气综合征(obesity hypoventilation syndrome):表现为矮小、肥胖、通气功能减低、嗜睡、发绀、杵状指、继发性红细胞增多症、周期性呼吸和右心衰竭等。

【问诊要点】

1. 体重增加的时间和速度,有无诱因。

2. 肥胖的特点,全身均匀性肥胖还是有局部变胖的情况,如脸部、颈部、腹部等。

3. 伴随症状,如声音嘶哑(简称声嘶)、低血糖症状、性功能减退、关节痛、打鼾、智力、精神状态等。

4. 饮食习惯及食谱构成、生活方式及运动情况。

5. 是否长期使用糖皮质激素、氯丙嗪等致肥胖的药物。

6. 是否有颅脑手术史。

7. 询问成年患者月经、性功能及生育状况。

8. 家族史。

(吴 静)

第五节 消 瘦

消瘦(emaciation)是指各种原因导致体重所占百分位低于正常人群标准体重的10%,或者体重指数(body mass index,BMI)<18.5kg/m^2。在某种生理或病理情况下,6~12个月内体重下降超过原先体重的5%,为体重下降。体重受遗传、营养状况、消化吸收、消耗等很多因素影响,有些低体重自幼出现,不一定代表病理状态,临床上应用自身前后对比情况较多。

【病因及发病机制】

造成体重下降的主要原因是吸收与消耗的负平衡,主要是机体对营养物质的摄入减少、消耗或丢失增多所致,引起消瘦的常见病因如下。

1. 营养物质摄入不足

(1)营养物质吸收、消化障碍:如消化系统疾病引起的消化与吸收功能障碍,长期服用泻药影响肠道吸收功能,导致饮食和吸收障碍,造成消瘦。

(2)进食减少:如神经精神疾病、消化系统疾病、慢性感染性疾病可以导致食欲减少;食管、贲门疾病或神经肌肉疾病导致吞咽困难;口服氨茶碱、氯化铵、对氨基水杨酸等药物可引起食欲减退。上述因素均可以导致进食减少。

2. 营养物质消耗增加

(1)分解代谢增加:内分泌代谢性疾病如甲状腺功能亢进症、嗜铬细胞瘤等;高热、大面积烧伤也可以导致分解代谢增加。

(2)消耗增加:慢性传染病、感染、恶性肿瘤、血液病以及创伤;大量运动也可以导致机体营养物质消耗增加。

3. 营养物质丢失过多

各种原因导致过多的营养物质从小便、大便中排出,如乳糜泻、炎性肠病、短肠综合征、慢性肝病、胰腺炎、慢性肾病、糖尿病等。

【临床表现及伴随症状】

体重减轻为消瘦最主要的临床表现,消瘦的病因不同则有不同的伴随症状。

1. 消化系统疾病 包括口腔、食管、胃肠及肝、胆、胰等部位的各种疾病均可出现消瘦,可有食欲下降、吞咽困难、恶心呕吐,伴随症状如下。

(1)口咽部疾病:如口腔溃疡、舌炎、牙槽脓肿、牙痛、下颌骨骨髓炎、咽喉和食管肿瘤等,常伴有食欲下降、吞咽困难。

(2)胃肠道疾病:如胃炎、消化性溃疡等,可有恶心呕吐、早饱、腹痛、腹胀、腹泻或消化道出血等症状。

(3)肝胆疾病:常伴发热、黄疸、上腹不适及大便性状、颜色改变。

(4)胰腺病变:可有上腹不适、腹痛、恶心、呕吐及严重的胰源性腹泻,甚至出现恶病质。

（5）影响胃肠道功能的状况：如肾病、妊娠等，可引起严重呕吐腹泻，影响摄入或不能充分消化吸收。

2. 内分泌代谢系统疾病 由于激素分泌异常导致内分泌功能紊乱，可出现体重下降或者消瘦，病因不同可出现不同的伴随症状。

（1）甲状腺功能亢进症：可伴有畏热多汗、性情急躁、震颤多动、心悸、多食多便、突眼、甲状腺肿。

（2）糖尿病：可有三多一少症状，即多饮、多食、多尿，消瘦。1型糖尿病以及控制不佳的2型糖尿病患者尤其明显。

（3）原发性慢性肾上腺皮质功能减退症：又称艾迪生病（Addison病），可伴有皮肤黏膜色素沉着、乏力、食欲缺乏、低血压、低血糖和抵抗力下降。

（4）希恩综合征（Sheehan syndrome）：是围生期女性腺垂体缺血坏死所致的腺垂体功能减退症，可伴有性腺功能减退、闭经、无乳、皮肤苍白和毛发脱落等肾上腺皮质功能减退的表现。

（5）嗜铬细胞瘤：伴消瘦、阵发性高血压、头痛、心悸、出汗等症状。

3. 神经精神系统疾病

（1）神经性厌食：神经性厌食可有体重极度下降，伴闭经、心动过缓、血压下降、疲乏无力、皮肤粗糙干裂。年轻女性多见，患者常伴有性格改变、自我引起的呕吐，无其他器质或精神性疾病。

（2）抑郁症：可因厌食或拒食而导致重度消瘦。

（3）帕金森病、阿尔茨海默病、肌萎缩侧索硬化、重症肌无力和延髓麻痹等，可表现为厌食、吞咽困难、恶心呕吐、运动或感觉神经异常等。

4. 慢性消耗性疾病

（1）慢性感染性疾病：如结核可伴有低热、盗汗、咳嗽、咯血。人类免疫缺陷病毒（HIV）感染可伴发热、淋巴结肿大、皮疹、关节疼痛、腹泻等。

（2）肿瘤：可伴有恶病质以及各种肿瘤特有的症状体征。

（3）结缔组织病：可伴有关节痛、皮疹、脱发、口腔溃疡、雷诺现象、肌肉疼痛等多系统受累表现。

【问诊要点】

1. 消瘦出现的时间、体重下降速度、伴随症状、身体变化显著的部位及引起变化的诱因。
2. 性格类型、工作及生活压力。
3. 饮食习惯、食谱构成、进食量及运动量。
4. 家族史。
5. 询问成年患者月经、性功能及生育状况。
6. 社会心理因素。

（吴 静）

第六节 贫 血

贫血（anemia）是指循环中红细胞数量的减少或血红蛋白浓度（Hb）的下降。目前多用自动血细胞分析仪测算外周血中的红细胞数量和血红蛋白浓度，测量的正常值因年龄、性别、地区（尤其是海拔高低）的不同而略有不同，常用的正常值见表1-2。目前国内诊断贫血的标准为：成人男性Hb<130g/L，成人女性Hb<115g/L，孕妇Hb<100g/L。但由于我国地域广大，各地区的正常值参考范围略有不同。

【分类、病因和发生机制】

贫血不是一种疾病的名称，其特有的症状和体征是组织缺氧所致。贫血的分类方法有多种，目前常用的有以下三种。

1. 根据红细胞的形态分类 分为正常细胞性贫血、大细胞性贫血及小细胞性贫血（表1-3）。

扫码获取数字内容

表1-2 红细胞测定正常值

测定项目	单位	正常范围
红细胞（RBC）计数	×10^{12}/L	男性：4.3~5.8；女性：3.8~5.1
血红蛋白（Hb）	g/L	男性：130~175；女性：115~150
红细胞压积（HCT）	%	男性：40~50；女性：35~45
平均红细胞体积（MCV）①	fl	82~100
平均红细胞血红蛋白含量（MCH）②	pg	27~34
平均红细胞血红蛋白浓度（MCHC）③	g/L	316~354
网织红细胞百分比	%	0.5~1.5

注：正常范围有轻度改变，取决于检测仪器的类型和应用地点、年龄、海拔高度等。
① MCV（fl）=HCT（%）×10/RBC 计数（×10^{12}/L）。
② MCH（pg）=Hb（g/L）/RBC 计数（×10^{12}/L）。
③ MCHC（g/L）=Hb（g/L）/HCT（%）。

表1-3 贫血的分类（根据红细胞的形态分类）

正常细胞性贫血 （MCV 82~100fl）	大细胞性贫血 （MCV>100fl）	小细胞性贫血 （MCV<82fl）
急性失血	巨幼红细胞贫血	缺铁性贫血
缺铁性贫血早期	骨髓增生异常综合征	地中海贫血
慢性病贫血	溶血性贫血	慢性病贫血
骨髓抑制（也可能是大细胞性）	肝脏疾病相关贫血	铁粒幼细胞贫血
再生障碍性贫血	酗酒	铅中毒等
纯红再生障碍性贫血等	药物等	
慢性肾功能不全等		

2. 根据病因和发病机制分类 分为红细胞生成不足、红细胞破坏过多及红细胞丢失过多所致的贫血（表1-4）。

表1-4 贫血的分类（根据发病机制和骨髓增生情况分类）

贫血的发生机制	临床可能疾病状况
红细胞生成不足	
骨髓造血干细胞与微环境异常	再生障碍性贫血、骨髓纤维化、肿瘤骨髓侵犯等
造血原料不足	巨幼红细胞贫血等
红细胞合成障碍	缺铁性贫血、地中海贫血等
红细胞破坏过多	自身免疫性溶血性贫血、遗传性球形红细胞增多症、脾功能亢进等
红细胞丢失过多	各种情况造成的失血

3. 根据骨髓增生情况分类 分为增生性贫血和增生不良性贫血。
临床上所见的贫血不一定由单一原因引起，可同时存在多种原因。

【临床表现】

不论贫血是由什么原因引起的，它的临床表现都有共性，其症状和体征是由贫血造成血液携氧能力减弱，而使机体各系统功能异常所致。贫血的临床表现取决于：①贫血的程度；②贫血的速度；③机体对缺氧的代偿能力和适应能力；④患者的体力活动情况。贫血的常见临床表现如下。

1. **一般表现**   皮肤黏膜苍白是贫血最常见和最显著的客观体征,一般以观察指甲、手掌皮肤皱纹处以及口唇黏膜和睑结膜等较为可靠。疲倦、乏力、头晕耳鸣、记忆力衰退和思想不集中等,都是贫血早期和常见的症状,贫血严重时可有低热、皮肤干枯和毛发缺少光泽,并可出现下肢浮肿。

2. **心血管系统**   轻度贫血时,常见活动后心悸、气短,中度贫血患者常表现为窦性心动过速,心输出量增多。严重贫血患者可出现心绞痛或心力衰竭,检查常可见心动过速、心搏强有力、脉压大,部分患者心脏扩大、心尖部或心底部可听到柔和的收缩期吹风样杂音。

3. **消化系统**   常见食欲缺乏、恶心、呕吐、腹胀,甚至腹泻,部分患者有明显舌炎。消化系统的表现,除因贫血缺氧外,还可能与原发消化系统疾病有关。

4. **泌尿生殖系统**   早期肾脏浓缩功能减退,表现为多尿、尿比重降低,贫血严重时可出现蛋白尿。另外,月经失调(闭经)和性欲减退也是常见的临床表现。

【伴随症状】

贫血除了具有上述的共同临床表现外,不同原因引起的贫血可伴随不同症状,常见的贫血有如下几种。

1. **缺铁性贫血**   患者头发失去光泽、变脆,同时有反甲、舌炎、吞咽困难和异食癖。营养不良引起的贫血,可合并其他营养不良的表现,如消瘦、皮肤弹性差等;消化道疾病引起的贫血,可合并消化道症状。

2. **维生素 B_{12} 及叶酸缺乏**   贫血患者可有消化道症状,如食欲减退、腹胀、腹泻及舌炎,以舌炎最为突出,表现为舌乳头萎缩,表面平滑,呈现"牛肉样"舌;维生素 B_{12} 缺乏可伴有脊髓侧索及后索联合变性,表现为末梢神经炎,行走困难,触觉、位置觉及震颤感觉减退或消失。叶酸缺乏还可合并有情感改变。

3. **再生障碍性贫血**   常伴随出血倾向和感染,出血部位广泛,除常见皮肤瘀点及瘀斑外,还常有深部出血,如便血、血尿和颅内出血等。合并感染时可出现发热。

4. **溶血性贫血**   皮肤黏膜黄染是溶血的重要表现之一,急性溶血如异型输血时可伴发严重的腰背及四肢酸痛、头痛、呕吐、寒战和高热,甚至出现周围循环衰竭或急性肾衰竭,随后出现血红蛋白尿及黄疸。慢性溶血可伴有不同程度的黄疸、肝脾大和胆色素结石等。

5. **血液系统肿瘤性疾病引起的贫血**   淋巴瘤、急性白血病等引起的贫血常合并明显的全身或局部淋巴结肿大、肝脾大等,有时会伴有骨痛、发热等。

总之,不论何种原因引起的贫血,除贫血的表现外,都伴有相应疾病的其他临床特点,可根据各种不同的伴发症状确定贫血的原因。

【问诊要点】

1. 贫血发生的时间、病程及贫血的各种症状。

2. 有无急、慢性出血、黑便和酱油色尿史,女性是否月经过多。

3. 营养状况、有无偏食、有无体重减轻,有无消化系统的疾病,如消化性溃疡、胃癌和痔等。

4. 有无化学毒物、放射性物质或特殊药物接触史,如果有,应仔细询问环境有害物的浓度、接触方式、时间长短、防护措施以及药物的名称、药量和时间等。

5. 家族中是否有贫血患者,双亲是否近亲结婚,是否幼年即有贫血,过去有无类似发作史。

6. 幼年及农村患者还应询问寄生虫感染史,如钩虫、蛔虫感染等。

7. 有无慢性炎症、感染、肝肾疾患、结缔组织病及恶性肿瘤病史。

(王 欣)

第七节   皮肤黏膜出血

皮肤黏膜出血(mucocutaneous hemorrhage)是指由于机体止血与凝血功能障碍所引起的自发性

或轻微外伤后出血,血液由毛细血管内进入皮肤或黏膜下组织。此类出血应与血管遭受外伤、手术、溃疡、肿瘤坏死等损伤,以及因曲张的静脉和血管瘤破裂等而发生的局部严重出血相区别,后一种出血不属于此章的讨论范围。

【病因和发生机制】

正常人体具备完善而又极为复杂的止血功能。当小血管损伤出血时,血液迅速在损伤处发生凝固,从而防止因轻微损伤而导致持续出血。在病理情况下,由于止血凝血功能缺陷或抗凝系统功能亢进,轻微损伤即可出现严重的出血倾向而导致皮肤黏膜出血。

皮肤黏膜出血的基本病因包括:血管壁异常、血小板数量或功能异常、凝血功能异常三大类。

1. 血管壁异常 血管分为动脉、静脉和毛细血管。血管壁结构与功能的正常是保证血液在血管内畅流的重要因素。动脉和静脉壁由内膜、中膜和外膜三层组织构成,毛细血管的管壁主要是一层内皮细胞,内皮外仅有基膜和薄层结缔组织。在正常情况下,血管受损时可通过轴突反射使血管壁中层的平滑肌反射性收缩,引起远端毛细血管闭合,减缓局部血流,以利止血。此外,一些体液因子如儿茶酚胺、5-羟色胺、血管紧张素以及血小板活化后所产生的血栓素 A_2(TXA$_2$)、血管内皮细胞产生的内皮素等也可引起血管收缩。当血管尤其是毛细血管,因遗传性或获得性缺陷引起结构异常和收缩功能障碍时则可导致皮肤黏膜出血。

遗传性血管壁缺陷常见于遗传性出血性毛细血管扩张症等,获得性血管壁缺陷常见于过敏性紫癜、单纯性紫癜、老年性紫癜、维生素缺乏性紫癜等。

2. 血小板数量或功能异常 血小板在止血过程中起重要作用,当血管受损时,血小板在血管性血友病因子(von Willebrand factor,vWF)等黏附因子的作用下,黏附于血管损伤处暴露的内皮下组织,黏附的血小板被内皮下的胶原以及局部产生的凝血酶等物质激活而发生释放反应和花生四烯酸代谢,释放出的腺苷二磷酸(ADP)和代谢产生的 TXA$_2$ 可引起血小板的聚集,形成白色血栓。活化的血小板还同时释放出血小板因子、5-羟色胺和贮存的凝血因子,参与凝血过程和促使血块收缩。血小板数量或功能的异常可引起初期止血的缺陷,从而导致皮肤、黏膜的出血。

血小板数量异常引起的皮肤黏膜出血主要见于各种原发性和继发性血小板减少症,例如原发免疫性血小板减少症、继发免疫性血小板减少症、再生障碍性贫血、脾功能亢进等。血小板功能异常既可为先天性异常,如血小板无力症、巨血小板综合征;也可为获得性异常,如继发于药物、尿毒症、肝脏疾病、异常免疫球蛋白血症等的血小板功能异常。

3. 凝血功能异常 人体凝血过程极为复杂,是一系列血浆凝血因子相继酶解激活的过程,最终生成凝血酶,形成纤维蛋白凝块以达到止血的目的。止血发生过程中,体内纤维蛋白溶解系统也启动,主要作用是溶解沉积在血管内的纤维蛋白,维持血管腔的通畅,防止血栓形成。凝血因子缺乏、功能异常或发生纤维蛋白溶解亢进,均可引起凝血障碍,从而导致皮肤、黏膜及深部组织出血。常见的病因包括:①凝血因子的缺乏或功能异常:如先天性凝血因子的缺乏包括血友病 A、血友病 B,凝血因子Ⅰ、Ⅱ、Ⅴ、Ⅶ等缺乏,血管性血友病等。获得性凝血因子缺乏或功能障碍包括重症肝病、药物中毒[如维生素 K 拮抗剂(华法林)过量]、抗磷脂抗体综合征等。②在某些疾病状态下引发纤维蛋白溶解系统功能亢进从而导致出血,如弥散性血管内凝血(disseminated intravascular coagulation,DIC)。

【临床表现】

虽然各种出血性疾病均可出现皮肤、黏膜或深部组织出血,但以血管和血小板疾病最为常见。

根据出血部位、出血程度或范围,皮肤黏膜出血有以下几种常见类型,各种出血表现可单独存在或同时存在于同一位患者。

1. 瘀点 指直径不超过 2mm 的皮肤黏膜出血,大多如针头大小,可见于全身各部位,尤以四肢和躯干下部为多见。瘀点通常不高出皮面,按压不褪色,早期呈暗红色,一周左右可被完全吸收。小的瘀点常需与小红痣相鉴别,两者按压均不褪色,但后者色泽较鲜亮,略高于皮面。瘀点常见于血小板减少和功能异常。

2. 紫癜　为直径 3~5mm 的皮下出血,特点与瘀点基本相同,常见于血小板减少、血小板功能异常和血管壁缺陷。

3. 瘀斑　为直径 5mm 以上的皮下片状出血,常见于肢体易摩擦和磕碰的部位和针刺处,一般不高出皮面,按压不褪色,初期呈暗红色或紫色,逐渐转为黄褐色、黄色或黄绿色,两周左右可被完全吸收。瘀斑常提示血管壁缺陷和凝血障碍,大片瘀斑见于严重凝血障碍性疾病、纤维蛋白溶解亢进以及严重血小板减少和功能异常。

4. 皮下及深部组织血肿　表现为大片皮下出血、瘀斑伴皮肤或关节腔明显隆起、肿胀,常见于严重凝血功能障碍性疾病,遗传性的如血友病,获得性的如循环抗凝物、香豆素类药物过量等。

5. 血疱　为暗黑色或紫红色水疱状出血,大小不等,多见于口腔和舌等部位。常见于严重的血小板减少。

6. 鼻出血　又称鼻衄,大多情况下出血量较少,偶因大量出血而急诊就医。鼻出血的原因除了有鼻黏膜损伤和炎症外,鼻黏膜局部血管异常(如遗传性出血性毛细血管扩张症)、血小板减少和功能障碍及凝血功能异常也均为其常见原因。

7. 牙龈出血　多由牙龈炎症及损伤引起,也见于血小板减少、严重凝血障碍和维生素缺乏等。

【伴随症状】

1. 四肢对称性紫癜伴有关节痛及腹痛、血尿者,见于过敏性紫癜。

2. 紫癜伴有广泛性出血,如鼻出血、牙龈出血、血尿、黑便等,见于血小板减少性紫癜、弥散性血管内凝血。

3. 紫癜伴有黄疸见于肝脏疾病。

4. 自幼有轻伤后出血不止,有关节肿痛和畸形者,见于血友病。

5. 出血伴牙龈肿胀、皮肤毛囊过度角化应考虑维生素 C 缺乏症。

6. 伴颅内压升高症状及中枢神经压迫症状应考虑合并颅内出血。

7. 关节炎或多系统损伤要警惕弥漫性结缔组织病。

8. 出血伴有发热、胸骨压痛、贫血等要考虑急性白血病。

【问诊要点】

1. **初发年龄**　自幼出血提示先天性出血性疾病,而成年后发病多为获得性因素所致。

2. **性别**　在遗传性出血性疾病中,血友病几乎均见于男性,血管性血友病男女均可发病。年轻女性反复出现下肢瘀斑常见于单纯性紫癜。

3. **诱因、部位、分布及特点**　应注意询问皮肤黏膜出血的部位、大小、分布、持续时间、消退情况及出血的频度。

4. **注意出血的伴随症状**　如有无发热、疼痛、蛋白尿、血尿、关节炎、皮疹及多系统损伤的表现。

5. **既往情况**　注意询问既往病史及诊断治疗经过,对获得性出血的诊断有重要意义,如是否有感染史、蛇咬伤、恶性肿瘤、休克等病史,是否接受抗凝治疗或其他服药史,女性患者有无月经过多或产时、产后大出血。

6. **个人史**　询问饮食习惯、营养状况、居住环境、职业,是否接触放射性物质及毒物等。家族中是否有类似出血患者。

（王　欣）

第八节　咳嗽与咳痰

扫码获取
数字内容

NOTES

咳嗽(cough)是人体的一种防御性反射动作,通过咳嗽可以清除呼吸道分泌物和一些气道异物。长期、频繁、剧烈咳嗽会影响工作、休息,甚至引起喉痛、声嘶和呼吸肌疼痛等。同时咳嗽也是呼吸系统相关疾病常见的症状,持续剧烈的咳嗽可使有基础病的患者出现相关的并发症,如呼吸道感染扩散和出血,诱发自发性气胸,甚至心绞痛、脑出血等。痰液(sputum)是气管、支气管的分泌物或肺泡内的渗出液,借助咳嗽将其排出称为咳痰(expectoration)。

【病因和发生机制】

引起咳嗽和咳痰的病因较多,主要为支气管、肺、胸膜疾病。

1. 呼吸道疾病　从鼻咽部到小支气管的整个呼吸道黏膜受刺激时,均可引起咳嗽,刺激效应以喉部杓状间隙和气管分叉部黏膜最敏感。肺泡受刺激所致的咳嗽与肺泡内稀薄分泌物、渗出物、漏出物进入小支气管有关,也与分布于肺的 C 纤维末梢受刺激尤其是化学性刺激有关。呼吸道各部位(如咽、喉、气管、支气管和肺泡)受到刺激性气体(如冷热空气、氯气、溴气、氨气等)、烟雾、粉尘等细颗粒物[细颗粒物($PM_{2.5}$)、可吸入颗粒物(PM_{10})],以及异物、炎症、出血与肿物的刺激均可引发咳嗽,如支气管哮喘、慢性支气管炎、肺炎、肺癌等发病最早期的症状之一是咳嗽。

2. 胸膜疾病　胸膜炎、胸膜间皮瘤或胸膜受到刺激(如自发性或外伤性气胸、血胸、胸膜腔穿刺)等均可引起咳嗽。

3. 心血管疾病　当二尖瓣狭窄或左心衰竭引起肺动脉高压、肺淤血、肺水肿,或因右心及体循环静脉栓子脱落,或羊水、气栓、瘤栓引起肺栓塞时,肺泡与支气管内漏出物或渗出物刺激肺泡壁及支气管黏膜而导致咳嗽。

4. 胃食管反流病(gastroesophageal reflux disease,GERD)　由抗反流机制减弱,反流物的刺激和损伤所致。少数患者以咳嗽与哮喘为首发或主要症状,个别患者因反流物吸入气道,可引起吸入性肺炎,甚至肺间质纤维化。

5. 中枢神经因素　从大脑皮质发出冲动传至延髓咳嗽中枢后可发生咳嗽,人可随意引发咳嗽或抑制咳嗽反射,脑炎、脑膜炎也可导致咳嗽。

来自呼吸系统及呼吸系统以外的器官(如脑、耳、内脏)的刺激经迷走神经、舌咽神经和三叉神经与皮肤的感觉神经纤维传入,经喉下神经、膈神经与脊神经分别传到咽肌、声门、膈与其他呼吸肌,引起咳嗽动作。咳嗽动作首先是快速、短促吸气,膈下降,声门迅速关闭,随即呼气肌与腹肌快速收缩,使肺内压迅速升高;然后声门突然开放,肺内高压气流喷射而出,冲击声门裂而发生咳嗽动作与特别声响,呼吸道内分泌物或异物等随之被排出。

咳痰是通过咳嗽动作将呼吸道内分泌物或渗出物排出口腔外的现象。正常支气管黏膜腺体和杯状细胞只分泌少量黏液,使呼吸道黏膜保持湿润,可有少量清痰咳出。当呼吸道遭受某些因素刺激时,黏膜充血、水肿,黏液分泌增多,毛细血管壁通透性增加,浆液渗出,此时含有红细胞、白细胞、巨噬细胞、纤维蛋白等的渗出物与黏液、吸入的细颗粒物尘埃、病原体和某些组织破坏产物等混合成痰,所以要重视气道深部咳出痰的相关检查的临床诊断意义。比如,在邻近气道肺癌患者或呼吸系统感染性疾病和肺寄生虫病患者的痰或肺泡灌洗液中可以分别查到肿瘤细胞、相关的致病原(如病毒、细菌、非典型致病体、阿米巴原虫和某些寄生虫卵等)。在肺淤血和肺水肿时,因毛细血管通透性增高,肺泡和小支气管内有不同程度的浆液漏出,也会引起咳痰。

【临床表现】

因咳嗽的病因不同,其临床表现也各不相同:①长期剧烈、频繁咳嗽可致呼吸肌疼痛,使患者不能有效地咳嗽和咳痰,并可导致失眠、头痛、食欲减退等;②剧烈咳嗽可因胸膜脏层破裂而导致自发性气胸,或因呼吸道黏膜受损引起咯血,也可导致胸、腹部手术后的切口裂开;③不能有效咳痰者,痰液潴留可诱发或加重肺部感染,并使肺通气、换气功能受损;④如伴有喉返神经麻痹、气道痉挛或狭窄、呼吸肌无力等导致痰不能咳出时,可能出现呼吸衰竭,痰阻窒息危及生命。

1. 咳嗽的性质　包括:①咳嗽无痰或痰量甚少,称干性咳嗽,见于急性咽喉炎、急性支气管炎初期、肺癌、胸膜炎、喉及肺结核、二尖瓣狭窄、原发性肺动脉高压、间质性肺炎等;②咳嗽伴有痰液称湿性咳嗽,见于慢性阻塞性肺疾病(chronic obstructive pulmonary disease,COPD)、肺炎、肺脓肿、支气管扩张症、空洞性肺结核、肺囊肿合并感染、支气管胸膜瘘等。

2. 咳嗽的时间与节律　主要表现:①突然出现的发作性咳嗽,常见于吸入刺激性气体所致的急性咽喉炎与气管支气管炎、气管与支气管异物、百日咳、支气管内膜结核、气管或支气管分叉部受压迫刺激(如淋巴结结核、肿瘤或主动脉瘤)等;少数支气管哮喘也可表现为长时间(3个月以上)发作性咳嗽,受到各种异味刺激、吸入冷气、运动或在夜间更易出现,而无明显呼吸困难(咳嗽变异性哮喘)。②长期慢性咳嗽多见于慢性呼吸系统疾病,如 COPD、纤维素性支气管炎、支气管扩张症、肺囊肿、肺脓肿、肺结核、特发性肺纤维化和各种肺尘埃沉着病等。此外,COPD、上气道咳嗽综合征(upper airway cough syndrome,UACS)、支气管扩张症和肺脓肿等咳嗽往往于清晨或夜间变动体位时加剧,并伴咳痰。③餐后咳嗽或平卧、弯腰、夜间阵发性咳嗽,且与季节无关,见于胃食管反流病。④左心衰竭夜间咳嗽明显,可能与夜间肺淤血加重及迷走神经兴奋性增高有关。

3. 咳嗽的音色　指咳嗽声音的色彩和特点,包括:①咳嗽声嘶,多见于喉炎、喉结核、喉癌和喉返神经麻痹等;而经常清喉(嗓)咳嗽、有鼻后咽部滴漏的感觉,常见于鼻炎、鼻窦炎所致的 UACS。②金属音调咳嗽,见于纵隔肿瘤、主动脉瘤或支气管肺癌、淋巴瘤、结节病压迫气管等。③阵发性连续剧咳伴有高调吸气回声(鸡鸣样咳嗽),见于百日咳,以及会厌、喉部疾病和气管受压所致的主气道狭窄。④咳嗽声音低微或无声,见于严重肺气肿、极度衰弱或声带麻痹,以及呼吸肌无力或痰阻患者。

4. 痰的性状和量　痰的性质可分为黏液性、浆液性、黏液脓性、脓性、血性等。①急性呼吸道炎症时痰量较少,多呈黏液性或黏液脓性;②COPD 的痰液多为黏液泡沫样,当痰量增多,且转为脓性时,常提示急性加重;③支气管扩张症、肺脓肿、支气管胸膜瘘时痰量较多(脓性黄绿色),清晨与晚睡前增多,且排痰与体位有关,痰量多时静置后出现分层现象(上层为泡沫,中层为浆液或浆液脓性,底层为坏死组织碎屑);④脓痰有恶臭气味者,提示有厌氧菌感染;⑤黄绿色或翠绿色痰,提示铜绿假单胞菌感染;⑥痰白黏稠、牵拉成丝难以咳出,提示有白念珠菌感染;⑦大量稀薄浆液性痰中含粉皮样物,提示棘球蚴病(包虫病);⑧粉红色泡沫样痰是肺水肿的特征;⑨反复剧烈咳嗽后,咳出淡红色或乳白色有弹性、质韧的树枝状物,提示为纤维素性支气管炎;⑩每天咳数百至上千毫升浆液泡沫样痰,应考虑弥漫性肺泡癌。

【伴随症状】

1. **发热**　多见于呼吸系统感染、胸膜炎、肺结核等。
2. **胸痛**　多见于各种肺炎、胸膜炎、支气管肺癌、肺栓塞和自发性气胸等。
3. **呼吸困难**　见于喉炎、喉水肿、喉肿瘤、支气管哮喘、重度 COPD、重症肺炎、肺结核、大量胸腔积液、气胸及肺淤血、肺水肿、气管与支气管异物等。
4. **大量脓痰**　见于支气管扩张症、肺脓肿、肺囊肿合并感染和支气管胸膜瘘等。
5. **咯血**　见于肺结核、支气管扩张症、肺脓肿、支气管肺癌、二尖瓣狭窄、支气管结石、肺含铁血黄素沉着症和肺出血肾炎综合征(Goodpasture syndrome)等。
6. **杵状指(趾)**　主要见于支气管扩张症、肺脓肿、支气管肺癌和脓胸等。
7. **哮鸣音**　见于支气管哮喘、慢性支气管炎喘息型、弥漫性泛细支气管炎,此时多为呼气性哮鸣音;心源性哮喘、气管与支气管异物或支气管肺癌引起气管不完全阻塞时,多为吸气性哮鸣音,局限性分布,严重时都可为双相哮鸣音。
8. **鼻塞、经常有鼻后滴漏或需经常清喉**　提示可能为 UACS。
9. **上腹部(剑突下)烧灼感、反酸、饭后咳嗽明显**　提示为胃食管反流性咳嗽。

【问诊要点】

1. **发病年龄、咳嗽时间长短和节律**　是急性还是慢性,是突发还是渐进的,每天昼夜咳嗽有无差异。如果是长期慢性咳嗽,与季节气候有何关系。
2. **咳嗽程度、音色与影响因素**　咳嗽程度是重还是轻,是间断性还是连续性,是否为发作性咳嗽,咳嗽的音调高低及其音色,受到不同异味刺激时咳嗽是否加重,是否伴有气喘、胸痛和发热。

3. 咳嗽是否伴有咳痰　痰的颜色、性状、量,有何特殊气味,痰中是否带血。痰量多时,不同体位对咳痰有何影响,将痰收集静置后是否有分层现象等。

4. 有无特殊职业史和接触史　有职业粉尘或细颗粒物、有毒化学物质、鸟粪及动物接触史,出现刺激性咳嗽可考虑硅沉着病、铍中毒、石棉沉着病或农民肺等间质性疾病。

5. 是否吸烟　香烟烟雾为有毒气体,长期吸烟可导致咳嗽,增加患者患支气管炎、COPD 和肺癌的危险。被动吸烟也是咳嗽的危险因素(尤其对于儿童而言)。对于年龄 40 岁以上的长期吸烟者,刺激性咳嗽出现 1 个月以上应尽早进行肺癌的筛查,伴体重下降明显,还应考虑肺癌进展、肺结核或HIV 感染。

6. 有无特殊用药史　注意由于药物的副作用引起的咳嗽,如血管紧张素转换酶抑制剂(如卡托普利)可引起咳嗽。

(王　欣)

扫码获取
数字内容

第九节　咯　　血

咯血(hemoptysis)是指气管、支气管或肺组织出血,血液随咳嗽从口腔排出或痰中带血。咯血量的多少与疾病的严重程度不完全一致,少量咯血有时仅表现为痰中带血,大咯血时血液可从口鼻涌出,阻塞呼吸道,甚至造成窒息。

凡是经口腔排出的血液,需要仔细鉴别出血是来自口腔、鼻腔、上消化道,还是呼吸道。首先检查口腔与鼻咽部,观察局部有无出血灶。鼻出血多自前鼻孔流出,常在鼻中隔前下方发现出血灶;鼻腔后部出血,尤其是出血量较多时,易与咯血混淆。此时由于血液经后鼻孔沿软腭与咽后壁流下,使患者咽部有异物感,用鼻咽镜检查即可确诊。呕血(hematemesis)是指上消化道出血经口腔呕出。咯血与呕血的鉴别见表 1-5。

表 1-5　咯血与呕血的鉴别

鉴别点	咯血	呕血
病因	肺结核、支气管扩张症、肺癌、肺炎、肺血管病、肺脓肿和心脏病等	消化性溃疡、肝硬化、急性胃黏膜病变、胃癌、胆道病变
出血前症状	喉部痒感、胸闷、咳嗽等	上腹部不适、恶心、呕吐等
出血方式	咯出	呕出
出血的血色	鲜红	暗红、棕色(咖啡色),有时为鲜红色
血中混有物	痰液、泡沫	食物残渣
酸碱反应	碱性	酸性
黑便	无(吞咽较多血液时可有)	有,可为柏油样,呕血停止后仍可持续数天
出血后痰的性状	血痰持续数天	一般无痰

【病因和发生机制】

咯血是涉及多学科疾病的临床表现,常见于支气管和肺部疾病、心血管和血液系统疾病或急性传染病等,但仍有30%的患者咯血原因不明。在我国,咯血的主要病因为肺结核、支气管扩张症和肺癌。

1. 支气管疾病　常见于支气管扩张症、支气管肺癌、支气管结核和 COPD 等;较少见于支气管结石、良性支气管瘤、支气管黏膜非特异性溃疡等。支气管疾病导致的咯血主要是炎症、肿瘤或结石损伤支气管黏膜,或病灶处毛细血管通透性增高或黏膜下血管破裂所致。

2. 肺部疾病　如肺结核、肺炎、肺脓肿、肺淤血、肺栓塞、肺真菌病、肺吸虫病、肺阿米巴病、肺囊

NOTES

肿、肺泡炎、肺含铁血黄素沉着症、恶性肿瘤肺转移等。肺部病变使毛细血管通透性增高,血液渗出,或病变侵蚀小血管使其破裂出血。

3. 心血管疾病 如急性左心衰竭、原发性肺动脉高压、某些先天性心脏病(如房间隔缺损、动脉导管未闭等引起肺动脉高压时)、肺血管炎、肺动静脉瘘等。心血管疾病导致咯血的机制为肺淤血导致肺泡壁或支气管内膜毛细血管破裂,或支气管黏膜下层支气管静脉曲张破裂。

4. 其他 血液病,如特发性血小板减少性紫癜、白血病、血友病、再生障碍性贫血等;急性传染病,如流行性出血热、肺出血型钩端螺旋体病等;风湿性疾病,如韦格纳肉芽肿病(Wegener granulomatosis)、白塞综合征、系统性红斑狼疮(SLE)等。上述疾病导致咯血的机制为凝血功能障碍。支气管子宫内膜异位症导致咯血的发生机制主要是气管、支气管异位的子宫内膜周期性剥落而导致出血。

【临床表现】

1. 发病年龄 青壮年咯血常见于肺结核、支气管扩张症、二尖瓣狭窄等;40 岁以上有长期大量吸烟史者应考虑支气管肺癌;中老年有慢性基础疾病如糖尿病、肺结核、脑血管病伴延髓麻痹等,若出现砖红色胶冻样血痰,多考虑肺炎克雷伯菌肺炎(Klebsiella pneumoniae pneumonia),进食水有呛咳应想到吸入性肺炎等。

2. 症状和体征 小量咯血(小于 100ml/d)多无症状;中等量咯血(100~500ml/d),咯血前患者可有胸闷、喉痒、咳嗽等先兆症状;大咯血(大于 500ml/d 或一次咯血 100~500ml)时常表现为咯出满口血液或短时内咯血不止,常伴呛咳、脉搏增快、出冷汗、呼吸急促、面色苍白、紧张不安或恐惧感,甚至出现血压下降、少尿、四肢厥冷等休克体征。

3. 咯血的颜色和性状 主要表现为:①鲜红色见于肺结核、支气管扩张症、肺脓肿、出血性疾病、支气管内膜结核等;②铁锈色可见于肺炎球菌性肺炎;③砖红色胶冻样见于肺炎克雷伯菌肺炎;④二尖瓣狭窄肺淤血所致咯血多为暗红色;⑤浆液性粉红色泡沫样血痰见于左心衰竭肺水肿、重症肺炎、急性呼吸窘迫综合征(ARDS);⑥肺梗死引起的咯血为黏稠的暗红色。

【伴随症状】

1. 发热 见于肺结核、肺炎、肺脓肿、流行性出血热等。

2. 胸痛 见于大叶性肺炎、肺结核、肺栓塞、支气管肺癌等。

3. 脓痰 见于支气管扩张症、肺脓肿、空洞性肺结核及肺囊肿并发感染、化脓性肺炎等。支气管扩张症表现为反复咯血而无脓痰者,称为干性支气管扩张症。

4. 皮肤黏膜出血 见于血液病、流行性出血热、肺出血型钩端螺旋体病、风湿性疾病等。

5. 杵状指(趾) 见于支气管扩张症、肺脓肿、支气管肺癌。

6. 黄疸 见于钩端螺旋体病、大叶性肺炎、肺梗死等。

【问诊要点】

1. 确定是否为咯血 出血是来自呼吸道、消化道,还是鼻、口咽部;有无明显病因及前驱症状;出血的颜色及血中有无混合物等可供鉴别。

2. 咯血的颜色和性状 鲜红色见于出血量较大、出血速度较快或支气管动脉出血,暗红色多为支气管静脉出血。

3. 是否伴随咳痰,咳痰量、性状与嗅味等 如浆液样粉红色泡沫痰是肺水肿的特点;大量浆液水样痰,其中易查到癌细胞,往往是细支气管肺泡癌的特点。铁锈色痰主要见于大叶性肺炎。

4. 伴随症状 有无发热、胸痛、呼吸困难等伴随症状及其程度,伴随症状与咯血的关系。

5. 个人生活史 有无结核病接触史、吸烟史、职业性粉尘接触史、生食海鲜史,注意月经史,肺寄生虫病所致咯血、子宫内膜异位症所致咯血等。

6. 用药史 是否应用了可引起出血的药物,尤其是抗凝剂等。

(王 欣)

第十节　胸　痛

胸痛（chest pain）是临床上常见的症状，主要是由胸部疾病所致。胸痛的程度因个体痛阈的差异而不同，与病情轻重程度也不完全一致。

【病因和发生机制】

引起胸痛的病因较多，主要为胸部疾病，而心脏疾病是导致胸痛的最主要原因。

1. **胸壁疾病**　皮下蜂窝织炎、带状疱疹、流行性肌痛（又称流行性胸痛、博恩霍尔姆病）、非特异性肋软骨炎（Tietze 病）、胸腹壁血栓性浅静脉炎（蒙多病）、肋间神经炎、肋骨骨折、急性白血病、多发性骨髓瘤、强直性脊柱炎、颈椎病等。强直性脊柱炎累及胸肋关节、胸锁关节、肋椎关节时，可导致胸痛；颈椎病可导致心前区痛，称"颈源性心绞痛"。

2. **心血管疾病**　心绞痛、急性冠脉综合征（acute coronary syndrome，ACS）、心肌炎、急性心包炎、二尖瓣或主动脉瓣病变、主动脉瘤、主动脉窦瘤破裂、主动脉夹层动脉瘤、梅毒性心血管病、肺栓塞、肺动脉高压、梗阻性肥厚型心肌病和心血管神经症等。

3. **呼吸系统疾病**　胸膜炎、胸膜肿瘤、自发性气胸、血胸、血气胸、肺炎、急性气管支气管炎、肺癌、肺炎衣原体肺炎等。

4. **纵隔疾病**　纵隔炎、纵隔气肿、纵隔肿瘤、反流性食管炎、食管裂孔疝、食管癌等。

5. **其他**　膈下脓肿、肝脓肿、脾梗死、肝癌等。

各种刺激因子如缺氧、炎症、肌张力改变、肿瘤浸润、组织坏死以及物理、化学因子都可刺激胸部的感觉神经纤维产生痛觉冲动，并传至大脑皮质的痛觉中枢引起胸痛。非胸部内脏疾病也引起胸痛，这是因为病变内脏与分布体表的传入神经进入脊髓同一节段并在后角发生联系，故来自内脏的痛觉冲动直接激发脊髓体表感觉神经元，引起相应体表区域的痛感，称放射痛（radiating pain）或牵涉痛。如心绞痛时除出现心前区、胸骨后疼痛外，尚可放射至左肩、左臂内侧或左颈、左侧面颊与咽部。

【临床表现】

1. **发病年龄**　青壮年胸痛，应注意结核性胸膜炎、自发性气胸、大叶性肺炎、心肌炎、心肌病、风湿性心瓣膜病；40 岁以上应首先考虑心绞痛、ACS 与肺癌。

2. **胸痛部位**　包括疼痛部位及其放射部位。①胸壁疾病所致疼痛的部位局限，局部有压痛；炎症性疾病可伴有局部红、肿、热的表现。②带状疱疹有成簇水疱沿一侧肋间神经分布伴剧痛，疱疹不越过体表中线。③非特异性肋软骨炎多侵犯第一、二肋软骨，对称或非对称性，呈单个或多个肿胀隆起，局部皮肤颜色正常，有压痛，咳嗽、深呼吸或患侧上肢大幅度活动时疼痛加重。④食管及纵隔病变所致的胸痛多位于胸骨后，进食或吞咽时加重。⑤肝胆疾病与膈下脓肿所致的疼痛多在右下胸部。⑥心绞痛和心肌梗死所致的疼痛多在心前区与胸骨后或剑突下，疼痛常放射至左肩、左臂内侧，达环指与小指，也可放射至左颈、咽与面颊部（有时误认为牙痛）。⑦急性心包炎所致疼痛位于胸骨后或心前区，也可放射至颈、左肩、左臂与左肩胛骨，有时可达上腹部。⑧主动脉夹层所致疼痛位于胸背部，向下放射至下腹、腰部与两侧腹股沟和下肢。⑨自发性气胸、胸膜炎和肺栓塞所致的胸痛多位于患侧腋前线与腋中线附近，后两者如累及肺底与膈胸膜中心部，则疼痛也可放射至同侧肩部。⑩肺尖部肺癌［肺上沟瘤（Pancoast tumor）］以肩部、腋下痛为主，向上肢内侧放射。

3. **胸痛性质**　带状疱疹呈刀割样痛或灼痛，剧烈难忍。食管炎则为烧灼痛。心绞痛呈绞窄性并伴重压窒息感；心肌梗死的疼痛更为剧烈并伴恐惧、濒死感。急性心包炎疼痛呈锐痛或压榨样，结合其疼痛部位与放射部位，有时颇似急性心肌梗死。纤维蛋白性胸膜炎（干性胸膜炎）常呈尖锐刺痛、钝痛或撕裂痛。肺癌常为胸部闷痛，而肺上沟瘤的疼痛则呈烧灼样，夜间尤甚。夹层动脉瘤为突然发生胸背部难忍的撕裂样剧痛。肺梗死也为突然剧烈刺痛或绞痛，常伴呼吸困难与发绀。

4. **持续时间**　平滑肌痉挛致血管狭窄缺血所引起的疼痛呈阵发性；炎症、肿瘤、栓塞或梗死所致疼痛呈持续性。如心绞痛发作时间短暂(1~5分钟),而心肌梗死疼痛持续时间很长(30分钟以上或数小时)且不易缓解。

5. 影响疼痛的因素 主要为疼痛发生的诱因、加重与缓解疼痛的因素。在劳累或精神紧张时可诱发心绞痛发作,休息后、含服硝酸甘油或硝酸异山梨醇后于1~2分钟内缓解,而对心肌梗死所致疼痛则无效。食管疾病所致胸痛多在进食时发作或加剧,服用抗酸药和促动力药物疼痛可减轻或消失。胸膜炎及心包炎所致胸痛可因咳嗽或用力呼吸而加剧。

【伴随症状】

1. 咳嗽、咳痰和/或发热 见于气管、支气管和肺部疾病,特别是感染性疾病。

2. 呼吸困难 提示病变累及范围较大,如大叶性肺炎、自发性气胸、渗出性胸膜炎和肺栓塞等。

3. 咯血 见于肺栓塞、支气管肺癌、肺结核、支气管扩张症等。

4. 面色苍白、大汗、血压下降或休克 见于心肌梗死、夹层动脉瘤、主动脉窦瘤破裂和大块肺栓塞等。

5. 吞咽困难 见于食管疾病,如反流性食管炎、食管癌及纵隔疾病等。

【问诊要点】

重点采集疼痛的发作时间、性质、部位、频率、持续时间、诱发因素及伴随症状等,也要重视高发疾病如冠状动脉疾病的危险因素(如高血压、高胆固醇血症、糖尿病、吸烟、肥胖和家族史等)、急性肺栓塞、夹层动脉瘤、厌食、焦虑、咳嗽与喘息、胸部损伤、肿块或皮疹史、恶性肿瘤史、妊娠和产后期、口服避孕药和创伤史、疼痛与进食的关系、晕厥发作史等,以确定最可能的病因和必要的检查途径。

1. 起病缓急、胸痛部位、范围大小及其放射部位,疼痛严重度和对患者的影响。

2. 胸痛性质、轻重及持续时间,发生的诱因,加重与缓解方式(如咳嗽、深呼吸的影响),与活动、进餐、情绪的关系等。

3. 伴随症状,有无发热、咳嗽、咳痰、咯血、心悸、发绀、呼吸困难等伴随症状及其程度。

4. 其他,如职业和嗜好,过去有无类似发作及其诱因、缓解方式等。

(王　欣)

第十一节　呼 吸 困 难

呼吸困难(dyspnea)是患者主观感觉空气不足或呼吸费力,客观上表现为呼吸运动用力,严重时可出现张口呼吸、鼻翼扇动、端坐呼吸及发绀、辅助呼吸肌参与呼吸运动,并伴有呼吸频率、深度和节律的异常。

【病因和发生机制】

引起呼吸困难的病因较多,主要为呼吸系统和循环系统疾病。在已确诊的病例中,哮喘、COPD、充血性心力衰竭、肺水肿是导致呼吸困难的主要原因,而过度肥胖、间质性肺疾病、缺血性心脏病也可导致呼吸困难。

1. 肺源性呼吸困难

(1)气道阻塞:喉与气管疾病,如急性会厌炎、急性喉炎、喉水肿、喉癌、白喉、喉与气管异物、气管肿瘤、气管受压(甲状腺肿大、纵隔肿瘤等)、支气管哮喘、COPD、支气管肺癌等。

(2)肺疾病:如大叶性肺炎或支气管肺炎、肺脓肿、肺水肿、肺不张、肺尘埃沉着病、弥漫性间质性肺疾病、严重急性呼吸综合征(severe acute respiratory syndrome,SARS)及急性呼吸窘迫综合征(acute respiratory distress syndrome,ARDS)、肺孢子菌肺炎(pneumocystis carinii pneumonia,PCP)等。

(3)胸壁、胸廓与胸膜疾病:如气胸、大量胸腔积液、广泛显著胸膜粘连增厚、胸廓外伤,以及严重胸廓、脊柱畸形等。

（4）神经肌肉疾病与药物不良反应：如脊髓灰质炎和运动神经元疾病累及颈髓、急性感染性多发性神经根神经炎、重症肌无力、药物（肌肉松弛药、氨基糖苷类抗生素、克林霉素等）导致呼吸肌麻痹等。

（5）膈疾病与运动受限：如膈肌麻痹、高度鼓肠、大量腹腔积液、腹腔巨大肿瘤、胃扩张和妊娠晚期等。

肺源性呼吸困难的发生机制是：①气道阻塞、胸廓与膈运动障碍、呼吸肌肌力减弱与活动受限，致肺通气量降低、肺泡氧分压（P_AO_2）降低等；②肺实质疾病主要因肺通气/血流比值（$\dot{V}/\dot{Q}$）失调导致呼吸困难；③肺水肿、间质性肺疾病主要因氧弥散障碍，导致动脉血氧分压（PaO_2）降低，而引起呼吸困难。

2. 心源性呼吸困难　各种原因所致的心力衰竭、心脏压塞、缩窄性心包炎、原发性肺动脉高压和肺栓塞（血栓栓塞、羊水栓塞、脂肪栓塞最常见）等可导致心源性呼吸困难。左心衰竭常见于高血压心脏病、冠状动脉粥样硬化性心脏病（简称冠心病）、风湿性心脏病、心肌炎、心肌病，以及输血输液过多、过快等。

（1）左心衰竭发生呼吸困难的主要机制：由于心肌收缩力减退或心室负荷（收缩期、舒张期）加重，心功能减退，左心每搏输出量减少，导致舒张末压升高（二尖瓣狭窄缺少这一过程），相继引起左房压、肺静脉压和毛细血管压升高，引起如下改变。①肺淤血：导致间质性肺水肿、血管壁增厚，弥散功能障碍；②肺泡张力增高：刺激肺张力感受器，通过迷走神经兴奋呼吸中枢；③肺泡弹性降低：导致肺泡通气量减少；④肺循环压力升高：引起呼吸中枢的反射性刺激。因输血输液过多、过快所致呼吸困难者，尚有血容量过多致肺血管静水压增高因素的参与。

（2）右心衰竭发生呼吸困难的主要机制：①右心房与上腔静脉压升高，刺激压力感受器反射性兴奋呼吸中枢；②血氧含量减少，及乳酸、丙酮酸等酸性代谢产物增多，刺激呼吸中枢；③瘀血性肝大、腹腔积液和胸腔积液，使呼吸运动受限，肺受压而使气体交换面积减少。

3. 中毒性呼吸困难　病因主要包括：①各种原因引起的酸中毒，如急性、慢性肾衰竭，糖尿病酮症酸中毒，肾小管酸中毒等；②急性感染与传染病；③药物和化学物质中毒，如吗啡类、巴比妥类、苯二氮草类药物、有机磷农药中毒和一氧化碳、亚硝酸盐类、苯胺类、氰化物（包括含氰化物较多的苦杏仁、木薯）中毒等。

其呼吸困难的主要发生机制略有不同，大概可分为：①呼吸中枢受刺激兴奋性增高，酸中毒通过间接刺激颈动脉窦和主动脉体化学受体或直接作用于呼吸中枢，增加肺泡通气排出 CO_2。②各种中毒所致的呼吸困难对呼吸中枢的影响有所不同，一氧化碳与血红蛋白形成碳氧血红蛋白和亚硝酸盐、苯胺类物质，使血红蛋白转变为高铁血红蛋白，导致血红蛋白失去氧合功能；而氰化物则抑制细胞色素氧化酶活性导致细胞呼吸受抑制（内窒息），使组织缺氧而引起呼吸困难。上述几种呼吸困难均不伴有低氧血症，但因肺泡通气过度会引起 CO_2 大量排出致动脉血二氧化碳分压（$PaCO_2$）降低。而吗啡、镇静安眠药类中毒时，呼吸中枢受到直接抑制，导致呼吸减弱、变慢，肺泡通气减少，严重时不仅会引起低氧血症，还会有 CO_2 潴留。

4. 神经精神性呼吸困难　病因主要包括：①器质性颅脑疾病，如颅脑外伤、脑血管病、脑炎、脑膜炎、脑脓肿及脑肿瘤等；②精神或心理疾病，如癔症、抑郁症等。其主要机制为：前者因呼吸中枢兴奋性受颅内压增高和供血减少的影响而降低；后者是由于受到精神或心理因素影响导致呼吸频率明显增快，过度通气出现呼吸性碱中毒、呼吸抑制，甚至抽搐、意识障碍。

5. 血液性呼吸困难　见于重度贫血。由红细胞携氧减少，血氧含量降低，组织氧供不足所致。大出血或休克时，呼吸加快则与缺血和血压下降刺激呼吸中枢有关。

【临床表现】

1. 肺源性呼吸困难

（1）吸气性呼吸困难：吸气费力，重者因吸气肌极度用力，胸腔负压增大，吸气时胸骨上窝、锁骨上窝与各肋间隙明显凹陷,出现"三凹征",常伴干咳与高调吸气性喉鸣和吸气性干啰音,提示为喉、气管与大支气管狭窄与阻塞,常见于支气管内膜结核、上气道占位、手术和气管切开术后等。如突然出现,考虑异物阻塞(儿童尤为多见)、喉痉挛、喉水肿;如年龄较大,逐渐出现,且进行性加重,则应考虑喉与气管、纵隔恶性肿瘤;如突然发生伴发热,则考虑为喉炎、白喉等。

（2）呼气性呼吸困难:表现为呼气费力,呼气时间明显延长而缓慢,听诊肺部常有以呼气相为主的干啰音,见于下呼吸道阻塞性疾病。如呼吸困难呈发作性,胸部听诊可闻及广泛性哮鸣音,若使用支气管舒张剂有效,则提示为支气管哮喘急性发作。

（3）混合性呼吸困难:表现为吸气、呼气都费力,极度呼吸困难,呼吸频率加快、变浅,听诊肺部常有呼吸音异常(减弱或消失),可有病理性呼吸音。主要见于广泛肺实质或肺间质病变,以及严重胸廓、膈肌、胸膜与神经肌肉疾病,如 ARDS、重症肺炎、重症肌无力、皮肌炎等。混合性呼吸困难也可有呼气相明显延长,胸廓外形如桶状,肺泡呼吸音减弱、呼气时间延长,提示为阻塞性肺气肿。

2. 心源性呼吸困难　左心衰竭呼吸困难常表现为:①呼吸困难于活动时出现或加重,休息时减轻或缓解。主要是因活动时心脏负荷加重,机体耗氧增加。②仰卧位时加重,坐位减轻。病情较重者,常被迫采取半坐位或端坐呼吸(orthopnea)。坐位时回心血量减少,肺淤血程度减轻;同时,坐位时膈肌降低,活动度增大,肺活量可增加 10%~30%。

急性左心衰竭时,常出现阵发性呼吸困难,多在夜间熟睡中发生,称夜间阵发性呼吸困难。其原因是:①睡眠时迷走神经兴奋性增高,导致冠状动脉收缩,心肌供血减少,心功能降低;小支气管收缩,肺泡通气进一步减少。②仰卧位时肺活量减少,静脉回心血量增多,致使原有肺淤血加重。③夜间呼吸中枢敏感性降低,对肺淤血所引起的轻度缺氧反应迟钝,当淤血程度加重缺氧明显时,才"唤醒"呼吸中枢作出应答反应。患者常于熟睡中突感胸闷憋气而惊醒,被迫坐起,惊恐不安,伴有咳嗽,轻者数分钟至数十分钟后症状逐渐减轻、缓解;重者呼吸困难加重,颜面青紫、大汗,有哮鸣声,甚至咳出大量浆液性血性痰,或粉红色泡沫样痰,听诊两肺底有较多湿啰音,心率增快,有奔马律。此种呼吸困难又称"心源性哮喘"(cardiac asthma)。多见于老年人高血压心脏病、冠心病、风湿性心脏病、心肌炎、心肌病、先天性心脏病时的急性左心功能不全等。

右心衰竭患者也常取半坐位以缓解呼吸困难,慢性肺源性心脏病的呼吸困难与其原发疾病也有关;心包疾病患者喜取前倾坐位,以减轻增大心脏对左肺的压迫。

3. 中毒性呼吸困难　由各种酸中毒所致者多为深长规则大呼吸［库斯莫尔呼吸(Kussmaul 呼吸)］,频率或快或慢,据病因不同呼出气体可有尿(氨)味(尿毒症)、烂苹果味(糖尿病酮症酸中毒)。急性发热性疾病呼吸快速、急促。血中出现异常血红蛋白衍化物(高铁血红蛋白血症、硫化血红蛋白血症)或氰化物中毒者,一般呼吸深快,严重时因脑水肿呼吸中枢受抑制,呼吸浅表、缓慢,与镇静安眠药或麻醉药中毒者相似,也可有节律异常,如潮式呼吸(Cheyne-Stokes 呼吸)、间停呼吸(Biot 呼吸)。

4. 精神神经性呼吸困难　因颅脑疾病所致者呼吸变慢变深,常伴有鼾声和严重呼吸节律异常,如呼吸遏制(吸气突然中止)、双吸气(抽泣样呼吸)等。癔症患者呼吸困难发作时呼吸常浅快,频数可达 60~100 次/min,并常因过度通气而出现口周、肢体麻木或手足搐搦等呼吸性碱中毒表现。神经症患者常有胸部压抑感、气短,但仔细观察并无呼吸困难客观表现,偶尔在一次深长吸气之后伴叹息样呼气,叹息之后自觉轻松舒适。

5. 血液性呼吸困难　表现为呼吸表浅、急促及心率增快,往往与血液循环障碍、血栓形成、凝血功能异常、出血、贫血及血红蛋白携氧功能障碍有关。

【伴随症状】

1. **肺弥漫性哮鸣音**　见于支气管哮喘、心源性哮喘。

2. **骤然发生的严重呼吸困难**　见于急性喉水肿、气管异物、大面积肺栓塞、自发性气胸、ARDS等,ARDS同时伴有明显发绀。

3. **缓慢渐进性呼吸困难**　见于慢性阻塞性肺气肿、弥漫性肺间质纤维化、肺孢子菌肺炎等。

4. 一侧胸痛　见于大叶性肺炎、急性渗出性胸膜炎、肺栓塞、自发性气胸、急性心肌梗死、支气管肺癌等。

5. 发热　见于肺炎、肺脓肿、干酪样肺炎、胸膜炎、急性心包炎等。

6. 咳嗽、脓痰　见于慢性支气管炎、阻塞性肺气肿并发感染、化脓性肺炎、肺脓肿、支气管扩张症并发感染等。

7. 大量浆液性泡沫样痰　见于急性左心衰竭和有机磷农药中毒或细支气管肺泡癌。

8. 意识障碍　见于脑出血、脑膜炎、尿毒症、糖尿病酮症酸中毒、肺性脑病、急性中毒等。

【问诊要点】

1. 起病缓急，是突发性还是渐进性，发生的原因和诱因，有无药物、毒物接触史（药物/毒物的种类、名称、用量、用法及接触时间）和导致免疫功能低下的各种情况。

2. 呼吸困难的具体表现，是吸气性、呼气性，还是吸气、呼气都困难，与活动、体位的关系，昼夜是否一样。

3. 是否伴有发热、胸痛、咳嗽、咳痰、发绀，痰的性状，有无咯血，咯血量及血的性状。

4. 有无排尿、饮食异常，及高血压、肾病与代谢性疾病病史。

5. 有无头痛、意识障碍、颅脑外伤史等。

（王　欣）

第十二节　发　绀

发绀（cyanosis）是指血液中去氧血红蛋白（deoxyhemoglobin）增多（>50g/L），使皮肤、黏膜呈现青紫色的现象。发绀也可由高铁血红蛋白（methemoglobin，MetHb）、硫化血红蛋白（sulfhemoglobin，SHb）升高所致。发绀可以是全身性的，也可以局限于外周部位，多发生于皮肤较薄、色素较少和毛细血管丰富的部位，如舌、口唇、鼻尖、耳垂、颊部及指（趾）甲床等处最为明显。

【病因和发生机制】

1. 血液中去氧血红蛋白增多　主要由心肺疾病所致。

（1）呼吸系统疾病：见于气道阻塞、肺实质与肺间质疾病，如肺炎、COPD、肺源性心脏病、弥漫性肺间质纤维化、肺淤血、肺水肿、ARDS、SARS 和肺血管疾病（如肺栓塞、原发性肺动脉高压、肺动静脉瘘）等，由于通气或换气功能障碍，肺氧合作用不足，导致体循环血中去氧血红蛋白含量增多。

（2）心血管疾病：见于心力衰竭和发绀型先天性心脏病，如法洛四联症、艾森门格综合征等，前者主要是由于肺内气体交换障碍，后者主要是由于心与大血管之间存在异常通道，部分静脉血未通过肺进行氧合，即经异常通道进入体循环动脉血中，如分流量超过左心每搏输出量的 1/3，即引起发绀。

（3）周围血流障碍性疾病：①局部静脉病变：如血栓性静脉炎、下肢静脉曲张、上腔静脉综合征等，由局部淤血、周围血流缓慢，氧被组织过多摄取所致；②动脉供血不足：见于休克、血栓闭塞性脉管炎、闭塞性周围动脉粥样硬化、雷诺（Raynaud）病、肢端发绀症、严重受寒、网状青斑、振动病和冷凝集素血症、冷球蛋白血症等；③休克：由于循环血容量不足、心脏每搏输出量减少以及周围血管痉挛收缩，血流缓慢，周围组织血流灌注不足、缺氧导致发绀；④冷凝集素血症（常见于支原体肺炎）和冷球蛋白血症：是由于寒冷，红细胞在肢端毛细血管内凝集，冷球蛋白自行凝集而阻塞末梢血管所致；⑤真性红细胞增多症：由于红细胞过多，血液黏稠，导致血流缓慢，周围组织摄氧过多，去氧血红蛋白的含量增高引起发绀。

（4）吸入气中氧分压低：在高海拔（>3 500m）气压较低地区，由于大气中氧分压过低，致肺泡内动脉血氧分压（PaO_2）降低，动脉血氧饱和度（SaO_2）下降，组织缺氧，即使原来无心肺疾病，也可引起发绀，重者引起高原性心脏病。

2. 血液存在异常血红蛋白衍化物

（1）高铁血红蛋白血症（methemoglobinemia）：药物或化学物质中毒所致的高铁血红蛋白血症，如伯氨喹、亚硝酸盐、氯酸盐、磺胺类、非那西丁、苯丙砜、硝基苯、苯胺中毒等，当血中高铁血红蛋白含量达 30g/L 时，即可出现发绀。由于大量进食含有亚硝酸盐的变质蔬菜而引起的中毒性高铁血红蛋白血症，也可出现发绀，称"肠源性发绀"。

（2）硫化血红蛋白血症（sulfhemoglobinemia）：患者便秘或服用硫化物后，其肠内形成硫化氢，作用于血红蛋白形成硫化血红蛋白。当血中硫化血红蛋白含量达 5g/L 时，即可出现发绀。

【临床表现】

1. 去氧血红蛋白增多

（1）中心性发绀：全身性发绀，除四肢与颜面外，也见于黏膜（包括舌与口腔黏膜）和躯干，皮肤温暖。主要见于有心肺功能不全的疾病和右向左异常分流的先天性心脏病，除发绀外常有心悸、咳喘等症状。

（2）周围性发绀：发绀最常见于肢体末梢与下垂部位，如肢端、耳垂与鼻尖，因周围血流障碍，局部皮肤温度低、发凉，按摩或加温使其温暖，发绀可消失，此点有助于与中心性发绀相鉴别，后者即使按摩或加温，青紫也不消失。此外，由静脉回流障碍所致者，有体循环静脉淤血表现，或局部发绀部位有静脉迂曲、怒张或压痛；而由肢体或末梢动脉阻塞与痉挛所致者，局部冰凉、苍白或与青紫并存，动脉搏动减弱或消失。真性红细胞增多症除肢端、口唇发绀外，颜面和大、小鱼际呈紫红色，结膜充血，外周血红细胞与血红蛋白显著增高。

（3）混合性发绀：以上两型并存，见于心力衰竭（左心、右心和全心衰竭）或前述心肺疾病合并周围循环衰竭者。

2. 血液中存在异常血红蛋白衍化物

（1）药物或化学物质中毒所致的高铁血红蛋白血症：发绀急骤出现，为暂时性，病情严重，经过氧疗青紫不减，血液呈深棕色，暴露于空气中也不能转变成鲜红色，分光镜检查在 618~630nm 处可见一黑色吸收光带。若静脉注射亚甲蓝、硫代硫酸钠或大剂量维生素 C，均可使青紫消退。

（2）先天性高铁血红蛋白血症：自幼即有发绀，有家族史，而无心肺疾病及引起异常血红蛋白的其他原因，一般身体健康状况较好。

（3）特发性高铁血红蛋白血症：见于女性，发绀与月经周期有关，为阵发性，机制未明。

（4）硫化血红蛋白血症：发绀持续时间长，可达几个月或更长时间，硫化血红蛋白一经形成，不论在体内还是体外均不能恢复为血红蛋白，而红细胞寿命仍正常。患者血液呈蓝褐色，分光镜检查于 630nm 处出现吸收光带，有时与高铁血红蛋白血症难以区别，但加入氰化钾后吸收光带消失，即可确定硫化血红蛋白的存在。

【伴随症状】

1. 呼吸困难 常见于重症心、肺疾病和急性呼吸道阻塞、气胸等。先天性高铁血红蛋白血症和硫化血红蛋白血症虽有明显发绀，但一般无呼吸困难或呼吸困难不明显。

2. 杵状指（趾） 主要见于发绀型先天性心脏病及某些慢性肺部疾病，如弥漫性间质性肺疾病、支气管扩张症等，病程较长。

3. 急性发病伴意识障碍和衰弱表现 见于某些药物或化学物质急性中毒、休克、急性肺部感染等。

【问诊要点】

1. 发绀的诱因和表现 出生后即出现发绀者，幼年有蹲踞史提示先天性心脏病；自幼发绀、无心肺病史及异常血红蛋白则见于先天性高铁血红蛋白血症。注意儿童有无喘鸣性喉痉挛、喉气管炎及急性声门下喉炎。

2. 发绀的缓急 急性或亚急性发作的发绀见于急性心肌梗死、气胸、肺栓塞、肺炎或上呼吸道阻塞,慢性发病者见于高铁血红蛋白血症、COPD、肺纤维化或肺动静脉瘘。

3. 有无伴发的呼吸困难   如伴有明显呼吸困难,提示肺源性或心源性发绀(如发绀型先天性心脏病、肺气肿、肺纤维化或肺栓塞)。注意体温和肢体温度等。

4. 有无相关病史   有无与发绀相关的病史或药物、化学物质、变质蔬菜摄入史,氯化钾、磺胺药及煤焦油制品可导致高铁血红蛋白血症和硫化血红蛋白血症。

5. 全身性、局限性或单肢发绀   深度休克可致全身性发绀;循环障碍、雷诺病可致四肢发绀;动脉栓塞或静脉血栓形成可致单肢发绀。

(王　欣)

第十三节　心　悸

心悸(palpitation)是指患者自觉心脏跳动的不适感,是临床上常见的症状之一。患者可有不同的描述,如"心慌感"、胸部"扑动感""落空感""重击感"和"偷停感"等。发作时心率可以正常,也可以快或慢,同样心律可正常或不正常。所以,在关注心悸患者的心率和心律的同时,一定要仔细询问心悸发作时的伴随症状和相关病史,只有这样才可能发现心悸的病因及了解心悸的严重程度。

【病因和发病机制】

心悸的发病机制不清,可能与心脏跳动的节律、速率和/或收缩力改变有关,也可能仅仅是心脏神经症所致。

由于心悸是非特异性症状,所以相关因素较多,既可以是心脏疾病的表现,也可以是全身疾病的表现,也可见于健康人。心悸有不同分类方法,可分为病理性和生理性,或心源性和非心源性,或心律失常性和非心律失常性等。根据临床诊疗习惯,本节采用后一种分类方法,即分为心律失常性和非心律失常性两大类。缓慢性和快速性心律失常均可引发心悸的感觉,但心悸不一定和心律失常的严重性相关,也不是心律失常必然伴随的症状,反之,心悸也并非都由心律失常所致。导致心悸的常见原因见表1-6。

表1-6　导致心悸的常见原因

分类	常见原因
心律失常性	各种心律失常
非心律失常性	
药物	氨茶碱、阿托品、激素、咖啡因等
疾病和疾病状态	各种心脏病、嗜铬细胞瘤、甲状腺功能亢进症、贫血、低血糖、发热、大量失血、严重失眠、疼痛等
其他	运动、焦虑/精神紧张、吸烟、饮酒、心脏神经症等

寻找病因,特别是发现可以去除的因素是临床上心悸处置的重要环节,例如对氨茶碱所致的心悸,停药或减量是控制心悸的主要方法。

【伴随症状】

1. 伴头晕、黑矇、晕厥或气促   常提示心悸是由严重的、需紧急处置的临床情况所致,例如室性心动过速、心室颤动、高度房室传导阻滞、窦性停搏、突发快心率心房颤动(简称房颤),以及大量失血等。

2. 伴发热   见于感染性疾病和非感染性疾病,以前者多见。细菌、病毒、立克次体、衣原体和真菌等引起的急性或慢性感染均可导致心悸。心悸是感染性心内膜炎、细菌性痢疾、流行性感冒等感染性疾病的常见临床表现之一。风湿免疫病、药物热等非感染性疾病合并发热时也可出现心悸。

3. 伴心前区疼痛或不适　见于冠状动脉粥样硬化性心脏病(如心绞痛、心肌梗死)、主动脉瓣狭窄或关闭不全、梗阻性肥厚型心肌病和心包炎等。

4. 伴贫血　见于各种原因引起的急性失血,此时常有面色苍白、出汗、脉搏细弱、血压下降或休克,慢性贫血时则心悸多在劳累后较明显。

5. 伴呼吸困难　见于急性心肌梗死、心包炎、心肌炎、心力衰竭、肺源性心脏病、肺栓塞和重症贫血等。

6. 伴消瘦、易怒及出汗　见于甲状腺功能亢进症。

7. 伴发绀　见于先天性心脏病、右心功能不全和休克等。

【问诊要点】

1. 心悸发作的诱因　劳作、进食(包括饮酒)、睡眠、药物服用和情绪等。

2. 心悸发作的特点　发作持续时间、发作时的心率(脉率)和心律(脉律),以及伴随症状,特别要关注心悸发作时是否存在头晕、黑矇、晕厥、胸痛和气促等血流动力学异常的临床表现。心率(脉率)和心律(脉律)有助于判断心悸的病因是心律失常性的,还是非心律失常性的。如心率(脉率)和心律(脉律)均正常则提示为非心律失常性的可能性大。心率(脉率)和心律(脉律)也有助于初步判断心律失常的类型(图 1-7)。

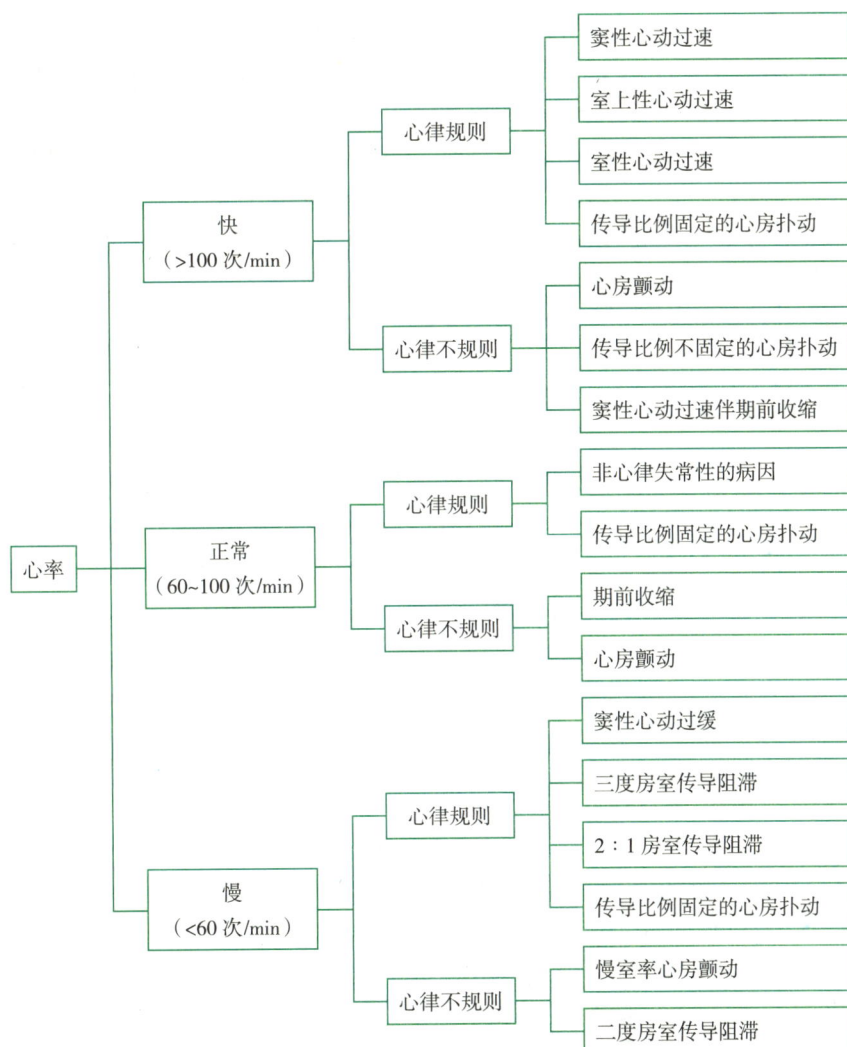

图 1-7　心律失常类型

3. 心悸发作的缓解方式　心悸发作起止方式有助于病因的判断,例如突发突止常提示存在心律失常;含服硝酸甘油 3~5 分钟可缓解则高度提示心悸由缺血性心脏病所致。

4. 和心悸相关的既往病史　主要是心悸发作的病程和相关病因的询问,包括有无心血管系统、内分泌系统(如甲状腺功能亢进症、嗜铬细胞瘤)、呼吸系统(如慢性阻塞性肺疾病等)、血液系统(如贫血等)疾病等病史,以及支持和否定上述病史的辅助检查资料。

(孟繁波)

第十四节　恶心与呕吐

恶心(nausea)、干呕(retching)与呕吐(vomiting)这些常见临床症状可以单独或序贯发生。呕吐是机体通过呕吐中枢(vomiting center)协调产生的复杂动作,恶心与干呕则可不涉及呕吐中枢的复杂反射。

【呕吐发生机制】

呕吐中枢(vomiting center)位于延髓外侧网状结构的背部,分别接收来自下列三个方面的信号,引发呕吐动作:①咽部、消化道、心脏、睾丸等脏器的传入冲动;②从大脑皮质、脑干、迷路系统及小脑传出的信号;③位于延髓第四脑室底侧的化学感受器触发带(chemoreceptor trigger zone,CTZ)在血脑屏障外侧感受循环中的外源性或内源性引发呕吐的各种分子,如药物(吗啡、洋地黄等)及内生代谢产物(感染、酮症、尿毒症代谢产物)的刺激,由此发出神经冲动,传至呕吐中枢。

呕吐反射涉及多种受体,主要有:①5-羟色胺 3(5-hydroxytryptamine 3,5-HT$_3$)受体激活释放多巴胺,与呕吐中枢的多巴胺 D$_2$ 受体结合后,触发呕吐反射的系列过程。基于此设计的药物如昂丹司琼(ondansetron)可以有效缓解化疗药物引起的呕吐。②位于前庭中枢及孤束核丰富的组胺 H$_1$ 及毒蕈碱 M$_1$ 受体,也是治疗运动病、前庭功能障碍及妊娠呕吐的药物靶点。③位于迷走神经背侧复合体的大麻素 1 受体(cannabinoid receptor 1,CB1R),可以抑制呕吐反射。④位于第四脑室腹侧面极后区及孤束核的神经激肽 1(neurokinin 1,NK-1)受体与 P 物质结合,构成呕吐反射环路的终末部分。神经激肽 1 受体拮抗剂可针对外周及中枢刺激引起的呕吐,较 5-HT$_3$ 受体拮抗剂及其他抗呕吐药物疗效更显著。

【病因】

主要病因见表 1-7。

表 1-7　引起恶心与呕吐的病因

病因分类	具体病因
腹部病因	
机械性梗阻	胃流出道、肠道、胆道、泌尿道机械性梗阻
动力异常	小肠假性梗阻、功能性胃肠病、胃轻瘫
腹腔内炎症	消化性溃疡、阑尾炎、胆囊炎、肝炎、肠系膜缺血、克罗恩病、胰腺炎、腹膜炎等
药物	非甾体抗炎药、抗痛风药、口服降糖药、部分抗生素、抗肿瘤药、洋地黄、吗啡、麻醉剂、中枢神经系统药物等
感染	消化系统、非消化系统器官感染
代谢及内分泌原因	卟啉病、原发性慢性肾上腺皮质功能减退症、糖尿病酮症酸中毒、甲状旁腺功能亢进症、甲状腺功能亢进症、低钠血症、妊娠等
神经系统疾病	颅内压增高、颅内压降低、神经脱髓鞘疾病、脑积水、各种脑炎、脑膜炎、脑出血、脑梗死、脑外伤、脑水肿、癫痫等
内耳前庭功能障碍	迷路炎、运动病等
其他	咽部刺激或疾病、青光眼、屈光不正、焦虑、抑郁、心脏疾病、剧烈疼痛、术后状态、酒精滥用、饥饿、放射治疗等

【临床表现】

恶心是一种难受的、欲吐的主观感受,常伴有迷走神经兴奋的症状,如皮肤苍白、出汗、流涎、血压降低及心动过缓等;干呕指的是继恶心后声门关闭、短暂呼吸暂停、胃窦部和腹壁肌肉收缩,腹压增加,食管及咽部开放,但没有胃内容物呕出;呕吐是指有意识地用力将胃和/或小肠内容物经食管、口腔逼出体外,其与反食(rumination)的区别在于,后者不需费力,胃和/或小肠内容物即经食管、口腔排出体外。

导致恶心呕吐的常见疾病及症状特点如下。

1. **消化道梗阻** 食管梗阻如贲门失弛缓症、狭窄及大的食管憩室,患者的呕吐物常无酸味及胆汁。胃潴留时,呕吐量大,伴发酵、腐败气味或有隔餐食物,提示胃流出道梗阻及胃轻瘫。肠梗阻时,呕吐量较多,呕吐物不含胆汁说明梗阻平面多在十二指肠乳头以上,含多量胆汁则提示在此平面以下,带粪臭味则提示低位小肠梗阻。肠梗阻的特点:恶心呕吐反复发作,常较剧烈,呕吐后腹痛常无明显减轻,多有肛门停止排便排气。肠系膜上动脉压迫综合征引起急、慢性十二指肠梗阻,多发生于近期消瘦、卧床、脊柱前凸的患者。

2. **急性胃肠炎或食物中毒** 餐后近期呕吐,伴腹痛、腹泻,伴共餐者发病或不洁饮食史。轻者,症状自限;重者,可出现循环衰竭。

3. **急性阑尾炎** 常伴有急性转移性右下腹痛。

4. **急性胰腺炎** 剧烈、持续的上腹疼痛常迫使患者急诊就诊,多在酒后、大量荤食后发病,可有胆道结石、胆囊切除史。

5. **急性胆道感染及胆石症** 右上腹痛、寒战发热、黄疸。

6. **消化性溃疡** 常有慢性周期发作的中上腹疼痛病史,症状可因紧张、情绪变化、劳累、气候变化等因素加重,部分患者有家族史。也有患者可以没有上腹疼痛等症状。长期服用非甾体抗炎药和糖皮质激素的患者是该病的高危人群。

7. **肾绞痛及尿路感染** 常有肉眼血尿、剧烈腰痛、下腹部疼痛及尿频、尿急、尿痛等症状。

8. **急性心肌梗死** 也可以表现为上腹痛,常伴有心悸、大汗、濒死感及冠心病危险因素。

9. **中枢神经系统疾病** 可因颅内压增高出现呕吐,呕吐呈喷射状,伴有剧烈头痛和不同程度的意识障碍,呕吐后头痛减轻不明显。颅内感染者常伴有畏寒、发热,严重者可出现休克;颅内肿瘤引起的呕吐常在头痛剧烈时发生,常伴有脑神经损害症状;脑卒中常有迅速出现的头痛、偏瘫、言语及意识障碍。

10. **早期妊娠、药物及代谢疾病** 糖尿病、尿毒症、肝功能失代偿等常呈晨起呕吐,无胃内容物,有较多唾液及胃液等,多因 CTZ 激活呕吐中枢。育龄期女性应注意询问月经史;所有恶心呕吐患者均应了解药物史及既往有无慢性肝肾疾病、糖尿病史。

11. **内耳前庭疾病** 如迷路炎、梅尼埃病等,恶心呕吐常突然发作,较剧烈,可呈喷射状,多伴眩晕、头痛、耳鸣、听力下降及眼球震颤等。

12. **青光眼及屈光不正** 伴头痛、头晕、视力或视野异常,应注意测眼压或进行眼底检查。

13. **心理因素** 晨起呕吐较常见,症状容易受环境及心理暗示影响。

14. **鼻窦炎** 晨起时,鼻窦脓液经鼻后孔刺激咽部,引起恶心呕吐。

【问诊要点】

1. **起病经过** 急性还是慢性,急性发病时共餐者有无类似症状。

2. **呕吐特点** 常发生的时间、环境、心理状态,呕吐的方式,呕吐与进食的关系,呕吐物的性状。

3. **伴随症状** 头痛、偏瘫、言语及意识障碍,眩晕、耳鸣、听力下降及眼球震颤,胸痛、心悸、呼吸困难、高血压,呕血、黑便、贫血,腹痛、腹泻、发热、黄疸、吞咽困难,血尿、剧烈腰痛、下腹痛及尿频、尿急、尿痛。

4. **其他病史** 慢性肝肾疾病、糖尿病、肿瘤等,长期及近期服用药物,外伤、手术、月经、饮酒、吸烟等。

5. 诊治情况 包括下列内容。①常规化验：血尿常规、肝肾功能、血糖、电解质、动脉血气、病毒肝炎标志物、甲状腺功能、妊娠试验（育龄期女性）；②胃镜、腹部超声、腹部 X 线平片或全腹 CT、食管X 线造影；③治疗用药情况。

（孟繁波）

第十五节 吞 咽 困 难

吞咽困难（dysphagia）也称咽下困难。吞咽时食物在从口腔至胃的运送过程中受阻，产生胸骨后停滞、阻塞等系列不适症状。多由口咽、食管运动功能障碍或狭窄所致，也可因情绪因素而使症状加重。

【病因】

吞咽困难根据病因可分为炎症性、梗阻性、神经肌肉性和精神疾病性等；根据部位分为口咽、食管、管腔外来压迫，以及神经肌肉疾病；根据发病机制分为机械性和动力性（表 1-8）。

表 1-8 吞咽困难的病因

病因分类	具体病因
机械性	
腔内因素	食团过大或食管异物
管腔狭窄	1）炎症性：咽喉炎、扁桃体炎、口咽部损伤及食管炎（食管炎症如反流性食管炎、放射性食管炎、腐蚀性食管炎、结核、霉菌性感染等） 2）食管良性狭窄：良性肿瘤如平滑肌瘤、脂肪瘤、血管瘤、息肉 3）恶性肿瘤：咽喉部肿瘤、贲门癌、肉瘤、淋巴瘤等 4）食管蹼：缺铁性吞咽困难综合征（普卢默-文森综合征） 5）黏膜环：食管下端黏膜环（Schatzki ring）
外压性狭窄	1）咽后壁肿块或脓肿 2）甲状腺极度肿大 3）纵隔占位病变：如纵隔肿瘤、脓肿、左心房肥大、主动脉瘤等
食管裂孔疝	
动力性	
口腔期	运动障碍肌无力 帕金森病、延髓型脊髓灰质炎、运动神经元疾病、脊髓空洞症 咀嚼疼痛 口腔咽部炎症、脓肿、肿瘤、外伤 唾液缺乏，如干燥综合征
咽期	咽肌收缩无力 延髓麻痹、帕金森病、脑血管意外、肝豆状核变性、运动神经元疾病、脊髓空洞症、重症肌无力、硬皮病、肌萎缩、多发性肌炎 食管上括约肌（upper esophageal sphincter，UES）开放不全 环咽肌失弛缓症、咽食管憩室
食管期	原发食管平滑肌及神经病变 胃食管反流、贲门失弛缓症、弥漫性食管痉挛、继发于全身疾病 硬皮病、糖尿病、酒精中毒性肌病

【发病机制】

1. 机械性吞咽困难 主要是由食管腔狭窄所致。正常食管有一定弹性，管腔可扩张至4cm，各种原因使管腔扩张受限时,如小于 2.5cm 时,即可出现吞咽困难,小于 1.3cm 时,必然存在吞咽困难。食管壁病变引起整个管腔狭窄者,较局部病变引起的偏心性狭窄的症状重,外压性狭窄多属后者,出现症状一般较轻、较晚。

2. 动力性吞咽困难

(1)口腔期:①神经系统疾病导致肌肉强直、瘫痪或无力,吞咽难以启动;②此外,口腔的一些致痛性疾病致使患者不愿意咀嚼,不能形成适宜吞咽的食团;③唾液缺乏。

(2)咽期:双侧上运动神经元病变、髓质受损、横纹肌病变导致咽肌收缩无力;UES 开放不全或与咽肌运动不协调。

(3)食管期:①食管蠕动期间对食团运动异常敏感和严重炎症导致的食管下段狭窄是胃食管反流病发生吞咽困难的主要机制;②贲门失弛缓症则多因食管平滑肌节段去神经状态,食管体部及食管下括约肌对醋甲胆碱刺激无反应,吞咽时食管体部无推进性收缩,食管括约肌松弛障碍;③弥漫性食管痉挛的发生可能与食管下段神经-肌肉变性、对醋甲胆碱刺激产生过度食管收缩反应有关;④硬皮病等全身疾病可引起食管平滑肌收缩无力、食管异常收缩。

【临床表现】

1. 口咽性吞咽困难　患者不能主动将食物从口腔转运至咽部,通常能准确定位吞咽困难的部位,常伴有呛咳,偶有液体反流入鼻腔,可能并发吸入性肺炎。

2. 食管性吞咽困难　患者很难明确指出食管梗阻的部位,多有哽噎感、食物停滞或通过缓慢的感觉。吞咽困难可因疾病特点伴有咽痛、胸骨后疼痛、呕吐、呕血、进食障碍及营养不良;病变位于食管下段时,患者可能无吞咽困难,但因食物不能通过贲门,潴留于食管下段,呕吐食物常无酸味。假性吞咽困难并无食管梗阻的基础,而仅为一种咽、喉部阻塞感、不适感,进食无影响,有时进食反而使症状减轻。

3. 常见相关疾病的临床症状要点

(1)食管异物:可引起不同程度的吞咽困难和吞咽疼痛,病史很重要。

(2)急性扁桃体炎和周围脓肿:急性起病,青少年多见,伴有发热、咽痛、吞咽痛,扁桃体肿大,有脓性分泌物。

(3)咽后壁脓肿:幼儿多见,发热、咽痛,咽后壁充血肿胀,有脓性分泌物。

(4)反流性食管炎:典型症状有胃灼热、反酸、吞咽困难及胸痛。

(5)腐蚀性食管炎:有吞入强酸、强碱等腐蚀剂史,早期因口咽、食管黏膜的水肿、溃疡、坏死、穿孔而有咽痛,吞咽痛,胸痛,恶心、呕吐、发热、进食障碍及营养不良。晚期因食管狭窄而有吞咽困难。

(6)念珠菌性食管炎:多见于年老体弱、长期应用抗生素或免疫抑制剂的患者,可引起不同程度的吞咽困难和胸痛。

(7)舌癌、喉癌、鼻咽癌:都可有吞咽困难,分别有舌痛、运动受限,声嘶、呼吸困难、咳嗽,涕血和鼻出血、鼻塞及头痛。

(8)食管癌:多见于老年男性,为进行性吞咽困难。一般在半年内从干食发噎到半流质、流质也难以下咽。

(9)食管外压:大量心包积液、左心房增大、主动脉瘤、肿大的甲状腺、脊柱病变,均可导致吞咽困难,同时有其各自原发病的症状。

(10)贲门失弛缓症:缓慢起病,吞咽困难多为间歇性,可有食物反流和夜间呛咳,发病多与精神因素有关。

(11)弥漫性食管痉挛:多见于老年人,多有胸骨后疼痛和间歇性吞咽困难。

(12)硬皮病:多见于 20~50 岁女性患者,多有硬皮病的皮肤改变及雷诺现象。

(13)重症肌无力:症状常首先出现在眼肌,当累及延髓支配的肌肉时,患者可出现吞咽困难、咀嚼无力和饮水呛咳。

（14）延髓麻痹：可由延髓的退行性病变、颅底脑干部位肿瘤、血管性病变引起，可有吞咽困难、构音不良、呛咳、舌肌萎缩及颤动。

（15）癔症：多发生在中青年女性，有明显的情绪因素。

【问诊要点】

1. 起病经过　进行性吞咽困难是否间歇发作。

2. 伴随症状　发热、流涎、咽痛、吞咽痛、声嘶，胃灼热、反酸及胸痛，头痛、偏瘫、构音不良及意识障碍，口干、皮肤肿胀增厚、咀嚼无力、呛咳、呼吸困难、语言障碍，贫血、消瘦。

3. 其他病史　吞入异物史，吞入强酸、强碱等腐蚀剂史，长期应用抗生素或免疫抑制剂史，心脏病、甲状腺功能亢进症、颅内疾病史，食管、胃手术史。

4. 诊治情况　包括下列内容。①常规化验：血常规、肝肾功能、甲状腺功能；②喉镜、胃镜、腹部X线平片或全腹CT、食管X线造影；③治疗用药情况。

（孟繁波）

第十六节　消 化 不 良

消化不良（dyspepsia）是一组以慢性上腹不适或疼痛为主要表现的上消化道综合征，包括餐后饱胀、早饱、上腹灼热、腹胀、恶心、呕吐、嗳气等。这些症状虽可能源于某些器质性疾病，但更多是功能性的，即常规临床诊断检查未能发现器质性疾病。消化不良症状临床常见，患病率20%~50%，约1/3患者的工作及生活质量受到影响。

【病因】

病因见表1-9。

表1-9　消化不良的病因

病因分类	具体病因
胃肠道腔内病变	消化性溃疡
	胃食管肿瘤
	食物不耐受
	慢性胃肠缺血
	胃轻瘫
	浸润性炎症性疾病（克罗恩病、嗜酸细胞性胃肠炎、结节病、淀粉样变）
	肥厚性胃炎（Ménértrier病）
	胃感染（幽门螺杆菌、巨细胞病毒、真菌、结核）
药物	酒精
	铁剂
	氯化钾
	非甾体抗炎药
	抗生素
	抗结核药
	洋地黄制剂
	茶碱
	硝酸酯类药
	化疗药
	免疫抑制剂

01篇16节

扫码获取
数字内容

NOTES

续表

病因分类	具体病因
肝胆胰疾病	慢性肝炎、肝硬化、肝内胆汁淤积
	慢性胆囊炎、胆石症
	奥迪括约肌（Oddi 括约肌）功能障碍
	慢性胰腺炎
	肝胆胰肿瘤
全身性疾病	糖尿病
	慢性阻塞性肺疾病
	心、肺、肾功能不全
	甲状腺疾病
	甲状旁腺功能亢进症
	肾上腺功能不全
	腹内非消化道肿瘤
其他	妊娠
	功能性消化不良
	胃食管反流病

【临床表现】

餐后饱胀、早饱、上腹痛及灼热是胃、十二指肠疾病或功能障碍的特异症状，上腹胀、恶心、呕吐、嗳气等可与那些特异症状构成多种临床综合征（表 1-10）。

表 1-10 消化不良症状定义（罗马Ⅳ共识）

症状	定义
餐后饱胀（postprandial abdominal bloating）	持续不适的胃内食物滞留感
早饱（early satiety）	进食不多，不久即有饱感，致使放弃欲食的食物
上腹痛（epigastric pain）	位于剑突至脐、两侧锁骨中线区域内的腹痛，疼痛的主观因素较多，其难受的感觉可有多种描述方式
上腹灼热（epigastric burning）	位于剑突至脐、两侧锁骨中线区域内的灼热感
上腹胀（epigastric distention）	上腹区域内的胀满感，但没有腹部膨隆
恶心（nausea）	一种难受的、欲吐的主观感受
呕吐（vomiting）	用力将胃和/或小肠内容物经食管、口腔逼出体外
嗳气（belching）	经口、鼻排出胃、食管的气体

上述消化不良症状多呈慢性经过，可以持续存在，也可间歇加重，诱因可有可无。症状与进食的关系有助于提示一些器质性疾病，如进食后疼痛缓解，提示多存在高酸分泌，典型者见于消化性溃疡或溃疡样消化不良；如进食后疼痛加重，则提示多有消化分泌功能、运动功能的减退，可见于萎缩性胃炎、胃癌或动力障碍性消化不良；进肉食、油腻食物后疼痛加重，提示肝胆胰疾病。症状与抑酸药和制酸剂的关系，也有助于分析疾病与胃酸分泌的关系。

对新近发病、年龄>45 岁、症状明显且进行性加重者均应仔细甄别各种器质性病因。此外，患者服药史及生活事件对症状的影响也不应忽略。若发现患者同时合并有下列警示症状，如贫血、黄疸、吞咽梗阻、吞咽疼痛、呕血、黑便、上腹肿块及明显的食欲减退与体重下降，应重点考虑各种器质性疾病引起的消化不良，及时进行常规检查，明确良恶性病变、胃肠或肝胆胰受累情况等，不可掉以轻心。

NOTES

【问诊要点】

1. 询问患者的确切症状与症状群　不同地区、不同民族、不同文化程度患者对症状的描述有不同的表达方式,在询问患者确切感受之后,分析归纳其消化不良症状。如患者述说上腹"发堵""反胃""嘈杂"等,只有综合其确切感受才能确定。

2. 症状起始与持续时间　有助于判断是器质性还是功能性疾病,是良性还是恶性疾病。

3. 症状发生的诱因及缓解方式　食物或药物,精神、心理、工作压力及生活条件。

4. 其他病史　吸烟、饮酒史,胸、腹部手术史。

5. 是否伴有警示症状　贫血、黄疸、吞咽梗阻、吞咽疼痛、呕血、黑便、上腹肿块及明显的食欲减退与体重下降。

6. 诊治情况　包括下列内容。①常规化验:血、尿、粪便常规,以及肝肾功能、血糖、血脂、病毒性肝炎标志物、甲状腺功能;②胃镜、腹部超声、心电图;③治疗用药情况。

(孟繁波)

第十七节　腹　　痛

腹痛是极常见的临床症状,可由腹腔脏器、腹腔外乃至全身性的疾病引起。根据发病机制可将腹痛分为内脏痛、躯体痛和牵涉痛。不同疾病所致腹痛可有不同的病程、腹痛部位及性质、伴随症状等。腹痛的正确诊断有赖于详细的病史采集和综合多学科知识的分析,问诊、病史采集的重点包括腹痛症状七要素(部位、性质、程度、诱发与缓解因素、与体位的关系、伴随症状、病程演变)、既往史及个人史、诊治情况等。

腹痛(abdominal pain)是临床极其常见的症状,也是促使患者就诊的重要原因。腹痛多数由腹部脏器疾病所引起,但腹腔外疾病及全身性疾病也可引起。病变的性质可为器质性的,也可能是功能性的。有的腹痛发病急骤而剧烈,有的缓慢而轻微。由于发病原因复杂,引起腹痛的机制各异,且患者间存在个体差异,必须认真了解腹痛患者的病史,进行全面的体格检查和必要的辅助检查(包括化验检查与器械检查),在此基础上结合病理生理改变,进行综合分析,才能作出正确的诊断。临床上一般可将腹痛按起病缓急、病程长短分为急性与慢性腹痛,但目前尚无公认的时间分界。

【病因】

病因见表 1-11。

表 1-11　腹痛的病因

病因分类	具体病因
急性腹痛	
腹腔脏器的急性炎症	急性胃炎、急性肠炎、急性胰腺炎、急性出血性坏死性肠炎、急性胆囊炎等
空腔脏器阻塞或扩张	肠梗阻、胆道结石、胆道蛔虫病、泌尿系结石梗阻等
脏器扭转或破裂	肠扭转、肠绞窄、肠系膜或大网膜扭转、卵巢扭转、肝破裂、脾破裂、异位妊娠破裂等
腹膜炎症	胃肠穿孔、自发性腹膜炎
腹腔内血管阻塞	缺血性肠病、动脉夹层、腹主动脉瘤等
腹壁疾病	腹壁挫伤、脓肿及腹壁带状疱疹等
胸部疾病所致的牵涉性疼痛	肺炎、肺梗死、心绞痛、心肌梗死、急性心包炎、胸膜炎、食管裂孔疝、胸椎结核或肿瘤等
全身性疾病所致的腹痛	腹型过敏性紫癜、尿毒症、铅中毒、血卟啉病等

续表

病因分类	具体病因
慢性腹痛	
腹腔脏器的慢性炎症	反流性食管炎、慢性胃炎、胃及十二指肠溃疡、慢性胆囊炎及胆道感染、结核性腹膜炎、溃疡性结肠炎、克罗恩病等
空腔脏器的张力变化	胃肠痉挛、扩张或胃肠、胆道运动障碍等
腹腔脏器的扭转或梗阻	慢性胃、肠扭转
脏器包膜的牵张	实质性器官因病变肿胀，导致包膜张力增加而发生腹痛，如肝淤血、肝炎、肝脓肿、肝癌等
中毒与代谢障碍	铅中毒、尿毒症、血卟啉病、糖尿病酮症酸中毒等
肿瘤压迫与浸润	多为恶性肿瘤肿大、压迫与浸润感觉神经
胃肠神经功能紊乱	功能性胃肠病

【发病机制】

腹痛按传入神经特点及临床表现可分为三种。

1. 内脏痛（visceral pain） 是由分布于空腔脏器的黏膜及黏膜肌层、内脏脏腹膜、肠系膜的感觉传入神经感受的刺激。其主要的物理性刺激为空腔脏器的牵拉及膨胀；炎症、创伤、缺血、坏死等释放的缓激肽、P物质、钙基因相关肽、前列腺素、血管活性胺以及胃腔内的 H^+ 等均是内脏痛的化学性刺激物。由于内脏感觉神经末梢分布相对稀疏，感觉传入神经较细、没有髓鞘，神经冲动的传播速度较慢，感知的内脏痛特点为：①疼痛定位不明确，接近腹中线；②疼痛感觉模糊，多为痉挛、不适、钝痛、灼痛；③逐渐发生，持续较久；④常伴有自主神经功能紊乱的症状，如恶心、呕吐、出汗、心动过缓等。

2. 躯体痛（somatic pain） 是由分布于壁腹膜及膈肌等的感觉传入神经感受的刺激。由于躯体感觉神经末梢分布相对致密，感觉传入神经较粗、有髓鞘，神经冲动的传播速度极快，感知的躯体痛特点为：①定位准确；②程度剧烈，发生急骤、消失也快；③可有局部腹肌强直；④腹痛可因咳嗽、体位变化而加重。

3. 牵涉痛（referred pain） 是由于不同部位的内脏与躯体感觉传入神经汇入同一脊髓后根节段，致使大脑皮质将内脏神经感觉传入感受为另一躯体部位的体表或深部组织刺激。其特点为：①定位准确；②程度剧烈。理解牵涉痛的机制对判断疼痛的临床意义很有价值。如消化不良的疼痛可累及背部；心绞痛不限于心前区，还可牵涉到左臂尺侧及颈部、下颌；脾破裂时可出现左颈部和肩部的疼痛，称 Saegesser 征；胆囊炎时，疼痛可累及肩胛下角（表1-12）。

表1-12 常见患病脏器牵涉痛部位

患病脏器	牵涉痛部位	患病脏器	牵涉痛部位
胃、胰	左上腹、肩胛间	阑尾	上腹、脐周
肝、胆	右肩	子宫与直肠	腰骶部
消化性溃疡、穿孔	肩顶	急性心肌梗死	左臂、颈部、下颌
输尿管结石	大腿内侧、会阴		

【临床表现】

1. 腹痛部位 多数情况下腹痛部位可提示病变脏器所在部位（表1-13）。

另外，如急性弥漫性腹膜炎（原发性或继发性）、机械性肠梗阻、急性出血性坏死性肠炎、卟啉病、铅中毒、腹型过敏性紫癜等疾病腹痛部位可弥漫或不确定。

表 1-13　常见腹痛部位对应疾病

腹痛部位	常见疾病
右上腹	肝脓肿、肝肿瘤、肝炎、肝外伤,胆囊炎、胆管炎,右半结肠梗阻、肿瘤,胸腔疾病(胸膜炎、肺炎、肋间神经痛)
中上腹	胃肠溃疡、肿瘤、穿孔、梗阻,胰腺炎、胰腺肿瘤,动脉瘤、心肌梗死、心包炎
左上腹	脾梗死、脾破裂,左半结肠梗阻、肿瘤,胸腔疾病(胸膜炎、肺炎、肋间神经痛)
右腰腹	右侧肾结石、肾梗死、肾肿瘤、肾盂肾炎、肾及输尿管外伤,输尿管结石
中腹部	胰腺炎、胰腺肿瘤,小肠炎症、梗阻,肠系膜血栓、肠系膜淋巴结炎
左腰腹	左侧肾结石、肾梗死、肾肿瘤、肾盂肾炎、肾及输尿管外伤,输尿管结石
右下腹	阑尾炎,炎症性肠病,右半结肠憩室、肿瘤、腹外疝,女性卵巢囊肿蒂扭转、异位妊娠、盆腔炎
中下腹	膀胱结石、炎症、膀胱破裂,女性盆腔炎、异位妊娠、子宫内膜异位症、妊娠临产
左下腹	炎症性肠病,左半结肠憩室、肿瘤、腹外疝,女性卵巢囊肿蒂扭转、异位妊娠、盆腔炎

　　腹痛部位可在病程中发生变化,如典型的急性阑尾炎常呈转移性右下腹痛。病程初期,腹痛感觉模糊,多在脐周,常有恶心、呕吐,为内脏痛;当病变继续发展,炎症波及局部壁腹膜,疼痛转移至右下腹麦氏点(McBurney point),定位明确、程度剧烈,且有腹肌紧张、压痛、反跳痛,为躯体痛。

　　2. 腹痛程度和性质　由于腹痛程度受患者的心理及精神状态影响,较难准确评估,其与病变严重程度也未必密切相关。腹痛性质的描述常受患者的文化程度、语言习惯影响。空腔脏器梗阻的患者常有阵发性绞痛,相当剧烈,致使患者辗转不安,容易引起关注;而急性弥漫性腹膜炎时,由于呼吸、大声说话、体位移动均可加重腹痛,患者常表现得较安静,此时可有大汗淋漓、心动过速,同样应予以重视。

　　3. 诱发与缓解因素　胆囊炎或胆石症发作前常有进油腻食物史,而急性胰腺炎发作前则常有酗酒、暴饮暴食史;部分机械性肠梗阻与腹部手术史有关。腹部受暴力作用引起剧痛并有休克者,可能是肝、脾破裂所致;进食或使用抑酸剂可缓解的上腹痛多与高酸分泌有关;解痉药可缓解者则多与平滑肌痉挛相关;呕吐后缓解的上腹痛多为胃十二指肠病变。

　　4. 发作时间与体位的关系　餐后痛可能由胆胰疾病、胃部肿瘤或消化不良所致;饥饿痛发作呈周期性、节律性者见于十二指肠溃疡;子宫内膜异位症者腹痛与月经周期相关;卵泡破裂者在月经间期发作。如果某些体位使腹痛加剧或减轻,有可能成为诊断的线索。例如,十二指肠淤积症的患者采取膝胸位或俯卧位可使腹痛及呕吐等症状缓解。胰腺癌的患者采取仰卧位时疼痛明显,而采取前倾位或俯卧位时疼痛减轻。反流性食管炎的患者在采取卧位或前倾位时烧灼痛明显,而直立时减轻。

　　5. 伴随症状　腹痛伴有发热、寒战者提示感染性疾病的可能,可见于急性胆道感染、胆囊炎、肝脓肿、腹腔脓肿,也可见于腹腔外疾病。腹痛伴黄疸者可能与肝胆胰疾病有关。急性溶血性贫血也可出现腹痛与黄疸。腹痛伴休克,同时有贫血者可能是腹腔脏器破裂(如肝、脾或异位妊娠破裂);无贫血者则见于胃肠穿孔、绞窄性肠梗阻、肠扭转、急性出血坏死性胰腺炎。腹腔外疾病如心肌梗死、肺炎也可有腹痛与休克,应特别警惕。伴呕吐者提示食管、胃肠病变,呕吐量大提示胃肠道梗阻;伴反酸、嗳气者提示胃十二指肠溃疡、胃炎或溃疡样消化不良;腹痛时饱胀又食欲欠佳,应多注意器质性疾病;伴腹泻者提示消化吸收障碍或肠道炎症、溃疡或肿瘤。此外,腹痛伴血尿者可能为泌尿系统疾病(如泌尿系结石)所致。

　　【问诊要点】

　　1. 腹痛起病情况、部位、性质、程度、诱发与缓解因素、与体位的关系、伴随症状、病程演变等。可按照诱因(provocation,P)、疼痛性质(quality,Q)、疼痛放射(radiation,R)、疼痛严重程度(severity,S)、疼痛时间/治疗情况(timing/treatment,T)的顺序采集关于腹痛的病史。

2. 外伤及外科手术史。

3. 生活及职业史、用药史、旅行史、不洁饮食史、动物接触史及既往病史。

4. 既往诊治情况。①常规化验：血、尿、粪便常规和粪便隐血试验，以及血清淀粉酶及脂肪酶、肝肾功能、心肌酶、血糖、血脂、病毒性肝炎标志物、人绒毛膜促性腺激素（β-HCG）；②胃镜、腹部超声、妇科超声、腹部平片、腹部CT、心电图；③治疗情况及疗效。

（杨　红）

第十八节　呕　血

呕血是上消化道出血的表现之一，消化系统疾病、血液系统疾病及其他全身性疾病都可以造成呕血。呕血相关临床症状与出血量及出血速度有关。全面而详细的问诊查体，有助于明确呕血的病因，判断是否需要急诊胃镜，或是否存在重症监护的指征。本节重点内容是呕血的病因、临床表现、伴随症状及问诊要点。掌握以上要点有助于临床医师对呕血患者的诊治及处理。

呕血（hematemesis）是上消化道出血表现之一，血液经口呕出。上消化道出血通常指十二指肠悬韧带（Treitz韧带）以近的消化道和消化器官病变引起的出血，涉及食管、胃、十二指肠、肝脏、胆道、胰腺。

【病因与发病机制】

1. 常见疾病

（1）消化性溃疡：胃、十二指肠溃疡常见。

（2）急性糜烂性胃炎：常因服用非甾体抗炎药（如阿司匹林、吲哚美辛等）和应激所引起。

（3）食管和胃底静脉曲张破裂出血：由门静脉高压所致。

（4）食管癌、胃癌：肿瘤本身或受累血管破裂。

（5）食管贲门黏膜撕裂综合征（Mallory-Weiss综合征）：常由剧烈呕吐所致。

2. 其他疾病

（1）食管：食管炎、食管憩室炎、食管异物、食管裂孔疝等。如食管异物戳穿主动脉，可造成致命性呕血。

（2）胃及十二指肠：血管异常如黏膜下恒径动脉破裂出血（Dieulafoy病），可引起致命性呕血。

（3）胆道：从胆道进入十二指肠的血液可来自如下疾病。①肝恶性肿瘤（如肝癌）、肝脓肿或肝动脉瘤破裂出血；②胆道结石（包括胆囊及胆管结石）、胆道寄生虫（常见为蛔虫）、胆囊癌、胆管癌及壶腹癌均可引起出血。大量血液流入十二指肠，可造成呕血或便血。

（4）胰腺：急性胰腺炎合并脓肿或囊肿、胰腺癌破裂出血经胰管进入上消化道。

（5）血液系统疾病：血小板减少性紫癜、过敏性紫癜、白血病、血友病、淋巴瘤、遗传性出血性毛细血管扩张症、弥散性血管内凝血及其他凝血机制障碍（如应用抗凝药过量）等。

（6）结缔组织病：系统性红斑狼疮、血管炎等。

（7）感染性疾病：流行性出血热、钩端螺旋体病等。

（8）其他：尿毒症、主动脉瘤破入上消化道、纵隔肿瘤或脓肿破入食管等。

【临床表现】

1. 临床表现　呕血前常有上腹不适及恶心，随后呕吐血性胃内容物。其颜色视出血部位、出血量及在胃内停留时间的长短而有所不同。源于食管、出血量多、在胃内停留时间短，则呕血呈鲜红或暗红色；如出血量较少或在胃内停留时间长，则因血红蛋白与胃酸作用形成酸化正铁血红蛋白，呕吐物可呈咖啡渣样棕褐色。呕血的同时因部分血液经肠道排出体外，可同时有黑便或便血。

患者就诊时常叙述为吐血，医师需要区分口、鼻、咽喉、呼吸道及上消化道出血。吐血时伴有咳嗽,血液为鲜红色,血液中混有痰液等,需注意咯血可能。

2. 伴随症状 常因病因不同而有所不同。

（1）伴上腹痛：中青年人,慢性反复发作的上腹痛,具有一定的周期性与节律性,提示消化性溃疡;中老年人,慢性上腹痛,疼痛无明显规律性并有厌食及消瘦者,应警惕肿瘤。

（2）伴肝脾大：皮肤蜘蛛痣、肝掌、腹壁静脉怒张、脾大或有腹腔积液,提示肝硬化门静脉高压;出现肝区疼痛、肝大、质地坚硬、表面凹凸不平或有结节,提示肝脏肿瘤。

（3）伴黄疸、寒战、发热、右上腹绞痛,可见于化脓性胆管炎;黄疸、发热及全身皮肤黏膜有出血倾向,可见于某些感染性疾病,如败血症及钩端螺旋体病等。

（4）皮肤黏膜出血：提示血液疾病及凝血功能障碍。

【问诊要点】

1. 是否有头晕、心悸、面色苍白、出汗、晕厥、四肢湿冷等症状;卧位变坐位、立位时,血压、心率变化。

2. 吐血前是否有咳嗽、呕吐,呕吐物的颜色,是否混有食物,血液是否来自鼻腔,呕血量,是否有黑便。

3. 呕血的诱因,是否有饮食不洁、大量饮酒、毒物或特殊药物摄入史。

4. 既往病史,尤其是消化性溃疡病史、幽门螺杆菌感染史、肝病史、肿瘤史、血管异常、凝血功能异常,以及呼吸系统疾病史,以鉴别是否为咯血。既往用药史,需关注是否使用阿司匹林及其他非甾体抗炎药（NSAID）、抗血小板药、抗凝药等。

5. 手术史,尤其是腹部手术史。

6. 既往诊治情况。①常规化验：血、尿、粪便常规和粪便隐血试验,以及肝肾功能、凝血功能、血糖、血脂、病毒性肝炎标志物;②胃镜、腹部超声、消化道造影、腹部CT、CT血管重建、选择性腹腔脏器动脉造影;③治疗情况及疗效。

（杨　红）

第十九节　便　血

便血是消化道出血的常见症状,出血部位、出血量和出血速度不同,临床表现有所差异。本节重点讲述便血的病因与发病机制、临床表现,以及常见相关疾病的临床症状要点、伴随症状及问诊要点。临床实践中,首先需要鉴别患者是否便血,继而运用以上理论知识进行便血的病因诊断,从而对因治疗。

便血（hematochezia）是消化道出血的常见症状,血液由肛门排出,便血颜色可为鲜红、暗红或黑色。临床中,便血常仅指鲜红和暗红色血便。粪便颜色的差别与消化道出血部位、出血量和出血速度等多种因素相关。

【病因与发病机制】

引起消化道出血的病因甚多,由于出血部位不同,表现方式存在差异。一般将消化道分为三部分,十二指肠悬韧带以近为上消化道,十二指肠悬韧带至回盲瓣为中消化道,回盲瓣以远为下消化道。下消化道出血时,鲜红或暗红血液可因肠蠕动较快从肛门排出,因此便血多提示下消化道出血;但出现致命性上消化道出血时（>1 000ml）,大量血液除以呕血方式排出外,也可在短期内从肛门排出,表现为便血。当上、中消化道出血量不多时,血红蛋白与胃酸作用形成酸化正铁血红蛋白,与肠道内硫化物结合形成硫化亚铁,从肛门排出时,粪便多呈黑色。因此黑便（melena）多提示上、中消化道少至中量出血;但下消化道少至中量出血、粪便在肠道滞留较久后排出时,粪便也可呈黑色。因此,便血与黑便多数情况下分别反映下、上消化道出血（表1-14）。

表 1-14　消化道出血部位与病因

出血部位	病因
上消化道	见本篇第十八节
中消化道	小肠憩室、血管畸形、息肉、克罗恩病、肠结核、肠伤寒、急性出血性坏死性肠炎、钩虫病、肿瘤、小肠溃疡、梅克尔憩室（Meckel 憩室）炎或溃疡、肠套叠等
下消化道	痔、肛裂、息肉、结直肠肿瘤、溃疡性结肠炎、肛瘘、缺血性肠病、憩室、血管畸形、细菌性痢疾、阿米巴痢疾、血吸虫病等
全消化道	严重肝脏疾病、白血病、血友病、血小板减少性紫癜、过敏性紫癜、弥散性血管内凝血等

【临床表现与体征】

1. **便血**　便血量少时，仅手纸上有少量血迹或黄色大便外裹少量血液；也有患者便后肛门滴血；当血液与粪便混在一起排出，可呈酱红色或咖啡色的血性大便；当消化道出血量大，可排出大量鲜血，粪质较少。

2. **黑便**　消化道出血所致黑便常色发亮，类似柏油，故又称柏油便，可闻及血腥味。与其不同的是，服用铋剂、铁剂、炭粉或中药等药物也可使粪便变黑，但一般为灰黑色无光泽；食用动物血、猪肝等也可使粪便呈黑色，但没有血腥味。可通过粪便隐血试验以资鉴别。

3. **粪便隐血（occult blood）**　每日 5ml 以下的消化道出血，无肉眼可见的粪便颜色改变者称为隐血便，隐血便须用粪便隐血试验才能确定。

4. **一般情况**　出血量大的患者常表现为头晕、心悸、出汗、晕厥等。

5. **常见相关疾病的临床症状要点**

（1）痔、肛裂：血色鲜红，不与粪便混合，仅黏附于粪便表面或于排便前后有鲜血滴出或喷射出者，提示为肛门或肛管疾病出血。

（2）结直肠癌：便血、大便性状改变、腹痛、低位肠梗阻、贫血、消瘦、腹部包块。

（3）结直肠息肉：便血、黑便、贫血，少有腹痛。

（4）细菌性痢疾：血便或脓血便，多为黏液脓性鲜血，伴发热、腹痛，便后腹痛减轻。

（5）溃疡性结肠炎：反复发作的腹痛、腹泻、黏液脓血便。

（6）急性出血性坏死性肠炎：洗肉水样血便，伴有特殊的腥臭味。

（7）阿米巴痢疾：多为暗红色果酱样的脓血便，常伴有腹痛。

（8）肠道血管畸形：消化道出血常突发突止，多不伴有腹痛，常见于老年人或有主动脉瓣狭窄的患者。

（9）结肠憩室：便血、黑便，部分伴有腹痛、发热。

（10）消化性溃疡：多位于上消化道，表现为慢性、周期性与节律性上腹痛，并发便血时，多表现为黑便，出血后疼痛可减轻。

（11）胆道出血：常伴有上腹绞痛及黄疸，出血活动期黄疸明显加重。

（12）黏膜下恒径动脉破裂：上消化道多见，因恒径动脉破裂，常表现为呕血和排大量鲜血便。

6. **伴随症状**

（1）伴腹痛：消化性溃疡、胆道出血、细菌性痢疾、阿米巴痢疾、溃疡性结肠炎、急性出血性坏死性肠炎或结直肠恶性肿瘤常伴有腹痛，还可见于肠套叠、肠系膜血栓形成或栓塞等。

（2）伴腹部肿块：可见于结肠癌、肠道淋巴瘤、肠结核、肠套叠及克罗恩病等。

（3）伴里急后重（tenesmus）：即肛门坠胀感。常觉便意紧迫，排便频繁，但每次排便量甚少，且排便后未见轻松，有便不尽感，提示为肛门、直肠疾病，见于细菌性痢疾、直肠炎及直肠癌。

（4）伴发热：常见于传染性疾病，如细菌性痢疾、伤寒、败血症、流行性出血热、钩端螺旋体病，也可见于恶性肿瘤，如肠道淋巴瘤、白血病等。

（5）伴皮肤改变：皮肤有蜘蛛痣及肝掌者，便血可能与肝硬化门静脉高压有关。皮肤与黏膜出现成簇的毛细血管扩张，提示便血可能由遗传性出血性毛细血管扩张症所致。

（6）伴全身出血倾向：皮肤黏膜出血者，可见于急性传染性疾病及血液疾病，如重症肝炎、流行性出血热、过敏性紫癜、白血病、血友病等。

【问诊要点】

1. 有无不洁饮食、过食生冷、辛辣刺激、动物血等食物史；共餐者、同居者是否发病。

2. 饮酒史、服药史（非甾体抗炎药、糖皮质激素、抗凝药、铋剂、铁剂等）、既往病史、内镜治疗史及手术史。

3. 便血、黑便的颜色及其与大便的关系。

4. 便血、黑便的量，有无头晕、心悸、出汗、晕厥等症状。

5. 伴随症状，如腹痛、腹部肿块、肠梗阻、里急后重、发热、黄疸、全身皮肤黏膜出血等。

6. 患者的一般情况变化。

7. 既往诊治情况。①常规化验：血、尿、粪便常规和粪便隐血试验，以及肝肾功能、凝血功能、血糖、血脂、病毒性肝炎标志物；②胃镜、结肠镜、胶囊内镜和/或小肠镜、腹部超声、腹部 CT、CT 血管重建、选择性腹腔脏器动脉造影、放射性核素锝-99m 标记红细胞扫描法；③治疗情况及疗效；④尚需注意病史、检查采集的时间。

（杨　红）

第二十节　腹　　泻

腹泻是以便次增多、排便量增加、粪质稀薄为特点的症状。依据病程，腹泻可分为急性、慢性，其中急性腹泻多与感染相关，慢性腹泻则可由多方面因素所致。腹泻依据不同病因和病理生理学机制，可分为分泌性、渗透性、渗出性、动力性及复合性腹泻。临床上应根据大便量、次数、性质和禁食反应等特征辨别腹泻类型，寻找病因。问诊、病史采集的重点包括腹泻病程、感染相关的饮食史及流行病学史、腹泻的特征、加重缓解因素、伴随症状及既往诊治情况。

腹泻（diarrhea）表现为排便次数增多（>3 次/d）、排便量增加（>200g/d）及粪质稀薄（含水量>85%）。由于高纤维食物可增加每日排便量，因此不能单独用排便量来定义腹泻。排便次数增加也见于大便失禁，原因是肛门、直肠的神经肌肉性疾病或盆底疾病所致的不自主排便，虽也常伴有大便不成形，但由于其机制不是肠道水、电解质吸收及肠动力障碍，不归于腹泻定义。

【常见病因】

1. **急性腹泻**　约 80% 的急性腹泻是感染所致，其余 20% 的病因包括消化吸收不良、药物、毒素、变态反应、急性肠道缺血等。

2. **慢性腹泻**　与急性腹泻不同，多数慢性腹泻的病因（表 1-15）是非感染性的，且可能是多因素的共同作用，通常根据其病理生理特点分为分泌性、渗透性、渗出性、动力性及复合性腹泻。

表 1-15　慢性腹泻的病因

腹泻病因	病因举例
分泌性腹泻	各种肠源性毒素
	神经内分泌肿瘤
	先天性氯性腹泻
	大量肠段切除、弥漫性小肠疾病
	弥漫性肠系膜动脉硬化
	迷走神经切断术后

续表

腹泻病因	病因举例
渗透性腹泻	服用含镁制剂
	乳糖酶缺乏
	高渗性食物
	消化吸收不良（包括慢性胰腺炎）
	小肠细菌过度生长
	先天性选择性吸收障碍
渗出性腹泻	肠道感染
	炎性肠病
	肠道恶性肿瘤
	缺血性肠炎
	放射性肠炎
动力性腹泻	肠易激综合征
	甲状腺功能亢进症
	药物
复合性腹泻	霍乱等

【发病机制】

生理状态下，肠道吸收了大部分经口摄入及胃肠分泌的液体，约 9~10L/d，当各种致病因素使这种吸收能力减少，就可能导致腹泻。肠蠕动为水、电解质及营养物质的吸收提供了适宜的环境。当肠腔有感染、毒素等有害因素时，肠道通过分泌液体及增加动力排出有害因素。

1. **分泌性腹泻（secretory diarrhea）** 水在肠道的吸收是跟随溶质分子的吸收而被动进行的，尤其是 NaCl 的主动吸收所产生的渗透压梯度，是水吸收的主要动力。细胞膜和细胞间的紧密连接对水的通透性都很大。肠道感染产生的多种毒素可干扰肠上皮细胞的 Na^+ 重吸收，增加阴离子（Cl^- 及 HCO_3^-）的分泌；也可能抑制肠上皮细胞的 Na^+-H^+ 交换，从而阻断肠腔内电解质及水重吸收的驱动力。霍乱弧菌外毒素引起的大量水样腹泻即属于典型的分泌性腹泻。霍乱弧菌外毒素刺激肠黏膜细胞内的腺苷酸环化酶，促使环腺苷酸（cAMP）含量增加，致使大量水与电解质分泌到肠腔而导致腹泻。产毒素的大肠埃希菌感染、某些胃肠胰腺神经内分泌肿瘤，如胃泌素瘤、血管活性肠肽瘤所致的腹泻也属于分泌性腹泻。

此外，肠腔有效表面积显著减少限制了钠等电解质的重吸收，也可减少水的吸收，此类腹泻常见于大量肠段切除、弥漫性小肠疾病等，也属于分泌性腹泻。

2. **渗透性腹泻（osmotic diarrhea）** 是由不能吸收的肠内容物滞留使得肠腔渗透压增高，体液水分大量进入高渗状态的肠腔所致，如乳糖酶缺乏，乳糖不能水解即形成肠内高渗，服用盐类泻剂或甘露醇等引起的腹泻亦属此型。

3. **渗出性腹泻（exudative diarrhea）** 是由肠道炎症引起的腹泻，肠黏膜的完整性受到破坏，可有充血、水肿、糜烂、溃疡及增生性病变等，粪便常含有渗出液和血液。

4. **动力性腹泻** 是由于肠道动力异常增强，导致水分无法在结肠充分吸收，或由于肠道动力异常减弱，致使部分微生物过度生长导致腹泻。

5. **复合性腹泻** 上述分类有助于理解腹泻的发生机制，但是具体病例往往不是单一的机制致病，而可能涉及多种机制，仅以其中之一占优势而已。例如，前列腺素作为一种激动剂，对肠上皮细胞功能、平滑肌舒缩、细胞旁通路等具有多方面的刺激作用，导致离子转运、肠道动力及黏膜通透性发生变化，服用后常引起腹泻；又如霍乱弧菌感染等，既可以造成肠黏膜的直接损伤，又可以影响水及电解质的重吸收。

【临床表现】

1. 起病与病程　急性腹泻起病急骤,每天排便可达 10 次以上,粪便量多而稀薄,排便时常伴腹鸣、肠绞痛或里急后重,病程一般 <3 周,>1 个月者多属慢性腹泻。

2. 分泌性腹泻的临床特点　包括:①每日粪便量 >1L(可多达 10L);②粪便为水样,无脓血,多无臭味;③粪便的 pH 多为中性或碱性;④禁食 48 小时后腹泻仍持续存在,粪便量仍大于 500ml/d;⑤分泌性腹泻往往无明显腹痛、里急后重。

3. 渗透性腹泻的临床特点　包括:①每日粪便量一般 <1L;②粪便可油腻、有臭味,但无脓血;③粪便的 pH 常为酸性;④禁食 48 小时后腹泻停止或显著减轻;⑤无明显腹痛、里急后重。

4. 渗出性腹泻的临床特点　结肠特别是左半结肠炎症多有肉眼脓血便;小肠炎症渗出物及血液均匀地与粪便混在一起,除非有大量渗出或蠕动过快,一般无肉眼脓血,需显微镜检查发现;阿米巴痢疾的粪便多呈暗红色或果酱样;副溶血性弧菌感染的粪便呈洗肉水样或血水样便;婴幼儿轮状病毒性肠炎粪便为蛋花汤样;小儿肠产毒性大肠埃希菌性肠炎常排绿色水样便。

5. 动力性腹泻的临床特点　排便急、粪便稀烂或水样,不带渗出物和血液,往往伴有肠鸣音亢进或腹痛;腹泻、便秘交替,粪便中带黏液而无病理成分者常见于肠易激综合征。

6. 病变部位　小肠性腹泻与大肠性腹泻特点有所不同(表 1-16)。

表 1-16　小肠性腹泻与大肠性腹泻特点比较

鉴别点	小肠性腹泻	大肠性腹泻
腹痛部位	脐周	下腹部或左下腹
粪便	量多,烂或稀薄,可含脂肪,黏液少,臭	量少,肉眼可见脓、血,有黏液
大便次数	2~10 次/d	次数可以更多
里急后重	无	可有
体重减轻	常见	少见

7. 伴随症状　包括:①伴发热者可见于急性细菌性痢疾、伤寒或副伤寒、肠结核、肠道恶性淋巴瘤、溃疡性结肠炎急性发作期、败血症等;②伴里急后重者见于结肠直肠病变为主者,如急性痢疾、直肠炎症或肿瘤等;③伴明显消瘦者多见于小肠病变为主者,如胃肠道恶性肿瘤及吸收不良综合征;④伴皮疹或皮下出血者见于败血症、伤寒或副伤寒、麻疹、过敏性紫癜、糙皮病等;⑤伴腹部肿块者见于胃肠恶性肿瘤、肠结核、克罗恩病及血吸虫性肉芽肿;⑥伴重度失水者常见于分泌性腹泻,如霍乱、细菌性食物中毒或尿毒症等;⑦伴关节痛或肿胀者见于克罗恩病、溃疡性结肠炎、系统性红斑狼疮等。

【问诊要点】

1. 腹泻的起病情况、病程,对老年患者应了解有无大便失禁。

2. 有无不洁饮食史,有无过食生冷、辛辣刺激、油腻食物史;共餐者有无群集发病。

3. 药物、饮酒、旅行、手术、既往病史及地区和家族中的发病情况。

4. 腹泻的次数与大便量、大便的性状与臭味、有无脂肪泻与脓血便等。

5. 腹泻加重、缓解的因素,如与进食、油腻食物的关系,以及禁食、抗生素的作用等。

6. 有无紧张、焦虑等因素。

7. 伴随症状,如头晕、心悸、出汗、晕厥、腹痛、发热、里急后重、失水、消瘦、乏力、贫血、水肿、营养不良等。

8. 既往诊治情况。①常规化验:血、尿、粪便常规,以及粪便隐血试验、便病原学、肝肾功能、血电解质、血糖、血脂、病毒性肝炎标志物、甲状腺功能;②胃镜、结肠镜、胶囊内镜、腹部超声、腹部 CT;③治疗情况及疗效。

(杨　红)

第二十一节　便　　秘

便秘是指排便次数减少、粪便干结量少、排便困难或不尽感,可由多种疾病引起,根据病因分为器质性和功能性便秘两大类。本章重点讲述便秘的病因与发病机制、临床表现与体征、问诊要点,掌握以上要点有助于临床医师对便秘患者的诊治及处理。

便秘(constipation)是指排便次数减少(每周自发排便少于 3 次)、粪便干结量少、排便困难或不尽感,可伴有腹痛和/或腹胀。便秘的人群患病率为 2%~28%,其中女性多于男性;随着年龄的增长,便秘患病率明显增加,老年人发生便秘者高达 15%~20%。

【病因】

便秘的病因很多,可分为器质性和功能性便秘两大类。器质性便秘的病因包括肠道或肛门疾病、系统性疾病、药物、遗传和其他因素等,具体见表 1-17。功能性便秘的病因包括:进食纤维素类食物过少、饮水少、生活环境改变、排便习惯受干扰和滥用刺激性泻药等。便秘的危险人群有:女性、老年、活动少和经常使用药物者。

表 1-17　器质性便秘的病因

病因分类	具体病因举例
机械梗阻	肛门狭窄、结直肠癌、结直肠外压、各种原因导致的肠道狭窄
药物	制酸剂、抗胆碱药物、解痉药、抗肿瘤药、钙通道阻滞剂、利尿剂、5-羟色胺受体拮抗剂、铁剂、非甾体抗炎药、阿片类激动剂
代谢及内分泌疾病	糖尿病、甲状腺功能减退症、垂体功能减退、嗜铬细胞瘤、重金属中毒、高钙血症、低钾血症、卟啉病、妊娠
神经及肌肉病变	淀粉样变性、自主神经病变、皮肌炎、假性肠梗阻、多发性硬化、帕金森病、脊髓损伤、脑卒中
其他	结肠冗长

【发病机制】

食物经消化道消化吸收后,剩余的食糜残渣从小肠运送至结肠,在结肠内再将大部分的水分与电解质吸收后形成粪团,最后运送至乙状结肠及直肠,通过一系列排便活动排出体外。从形成粪团到产生便意和排便动作过程中的各个环节,均可因神经系统活动异常、肠平滑肌病变及肛门括约肌功能异常而导致便秘。就排便过程而言,其生理活动包括:①粪团在直肠内膨胀形成的机械性刺激,引起便意、排便反射及随后一系列肌肉活动;②直肠平滑肌的推动性收缩;③肛门内、外括约肌的松弛;④腹肌与膈肌收缩使腹压增高,最后将粪便排出体外。若上述的某一环节存在缺陷即可导致便秘。

功能性便秘从病理生理角度可分为:正常传输型、慢传输型、出口梗阻型和混合型便秘(表 1-18)。

表 1-18　功能性便秘的病理生理分类

分类	发病机制
正常传输型	摄入食物过少或纤维素及水分不足,致肠内的食糜和粪团的量不足以刺激肠道的正常蠕动
慢传输型	结肠动力降低,肠内容物通过缓慢,直肠充盈速度减慢,导致直肠反应性降低;肠内容物在结肠滞留时间过长,水分过度吸收,粪便干结,加重排便困难
出口梗阻型	直肠壁的感觉功能异常;直肠肛门抑制反射减退/消失;排便动作不协调
混合型	慢传输型+出口梗阻型

【临床表现】

健康人排便次数多为 1~2 次/d 或 1 次/1~2d,性状为成形便或软便;少数健康人的排便次数可达 3 次/d,或 1 次/3d,粪便可半成形或呈腊肠样硬便。故不能以每日排便 1 次作为正常排便的标准,而更应同时关注患者是否有排便困难及粪便性状的改变。焦虑患者常因不能每天排便,而认为是便秘就诊,应予以解释。

排便困难、粪便干结、便不尽感和排便不畅是便秘的主要症状,其出现频率分别约为 80%、72%、54% 及 40%;而排便次数减少(<2~3 次/周)在便秘患者的症状中仅占 35% 左右。不同类型功能性便秘的症状有所不同(表 1-19)。

表 1-19　功能性便秘的症状特点

分类	症状特点
正常传输型	排便不尽,腹痛可有或无
慢传输型	大便次数少;便意少;粪便干硬;对纤维及缓泻剂反应差;见于青年女性
出口梗阻型	排便不尽,排便需要手法辅助,常紧张

便秘患者症状轻者,不影响生活,通过调整饮食生活方式或短时间用药即可;症状重且持续时,可严重影响工作、生活,依赖泻剂,甚至治疗失败。

【伴随症状】

便秘伴随症状可轻可重,包括:①伴呕吐、腹胀、肠绞痛等,可能为各种原因引起的肠梗阻。②伴腹部肿块者应注意结肠肿瘤,但勿将左下腹痉挛的乙状结肠误认为肿瘤,痉挛或充盈的乙状结肠触诊似腊肠状,可随排便而消失。肠结核及克罗恩病等亦可因肠粘连形成肿块。③便秘与腹泻交替者应注意肠结核、肠易激综合征等疾病。④生活条件改变、精神紧张引起的便秘,多为功能性便秘。

【问诊要点】

1. 排便是否困难或费力、排便频率、粪便性状、粪便量等,需用手法辅助的频率。

2. 便秘的起病与病程,如是否于腹泻之后发生,是持续还是间歇发作,是否因精神紧张、工作压力诱发,是否有饮食及生活习惯改变等。

3. 是否长期服用泻剂,对泻剂是否依赖。

4. 伴随症状,有无恶心、呕吐、腹胀、痉挛性腹痛、腹部肿块、肠型、便血、贫血等。一般情况的变化,如体重、饮食和精神睡眠的变化等。

5. 是否有腹部、盆腔手术史及其他疾病史。

6. 既往诊治情况。①常规化验:血和粪便常规、粪便隐血试验、血糖、血钙、癌胚抗原(CEA);②结肠镜、胃肠钡餐、钡剂灌肠、腹部超声、腹部 CT、胃肠通过时间(gastrointestinal transit time,GITT)、肛门直肠测压;③治疗情况,常用的药物种类、名称、疗程与疗效。

(杨　红)

第二十二节　黄　疸

黄疸是指由血清中胆红素升高引起的皮肤、巩膜及黏膜黄染。根据病理生理机制、升高的胆红素类型,可将黄疸进行不同的分类,并对应不同的病因。本章重点介绍黄疸的病理生理机制、病因、临床表现、伴随症状及问诊要点。在临床工作中,如何鉴别黄疸的病因,对于疾病诊治有重要意义。

黄疸(jaundice)是由于血清中胆红素升高致使皮肤、巩膜和黏膜黄染。正常胆红素上限为 17.1μmol/L(1.0mg/dl),其中结合胆红素为 3.42μmol/L,非结合胆红素为 13.68μmol/L。胆红素在 17.1~

34.2μmol/L 时,临床不易察觉,称为隐性黄疸,超过 34.2μmol/L(2.0mg/dl)时即出现黄疸。

【胆红素的形成、代谢及转运】

正常人每日由红细胞破坏生成的血红蛋白约 7.5g,生成胆红素 4 275μmol(250mg),占总胆红素的 80%~85%。另外 171~513μmol(10~30mg)的胆红素并非来自衰老的红细胞,而来源于骨髓幼稚红细胞的血红蛋白和肝内含有亚铁血红素的蛋白质(如过氧化氢酶、过氧化物酶、细胞色素氧化酶与肌红蛋白等)。这些胆红素称为旁路胆红素(bypass bilirubin),约占总胆红素的 15%~20%。

上述形成的胆红素称为游离胆红素或非结合胆红素(unconjugated bilirubin,UCB),与血清白蛋白结合而输送,不溶于水,不能从肾小球滤出,故尿液中不出现非结合胆红素。非结合胆红素通过血液循环运输至肝后,在血窦与白蛋白分离并经窦周隙(Disse 间隙)被肝细胞所摄取(图 1-8),在肝细胞内质网中的尿苷二磷酸葡萄糖醛酸基转移酶(uridine-diphosphoglucuronate glucuronosyl-transferase,UGT)的酶家族介导下生成双葡萄糖醛酸胆红素,即结合胆红素(conjugated bilirubin,CB)。结合胆红素经高尔基复合体运输至毛细胆管微突、细胆管、胆管而排入肠道。从胆汁中排出的胆红素绝大多数为结合胆红素。结合胆红素为水溶性,可通过肾小球滤过从尿中排出。结合胆红素进入肠道后,由肠道细菌的脱氢作用还原为尿胆原(总量为 68~473μmol),尿胆原大部分氧化为尿胆素从粪便中排出称粪胆素。小部分(10%~20%)在肠内被吸收,经肝门静脉回到肝内,其中大部分再转变为结合胆红素,又随胆汁排入肠内,形成"胆红素的肠肝循环"。被吸收回肝的小部分尿胆原经体循环由肾排出体外,每日不超过 6.8μmol(4mg)(图 1-8)。

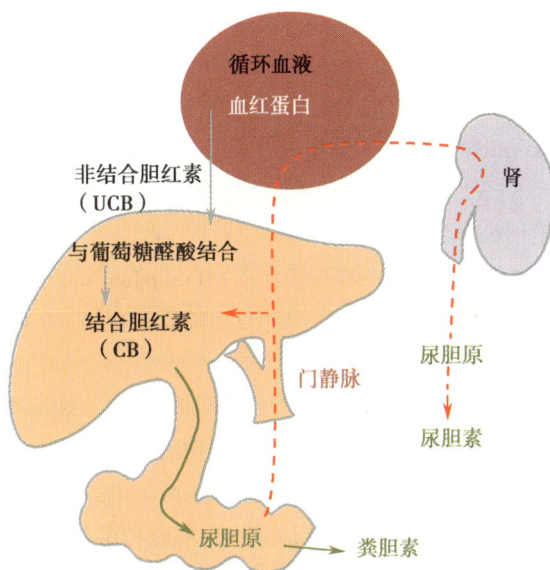

图 1-8　胆红素的形成、代谢及转运

在正常情况下,胆红素进入与离开血液循环保持动态的平衡,故血中胆红素的浓度保持相对恒定,总胆红素(TB)为 1.70~17.10μmol/L(0.1~1.0mg/dl),其中 CB 为 0~3.42μmol/L(0~0.2mg/dl),UCB 为 1.70~13.68μmol/L(0.1~0.8mg/dl)。

【分类】

根据病理生理机制,黄疸可分为溶血性、肝细胞性、胆汁淤积性及先天性非溶血性黄疸;也可根据增高的胆红素性质分为:非结合胆红素增高为主型和结合胆红素增高为主型的黄疸。

【病因及发病机制】

1. **溶血性黄疸**　主要病因如下。

(1)先天性溶血性贫血:如珠蛋白生成障碍性贫血、遗传性球形红细胞增多症。

(2)后天性获得性溶血性贫血:如自身免疫性溶血性贫血、新生儿溶血、不同血型输血后的溶血以及蚕豆病、伯氨喹、蛇毒、毒蕈、阵发性睡眠性血红蛋白尿等引起的溶血。

大量红细胞破坏,循环中大量的 UCB 超过肝细胞的摄取、结合与排泌能力,使 UCB 在血中潴留,超过正常水平而出现黄疸。

2. **肝细胞性黄疸**　各种类型肝炎病毒、酒精、药物、毒物、细菌毒素和促炎性细胞因子、抗线粒体抗体(AMA)、核周型抗中性粒细胞胞质抗体(p-ANCA)、抗平滑肌抗体(anti-SMA)、抗肝肾微粒体抗体(抗 LKM-1 抗体)、抗肝细胞胞质 1 型抗体(抗 LC-1 抗体)、抗碳酸酐酶抗体、遗传性疾病[如迪宾-约翰逊综合征(Dubin-Johnson 综合征)、罗托综合征(Rotor 综合征)、进行性家族性肝内胆汁淤积症]、移植物抗宿主病、淋巴瘤、感染性疾病(钩端螺旋体病、血吸虫病)、铜及铁代谢异常、肝脏缺血再灌注、败血症、妊娠、全胃肠外营养等。损伤的肝细胞难以摄取胆红素,对其结合及排泄功能降低,毛细胆管受损,胆栓形成,胆汁排泄受阻而反流进入血液循环中,故血中 UCB 及 CB 均可增加。

3. 胆汁淤积性黄疸 胆汁淤积(cholestasis)是胆汁生成和/或胆汁流动障碍所致的临床和生化异常综合征,可分为肝内及肝外两大类。

（1）肝内胆汁淤积性黄疸:也可称为胆汁淤积性肝病。常见病因与肝细胞性黄疸相同。

（2）肝外胆汁淤积性黄疸:常见病因有肝外胆管结石、狭窄、炎性水肿、癌栓、寄生虫病(如华支睾吸虫病)等。由于胆道阻塞,阻塞上方的压力升高,胆管扩张,最后导致小胆管与毛细胆管破裂,胆汁中的胆红素反流入血。

4. 先天性非溶血性黄疸 肝细胞对胆红素的摄取、结合和排泄有缺陷所致的黄疸,临床上较少见。

（1）吉尔伯特综合征(Gilbert 综合征):系由肝细胞摄取 UCB 功能障碍及微粒体内尿苷二磷酸葡萄糖醛酸基转移酶不足,致血中 UCB 增高而出现黄疸。

（2）克纳综合征(Crigler-Najjar 综合征):系由肝细胞缺乏尿苷二磷酸葡萄糖醛酸基转移酶,致 UCB 不能形成 CB,导致血中 UCB 增多而出现黄疸。本病由于血中 UCB 甚高,故可产生核黄疸(kernicterus),见于新生儿,Crigler-Najjar 综合征 I 型预后极差。

（3）罗托综合征(Rotor 综合征):系由肝细胞对摄取 UCB 和排泄 CB 存在先天性障碍致血中胆红素增高而出现黄疸。

（4）迪宾-约翰逊综合征(Dubin-Johnson 综合征):系由肝细胞对 CB 及某些阴离子(如靛青绿、X线对比剂)向毛细胆管排泄发生障碍致血清 CB 增加而发生的黄疸。

【临床表现】

黄疸的患者表现为皮肤及巩膜黄染。不同病因所致的黄疸,可有不同的伴随症状。溶血性黄疸的患者可伴有发热、寒战、头痛、呕吐、腰痛症状,以及皮肤、睑结膜、口唇苍白的贫血相关体征。肝细胞性黄疸的患者可伴有疲乏、食欲减退、腹泻、水肿症状,及蜘蛛痣、男性乳房增大、腹腔积液、脾大、腹壁静脉曲张等肝硬化相关体征,凝血功能障碍者可见瘀点、瘀斑等。胆汁淤积性黄疸的患者可有腹痛、发热症状,大便色浅或呈白陶土色。

不同类型黄疸的皮肤颜色、瘙痒、大小便颜色、肝功能及尿常规各项指标均各有特点(表 1-20)。

表 1-20 三类黄疸的临床特点及实验室检查特点

内容	溶血性黄疸	肝细胞性黄疸	胆汁淤积性黄疸
皮肤颜色	浅柠檬色	浅黄至深黄	暗黄或黄绿色
皮肤瘙痒	无	轻度	明显
大便颜色	加深	加深	色浅或白陶土色
尿颜色	酱油或茶色	色深	色深
其他症状	发热、寒战、头痛、呕吐、腰痛、贫血、脾大	疲乏、食欲减退、腹泻、水肿,严重者可有出血倾向	可有腹痛、发热、心动过缓
TB	升高	升高	升高
CB	正常	升高	明显升高
CB/TB	<20%	>20%~<60%	>60%
ALT、AST	正常	明显升高	可升高
ALP	正常	升高	明显升高
GGT	正常	升高	明显升高
尿胆原	升高	轻度升高	降低或消失
尿胆红素	–	+	++

注:TB:总胆红素;CB:结合胆红素;CB/TB:结合胆红素/总胆红素比值;ALT:丙氨酸转氨酶;AST:天冬氨酸转氨酶;ALP:碱性磷酸酶;GGT:γ-谷氨酰转肽酶。

【辅助检查】

1. 腹部超声　对了解肝脏大小、形态,肝内有无占位性病变,胆囊大小及肝内外胆管有无结石与扩张,脾大与胰腺病变均有较大的帮助。

2. 计算机体层成像(CT)　腹部 CT 扫描,对显示肝、胆、胰等病变及鉴别引起黄疸的疾病较有帮助,对胆管扩张与占位病变有较高参考价值。

3. 磁共振成像(MRI)　因其较高的软组织分辨率,并能多方位、多序列成像,对肝的良恶性肿瘤的鉴别比 CT 更优,也可用以检测代谢性、炎症性肝病。而磁共振胆胰管成像(MRCP)能更好地显示胆胰管直径,对胆管结石诊断率相对较高。

4. 内镜逆行胰胆管造影术(ERCP)　可通过内镜直接观察壶腹区与乳头部有无病变,可经造影区别肝外或肝内胆管阻塞的部位,也可了解胰腺有无病变。

5. 放射性核素检查　应用金-198 或锝-99 肝扫描可了解肝有无占位性病变,用碘-131 玫瑰红扫描对鉴别肝外阻塞性黄疸与肝细胞性黄疸有一定的帮助。

6. 经皮经肝胆管造影(PTC)　能清楚地显示整个胆道系统,可区分肝外胆管阻塞与肝内胆汁淤积性黄疸,并对胆管阻塞的部位、程度及范围有所了解。

7. 肝穿刺活体组织检查及腹腔镜检查　对疑难黄疸病例的诊断有重要的帮助,但前者用于胆汁淤积性黄疸时可发生胆汁外溢造成腹膜炎,伴肝功能不全者亦可因凝血机制障碍而致内出血,故应慎重考虑指征。

【问诊要点】

1. 确定有无黄疸,患者所述黄疸应与皮肤苍黄、球结膜下脂肪及胡萝卜素血症等相区别(详见眼部检查及表 1-21)。注意询问尿色变化,以利于核实。

表 1-21　黄疸与皮肤苍黄、球结膜下脂肪、胡萝卜素血症的鉴别

鉴别点	黄疸	皮肤苍黄	球结膜下脂肪	胡萝卜素血症
诱因	见"病因"部分	先天或后天因素	先天性良性肿瘤	短期内大量摄入胡萝卜素
体征分布	全身皮肤及巩膜黄染	全身皮肤黄染,巩膜不黄染	多见于颞上象限近外眦部的球结膜下,包块或凸起样	皮肤黄染,巩膜不黄染。皮肤黄染多见于角质层厚的掌跖部及皮脂腺丰富部位
TB	升高	一般不升高	不升高	不升高
AST、ALT	可升高	一般不升高	不升高	不升高

注:TB:总胆红素;CB:结合胆红素;ALT:丙氨酸转氨酶;AST:天冬氨酸转氨酶。

2. 黄疸的起病情况,急起还是缓起,持续的时间,黄疸进展、演变情况。

3. 有无群体发病、外出旅游史、药物使用史、长期酗酒、寄生虫感染、肝胆胰疾病及手术史、家族史。

4. 黄疸伴随的症状,有无腹痛、腹泻、恶心、呕吐等胃肠道症状,以及皮肤瘙痒、视力障碍、发热等。

5. 既往诊治情况。①常规化验:血、尿、粪便常规和粪便隐血试验,以及肝肾功能、血糖、血脂、甲胎蛋白(AFP)、CEA、CA19-9、溶血试验等;②腹部超声、CT、MRCP;③治疗情况及疗效。

(杨　红)

第二十三节　血　尿

血尿(hematuria)是泌尿系统疾病的常见症状。正常人尿中可有少量红细胞(0~2 个红细胞/高

倍视野)或者不含有红细胞。将新鲜中段尿液离心(取 10ml 尿,1 500r/min,离心 5 分钟)沉淀后,沉渣镜检,如在高倍视野下可见>3 个红细胞 / 高倍视野,则称为血尿。

【病因】

1. 泌尿系统疾病

(1)原发性肾小球疾病:IgA 肾病、膜增生性肾小球肾炎、急性肾小球肾炎、慢性肾小球肾炎、急进性肾小球肾炎、隐匿性肾小球肾炎(无症状性血尿)等。

(2)继发性肾小球疾病:系统性红斑狼疮、肾型过敏性紫癜、抗中性粒细胞胞质抗体(ANCA)相关性血管炎肾损害等。

(3)感染:肾盂肾炎、膀胱炎、尿道炎、前列腺炎、肾及膀胱结核等。

(4)结石:肾、输尿管、膀胱及尿道结石等。

(5)肿瘤:肾、输尿管、膀胱及前列腺肿瘤等。

(6)遗传性疾病:遗传性肾小球肾炎、多囊肾、肾及尿路的各种畸形等。

(7)血管性疾病:肾动脉血栓形成及栓塞、肾动静脉畸形等。

(8)其他原因:如间质性肾炎、肾乳头坏死。

2. 泌尿系统邻近器官疾病　急性阑尾炎、盆腔炎、输卵管炎或邻近器官肿瘤等刺激或侵犯到膀胱、输尿管时,均可引起血尿。

3. 全身性疾病

(1)血液病:血小板减少性紫癜、再生障碍性贫血、白血病、凝血因子缺乏。

(2)感染性疾病:如感染性心内膜炎肾损害、败血症、流行性出血热、钩端螺旋体病等。

(3)免疫相关性疾病:多动脉炎、肺出血肾炎综合征、ANCA 相关性血管炎。

(4)血管性疾病:如恶性高血压、充血性心力衰竭等。

(5)内分泌代谢疾病:糖尿病肾病、肾淀粉样变等。

4. 理化因素及药物　放射性肾炎和膀胱炎,化学物质汞、铅、镉等重金属,动植物毒素中毒,磺胺药、非甾体抗炎药和甘露醇等药物对肾脏的损伤,环磷酰胺引起的出血性膀胱炎,抗凝药肝素和华法林等使用过量。

5. 功能性　健康人运动量突然增加出现的运动性血尿。

6. 外伤　泌尿系统外伤等。

7. 特发性　经全面仔细检查未能明确血尿原因者。

【发生机制】

根据尿中红细胞的来源,分为:①肾小球源性血尿:指血尿来自肾实质组织,其特点为红细胞形态会发生异常改变;②非肾小球源性血尿:指血尿来自尿路系统,包括肾盂、输尿管、膀胱及尿道,红细胞很少发生变形。血尿的发生机制主要有以下几个方面。

1. 肾小球源性血尿　肾小球源性血尿产生的主要原因是肾小球基底膜断裂。在一些致病因素作用下机体产生自身免疫反应,形成免疫复合物沉积在肾小球基底膜,自身抗体以肾小球基底膜为靶抗原直接发生免疫反应,破坏了肾小球基底膜,使红细胞进入尿液形成血尿。肾小球肾炎、结缔组织病的肾损害多由此机制造成。

2. 非肾小球源性血尿　泌尿系统感染,主要是尿路感染,使尿路的黏膜出现炎症反应,充血、水肿、小血管破裂出血。泌尿系统肿瘤、结石、外伤破坏泌尿系统组织、侵蚀血管,造成出血形成血尿。免疫反应使肾小血管发生炎性反应、坏死、扩张、狭窄、闭塞,也可造成血尿,如结节性多动脉炎、韦格纳肉芽肿病等。此外,中毒、过敏、肾血管畸形等很多原因都可使肾实质缺血坏死而出现血尿。"胡桃夹现象"血尿形成的原因是左肾静脉受压致肾静脉高压,左肾静脉所引流的输尿管周围的静脉与生殖静脉淤血,肾集合系统发生异常交通,或部分静脉壁变薄破裂,引起非肾小球源性血尿。

3. 凝血功能障碍　某些全身性疾病和血液系统疾病,因血小板数量和功能障碍,凝血因子减少,引起全身性出血,血尿是主要表现之一。

【临床表现与伴随症状】

仅在显微镜下才发现红细胞者称为镜下血尿;肉眼即能见红色或血样尿,甚至有血凝块者称为肉眼血尿。通常每升尿量含血量大于1ml,肉眼可见血色。血尿的颜色因尿中含血量和尿酸碱度的不同而各异,当尿液呈酸性时,颜色为棕色或暗黑色,而当尿呈碱性时则为红色。血尿首先需排除月经、阴道或直肠出血污染尿液所引起的假性血尿,此外,正常人剧烈运动后,尿红细胞可一过性增至10 000~60 000/ml。

血尿依排尿时间先后可分为初始血尿、终末血尿和全程血尿。临床为鉴别血尿的来源常作尿三杯试验。即在排尿的初始、中段和终末段各留一杯尿,如第一杯(即初始段)尿呈红色或镜下有较多红细胞,表示病变位于前尿道;如第三杯(终末段)尿呈红色或镜下有较多红细胞,表示病变在膀胱颈、三角区或后尿道等部位;如三杯尿液呈均匀血色(全程血尿),表示病变在膀胱、输尿管或肾脏。

1. **血尿伴疼痛**　是泌尿系结石的基本特征。一般肾结石多以腰部胀痛为主;输尿管结石则有绞痛,且向下腹部及会阴部放射;膀胱尿道结石有排尿困难及排尿中断现象,常伴有尿频、尿急症状。此外,泌尿系统肿瘤、肾结核及肾盂肾炎等也可出现疼痛。

2. **血尿伴膀胱刺激症状(尿频、尿急、尿痛)**　表明病变在膀胱或后尿道,以急性膀胱炎最多见。也可见于急性肾盂肾炎、急性前列腺炎、膀胱结核、肿瘤等。

3. **血尿伴腹部肿块**　多为肾肿瘤、多囊肾、肾下垂、异位肾等。

4. **血尿伴全身其他部位出血**　倾向见于血液系统疾病,如白血病、血友病、血小板减少性紫癜等。

5. **血尿伴发热**　可见于急性肾盂肾炎、肾结核、流行性出血热、钩端螺旋体病等。

6. **血尿伴高血压、水肿、蛋白尿**　应考虑为急、慢性肾小球肾炎,高血压性肾病。

7. **血尿伴乳糜尿**　应考虑淋巴结结核和肿瘤,在有丝虫病地区应注意丝虫病的诊断。

8. **无症状性血尿**　除血尿外无其他不适,多见于IgA肾病、薄基底膜肾病、肾肿瘤等。

9. **血尿与年龄性别有关**　儿童血尿以肾小球肾炎多见,上呼吸道感染、泌尿系统畸形、特发性高钙尿等。40岁以下成人发生血尿时,女性以尿路感染多见;男性以结石、前列腺炎、结核及尿道炎多见。40岁以上成人发生血尿则以肿瘤、前列腺增生及感染常见。

【问诊要点】

1. 询问病史,确定是真性血尿还是假性血尿,排除由下列原因所致的假性血尿。

(1)食物因素:如辣椒、甜菜、人工色素等。

(2)药物因素:利福平、氨苯磺胺、酚红、氨基比林、大黄等。

(3)急性溶血反应引起的血红蛋白尿:尿色可呈酱油样,尿检潜血呈强阳性,但镜检无红细胞则提示血红蛋白尿。

(4)卟啉代谢障碍或损伤引起的肌红蛋白尿等。

(5)阴道或直肠出血污染。

2. 确定是真性血尿后,判断出血的部位及确定病变性质,询问患者何时出现肉眼血尿,是否有排尿初始、中间或结束时血尿加重的情况及尿中是否有血凝块。血尿中混有血凝块常提示非肾小球性出血,血尿中含大块的血凝块常见于膀胱出血。

3. 是否伴有其他部位的出血,例如合并咯血、消化道出血、皮肤黏膜出血和月经过多等,常提示有原发或继发的凝血功能障碍。

4. 是否有肾脏、泌尿道及前列腺病史,包括高血压、水肿、蛋白尿及肾功能障碍等。

5. 是否伴有尿路刺激征、尿中断、肾绞痛和尿量异常。

6. 用药情况,是否长期或大量应用磺胺药、抗生素(如氨基糖苷类药物)、解热镇痛药、抗肿瘤药和抗凝药等。

7. 患者近期是否有剧烈运动,腹部或腰部外伤史,或泌尿道器械检查史。

(徐红蕾)

第二十四节　尿频、尿急与尿痛

正常人白天平均排尿 3~5 次,夜间排尿 0~2 次,每次尿量 200~400ml。如果排尿次数超过正常,称为尿频(frequent micturition)。尿急(urgent micturition)是指患者一有尿意即需立即排尿,常常由于无法控制而出现尿失禁。尿急的特点是每次尿量均较正常排尿减少,甚至仅有尿意而无尿液排出。尿痛(dysuria)是指排尿时由于病变部位受到刺激而产生的尿道、耻骨上区及会阴部不适感,主要为刺痛或灼痛。尿频、尿急和尿痛常同时出现,又称为尿路刺激征。

【病因与发生机制】

1. 感染　炎症刺激膀胱和尿道是引起尿频、尿急和尿痛的最常见原因。包括膀胱或尿道直接感染及邻近器官的感染。尿路感染在女性中尤为多见。

(1)上尿路感染:肾积脓、肾盂肾炎、肾结核及输尿管炎等,可伴发下尿路感染,引起尿频、尿急和尿痛症状。

(2)下尿路感染:包括由细菌、真菌、衣原体等导致的膀胱感染。

(3)膀胱或尿道邻近部位的感染:子宫内膜炎、输卵管炎、阴道炎、尿道旁腺炎、前列腺炎、阴茎头炎、尖锐湿疣和生殖器单纯疱疹等。结肠、直肠或阑尾的炎症、脓肿等也可引起尿路刺激征。

2. 肿瘤　膀胱、尿道及其邻近器官(如前列腺、子宫、输卵管、结肠、直肠等)的肿瘤,可通过压迫膀胱致膀胱容量减少,或病变刺激膀胱、尿道,或继发感染导致尿频、尿急和尿痛症状,时常伴有排尿困难。

3. 结石或其他刺激　膀胱或尿道结石刺激是导致尿路刺激的常见原因。放射等慢性损伤导致的膀胱或尿道慢性纤维化、瘢痕收缩、间质性膀胱炎,以及尿道肉阜、憩室膀胱、尿道内异物刺激等也可导致尿频、尿急和尿痛症状。女性妊娠晚期膀胱受压,可引起尿频。上述病因还可通过压迫阻塞尿道或刺激尿道痉挛,导致排尿不畅,患者除尿频、尿急症状外,常伴有排尿困难。

4. 化学刺激　如脱水时尿液高度浓缩,高酸性尿液刺激膀胱和尿道。某些药物(如环磷酰胺)可刺激膀胱引起出血性膀胱炎,导致尿路刺激征。

5. 膀胱或尿道损伤　膀胱或尿道的急性损伤,如外伤、膀胱镜检、留置导尿管等,局部刺激膀胱及尿道,均可以引起尿痛,甚至排尿困难。如合并感染,可出现明显的尿频、尿急、尿痛等症状。

6. 神经源性膀胱　神经源性膀胱是指神经系统疾病引起膀胱排空或贮存功能紊乱而导致排尿异常。某些神经系统疾病或损伤(如大脑皮质或基底节部位的病变、帕金森病、多发性硬化等)常可引起膀胱高反应性,导致尿频、尿急症状。

7. 多尿导致的尿频　如大量饮水、使用利尿剂或有利尿作用的药物、肾脏疾病或内分泌代谢病引起的多尿(如尿崩症)等,临床出现尿频,但常不伴有尿痛、尿急症状。

8. 精神因素　见于精神紧张、焦虑和恐惧时,部分患者在听见流水声音甚至看见水即可出现尿急。

【临床表现与伴随症状】

1. 急性肾盂肾炎　常常表现为高热、畏寒、肾区叩击痛,可伴或不伴尿频、尿急和尿痛症状。而急性膀胱炎和尿道炎属下尿路感染,由于为黏膜表面感染,仅表现为尿路刺激征,无全身症状。

2. 肾结核　常继发于肺结核,常伴有乏力、潮热和盗汗等结核全身症状,早期因含结核分枝杆菌的脓尿刺激膀胱黏膜可以出现尿频、尿急和尿痛,晚期由于合并膀胱结核,出现膀胱挛缩,膀胱容量减少,尿频症状更为严重。少数患者由于输尿管结核,使输尿管闭塞,尿频、尿急和尿痛症状反而减轻。

3. 尿道感染　伴尿道口脓性分泌物及红肿,多见于淋球菌、沙眼衣原体感染等性传播疾病。

4. 前列腺炎　急性前列腺炎起病急,除尿路刺激征外,可伴有全身感染中毒症状,直肠指诊发现前列腺肿大,有明显触痛。慢性前列腺炎病因复杂,可表现为会阴部酸胀、肛门下坠、耻骨上隐痛并向腹股沟放射、性功能障碍伴头昏、乏力。查体有前列腺质韧,有轻压痛。

5. 前列腺增生　多见于50岁以后,伴有进行性排尿困难,严重时可出现尿潴留,查体可有膀胱充盈、前列腺增大、表面光滑、有弹性。前列腺癌病情进展迅速,查体发现前列腺质硬,表面凸凹不平。

6. 膀胱和尿道结石　膀胱结石常伴排尿困难、尿流中断或尿流分叉。尿道结石时尿痛症状突出,伴排尿困难,尿线变细,有终末血尿,严重者出现尿潴留。

7. 神经源性膀胱　有中枢神经系统或周围神经系统受损,可表现为尿频、尿急,一般无尿痛。

【问诊要点】

1. 尿频、尿急和尿痛发生的时间。

2. 排尿的频率,夜尿次数,每次尿量。

3. 尿痛的部位、性质、时间和放射部位。

4. 有无伴随症状,如发热、腰痛、血尿、脓尿、排尿困难和尿道口分泌物等。

5. 近期有无接受过导尿、尿路器械检查或人工流产病史。

6. 既往有无相关病史,例如结核病、泌尿系统感染、结石、盆腔疾病、盆腔手术、中枢神经系统受损和精神病史。

7. 对怀疑有性传播疾病所致的下尿路感染,应当询问患者本人或其配偶有无不洁性交史。

（徐红蕾）

第二十五节　少尿、无尿与多尿

正常人24小时排尿量约为1 000~2 000ml,如果24小时的尿量少于400ml或每小时尿量少于17ml,称为少尿(oliguria)。如果24小时尿量少于100ml或12小时内完全无尿,称为无尿(anuria)或尿闭。如果24小时尿量超过2 500ml,称为多尿(polyuria)。

【病因与发生机制】

尿液的生成过程主要包括肾小球的滤过和肾小管的重吸收和分泌,而肾小球的滤过取决于肾血流量、肾小球滤过膜的通透性、总滤过面积及有效滤过压。肾小管的重吸收和分泌取决于肾小管和肾间质的结构、功能以及内分泌和代谢因素的影响。尿液的排出要求输尿管、膀胱及尿道排泄通畅。所以尿量的多少受很多病理因素和生理因素的影响。

1. 少尿、无尿　常见原因可归结为下列三类。

(1)肾前性:肾前性因素主要通过减少肾血流量及降低有效滤过压影响尿量。

1)血容量不足:如各种原因的大出血、严重脱水、大面积烧伤等。

2)休克:各种原因的休克使肾脏灌注压下降,肾小球滤过率严重不足。

3)心血管疾病:如心力衰竭、心脏压塞、急性心肌梗死、急性肺栓塞以及严重心律失常等。

4)肾血管病变:肾动脉狭窄、多发性大动脉炎累及肾动脉、肾动脉血栓形成、高血压危象等原因引起的持续肾动脉痉挛等。

(2)肾源性:肾实质性损害主要通过降低肾小球滤过膜的通透性、减少肾小球总滤过面积以及损害肾小管的结构功能等,导致少尿或无尿。

1)肾小球病变:如急性肾小球肾炎、急进性肾小球肾炎、慢性肾小球肾炎急性发作、肺出血肾炎综合征、狼疮性肾炎、肉芽肿性多血管炎、急进性高血压以及血栓性血小板减少性紫癜等。

2)肾小管-间质疾病:各种原因引起的急性肾小管坏死、急性间质性肾炎、坏死性肾乳头炎、急性

扫码获取数字内容

高尿酸血症及败血症等。

3）肾血管病变：如恶性小动脉性肾硬化及肾静脉血栓形成等。

4）其他：如肾移植后的急性排斥反应等。

（3）肾后性：尿液生成正常，但经输尿管、膀胱或尿道排泄的过程受阻。

1）输尿管梗阻：肾盂或输尿管内机械性梗阻（如结石、肿瘤、血凝块、脓块、乳糜块）或慢性感染（如结核）后粘连堵塞输尿管等。

2）尿道梗阻：膀胱、尿道结石堵塞，尿道狭窄，前列腺增生或肿瘤，膀胱尿道及其邻近组织肿瘤等。

2. 多尿　常见原因可归结为下列四类。

（1）肾脏疾病：慢性肾盂肾炎、近端肾小管功能异常性疾病［如肾性糖尿、肾性氨基酸尿和范科尼综合征（Fanconi 综合征）等］、远端肾小管功能异常性疾病［（如肾性尿崩症和巴特综合征（Bartter 综合征）等］、近端和/或远端肾小管功能异常疾病（如肾小管酸中毒、急性肾小管坏死多尿期和特发性高钙尿症等）。其他如失钾性肾病、高钙性肾病等。

（2）内分泌代谢障碍疾病：下丘脑-神经垂体功能低下，抗利尿激素分泌不足，导致特发性或继发性尿崩症；糖尿病、原发性甲状旁腺功能亢进症和原发性醛固酮增多症等。这些病因或抑制肾小管对水的重吸收，或导致尿液中溶质异常增多，产生渗透性利尿从而导致多尿。

（3）精神性多尿症：见于癔症性多饮多尿、脑肿瘤等。

（4）排水性多尿（暂时性多尿）：短时间内大量饮水或食用含水过多的食物，高钠盐饮食和高血糖等因素引起血浆高渗透压或干燥综合征等疾病导致烦渴多饮，因大量饮水导致血容量增高，抑制抗利尿激素分泌引起多尿。使用各种利尿剂或有利尿作用的药物等，可引起排尿性多尿。这种多尿均为暂时性的，一旦体内多余水分排出或原因去除后，尿量即恢复正常。

【临床表现与伴随症状】

1. 少尿、无尿

（1）伴有心慌、气短、夜间不能平卧，常提示心功能不全。

（2）肾动脉血栓或栓塞形成引起者，常伴有肾绞痛。

（3）肾脏或输尿管结石引起者，常有腰痛、血尿，腰痛可向下腰部或会阴部放射。

（4）膀胱或尿道结石引起者可出现尿痛、血尿、尿中断、尿流分叉、排尿困难等症状。

（5）由急性肾盂肾炎导致者常有发热、腰痛、尿频、尿急。

（6）肾病综合征引起者常伴有严重水肿、低蛋白血症、大量蛋白尿等。

（7）急性肾小球肾炎或急进性肾小球肾炎引起者，常有高血压、血尿、水肿、蛋白尿。

（8）肝肾综合征者伴有皮肤黄染、蜘蛛痣、腹腔积液、乏力、食欲缺乏等。

（9）肺出血肾炎综合征引起者，除少尿或无尿症状外，可伴有反复咯血症状。

（10）由前列腺增生引起少尿甚至无尿者，常有尿频、排尿困难。

（11）由急性肾小管坏死引起少尿或无尿者，之后常出现明显的多尿。

2. 多尿

（1）由糖尿病引起者可伴有多饮、多食和消瘦等症状。

（2）尿崩症引起者有烦渴、多饮、夜尿增多及低比重尿。

（3）原发性甲状旁腺功能亢进症常伴有高钙血症、肾结石、骨痛甚至病理性骨折。

（4）原发性醛固酮增多症导致的多尿可伴有高血压、高血钠、低血钾甚或低钾性麻痹、代谢性碱中毒等。

（5）由肾小管酸中毒引起者，常伴有低血钾，甚至低钾性周期性麻痹等。

（6）慢性间质性肾炎有尿频、腰痛、排尿不尽、夜尿增多。

（7）由短时间内大量饮水引起的多尿为一过性；由利尿剂引起者停药后多尿症状消失。

（8）精神性多饮导致的多尿可伴有其他神经症状，禁止饮水后尿量恢复正常。

【问诊要点】

1. 少尿、无尿

（1）少尿出现的时间，尽可能了解 24 小时尿总量、尿的颜色等。

（2）排尿时是否伴有尿痛、尿频、尿急、尿中断或排尿困难等症状。

（3）发病前有无使用过肾毒性药物、化学药品或食用过生鱼胆、毒蕈等食物，有无过敏表现。

（4）发病前有无大出血、休克、心力衰竭等病史。

（5）发病前有无呼吸道感染或咽峡炎病史。

（6）既往是否有慢性肾小球肾炎、系统性红斑狼疮、糖尿病、泌尿系结石以及前列腺增生病史。

（7）是否有鼠类和疫水接触史。

2. 多尿

（1）多尿出现的时间、具体尿量（必要时收集 24 小时尿量）、是否有夜尿增多等。

（2）多尿是否伴有烦渴（每日具体饮水量）、多饮、多食和消瘦等症状。

（3）是否伴有骨痛、容易骨折、周期性瘫痪和高血压等症状。

（4）多尿之前是否有过明显的少尿或无尿病史。

（5）是否正在使用利尿剂或含有利尿剂的药物，是否有习惯性多量喝水或饮料的习惯。

（6）是否有慢性肾脏疾病（如 Fanconi 综合征、Bartter 综合征等）的家族史。

（7）既往是否有可能会引起中枢性尿崩症的中枢神经系统疾病。

（徐红蕾）

第二十六节　尿　失　禁

01篇26节

扫码获取
数字内容

膀胱的正常贮尿功能取决于两个因素：膀胱逼尿肌的顺应性使膀胱贮尿时其内部压力维持在足够低的水平，并且尿道括约肌及周围组织的张力足够高，能防止膀胱内的尿液外漏。尿失禁（urinary incontinence）是指不能由意志控制的流尿。

当各种原因致使逼尿肌异常收缩或膀胱过度充盈，导致膀胱内压升高超过正常尿道括约肌张力，或尿道括约肌张力因各种原因麻痹或松弛，导致尿道阻力降低到一定程度，从而出现患者排尿自主能力丧失，尿液不受主观控制地从尿道口点滴溢出或流出。尿失禁以老年人常见，其中老年女性由于盆腔肌肉松弛致膀胱尿道阻力下降，男性患者则由于前列腺增生引起尿流率下降、膀胱逼尿肌不稳定和尿失禁。尿失禁可以是暂时性的，也可是持续性的。

【病因和发病机制】

根据临床表现，尿失禁一般分为四种类型。

1. 急迫性尿失禁　是指因强烈尿意，出现快速的尿液流出。该尿失禁分为如下两类。

（1）中枢神经系统疾病：大脑皮质对脊髓排尿中枢的抑制减弱，膀胱逼尿肌无抑制性收缩，使膀胱内压超过尿道阻力所致，如脑血管意外、脑肿瘤、多发性硬化和帕金森病等。

（2）膀胱局部炎症刺激致膀胱功能失调：由于炎症刺激，患者出现反复的低容量不自主排尿，常伴有尿频和尿急。主要病因包括：下尿路感染、粪便嵌顿、萎缩性阴道炎、前列腺增生及子宫脱垂等。

2. 充溢性尿失禁　又称假性尿失禁，由于各种原因使膀胱排尿出口梗阻或膀胱逼尿肌失去正常张力，引起尿液潴留，膀胱过度充盈，造成尿液从尿道不断溢出。常见原因如下。

（1）下尿路梗阻：如前列腺增生、膀胱颈梗阻、先天性精阜增生、尿道狭窄等。

（2）神经系统病变：如脊髓损伤早期的脊髓休克阶段、脊髓肿瘤、脊髓痨及糖尿病等导致的膀胱瘫痪等。

3. 压力性尿失禁 膀胱逼尿肌功能正常，但由于尿道括约肌张力减低或骨盆底部尿道周围肌肉和韧带松弛，阴道前壁的支撑力减弱，患者平时尚能控制排尿，但当咳嗽、打喷嚏、大笑等使腹压骤然增高，膀胱内压超过尿道阻力时，少量尿液不自主地由尿道口溢出。多见于经产妇或绝经后妇女，也可见于男性前列腺手术后。

4. 功能性尿失禁 患者能感觉到膀胱充盈，但由于精神、运动障碍或药物作用，不能及时排尿从而出现暂时性症状。见于严重关节炎、脑血管病变、痴呆、排尿环境或习惯的突然改变、心理因素及服用利尿剂、抗胆碱药等。

上述四种类型尿失禁有时可能并存，如急迫性尿失禁可以和压力性尿失禁同时存在，也称为混合性尿失禁，在混合性尿失禁中，肌肉控制膀胱（括约肌）的能力薄弱，逼尿肌过度活跃。

【临床症状与伴随症状】

1. 50 岁以上男性，尿失禁伴进行性排尿困难，多见于前列腺增生、前列腺癌等。中年以上女性压力性尿失禁者体格检查可有阴道壁松弛，膀胱尿道膨出，咳嗽时可见尿液从尿道口漏出。

2. 神经源性膀胱，尿失禁伴有神经系统疾病症状和体征。

3. 由急性膀胱炎引起的急迫性尿失禁，常伴有尿频、尿急、尿痛、血尿及脓尿等。

【问诊要点】

1. 尿失禁发作的时间，是间断发作还是持续发作，发作频率，每次溢出的尿量等。

2. 每次发作的诱因。

3. 是否伴有膀胱刺激征，排石史。

4. 既往有无外伤史、盆腔及会阴部手术史、反复泌尿系统感染史；是否患有糖尿病、前列腺增生、神经系统疾病、盆腔及泌尿生殖系统疾病等。

5. 是否有排尿习惯或环境的突然改变；是否正在使用可能导致功能性尿失禁的药物。

（徐红蕾）

第二十七节 排 尿 困 难

排尿困难（urination difficulty）是指膀胱内的尿液排出障碍，表现为尿线变细、无力、射程缩短、排尿时间延长、排尿终滴沥不尽等不同表现。如进一步发展，尿液不能排出，在膀胱内滞留，称为尿潴留。患者常伴尿频、尿急或尿失禁，并有尿不尽感。

【病因与发生机制】

1. 机械性梗阻 是指参与排尿的神经及肌肉功能正常，但在膀胱颈以下部位存在梗阻性病变。梗阻早期，膀胱逼尿肌通过代偿性收缩，能克服排尿阻力，排尿困难可不明显，但随着梗阻加重，逼尿肌功能逐渐失代偿，膀胱不能排空，排尿困难逐渐加重，膀胱内的残留尿液逐渐增多，使膀胱处于部分充盈状态，出现尿频、尿潴留，严重时可出现充溢性尿失禁。机械性梗阻的常见原因如下。

（1）膀胱颈梗阻：如前列腺增生、纤维化、肿瘤，膀胱内结石、血块、异物，子宫肌瘤、妊娠子宫嵌顿在盆腔等膀胱颈邻近器官病变。

（2）尿道梗阻：如炎症或损伤后的尿道狭窄，尿道结石、异物、结核、肿瘤及憩室等。包茎和先天性后尿道瓣膜是男婴尿道梗阻的常见原因。

2. 动力性梗阻 患者尿路并不存在机械性梗阻，排尿困难的原因是各种原因造成控制排尿的中枢或周围神经受损害，导致膀胱逼尿肌无力或尿道括约肌痉挛，某些药物作用也可导致动力性排尿困难。常见原因如下。

（1）神经系统病变：先天性畸形如脊柱裂、脊膜膨出和脊髓膜膨出等，颅脑或脊髓的肿瘤、脑卒中、脑炎、脊髓灰质炎和脊髓痨等,糖尿病、放射线、多发性硬化和周围神经炎等,可使控制排尿的周围神经受到损害。

（2）手术因素:中枢神经受损、骨盆手术或麻醉导致控制排尿的骨盆神经损伤或功能障碍。

（3）药物作用:如抗胆碱药(如阿托品、山莨菪碱等)、抗抑郁药、抗组胺药和阿片制剂等。

（4）精神因素:如精神紧张、在排尿不良的环境下排尿,或老年膀胱松弛等。

【临床表现与伴随症状】

1. 膀胱或尿路结石、异物　常有前下腹部绞痛,向大腿会阴放射,并伴有肉眼或镜下血尿。

2. 前列腺增生或前列腺癌　多见于 50 岁以上男性,尿频、尿急为首发症状,早期夜尿增多,后出现进行性排尿困难、尿流中断和变细。癌症患者晚期可有恶病质表现。

3. 尿道狭窄　有尿道损伤、淋球菌性尿道炎或下腹部放射治疗病史,淋球菌性尿道炎往往有尿道口脓性分泌物。

4. 神经源性膀胱　常有糖尿病性周围神经病、神经系统疾病或损伤,多伴有肛门括约肌松弛和肛门反射消失,伴有下腹胀、尿频和尿失禁。

5. 下尿路感染　常伴有尿频、尿急和尿痛的尿路刺激征,可有全身感染中毒症状、乏力和发热等。

【问诊要点】

1. 排尿困难发生的时间和程度(如射程、射力和排尿持续时间)、排尿频率(包括夜尿次数)以及每次尿量。

2. 排尿困难是否合并有尿频、尿急、尿痛,尿流突然中断、变细及全身症状(如发热、乏力、消瘦等)。

3. 是否伴有下腹部绞痛,是否伴有血尿。

4. 是否有颅脑、脊髓、泌尿系统的外伤、手术、感染史。

5. 有无糖尿病、周围神经炎、骨盆会阴区放射治疗史等。

6. 是否正在使用可导致排尿困难的药物(如抗胆碱药、抗抑郁药、抗组胺药及阿片制剂等)。

（徐红蕾）

第二十八节　阴 道 出 血

阴道出血,确切地讲应该称为“异常阴道出血”,是妇科最常见的主诉之一。女性生殖道任何部位,包括子宫体、子宫颈、阴道、处女膜、阴道前庭和外阴均可发生出血,除正常月经外,血液经阴道流出,均笼统地称之为“阴道出血”。绝大多数情况出血来自子宫体。

01篇28节

扫码获取
数字内容

【病因与发生机制】

引起阴道出血的原因很多,可归纳为七类。

1. 与妊娠有关的子宫出血　常见的有流产、异位妊娠、葡萄胎、产后胎盘部分残留和子宫复旧不全等。

2. 生殖器炎症　如阴道炎、外阴溃疡、急性子宫颈炎、宫颈息肉和子宫内膜炎等。

3. 生殖器良性病变　如子宫内膜异位症、子宫腺肌病、子宫内膜息肉等均可使月经量增多。

4. 生殖器肿瘤　子宫肌瘤是引起阴道出血常见的良性肿瘤,分泌雌激素的卵巢肿瘤也可引起阴道出血。其他几乎均为恶性肿瘤,包括外阴癌、阴道癌、宫颈癌、子宫内膜癌、子宫肉瘤、妊娠滋养细胞肿瘤、输卵管癌等。

5. 损伤、异物和药物　生殖道创伤如外阴、阴道骑跨伤,性交所致处女膜或阴道损伤均可引起出血。放置宫内节育器常并发子宫出血。雌激素或孕激素(包括含性激素保健品)使用不当也可引起不规则子宫出血。

NOTES

6. 与全身疾病有关的阴道出血　如血小板减少性紫癜、再生障碍性贫血、白血病、肝功能损害等均可导致子宫出血。

7. 卵巢内分泌功能失调　在排除妊娠及所有器质性疾病后,可考虑由卵巢内分泌功能失调引起的异常子宫出血,主要包括无排卵性和排卵性异常子宫出血。另外,子宫内膜局部异常、月经间期卵泡破裂造成的雌激素水平短暂下降也可致子宫出血。

【临床表现与伴随症状】

1. 经量增多　月经量增多(>80ml)或经期延长但周期基本正常,为子宫肌瘤的典型症状,其他如子宫腺肌病、排卵性月经失调、放置宫内节育器,均可有经量增多。

2. 周期不规则的阴道出血　多为无排卵性异常子宫出血,但围绝经期妇女应注意排除早期子宫内膜癌。使用性激素或避孕药物也可表现为不规则阴道出血。

3. 无任何周期可辨的长期持续阴道出血　一般多为生殖道恶性肿瘤所致,首先应考虑宫颈癌或子宫内膜癌的可能。

4. 停经后阴道出血　发生于生育期妇女,应首先考虑与妊娠有关的疾病,如流产、异位妊娠、葡萄胎等;发生在围绝经期妇女,多为无排卵性异常子宫出血,但应首先排除生殖道恶性肿瘤。

5. 阴道出血伴白带增多　一般应考虑晚期子宫颈癌、子宫内膜癌或子宫黏膜下肌瘤伴感染。

6. 接触性出血　性交后或阴道检查后,立即有鲜血出现,应考虑急性子宫颈炎、早期子宫颈癌、宫颈息肉或子宫黏膜下肌瘤的可能。

7. 经间出血　若发生在下次月经来潮前 14~15 天,历时 3~4 天,且血量少,偶可伴有下腹疼痛和不适,多为排卵期出血。

8. 经前或经后点滴出血　月经来潮前数日或来潮后数日,持续极少量阴道红褐色分泌物,可见于排卵性异常子宫出血或为放置宫内节育器的副作用。此外,子宫内膜异位症也可能出现类似情况。

9. 绝经多年后阴道出血　若流血量极少,历时 2~3 天即净,多为绝经后子宫内膜脱落引起的出血或老年性阴道炎;若流血量较多、流血持续不净或反复阴道出血,需结合超声检查,进一步排查子宫内膜癌的可能。

10. 阴道间歇性排出血性液体　如阴道间歇性有血性或淡黄色液体排出,应警惕有输卵管癌或子宫内膜癌、宫颈癌的可能。

11. 外伤后阴道出血　常见于骑跨伤后,流血量可多可少。

除上述各种不同形式的阴道出血外,年龄对诊断有重要参考价值。新生女婴出生后数日有少量阴道出血,系离开母体后雌激素水平骤然下降,子宫内膜脱落所致。幼女出现阴道出血,应考虑有性早熟或生殖道恶性肿瘤的可能。青春期少女出现阴道出血,多为无排卵性异常子宫出血。育龄妇女出现阴道出血,应考虑与妊娠相关的疾病。围绝经期妇女出现阴道出血,以无排卵性异常子宫出血最多见,但应首先排除生殖道恶性肿瘤。

【问诊要点】

1. 询问年龄,根据不同的年龄段作出病因判断。

2. 详细询问月经周期、是否规则、经期的长短、月经量。

3. 详细询问婚育史、是否有婚前性行为、流产史。

4. 有无伴随症状,如腹痛、腹痛性质、贫血情况、腹部肿块等。

5. 是否有外伤史,包括性暴力;是否接受过各类妇科手术;是否采取避孕措施,如放置宫内节育器、口服避孕药物或激素。

6. 是否存在引起异常子宫出血的器质性疾病,包括生殖器肿瘤、感染、血液系统及肝肾、甲状腺疾病。

(徐红蕾)

第二十九节 腰 背 痛

01篇29节

扫码获取
数字内容

腰背痛(lumbodorsal pain)是自身免疫病和脊柱外科退行性疾病的常见表现,尤其在从事体力劳动者中更常见,是劳动力丧失的一个重要原因。

【病因】

导致腰背痛的原因众多。既可以是腰背组织的直接病变所致,也可以由邻近组织器官病变引起;既可以是各种先天性疾患或外伤,也可以是炎症或骨关节疾病;还可以由代谢性疾病或原发、转移的肿瘤所致。病变累及的部位及性质不同,疼痛的范围也不同。

1. **脊柱先天性畸形** 脊柱侧弯、脊柱裂、第5腰椎骶化等。

2. **外伤** 腰背肌扭伤、劳损,椎体、肋骨骨折,椎间盘突出。

3. **代谢性骨病** 甲状旁腺功能亢进症、骨质疏松。

4. **全身风湿性疾病** 与脊柱炎有关的关节炎,特别是强直性脊柱炎,病变主要累及骶髂关节和脊柱,以及类风湿关节炎、骨关节炎等。

5. **骨破坏性疾病** 原发肿瘤及骨转移癌,以及感染,如椎体结核、脓肿等。

6. **内脏疾病引起的放射痛** 心绞痛引起左肩背痛,胆囊炎、消化性溃疡、胰腺疾病引起腰背痛,女性盆腔疾病、男性前列腺炎引起下腰背、腰骶痛。

7. **其他** 有些腰背痛是精神性的,有些出现于皮肤带状疱疹前期,还有些是主动脉夹层撕裂疼痛牵涉胸背、腰背部等。

【发生机制】

腰背痛的病因不同,因此发生机制各异,主要机制有以下几个方面。

1. **解剖结构异常** 腰背部由脊柱、肋骨、软组织构成,脊柱的椎管内有脊髓通过。这些组织的解剖结构受到损伤即可引起腰背痛,如椎体、肋骨的骨折,腰肌劳损和椎间盘突出等引起的机械性腰背痛。

2. **炎症性反应** 一些全身性疾病,如类风湿关节炎、与脊柱炎有关的关节炎等,这些疾病不仅引起骨结构的破坏,而且会有多种炎性因子的异常,如白细胞介素、肿瘤坏死因子等,这些炎性因子引起病变部位的炎性反应从而导致炎性腰背痛。腰背部的直接感染性疾病也会引起疼痛。

3. **新生物形成** 原发或转移至骨的肿瘤引起骨结构破坏。

4. **代谢性疾病** 畸形性骨炎(佩吉特病)、高尿酸血症和软骨钙质沉积等。

5. **反射性疼痛** 一些脏器的疾病引起反射性疼痛。一般认为有些内脏与分布于体表的传入神经进入脊髓同一节段并在后角发生联系,来自内脏的痛觉冲动直接激发脊髓体表感觉神经元,引起相应体表区域的痛感,也称放射痛和牵涉痛。如心绞痛的左肩背痛、胆囊炎的右腰背痛、肾结石的腰背痛等。

【临床表现】

1. **腰背痛** 腰背痛是腰背疾病最重要和常见的临床表现。一般地,受影响的部位的疼痛最明显,其他部位通常疼痛较轻。可以是自主感觉的疼痛,也可以无自觉疼痛,只是在按压或叩击时疼痛,这往往提示病变可能较轻。病变重者则两者兼有。

2. **功能障碍** 腰背痛常伴随脊柱功能障碍。比如腰、颈、胸活动受限,甚至出现四肢活动、呼吸幅度受限。这有两方面原因,一是急性疾病疼痛时机体的自我保护,如骨折、急性扭伤,由于脊柱疼痛,躯体活动受限,呼吸减慢,以免疼痛加剧;二是疾病导致解剖结构改变,使功能下降和丧失,如强直性脊柱炎,脊柱发生不可逆的强直,使腰颈活动严重受限。

3. **畸形** 腰背组织永久性损伤,如椎体压缩性骨折变形、椎体结核导致的锥体缺损变形、强直性脊柱炎的脊柱变形、先天性脊柱侧弯、腰背软组织受损形成瘢痕挛缩,可使脊柱出现畸形变,不仅外观改变,同时影响脊柱和肢体的功能。

【伴随症状】

1. **全身症状** 精神萎靡、食欲和体重下降、发热、贫血等,这往往是全身性疾病的表现,包括感染性疾病,如结核等,以及风湿性疾病,如强直性脊柱炎、类风湿关节炎等。

2. **其他关节痛** 多种关节炎性疾病都可累及脊柱,造成腰背痛,同时伴有其他关节的疼痛,如四肢大小关节的疼痛、肿胀等,这些表现往往能提示腰背痛和其他疾病的关系。

3. **晨僵** 全身关节炎性疾病,如类风湿关节炎、强直性脊柱炎均会引起晨僵。晨僵的出现对临床判断疾病性质有很大的帮助。

4. **与活动的关系** 有些疾病活动后加重,如急性腰肌劳损、腰椎骨关节炎。而有一些疾病则活动后减轻,如与脊柱炎有关的关节炎。腰椎退行性疾患引起的腰椎管狭窄症常伴有间歇性跛行,即行走一段路程需坐下或者下蹲休息,改善缓解后可继续行走,一段路程后需要再次休息,如此反复。

5. **神经放射症状** 腰椎间盘突出压迫了同部位的神经根,会出现受压侧下肢的麻木、无力,疾病经久不缓解还会引起同侧下肢的肌肉萎缩。

总之,因腰背痛的病因复杂,伴随症状多且不同,需在临床工作中全面了解。

【鉴别要点】

炎性下腰痛与机械性下腰痛的鉴别要点见表 1-22。

表 1-22　炎性下腰痛与机械性下腰痛的鉴别

鉴别点	炎性下腰痛	机械性下腰痛
发病年龄	<40 岁	任何年龄
起病	慢	急
症状持续时间	>3 个月	<4 周
晨僵	>1h	<30min
夜间痛	常有	无
活动后	改善	加剧
骶髂关节压痛	多有	无
背部活动	各方向均受限	屈曲受限
扩胸度	常减少	正常
神经检查异常	少见	多见

【问诊要点】

1. 起病急缓、有无诱因、疼痛部位,是持续痛还是间断痛,有无规律。
2. 是夜间重还是白天重,休息后能否缓解,活动后是加重还是减轻。
3. 是否伴有全身症状,如发热、乏力、消瘦、皮疹、晨僵及排尿异常相关症状等。
4. 有无其他关节肿痛、变形及肢体麻木、疼痛、活动困难等功能障碍。
5. 既往是否有类似发作,做过的检查和治疗情况。
6. 是否有类似疾病的家族史。

(付　蓉)

第三十节　关　节　痛

关节痛(arthralgia)是指患者自述的关节部位的疼痛感觉,是临床上极为常见的一个症状。轻者活动不受影响,重者则生活不能自理。引起关节痛的病因众多,既可以发生在关节局部,也可以是全身疾病的一部分,还可以是以关节受累为主的全身疾病,因此很多患者不仅只有局限于关节部位的关节痛,还有全身其他部位的伴随症状。

广义的关节是指骨与骨之间的连结,包括直接连结和间接连结两类。狭义的关节仅指骨与骨的间接连结。根据关节的活动性分为三类:①不动关节:颅骨缝等为此类关节。由于两骨间相互紧密交锁,无可见的运动。②微动关节:为纤维软骨结合,有轻微的运动,如椎间盘、耻骨联合和骶髂关节下1/3部分。③活动关节:为间接连结方式的关节,是关节中最常见和重要的类型,肢体的运动功能主要靠此类关节维持,是大多关节痛的好发部位。

【病因】

关节痛的原因是多方面的,多见于关节和骨骼疾病、自身免疫病、感染性疾病、药物反应、过敏及免疫接种等。在正常人中也常出现,尤其是女性。有的人从儿童时期出现关节痛直至伴随一生,并与气候有关。关节痛还可能是精神障碍及其他风湿病的一种表现。根据疾病的分类,下列疾病均可引起关节痛。

1. **弥漫性结缔组织病** 如类风湿关节炎、系统性红斑狼疮等。

2. **与脊柱炎有关的关节炎** 一组常累及脊柱的关节病,与 HLA-B27 关系密切,如强直性脊柱炎、赖特综合征等。

3. **退行性关节疾病** 主要是骨关节炎和骨关节病。

4. **与感染有关的疾病** 如关节炎、腱鞘炎和滑膜炎。

5. **代谢和内分泌疾病** 痛风和甲状旁腺功能亢进症等可引起关节痛。

6. **肿瘤** 原发在滑膜、骨的肿瘤和转移瘤。

7. **神经病变** 神经根痛、椎管狭窄等。

8. **伴有关节表现的骨和关节疾病** 如骨质疏松、软骨软化等。

9. **非关节风湿病** 肌筋膜疼痛综合征、下腰痛及椎间盘病变。

10. **其他疾病** 外伤、血友病、药物诱发的风湿性综合征等。

11. **假性关节痛** 关节周围的组织损伤,如关节的皮肤结节红斑、肌腱损伤,由于患者判断失误也主诉为关节痛,这一类关节痛未列入风湿性疾病中。

【发生机制】

以间接连结的活动关节为例,关节是由骨、关节软骨、滑膜、纤维膜、关节内韧带和关节腔构成,关节外附有肌腱、皮下组织和皮肤。关节解剖结构的任何部分受到损伤都可以引起关节痛,因此关节痛的发生机制因疾病不同而各异。

1. **关节结构破坏** 任何原因直接造成关节结构受损都可以引起关节痛,如骨折、发生在关节处骨的肿痛、关节内软骨韧带的损伤等。这些损伤造成关节痛的主要原因之一是刺激了关节受损部位的神经并产生炎性反应而引起痛感。

2. **炎症介质** 任何机械、物理、化学和生物性损伤都可刺激机体产生炎症介质,这些介质种类很多,如组胺、5-羟色胺、前列腺素等,它们共同作用,使关节组织出现变性、渗出及增生等炎性改变,使关节局部有红、肿、热、痛和功能障碍。

3. **感染因子** 感染因子是指环境中的致病微生物,在关节内发生微生物感染则可直接造成关节损伤引起疼痛。

4. **免疫反应** 多种感染和一些不明原因的自身免疫病,在体内产生多种自身抗体和细胞因子,这些抗体和细胞因子通过复杂的免疫反应,引发关节滑膜、软骨、韧带和肌肉附着点等部位的炎症。

【临床表现】

1. **关节疼痛** 是关节疾病患者的第一主诉,由于人体对痛的耐受性不同,对疼痛的反应不尽相同,但一般疼痛程度和病情严重程度是平行的。关节痛可以是自我感觉痛,也可以是在触压关节时疼痛。不同的病因所引起关节痛的部位和规律不同。

2. 关节肿 关节肿不仅伴随着关节痛,而且提示有关节炎存在,有时不仅有关节软组织肿,还可有关节腔积液。严格地讲,没有关节组织的肿不能称为关节炎,关节肿是判断关节炎的重要依据。

3. 关节局部红、皮温高 受累关节表面皮肤发红和皮温高说明关节炎性改变较重、发病较急,多为感染性关节炎、痛风性关节炎。

4. 发僵或晨僵 发僵也是关节炎的一个症状,患者感觉关节活动困难,这种感觉常发生在晨起,也称晨僵,是诊断关节炎、判断疗效的一个指标,往往与疾病的活动度有关。

5. 关节畸形 由于关节结构的破坏使关节的排列位置改变而造成畸形,说明关节损伤已非早期。

6. 关节功能障碍 关节痛使关节运动障碍,发生炎性改变,关节肿也会限制关节运动,这些在疾病控制后会恢复到正常,但如果是关节的结构受到破坏,如关节腔狭窄、消失或关节半脱位等,则受累关节功能无法自行恢复至正常。

7. 摩擦音 关节和腱鞘病变时,在关节活动时可听到或感觉到一种摩擦音,膝关节最常出现。

8. 受累关节周围肌群的萎缩 多为失用性萎缩,有的关节炎直接累及韧带,致使所属肌肉萎缩。

【伴随症状】

如果是关节局部的病变,或仅仅是关节痛,一般不出现关节外的临床表现。但关节病变是全身疾病的一部分时,不仅会出现乏力、发热、食欲差和体重下降等一般症状,不同的病因还会表现出相应的伴随症状,如系统性红斑狼疮出现颜面蝶形红斑、光过敏和多发浆膜腔积液等;白塞综合征出现口、会阴黏膜复发性溃疡;干燥综合征伴口眼干;类风湿关节炎伴皮下结节、肺纤维化等;与脊柱炎有关的关节炎伴随皮肤损伤、尿道炎、肠炎和眼炎等。

【问诊要点】

1. 起病急缓,有无诱因,有无外伤。
2. 关节痛的部位,是大关节、小关节,还是大小关节均受累。
3. 关节痛累及的关节数量,是单关节、少关节,还是对称性多关节。
4. 关节痛的程度,有无规律,是持续痛还是间断痛,是否为游走性关节痛。
5. 有无关节红肿热,有无晨僵及关节变形,活动后是加重还是减轻。
6. 是否伴全身症状,如发热、乏力、消瘦、皮疹等。
7. 有无家族史,既往治疗情况。

(付 蓉)

第三十一节 眩   晕

眩晕(vertigo)是指机体因对空间定位产生障碍而发生的一种运动性错觉或幻觉。典型的眩晕多由前庭系统疾病引起,患者有明显的外物或自身运动感,如旋转、晃动、偏斜等,常伴恶心、呕吐,常突然发病并伴有明显的恐惧感。而有些主诉头晕的患者并无明确的旋转感,只有头重脚轻、头昏、欲失去平衡的感觉、晕厥前的感觉、走路不稳等,称为假性眩晕。

【病因】

按病变的解剖部位,眩晕可分为两类:①系统性眩晕:由前庭系统病变所致,是眩晕的主要病因。按照其病变部位和临床表现不同又分为周围性眩晕和中枢性眩晕。②非系统性眩晕:由前庭系统以外的病变所致。

1. 周围性眩晕 又称为耳源性眩晕,多为内耳迷路和神经前庭支受损所致,常见于外耳道耵聍、急性中耳炎、鼓膜内陷、耳硬化症、迷路炎、梅尼埃病(Ménière's disease)、良性阵发性位置性眩晕和迷路动脉供血不足等。

2. 中枢性眩晕 又称为脑源性眩晕,多为脑干前庭神经核或核团间的联系受损所致。常见于听神经瘤、桥小脑角肿瘤、小脑或脑干出血、梗死、炎症、肿瘤,多发性硬化,椎-基底动脉系统短暂性缺血发作,颞叶肿瘤、血管病、癫痫、颈椎病等。

3. 其他

(1)全身性疾病:如低血压、高血压、严重的心律失常、急性感染性疾病、尿毒症、肝病和糖尿病等。一些眼源性疾病和头颈外伤等也可引起程度不同的眩晕。

(2)某些药物:如氨基糖苷类抗生素、喹诺酮类、抗癫痫药、抗高血压药和镇静药等也可引起眩晕。

(3)生理性:许多人在乘船、乘车、乘飞机、乘电梯时或从高处快速落下时会发生一过性眩晕。

【发生机制】

人体通过视觉、深感觉和前庭器官分别将躯体位置的信息经感觉神经传入中枢神经系统,整合后作出位置的判断,并通过运动神经传出,调节位置,维持平衡。其中任何传入环节功能异常都会出现判断错误,而产生眩晕。

1. 视觉障碍 由于视觉障碍,传入至中枢神经系统躯体位置的定位信息发生错觉而引起眩晕。如眼外肌麻痹引起的复视、屈光不正、配镜不当、注视快速移动或旋转的物体均可引发眼性眩晕。

2. 深感觉障碍 由于深感觉障碍,传入至中枢神经系统躯体定位信息发生错觉引发眩晕,称为姿态感觉性眩晕。

3. 前庭功能异常 前庭系统包括前庭器、前庭神经和前庭神经核,正常情况下,前庭的活动很少为人们所感受。当前庭器官或中枢受到较大刺激或发生病变时,前庭感受到的刺激与来自肌肉关节的深感觉和视觉感受器的空间定向冲动不一致,便产生了运动幻觉或错觉(即眩晕),常伴有眼震、平衡失调、向一侧倾倒、恶心、呕吐、腹泻等症状。

视觉障碍和深感觉障碍的眩晕,物体或自身移动的感觉不十分明显,前者闭眼、后者用视力代偿后可以使症状减轻或消失。

【临床表现】

1. 前庭疾病症状分类 2009年Bárány协会分类委员会将前庭疾病症状分为四类:眩晕、头晕、前庭-视觉症状和姿势性症状,见表1-23。

表1-23 前庭疾病症状国际分类目录

分类	亚类
(1)眩晕(vertigo)	1)自发性眩晕(spontaneous vertigo) 2)诱发性眩晕(triggered vertigo) 位置性眩晕(positional vertigo) 头运动眩晕(head-motion vertigo) 视觉诱发的眩晕(visually-induced vertigo) 声音诱发的眩晕(sound-induced vertigo) Valsalva动作诱发的眩晕(Valsala-induced vertigo) 直立性眩晕(orthostatic vertigo) 其他诱发性眩晕(other triggered vertigo)
(2)头晕(dizziness)	1)自发性头晕(spontaneous dizziness) 2)诱发性头晕(triggered dizziness) 位置性头晕(positional dizziness) 头运动头晕(head-motion dizziness) 视觉诱发的头晕(visually-induced dizziness) 声音诱发的头晕(sound-induced dizziness) Valsalva动作诱发的头晕(Valsala-induced dizziness) 直立性头晕(orthostatic dizziness) 其他诱发性头晕(other triggered dizziness)

续表

分类	亚类
（3）前庭-视觉症状（vestibule-visual symptoms）	1）外在的眩晕（external vertigo） 2）振动幻视（oscillopsia） 3）视觉延迟（visual lag） 4）视觉倾斜（visual tilt） 5）运动引发的视物模糊（movement-induced blur）
（4）姿势性症状（postural symptoms）	1）不稳（unsteadiness） 2）方向性倾倒（directional pulsion） 3）平衡相关的近乎跌倒（balance-related near fall） 4）平衡相关跌倒（balance-related fall）

注：Valsalva 动作，即瓦尔萨尔瓦动作（Valsalva maneuver）。

（1）眩晕（vertigo）：是指在没有自我运动的情况下，头部或躯干自我运动的感觉，或在正常的头部运动过程中出现的失真的自我运动感，典型的就是天旋地转，有时候也表现为摇晃、倾斜、上下起伏、上下跳动或滑动的感觉。包括自发性眩晕和诱发性眩晕两类。其中诱发性眩晕包括位置性眩晕、头运动眩晕、视觉诱发的眩晕、声音诱发的眩晕、Valsalva 动作诱发的眩晕、直立性眩晕等。

（2）头晕（dizziness）：是指头空间定向力混乱或受损的感觉，没有虚假或失真的运动感，也没有运动错觉、幻觉或扭曲的感觉。包括自发性头晕和诱发性头晕两类。其中诱发性头晕包括位置性头晕、头运动头晕、视觉诱发的头晕、声音诱发的头晕、Valsalva 动作诱发的头晕、直立性头晕、其他诱发性头晕。

（3）前庭-视觉症状（vestibule-visual symptoms）：由前庭病变或视觉与前庭系统相互作用所引起，有运动错觉、周围景物倾斜的错觉，以及与前庭功能丧失相关的视觉变形。

（4）姿势性症状（postural symptoms）：是指与维持姿势稳定有关的平衡症状，仅见于直立位（坐、立、走）。

在此前庭疾病症状分类的基础上，将前庭疾病分为三个综合征，分别是发作性前庭综合征（episodic vestibular syndrome，EVS）、急性前庭综合征（acute vestibular syndrome，AVS）和慢性前庭综合征（chronic vestibular syndrome，CVS）。其中 AVS 和部分 EVS 在急诊多见。

AVS 一般为眩晕首次发作，以急性起病、持续性眩晕/头晕或不稳为主要症状，是时间上可持续数天至数周的临床综合征，具有单时相的特点。常见于前庭神经炎、急性迷路炎、突发性聋伴眩晕、脑血管病、EVS 急性或首次发作、惊恐发作等。

EVS 指既往有过眩晕发作，本次复发，症状持续数秒到数小时，乃至数天者。通常具有多次反复发作的特点。常见于良性阵发性位置性眩晕、梅尼埃病、前庭阵发症、儿童良性阵发性眩晕、上半规管裂综合征、脑血管病（如短暂性脑缺血发作）、前庭性偏头痛等。

2. 眩晕分类　根据病变部位，对眩晕进行如下分类。

（1）周围性眩晕：急性发病，眩晕典型，程度较重。患者自觉周围物体旋转或自身摇动，为此，患者常牢牢抓住周围物体，不敢睁眼，走路向一侧偏斜或倾倒。持续时间短，几分钟至数小时，常伴有自主神经症状。查体可见水平性或旋转性眼震，但绝无垂直性眼震，慢相指向病灶侧，闭目难立征［龙贝格征（Romberg sign）］阳性，固定向一个方向倾倒，Barany指向试验偏移，星形足迹试验阳性。眼震、倾倒和偏斜的方向一致。

病变和临床表现如下。

1）梅尼埃病：①以突发性眩晕伴耳鸣、听力减退及眼球震颤为主要特点；②伴有恶心、呕吐、面色苍白和出汗、脉搏迟缓、血压下降，耳胀满感，发作多短暂；③神志清晰，持续时间短，多为 20 分钟至数小时；④具有反复发作的特点。

2）迷路炎：①多有化脓性中耳炎和中耳手术史；②眩晕呈阵发性或继发性，伴恶心呕吐；③瘘管试验多呈阳性。

3）内耳药物中毒：起病慢，多为渐进性，持续时间长，程度轻，伴耳鸣、听力减退。

4）前庭神经元炎：①常有上呼吸道感染史；②急性起病，伴恶心、呕吐，一般无耳鸣及听力减退；③持续时间较长，数周至数月内自行缓解，很少复发；④一侧或双侧前庭功能降低，常存快相偏离患侧的眼震。

5）位置性眩晕：①头部运动在某一特定位置时出现眩晕，持续数十秒，伴眼球震颤；②重复该头位时眩晕可再度出现；③一般无听力和其他神经系统障碍。

（2）中枢性眩晕：起病较慢，有摇晃及浮动感，旋转感相对较轻，发作与头位变动无关，一般不伴有耳聋耳鸣，自主神经症状少；持续时间长，常持续数十天以上。听神经瘤或桥小脑角肿瘤常有持续性、进行性耳鸣和听力下降，其他则很少有明确的一侧性耳鸣和耳聋，但常伴有神经系统其他症状和体征，如头痛、复视、构音不清、偏瘫等。查体可见水平性、旋转性或垂直性眼震，闭目难立征阳性，倾倒方向不定，Barany 指向试验和星形足迹试验轨迹杂乱，还可能有共济失调、锥体束征、脑神经损害等症状，但前庭功能试验多正常。

（3）生理性眩晕：多在乘船、乘车、乘飞机、乘电梯时或从高处快速落下时会发生一过性眩晕，伴恶心、呕吐，很少伴眼震，休息后可很快缓解，女性多见，提前服用茶苯海明等药物可避免发生眩晕或减轻眩晕的程度。

（4）全身性疾病所致的眩晕：表现不一，如有漂浮感、麻木感、倾斜感或直线幻动等，但常无真正旋转感，一般不伴听力减退、眼球震颤，少有耳鸣。有原发病的表现。

【伴随症状】

1. **全身症状**　恶心、呕吐和面色苍白是眩晕的常见伴随症状。严重者可出现血压下降、心率减慢、出汗、有便意等自主神经的症状。

2. **听力障碍**　如耳部闷堵感、耳鸣、听力下降，多见于前庭器官和前庭神经病变。

3. **视力障碍**　如复视、眼震，见于脑干病变、梅尼埃病。

4. **神经系统异常**　如肢体运动和感觉障碍、共济失调，见于小脑、颅后窝和脑干疾病。

【问诊要点】

1. 眩晕多在什么情况下发生，是否与转颈、仰头、起卧、翻身有固定关系。

2. 有无周围物体旋转或自身旋转的感觉。

3. 眩晕发作时有无耳鸣、听力下降等症状，是单侧还是双侧。

4. 伴随症状以及有无全身性疾病。

5. 既往有无类似发作，采用什么方法进行治疗。

（付　蓉）

第三十二节　晕　厥

晕厥（syncope）是指大脑血液灌注不足或缺氧而导致的伴有姿势性张力丧失的短暂性意识丧失。晕厥可突然发生，自主恢复，恢复后一般不留后遗症状。根据意识丧失的时间和深度，可分为：①晕厥样感觉（lipothymia）：短暂的意识模糊，可伴有眩晕、恶心、面色苍白与站立不稳，或称晕厥前兆（presyncope）；②真性晕厥：常由晕厥样感觉发展而来，意识丧失持续数秒到数分钟；③惊厥样晕厥：意识丧失时间稍长，且伴有短暂的轻度肢体、躯干、面部肌肉阵挛或抽动，无全身痉挛性惊厥，可有尿失禁。

【病因】

晕厥不是一个单独的疾病，而是由多种病因所致的一种综合征。

01篇32节
扫码获取
数字内容

1. **反射性晕厥**　见于血管迷走性晕厥（单纯性晕厥）、直立性低血压、颈动脉窦综合征、排尿性晕厥、咳嗽性晕厥及疼痛性晕厥等。

2. **心源性晕厥**　见于严重心律失常、心脏排血受阻及心肌缺血性疾病等，如阵发性心动过速、阵发性房颤、病态窦房结综合征、高度房室传导阻滞、主动脉瓣狭窄、某些先天性心脏病、心绞痛与急性心肌梗死、原发性肥厚型心肌病、心脏压塞、肺动脉高压、心脏植入器（起搏器）功能异常等，最严重的是阿-斯综合征（Adams-Stokes syndrome）。

3. **脑源性晕厥**　见于脑动脉粥样硬化、短暂性脑缺血发作、偏头痛、多发性大动脉炎、慢性铅中毒性脑病等。

4. **血液成分异常**　见于低血糖综合征、通气过度综合征、重度贫血及高原晕厥等。

【发生机制】

晕厥的发生机制主要是脑组织缺血缺氧（表1-24）。

表1-24　晕厥的发生机制

病因	发生机制
反射性晕厥	① 血管迷走性：由于各种刺激通过迷走神经反射，引起短暂的血管扩张，回心血量和心输出量减少、血压下降导致脑供血不足
	② 体位性：由于下肢静脉张力低，血液蓄积于下肢、周围血管扩张淤血或血液循环反射性调节障碍等，回心血量和心输出量减少、血压下降，继而导致脑供血不足
	③ 颈动脉窦综合征：由于颈动脉窦附近病变或颈动脉窦受刺激，导致迷走神经兴奋、心率减慢、心输出量减少、血压下降等
	④ 排尿性：自主神经不稳定，体位骤变（夜间起床），排尿时屏气动作或迷走神经反射致心输出量减少、血压下降、脑缺血等
	⑤ 咳嗽性：剧烈咳嗽时胸腔内压力增加，静脉血回流受阻，心输出量减少、血压下降、脑缺血
	⑥ 舌咽神经痛性：疼痛刺激迷走神经，引起心率减慢和血压降低
心源性晕厥	因心脏疾病导致心输出量突然减少或心脏停搏，引起脑组织缺氧
脑源性晕厥	由于脑部血管或供应脑部血液的主要血管发生循环障碍，导致一过性广泛的脑供血不足
其他晕厥	① 低血糖综合征：血糖减低影响大脑的能量供应所致
	② 通气过度综合征：由于情绪紧张或癔症发作时，呼吸急促、通气过度，二氧化碳排出增加，导致呼吸性碱中毒，使脑组织毛细血管收缩，引起脑缺氧
	③ 重度贫血：由于血氧降低，在运动或应激时发生晕厥
	④ 高原晕厥：由短暂缺氧引起
	⑤ 哭泣性晕厥：主要为情感反应

【临床表现】

主要表现为突然发生的一过性意识丧失，持续数秒或数分钟。临床表现分为三个时相。

1. **晕厥前期**　常有先兆症状，如乏力、头晕、恶心、呕吐、面色苍白、大汗、视物不清、恍惚和心动过速等。

2. **晕厥期**　意识丧失，伴有血压下降、脉搏细弱及瞳孔散大，心动过速转为心动过缓，可伴有尿失禁。

3. **恢复期**　患者得到及时处理后很快恢复，但可有头晕、头痛、恶心、呕吐、面色苍白及乏力等症状，经过休息后可完全消失。

晕厥在很多方面类似于死亡，如面色苍白、脉搏细弱、低血压、呼吸微弱，如果低血压持续大于20秒，可出现强直-阵挛性抽搐。

【伴随症状】

1. **明显的自主神经功能障碍（如面色苍白、出汗、恶心等）**　多见于反射性晕厥或低血糖晕厥。

2. **发绀、呼吸困难、心悸**　见于急性左心衰竭。

3. **心率改变**　见于心源性晕厥。

4. **抽搐**　见于中枢神经系统疾病、心源性晕厥。

5. **恶心、呕吐**　提示血管迷走性晕厥。

6. **发热、水肿和杵状指**　提示心肺疾病。

7. **呼吸深快、手足发麻和抽搐**　见于通气过度综合征。

8. **面颊痛**　提示舌咽和三叉神经痛。

【问诊要点】

1. **发生年龄与诱发因素**　晕厥发生的年龄、性别、诱因，与体位的关系，与咳嗽及排尿的关系，与用药的关系。

2. **晕厥的特点**　晕厥发生的速度、持续时间以及发作时面色、血压及脉搏情况，有无伴随的症状。

3. **既往史**　有无发作史及家族史，有无心、脑、肺、血管等疾病史。

（付　蓉）

第三十三节　抽搐与惊厥

01篇33节

扫码获取
数字内容

抽搐（tic）与惊厥（convulsion）均属于不随意运动。抽搐是指全身或局部骨骼肌群非自主地抽动或强烈收缩，常可引起关节的运动和强直。当肌群收缩表现为强直性和阵挛性，称为惊厥。惊厥表现的抽搐一般为全身性、对称性，伴有或不伴有意识丧失。惊厥的概念与癫痫既相同也不相同。癫痫全面性发作与惊厥的概念相近，而癫痫部分性发作则不应称为惊厥。在所有的癫痫持续状态发作类型中，惊厥性癫痫持续状态最急、最重，表现为持续的肢体强直、阵挛或强直-阵挛，并伴有意识障碍。

【病因】

抽搐与惊厥的病因可分为特发性与症状性。特发性常由先天性脑部不稳定状态所致。症状性病因有脑部疾病、全身性疾病和神经症等。

1. **脑部疾病**

（1）感染：脑炎、脑膜炎、脑脓肿、脑结核瘤、脑寄生虫病等。

（2）外伤：如产伤、颅脑外伤等。

（3）肿瘤：原发性肿瘤、转移瘤，常见的脑部肿瘤有胶质瘤、脑膜瘤等。

（4）血管疾病：脑出血、蛛网膜下腔出血、高血压脑病、脑栓塞、脑梗死、脑静脉系统血栓形成等。另外，脑部血管畸形即使不破裂也可能引起痫性发作。

（5）其他：先天性脑发育障碍、中枢神经系统炎性或脱髓鞘疾病、神经退行性疾病等。

2. **全身性疾病**

（1）感染：急性胃肠炎、中毒性菌痢、链球菌败血症、中耳炎、百日咳、狂犬病、破伤风等。小儿高热惊厥主要由急性感染所致。

（2）中毒：①内源性：如尿毒症、肝性脑病；②外源性：如酒精、苯、铅、砷、汞、氯喹、阿托品、樟脑、银杏、有机磷农药等中毒。

（3）心血管疾病：高血压脑病和阿-斯综合征。

（4）代谢障碍：低血糖状态、低钙及低镁血症、高渗状态、尿毒症、肝性脑病、急性间歇性卟啉病、

子痫和维生素 B_6 缺乏等。其中低钙血症可表现为典型的手足搐搦症。

（5）风湿免疫性疾病：如系统性红斑狼疮。

（6）其他：突然停用安眠药、抗癫痫药，热射病、溺水、窒息和触电等。

3. 神经症　如癔症性抽搐与惊厥。

此外，还有一重要类型，即小儿惊厥（部分为特发性，部分由脑损害所致），热性惊厥多见于小儿。

【发生机制】

抽搐与惊厥发生机制尚未完全明了，可能是由运动神经元的异常放电所致。这种异常放电主要是由于神经元膜电位的不稳定所造成，与遗传、免疫、内分泌、微量元素和精神因素等有关。

根据引起肌肉异常收缩兴奋信号的来源不同，抽搐与惊厥可分为：①大脑功能障碍：如癫痫全面性发作等；②非大脑功能障碍：如破伤风、低钙血症性抽搐等。

【临床表现】

由于病因不同，抽搐和惊厥的临床表现形式也不一样，通常可分为全身性和局限性两种。

1. 全身性抽搐　以全身性骨骼肌痉挛为主要表现，多伴有意识丧失。

（1）癫痫全面性发作：典型症状包括初始的强直期及随后出现的阵挛期。发作时患者突然完全丧失意识及全身肌张力增高而跌倒，有时先大叫一声，继之出现两眼上翻、牙关紧闭、全身僵硬、停止呼吸、发绀，然后出现间断性抽动即进入阵挛期，此时开始深呼吸，随着呼吸动作，出现泡沫状唾液，此过程持续 1~2 分钟后全身松弛无力、昏睡。经几分钟或更长时间的睡眠后才逐渐恢复意识，醒后有头痛、全身乏力酸痛等症状。

（2）非癫痫性发作：游离转换障碍有时也容易误诊为癫痫，与癫痫的区别在于其可能有一定的诱因，如生气、激动或各种不良的刺激。发作时经常带有感情色彩，发作形式不固定，时间比较长，癔症性发作的患者还有多种多样的神经精神方面的症状。

（3）热性惊厥：一般发生于 6 个月至 5 岁之间的儿童，发作时体温多在 39℃ 以上，表现为短暂的全身性惊厥发作，伴有意识丧失，是由于小儿大脑皮质功能发育未成熟，较弱刺激在大脑引起强烈兴奋与扩散而使大脑运动神经元异常放电，从而引起惊厥。单纯性的热性惊厥不需要长期服用抗癫痫药物，及时降温可以预防惊厥的发生。单纯性热性惊厥与复杂性热性惊厥的临床特点见表 1-25。

表 1-25　单纯性热性惊厥与复杂性热性惊厥的临床特点

内容	单纯性热性惊厥	复杂性热性惊厥
占热性惊厥的比例	70%	30%
发生年龄	6 个月至 5 岁	小于 6 个月，6 个月至 5 岁，大于 5 岁
发作形式	全面性发作	部分性或全面性发作
持续时间	多短暂，小于 10min	时间较长，大于 10min
一次热程发作次数	仅 1 次，偶有 2 次	24h 内可发作多次
神经系统异常	无	可有
惊厥持续状态	不常见	较常见

（4）低钙血症性抽搐：发作的表现比较特殊，如手足呈鸡爪样，重时可表现为癫痫全面性发作。婴幼儿有时仅见面部抽搐，常伴有缺钙的其他症状和体征，如鸡胸、肋膈沟等。

（5）抽动秽语综合征：发病年龄为 2~15 岁，男女之比为（3~4）：1。以表情肌、颈肌或上肢肌肉的迅速、反复、不规则抽动起病，表现为频繁的挤眼、缩鼻、噘嘴、皱眉、摇头、仰颈、提肩等，以后症状逐渐加重，出现躯干和四肢的暴发性不自主运动，如躯干扭动、投掷运动、踢腿等。抽动发作频繁，少则一天十几次，多则可达上百次。有 30%~40% 的患儿因口喉部肌肉抽动而发出重复性暴发性无意义的单调怪声,如犬吠声、喉鸣声、咳嗽声等,50% 患儿有秽亵言语,85% 患儿有轻度或中度行为异常,表现为注意力不集中、焦躁不安、强迫行为、秽亵行为或破坏行为等。抽动在精神紧张时加重,精神松弛时减轻,入睡后消失。神经系统检查除不自主运动外一般无其他阳性体征。

（6）儿童憋气综合征（breath-holding syndrome）:有些儿童由于疼痛、惊恐或要求得不到满足时,表现为大哭一声或几声,然后屏气、呼吸暂停,面色苍白甚至发绀,意识丧失并呈角弓反张体位,然后很快恢复,全身松软,一般 1~2 分钟自然终止。

2. **局限性抽搐** 以某一局部肌肉连续性收缩为主要表现,多见于口角、眼睑、手足等。而手足搐搦症则表现为间歇性双侧强直性肌痉挛,以手部最典型,呈 "助产手"。

【伴随症状】

1. **发热** 多见于小儿的急性感染,也可见于胃肠功能紊乱、重度失水等。但惊厥也可引起发热。

2. **血压增高** 见于高血压、肾炎、子痫、铅中毒等。

3. **脑膜刺激征** 可见于脑膜炎、脑膜脑炎、假性脑膜炎、蛛网膜下腔出血等。

4. **瞳孔扩大与舌咬伤** 见于癫痫全面性发作,而癔症性惊厥无此表现。

5. **剧烈头痛** 可见于高血压、颅内感染、蛛网膜下腔出血、颅脑外伤、颅内占位性病变等。

6. **意识丧失** 见于癫痫全面性发作、重症颅脑疾病等。

【问诊要点】

1. **一般情况** 抽搐与惊厥发生的年龄、病程,发作的诱因,有无先兆症状,与体力活动有无关系,是否为孕妇等。

2. **抽搐的性质** 抽搐是全身性的还是局限性的,呈持续强直性还是间歇阵挛性。

3. **伴随症状** 发作时的意识状态,有无大小便失禁、舌咬伤和肌痛等,发作时的姿势。

4. **发作前后的表现** 意识状态、有无抽动、有无定向力异常等。

5. **既往史** 有无脑部疾病、全身性疾病、癔症、毒物接触和外伤等病史及相关症状,婴幼儿应询问出生情况、生长发育史等。

（付　蓉）

第三十四节　意 识 障 碍

意识是指人对周围环境及自身状态的感知能力,意识障碍（disturbance of consciousness）是指人对周围环境及自身状态的识别和觉察能力发生障碍。意识障碍可以是意识水平（觉醒或警醒）异常,也可以是意识内容异常。

【病因】

意识障碍是中枢神经系统受损的结果,任何累及脑干、丘脑或双侧大脑皮质的病变,均可能引起意识障碍。

1. **全身性原因**

（1）多灶性、弥散性或代谢性脑病:包括各种代谢物质异常、离子异常、渗透压异常、营养物质缺乏、体温过高或过低、药物过量、中毒、外伤等,都可以引起脑细胞功能异常,导致意识障碍。

（2）缺血缺氧性脑病:包括心肌梗死、心律失常、出血、休克、窒息、中毒、麻醉和呼吸肌麻痹等。脑细胞对缺血缺氧极为敏感,如不及时纠正就会造成不可逆损害。

（3）全身性疾病:如系统性红斑狼疮和弥散性血管内凝血（DIC）等。

2. **局部原因** 指中枢神经系统本身的疾病。

（1）弥散性中枢神经系统疾病:炎症、血管病、肿瘤、中毒、外伤和脱髓鞘病等。

01篇34节

扫码获取
数字内容

（2）小脑幕以下病变：脑干或小脑梗死、出血、炎症和肿瘤等病变，都可以影响脑干网状上行激活系统，而导致意识障碍。

【发生机制】

由于脑缺血、缺氧、葡萄糖供给不足、酶代谢异常等因素引起脑细胞代谢紊乱，从而导致脑干网状激活系统损害和大脑皮质功能减退，造成意识障碍。

意识由意识内容及其"开关"系统组成。意识内容即大脑皮质功能活动，包括记忆、思维、定向力和情感，还有通过视、听、语言和复杂运动等与外界保持紧密联系的能力。正常意识状态取决于大脑半球和脑干网状上行激活系统结构与功能的完整性，急性广泛性大脑半球、丘脑、脑干损害或因颅内压增高导致脑组织移位而压迫丘脑或中脑时，可引起不同程度的意识障碍。意识"开关"系统包括经典的感觉传导路径（特异性上行投射系统）及脑干网状结构（非特异性上行投射系统）。意识"开关"系统可激活大脑皮质并使之维持一定水平的兴奋性，使机体处于觉醒状态，从而在此基础上产生意识内容。不同部位与不同程度的"开关"系统损害，可引起不同程度的意识障碍。

【临床表现】

1. 以觉醒度改变为主的意识障碍

（1）嗜睡（somnolence）：是程度最轻的意识障碍，是一种病理性嗜睡，患者陷入持续的睡眠状态，可被唤醒，并能正确回答和作出各种反应，但当刺激去除后很快又再入睡。

（2）昏睡（sopor）：是接近于不省人事的意识状态。患者意识障碍程度加深，不易被唤醒。虽在强烈刺激下（如压迫眶上神经、摇动身体等）可被唤醒，但很快又再入睡。醒时答话含糊、简短或答非所问。

（3）昏迷（coma）：是最为严重的意识障碍，表现为意识持续的中断或完全丧失。按其程度可分为3度。

1）轻度昏迷：意识大部分丧失，仍有较少的无意识自发动作，对声、光刺激无反应，对疼痛刺激尚可出现痛苦的表情或肢体退缩等防御反应。角膜反射、瞳孔对光反射、眼球运动、吞咽反射等可存在。生命体征无明显异常。

2）中度昏迷：对周围事物及各种刺激均无反应，自发动作很少，对于剧烈刺激或可出现防御反射。角膜反射减弱，瞳孔对光反射迟钝，眼球无转动。生命体征轻度异常。直肠、膀胱功能亦出现某种程度的障碍。

3）深度昏迷：全身肌肉松弛，对各种刺激全无反应，无任何自主运动。深、浅反射均消失。生命体征明显异常。肌张力低下，大小便失禁或出现去皮质强直状态。

2. 以意识内容改变为主的意识障碍

（1）意识模糊（confusion）：是意识水平轻度下降，较嗜睡为深的一种意识障碍。患者能保持简单的精神活动，但对时间、地点、人物的定向能力发生障碍。

（2）谵妄（delirium）：一种以兴奋性增高或减低为表现的高级神经中枢急性功能失调状态，表现为意识模糊、定向力丧失、感觉错乱（幻觉、错觉）、躁动不安或淡漠、言语杂乱。由于病因不同，有些患者可以康复，有些患者可发展为昏迷状态。

3. 特殊类型的意识障碍

（1）去皮质综合征：意识丧失，但睡眠与觉醒周期存在，能无意识地睁眼、闭眼和转动眼球，但眼球不能随光线或物品移动，貌似清醒，但对外界刺激无反应。光反射、角膜反射，甚至咀嚼动作、吞咽、防御反射均存在，可有吸吮、强握等原始反射，但无自主动作。大小便失禁，四肢肌张力增高、双侧锥体束征阳性。上肢屈曲内收、腕及手指屈曲，双下肢伸直、足屈曲，有时称为去皮质强直。

（2）无动性缄默症：睡眠与觉醒周期存在，患者能注视周围环境及人物，貌似清醒，但不能活动和言语，大小便失禁。肌张力减低，锥体束征阴性。强烈刺激不能改变其意识状态。

（3）植物状态：患者对自身和外界的认知功能全部丧失，不能与外界交流，呼之不应。有自发或反射性睁眼,偶可发现视物追踪,可有无意义的哭笑,以及吸吮、吞咽、咀嚼等原始反射,睡眠与觉醒周期存在,大小便失禁。

【伴随症状】

1. **发热** 先发热后有意识障碍可见于重症感染性疾病;先有意识障碍再发热,见于脑出血、蛛网膜下腔出血、巴比妥类中毒等。

2. **呼吸缓慢** 是呼吸中枢受抑制的表现,可见于吗啡、巴比妥类、有机磷农药等中毒,以及银环蛇咬伤,脑干呼吸中枢损害等。

3. **瞳孔散大** 可见于颠茄类、酒精、氰化物等中毒,以及癫痫、低血糖状态、脑疝形成等。

4. **瞳孔缩小** 可见于吗啡类、巴比妥类、有机磷农药等中毒。

5. **心动过缓** 可见于颅内高压症、房室传导阻滞以及吗啡类、毒蕈等中毒。

6. **高血压** 可见于高血压脑病、脑血管意外、肾炎等。

7. **低血压** 可见于各种原因的休克。

8. **皮肤黏膜改变** 瘀点、瘀斑和紫癜等可见于严重感染和出血性疾病,口唇呈樱红色提示一氧化碳中毒。

9. **脑膜刺激征** 见于脑膜炎、蛛网膜下腔出血等。

10. **瘫痪** 见于脑出血、脑梗死或颅内占位性病变等。

【问诊要点】

1. **起病情况** 起病时间、发病前后情况、诱因、病程、程度。注意环境和现场特点、季节、时间和地点,有无可能发生头部外伤的病史和现场等。

2. **伴随症状** 有无发热、头痛、呕吐、腹泻、皮肤黏膜出血及感觉与运动障碍等相关伴随症状。

3. **既往史** 有无急性感染性休克、高血压、动脉硬化、糖尿病、肝肾疾病、肺源性心脏病、癫痫、颅脑外伤、肿瘤等病史,有无服毒及毒物接触史。

(付 蓉)

第三十五节 情 感 障 碍

01篇35节

扫码获取
数字内容

情感障碍(affective disorder)是指过度超常并且持久而明显的情感反应,其特点为广泛性情感紊乱、精神运动性功能失调以及自主神经症状。判定情感反应正常与否,需根据以下三个条件:情感反应强烈程度、持续时间长短、与所处环境是否相符。正常情感(如喜、怒、哀、乐等)是日常生活的一个部分,应与情感障碍更持续的病态情感相区别。复发趋势,尤其是周期性或季节性,特有的情感负担,应该是区分病态情感状态与正常情绪反应的特征。

在精神医学中,情感(affection)和情绪(emotion)常作为同义词,统称为感情,是指个体对客观事物的态度和因之而产生的相应的内心体验。两者的区别在于:情感往往与社会性需要紧密联系,具有较大的稳定性、持久性、内隐性和深刻性;情绪往往与自然性需要紧密联系,具有较大的情景性、不稳定性、冲动性和外显行为。情绪是情感的外在表现,而情感是情绪的内在本质。心境(mood)是指一种较微弱、平静、弥散而持续的情绪状态。情感障碍必定涉及情绪和心境。

情感障碍与躯体疾病有着广泛的内在联系。情感障碍可能是某些躯体疾病直接或间接的病因,也可能是某些躯体疾病病理损害殃及神经系统的直接表现,或是对于躯体疾病的一种反应。心理、社会应激往往与一些器质性疾病纠缠在一起,因果分辨不清,与其他因素(如遗传素质、个性特点以及由个人遭遇所致的自主神经系统及内分泌紊乱等)的相互作用,影响着这些疾病的临床病程。

【病因】

情感障碍与其他躯体疾病一样,均是生物-心理-社会因素相互作用的结果。生物学因素(内在因素)和心理、社会因素(外在因素)既可以作为原因,也可以作为相关因素影响情感障碍的发生发展。目前,基因与环境的相互作用导致疾病或行为问题已成共识。应激性生活事件、情绪状态、人格特征、性别、养育方式、社会阶层、经济状况、种族、文化、宗教背景、人际关系等均可构成影响疾病的心理社会因素,成为诱发情感障碍的潜在因素之一。病态情感或心境也可能是"内源性"产生,而无相应的生活应激,其与人格特征可能有关。目前尚未找到确切病因与发病机制,也未找到敏感、特异的体征和实验室异常指标。

【发病机制】

临床上将情感障碍分为原发性和继发性两类。

1. 原发性情感障碍　是自然发生的,可能是多种因素相互作用的结果。而遗传是最重要的易患因素,普遍认为多基因遗传是情感障碍的遗传机制,有些形式的情感障碍与显性基因(X 连锁或常染色体)有关。发病机制可能涉及中枢神经递质如 5-羟色胺(5-HT)、去甲肾上腺素(NE)、多巴胺(DA)等代谢异常及相应受体功能改变和心理社会因素。

2. 继发性情感障碍　是指叠加于原先存在的非情感性疾病的基础之上的情感障碍。往往具有可以理解的发生机制——躯体性或心理性,抑或两者兼有,以两者共同作用更常见。如甲状腺功能减退症所伴有的抑郁症,主要由生化因素所引起,可以称为"症状性"抑郁症;严重心肺疾病所伴发的慢性抑郁状态,则是由躯体疾病造成的抑郁情绪"反应"。

【临床表现】

情感障碍的表现受到以下因素影响:①个体因素:如性别、年龄、文化程度、躯体状况、人格特征等,均可使某一症状的表现有不典型之处;②环境因素:如个人生活经历、目前的社会地位、文化背景等都可能影响症状表现。情感障碍通常有三种表现形式,即情感性质障碍、情感波动性障碍、情感协调性障碍。

1. 情感性质障碍　指情感反应强度和持续时间与现实环境刺激不相适应。正常人在一定的处境下也可表现出抑郁、躁狂、恐惧和焦虑等情感反应,只有当此种反应超过了对生活事件应激反应的程度,不能依其处境及心境来解释时方可作为精神症状。主要有以下情感性质的改变。

(1)情感高涨(elation):情感活动明显增强,表现为不同程度的病态喜悦,自我感觉良好,有与环境不相符的过分的愉悦,语音高昂,表情丰富,眉飞色舞,喜笑颜开。表现为可理解的、带有感染性且易引起共鸣的情感高涨,常见于躁狂症(mania)。表现为不易理解的、自得其乐的情感高涨状态称为欣快(euphoria),多见于脑器质性疾病或醉酒状态。

(2)情感低落(hypothymergasia):表情悲哀、忧愁低沉,觉得前途灰暗,严重时悲观绝望而出现自杀观念及企图。常伴有思维迟缓、动作减少及某些生理功能的抑制,如食欲缺乏、闭经等。情感低落是抑郁症(depression)的主要症状。

(3)焦虑(anxiety):指在缺乏相应的客观因素下,出现内心极度不安的期待状态。表现为顾虑重重、精神紧张、坐立不安,似有大祸临头,惶惶不可终日,伴有心悸、出汗、手足发冷、颤抖、尿频等自主神经功能紊乱症状。焦虑伴有严重的运动性坐立不安如搓手顿足等称为激越状态。严重的急性焦虑发作称惊恐发作(panic attack),常体验到濒死感、失控感,伴有呼吸困难、心跳加快等自主神经功能紊乱症状,一般发作持续数分钟至数十分钟。多见于焦虑症、恐惧症及围绝经期精神障碍。

(4)恐惧(phobia):指面临不利或危险处境时出现的情绪反应。表现为紧张、害怕、提心吊胆,伴有心悸、气急、出汗、四肢发抖,甚至大小便失禁等明显的自主神经功能紊乱症状。恐惧常导致逃避。对特定事物的恐惧是恐惧症的主要症状。恐惧亦可见于其他精神疾病。

2. 情感波动性障碍　指情感启动(始动)功能失调。表现为情感波动非常大,一般持续时间比较短。主要有以下情感波动性的改变。

(1)情感不稳(lability of affect):表现为情感反应极易变化,从一个极端波动至另一极端,变幻莫测,喜怒无常。与外界环境有关的轻度的情感不稳可以是一种性格的表现,与外界环境无相应关系的情感不稳则是精神疾病的表现。常见于脑器质性精神障碍。

（2）情感淡漠（apathy）:指对外界刺激缺乏相应的情感反应,即使是对与自身有密切利害关系的事情也是如此。对周围发生的事物漠不关心,面部表情呆板、少言寡语,内心体验贫乏。常见于精神分裂症、躯体疾病伴发的精神障碍、痴呆。

（3）情感脆弱（affective fragility）:表现为极易伤感,对很小的事情也易感动或哭泣,虽然有时自己感到对这样的小事不必大动感情,但却控制不住自己。多见于抑郁症、神经衰弱、分离性障碍。

（4）情感麻木（emotional stupor）:因十分强烈的精神刺激引起患者的短暂而深度的情感抑制状态。患者虽处于极度悲痛或惊恐的境遇,但缺乏相应情感体验和表情反应。常见于急性应激障碍、分离性障碍。

（5）易激惹（irritability）:表现为轻微刺激即可引起强烈的情感反应,通常表现为激动、愤怒,因此出现伤人毁物的行为,持续时间一般较短暂。常见于疲劳状态、人格障碍、神经症或偏执型精神分裂症。

（6）病理性激情（pathological passion）:骤然发生的强烈而短暂的情感爆发状态。常伴有冲动、破坏行为,事后不能完全回忆。见于脑器质性精神障碍、躯体疾病伴发的精神障碍、精神分裂症、反应性精神病、智能发育不全伴发的精神障碍。

3. 情感协调性障碍　指情感体验与环境刺激互不协调,或内心体验与面部表情自相矛盾。主要有以下情感协调性的改变。

（1）情感倒错（parathymia）:指情感表现与其内心体验或处境不相协调。如对喜事表现伤感,对不幸却表现高兴。多见于精神分裂症。

（2）情感幼稚（affective infantility）:指成人的情感反应如同小孩,变得幼稚,缺乏理性控制,反应迅速而强烈,没有节制和遮掩。见于癔症或痴呆。

（3）情感矛盾（affective ambivalence）:表现为同一时间对同一人或事物产生两种截然不同的情感反应,而患者并不感到此两种情感的矛盾和对立,无痛苦和不安。多见于精神分裂症。

【伴随症状】

1. 认知和心理病态　情感减弱者常表现为:①缺乏自信,自我评价过低,自责;②注意力不集中,犹豫不决;③满意度减低,日常活动兴趣丧失,接触减少,社交退缩;④消极期待,无助感,失望,依赖性增加;⑤有自杀观念或行为。情感增强者常表现为:①自我评价过高,自夸,夸大;②意念飘忽,思维奔逸（flight of thought）,音联（由语音而非语义引起思维）,随境转移;③兴致提高,社交增多（患者常因侵犯性和骚扰性行为而被疏远）,乱买东西,挥金如土,生活不检点,进行愚蠢的商业投资。

2. 精神病性症状　情感减弱者常有:①罪恶妄想与无价值感;②关系与被害妄想;③不健康妄想（虚无妄想、躯体妄想或疑病妄想）;④贫穷妄想;⑤抑郁性幻听、幻视,偶见幻嗅。情感增强者常有:①异常天赋的夸大妄想、援助妄想或关系与被害妄想;②精力异常和体力妄想;③财富、贵族祖先或其他夸大身份的妄想;④稍纵即逝的幻听或幻视。

3. 精神运动性和自主神经性功能失调　情感减弱者常有:①精神运动性迟缓,缺乏激越;②厌食,体重减轻或增加;③失眠或嗜睡;④月经不规则,闭经;⑤性欲丧失;⑥快感缺乏。情感增强者常有:①精神运动增加,自我感觉良好（躯体健康感增加）;②因活动增多,不注意饮食习惯而可能有体重减轻;③睡眠需要减少;④性欲增加。

【情感障碍的诊断程序】

临床诊断主要是通过病史和精神检查发现精神症状、进行综合分析和判断而得出。精神检查的方法主要是交谈与观察,发现患者的精神症状,特别是某些隐蔽的症状。

1. 病史采集　病史主要来源于患者和知情者,包括与患者共同生活的亲属。对缺乏自知力的患者,其病史是从知情者获得的。

2. 精神状况检查　包括外表与行为、言语与思维、情绪状态、感知认知功能、自知力等。

3. **躯体和神经系统检查**   许多躯体疾病会伴发精神症状,精神疾病者也会发生躯体疾病。

4. **实验室检查**   可以提供对躯体疾病、精神活性物质和中毒所致精神障碍确诊的依据。

5. **影像学检查**   CT、MRI 等可以了解大脑的结构改变,功能性磁共振成像(fMRI)、单光子发射计算机断层成像(SPECT)、正电子发射断层成像(PET)可以对脑组织的功能水平进行定性甚至定量分析,有助于进一步了解躯体精神障碍的神经生理基础。

6. **标准化精神检查和评定量表的使用**   目前常用的诊断性精神检查工具有:①复合性国际诊断交谈检查表(CIDI):可由非精神科医师操作;②精神障碍诊断与统计手册定式临床检查(SCID):必须由经过训练的精神科医师使用。评定量表是心理测量学中用来量化观察中所得印象的一种测量工具。根据量表项目编排方式,可分为自评量表和他评量表。按评定者性质可分为:①一般性心理卫生评定量表:评定者主要是心理学家、心理卫生工作者;②精神科症状量表:评定者主要是受过专门训练的精神科医师。

【问诊要点】

1. 起病年龄,病前性格,发病急缓,环境和现场特点,周期性和季节性,时间和地点。

2. 确切症状与综合征,情感反应强度和持续时间。

3. 发作诱因与病因,有无警示症状,缓解和加重的因素。

4. 情感障碍的进程。

5. 伴随症状,如有无认知和心理病态、精神病性症状、精神运动性和自主神经性功能失调等。

6. 有无发热、抽搐、昏迷、药物过敏史;有无感染、颅脑外伤、躯体疾病史,有无中毒及服药史等;家族中有无精神障碍、酒精和药物依赖者,有无近亲婚配者等。

7. 病程中的一般情况。

原发性情感障碍与继发性情感障碍的鉴别要点见表1-26。

表 1-26   原发性情感障碍与继发性情感障碍的鉴别

鉴别点	原发性情感障碍	继发性情感障碍
明确的器质性疾病	无	有
某些药物或精神活性物质使用史	无	有
阳性体征	无	有
辅助检查相应指标改变	无	有
意识障碍、遗忘综合征及智能障碍	无(除谵妄性躁狂发作外)	有
情感症状随原发疾病病情的消长而波动	无	有
有关药物停用后情感症状相应好转或消失	无	有
情感障碍发作史	有	无

总之,对情感障碍,应从生物-心理-社会因素全面系统地对病情进行评估。通过问诊和体格检查一般大致可以区别原发性与继发性两大类,前者可根据优势的症状区分其情感障碍改变的特征,后者再根据深入的临床观察有可能提示躯体性或心理性,抑或两者兼有的非情感性疾病基础,这样有利于初步的预后判断和临床决策。

(付   蓉)

01篇36节

扫码获取
数字内容

NOTES

第三十六节   睡 眠 障 碍

睡眠障碍(sleep disorder)指的是睡眠的数量、质量或时间发生紊乱。睡眠障碍的表现包括失眠、睡眠过多、睡眠相关异常以及睡眠-清醒节律紊乱等,并经常重叠出现。睡眠障碍分为七大类:失眠、睡眠相关呼吸障碍、中枢性嗜睡、睡眠-清醒昼夜节律障碍、异态睡眠、睡眠相关运动障碍、其他类型睡眠障碍。

【病因】

不同类型的睡眠障碍,病因不同。

1. 失眠(insomnia) 病因有睡眠卫生不良,睡眠认知错误,精神心理障碍,物质依赖,药物或毒物滥用,多种内科疾病或躯体不适如心肺疾病、骨骼肌肉疾病或慢性疼痛等。

2. 睡眠相关呼吸障碍(sleep related breathing disorders)

(1)阻塞性:肥胖、上下颌畸形、腺样体扁桃体肥大等,危险因素有肢端肥大症、甲状腺功能减退症、唐氏综合征、累及外周肌肉的神经系统疾病等。另外,睡前饮酒、使用镇静药物、夜间鼻塞或充血可加重睡眠呼吸障碍。

(2)中枢性:脑干病变、内科疾病、高海拔周期性呼吸、药物或物质所致、早产儿、呼吸机治疗后。

(3)混合性:阻塞性和中枢性睡眠呼吸障碍同时存在。

(4)睡眠相关肺泡低通气:肥胖,先天性、迟发性或特发性中枢性肺泡低通气,药物、物质或内科疾病所致肺泡低通气。

3. 中枢性嗜睡(central disorder of hypersomnolence) 是指在无夜间睡眠受扰和昼夜节律紊乱的前提下,以白天嗜睡为主诉的一类疾病,具体分为如下类型。

(1)发作性睡病:又分为Ⅰ型和Ⅱ型,目前病因尚不明确,与疾病发生相关的因素有甲型H_1N_1病毒感染及疫苗,其他上呼吸道感染,如乙型溶血性链球菌感染。遗传、环境、免疫因素共同参与发病,在强烈情感刺激、压力、疲劳等诱因下促使疾病发作。

(2)特发性睡眠增多:目前病因尚未明确。

(3)复发性嗜睡症:又称克莱恩-莱文综合征(Kleine-Levin syndrome),生长发育问题是其发展的危险因素,通常在第一次发作前出现流行性感冒样疾病或各种上呼吸道感染。

(4)疾病引起的过度睡眠:代谢性脑部、头颅损伤、脑卒中、脑肿瘤、脑炎、全身性疾病(如慢性感染、风湿病、癌症)、遗传性疾病和神经变性疾病,阻塞性睡眠呼吸暂停患者充分治疗后也可出现残余的过度睡眠。

(5)药物或物质引起的过度睡眠:镇静药物、物质滥用或兴奋药物撤除。

(6)精神疾病相关的过度睡眠:与心境障碍、转换障碍或躯体症状障碍相关。

4. 睡眠-清醒昼夜节律障碍(circadian rhythm sleep-wake disorders) 遗传或环境因素导致的睡眠时相前移或延迟,轮班工作或跨时区旅行,无法通过光线感知正常的昼夜节律变化的盲人,神经变性疾病、精神疾病患者或发育不良的儿童可出现不规律睡眠-清醒昼夜节律障碍。

5. 异态睡眠(parasomnias) 可出现于非快速眼动睡眠(non-rapid eye movement sleep,NREM sleep)期、快速眼动睡眠(rapid eye movement sleep,REM sleep)期或睡醒转换期间。

(1)在非快速眼动睡眠觉醒障碍中,遗传是发病的重要因素。

(2)快速眼动睡眠行为障碍(rapid eye movement sleep behavior disorder,RBD)是常见的快速眼动睡眠期异态睡眠,分为特发性RBD(目前认为是α-突触核蛋白病的前驱表现)、神经变性病伴RBD、药物或脑干快速眼动睡眠相关核团损伤导致的症状性RBD。

6. 睡眠相关运动障碍(sleep related movement disorders)

(1)不宁腿综合征(restless legs syndrome,RLS):铁缺乏、妊娠期、慢性肾衰竭、某些药物影响等可能与RLS发病有关,无确切病因的RLS的发病可能与遗传因素相关。

(2)周期性肢体运动障碍(periodic limb movement disorder,PLMD):可能与RLS家族性和遗传因素的部分表达相关,一些药物能诱发或加重PLMD,常见的包括选择性5-羟色胺再摄取抑制剂类抗抑郁药、三环类抗抑郁药、锂制剂和多巴胺受体拮抗剂,血清铁蛋白水平降低可能加重PLMD。

7. 其他类型睡眠障碍（other sleep disorder） 如环境诱发性睡眠障碍、儿童行为性失眠等不便归类的睡眠障碍。

【发生机制】

睡眠的调节过程极其复杂，睡眠-觉醒相关的核团或神经通路病变、睡眠相关的神经递质及化学物质的异常，可引起相应的睡眠异常。不同类型的睡眠障碍发病机制存在很大差异。

1. 失眠

（1）过度觉醒：失眠患者在睡眠和清醒时表现出更快的脑电频率、日间多次小睡潜伏期延长、24小时代谢率增加、自主神经功能活性增加、下丘脑-垂体-肾上腺轴过度活跃及炎症因子释放增加等。

（2）3P假说：3P指的是易感因素（predisposing）、促发因素（precipitating）和维持因素（perpetuating）。该假说认为失眠的发生和维持是由3P因素累积超过了发病阈值所致。一般来说，易感因素包括年龄、性别、遗传及性格特征等，可使个体对失眠易感。促发因素包括生活事件及应激等，可引起失眠症状的急性发生。维持因素是指使失眠得以持续的行为和信念，包括应对短期失眠所导致的不良睡眠行为（如延长在床时间）及由短期失眠所导致的焦虑和抑郁症状等，尤其是对失眠本身的焦虑和恐惧。目前，广泛应用的失眠认知行为治疗（CBTI）就是建立在3P假说基础之上的。

2. 睡眠相关呼吸障碍

（1）阻塞性睡眠呼吸暂停：患者咽部开大肌的活动性不足，难以抵抗气道狭窄和/或闭合，与此状态相关的变化是导致上气道阻塞的主要因素。快速眼动睡眠时，咽部开大肌的紧张性和时相性活动会进一步降低，特别是在时相性快速眼动睡眠时，这可能是此时呼吸暂停和低通气事件更长、更显著的原因。

（2）中枢性睡眠呼吸暂停：是由中枢神经系统的呼吸中枢功能障碍，或支配呼吸肌的神经或呼吸肌病变所致，虽然气道无堵塞，但呼吸肌不能正常工作导致呼吸停止。由此导致夜间睡眠低氧血症，交感神经活性增高，睡眠片段化、深睡眠减少，氧化应激及炎症介质水平增高，从而引起日间嗜睡、认知功能下降，并增加心脑血管疾病的风险。

3. 发作性睡病 在基因与环境因素的相互作用下，细胞免疫和体液免疫共同参与，引起下丘脑促食欲素神经元选择性缺失或功能障碍，导致促食欲素分泌减少，从而引起发作性睡病。

4. 睡眠-清醒昼夜节律障碍 确切机制尚不明确，内源性昼夜节律和调节睡眠清醒的睡眠内稳态过程之间的异常相互作用可能起到至关重要的作用。

5. 快速眼动睡眠行为障碍（RBD） 正常人在快速眼动睡眠期，脊髓运动神经元受到脑干环路的抑制，肌张力缺失，因此虽然在快速眼动睡眠期有类似于清醒期的脑电活动，但并不引起与梦境相应的肢体运动。在RBD患者中，投射到延髓网状结构和脊髓腹侧角中间神经元的蓝斑-蓝斑下区复合体环路退变，导致对脊髓运动神经元的抑制作用解除，出现特征性的"梦境演绎"行为。

6. 不宁腿综合征（RLS） 相关的病理生理机制包括中枢和外周的铁元素缺乏、多巴胺能功能紊乱、遗传因素、内源性阿片释放、血液循环障碍。其中中枢铁元素的缺乏是目前临床上的主流学说，包括遗传因素、环境因素（产后和怀孕的女性容易铁元素缺乏）等，最终导致中枢铁元素的缺乏，从而出现不宁腿综合征的相关症状。铁元素缺乏会导致中枢合成障碍和功能紊乱，激活缺氧诱导因子的通路，导致脑内高谷氨酸、低肾上腺素及 γ-氨基丁酸（γ-aminobutyric acid，GABA）抑制的状态，再结合遗传、环境因素的背景，共同引起或者激发RLS的症状。

【临床表现】

1. 失眠 入睡困难、睡眠维持困难、早醒（睡眠不满足感）、睡眠质量低和/或在家庭、社会、职业、学历或重要领域的功能下降（日常生活功能影响），尽管每个晚上有足够的时间和环境得到睡眠，但失眠仍时有发生。慢性失眠障碍可以单独存在，也可与精神疾病、躯体疾病、物质滥用共同存在。

2. 睡眠相关呼吸障碍

（1）阻塞性睡眠呼吸暂停：在超重的男性中老年人中常见，表现为打鼾，鼾声不规则、时而间断，为呼吸暂停期。短暂的气喘与持续10秒以上的呼吸暂停交替，表现为口鼻气流停止而胸腹式呼吸仍存在，呼吸暂停后产生窒息感并伴随身体运动，可突然惊醒，连续出现逐渐深大的呼吸后再次入睡，可出现入睡幻觉、多梦、睡眠时频繁翻身或肢体运动、易醒、疲乏、晨起头痛、日间嗜睡、记忆力或智力减退，以及性格改变等。

（2）中枢性睡眠呼吸暂停：患者通气反射不正常，睡眠时呼吸潮气量低于正常，因憋气每夜可醒数次，失眠较日间嗜睡更常见。多导睡眠图是诊断本病的"金标准"。

3. 发作性睡病　日间过度嗜睡，伴或不伴发作性猝倒，睡眠瘫痪，入睡前幻觉和夜间睡眠碎片化。

4. 睡眠-清醒昼夜节律障碍

（1）睡眠-清醒时延迟障碍：主睡眠时段相对于期待或需要的睡眠-觉醒时间而言出现显著延迟，在期待或需要的时间内难以入睡和难以保持清醒。

（2）睡眠-清醒时前移障碍：主睡眠时段相对于期待或需要的睡眠-觉醒时间而言出现前移，长期或反复出现难以保持清醒至所需或期望的常规就寝时间，并且不能睡至所需或期望的常规起床时间。

（3）无规律型睡眠-清醒节律紊乱：长期或反复出现24小时内无规律的睡眠和清醒，在预期的睡眠时段出现失眠症状，或白天出现嗜睡，或两者兼有。

5. 异态睡眠　出现睡眠相关的不正常的复杂运动、行为、情绪、观念、梦境或者自主神经系统活动，异态睡眠可影响患者本人或同床者。RBD是常见的快速眼动睡眠期异态睡眠，表现为快速眼动睡眠期间伴梦境出现的肢体活动，发作时常出现暴力行为，并可造成自身及同床者受伤害且破坏睡眠，多导睡眠图（PSG）表现为快速眼动睡眠期肌张力增高的特征。

6. 睡眠相关运动障碍

（1）不宁腿综合征：表现为难以抑制移动患肢的内在冲动，以下肢常见，同时伴有难以言表的不适感，如麻痹、胀痛、紧张、酸痛、瘙痒、灼热、蚁行感等。于夜间出现，静息时明显，活动下肢后可暂时缓解，常伴有睡眠障碍，严重时白天亦可发作。

（2）周期性肢体运动障碍：睡眠期间发生的周期性、反复性、刻板性的肢体运动，最常见于下肢，导致睡眠受扰或疲劳，不能由其他原发睡眠障碍或病因解释。

【**伴随症状**】

1. 躯体症状　头晕、头痛、心慌、胸闷憋气、高血压、糖尿病、心脏病、胃肠功能紊乱等。

2. 情绪症状　情绪低落、烦躁、焦虑、激越等。

3. 神经系统异常　认知功能下降、运动障碍、自主神经功能障碍等。

【**问诊要点**】

1. 对于有失眠症状的患者，询问睡眠卫生习惯、对睡眠的认知、是否存在精神心理障碍及物质或药物滥用，同时询问有无昼夜节律紊乱导致的睡眠障碍的相关表现。

2. 对于日间嗜睡的患者，询问有无内科疾病、日间嗜睡是否能够自我控制、睡眠发作时有无猝倒表现、是否存在夜间睡眠异常，必要时需行多导睡眠监测和多次小睡潜伏试验辅助诊断，明确病因。

3. 对于夜间睡眠行为异常的患者，询问行为异常具体表现、有无内科疾病、精神心理疾病；有无运动迟缓、认知障碍、自主神经功能障碍等神经系统疾病表现，建议行视频多导睡眠监测辅助诊断，必要时需行视频脑电监测与癫痫相鉴别。

4. 对于所有患者，应询问有无药物或物质滥用史。

（付　蓉）

思考题

1. 临床上遇到以"心悸、双下肢水肿 2 个月,加重 1 周"为主诉的患者,还需要进一步询问哪些主要内容,诊断思路是什么?

2. 男性,48 岁,身高 178cm,体重 85kg,腰围 95cm,请问该男性是否属于肥胖? 为什么? 对于单纯性肥胖患者,病史询问要注意询问哪些内容?

3. 女性,身高 162cm,体重 45kg,伴有怕热多汗、眼球突出,诊断要考虑什么疾病? 还要问诊哪些内容?

4. 引起胸痛的病因有哪些? 胸痛的部位及放射区域所代表的临床意义是什么?

5. 接诊"间断腹痛 3 年,复发伴黑便 3 天"为主诉的患者,还需要进一步问诊哪些内容? 诊断思路是什么?

6. 对尿频、尿急与尿痛的患者,诊断思路是什么? 有哪些常见的疾病及诊断要点?

第二篇
问　　诊

02篇

扫码获取
数字内容

　　问诊（inquiry）是医师与患者接触的第一步，是临床医师的基本临床技能之一。本篇介绍问诊的重要性和医德要求、问诊内容、问诊的方法及技巧，以及重点问诊的方法和特殊情况的问诊技巧。

　　问诊是医师通过对患者或相关人员的系统询问，采集与患者健康状况相关的信息，包括症状、曾接受的检查以及诊断和治疗的经过等，获取病史资料，为患者的临床诊断提供依据。问诊主要通过与患者交谈，让患者回答医师的提问，表达自身的感受；医师以"倾听"为主，辅以察"言"观"色"。

第一章
问诊的重要性和医德要求

【学习要点】

本章介绍问诊在临床医疗工作中的重要性,并重点介绍问诊的医德要求,让学习者从理论上充分理解并在以后临床工作中践行。

第一节　问诊的重要性

问诊的主要目的是病史采集(history taking)。通过问诊所获取的资料,对了解疾病的发生、发展,患者的诊治经过、既往健康状况和曾患疾病的情况等,具有极其重要的意义,也为随后对患者进行的体格检查和各种诊断性检查提供了最重要的线索和基本资料。具有深厚医学知识和丰富临床经验的医师,常常通过问诊就可能对某些患者的病情作出初步诊断。特别是某些疾病,或是在疾病的早期,身体还只是处于病理生理改变或功能改变的阶段,尚缺乏器质性或组织、器官形态方面的改变,而患者却可以更早地陈述某些特殊感受,如头晕、乏力、食欲改变、疼痛、失眠、焦虑等症状。在此阶段,体格检查、实验室检查,甚至特殊的器械检查也可能还没有阳性发现,而问诊所获得的资料却能更早地作为诊断的线索或依据。再者,有部分疾病的诊断仅通过问诊即可基本确定,如感冒、支气管炎、心绞痛、癫痫、胆道蛔虫病等。相反,如果忽视问诊,常可导致病史资料不全,对病情的了解不够详细准确,则可能造成漏诊或误诊。对病情复杂而又缺乏典型症状和体征的患者,深入、细致的问诊就更为重要。当初步诊断不能解释患者的相关临床情况时,需要考虑其他可能的诊断,即进行鉴别诊断,此时围绕鉴别诊断的疾病特点,补充询问相关病史,则可能为明确诊断提供重要线索或依据。部分疾病没有明确的辅助检查的"金标准",如"放射病""药物成瘾"等,必须依靠病史资料以明确诊断。临床实践中,病史的完整性和准确性对疾病的诊断和处理常常有很大的影响。

问诊是医患接触的第一步,除病史采集的作用外,通过问诊可以建立患者对医师的信任,帮助患者消除对疾病的误解或恐惧,树立患者对疾病诊治的信心,增加患者对诊疗的依从性,这对诊治疾病十分重要。问诊对建立和谐的医患关系也发挥着重要作用。问诊过程中,还可对患者进行健康教育,向患者提供相关信息,有时问诊本身也有一定的治疗作用。

根据问诊时临床情景和目的的不同,大致可以分为全面系统的问诊和重点问诊。前者主要针对住院患者,后者主要用于急诊、门诊以及专科疾病的诊断。前者的学习和掌握是后者的基础,医学生要从学习全面系统的问诊开始。

第二节　问诊的医德要求

医德是一种职业道德,从其涉及的范围来看,涵盖的内容很多,就临床诊疗中的道德而言,有检查安全无害、痛苦最小、费用最低、诊疗最优化等医德要求,还有药物治疗、手术操作、临床试验的医德要求等。本节仅涉及问诊中的医德要求。问诊是医患沟通的开始,在双方的交流中会涉及很多方面的内容,例如医师会接触到患者疾病、生活、工作等方面的大量资料,也包括一些患者的隐私。因此,在问诊中必须遵循以下医德要求。

1. 严肃认真,一丝不苟　这是医德的基本和主要内容。认真能给患者以信心,保证患者的合作,这样才能以科学的方式采集到完整、准确的病史资料。听患者诉说病情时,必须注意力集中、耐心倾听,显示出认真的态度和行为。

2. 尊重隐私,保守秘密　问诊是一个非常严肃的医疗行为,对患者提供的任何情况都只能作为解除患者痛苦的科学依据,而绝不能挪作他用。对患者本人或其家人的任何隐私,不能传播给无关的人,更不能嘲弄和讥笑患者。

3. 对老年人和儿童应特别关心　老年人和儿童有时不能像普通成人一样流畅地提供病史,也不能很好地理解医师的提问,医师应给予特别的关心。

4. 对患者应一视同仁　不能因为患者的经济状况、社会地位、文化程度、家庭背景、性别、年龄、种族等的不同而采用不同的态度和言行。对经济困难的患者,还应给予更多的关怀,对其处境给予更多的理解。对残障患者,绝不能有歧视的言行。

5. 对同道不随意评价　在病史采集过程中,患者会诉说其过去的诊疗经过,有时会对过去医师的诊断和/或治疗产生怀疑,甚至表达其不满和愤怒。在问诊时,不能随便附和,更不能在不明真相的情况下随意作评价,不能指责其他医师,更不能在患者面前诋毁其他医师。

6. 患者教育和健康指导　医师既重诊疗,也重预防。健康的维护是医师的职责,对患者进行健康教育是医师对社会、对大众的义务和责任,也是问诊的医德要求之一。

医德不只是医德理论的阐述和说教,更需要在临床实践中践行,并逐步养成医师对医德规范的尊重和认可,从而使医德规范成为其日后行医的准则和习惯。

（万学红）

第二章
问诊内容

【学习要点】

本章介绍问诊中的 10 项基本内容,重点是主诉和现病史。要在充分了解病情的基础上提炼出主诉;现病史则是本次患病的详细情况。

问诊内容包括:一般项目、主诉、现病史、既往史、系统回顾、个人史、月经史、婚姻史、生育史、家族史等 10 项。

(一) 一般项目

一般项目(general data)包括姓名、性别、年龄、民族、籍贯、住址、职业、婚姻、就诊或入院日期、记录日期、病史陈述者(本人/其他人,若为其他人则应注明与患者的关系)。其中,年龄要写具体年龄,不要写"儿童"或"成人";职业要写具体工种;住址要写现在的详细住址及邮编;有时还需要相关人员的联系方式。

(二) 主诉

主诉(chief complaint)是促使患者就诊的最主要症状/体征及其持续的时间。确切的主诉可初步反映病情轻重与缓急,并提示疾病发生在哪个或哪些器官、系统。"主诉"是医学术语,是医师在病史采集后,对患者提供的信息进行去粗取精,从现病史中提炼出的最能反映病情关键的一句话。主诉不一定是患者回答医师"您(主要是)哪里不舒服?"的第一句话,常常需要医师归纳总结和提炼。例如,一位 23 岁的男性患者来呼吸科就诊,开始时诉说"发热、咳嗽 1 周",同时提供的检验报告单显示血肌钙蛋白水平增高,医师补充询问病史,患者诉说还有"心跳间歇感 2 天",因自认为与发热和咳嗽无关,故医师问诊时并未主动提供,所以现在主诉应写为"发热、咳嗽 1 周,心悸 2 天",提示"心肌炎"。另一位 80 岁的男性患者同样诉说"发热、咳嗽 1 周",医师询问其病因与诱因时,患者回忆起 2 周前曾有呛食,医师结合其他病史资料,考虑为"吸入性肺炎",主诉应该为"呛食 2 周,发热、咳嗽 1 周"。因此,患者同样诉说"发热、咳嗽 1 周",但在医师全面系统地采集病史资料后,经过归纳和提炼,形成的主诉却可能不完全一致。

(三) 现病史

1. 主要临床表现 是与导致患者本次入院(就诊)的主要症状/体征相关的病史,通常包括病程、症状的性质、严重程度、发作频率、发作时的伴随症状、病因及诱因、变化情况、缓解方式及诊疗经过等。患者诉说的临床表现多为症状,如喘憋、腹痛、胸痛,但也可以是体征,如下肢按压后凹陷。医师需询问临床表现最早出现的时间,即病程。病程是患者本次就诊的主要症状/体征首次出现或本次加重的具体时间,有时需要精确到小时甚至分钟,如持续胸痛 1 小时。询问患者主要症状/体征的"性质""严重程度""发作频率",以及发作时的伴随症状。伴随症状常常是鉴别诊断的重要依据,或提示出现了并发症,有某症状/体征(阳性症状/体征)和无某症状/体征(阴性症状/体征)在疾病的鉴别诊断中同样重要。同时,要用开放性问题提问患者的"病因及诱因",如对于心力衰竭症状加重的患者,风湿性心脏瓣膜病是其"病因",而上呼吸道感染可能是本次心力衰竭加重的"诱因"。需询问临床表现的"变化情况",如有心绞痛病史的患者,此次发作持续时间长、疼痛程度重、舌下含服硝酸甘油不缓解,应考虑有心肌梗死的可能。又如慢性支气管炎合并肺气肿的患者,突然感到胸闷、胸痛、呼吸困难,并进行性加剧,应考虑有自发性气胸的可能。需询问患者主要症状/体征的"缓解方式",如胸闷发作后含服硝酸甘油数分钟胸闷可缓解,支持胸闷为"心绞痛"。询问"诊疗经过",即此次就诊前患者在其他医疗机构诊治的经过。需询问患者之前做过与本次主要临床表现有关的主要检查、诊断和治疗方法,以及治疗的效果,但不可用既往的诊断代替此次诊断。

2. 一般情况 除询问以上情况以外,还应询问患者发病以来的一般情况,如精神状态、食欲、大便、小便、睡眠情况和体重变化等。

总之,现病史(history of present illness)是记述患者患病后的全过程,问诊时应按照其起病情况与患病的时间、主要症状的特点、病因与诱因、病情的发展与演变、伴随症状、诊疗经过、病程中一般情况变化等内容采集现病史。

(四)既往史

既往史(past history)是指患者既往的健康状况,患过哪些主要疾病,特别是与现病史有密切关系的疾病。例如对慢性冠状动脉粥样硬化性心脏病和脑血管意外的患者,应询问过去是否有过高血压;对肝大的患者,应了解过去是否有过黄疸,还需询问传染病史,预防接种史,手术、外伤、输血、过敏史等。既往病史记录顺序一般按时间先后顺序排列。

询问患者既往所患疾病时,一般不直接问是否患过冠心病、消化性溃疡、消化道出血等,而是询问各系统疾病的常见临床表现,如是否曾有胸痛、腹痛、大便发黑等。现病史不要与既往史相混淆,如既往曾患过肺炎,已愈,此次又是肺炎,两次肺炎无因果关系,前者写入既往史,后者写入现病史;如果以消化性溃疡就诊,以前已有消化性溃疡的病史,则把消化性溃疡历次复发的病史均列为现病史,不应把前者误列为既往史。

(五)系统回顾

系统回顾(review of systems)由很长的一系列直接提问组成,用以保障搜集的病史资料的全面性和完整性,避免问诊过程中患者忽略、遗漏症状或未曾诊断的疾病。它可以帮助医师在短时间内,简明扼要地了解患者除现在所患疾病以外的其他各系统是否还有目前尚存在或已痊愈的疾病,以及这些疾病与本次疾病之间的关系。书写住院记录时,把与现患病相关的症状或疾病写入现病史,把已经治愈的疾病写入既往史。

1. 头颅五官 有无视力障碍、耳聋、耳鸣、眩晕、鼻出血、牙痛、牙龈出血及声嘶等。

2. 呼吸系统 有无咳嗽、咳痰、咯血、呼吸困难、胸痛、发冷、发热、盗汗和食欲缺乏等。

3. 循环系统 有无心悸、胸痛、头痛、头晕、晕厥、呼吸困难、咳嗽、咳痰、咯血、少尿、水肿、腹胀、右上腹痛等。有无风湿热、心脏疾病、高血压、动脉硬化等病史。女性患者应询问妊娠、分娩时有无高血压和心功能不全等情况。

4. 消化系统 有无腹痛、腹泻、恶心、呕吐、呕血、食欲改变、嗳气、反酸、腹胀、口腔疾病等。询问排便次数,粪便颜色、性状、量和气味,排便时有无腹痛和里急后重。有无发热与皮肤巩膜黄染。有无体力、体重的改变。

5. 泌尿生殖系统 有无尿痛、尿急、尿频和排尿困难;询问尿量和夜尿量,尿的颜色(洗肉水样或酱油色)、清浊度,有无尿潴留及尿失禁等。有无腹痛,疼痛的部位,有无放射痛。有无咽炎、高血压、水肿、出血等。尿道口或阴道口有无异常分泌物,外生殖器有无溃疡等。

6. 造血系统 皮肤黏膜有无苍白、黄染、瘀点、瘀斑、血肿,有无淋巴结、肝、脾大和骨骼痛等。有无乏力、头晕、眼花、耳鸣、烦躁、记忆力减退、心悸、舌痛、吞咽困难、恶心。询问营养、消化和吸收情况。

7. 内分泌系统及代谢 有无怕热、多汗、乏力、畏寒、头痛、视力障碍、心悸、食欲异常、烦渴、多尿、水肿等,以及有无肌肉震颤及痉挛。性格、智力、体格、性器官的发育情况,骨骼、甲状腺、体重、皮肤、毛发的改变。有无产后大出血。

8. 肌肉与骨骼系统 有无肢体肌肉麻木、疼痛、痉挛、萎缩、瘫痪等。有无关节肿痛、运动障碍、外伤、骨折、关节脱位、先天畸形等。

9. 神经系统　有无头痛、失眠、嗜睡、记忆力减退、意识障碍、晕厥、痉挛、瘫痪、视力障碍、感觉及运动异常。

10. 精神状态　有无情绪改变、焦虑、抑郁、幻觉、妄想、定向力障碍等,有时还应了解其思维过程、智力、自知力等。

(六) 个人史

个人史(personal history)包括社会经历、职业、习惯及嗜好、性病和冶游史等。

1. 社会经历　包括出生地、久居地、文化程度、经济条件、业余爱好等。不同传染病有不同潜伏期,应根据考虑的疾病,询问过去某段时间是否去过疫源地。

2. 职业　包括具体工种、劳动环境、接触有毒物质的种类及接触时间等。

3. 习惯及嗜好　包括饮食起居及卫生习惯、烟酒嗜好(每日量及持续时间)。

4. 性病、冶游史　有无不洁性生活史,是否患过淋菌性尿道炎、下疳、尖锐湿疣等。

(七) 月经史

月经史(menstrual history)包括月经初潮年龄,月经周期,行经期,月经量、色,经期反应,有无痛经和白带,末次月经时间,闭经日期,绝经年龄。

(八) 婚姻史

婚姻史(marital history)包括婚姻状况、该婚姻状况持续时间、配偶健康状况。如配偶已故,需写明死因、夫妻关系状况。

(九) 生育史

生育史(childbearing history)包括患者的妊娠与生育次数,人工或自然流产的次数,有无死产、手术产、围生期感染等情况。询问有无影响生育的疾病和服用影响生育的药物等。育有子女者则需询问子女的健康状况。

(十) 家族史

家族史(family history)包括一级亲属(如父母、同胞、子女)的健康状况、疾病状况及去世年龄和病因。如果怀疑患者患有遗传性疾病,应回溯并绘制三代家系(包括直系及旁系)。

问诊结束后,医师对问诊的内容进行整理分析、书面记载,包括患者病史、医师的诊断以及诊疗计划。病历具有法律效力,因此要如实记录,内容精确无误,字迹清晰可辨,要有签名及记录日期。疾病是患者的隐私,故医师应对患者的病史及病历内容保密。

(万学红)

第三章
问诊的方法及技巧

【学习要点】

问诊是医师的一项基本临床技能。除人们在日常生活中交流的一般方法外,因为职业要求,还要注意问诊的基本方法和技巧,构建良好的医患关系。

1. 问诊前的准备

(1)医师自身的准备:医师在接诊患者前应做好自身准备。衣着整洁得体,穿好白大衣并佩戴胸卡,不能穿拖鞋,不要佩戴过多的首饰以及化浓妆。接触患者前应先洗手,问诊前在患者面前应用快速洗手消毒液消毒双手,使患者感到医师对其的尊重。问诊时应站在患者右侧,充满自信,态度和蔼。

(2)尊重患者:进入病房前应先敲门。对成年患者应根据其社会角色使用不同的敬称(如王先生、王老师、王大爷、王老等)。若患者当时在进餐或有亲友探视,应与患者商议是否方便开始问诊。注意保护患者隐私,使其能够真实地表述病史,不可在患者不方便时强行问诊。

(3)问诊环境的选择:应尽量选择安静、舒适、患者可以采取坐位或卧位的环境。在门诊,医师与患者一般坐在同一高度水平,也可让患者的座位稍高于医师座位的水平。问诊时医师应面对患者,与患者进行眼神交流。医师与患者之间相距1m左右为宜。病房患者若取平卧位,应在病情允许的情况下,请患者取坐位或摇高床头,但要确保患者体位舒适。还应注意,如果问诊前放下了床挡,问诊后要及时还原。

2. 问诊过程中的注意事项 问诊前应先和患者打招呼,如"您好,请坐",并作自我介绍,说明来意,如"我是张医师,是您的主治医师,想来问问您的病情"。但在门诊,特别是专家门诊复诊时,医师往往对患者已熟识,这种环境下自我介绍可简化或略去。

问诊时应首先提出开放性问题,如"您今天为什么来看病?"请患者自己诉说病情,以便有助于患者真实表达本次就诊的最主要原因。随后仔细倾听,倾听过程中注意自己的态度和身体语言,可点头表示赞同或理解,与患者眼神适当交流可鼓励和安抚患者。尽量不打断患者的诉说,如果患者的诉说离题太远,要礼貌地引导。在患者诉说过程中医师应随时对所获取的信息去粗取精并整合分析,对未提及的、有助于诊断和鉴别诊断的细节应进一步提问。对于一些较为含糊的表述,如"经常""有时",医师应进一步确认,比如"您所说的经常是指一天/周/月/年发作几次?"

问诊结束前,医师应对问诊的内容进行小结,如有遗漏,此时还可补充提问。最后,一般可向患者提问:"您还有什么需要补充的吗?"问诊结束后对患者表示感谢。

3. 问诊中的"避免"与"切忌" 问诊过程中不正确的提问可能会得到错误的信息或遗漏重要的相关资料,为采集到尽可能完整和准确的病史,还应注意以下问题。

(1)避免"开门见山":如对有胸闷怀疑冠心病的患者,切忌指着患者的胸前区直接问"您是一活动这里就闷吗?"而是应该使用开放性提问"您哪里不舒服?"所以,病史采集开始时应先使用开放性问题,有助于了解患者的真正不适和需求,当情况基本了解后,需采集某些特定信息时,可使用封闭性提问。

(2)切忌"暗示诱导":如对一位因短暂意识丧失就诊的患者,当患者未提及就诊前的症状时,切忌直接问晕倒前是否心悸,而是要问"晕倒前有什么不舒服?"如仍未答是否存在心悸时,可再问

"您晕倒前胸部、腹部有什么不舒服吗？"

（3）切忌"专业术语"：不要直接向患者询问"您以前有冠心病吗？""冠心病"为专业术语，患者可能认为自己的胸部不适就是"冠心病"，进而回答"是"，但实际上很可能"不是"。此时医师需用患者可准确理解和回答的提问方式询问，如"您干家务或上3层楼时有什么不舒服吗？"方可获得准确的病史信息。

（4）切忌"重阳性表现，轻阴性表现"：阴性表现与阳性表现同样重要，也应询问并记录，以作为鉴别诊断的重要参考资料。如胸痛患者不伴随反酸、胃灼热等症状，可作为鉴别消化系统疾病所致胸痛的重要依据。

（5）切忌"态度冷漠、傲慢"：问诊时医师要和蔼、耐心，要有同理心（又称为换位思考、共情）。在充分了解患者的工作、种族、经济及文化背景的基础上，可以通过一些言语让患者知道医师能理解其处境和痛苦，如"我能想象这的确令您十分痛苦。"患者在陌生的环境里，面对陌生的医师和自己不擅长的领域时，很可能会茫然无措，此时需要医师以言语或肢体语言表示鼓励，使患者放松。当患者可能不知如何表达、出现诉说的停顿时，医师不要急躁，可给患者留有恰当的思考问题的时间。

（6）切忌"只听不想"：如当心悸、出汗、消瘦来诊的患者就诊于心内科，患者反复诉说心悸发作过程，不能因患者描述心悸并就诊于心内科，医师就主观判断患者心悸一定是由心源性疾病所致。有时患者所诉说就诊的原因未必是主要疾病，医师应全面分析患者所提供的信息，考虑该患者还可能为甲状腺功能亢进症所致心悸，并引导患者就甲状腺功能亢进症相关的疾病特点继续进行问诊，如"我明白您说的了。另外，我想问问您体重有变化吗？您的饮食有变化吗？""边听边想"要贯穿于问诊全过程，这是医师的专业知识与临床诊断思维指导诊疗实践的反映。

4. 医患沟通技巧　问诊中要充分考虑和采用医患沟通的一些通用的基本技巧，可以归纳为"123456"。

（1）一个根本：诚信、尊重、同情、耐心。

（2）两个技巧：倾听，多听患者或家属说几句话，不要轻易打断；介绍，多对患者或家属说几句话，尽量解释清楚让患者或家属明白。

（3）三个掌握：掌握患者的病情、检查结果和治疗情况；掌握患者医疗费用的使用情况；掌握患者社会心理状况。

（4）四个留意：留意患者的情绪状态；留意患者和家属受教育程度及对医患交流的感受；留意患者对病情的认知程度和对医患交流的期望值；留意医师自身的情绪反应，学会自我调节或自我控制。

（5）五个避免：避免强求患者当时接受事实；避免使用易刺激患者情绪的词语和语气；避免使用患者和家属不易听懂的专业词汇；避免刻意或强行改变患者的观点；避免压抑患者的情绪。

（6）六种交流沟通的方式：即预防为主的针对性沟通、改变交流对象的沟通、集体沟通、书面沟通、协调统一的沟通和实物对照的沟通。

除理论学习外，掌握问诊的方法和技巧还必须要大量地实践学习，并在临床诊疗实践中不断总结和提高。

（万学红）

第四章
重点问诊的方法

【学习要点】

本章介绍在哪些情况下可以进行重点问诊,重点问诊在内容和方法上的特殊性,以及有效进行重点问诊的原则。

重点问诊即重点的病史采集,是指针对就诊的最主要或"单个"问题(现病史)进行问诊,并采集除现病史以外的其他病史部分中,与该问题密切相关的资料。要采集重点病史,要求医师已经深入学习和掌握全面问诊的内容和方法,具有丰富的病理生理学和疾病的知识,具有病史资料分类和提出诊断假设的能力。需要进行重点病史采集的临床情况主要是急诊和门诊患者。重点的病史采集不同于全面的病史采集过程,是医师基于患者表现的问题及其紧急程度,选择那些对解决该问题所必需的内容进行问诊,所以重点的病史采集是以一种较为简洁的形式和调整过的顺序进行的。但问诊仍必须获得主要症状的以下资料:全面的时间演变和发生发展情况,即发生、发展、性质、强度、频度、加重和缓解因素及相关症状等。通常患者的主要症状或主诉提示了需要作重点问诊的内容。因此,随着问诊的进行,医师逐渐形成诊断性假设,判断该患者可能是哪些器官系统患病,再进行重点和深入的询问,并由此考虑下一步在既往史、个人史、家族史和系统回顾中,选择相关内容进行问诊,而医师可以有选择性地省掉那些对解决本次就诊问题无关的病史内容。

一旦明确现病史的主要问题指向了某(或某些)器官系统,医师经过临床诊断思维的加工就会形成诊断性假设,就应重点对该系统的内容进行全面问诊,通过直接提问采集有关本系统中,疑有异常的更进一步的资料,对阳性的回答就应如上一章所述的方法进行问诊,而阴性症状也应记录下来。阴性症状是指缺少能提示诊断假设的该器官系统受累的症状。例如一位主要问题是呼吸困难的患者,心血管和呼吸系统疾病是其主要的原因,因此与这些系统和器官相关的其他症状就应包括在问诊之中,如询问有无劳力性呼吸困难、端坐呼吸、夜间阵发性呼吸困难、胸痛、心悸、踝部水肿,或有无咳嗽、喘息、咯血、咳痰和发热等,还应询问有无哮喘或其他肺部疾病的历史。对阳性回答,应分类并按恰当的发生时间顺序记录;阴性的回答即阴性症状,对其也应加以分类并记录。这对明确诊断或鉴别诊断很有意义。

采集既往史是为了能进一步解释目前的问题或进一步证实诊断性假设,如针对目前考虑的受累器官系统,询问是否患过疾病或是否做过手术,过去是否有过该病的症状或类似的症状。如果是,应该询问:当时的病情怎么样? 诊断是什么? 结果怎么样? 不必询问全面系统的既往史,除非医师认为这样对解决目前问题很有帮助。但一般说来,药物(包括处方药和非处方药)和过敏史对每个患者都应询问。

是否询问家族史或询问家族史中的哪些内容,取决于医师的诊断性假设。个人史的情况也相同,如一位呼吸困难的患者,应询问有无吸烟史或接触毒物的历史,不管回答是阳性还是阴性,都能提供有用的资料。

对每个患者几乎都应询问一般情况,如年龄、职业、生活状况、近来的精神状态和体力情况。

建立诊断性假设并不是要在问诊中先入为主,因为问诊本身就是采集的客观资料与医师的主观分析不断相互作用的过程。建立假设、检验假设和修正假设都需要医师积极的思维活动。这一过程是对医师的挑战,也会因探索到疾病的本质而给医师带来满足感。医师的认知能力和整合资料的能力将决定其病史采集的质量。较好地完成重点的病史采集以后,医师就有条件选择重点的体格检查项目,以便获得更多的支持、修改或否定诊断性假设的资料。

(万学红)

第五章
特殊情况的问诊技巧

【 学习要点 】

本章介绍患者缄默与忧伤、焦虑与抑郁、多话与唠叨等特殊情况下的一些问诊技巧。除理论学习外,还重点要在以后的实践中不断总结并提高相关技能。

1. **缄默与忧伤**　患者有时缄默不语,甚至不主动诉说其病史,并不意味着患者没有求医动机和内心体验。因此,一方面,医师应注意观察患者的表情、目光和身体姿势,为可能的诊断提供线索;另一方面,也要以尊重的态度,耐心地向患者表明医师理解其痛苦,并通过言语和恰当的躯体语言给患者以信任感,鼓励其客观地诉说病史。有时医师所提的问题触及患者的敏感方面而使其伤心;也可能由于问题未切中要害,或提问具有批评性使患者沉默或不悦;或因医师用过多、过快的直接提问,使患者惶惑而被动,医师对这些都应及时察觉,并予以避免。如患者因生病而伤心或哭泣,情绪低落,医师应予安抚、理解并适当等待,减慢问诊速度,使患者情绪稳定后继续询问。

2. **焦虑与抑郁**　应鼓励焦虑患者说出其感受,注意其语言和非语言的异常线索,确定问题性质,并给予患者以宽慰,如说"不用担心,一切都会好起来的"这一类话时,首先应了解患者的主要问题,确定表述的方式,以免适得其反,使患者产生抵触情绪,令交流更加困难。抑郁是最常见的临床问题之一,且易于忽略,应予以特别重视。如询问患者平时的情绪如何,对未来、对生活的看法,如疑有抑郁症,应按精神科要求采集病史和进行精神检查。

3. **多话与唠叨**　医师一个问题引出患者一长串答案,由于时间的限制及患者的回答不得要领,常使病史采集不顺利。对此,应注意以下技巧:一是提问应限定在主要问题上;二是根据初步判断,在患者提供不相关的内容时,巧妙地打断;三是让患者稍休息,同时仔细观察有无思维奔逸或混乱的情况,如有,应按精神科要求采集病史和进行精神检查;四是分次进行问诊、告诉患者问诊的内容及时间限制等,但均应有礼貌,切勿表现得不耐烦而失去患者的信任。

4. **愤怒与敌意**　患病和缺乏安全感的人可能表现出愤怒和不满,而且有时患者也不知道为什么愤怒和愤怒的具体对象。可能指向医师,仅因为医师在其面前或提醒其想到了自己的不适感觉,或者他们认为向医师(尤其是年轻医师)表示愤怒更安全。如果患者认为医师举止粗鲁、态度生硬或语言冲撞,更可能使患者愤怒或怀有敌意。不管对以上哪种情况,医师一定不能发怒,也不能认为自己受到侮辱而耿耿于怀,应采取坦然、理解、不卑不亢的态度,尽量了解患者发怒的原因,注意切勿因此迁怒他人或医院其他部门。询问应该缓慢而清晰,内容主要限于现病史,对个人史及家族史或其他比较敏感的问题,询问要十分谨慎,或分次进行,以免触怒患者。

5. **多种症状并存**　有的患者多种症状并存,似乎医师问及的所有症状都有,尤其是慢性过程又无重点时,应注意在其描述的大量症状中抓住关键、把握实质。另外,在注意排除器质性疾病的同时,亦考虑其可能的精神性因素,一经核实,不必深究,必要时可建议其作精神检查。但医师在判断功能性问题时要特别谨慎。

6. **说谎和对医师不信任**　患者有意说谎是少见的,但患者对所患疾病的看法和知识背景会影响其对病史的诉说,如患者的叔父死于胃癌,那患者可能将各种胃病都视为一种致命性疾病,而把病情诉说得很重。有的患者求医心切,可能夸大某些症状,或害怕面对可能的疾病而淡化甚至隐瞒某些病史。医师应判断和理解这些情况,给予恰当的解释,避免记录不可靠或不准确的病史资料。对某些症状和诊断,患者常感到恐惧,恐惧各种有创性检查、恐惧疾病的后果或许多难以预料的情况。恐惧会改变人的行为,一些患者对过去信任的环境也变得不信任。有时医师能感觉到患者对其不信任和说谎,此时不必强行纠正,但若根据观察、询问,了解了患者有说谎的可能时,应认真对待,待患者情绪稳定后再进行询问。若有人没病装病或怀有其他非医学上的目的有意说谎时,医师应根据医学知识综合判断,予以鉴别。

7. 文化程度低下和语言障碍　文化程度低下一般不妨碍其提供适当的病史,但患者理解力及医学知识贫乏可能影响回答问题及遵从医嘱。问诊时,语言应通俗易懂,减慢询问速度,注意必要的重复及核实。患者通常对症状的耐受力较强,不易主动诉说;对医师的尊重及环境的生疏,使患者通常表现得过分顺从,有时对问题回答 "是",是一种礼貌和理解的表示,实际上可能并不理解,也不一定是同意或肯定的回答,对此应特别注意。

语言不通者,最好有他人翻译,并请其如实翻译,勿带倾向性,更不应只是解释或总结。有时体态语言加上不熟练的语言交流也可抓住主要问题,此时反复核实显得尤为重要。

8. 重危和晚期患者　重危患者需要高度精炼的病史及体格检查,并可同时进行。病情重危者反应变慢,甚至迟钝,医师不应催促患者。经初步处理,待患者病情稳定后,医师再详细询问病史。重症晚期患者可能因治疗无望有拒绝、孤独、违拗、懊丧、抑郁等情绪,应特别予以关心,引导其作出反应。对诊断、预后等回答应恰当和力求中肯,避免造成伤害,更不要与其他医师的回答发生矛盾。如不清楚、不理解,应妥善交代或作出适当许诺,待以后详细说明。亲切的语言、真诚的关心、表示愿在病床旁多待些时间,对患者都是极大的安慰和鼓励,更有利于获取准确而全面的信息。

9. 残障患者　残障患者在接触和提供病史上较其他人更为困难,除了需要更多的同情、关心和耐心之外,还需要花更多时间采集病史。

对听力障碍患者或聋哑人,相互理解常有困难,可用简单明了的手势或其他身体语言;谈话应清楚、大声,态度应和蔼、友善;可请患者亲属、朋友解释或代述,同时注意患者表情。必要时作书面提问,进行书面交流。

对视障患者,应给予更多的安慰,先向患者自我介绍及介绍现场情况,搀扶患者就座,尽量保证患者舒适,这有利于减轻患者的恐惧,获得患者的信任。告诉患者其他现场人员和室内家具或装置,仔细倾听其诉说,并及时作出语言的应答,使患者更放心与配合。

10. 老年人　年龄一般不妨碍提供病史,但因体力、视力、听力的减退,部分患者反应缓慢或思维障碍,可能对问诊产生一定的影响。应注意以下技巧:先用简单清楚、通俗易懂的一般性问题提问;减慢问诊进度,使患者有足够时间思索、回忆,必要时作适当的重复;注意患者的反应,判断其是否听懂,有无思维障碍、精神失常,必要时向家属和朋友采集补充病史;耐心仔细地进行系统回顾,以便发现重要线索;仔细询问既往史及用药史,重点询问个人史中的嗜好、生活习惯改变;注意精神状态、外貌言行、与家庭及子女的关系等。

11. 儿童　儿童多不能自述病史,需由家长或保育人员代述。所提供的病史材料是否可靠,与他们观察儿童的能力、接触儿童的密切程度有关,对此应予注意并在病历记录中说明。采集病史时应注意态度和蔼,体谅家长因子女患病而引起的焦急心情,认真地对待家长所提供的每个症状,因家长最了解情况,最能早期发现病情的变化。对 5 岁以上的儿童,可让其补充一些有关病情的细节,但应注意记忆及表达的准确性。有些儿童由于惧怕住院、打针等而不肯实说病情,在与他们交谈时仔细观察并全面分析,有助于判断其可靠性。

12. 精神障碍患者　患者自知力属于自我意识的范畴,是人们对自我心理、生理状态的认识能力,在医学上表示患者对自身疾病的认识能力。对有自知力的精神疾病患者,问诊对象是患者本人。对缺乏自知力的患者,其病史是通过家属或相关人员获得的。由于不是本人的患病经历和感受,且家属对病情的了解程度不同,有时家属会提供大量而又杂乱无章的资料,医师应结合医学知识综合分析,归纳整理后记录。对缺乏自知力的患者的交谈、询问与观察属于精神检查的内容,但有时所获得的一些资料可以作为其病史的补充。

（万学红）

思考题

1. 问诊的内容包括哪些项目?
2. 对老年患者进行问诊时,有哪些注意事项?

第三篇
体 格 检 查

扫码获取
数字内容

    体格检查是医师一项重要的临床基本功,检查结果是疾病诊断和鉴别诊断重要而特异的客观证据,也是进一步选择实验室检查和特殊检查项目,以协助诊断的依据。

    本篇介绍了体格检查的重要性和对检查者职业素质要求,以及基本体格检查方法,包括视诊、触诊、叩诊、听诊、嗅诊,并全面系统地讲述了这些检查方法在全身各部位体格检查中的具体应用及临床意义。体格检查的课程学习需要了解各项检查的注意事项,熟练掌握各种体格检查的操作方法并了解异常检查结果的临床意义。

第一章
体格检查的重要性与职业素质要求

【学习要点】

体格检查是医师运用自己的感官和借助于简便的检查工具,客观地了解和评估身体状况的基本的检查方法,是重要的临床基本功。通过体格检查所发现的异常征象可以在一定程度上反映疾病的病理变化,同时也是进一步选择实验室检查和特殊检查项目,以协助诊断的主要依据。医学生在学习体格检查的过程中,首先在思想上要做到严肃认真、一丝不苟,勤学苦练、精益求精,实事求是、客观记录,知行合一、手脑并用,同时在检查过程中需要严格遵守职业道德规范、检查流程。

第一节　体格检查的重要性

体格检查(physical examination)是指医师运用自己的感官和借助于简便的检查工具(如体温计、血压计、听诊器、叩诊锤、检眼镜等),客观地了解和评估患者身体状况的一系列基本的检查方法。医师根据全面体格检查的结果,提出对患者健康状况和疾病状态的临床判断,称为检体诊断(physical diagnosis)。许多疾病通过体格检查再结合病史采集就可以作出临床诊断。通过体格检查所发现的异常征象称为体征(sign)。体征可以在一定程度上反映疾病的病理变化,是疾病诊断和鉴别诊断重要而特异的客观证据,同时也是进一步选择实验室检查和特殊检查项目,以协助诊断的主要依据。

在问诊时,可了解到患者主观感觉的异常,收集到诊断疾病的一些线索,由此构思如何进行深入的实践,去获得有关诊断疾病的更多资料。体格检查正是在问诊的基础上进行的,不仅应进行全面系统的检查,还应根据患者的陈述有的放矢、重点深入检查,由此可以获得客观的临床资料作为诊断疾病的重要依据。这些资料或体征,有的是对问诊发现和印象、假设的核实和补充,称为阳性发现;有的并无相关异常,是阴性结果,由此促使医师寻找进一步诊断疾病的依据。体格检查的最大特点在于客观,用实证取代印象,用事实取代臆断,这些客观存在的体征,应能在同样条件下被同行重复,因而成为诊断疾病的重要条件。例如,患者有反复发作的呼气性呼吸困难,肺部听诊有弥漫性哮鸣音时,可诊断支气管哮喘;在心尖区触及舒张期震颤和闻及舒张期隆隆样杂音,可明确判断为二尖瓣狭窄;触及骨擦感及听到骨擦音,可以准确地诊断骨折。

体格检查的内容、顺序和方法是医学经过多年的发展,通过反复实践—认识—再实践—再认识,不断锤炼、总结的经验和规律,有其深厚的科学背景和应用价值,由此形成现代临床医学行医的行规和准则,也是临床诊断的重要组成部分,不容轻易更动和改变。因此学生需认真学习其理论基础和方法技巧,在实践中严格遵循、认真模仿,才能掌握其精髓、应用于实践,在体格检查中获得客观而准确的资料。体格检查与问诊一样,都是临床诊断的初步阶段,由此得出初步的临床诊断。有的疾病病程短,临床表现典型,可由此确定诊断、着手治疗;有的疾病可由此计划进行进一步检查或诊断性试验,以证实或排除初步诊断;有的疾病可能需通过诊断性治疗,观察治疗反应再予确诊。在临床随访观察中,反复的检查可以发现体征的变化或某些新的体征,由此启迪临床诊断思维,有利于纠正或补充临床诊断,也有利于疾病转归或预后的判断。因此,体格检查是临床诊断的重要手段和必由之路。本篇的教学内容在临床诊断学中篇幅最大、课时最长,应予充分重视。

体格检查的过程也是医患沟通的过程。和蔼的态度、正确的手法、熟练的技能和良好的互动，无疑对建立良好医患关系极为有帮助。在此过程中，医师还可对患者的一般资料加以核实，进行系统回顾、补充问诊，以及对患者进行教育和提出建议等。因此体格检查是医疗活动不可或缺的诊断手段，其重要性远远超过检体诊断本身。医学科学发展到今天，虽然已有多种先进的、精确的辅助检查措施协助临床诊断，但是体格检查和问诊一样，作为临床实践的第一步，其所获得的资料始终对临床诊断具有最为重要的和不可替代的作用。

第二节　体格检查的职业素质要求

第二篇第一章问诊的重要性和医德要求从职业道德的高度提出的职业素质要求同样也适用于体格检查。由于体格检查的特殊性、操作的技艺性和判断的经验性等，在此还需特别强调以下四点。

1. **严肃认真、一丝不苟**　体格检查中各器官系统的检查内容、顺序、方法等都是多年临床实践经验的总结，也是完成健康评估和完整病历记录的依据，体格检查的发现需要在病历中进行记录，且具有法律效力，因此必须严肃认真、一丝不苟。体格检查的内容丰富、条目繁多，对初学者而言无疑显得冗长而烦琐，但采用各种方式分段学习、逐一消化，是可以以简驭繁、全部掌握的。掌握的深度与广度体现学生的学习质量，认真的学习、反复的实践可以及早达到学习要求。初学者更应从一开始就注重这一临床基本功的训练。

2. **勤学苦练、精益求精**　体格检查方法的技术性很强，各种方法均有其科学原理和行规准则，学生应从训练之初深入理解、勤学苦练，学到"原汁原味"的检查方法和技巧。医师在检查中的一举一动、一招一式，都是职业素养和学术背景的体现。正确的检查可获得有价值的体征，如心脏杂音、腹部包块的发现，无疑对诊断疾病具有重要意义。初学者应通过教师传授、录像示范、互动切磋和反复磨炼获得各种手法的"真传"，并不断实践，练就正确、协调、灵活、轻柔的检查技巧，力戒任何走样的或错误的手法。

3. **实事求是、客观记录**　体格检查主要是为了发现对诊断有价值的客观表现，客观存在是其精髓。初学者在检查时必须通过自己的检查和判断，确定发现了什么、正常还是异常、有何临床意义，在此，疏漏和错误是难免的，因此，要求学生如实记录检查中的发现，没有检查到的就应及时补充，不能主观臆造，也不能熟视无睹或视而不见，这就是坚持客观性和实事求是的原则。在北京协和医院流传着这样一个故事，著名内科学家邓家栋教授在实习时，对一位咯血患者进行心脏检查，发现了心脏舒张期杂音，将其记录下来并汇报给上级医师，开始未得证实，经反复核实，确定了该杂音的存在和变异性，使"左心房黏液瘤"的诊断得以成立，这说明实事求是、客观记录的意义重大。

4. **知行合一、手脑并用**　体格检查的内容和方法都有其深厚的学理背景，学生学习这些技能不能只知其然，而应知其所以然，应联系基础知识，深入了解检查的科学含义。在体格检查中应边查边想，开动脑筋，深入到体征的病理学深度，由此归纳出具有诊断价值的信息，结合问诊和其他检查，必要时应用特殊的手法技巧，获取更有价值的资料，提出合理的诊断假设和进一步检查的措施。

总之，要想熟练地进行全面、有序、重点、规范、正确的体格检查，既需要扎实的医学知识，更需要反复的临床实践和丰富的临床经验。体格检查既是诊断疾病的必要步骤，也是临床经验的积累过程，还是与患者交流、沟通、建立良好医患关系的过程。医学生在临床实践之初，就应从职业素质的高度严格要求自己，学好体格检查这一临床基本技能，形成良好的行为规范和职业习惯，并在今后的临床实践中传承沿革，灵活应用。

根据临床情景和目的的不同，体格检查可大致分为全身体格检查和重点体格检查。前者为对住院患者所要求的全面系统的体格检查，检查结果记入住院病历之中；后者主要应用于急诊、门诊和专科疾病的检查。前者是后者的基础。初学者自然是从学习全面系统的体格检查开始，以后才会进行重点体格检查。

体格检查时应注意：①以患者为中心，关心、体贴、理解患者，体现高度的责任感和良好的医德修养。②检查室内温度适宜，环境安静，光线适当。③医师一般站在患者右侧，着装整洁，仪表端庄，举止大方，态度诚恳和蔼。④检查前礼貌地向患者介绍自己的身份及进行体格检查的原因、目的和要求，以便取得患者的密切配合。⑤检查前后医师应洗手或用消毒液擦手，必要时可穿隔离衣，戴口罩和手套，并做好消毒、隔离工作，以避免交叉感染。⑥按一定的顺序进行体格检查。通常首先进行生命体征和一般检查，然后检查头、颈、胸、腹、脊柱、四肢和神经系统等，必要时进行生殖器、肛门和直肠检查。养成按顺序检查的习惯，可以避免不必要的体位变动，避免不必要的重复和遗漏。检查手法规范，注意左右及相邻部位的对比。检查中注意保护患者隐私，依次充分暴露各被检查部位，该部位检查完毕即行遮蔽。⑦体格检查力求系统、全面，同时重点突出。根据病情轻重、避免影响检查结果等因素，也可调整检查内容和顺序，利于及时抢救和处理患者。待病情好转后，进行必要的补充检查。⑧检查结束后应对患者的配合与协作表示感谢，与患者简短交流，说明体格检查的发现，但初学者应注意资料的准确性，掌握沟通的分寸。⑨检查结果准确判断，如实记录，并应根据病情变化及时进行复查，以利补充和修正诊断。

（刘劲松）

思考题

1. 试述体格检查的重要意义。
2. 如何做好体格检查？

第二章

基本检查方法

【学习要点】

本章介绍体格检查的基本方法,包括视诊、触诊、叩诊、听诊及嗅诊,以及检查时的注意事项、正常体格检查结果及典型异常结果的临床意义。

体格检查的基本检查方法有五种:视诊、触诊、叩诊、听诊、嗅诊。体格检查的过程中医师除运用自己的感官外,常需借助于简便的检查工具(表 3-2-1,图 3-2-1)。

表 3-2-1　体格检查常用的工具和物品

分类	工具和物品
必要的	体温计,听诊器,血压计,压舌板,手电筒 叩诊锤,检眼镜,直尺,卷尺,大头针或别针,棉签、记号笔
备选的	近视力表,检耳镜,检鼻镜,鹅颈灯,音叉(128Hz、512Hz) 裂隙灯,纱布,胶布,手套,润滑油

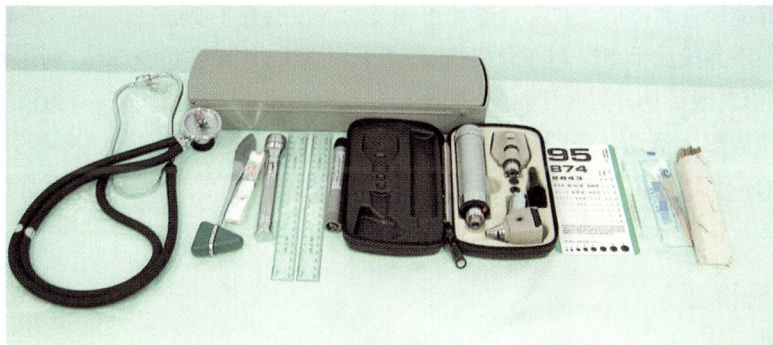

图 3-2-1　体格检查常用的工具和物品

第一节　视　　诊

视诊(inspection)是医师用眼睛观察患者全身或局部表现的一种诊断方法。

视诊体现医师的观察判断能力,通过敏锐的视诊,结合渊博的医学知识,可大致判断有无疾病、可能的疾病类型和性质,以及疾病的严重程度。

视诊包括全身视诊和局部视诊。

全身视诊可用于全身一般状态和许多体征的检查,如年龄、发育、营养、意识、精神、面容、表情、体位、姿势、步态等。某些疾病的重要征象,如重症哮喘的喘息状态、充血性心力衰竭的劳力性呼吸困难、严重循环衰竭的肢端发绀,即可由视诊时的第一印象而得到启示。

　　局部视诊可以了解患者身体各部分的改变,如皮肤、黏膜、眼、耳、鼻、口、舌、头颈、胸廓、腹形、肌肉、骨骼、关节外形等。特殊部位的视诊,如眼底、鼓膜、喉、支气管等,需借助于某些器械如检眼镜、检耳镜、内镜等协助检查。

　　不同部位的视诊内容和方法不同,但视诊简单易行,适用范围广,常能提供重要的诊断资料和线索,有时仅用视诊就可明确一些疾病的诊断。然而,视诊又是一种常常被忽略的诊断和检查方法。只有在丰富的医学知识和临床经验的基础上才能减少和避免视而不见的现象;只有反复临床实践,才能形成深入、细致、敏锐的观察能力;只有将视诊与其他检查方法紧密结合,将局部征象与全身表现结合,才能发现并确定具有重要诊断意义的临床征象。

第二节　触　　诊

　　触诊(palpation)是医师通过手接触被检查部位时的感觉进行判断的一种诊断方法。

　　触诊可以进一步检查视诊发现的异常征象,也可以发现视诊所不能明确的体征,如体温、湿度、压痛、波动、震颤、摩擦感以及包块的位置、大小、轮廓、表面性质、硬度、移动度等。触诊的适用范围很广,身体各部位均可采用触诊检查,腹部的触诊尤为重要。

　　手的感觉以指腹和掌指关节部掌面的皮肤最为敏感,如指腹对于触觉较为敏感,掌指关节部掌面对震动较为敏感,手背皮肤对于温度较为敏感,因此触诊时多用这些部位。

　　触诊时,由于检查的部位和目的不同,施加的压力有轻有重,并需要患者采取适当的体位予以配合,因此,触诊可分为浅部触诊法和深部触诊法。

一、浅部触诊法

　　浅部触诊法(superficial palpation)适用于体表浅在病变、关节、软组织,以及浅部的动脉、静脉、神经、阴囊和精索等的检查和评估。浅部触诊法可触及的深度约为1~2cm。

　　触诊时,将一手并拢的手指尺侧部分或指腹,而不用指尖,放在被检查部位,利用掌指关节和腕关节的协同动作以旋转或滑动方式轻压触摸(图3-2-2)。避免用指尖猛戳腹壁。检查每个区域后,手应抬起,不要在整个腹壁上滑动。浅部触诊一般不引起患者痛苦或痛苦较轻,也多不引起肌肉紧张,因此有利于检查腹部有无压痛、抵抗感、搏动、包块和某些肿大脏器等。浅部触诊也常在深部触诊前进行,有利于患者做好接受深部触诊检查的心理准备。

二、深部触诊法

　　深部触诊法(deep palpation)主要用于检查和评估腹腔病变和脏器情况。深部触诊法可触及的深度多在2cm以上,有时可达4~5cm。检查时可用单手或两手重叠,由浅入深,逐渐加压以达到深部触诊的目的(图3-2-3)。

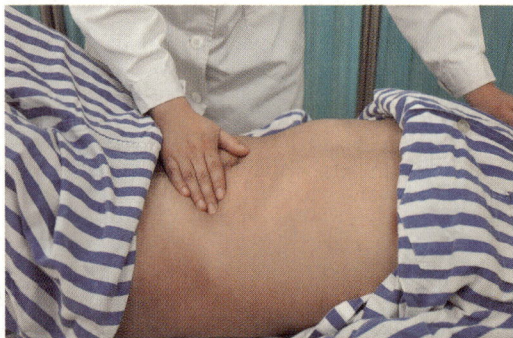

图 3-2-2　浅部触诊法

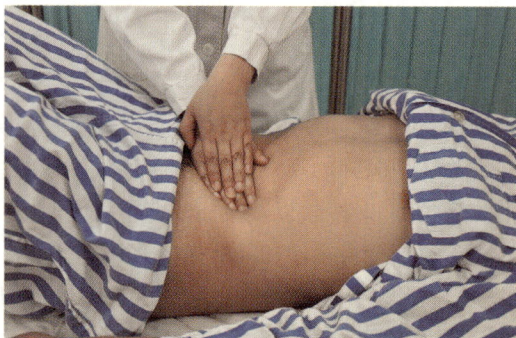

图 3-2-3　深部触诊法

根据检查目的和手法的不同可分为以下几种。

1. 深部滑行触诊法（deep slipping palpation）　检查时嘱患者张口平静呼吸，或与患者谈话以转移其注意力，尽量使腹肌松弛。医师将右手并拢的中间三指平置于腹壁上，以指端逐渐触向腹腔的脏器或包块，在被触及的包块上作上、下、左、右滑动触摸，如为肠管或索条状包块，应在与其长轴相垂直的方向进行滑动触诊。此种触诊法常用于腹腔深部包块和胃肠病变的检查。

2. 双手触诊法（bimanual palpation）　将右手并拢的中间三指平置于腹壁上，左手掌置于被检查脏器或包块的背后部，并向右手方向托起，使被检查的脏器或包块位于双手之间，并更贴近体表，配合患者的腹式呼吸，有助于右手触诊检查。此种触诊法常用于肝、脾、肾和腹腔肿物的检查。

3. 深压触诊法（deep press palpation）　用一个或两至三个并拢的手指逐渐深压腹壁被检查部位，用于探测腹腔深在病变的部位或确定腹腔压痛点，如阑尾压痛点、胆囊压痛点、输尿管压痛点等。检查反跳痛时，在手指深压的基础上稍停片刻，约 2~3 秒，迅速将手抬起，并询问患者是否感觉疼痛加重或观察患者是否出现痛苦表情。

4. 冲击触诊法（ballottement）　亦称浮沉触诊法。检查时，将右手并拢的中间三指取 70°~90°角，置于腹壁相应检查部位，做数次急速而较有力的冲击动作，在冲击腹壁时指端会有腹腔脏器或包块浮沉的感觉（图 3-2-4）。此种触诊法一般只用于大量腹腔积液时肝、脾及腹腔包块难以触及者。因急速冲击时可使在脏器或包块表面的积液暂时移去，脏器及包块随之浮起，故指端易于触及肿大的肝脾或腹腔包块。冲击触诊会使患者感到不适，操作时应避免用力过猛。

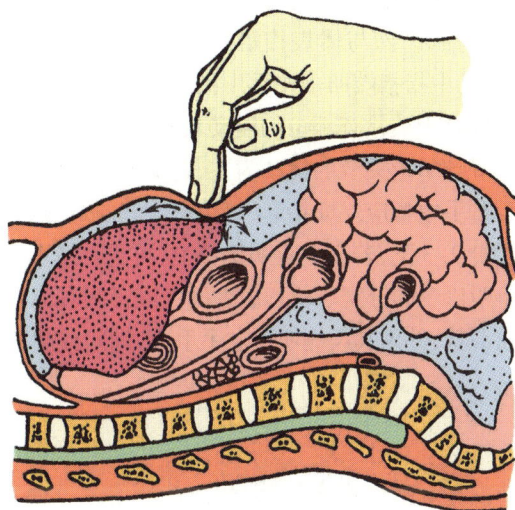

触诊注意事项：①检查前医师应向患者讲清触诊的目的，消除患者的紧张情绪，取得患者的密切配合。②医师的手应温暖，手法应轻柔，以免引起肌肉紧张影响检查效果。在检查过程中，应随时观察患者表情。③患者需采取适当体位，以获得满意的检查效果。通常取仰卧位，双手置于体侧，双腿稍屈，腹肌尽可能放松。有时检查肝、脾、肾时也可嘱患者取侧卧位。④检查腹部前，应嘱患者排尿，以免充盈的膀胱影响触诊或被误认为腹腔包块，有时也需排便后检查。⑤触诊时医师应手脑并用，边检查边思索。应注意病变的部位、特点、毗邻关系，以明确病变的性质和来源。

图 3-2-4　冲击触诊法

第三节　叩　　诊

叩诊（percussion）是医师用手指叩击身体表面某一部位，使之震动而产生音响，根据震动和音响的特点来判断被检查部位的脏器状态及病变性质的一种诊断方法。

叩诊通过由手指触觉所获得的感觉以及由听觉所接收的声音的大小和强弱，从而获得器官或组织结构变化的信息，叩诊在胸、腹部检查中尤为重要。通过叩诊胸壁所产生的震动，能判断深达 5~7cm 肺组织的病变。叩诊常用于确定肺尖宽度、肺下界定位、胸膜病变、胸膜腔积液多少或气体有无、肺部病变范围与性质、纵隔宽度、心界大小与形状、肝脾的边界、腹腔积液有无与多少，以及子宫、卵巢是否增大，膀胱有无充盈等情况。另外，用手或叩诊锤直接叩击被检查部位，诊察反射情况和有无疼痛反应也属叩诊范畴，如用手直接拍击胸部、腹部、背部，用叩诊锤叩击肌腱、脊椎棘突等。

NOTES

一、叩诊方法

根据叩诊目的和叩诊手法的不同可分为直接叩诊法和间接叩诊法。

(一) 直接叩诊法

医师用右手并拢的中间三指掌面直接拍击被检查部位,借助于拍击的反响和指下的震动感来判断病变情况的方法称为直接叩诊法(direct percussion)(图 3-2-5)。该法适用于胸部和腹部范围较广泛的病变,如胸膜粘连或增厚、大量胸腔积液或腹腔积液及气胸等。

(二) 间接叩诊法

间接叩诊法(indirect percussion)为临床应用最多的叩诊方法。医师将左手中指第二指节(亦称板指)紧贴于叩诊部位,其他手指稍微抬起,勿与体表接触;右手手指自然弯曲,用中指指端叩击左手中指末端指关节处或第二节指骨的远端,因该处易与被检查部位紧密接触,而且对于被检查部位的震动较敏感。叩击方向应与叩诊部位的体表垂直(图 3-2-6)。叩诊时应以腕关节与掌指关节的活动为主,避免肘关节和肩关节参与运动。叩击动作灵活、短促、富有弹性。叩击后右手中指应立即抬起,以免影响音响的振幅与频率而使叩诊音不易判断。在同一叩诊部位可连续叩击 2~3 下,若未获得明确音响,可再连续叩击 2~3 下。应避免不间断地连续快速叩击,因为这不利于叩诊音的分辨。检查患者肝区或肾区有无叩击痛时,医师可将左手手掌平置于被检查部位,右手握成拳状,并用其尺侧叩击左手手背,询问或观察患者有无疼痛感。

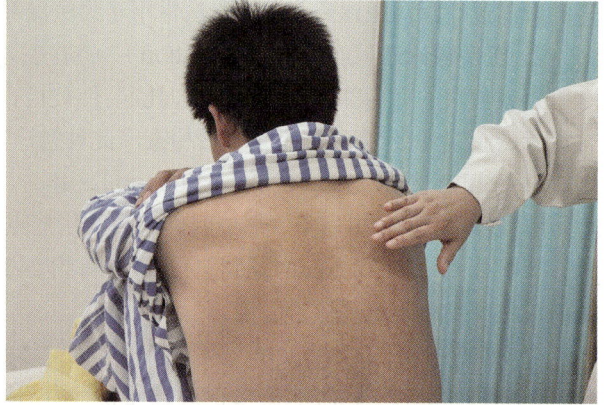

图 3-2-5 直接叩诊法

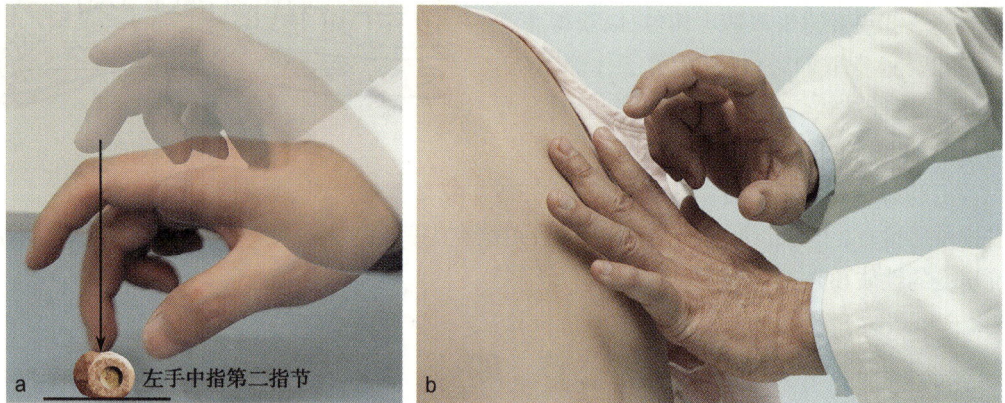

a 左手中指第二指节   b

图 3-2-6 间接叩诊法

二、叩诊音

叩诊时被叩击部位产生的反响称为叩诊音(percussion sound)。叩诊音的不同取决于被叩击部位组织或器官的致密度、弹性、含气量及与体表的间距。根据音响的频率(高音者调高,低音者调低)、振幅(大者音响强,小者音响弱)和是否为乐音(音律和谐),临床上将叩诊音分为清音、鼓音、过清音、浊音、实音五种(表 3-2-2)。

表 3-2-2　叩诊音及其特点

叩诊音	音响强度	相对音调	相对时限	正常可出现部位	病理状态
清音	响亮	低	长	正常肺	支气管炎
鼓音	更响亮	高	较长	胃泡区、腹部	大量气胸、肺空洞、气腹
过清音	较响亮	更低	更长	正常成人不出现	肺气肿、肺含气量增加
浊音	较弱	较高	较短	心脏、肝脏被肺缘覆盖部分	大叶性肺炎
实音	更弱	更高	短	实质脏器部分	大量胸腔积液、肺实变

1. **清音（resonance）**　正常肺部的叩诊音。一种频率为 100~128 次/s，振动持续时间较长，音响不甚一致的非乐音。提示肺组织的弹性、含气量、致密度正常。

2. **鼓音（tympany）**　如同击鼓声，是一种和谐的乐音，音响比清音更强，振动持续时间也较长。在叩击含有大量气体的空腔脏器时出现。正常情况下可见于胃泡区和腹部，病理状态下可见于肺内空洞、气胸、气腹等。

3. **过清音（hyperresonance）**　介于鼓音与清音之间，属于鼓音范畴的一种变音，音调较清音低，音响较清音强，为一种类乐音。正常儿童因胸壁薄可叩出相对过清音。临床上常见于肺组织含气量增多、弹性减弱时，如肺气肿。

4. **浊音（dullness）**　是一种音调较高、音响较弱、振动持续时间较短的非乐音。除音响外，板指所感到的震动也较弱。正常情况下，当叩击被少量含气组织覆盖的实质脏器时，如叩击心脏或肝脏被肺段边缘所覆盖的部分时可产生浊音（即相对浊音区）。病理状态下见于肺炎（肺组织含气量减少）的叩诊音。

5. **实音（flatness）**　是一种音调较浊音更高、音响更弱、振动持续时间更短的非乐音。正常情况下，见于叩击无肺组织覆盖区域的心脏和肝脏（即绝对浊音区）等实质脏器时所产生的音响。病理状态下可见于大量胸腔积液或肺实变等。

叩诊注意事项：①环境应安静，以免影响叩诊音的判断。②根据叩诊部位的不同，患者应采取适当体位。如叩诊胸部时，可取坐位或卧位；叩诊腹部时常取仰卧位；确定有无少量腹腔积液时，可嘱患者取肘膝位。③叩诊时应注意对称部位的比较与鉴别。④叩诊时要注意叩诊音响的变化和不同病灶的震动感差异，两者应相互配合。⑤操作应规范，叩击力量均匀适当。叩击力量应视不同的检查部位、病变性质、范围大小、位置深浅等具体情况而定。被检查部位病灶或脏器范围小、位置浅时，宜采取轻（弱）叩诊，如确定心脏、肝脏相对浊音界及叩诊脾界时；当被检查部位的病灶或脏器范围比较大、位置比较深时，则需要用中度力量叩诊，如确定心脏、肝脏绝对浊音界时；若病灶位置距体表约达 7cm 时，则需用重（强）叩诊。

第四节　听　诊

听诊（auscultation）是医师根据患者身体各部位发出的声音判断正常与否的一种诊断方法。

广义的听诊包括听身体各部位所发出的任何声音，如语声、呼吸声、咳嗽声和呃逆、嗳气、呻吟、啼哭、呼叫发出的声音以及肠鸣音、关节活动音及骨擦音，这些声音有时可为临床诊断提供有意义的线索。狭义的听诊是指用听诊器或直接用耳经体表听取体内有关脏器发出的声音。听诊在诊断心、肺疾病中尤为重要。

听诊可分为直接听诊法和间接听诊法两种方法。

一、直接听诊法

直接听诊法（direct auscultation）是将耳郭直接贴附于受检者的体表上进行听诊。该法所能听到

NOTES

的体内声音很弱。目前仅在某些特殊或紧急情况下才会采用。

二、间接听诊法

间接听诊法（indirect auscultation）是用听诊器（stethoscope）进行听诊的一种检查方法。此法方便，可以在任何体位时应用，因听诊器对器官活动的声音有一定的放大作用，且能阻断环境中的噪声，听诊效果好。此法应用范围广，除用于心、肺、腹的听诊外，还可以听取身体其他部位发出的声音，如血管音、皮下气肿捻发音、肌束震颤音、关节活动音、骨折面摩擦音等。

听诊器由耳件、体件和软管三部分组成（图3-2-7）。体件类型有钟型和膜型两种：钟型体件适用于听取低调声音（图3-2-8），如二尖瓣狭窄的隆隆样舒张期杂音，使用时应轻触体表被检查部位，但应注意避免体件与皮肤摩擦而产生的附加音；膜型体件适用于听取高调声音（图3-2-9），如主动脉瓣关闭不全的杂音及呼吸音、肠鸣音等，使用时应紧触体表被检查部位。

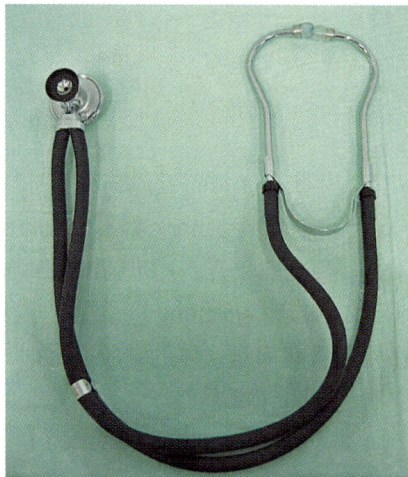

图3-2-7 听诊器

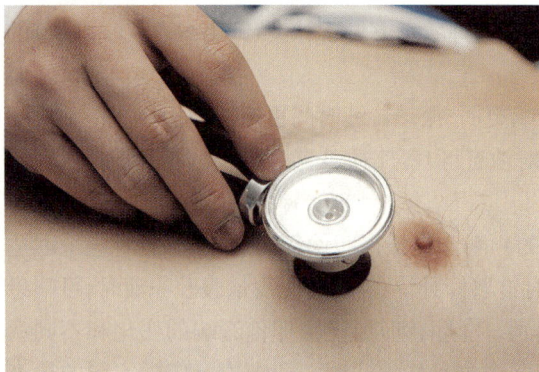

图3-2-8 用钟型体件听诊

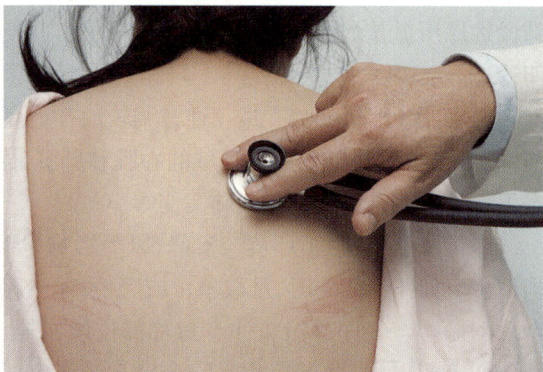

图3-2-9 用膜型体件听诊

听诊注意事项：①环境安静，避免干扰；温暖避风，以免患者由于寒冷刺激肌束震颤而出现附加音。②根据病情和听诊的需要，嘱患者采取适当的体位。③听诊器体件直接与听诊部位皮肤良好接触，切忌隔着衣服听诊。④正确使用听诊器。听诊前注意检查耳件方向应向前，佩戴后适当调整其角度，硬管和软管管腔通畅，软管长度应与医师手臂长度相适应，体件接触皮肤前用手测试其温度，过凉时可用手摩擦焐热体件。⑤听诊时注意力集中，听肺部时要摒除心音的干扰，听心音时要摒除呼吸音的干扰，必要时嘱患者控制呼吸配合听诊。

用听诊器进行听诊是临床医师的一项基本功，是许多疾病，尤其是心肺疾病诊断的重要手段。听诊是体格检查基本方法中的重点和难点，尤其对肺部和心脏的听诊，必须勤学苦练、仔细体会、反复实践、善于比较，才能达到切实掌握和熟练应用的目的。

第五节 嗅   诊

嗅诊（olfactory examination）是通过嗅觉来判断发自患者的异常气味与疾病之间关系的一种诊断方法。

来自患者皮肤、黏膜、呼吸道、胃肠道、呕吐物、排泄物、分泌物、脓液和血液等的气味,根据疾病的不同,其特点和性质也不一样。嗅诊时用手将患者散发的气味扇向自己鼻部,然后仔细判别气味的特点与性质。

正常汗液无特殊强烈刺激气味。酸性汗味见于风湿热和长期服用水杨酸、阿司匹林等解热镇痛药物的患者;腋臭患者由于腋窝皮脂腺分泌的皮脂经细菌的作用散发出特殊的狐臭味。

正常痰液无特殊气味。痰液若具有恶臭味提示厌氧菌感染,多见于支气管扩张症或肺脓肿;恶臭的脓液可见于气性坏疽;痰液呈血腥味多见于大量咯血的患者。

呼气带刺激性蒜味见于有机磷农药中毒;烂苹果味见于糖尿病酮症酸中毒,大量脂肪酸在肝脏中氧化不全产生的酮体扩散至血液,致使呼气中带有丙酮;氨味见于尿毒症;肝腥味见于肝性脑病,由于二甲基二硫化物、甲基硫醇不能被肝脏代谢,二者在体内潴留,使呼吸或排尿时散发出一种特殊气味。

口臭为口腔内发出的难闻气味,一般见于口腔炎症、胃炎等消化道疾病。

呕吐物呈酸臭味,提示食物在胃内滞留时间过长而发酵,常见于幽门梗阻或幽门失弛缓症;呕吐物呈粪便味可见于长期剧烈呕吐或肠梗阻;呕吐物混有脓液并伴令人恶心的烂苹果味可见于胃坏疽。

粪便具有腐败性臭味见于消化不良或胰腺功能不良;腥臭味粪便见于细菌性痢疾;肝腥味粪便见于阿米巴痢疾。

尿呈浓烈氨味见于膀胱炎,由尿液在膀胱内被细菌发酵所致。

有些疾病的患者身上可散发出某些特殊气味,如新烤的面包味见于伤寒患者;禽类羽毛味见于麻风患者;蜂蜜味见于鼠疫患者;鼠臭味见于精神错乱者。

在临床工作中,嗅诊可迅速提供具有重要意义的诊断线索,但必须结合其他检查才能作出正确的诊断。

（刘劲松）

思考题

1. 常见的肺部疾病叩诊异常表现有哪些?
2. 嗅诊常见异常气味提示的疾病有哪些?

第三章
一 般 检 查

【学习要点】

本章介绍全身状态、皮肤和淋巴结的检查内容、检查方法及其临床意义;介绍两种特殊检查方法[粗测下肢血压(收缩压)的方法、胸锁乳突肌深面淋巴结及包块触诊方法]以及一般检查中某些异常发现(发育障碍与异常体型、昏迷、色素沉着、淋巴结肿大)的病因、临床特点与鉴别。

一般检查为整个体格检查过程的第一步,对于了解患者的全身状况、评价病情的严重程度以及正确诊断疾病具有重要意义。

一般检查是对患者全身状态的概括性观察,以视诊为主,配合触诊、听诊、嗅诊进行检查。检查内容包括:性别、年龄、体温、脉搏、呼吸、血压、发育与体型、营养状态、意识状态、精神状态、语调与语态、面容与表情、体位、姿势、步态,以及皮肤和淋巴结。

第一节　全身状态检查

一、性别

性别(sex)的发生与分化可分为染色体性别(又称为遗传性别)、性腺性别和表型性别三个环节。遗传性别是由染色体组成所决定的,正常情况下受精卵的染色体组成即染色体性别,男性为 XY,女性为 XX,它决定了性腺性别的分化方向,称为性决定。性腺性别是指性腺器官的发生和发育是否正常,性腺性别的器官发生又决定了表型性别的分化。表型性别即性征的正常发育,在男性主要由雄激素决定;在女性主要由雌激素决定,雄激素也参与女性性征的发育。

性决定和性分化是一个连续的分化发育过程,任何一个环节发生障碍都可以导致性分化疾病。若染色体性别异常可发生克兰费尔特综合征(Klinefelter syndrome)、性腺发育不全[gonadal dysgenesis;如先天性卵巢发育不全,亦称特纳综合征(Turner 综合征)]、真两性畸形等;若性腺性别分化异常可发生单纯性性腺发育不全、先天性无睾症等;若表型性别分化异常可发生假两性畸形,女性假两性畸形主要是由先天性肾上腺皮质增生所致,男性假两性畸形除由先天性肾上腺皮质增生所致外,雄激素合成障碍和雄激素作用异常也可引起。

雄激素对男性表型性别的分化、性器官和男性第二性征的发育和维持,以及精子发生的启动和维持有重要作用;对女性则影响大阴唇与阴蒂的发育和腋毛、阴毛的生长。雌激素对子宫、输卵管、卵巢、阴道的发育和维持,以及乳腺等女性第二性征的发育有重要作用;雌激素与孕激素共同维持正常的月经周期。

1. **性别的判断**　正常人的性征明显,性别容易判断,但在患有某些疾病时,性征会发生改变。有时性别的判断不仅要根据生殖器和第二性征的发育情况,还需结合患者的身高、体重、指间距、身体上下部比例、有无其他畸形以及年龄和身体发育状态等综合判断。家族史对遗传性疾病的诊断有重要意义,必要时还需进行其他检查。

2. **某些疾病对性征的影响**　肾上腺皮质肿瘤或长期使用肾上腺皮质激素可导致女性患者出现

男性化;肾上腺皮质肿瘤也可使男性乳房女性化和其他第二性征改变,如皮肤、毛发、脂肪分布、声音改变等;肝硬化可引起睾丸功能损害。

3. 性别与某些疾病发生率有关　甲状腺疾病、系统性红斑狼疮多发生于女性;冠心病、胃癌、食管癌、痛风等多发生于男性;甲型血友病(hemophilia)多见于男性,偶发于女性。

二、年龄

年龄(age)与疾病的发生和预后有密切关系,如佝偻病、麻疹、白喉等多发生于幼儿及儿童;风湿热、结核病多发生于少年与青年;动脉硬化与冠状动脉疾患多发生于老年。药物的用量以及某些诊疗方法的选择,也需考虑年龄因素。随着年龄的变化,体格的发育与成长状态、智力、心理、情感及器官功能状态也随之发生变化,医师在诊疗疾病时必须加以考虑,在病历中也应记录实际年龄。

年龄大小一般通过问诊即可得知,但在某些情况下,如昏迷、死亡或隐瞒真实年龄时,则需通过观察和检查进行估计。判断年龄一般是以皮肤的弹性与光泽、肌肉的状态、毛发的颜色和分布、面部与颈部皮肤的皱纹、牙齿的状态等为依据。人的健康状态与生活环境、精神状态、保健条件和水平等因素密切相关,因此,身体发育成长的速度和衰老的程度会因人而异,对年龄的评估也只能是大致的判断。

三、生命体征

生命体征(vital sign)是评估生命活动存在与否及其质量的重要征象,包括体温、脉搏、呼吸、血压,它是及时了解患者病情变化的重要指标之一,为体格检查时必须检查的项目,应及时、准确测量并记录在案。

(一)体温

体温(body temperature)一般是指人体内部的温度,临床上通常以口腔、直肠或腋窝的温度代表体温。

1. 体温测量及正常范围　测量体温方法要规范,结果应准确。国内一般按摄氏法(℃)进行记录:$T(℃)=[T(℉)-32]×5/9$。测量体温的常规方法有口测法、腋测法、肛测法,所用体温计有水银体温计、电子体温计。近年来还有耳测法、额测法,所用体温计为红外线体温计。耳测法使用红外线耳式体温计测量鼓膜的温度,此法多用于婴幼儿;额测法使用红外线体温计测量额头皮肤温度,此法仅用于体温筛查。

以下介绍使用水银体温计测量体温常用的三种方法。

(1)口测法:将消毒过的体温计头端置于患者舌下,嘱其紧闭口唇,用鼻呼吸,5分钟后取出并读数。正常值为36.3~37.2℃。使用该法时,嘱患者不用口腔呼吸,以免冷空气进入口腔影响口腔内温度;测量前10分钟内禁食及禁饮热水、冰水。该法结果虽较可靠,但对婴幼儿及神志不清者不能使用。

(2)腋测法:将体温计头端置于患者一侧腋窝中央顶部,嘱患者用上臂将其夹紧,10分钟后取出并读数。正常值为36.0~37.0℃。使用该法时,将腋窝擦干,检查并清除腋窝处影响体温测量的各种因素。该法安全、方便,不易发生交叉感染,应用较多。

(3)肛测法:患者取侧卧位,将肛门体温计头端涂以润滑剂后,缓缓插入肛门,达体温计长度的一半为止,5分钟后取出并读数。正常值为36.5~37.7℃。该法结果一般较口测法高0.2~0.5℃。多用于小儿、神志不清及某些特殊情况者。

以口腔温度为标准,体温高于正常称为发热;体温低于正常(<35℃)称为体温过低,见于休克、慢性消耗性疾病、年老体弱、严重营养不良、甲状腺功能减退症以及低温环境下暴露过久等。

2. 体温的记录方法　按一定间隔时间进行体温测量,将结果记录到体温记录单上,并连接成线即为体温曲线。多数发热性疾病的体温曲线形状具有一定规律性,称为热型。某些热型对发热性疾

NOTES

病的诊断与鉴别有重要意义(详见第一篇第一节)。

3. 体温测量误差的常见原因　临床工作中若发现体温检测结果与患者全身状态不符,应注意分析并寻找其原因。体温测量误差的常见原因如下。

(1)测量前体温计水银柱未能甩到35℃以下,致使测量结果高于实际体温。

(2)腋测法测量体温时,由于患者未能将体温计夹紧,如消瘦、病情严重、意识障碍或检测方法不规范等,致使测量结果低于实际体温。

(3)未能避免或消除影响体温检测的其他因素,如检测局部存在影响体温的冷热源(局部放置冰袋或热水袋等),检测前饮用冷热水或用其漱口,或用冷热毛巾擦拭腋部等。

(二)脉搏

脉搏(pulse)的检查通常是以触诊法检查桡动脉搏动情况,也可以检查颞动脉、颈动脉、肱动脉、股动脉和足背动脉等,应注意其频率、节律、强弱以及呼吸对它的影响。检查方法:将一手示、中、环三指并拢,并将其指腹平置于桡动脉近手腕处,以适当压力触摸桡动脉搏动,至少30秒,记录每分钟搏动次数。检查时需注意两侧脉搏的对比,正常人两侧脉搏差异很小,不易察觉。若脉搏不规则应延长触诊时间,必要时也可用脉搏计或监护仪来显示脉搏波形、频率、节律等的变化。

脉率可因年龄、性别、活动、情绪状态等不同而有所波动。正常成人在安静、清醒状态下脉率为60~100次/min,平均72次/min,老年人偏慢,女性稍快,儿童较快,小于3岁的儿童多达100次/min以上;睡眠时较慢,餐后活动和情绪激动等情况下较快。某些疾病时,两侧脉搏明显不同,如缩窄性大动脉炎;某些心律失常如心房颤动或频发期前收缩时,由于部分心脏收缩的每搏输出量低,不足以引起周围动脉搏动,故脉率可少于心率。

(三)呼吸

呼吸(respiration)的检查应注意呼吸类型、频率、深度、节律以及有无其他异常现象。由于呼吸易受主观因素的影响,在检查呼吸时切勿对患者有任何暗示。检查方法:医师在检查脉搏结束后,手指仍应置于桡动脉处,但应观察患者胸廓或腹部随呼吸而出现的活动情况,一般情况下应计数1分钟。

(四)血压

血压(blood pressure,BP)通常指体循环动脉血压,是重要的生命体征。血压分为收缩压(systolic blood pressure,SBP)和舒张压(diastolic blood pressure,DBP),收缩压和舒张压之差称为脉压(pulse pressure,PP),舒张压加1/3脉压为平均动脉压。

1. 测量方法　血压测量有两种方法,即直接测量法和间接测量法。

(1)直接测量法:即经皮穿刺将导管送至周围动脉内(如桡动脉、肱动脉或股动脉),导管末端经换能器与压力监测仪相连,可自动显示血压值。此法虽然精确、实时,但需要专用设备,技术要求较高且有一定创伤,故仅用于危重和手术患者。

(2)间接测量法:即袖带加压法,以血压计测量。血压计有水银柱式、弹簧式(表式)和电子血压计,诊所或医院常用水银柱血压计或符合国际标准[英国高血压协会(BHS)、美国医疗仪器促进协会(AAMI)和欧洲高血压协会(ESH)]的电子血压计进行测量。此法优点是无创伤、简便易行、不需要特殊设备,适用于任何患者。但因易受周围动脉舒缩及其他因素的影响,测得的血压数值常有变化,在检查时应注意规范操作。

血压计测量的基本原理:充气的血压计袖带从身体外部压迫动脉,当施加的压力完全阻断了动脉血流,即超过了心脏收缩期动脉内的压力时,用听诊器体件在被压迫动脉的远端就听不到声音;然后放气以降低袖带内的压力,使血流刚刚能通过,即心脏收缩期动脉内压力刚超过外加的压力而使血流得以通过时,被压动脉的远端即可听到声音,亦可触到脉搏,此时血压计上所指示的读数即代表动脉的收缩压。当袖带内的空气压力继续下降,搏动的声音逐渐改变直到消失。

(3)水银柱血压计测量上臂肱动脉部位血压的方法(图3-3-1),具体操作规程和要求如下。

1)受检者准备:测血压前30分钟内禁止吸烟或饮用咖啡等兴奋或刺激物,排空膀胱,脱掉覆盖袖带放置位置的所有衣服,在安静环境下休息 5~10 分钟。

2）血压计选择:①符合计量标准、定期校准的水银柱血压计;②气囊袖带大小合适,气囊宽度应为被测上臂周径的 40%,气囊长度至少应包裹 80% 上臂。大多数成年人臂围为 25~35cm,可使用气囊长 22~26cm、宽 12~14cm 的标准规格袖带。肥胖者或臂围大者宜用大规格气囊袖带,儿童应用小规格气囊袖带。

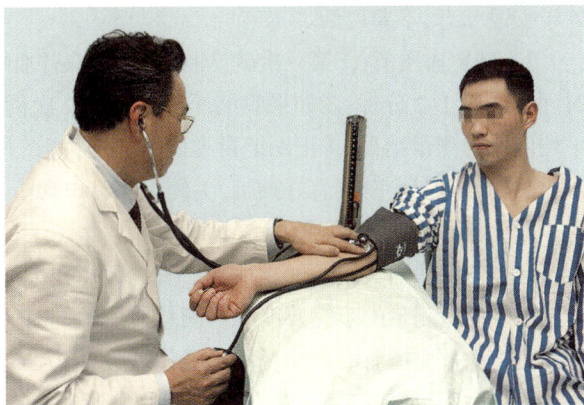

图 3-3-1　血压测量

3）操作过程:①检查血压计:将血压计水银柱开关打开,水银柱凸面水平应在零位;②受检者肘部置位:取坐位或仰卧位,被测上肢裸露、伸开并轻度外展,肌肉放松,手掌向上,肘部和血压计应与心脏同一水平(坐位时应平第 4 肋软骨,仰卧位时平腋中线);③绑扎袖带:将血压计袖带紧贴皮肤平整缚于上臂,袖带内气囊的中部应位于肱动脉表面,袖带下缘应距肘窝横纹以上 2~3cm;④听诊器体件置位:将膜型体件置于肘窝部、肱二头肌肌腱内侧的肱动脉搏动处,并轻压于表面(体件不应塞于袖带与上臂之间);⑤快速充气:旋紧与气囊相连的气球充气旋钮,快速向气囊内充气,同时听诊肱动脉搏动音,观察水银柱上升高度,使气囊内压力上升,直到肱动脉搏动音消失后,再升高水银柱 30mmHg;⑥缓慢放气:松开气球上的充气旋钮使气囊以恒定的速率缓慢放气(下降速率为 2~6mmHg/s),心率缓慢者下降速度应更慢些,同时水平注视缓慢下降的水银柱凸面水平。获得舒张压读数后,快速放气至 0。

4）确定血压值:①按柯氏(Korotkoff)5 期法,在放气过程中水银柱缓慢下降时仔细听取柯氏音。首次听到响亮拍击声(肱动脉搏动声响)时水银柱凸面所示数值为收缩压(第 1 期),随着水银柱下降,拍击声有所减弱并带有柔和吹风样杂音(第 2 期),当压力进一步降低而动脉血流量增加后这些声音被较响的杂音所代替(第 3 期),然后声音突然减弱而低沉(第 4 期),最终声音消失时水银柱所示数值为舒张压(第 5 期)。12 岁以下儿童、妊娠妇女,以及严重贫血、甲状腺功能亢进症、主动脉瓣关闭不全患者和柯氏音不消失者,可以柯氏音第 4 期(变音)为舒张压。②用同样的方法测血压至少两次,间隔 1~2 分钟,如收缩压或舒张压两次读数相差 5mmHg 以上,应再次测量,以 3 次读数的平均值作为测量结果并记录。③使用水银柱血压计测血压读取血压数值时,末位数值只能为 0、2、4、6、8,不能出现 1、3、5、7、9。

5）血压测量完毕:将气囊排气,卷好袖带并平整地置于血压计盒中,然后使玻璃管中的水银完全进入水银槽后,关闭水银柱开关和血压计。

测量下肢血压:测量下肢腘动脉血压的方法与测量上肢血压的方法基本相同,但受检者一般采取俯卧位,暴露一侧下肢,肌肉放松,裤口宽松。选用较宽的袖带(通常袖带气囊长度至少为 32cm、宽度 >16cm),将袖带平整缚于腘窝上方 3~4cm 处,听诊器膜型体件置于腘动脉上。判定收缩压和舒张压的方法同上肢血压测量方法。正常情况下,同侧下肢血压比上肢血压高 20~40mmHg。下肢血压低于上肢,见于主动脉缩窄、胸腹主动脉型大动脉炎等。

(4)上臂式电子血压计测量血压的操作规程如下。

1）受检者准备:与水银柱血压计测量血压的要求相同。

2）使用适当方法测量血压:①使用经过验证的血压计,并确保血压计定期校准。②接通电源,打开电源开关。如果使用电池,注意血压计上是否显示电量不足的提示,如有,则及时更换新电池。③支撑受检者的手臂(例如,靠在桌子上)。④上肢裸露伸直并轻度外展,肘部置于心脏同一水平。⑤使用正确尺寸的袖带(标准的成人,使用 27~34cm 袖带;瘦小的成人,使用 22~26cm 袖带;粗壮的成人,使用 35~44cm 袖带),使气囊环绕手臂的 80%。将袖带均匀紧贴皮肤缠于上臂,气囊中央位于肱动脉表面,袖带绑好后松紧度可以塞进 1~2 指。下缘在肘窝以上约 2.5cm。⑥开始测量。测量期间受检者处于安静状态,不要说话。

3）确定血压值:①第一次就诊时,需测量双臂血压,并选择更高读数的手臂重复测量;②重复测量时间间隔为1~2分钟;③如果收缩压或舒张压2次读数相差5mmHg以上,应再次测量,以3次读数的平均值作为测量结果;④正确记录准确的血压读数,并以口头和书面形式向患者提供SBP/DBP读数。

4）血压测量完毕:卷好袖带,关闭血压计电源。

2. 测量血压的注意事项

（1）使用适当大小的气囊袖带。气囊太短或太窄易致血压读数偏高;反之,结果偏低。

（2）血压测量的步骤要准确。测量血压的同时应测定脉率。

（3）测量血压时嘱受检者不要屏住呼吸,因为屏气可使血压升高。

（4）血压可随季节、昼夜、环境、情绪等影响而有较大波动,有时相差甚大,因此连续观察血压升高幅度、波动范围、变化趋势才有较大临床意义。

（5）部分受检者偶尔可出现"听音间隙"（在收缩压与舒张压之间出现的无声间隔）,这种现象可能因未识别而导致低估收缩压,主要见于重度高血压或主动脉瓣狭窄等。因此,需注意在向袖带内充气时,当肱动脉搏动声消失后,再升高30mmHg,一般能防止此误差。重复测量血压时应将袖带完全放气1~2分钟后再测或放气后嘱受检者高举上臂以减轻静脉充血,这样可避免"听音间隙"所导致的误差。

（6）首诊时应测量双上臂血压,以后通常测量较高读数一侧的上臂血压,必要时测量立、卧位血压和四肢血压。老年人、糖尿病患者及出现直立性低血压情况者,应加测站立位血压。站立位血压应在卧位改为站立位后1~5分钟时测量,血压计仍应与心脏在同一水平。某些情况下（如多发性大动脉炎等）应对照检查两侧肢体血压。主动脉缩窄时,应测下肢血压。

3. 血压参考值 流行病学研究证实,健康人的血压随性别、种族、职业、生理情况和环境条件的不同而稍有差异。新生儿的血压平均为50~60/30~40mmHg;成人的血压平均为90~130/60~85mmHg,脉压约为30~40mmHg。收缩压随着年龄的增长呈线性升高,舒张压较平缓地升高,55岁后进入平台期,在60岁左右缓慢下降,同时脉压逐渐增大。成年人中,男性血压较女性稍高,但老年人血压的性别差异很小。健康人两上肢的血压可有5~10mmHg的差别;上下肢血压以间接测量法测量时,下肢血压比上肢血压约高20~40mmHg。健康人卧位所测得的血压较坐位时稍低;活动、进食、饮茶、吸烟、饮酒、情绪激动或精神紧张时,血压可上升,且以收缩压上升为主,对舒张压影响较小。由于影响血压的因素较多,因此不能轻率地依据一次测量血压的结果判定其正常与否,应该根据不同的场合下多次血压测量的结果加以判断。

人群血压值呈连续的单峰分布,似钟形曲线,在所谓"正常血压"与"高血压"之间没有一个截然的分界点,各国的高血压标准也不一致。近年来,随着流行病学和临床研究的不断深入,正常成人高血压的诊断标准经历多次修改。2018年修订的《中国高血压防治指南》中对血压水平的分类标准见表3-3-1。

表 3-3-1 成人血压水平的定义和分类

单位:mmHg

类别	收缩压		舒张压
正常血压	<120	和	<80
正常高值	120~139	和/或	80~89
高血压	≥140	和/或	≥90
1级高血压(轻度)	140~159	和/或	90~99
2级高血压(中度)	160~179	和/或	100~109
3级高血压(重度)	≥180	和/或	≥110
单纯收缩期高血压	≥140	和	<90

注:当收缩压与舒张压分属不同级别时,以较高的分级为准;单纯收缩期高血压也可按照收缩压水平分为1、2、3级。

四、发育与体型

(一) 发育

发育 (development) 应以年龄、智力、体格成长状态 (包括身高、体重、第二性征) 之间的关系进行综合评价。发育正常者,其年龄、智力与体格成长状态均衡相称。

成人发育正常的指标包括:①头长约为身高的 1/7;②胸围约等于身高的一半;③两上肢水平展开后的指间距约等于身高;④坐高约等于下肢的长度;⑤身体上部量 (头顶至耻骨联合上缘的距离) 与下部量 (身高减去上部量或耻骨联合上缘至足底距离) 之比约为 1:1。正常人各年龄组的身高与体重之间存在一定的对应关系。

发育受种族、遗传、年龄、性别、内分泌、营养代谢、生活条件、环境状况及体育锻炼等诸多因素的影响。正常人随年龄的增长体格不断成长变化。出生后随年龄的增长,每年增高的身高 (cm) 称为生长速度。人的一生有两个身高增长高峰,第一高峰在出生后 2 岁内,特别是生后第一年,主要受妊娠期胎儿在子宫内生长情况的影响,身体的直线生长速度较快,后逐渐缓慢,至青春期发育前夕,每年约增长 4~6cm;第二高峰在青春发育期,主要由生长激素调节,生长速度特别快,称为青春急激成长 (adolescent spurt),也称为青春期骤长,这是正常的发育状态,男孩骤长时间较女孩约晚 2 年。青春期骤长常从双足开始,4 个月后小腿增长速度加快,然后是大腿。双腿增长达到最高速度后约 6 个月,躯干增长才达到最高速度。此期女孩平均生长速度约为 8cm/年,男孩约为 10cm/年。青春期不仅直线生长速度加快,体格及身体的相应部位也出现变化,如男孩肩部增宽,肌肉和骨骼细胞数增多、体积增大、重量增加,男性性征发育等;而女孩出现臀部增大,脂肪细胞增殖,体脂量增加,女性性征发育等。

临床上的病态发育与内分泌的改变尤为密切。生长激素对儿童青少年的身高增长起决定性作用,也是唯一使骨骼线性生长的激素;在青春期前,如生长激素缺乏可致身材异常矮小称为生长激素缺乏性侏儒症 (growth hormone deficiency dwarfism,GHD) 或称垂体性侏儒症 (pituitary dwarfism),如生长激素过多可致身材异常高大称为巨人症 (gigantism)。甲状腺激素促进组织发育,增加蛋白质合成从而促进生长;在胎儿和婴儿期,甲状腺激素缺乏则影响大脑细胞的蛋白质合成和神经细胞的正常发育,可致体格矮小和智力低下称为呆小病 (cretinism)。性激素可引发青春期生长加速,是青春期骤长的基本动因,但也使骨骼闭合,使生长减慢以至停止;性早熟 (precocious puberty) 儿童,患病初期可较同龄儿童体格发育快,但常因骨骺过早闭合限制其后期的体格发育。性激素分泌受损时可致第二性征改变,男性呈现"阉人"征 (eunuchism),上下肢过长,骨盆宽大,毛发稀少,无胡须,皮下脂肪丰满,外生殖器发育不良,发音女声;女性闭经,多毛,皮下脂肪减少,体格男性化,乳房发育不良,发音男声。婴幼儿时期营养不良亦可影响发育,如维生素 D 缺乏可致佝偻病 (rachitis)。

(二) 体型

体型 (habitus) 是身体各部发育的外观表现,包括骨骼、肌肉的成长与脂肪分布状态等。

1. 三种成人体型

(1) 无力型 (asthenic type):亦称瘦长型。体高肌瘦,颈细长,肩窄下垂,胸廓扁平,腹上角 <90°。

(2) 超力型 (sthenic type):亦称矮胖型。体粗、颈短,肩宽平,胸围大,腹上角 >90°。

(3) 正力型 (ortho-sthenic type):亦称匀称型。身体各部分匀称适中,腹上角 90° 左右,正常人多为此型。

2. 常见的几种异常体型 异常体型是指与同一地区、种族、年龄、性别的群体相比有显著差异者。

(1) 矮小体型:指成年男性身高低于 145cm,女性低于 135cm 者。青春期延迟、遗传因素、内分泌疾病 (如垂体性侏儒症、呆小病、性早熟等)、营养不良、代谢紊乱、全身性疾病 (如结核、肿瘤、心脏病、血吸虫病、先天性或获得性骨病、下丘脑病变) 等,均可导致体格发育迟缓或停滞。

NOTES

（2）高大体型

1）体质性高大体型（constitutional tall stature）：特点是身高和体重明显高于常人，身体各部比例正常，骨龄与年龄相符，体力良好，生育能力正常，无内分泌腺功能异常和青春期提前的临床表现。属于正常变异，可能与家族遗传有关。

2）青春期提前（advanced puberty）：青春发育期较同龄儿童有所提前。女童9岁以前、男童10岁以前开始性发育者称为青春期提前，常伴有生长加速，而成为同龄儿童中的高大体型。生理性青春期提前的特点是性发育很少早于8岁，发育过程正常，身体各部比例正常，无内分泌腺功能异常表现，最终身高与正常人相当。病理性青春期提前常见于性早熟等。

3）疾病所致的高大体型：可见于内分泌疾病，如巨人症、肢端肥大症等。性腺功能减退使骨骺融合推迟，骨骼生长过度也可出现高大体型。

五、营养状态

营养状态（state of nutrition）与食物的摄入、消化与吸收功能及代谢等因素有关，可以作为鉴定健康和疾病程度的标准之一。营养状态异常通常采用肥胖和消瘦进行描述，应注意寻找和搜集导致营养状态异常的原因和病史。

（一）常用的评估指标

通常根据皮肤、毛发、皮下脂肪、肌肉等情况，结合年龄、身高和体重对营养状态进行综合判断。皮肤弹性、黏膜颜色、指甲和毛发的光泽、肌肉是否结实，以及肋间隙和锁骨上窝凹陷程度等为常用指标。最简便而迅速的评估营养状态的方法是观察皮下脂肪充实的程度，以前臂屈侧或上臂背侧下1/3处脂肪分布的个体差异最小，为判断脂肪充实程度最方便、最适宜的部位。此外，还需要进行某些身体指标测量，临床常用的体格测量指标如下。

1. 身高和体重 身高和体重是人体测量中最常用的两个指标。身高是指采取立正姿势且枕、肩、臀平面平行时，测量的足底至头顶的最大距离。由于人体身高一日内可有变动，多主张早上测量。体重应该是不包括衣服重量在内的重量数值。可用以下公式粗略估算理想体重（ideal body weight，IBW；亦称标准体重）：IBW（kg）=身高（cm）−105，或 IBW（kg）=[身高（cm）−100]×0.9（男性）或 ×0.85（女性）。一般认为 IBW>−10%~<10% 为正常；IBW 10%~<20% 为超重（overweight），IBW≥20% 为肥胖（obesity）；IBW≤−10% 为消瘦（emaciation），≤−20% 为明显消瘦。极度消瘦称恶病质（cachexia）。IBW 可测量身体肥胖程度，但主要用于计算饮食中热量和各种营养素供应量。

评价小儿的营养状况也应该测量身高和体重，并根据不同年龄、不同身高的标准体重和不同年龄的标准身高来综合评价，必要时可绘制“体重图”（weight chart）来了解婴幼儿的健康和营养状况。

2. 体重指数（body mass index，BMI） 由于体重受身高影响较大，目前常用 BMI 来衡量体重是否正常。计算方法为：BMI=体重（kg）/身高的平方（m²）。BMI 是诊断肥胖最重要的指标。世界卫生组织（WHO）标准：BMI 18.5~24.9kg/m² 为正常，25.0~29.9kg/m² 为超重，≥30.0kg/m² 为肥胖。《中国超重/肥胖医学营养治疗指南（2021）》标准为：BMI<18.5kg/m² 为过低，18.5~23.9kg/m² 为正常，24.0~27.9kg/m² 为超重，≥28.0kg/m² 为肥胖。BMI 在判断体重过重时，不能区别是脂肪堆积所致还是肌肉发达所致，因此应结合体脂含量的测定综合判断。

3. 腰围（waist circumference，WC）或腰臀比（waist-to-hip ratio，WHR） 反映脂肪的分布。腰围：测量水平位髂前上棘与第12肋下缘连线中点的径线。臀围：测量环绕臀部的骨盆最突出点的周径。测量方法：被测者直立位，双足分开25~30cm，使体重均匀分配，在平静呼吸状态下，将软尺紧贴软组织，但不能压迫，松紧适度，水平环绕于测量部位，测量过程中避免吸气，保持软尺各部分处于水平位置。测量值精确到0.1cm。

我国中心型肥胖的腰围切点采用《成人体重判定》（WS/T 428—2013）制订的标准，把男性腰围≥90cm，女性腰围≥85cm 定为中心型肥胖（即腹型肥胖）。目前更倾向于以腰围作为最重要的诊断腹部脂肪积聚的临床指标,以此预测中心性脂肪含量。而中心型肥胖与心血管疾病的发病相关性更大。

4. 上臂围(upper arm circumference) 在某些情况下,不能测量小儿身高和体重时,可用左上臂围来评价营养状况。一般认为1~5岁小儿上臂围 >13.5cm 为营养良好;12.5~13.5cm 为营养中等;<12.5cm 为营养不良。

5. 皮褶厚度(skinfold thickness) 身体脂肪 50% 以上分布在皮下,临床上可用皮褶厚度计测量皮下脂肪厚度来估计脂肪积存情况。测量部位:上臂、肩胛部和腹部。常用的测量点是上臂肱三头肌皮褶厚度,测量方法:被测者自然站立,两上肢自然下垂,充分裸露被测部位。检测者在被测者背后,一般取左侧肩峰至鹰嘴突连线中点的上方2cm处,用拇指和示指顺臂的长轴捏起皮褶,应避免捏起肌肉、肌腱,并应使捏起点的两边皮肤对称,然后测量皮褶捏提点下方1cm处的厚度,皮褶厚度计的钳口连线应与皮褶走向垂直。一般应测量三次取其均值。记录以毫米为单位,精确到小数点后1位。成年男性皮褶厚度一般为 13.1mm±6.6mm(中位数为 11.4mm);女性为 21.5mm±6.9mm(中位数为 20.8mm)。

(二) 营养状态的等级

临床上常用良好、中等、不良三个等级来描述营养状态。

1. 良好(well) 黏膜红润,皮肤光泽、弹性良好,皮下脂肪丰满而有弹性,皮褶厚度正常或增大、肌肉结实,指甲、毛发润泽,肋间隙及锁骨上窝深浅适中,肩胛部、腹部肌肉丰满。IBW 和 BMI 在正常范围或略高于正常。

2. 不良(poorly) 皮肤黏膜干燥,弹性减低,皮下脂肪菲薄,皮褶厚度低于正常,肌肉松弛无力,指(趾)甲粗糙,毛发稀疏、无光泽,肋间隙、锁骨上窝凹陷,肩、肋骨和髂骨嶙峋突出。IBW 和 BMI 明显低于正常。

3. 中等(fairly) 介于上述两者之间。

(三) 临床常见的营养异常状态

1. 营养不良(malnutrition) 主要表现为体重减轻,特点是消瘦,IBW<-10%,成人 BMI<18.5kg/m^2,学龄前儿童可 <13.0kg/m^2;小儿上臂围 <12.5cm,皮褶厚度 < 正常。

引起营养不良的主要因素是营养素摄入不足和消耗增多。常见于长期和严重的疾病,如消化道病变不仅可引起摄食障碍,还可造成消化和吸收不良;神经系统,肝、肾等内脏病变可引起严重的恶心呕吐;神经体质因素、活动性结核、肿瘤、代谢疾病(如糖尿病)及某些内分泌疾病(如甲状腺功能亢进症等)均可引起蛋白质、脂肪消耗过多而导致营养不良。

2. 营养过剩(overnutrition) 亦称营养过度(hypernutrition),体内脂肪积聚过多和/或分布异常,主要表现为体重增加,特点是肥胖。WHO 标准为 BMI≥30.0kg/m^2;我国标准为 BMI≥28.0kg/m^2。按脂肪在身体中的分布情况可将肥胖分为:外周性肥胖(均匀性肥胖)、中心型肥胖(亦称腹型肥胖、内脏型肥胖)。按其病因可将肥胖分为:原发性和继发性两类。

(1)原发性肥胖:亦称单纯性肥胖,临床常见,可分为具有遗传倾向的体质性肥胖和摄入热量过多所致肥胖。特点为脂肪分布较均匀,身体各部位无异常改变。

(2)继发性肥胖:常为某些内分泌代谢疾病所致,如下丘脑-垂体疾病、皮质醇增多症、甲状腺功能减退症、多囊卵巢综合征、胰岛细胞瘤等。长期使用氯丙嗪、胰岛素、糖皮质激素及其他促进蛋白质合成的药物可引起肥胖(药物性肥胖)。

皮质醇增多症患者由于血浆皮质醇明显增高致脂肪重新分布,典型病例表现为面部和躯干部脂肪积聚过多,而四肢显得相对瘦小,称为向心性肥胖,伴有满月脸、多血质外貌、皮肤紫纹等。

六、意识状态

意识(consciousness)是指人对周围环境和自身状态的认知与觉察能力,是大脑高级神经中枢功能活动的综合表现。意识活动主要包括认知、思维、情感、记忆和定向力五个方面。正常人意识清晰，反应敏锐精确，思维和情感活动正常，语言流畅，字音清楚，表达准确、到位。清晰的意识活动有赖于大脑皮质的认知功能和脑干网状激活系统的觉醒机制保持完好。清醒是指对外界各种刺激有正常的反应，对周围环境有良好的定向力，对事物有正确的判断力。凡能影响大脑功能活动的疾病均会引起程度不等的意识改变，称为意识障碍（disturbance of consciousness），可表现为兴奋不安、思维紊乱、语言表达能力减退或失常、情感活动异常、无意识动作增加等。意识障碍可根据意识清晰程度、意识障碍范围、意识障碍内容的不同而有不同表现。临床上根据意识清晰度或觉醒程度可将其分为嗜睡、昏睡、昏迷，根据意识内容改变可分为意识模糊、谵妄等（详见第一篇第三十四节）。

　　问诊、细微的观察和一些必要的检查是评估患者意识状态的主要方法。在与患者交谈时要注意患者的年龄、性别、种族、教育背景和文化程度等。通过交谈了解患者的认知、思维、情感、记忆和定向力。对较为严重者尚应进行痛觉试验、瞳孔反射等检查以确定意识障碍的程度。为了更客观地确定意识清晰程度，临床上可采用格拉斯哥昏迷量表（Glasgow coma scale，GCS）来进行量化（表3-3-2）。

表3-3-2　格拉斯哥昏迷量表

评估项目	评分指标	评分结果
睁眼动作	自主睁眼、眨眼	4
	呼唤眨眼	3
	对痛刺激有反应性睁眼	2
	对痛刺激无反应	1
言语反应	定向准确	5
	时有混淆	4
	答非所问	3
	含混不清	2
	无言语反应	1
运动反应	能按指令动作	6
	对痛刺激能定位	5
	对痛刺激躲避	4
	对痛刺激有屈曲反应（去皮质姿势）	3
	对痛刺激有伸性反应（去大脑姿势）	2
	对痛刺激无反应	1
总计		3~15

　　此表主要根据睁眼动作、言语反应、运动反应三项指标分别记分，然后依总分高低评价意识状态。总分最低为3分，最高为15分。一般9分以上为清醒，分数越高，意识状态越佳。8分以下为昏迷，3分为深昏迷。

七、精神状态

　　精神状态（mental state）是指人脑对外界环境各种刺激进行反应时所表现出来的功能活动状态。精神状态的检查用于判断患者所患的是神经性疾病还是精神性疾病，明确精神症状背后潜在的神经疾病基础。一个精神健康的人也就是精神状态正常的人，应该能产生建设性活动，维持良好的人际关系，能调整自己以适应各种不良环境。健康正常的精神状态不仅是个人安康、事业成功、家庭幸福所必需的，而且是维持良好人际交往、建立健康社会关系不可缺少的一部分。人的精神活动是一个复杂的、相互联系又相互制约的过程。要判定某一精神活动有无异常,仍需要详尽真实的病史和精神检查。精神检查的主要方法是与患者交谈和对其进行观察。在观察精神症状时,不仅要确定症状的有无,还要观察症状出现的频度、症状持续时间及严重程度。

精神障碍(mental disorder)是一类伴有痛苦体验和/或功能损害的情感、认知、行为等方面改变的异常现象。异常的精神活动可通过人的外显行为如言谈、表情、书写、动作、举止等表现出来,这称为精神症状。临床常见的精神症状可分为感知觉障碍、思维障碍、注意障碍、记忆障碍、智能障碍、定向力障碍、情感障碍、意志障碍、动作行为障碍、意识障碍、自知力障碍等。

(一)感知觉障碍

1. 感觉障碍(sensory disorder)　感觉是客观刺激物的个别属性,如颜色、声音、软硬、温度、气味、大小等,是通过感觉器官在人脑中的直接反映。常见的感觉障碍如下。

(1)感觉过敏(hyperesthesia):对外界一般强度的刺激难以忍受。常见于神经症、更年期综合征等。

(2)感觉减退(hypoesthesia):对外界较强烈的刺激不能感知或感受轻微的现象,多见于抑郁状态、木僵状态、意识障碍等。对刺激完全不能感知称为感觉缺失,如失明、失聪、失音等,可见于癔症(hysteria)。

(3)内感性不适(senestopathia):又称体感异常,是躯体内部产生的不适感或难以忍受的异样感,如咽喉部堵塞感、腹部气流上涌感、胃肠扭转感。多见于疑病症、躯体化障碍、精神分裂症及抑郁发作。

2. 知觉障碍(perception deficit)　知觉是人脑对客观事物的各种属性进行综合,并借助于以往的经验,形成的完整映象。常见的知觉障碍如下。

(1)错觉(illusion):对客观事物歪曲的知觉。多见于谵妄状态,正常人有时也可出现。

(2)幻觉(hallucination):无现实刺激作用于感觉器官时出现的知觉体验。幻觉常与妄想并存。根据所涉及的感官不同,幻觉可表现为幻听、幻视、幻嗅、幻触、内脏幻觉等。

3. 感知综合障碍(psychosensory disturbance)　对于客观事物能感知,但对某些个别属性如大小、形状、颜色、距离、空间位置等产生错误的感知,多见于癫痫,可出现视物变形、空间知觉障碍等。

(二)思维障碍

思维(thinking)是人脑对客观事物间接概括的反映,是人类认识活动的最高形式。思维包括分析、综合、比较、概括、判断和推理等基本过程。正常思维的基本特征是具有目的性、连贯性、逻辑性和实践性。临床上常见的思维障碍主要包括思维形式障碍和思维内容障碍。思维形式障碍主要表现为思维奔逸、思维迟缓、思维贫乏、思维涣散、思维破裂、思维中断等;思维内容障碍主要表现为妄想,可出现被害妄想、关系妄想等。

(三)注意障碍

注意(attention)是指精神活动对一定事物的指向和集中的过程。通常所说的注意主要是指主动注意。注意障碍可表现为注意增强、注意涣散、注意减退、注意转移等。

(四)记忆障碍

记忆(memory)是既往事物经验的重现。临床常见的记忆障碍有记忆增强、记忆减退、遗忘等。

(五)智能障碍

智能(intelligence)又称智力,是指人们认识客观事物并运用知识解决实际问题的能力。临床常见的智能障碍有精神发育迟滞、痴呆等。

(六)定向力障碍

定向力(orientation)是指一个人对时间、地点、人物以及自身状况的认识判断能力。对环境或自身状况的认识错误或认识能力丧失称为定向力障碍(disorientation),可见于伴有意识障碍或严重痴呆的症状性或器质性精神病患者。

(七) 情感障碍

情感（affection）是指个体对客观事物的态度和因此而产生的相应的内心体验。情感障碍可表现为情感高涨、情感低落、焦虑、恐惧、惊恐和抑郁、情感不稳、情感淡漠、情感脆弱、情感麻木、易激惹性、病理性激情、情感倒错、情感幼稚、情感矛盾等。

(八) 意志障碍

意志（will）是指人们自觉地确定目标，并克服困难用自己的行动去实现目标的心理过程。意志障碍可表现为意志增强、意志减弱、意志缺乏、意志倒错、矛盾意向等。

(九) 动作行为障碍

简单的随意和不随意行动称为动作（action）。有动机、有目的而进行的复杂随意运动称为行为（behavior）。动作行为障碍又称为精神运动性障碍。精神疾病患者由于病态思维及情感的障碍，常可有动作及行为的异常。常见的动作行为障碍有精神运动性抑制、精神运动性兴奋、刻板动作、模仿动作、作态、强迫动作等。

(十) 意识障碍

意识是指人对周围环境及自身的认识和反应能力。定向力障碍是意识障碍的重要标志。意识障碍可表现为意识觉醒度降低（详见第一篇第三十四节）、意识范围缩小及意识内容的变化等。

(十一) 自知力障碍

自知力（insight）又称领悟力或内省力，是指对自己的精神疾病的认识和判断能力。自知力缺乏是精神病特有的表现。神经症者有自知力，主动就医诉说病情。但精神病患者一般均有不同程度的自知力缺失。临床上将有无自知力及自知力恢复的程度作为判定精神病病情轻重和疾病好转程度的重要指标。自知力完整是精神病病情痊愈的重要指标之一。

八、语调与语态

语调（tone）与语态（voice）的失常对于某些疾病的诊断具有重要意义。

语调是指言语的音调。音调与神经和发音器官有关，如声嘶可见于喉返神经麻痹、喉炎、声带水肿或息肉等。急性鼻炎或鼻窦炎时可出现鼻音。

语态是指语言的速度和节律。语态异常可表现为语言缓慢或快慢不均、音节不清、字音模糊等，见于帕金森病、舞蹈症、手足徐动症、脑血管病等。某些口腔或鼻腔病变，如扁桃体周围脓肿、舌部溃疡、肿瘤、舌体肥大及张口困难的疾病，均可出现言语不清，语调、语态改变。

九、面容与表情

面容（facial features）与表情（expression）是评价一个人情绪状态的重要指标。面容是指面部呈现的状态，表情是思维感情在面部或姿态上的表现。健康人表情自然，神态安怡。某些疾病可出现一些特征性面容与表情，对疾病的诊断具有重要价值。通过视诊即可确定疾病时的面容与表情，常见的典型面容如下。

1. **急性病容（acute facies）** 面色潮红，躁动不安，表情痛苦，有时可有鼻翼扇动、口唇疱疹等。多见于急性发热性疾病如大叶性肺炎、疟疾、流行性脑脊髓膜炎等。

2. **慢性病容（chronic facies）** 面容憔悴，面色晦暗或苍白无华，目光暗淡，表情忧虑。见于慢性消耗性疾病如恶性肿瘤、肝硬化、严重结核病等。

3. **贫血面容（anemic facies）** 面色苍白，唇舌色淡，表情疲惫。见于各种原因所致贫血。

4. **肝病面容（hepatic facies）** 面颊瘦削，面色晦暗，面部有褐色色素沉着，有时可见蜘蛛痣。见于慢性肝脏疾病。

5. **肾病面容（nephrotic facies）** 面色苍白，颜面水肿，舌色淡，舌缘可见齿痕。见于慢性肾脏疾病。

6. **甲状腺功能亢进面容**（hyperthyroidism facies） 表情惊愕，眼裂增宽，眼球凸出，目光炯炯，兴奋不安，烦躁易怒（图 3-3-2）。见于甲状腺功能亢进症。

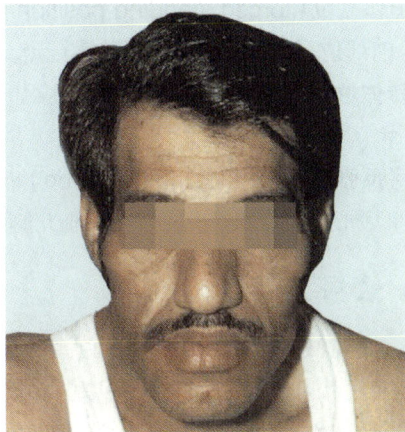

7. **黏液性水肿面容**（myxedema facies） 面色苍黄，颜面水肿，脸厚面宽，目光呆滞，反应迟钝，神情倦怠，眉毛、头发稀疏，舌肥大、色淡。见于甲状腺功能减退症。

8. **二尖瓣面容**（mitral facies） 面色晦暗，双颊紫红，口唇轻度发绀。见于风湿性心脏病二尖瓣狭窄。

9. **肢端肥大症面容**（acromegaly facies） 头颅增大，面部变长，下颌增大前突，额部皮肤皱褶增厚，眉弓及颧部隆起，鼻唇沟皮褶隆起，耳鼻增大，唇舌肥厚，齿距增宽（图 3-3-3）。

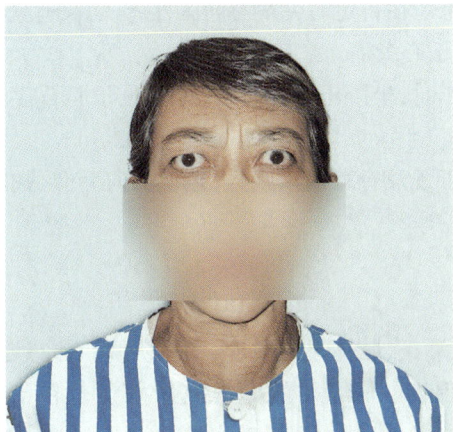

图 3-3-2 甲状腺功能亢进面容　　　图 3-3-3 肢端肥大症面容

10. **伤寒面容**（typhoid facies） 表情淡漠、反应迟钝呈无欲状。见于肠伤寒、脑脊髓膜炎、脑炎等高热衰弱者。

11. **苦笑面容**（sardonic feature） 牙关紧闭、面肌痉挛呈苦笑状。见于破伤风。

12. **满月面容**（moon facies） 面圆如满月，皮肤发红呈多血质外貌，常有痤疮，唇须生长。见于皮质醇增多症及长期应用糖皮质激素者。

13. **面具面容**（masked facies） 面部呆板、无表情，似面具样。见于帕金森病、脑炎、脑血管疾病、脑萎缩等。

14. **病危面容**（critical facies） 亦称希氏面容（Hippocrates 面容）。面部瘦削，面色铅灰或苍白，表情淡漠，眼窝凹陷，目光无神，鼻骨峭耸。见于大出血、严重休克、脱水、急性腹膜炎等。

十、体位

体位（position）是指患者身体所处的状态。某些疾病时呈现的特征性体位，对诊断具有一定意义。常见体位如下。

（一）自主体位

自主体位（active position）是指身体活动自如，不受限制。见于正常人、疾病早期或轻症的患者。

（二）被动体位

被动体位（passive position）是指患者不能自己调整或变换身体的位置。见于极度衰弱或意识丧失者。

（三）强迫体位

强迫体位（compulsive position）是指为了减轻疾病所致的痛苦，被迫采取的某种特殊体位。常见的强迫体位如下。

NOTES

1. **强迫仰卧位**　常伴双腿屈曲,借以减轻腹部肌肉紧张程度。见于急性腹膜炎。

2. **强迫俯卧位**　可减轻脊背肌肉的紧张程度。见于脊柱疾病。

3. **强迫侧卧位**　胸膜疾病患者多采取患侧卧位,可限制患侧胸廓活动而减轻胸痛并有利于健侧代偿呼吸。见于一侧胸膜炎和大量胸腔积液以减轻呼吸困难者。

4. **强迫坐位**　亦称端坐呼吸(orthopnea)。患者坐于床沿,两手撑在膝部或床边。该体位可使膈位置下降,有助于胸廓及辅助呼吸肌运动,肺通气量增加,回心血量减少,减轻心脏负担。常见于心、肺功能不全的患者。

5. **强迫蹲位**(compulsive squatting position)　患者在活动过程中,因呼吸困难和心悸而停止活动并采取蹲踞体位或膝胸位以缓解症状。见于发绀型先天性心脏病。

6. **强迫停立位**(forced standing position)　患者在行走时突发心前区疼痛,而被迫立刻停立,并以手按抚心前部位,待症状缓解后才继续行走。见于心绞痛。

7. **辗转体位**(alternative position)　腹痛发作时,坐卧不安,辗转反侧。见于胆石症、胆道蛔虫病、肾绞痛等。

8. **角弓反张位**(opisthotonos position)　由于颈及脊背肌肉强直,致使头向后仰、胸腹前凸、背过伸,躯干呈弓形。见于破伤风、脑炎及小儿脑膜炎等。

十一、姿势

姿势(posture)是指举止的状态。健康人躯干端正,肢体灵活适度,动作协调。常态姿势主要依靠身体的骨骼结构和各部分肌肉紧张度的协调来保持。仔细观察人体姿势的重要性在于:①可以了解健康状况,如充血性心力衰竭患者多愿采取坐位。②姿势可以反映出精神状态:如疲劳、情绪低落时可出现弯背、垂肩、拖拉蹒跚。③某些疾病可呈现特征性姿势:如颈部动作受限提示颈椎或颈部肌肉病变;躯干制动,捧腹而行常见于腹痛患者;头前倾,面略向上,躯干前屈,肘关节屈曲,腕关节直伸,手指出现搓丸样动作,见于帕金森病所致的颈肩部、躯干及上肢肌肉强直者。

十二、步态

步态(gait)是指行走时所表现的姿态。健康人步态因年龄、健康状态和所受训练的影响而有所不同,如小儿喜急行或小跑,青壮年步态矫健,老年人喜小步慢行。当患某些疾病时,步态可发生很大改变,并具有一定特征性。常见典型的异常步态如下。

1. **蹒跚步态**(waddling gait)　行走时身体左右摇摆似鸭步。见于佝偻病、大骨节病、进行性肌营养不良、先天性双侧髋关节脱位等。

2. **酒醉步态**(drunken gait)　行走时躯干重心不稳,步态紊乱不准确如醉酒状,不能直线行走。见于小脑病变、酒精中毒、巴比妥类中毒。

3. **共济失调步态**(ataxic gait)　步态不稳,起步时一脚高抬,骤然垂落;双目向下注视,双足间距宽,以防身体倾斜;闭目时不能保持平衡,暗处行走困难。见于脊髓病变。

4. **慌张步态**(festinating gait)　起步困难,起步后小步急速趋行,双脚擦地,身体前倾,越走越快,有难以止步之势,双上肢缺乏摆动(图3-3-4)。见于帕金森病。

5. **跨阈步态**(steppage gait)　由于踝部肌腱肌肉弛缓,患足下垂,行走时必须高抬患侧下肢才能起步。见于腓总神经麻痹。

6. **剪刀式步态**(scissors gait)　由于双下肢肌张力增高,尤以伸肌及内收肌张力增高明显,移步时下肢内收过度,两腿交叉如剪刀状(图3-3-5)。见于脑性瘫痪及截瘫。

7. **间歇性跛行**(intermittent claudication)　行走过程中,因下肢突发性酸痛、软弱无力,被迫停止行进,需小憩后方能继续走动。见于高血压、动脉硬化。

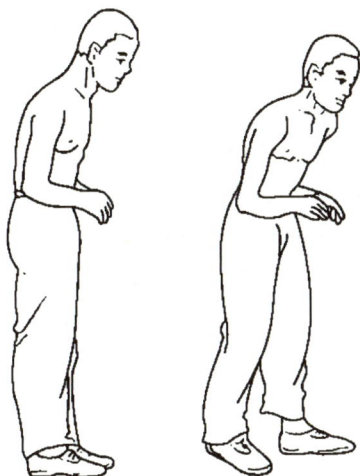

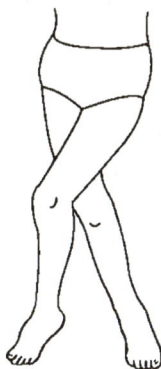

图 3-3-4 慌张步态　　　图 3-3-5 剪刀式步态

第二节 皮 肤

皮肤是身体与外在环境间的一层屏障,它具有重要的生理功能。无论是外在的环境改变还是体内疾病或其他因素的影响,均可造成皮肤生理功能和/或组织结构发生变化而表现为皮肤病变和反应。皮肤的变化可能是由局部原因所致,也可能是全身病变和反应的一部分。因此,仔细、全面、正确地检查皮肤是体格检查不可缺少的内容,也是正确诊断疾病的重要依据。皮肤病变除颜色改变外,亦可为湿度、弹性的改变,以及皮疹、脱屑、出血、水肿、皮下结节、瘢痕等。检查皮肤病变一般通过视诊,有时尚需配合触诊。

一、颜色

皮肤颜色与种族遗传有关,同一种族也可因毛细血管分布、血液充盈度、色素量多少、皮下脂肪厚薄的不同而异,同一个人不同身体部位、不同生理与疾病状态、不同环境下也不相同。肤色深的人,其皮肤颜色的改变较难评估,应结合巩膜、结膜、颊黏膜、舌、唇、手掌和足底等处的检查和比较来确定。

1. **苍白(pallor)** 皮肤黏膜苍白可由贫血、末梢毛细血管痉挛或充盈不足所致,如寒冷、惊恐、休克、虚脱及主动脉瓣关闭不全等。检查时,应观察甲床、掌纹、结膜、口腔黏膜及舌质颜色。若仅出现肢端苍白,可能与肢体动脉痉挛或阻塞有关,如雷诺病、血栓闭塞性脉管炎等。

2. **发红(redness)** 皮肤发红是由毛细血管扩张充血、血流加速以及红细胞量增多所致。生理情况下,可见于饮酒、运动。病理情况下,见于发热性疾病如大叶性肺炎、猩红热等,以及某些中毒(如阿托品中毒、一氧化碳中毒)。皮肤持久性发红见于皮质醇增多症、长期使用糖皮质激素及真性红细胞增多症。

3. **发绀(cyanosis)** 皮肤黏膜呈青紫色,常发生于舌、唇、耳垂、面颊、肢端等。可见于单位容积血液中去氧血红蛋白增多或异常血红蛋白血症。

4. **黄染(stained yellow)** 皮肤黏膜发黄称为黄染,常见的原因如下。

(1)黄疸(jaundice):由于血清内胆红素浓度增高使皮肤黏膜乃至体液及其他组织黄染。血清总胆红素浓度超过 34.2μmol/L 时临床上可见黄疸。黄疸引起皮肤黏膜黄染的特点是:①黄疸首先出现于巩膜、硬腭后部及软腭黏膜上,随着血中胆红素浓度的继续增高,黏膜黄染更明显时,才会出现皮肤黄染;②巩膜黄染是连续的,近角巩膜缘处黄染轻、黄色淡,远角巩膜缘处黄染重、黄色深。

(2)胡萝卜素(carotene)增高:过多食用胡萝卜、南瓜、橘子、橘子汁等可引起血中胡萝卜素增高,当超过 2.5g/L 时,也可使皮肤黄染。其特点是:①黄染首先出现于手掌、足底、前额及鼻部皮肤;②一般不出现巩膜和口腔黏膜黄染;③血中胆红素不高;④停止食用富含胡萝卜素的蔬菜或果汁后,皮肤黄染逐渐消退。

（3）长期服用含有黄色素的药物:如米帕林、呋喃类等药物也可引起皮肤黄染。其特点是:①黄染首先出现于皮肤,严重者也可出现于巩膜。②巩膜黄染的特点是角巩膜缘处黄染重,黄色深;离角巩膜缘越远,黄染越轻,黄色越淡,这一点是与黄疸的重要区别。

5. 色素沉着（pigmentation） 由表皮基底层黑色素（melanin）增多所致的部分或全身皮肤色泽加深。生理情况下,身体的外露部位、乳头、乳晕、腋窝、关节、肛门周围及外阴部位皮肤颜色较深,掌跖部位的皮肤颜色最浅。如果这些部位的色素明显加深或其他部位出现色素沉着,则提示病理征象。原发性慢性肾上腺皮质功能减退症由于肾上腺皮质激素抑制促黑素细胞激素（melanocyte stimulating hormone, MSH）的作用减弱,使皮肤黑色素增加,患者全身皮肤色素加深,口腔黏膜、牙龈色素沉着。肝硬化、晚期肝癌、肢端肥大症、黑热病、疟疾及使用某些药物如砷剂、抗肿瘤药白消安等也可引起不同程度的皮肤色素沉着。反复大量输血所致的继发性血色病患者皮肤可出现褐色或青铜色色素沉着,这可能与含铁血黄素的沉积及其所致的肾上腺皮质功能减退有关。妇女妊娠期,乳头、乳晕、外生殖器及身体皱褶部等皮肤色素加深,面部、额部可出现棕褐色对称性色素斑,称为妊娠斑;老年人身体或面部也可出现散在的色素斑,称为老年斑;青春期以后妇女出现月经不调等内分泌紊乱,有时在额部、面部及口周等出现界线清楚、对称分布的褐色色素沉着;长期服用某些避孕药的妇女,有时面部也会出现黄褐斑或黑斑。

6. 色素脱失（depigmentation） 正常皮肤均会有一定量的色素,色素脱失主要是由于体内酪氨酸酶缺失或功能受抑制,使酪氨酸不能转变成多巴和多巴醌从而导致黑色素生成减少。常见的色素脱失有白癜风、白斑和白化病。

（1）白癜风（vitiligo）:又称白癜。有多形性大小不等的色素脱失斑,可逐渐扩大,进展缓慢,无自觉症状,亦无生理功能改变。偶见于甲状腺功能亢进症、肾上腺皮质功能减退症、恶性贫血患者。

（2）白斑（leukoplakia）:多为圆形或椭圆形、面积不大的色素脱失斑,常发生于口腔黏膜和女性外阴部,部分可发生癌变。

（3）白化病（albinism）:全身皮肤和毛发色素脱失,头发可呈浅黄色或金黄色。由于眼葡萄膜色素脱失,患者畏光。为遗传性疾病,由先天性酪氨酸酶合成障碍所致。

二、湿度与出汗

皮肤湿度（moisture）与皮肤的排泄功能有关。排泄功能是由汗腺和皮脂腺完成的,汗腺起主要作用。出汗多者皮肤较湿润,出汗少者皮肤较干燥。在正常情况下,自主神经功能、气温、湿度、精神、药物、饮食等参与调节和影响腺体排泄功能。在病理情况下,可发生多汗、少汗或无汗,出汗特点及体臭味都具有一定诊断意义。皮肤异常干燥见于维生素 A 缺乏、黏液性水肿、脱水、硬皮病等;夜间睡后出汗为盗汗,多见于结核病;大汗淋漓伴皮肤四肢发凉为冷汗,见于休克、虚脱;阵发性出汗见于自主神经功能紊乱。发热期伴出汗,多见于风湿病、结核病、布鲁氏菌病等。甲状腺功能亢进症、佝偻病、淋巴瘤、脑炎后遗症等也常有出汗增多。

皮肤腺体的排泄使人体具有一种体臭味,特别是顶泌汗腺中有臭物质较多,狐臭就是顶泌汗腺排泌出有臭物质所致。汗液中含尿素过多则有尿味,称尿汗,见于尿毒症。有些人的汗腺排泄物中具有某种颜色,可为黄色、黄褐色、绿色等,称为色汗症,常由产生某种色素的细菌或应用某些药物所致;含有血液者称血汗症,偶见于出血性疾病患者。

三、弹性

皮肤弹性（elasticity）与年龄、营养状态、皮下脂肪及组织间隙所含液体量有关。正常情况下,儿童及青年皮肤弹性好;中年以后皮肤组织逐渐松弛,弹性减弱;老年人皮肤组织萎缩,皮下脂肪减少,弹性减退。检查皮肤弹性的部位常取手背或上臂内侧,用示指和拇指捏起皮肤,1~2秒后松开,观察皮肤皱褶平复速度。能迅速平复者为弹性好或正常;平复缓慢者为弹性减弱,见于长期消耗性疾病、营养不良和严重脱水患者。发热时血液循环加速,周围血管充盈,皮肤弹性可增加。

四、皮疹

皮疹(skin eruption)多为全身性疾病的表现之一,是诊断某些疾病的重要依据。皮疹的种类很多,常见于传染病、药物及其他物质所致过敏反应、皮肤病等。皮疹出现的规律和形态有一定的特异性,发现皮疹时应注意观察和记录出现与消失的时间、发展顺序、分布部位、形态特点、大小与排列、颜色及表面情况、有无自觉症状等。临床常见皮疹如下。

1. 斑疹(macule) 表现为局部皮肤发红,一般不凸出皮肤表面也无凹陷。见于斑疹伤寒、丹毒、风湿性多形性红斑等。

2. 玫瑰疹(roseola) 一种鲜红色圆形斑疹,直径多为2~3mm,压之或绷紧周边皮肤,皮疹消退,松开时又复出,常出现于胸腹部。为伤寒和副伤寒的特征性皮疹。

3. 丘疹(papule) 除局部皮肤颜色改变外,病灶还凸出皮肤表面。见于药物疹、麻疹、湿疹等。

4. 斑丘疹(maculopapule) 在丘疹周围有皮肤发红的底盘,称为斑丘疹。见于猩红热、风疹、药物疹等。

5. 荨麻疹(urticaria) 为稍隆起皮肤表面的苍白或淡红的局限性水肿,大小不等,形态不一,消退后不留痕迹,由速发型皮肤变态反应所致。见于各种过敏反应。

6. 疱疹(bleb) 为局限性高起皮面的腔性皮损,颜色可因腔内所含液体不同而异。腔内液体为血清、淋巴液,且直径小于1cm者为小水疱(blister),可见于单纯疱疹、水痘等;直径大于1cm者为大水疱。腔内含脓液者为脓疱(pustule),可为原发,也可由水疱感染而来。疱疹可见于烫伤。糖尿病患者手足部位可出现烫伤样水疱,可能与糖代谢障碍有关。

五、脱屑

正常表皮角质层不断角化、更新、脱落形成皮肤脱屑(desquamation),因量少而不易察觉。在病理情况下形成的皮肤鳞屑可以大量脱落,如米糠样脱屑常见于麻疹恢复期、脂溢性皮炎;片状脱屑可见于猩红热、剥脱性皮炎;银白色鳞状脱屑见于银屑病。

六、皮下出血

皮下出血(subcutaneous bleeding)的特点是局部皮肤呈青紫色(陈旧性出血时,由于含铁血黄素的沉积皮肤呈黄褐色),受压后不褪色,除血肿外一般不高于皮面。出血斑点的大小及分布范围视病情而异:①小于2mm称为瘀点(petechia);②3~5mm称为紫癜(purpura);③大于5mm称为瘀斑(ecchymosis);④片状出血伴皮肤显著隆起称为血肿(hematoma)。皮下出血斑点有时易与充血性皮疹或小红痣混淆,应注意观察区别。充血性皮疹受压时一般可褪色或消失,小红痣加压时不褪色但稍高出皮面且表面光亮。出血斑点有时发生在黏膜下,其临床意义与皮下出血相同,常见于造血系统疾病、重症感染、某些血管损伤性疾病及某些毒物或药物中毒等。

七、蜘蛛痣与肝掌

皮肤小动脉末端分支性血管扩张所形成的血管痣,形似蜘蛛,称为蜘蛛痣(spider angioma)(图3-3-6)。蜘蛛痣大小不等,多出现在上腔静脉分布的区域内,如面、颈、手背、上臂、前胸和肩部等处。检查时用棉签等物品压迫蜘蛛痣中心(即中央小动脉干),其辐射状小血管网即可消失,去除压力则又复现。

慢性肝病者的手掌大、小鱼际处皮肤常发红,加压后褪色,称为肝掌(liver palm)。一般认为,蜘蛛

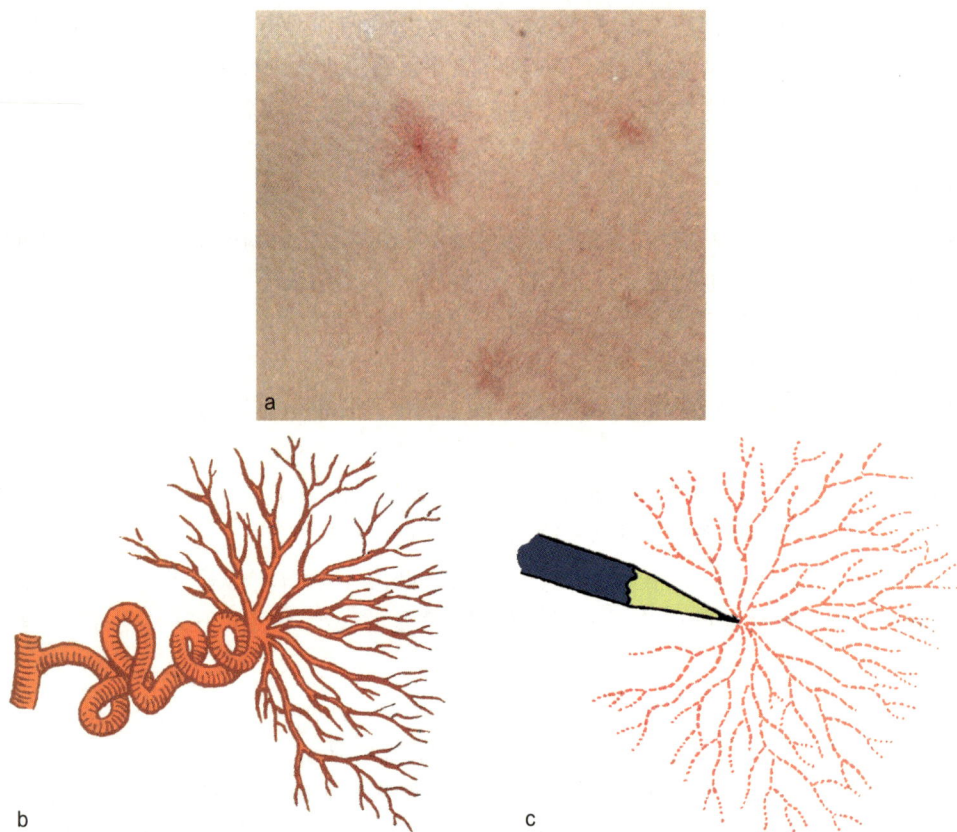

图 3-3-6　蜘蛛痣

痣和肝掌的发生与肝脏对雌激素的灭活作用减弱有关,常见于急、慢性肝炎,肝硬化患者;但健康的妊娠妇女也可出现,可能源于妊娠期雌激素水平增加。

八、水肿

皮下组织的细胞内及组织间隙内液体积聚过多称为水肿(edema)。水肿通过视诊和触诊的检查较易确定。水肿部位的皮肤张力大且有光泽,但轻度水肿有时视诊不易发现。检查有无水肿时,可用手指按压被检查部位皮肤(通常是胫骨前内侧皮肤)3~5秒,若加压部位组织发生凹陷则称为凹陷性水肿(pitting edema)。若颜面、锁骨上、胫骨前内侧及手足背皮肤水肿,伴有皮肤苍白或略带黄色,皮肤干燥、粗糙,但指压后无组织凹陷,则为黏液性水肿(myxedema),见于甲状腺功能减退症;若下肢出现不对称性的皮肤增厚、粗糙、毛孔增大,有时出现皮肤皱褶,亦可累及阴囊、大阴唇及上肢等,为象皮肿(elephantiasis),指压无凹陷,见于丝虫病。

临床上根据水肿程度可分为轻、中、重三度。

轻度:水肿仅见于眼睑、眶下软组织、胫骨前、踝部皮下组织,指压后可见组织轻度凹陷,平复较快。有时早期水肿仅有体重迅速增加而无水肿征象出现。

中度:全身疏松组织均有可见性水肿,指压后可见明显的或较深的组织凹陷,平复缓慢。

重度:全身组织严重水肿,身体低垂部皮肤紧张、发亮,甚至有液体渗出,有时伴有胸腔、腹腔等浆膜腔内积液,外阴部亦可见严重水肿。

九、皮下结节

较大的皮下结节(subcutaneous nodule)通过视诊即可发现,较小的结节需触诊方能查及。无论结节大小均应触诊检查,注意其部位、大小、硬度、活动度,有无压痛等。常见的皮下结节如下。

1. 风湿结节 位于关节伸侧的皮下组织,尤其是肘、腕、膝、枕或胸腰椎棘突处,为稍硬无痛性小结节,与皮肤无粘连,表面皮肤无红肿。常与心脏炎同时出现,是风湿活动的表现之一。

2. 类风湿结节 多位于关节隆突部及受压部位的皮下,如前臂伸侧、肘关节鹰嘴突附近、枕骨、跟腱等处,大小不等,直径数毫米至数厘米,质硬如橡皮,无压痛,对称性分布,与皮肤粘连或不粘连。结节中心为纤维素样坏死组织,周围有上皮样细胞浸润排列成环状,外被以肉芽组织,肉芽组织间有大量的浆细胞和淋巴细胞。其存在提示有类风湿的活动。

3. 囊蚴结节 为躯干、四肢皮下或肌肉内出现的黄豆大小或略大的结节,圆形或椭圆形,数目不一,表面平滑,无压痛,与皮肤无粘连,质地硬韧而有一定弹性,结节亦可出现于颈部、乳房及阴部皮下。见于囊尾蚴病,也称囊虫病。

4. 痛风结节 亦称痛风石(tophus),是血液尿酸超过饱和浓度,尿酸盐针状结晶在皮下结缔组织沉积,引起慢性异物样反应所致。多见于外耳的耳郭、跖趾及指(趾)关节、掌指关节等部位,为大小不一的黄白色结节,或有疼痛。较大结节表面的皮肤变薄,破溃可排出豆渣样白色物质,不易愈合,继发感染少见。痛风结节为痛风特征性病变。

5. 结节性红斑(erythema nodosum) 多见于青壮年女性,好发于小腿伸侧,常为对称性、大小不一、数目不等的痛性结节。结节发生较快,可略高于皮面,皮肤紧张,表面热,有压痛,周围可有水肿。皮损由鲜红色变为紫红色,最后可为黄色。常持续数天至数周而逐渐消退,不留瘢痕,但易复发。有的结节由孤立而逐渐增多,病程持续数年,结节炎症轻微,压痛较轻,称为慢性结节性红斑。见于溶血性链球菌等感染、自身免疫病、麻风,以及服用某些药物(如溴剂、口服避孕药等)等。

6. 脂膜炎结节 好发于大腿部位,大小不等,中等硬度,边界清楚,压痛明显,与皮肤粘连(活动度小),持续数周可自行消退,消退后可留有皮肤凹陷和色素沉着。多为脂膜炎表现。

7. 动脉炎结节 好发于下肢及上肢,也可出现于躯干、面部、肩部等处,病变局限于皮下组织中、小动脉,可双侧发生,但不对称,结节直径多为 0.5~2.0cm,质硬有压痛,表面皮肤可呈黄红色、鲜红色或正常肤色,结节可单个或多个,沿浅表动脉排列或成群聚集于血管近旁,持续一周以上可自行消退。结节有时可与皮肤网状青斑同时发生。见于结节性多动脉炎。

8. 奥斯勒结节(Osler 结节) 指尖,足趾,大、小鱼际肌处出现的蓝色或粉红色有压痛的结节,可见于感染性心内膜炎。

十、溃疡与糜烂

溃疡(ulcer)是指皮肤缺损或破坏深达真皮或真皮以下,愈后留有瘢痕。检查时应注意大小、颜色、边缘、基底、分泌物及发展过程等。①内踝上方等部位发生的小腿溃疡,可为一个或多个,基底肉芽组织丰富,表面覆以浆液或腐物,常伴有下肢水肿,有时在溃疡周围,因毛细血管增生、淋巴阻滞、真皮乳头延长可导致息肉样肥厚。常见于静脉周围炎、血栓性静脉炎或复发性蜂窝织炎等。②口腔、外生殖器及肛门等部位发生的小溃疡,逐渐融合成卵圆形或不规则形,边缘为潜行性,基底可见有高低不平的苍白色肉芽组织,常见黄色颗粒状突起,分泌物或苔膜中可查见结核分枝杆菌者为溃疡性皮肤结核。常见于活动性结核伴抵抗力明显低下者。③外生殖器等部位出现的圆形或卵圆形的疼痛性溃疡,边缘呈潜行性,柔软,不整齐,周围皮肤轻度充血,底面覆有污秽的脓性分泌物,容易出血,为软下疳(chancroid)。边缘锐利如凿状,质硬,基底有坏死组织及树胶样分泌物的无痛性溃疡常为梅毒性溃疡。

糜烂(erosion)是指病变使表皮脱落或表皮破损而呈现出潮湿面的皮肤损害,愈后不留瘢痕。见于湿疹、尿布皮炎、接触性皮炎等。

十一、瘢痕

瘢痕(scar)是指真皮或其深部组织外伤或病变愈合后结缔组织增生修复所形成的斑块。表面低于周围正常皮肤者为萎缩性瘢痕;高于周围正常皮肤者为增生性瘢痕。瘢痕形状一般与原有皮损相一致,表皮薄,多无皮肤正常纹理及皮肤附属器。瘢痕的存在常为患过某些疾病提供了证据,如手术切口部位有愈合瘢痕,是曾接受过手术的标记;颈部淋巴结结核破溃愈合后可在相应部位留有皮肤瘢痕;患过天花者,其面部或其他部位有多数大小类似的瘢痕;患过皮肤疮疖者,其相应部位可遗留瘢痕。

十二、毛发

毛发(hair)的颜色、曲直等常与种族有关,毛发的多少、粗细、分布因年龄、性别的不同而有不同,亦受遗传、营养和精神状态及疾病的影响。正常人毛发的多少存在一定的差异,一般男性体毛较多,阴毛呈菱形分布;女性体毛较少,阴毛呈倒三角形分布。在生理状态下,毛发的数量、分布及颜色随着年龄增大而出现相应的改变。中年以后,由于毛发根部的血运和细胞代谢减退,头发数量可逐渐减少,形成秃顶,色素减少,出现白发。

毛发的多少及分布变化对诊断有辅助意义。毛发疾病一般可分为毛发脱落、毛发增多、毛发变色、毛发变质等。

临床上以毛发脱落为多见,引起毛发脱落的常见病因包括:①局部皮肤病变:如脂溢性皮炎、麻风、梅毒、黄癣、螨寄生等,脱发常不规则;②神经营养障碍:如斑秃,为突然发生的局限性斑状秃发,多为圆形,有时可伴有眉毛、胡须等脱落,常可再生;③内分泌性疾病:如甲状腺功能减退症、垂体功能减退症、性腺功能减退症等;④某些发热性疾病:如伤寒等;⑤理化因素:外伤如灼伤及瘢痕处等,某些药物如环磷酰胺、依托泊苷、顺铂等抗肿瘤药物的应用,以及过量的放射线影响。

毛发增多可见于多毛症。先天性全身多毛症如毛孩,常有家族史,可伴有牙齿发育异常。获得性多毛症多见于一些内分泌疾病,如皮质醇增多症。在女性中见于各种原因引起的女性体内雄激素增高,或雌激素与雄激素的比例失调,从而引起多毛。除体毛增多外,尚可生长胡须,常见疾病有多囊卵巢综合征、肾上腺性腺综合征、肾上腺皮质肿瘤等。长期服用某些药物如糖皮质激素、睾酮、环孢素等也可以出现多毛现象,称为医源性多毛。

第三节　淋　巴　结

淋巴结(lymph node)的变化与许多疾病的发生、发展、诊断及治疗密切相关,尤其是对肿瘤的诊断、转移及发展变化的观察起着非常重要的作用。淋巴结分布于全身,一般检查只能发现身体各部位浅表淋巴结的变化。

一、正常浅表淋巴结

正常情况下,浅表淋巴结很小,直径多为0.2~0.5cm,质地柔软,表面光滑,无压痛,与毗邻组织无粘连,常呈链状与组群分布,通常不易触及。

(一)浅表淋巴结分布

1. 头颈部　头颈部淋巴结分布如图3-3-7所示。

(1)耳前淋巴结:位于耳屏前方。

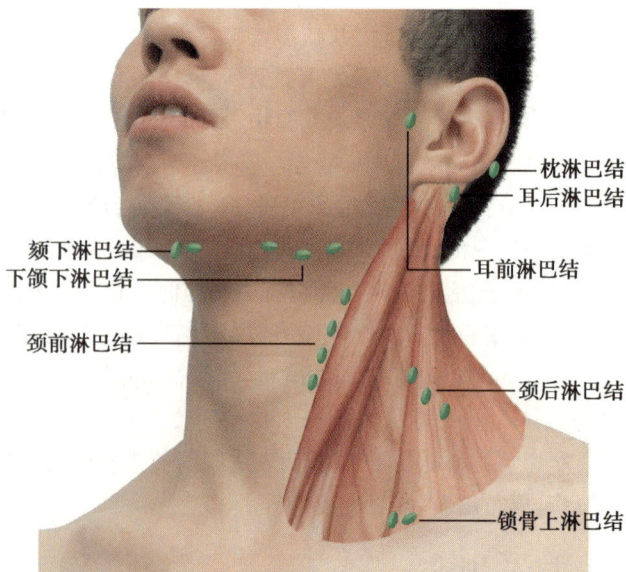

枕淋巴结
耳后淋巴结
颏下淋巴结
下颌下淋巴结
耳前淋巴结
颈前淋巴结
颈后淋巴结
锁骨上淋巴结

图3-3-7　头颈部淋巴结分布示意图

（2）耳后淋巴结：亦称乳突淋巴结,位于耳后乳突表面、胸锁乳突肌止点处。

（3）枕淋巴结：位于枕部皮下,斜方肌起点与胸锁乳突肌止点之间。

（4）下颌下淋巴结：位于下颌下腺附近,在下颌角与颏部的中间部位。

（5）颏下淋巴结：位于颏下三角内,下颌舌骨肌表面,两侧下颌骨前端中点后方。

（6）颈前淋巴结：位于胸锁乳突肌表面及下颌角处。

（7）颈外侧淋巴结：位于斜方肌前缘。

（8）锁骨上淋巴结：位于锁骨与胸锁乳突肌所形成的夹角处。

2. 上肢

（1）腋窝淋巴结：是上肢最大的淋巴结组群,可分为五群（图 3-3-8）。

1）腋尖淋巴结群：位于腋窝顶部。

2）中央淋巴结群：位于腋窝内侧壁近肋骨及前锯肌处。

3）胸肌淋巴结群：位于胸大肌下缘深部。

4）肩胛下淋巴结群：位于腋窝后皱襞深部。

5）外侧淋巴结群：位于腋窝外侧壁。

（2）滑车上淋巴结：位于上臂内侧,是肱骨滑车上即内上髁上方 3~4cm 处,肱二头肌与肱三头肌之间的肌间沟内的一组淋巴结。

3. 下肢

（1）腹股沟淋巴结：位于腹股沟韧带下方股三角内,它又分为上、下两群（图 3-3-9）。

1）上群：亦称腹股沟淋巴结横组或水平组,位于腹股沟韧带下方,与韧带平行排列。

2）下群：亦称腹股沟淋巴结纵组或垂直组,位于大隐静脉上端,沿静脉走向排列。

（2）腘窝淋巴结：位于小隐静脉和腘静脉的汇合处。

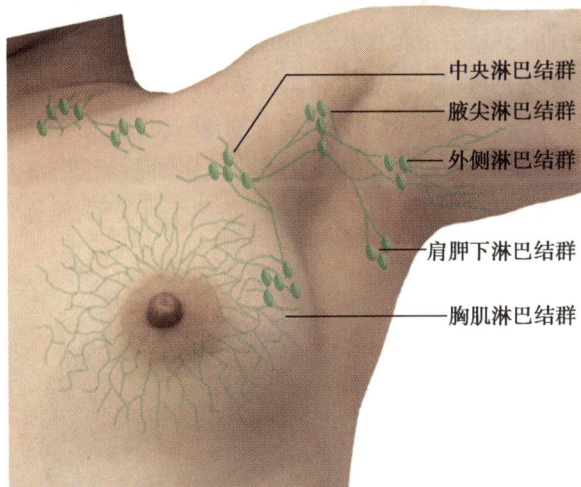

图 3-3-8　腋窝淋巴结分布示意图

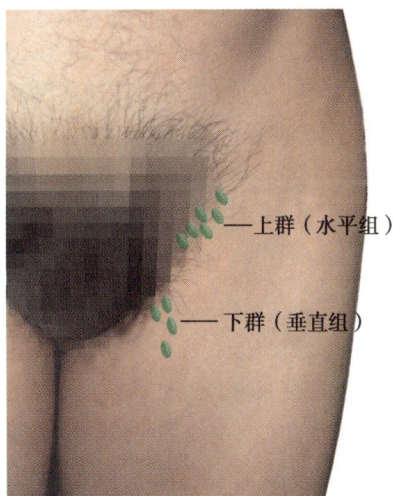

图 3-3-9　腹股沟淋巴结分布示意图

（二）浅表淋巴结引流区

浅表淋巴结呈组群分布,一个组群的淋巴结收集一定区域的淋巴液（表 3-3-3）。局部炎症或肿瘤往往引起相应区域的淋巴结肿大。

表 3-3-3　浅表淋巴结组群与其引流区

淋巴结组群	收集淋巴液的区域
耳后、乳突区淋巴结	头皮范围
颈浅淋巴结	枕部、耳后、耳下等处

续表

淋巴结组群	收集淋巴液的区域
锁骨上淋巴结群	左侧:食管、胃等器官 右侧:气管、胸膜、肺等处
下颌下淋巴结群	口底、颊黏膜、牙龈等处
颏下淋巴结群	颏下三角区内组织、唇和舌部
腋窝淋巴结群	躯干上部、乳腺、胸壁等处
腹股沟淋巴结群	下肢及会阴部等处

二、淋巴结的检查

(一) 检查顺序

全身体格检查时,淋巴结的检查应在相应身体部位检查过程中进行。为了避免遗漏应特别注意淋巴结的检查顺序。头颈部淋巴结的检查顺序是:耳前、耳后、枕、下颌下、颏下、颈前、颈外侧、锁骨上淋巴结。上肢淋巴结的检查顺序是:腋窝淋巴结、滑车上淋巴结。腋窝淋巴结应按尖群、中央群、胸肌群、肩胛下群和外侧群的顺序进行。下肢淋巴结的检查顺序是:腹股沟淋巴结(先查上群,后查下群)、腘窝淋巴结。

(二) 检查方法

检查淋巴结的方法是视诊和触诊。视诊时不仅要注意局部征象(包括皮肤是否隆起,颜色有无变化,有无皮疹、瘢痕、瘘管等),也要注意全身状态。

触诊是检查淋巴结的主要方法。淋巴结触诊的原则是使该处皮肤和肌肉尽量松弛以便检查。检查者将示、中、环三指并拢,其指腹平置于被检查部位的皮肤上由浅入深进行滑动触诊。这里所说的滑动是指腹按压的皮肤与皮下组织之间的滑动,而不是手指与皮肤之间的滑动。滑动的方向应取相互垂直的多个方向,或进行转动式滑动,这有助于区别淋巴结与肌肉和血管结节。

1. **触诊头颈部淋巴结**　受检者取坐位或卧位,嘱其头稍低,或偏向检查侧,使皮肤或肌肉松弛,有利于检查。检查者可站在受检者前面或背后,指腹紧贴检查部位,由浅及深进行滑动触诊(图 3-3-10)。触诊耳前、耳后、枕后、下颌下、颏下(屈曲手指于颏下中线处触诊)、颈前(浅组:位于乳突下,胸锁乳突肌前缘浅表处)、颈外侧(位于胸锁乳突肌后缘浅表处)淋巴结;请受检者稍耸肩,再放松,头部稍向前屈,用双手触诊(站在受检者前面时,左手触诊右侧,右手触诊左侧)锁骨上淋巴结(位于胸锁乳突肌与锁骨之间的交角处),由浅部逐渐触摸至锁骨后深部。

2. **触诊腋窝淋巴结**　检查者以右手检查左侧、左手检查右侧腋窝五群淋巴结。一般先检查左侧,后查右侧。受检者采取坐位或仰卧位,检查者面对受检者,手扶受检者前臂稍外展,抬高约45°观察腋窝处,之后,将手置于受检者腋窝顶部,再将其手放下,嘱其放松肌肉,首先触诊尖群,然后手指掌面转向腋前壁触诊中央群,再转向内侧轻轻向下滑动触诊胸肌群;再次将受检者上肢抬高,将手重新置于腋窝顶部,然后手指掌面转向后方,触诊肩胛下群,最后转向肱骨,沿肱骨内侧面向下滑动触诊外侧群。

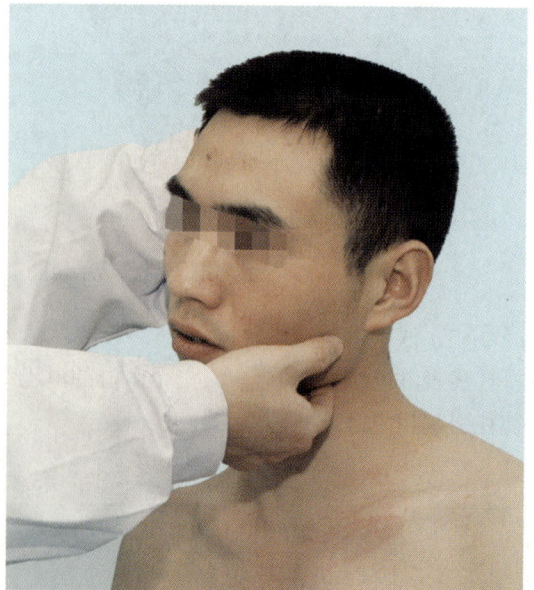

图 3-3-10　触诊下颌下淋巴结(站在受检者前面)

3. **触诊滑车上淋巴结** 检查者右手扶托受检者右前臂,并嘱其屈肘约90°,看清肱二头肌、肱三头肌之间的肌间沟,然后放松,用左手小指抵在肱骨内上髁,左手示、中、环指从上臂后方伸至肌间沟内自上而下滑动触摸(图3-3-11)。右手用同样方法检查左侧滑车上淋巴结。正常人一般触不到滑车上淋巴结。

4. **触诊腹股沟淋巴结** 检查者应用滑动触诊法进行腹股沟淋巴结触诊。首先沿腹股沟韧带触诊上群(横组或水平组)淋巴结,包括上内侧和上外侧;然后沿大隐静脉走向触诊下群(纵组或垂直组)淋巴结。

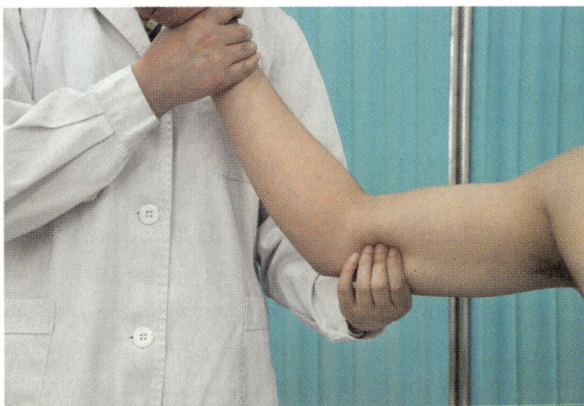

图 3-3-11 触诊滑车上淋巴结

5. **触诊腘窝淋巴结** 检查者应用滑动触诊法于小隐静脉和腘静脉的汇合处进行触诊。

(三) 检查内容

发现淋巴结肿大时,应注意其部位、大小与形状、数目与排列、表面特性、质地、压痛、活动度、界限是否清楚、有无粘连,局部皮肤有无红肿、瘢痕、瘘管等。同时注意寻找引起淋巴结肿大的原发病灶。

附 一般检查的体格检查纲要和结果记录举例

主要内容	结果记录举例
全身状态	
1. 生命体征	
（1）体温	37.2℃
（2）脉搏	108 次/min,脉搏细速,节律整齐
（3）呼吸	20 次/min
（4）血压	120/80mmHg
2. 发育、体型	发育正常;体型匀称,呈正力型
3. 营养状态	营养良好
4. 意识状态	意识清晰,能与医师合作
5. 精神状态	精神状态无异常
6. 语调、语态	语调无改变,语言流畅
7. 面容与表情	急性病容,表情痛苦
8. 体位、姿势与步态	强迫左侧卧位,右手按压左侧胸部;步态无异常
皮肤黏膜	皮肤黏膜色泽正常,无发红、苍白、发绀、黄染、色素沉着、色素脱失;皮肤湿润,弹性好;未见皮疹及皮肤脱屑;无皮下出血、蜘蛛痣、水肿、皮下结节,无溃疡、糜烂及瘢痕;毛发的性状及分布无异常
淋巴结	左侧颌下触及 2 个约 1.2cm×1.0cm 的肿大淋巴结,表面光滑,活动、轻度压痛,边界清晰,局部皮肤无红肿、瘢痕、瘘管。余部浅表淋巴结未触及肿大

第四节　某些特殊检查方法

一、粗测下肢血压（收缩压）的方法

受检者平卧，双下肢自然伸直、放松。检查者将血压计袖带缚于一侧小腿腓肠肌肌腹下部，下缘距内踝 2~3cm，松紧适当；将左手示指与中指指腹置于第一、二趾骨间的足背处触摸足背动脉搏动；右手将袖带气囊的气球充气旋钮旋紧并充气；当气囊压力使足背动脉搏动消失后，压力再升高 20~40mmHg。然后逐渐松开气球旋钮缓慢放气；在放气过程中，左手第一次触摸到足背动脉搏动时血压计水银柱凸面所示的数值即收缩压值。但是与下肢血压标准测量法的结果有所差异，健康人该方法测定的下肢收缩压和上肢测量的收缩压基本相同。

血压测量的其他注意事项可参照上肢血压测量方法。

注意：本法简便易行，不需要特殊血压计，但仅能粗略确定收缩压。有些人足背动脉不易触清，影响检测结果。

二、胸锁乳突肌深面淋巴结及包块触诊方法

检查者面对受检者，用右手检查左侧病变，左手检查右侧病变。检查方法：将拇指置于受检者胸锁乳突肌前缘，其余四指并拢置于胸锁乳突肌后缘，用拇指和其余四指轻轻将胸锁乳突肌向外牵拉，与此同时手指对胸锁乳突肌深面进行滑动触摸，检查有无肿大淋巴结及包块。用同样方法检查对侧胸锁乳突肌深面情况。

第五节　一般检查中某些异常发现及其鉴别

一、发育障碍与异常体型

发育障碍指的是一个人的年龄与智力和体格成长变化之间不协调和不相适应的现象。体格检查发现的发育障碍通常是异常体型。异常体型指的是与同一地区、种族、年龄、性别的正常群体相比，身高、体重和身体形态有显著差异者。

临床常见的异常体型有矮小体型和高大体型。

（一）矮小体型

与同一地区、种族、年龄、性别的正常群体相比，身高明显低于正常标准者为矮小体型。

【常见病因】

1. 家族性和遗传性因素　此种矮小体型与家族中的体格有关。有的有染色体异常，如 Turner 综合征。

2. 青春期延迟　常有家族史，骨骼生长发育和性发育较正常延迟，一般延迟 4 年左右。

3. 营养不良或代谢紊乱　成年前因患某些慢性疾病造成营养不良或代谢紊乱，影响生长发育。常见的慢性疾病如结核病、血吸虫病、慢性肠炎或痢疾、慢性疟疾、黑热病、梅毒、先天性或获得性心脏病、慢性肺病、慢性胰腺炎、吸收不良综合征、肝硬化、慢性肾脏病、糖尿病及神经系统疾病等。

4. 内分泌疾病　如呆小病、幼年型黏液性水肿、垂体性侏儒症、性早熟等。

5. 骨骼疾病　软骨发育不全、先天性成骨不全症、大骨节病、佝偻病等。

【临床特点与鉴别】

不同原因引起的矮小体型，其临床特点各不相同。

1. 家族性矮小体型　体型矮小，但骨、牙的发育及性成熟均正常。无内分泌功能异常及其他任

何疾病表现。

2. **Turner 综合征**　性染色体异常所致的先天性性分化异常疾病。特点是外观呈女性,身材矮小、颈蹼(颈肩之间呈翼状相连)、肘外翻、卵巢及外生殖器不发育、原发性闭经、第二性征不发育,智力可正常。部分患者可有内脏畸形。

3. **早老症**　少见。特点为出生时正常,但早期停止生长发育,体型显著矮小,骨骼比例和骨龄与年龄相符。早老现象表现为青年时期开始衰老,面现皱纹、体力衰退、毛发脱落、皮肤松弛,貌似老年人,也可出现全身性动脉硬化,寿命不长。

4. **青春期延迟**　特点是儿童期生长发育迟缓,体型矮小,但智力正常,无内分泌及其他疾病表现和证据。青春期可晚至 18 岁以后,最终身高可达正常水平。

5. **甲状腺功能减退性矮小体型**

（1）呆小病:甲状腺功能减退发生在胎儿或新生儿时期则可导致呆小病。特点是出生后不久即出现症状,如嗜睡、反应缓慢、肤色灰白、喂饲困难、哭声嘶哑、腹胀、便秘、脐疝等。随着年龄增长可出现身材矮小、四肢粗短、上部量大于下部量,呆小病面容(头大、额低、鼻扁宽、鼻梁下陷、眼距宽、眼裂小、眼睑水肿、唇厚、舌大常伸出口外等),智力发育障碍,出牙迟、囟门闭合延迟,皮肤干冷粗厚,甲状腺肿大或萎缩等。

（2）幼年型黏液性水肿:甲状腺功能减退发生于儿童期为幼儿型黏液性水肿。表现有体型矮小、骨骼发育延迟、不同程度的智力障碍、代谢低下等表现。无呆小病面容。

6. **垂体性侏儒症**　腺垂体功能减退多为特发性,少数可由垂体及其邻近组织的肿瘤、感染、血管病变、外伤及射线等所致。本病特点为出生后 2~3 年内发育正常,以后逐渐出现生长发育迟缓、体型矮小,但骨骼仍成比例生长,智力发育正常,无性腺及第二性征发育。

7. **性早熟**　性早熟是指女孩在 8 岁前、男孩在 9 岁前呈现性发育。本病特点为初期加速生长,以后由于骨骺提前融合,骨骼生长发育受限,最终可出现矮小体型,且上部量大于下部量。

8. **其他**　各种原因引起的营养不良、代谢性疾病及影响骨骼发育的疾病如佝偻病、黏多糖贮积症等均可导致矮小体型,患有这些疾病者均有原发病的表现,根据临床特点不难鉴别。

（二）高大体型

与同一地区、种族、年龄、性别的正常群体相比,身高明显高于正常标准者为高大体型。

【常见病因】

1. **遗传因素**　为高大体型的最常见原因。

2. **内分泌功能障碍**　如腺垂体分泌生长激素过多、性腺功能减退、垂体促性腺激素缺乏、睾丸精曲小管发育不全、睾丸发育不全等。

3. **其他**　下丘脑病变如颅咽管瘤、神经胶质瘤、炎症等。

【临床特点与鉴别】

1. **体质性高大体型**　多与遗传有关,并非病态。特点为体型高大,身体各部分生长发育匀称,体力良好,生育能力正常,无内分泌功能障碍及其他疾病。

2. **青春期提前**　青春期为儿童向成人转变的过渡时期。正常情况下女性进入青春期的年龄为 10~12 岁,男性为 10~14 岁。一般认为女性在 9 岁以前、男性在 10 岁以前开始发育为青春期提前。青春期提前以生理性多见,特点为生长发育与第二性征发育提前,身高超过同年龄的其他儿童,可呈现高大体型,而无内分泌及神经系统疾病表现。发育成熟后体型在正常人范围内,借此可与体质性高大体型相鉴别。与性早熟早期生长发育快速阶段的区别在于:①多不发生于 8 岁前;②无内分泌功能障碍及其他疾病表现。

3. **巨人症**　腺垂体生长激素分泌过多发生在骨骺融合之前则导致巨人症,特点为:①生长发育较快,至青春期更为明显,身材高大成巨人;②体型匀称,早期体力较好、性功能正常,可伴有甲状腺功能和肾上腺皮质功能亢进及糖代谢失常等现象,后期出现体力下降、性功能减退、乏力、消瘦等表现,多寿命不长。

4. 性腺功能减退性高大体型 下丘脑病变、垂体促性腺激素缺乏、性腺发育不全等由于雄性或雌性激素分泌不足或缺乏,使骨骺融合延迟,骨骼过度生长,出现高大体型。特点为男性多见,身材高,四肢细长与躯干比例不相称,指间距大于身高,下部量明显大于上部量,扁平胸及其他性腺发育不全表现。本症与巨人症的区别在于:①本症体型瘦长而巨人症体型匀称;②本症有性发育障碍,而巨人症早期性功能正常。

5. 其他 如马方综合征(Marfan syndrome)、高胱氨酸尿症等也可引起身材高,但四肢细长的瘦长体型。马方综合征亦称先天性中胚层发育不良,是一种以结缔组织缺陷为基本表现的遗传性疾病,以蜘蛛足样指(趾)为特征。高胱氨酸尿症常有颧部潮红,毛发稀疏、纤细,韧带松弛,智力发育迟缓等表现。

二、昏迷

昏迷是大脑皮质及皮质下网状结构损伤和功能高度抑制所致的最严重的意识障碍,患者意识持续的中断或完全丧失,以痛觉反应和随意运动消失为特征。由于高级神经活动的极度抑制,各种强刺激不能使其觉醒,无有目的的自主活动,吞咽、防御甚至对光反射均消失,可引出病理反射。多见于严重的脑部疾病及躯体疾病的垂危期。按其程度可区分为轻度昏迷、中度昏迷、深度昏迷(详见第一篇第三十四节)。

【常见病因】

1. 颅外疾病 代谢紊乱、中毒、全身感染等颅外疾病直接影响脑细胞代谢,或造成脑细胞缺血、缺氧而引起昏迷。

(1)代谢性脑病:各种代谢异常、渗透压异常、酸碱平衡失调、营养物质缺乏、体温失衡、缺血缺氧、毒物和药物过量或中毒、外伤等,可以引起脑细胞功能异常或脑细胞损害。

(2)中毒性脑病:如感染、药物、农药、有害气体、有害溶剂、金属、植物(苦杏仁、霉变甘蔗、毒蕈、白果)、动物(河豚、毒蛇咬伤、蜂蜇伤)、物理因素(如高热、溺水、触电、放射线)等导致的中毒。

(3)全身性疾病:如系统性红斑狼疮、白血病、弥散性血管内凝血等。

2. 颅内疾病 颅内组织结构病变或占位效应导致颅内压增高,脑组织移位压迫脑干网状结构及丘脑弥散系统从而导致昏迷。

(1)占位性或破坏性病变:血肿、出血、梗死、肿瘤、局灶性感染(脓肿、脑寄生虫病)、肉芽肿等。

(2)弥漫性病变:炎症、变性、肿瘤、中毒、外伤、血管病、癫痫状态、寄生虫感染等。

【临床特点与鉴别】

大脑皮质及脑干网状上行激活系统的兴奋性对维持意识起着重要作用。最高级神经活动的高度抑制表现为意识持续中断或完全丧失,为昏迷的重要标志。临床上常以睁眼反应、言语反应、运动反应、瞳孔对光反射、脑干反射等来判断意识状态和意识障碍的程度。昏迷的鉴别诊断包括昏迷状态的鉴别和昏迷病因的鉴别。首先应确定是否为昏迷,由于某些病理状态与昏迷的临床表现类似或貌似,极易与昏迷混淆,有可能被误诊、漏诊,应加以鉴别;其次应确定昏迷的病因,这对进一步进行有针对性的临床处理及预后判定有重要作用。

1. 昏迷状态的鉴别

(1)特殊类型的意识障碍:醒状昏迷(catochus)是觉醒状态存在、意识内容丧失的一种特殊类型的意识障碍,可见于去皮质综合征、无动性缄默症及植物状态,临床上表现为语言和运动反应严重丧失,而皮质下的大多数功能和延髓的植物功能保存或已恢复,自发性睁眼动作及睡眠觉醒周期等都存在。

1)去皮质综合征(decorticate syndrome):大脑皮质广泛性损害导致皮质功能丧失,而皮质下结构的功能仍保存,睡眠觉醒周期紊乱。临床表现为:①皮质下的无意识活动(凝视或双眼无目的游动,貌似清醒,无言语反应),各种反射十分活跃(如瞬目、吞咽、咀嚼、瞳孔对光反射、角膜反射等);②对疼痛刺激有逃避反应;③无情感反应,偶可出现无意识的哭叫或自发性强笑;④肌张力增高,双侧锥体束征阳性,可出现掌颏反射、吸吮、强握等原始反射;⑤身体姿势呈上肢屈曲内收,腕及手指屈曲,下肢伸直,足跖屈曲,亦称去皮质强直(decorticate rigidity);⑥大小便失禁;⑦在强烈刺激下可诱发交感神经功能亢进的现象。脑电图常见弥漫性中至高幅慢波。常见于广泛性缺血缺氧性脑病、严重颅脑外伤、脑炎、中毒等。

2)无动性缄默症(akinetic mutism):亦称睁眼昏迷(coma vigil)。脑干上部和丘脑的网状激活系统受损,而大脑半球及其传出通路无病变,存在睡眠觉醒周期。临床表现为:①缄默,能注视周围环境与人物,无言语,貌似觉醒;②肢体无自发性活动;③有吞咽动作而无咀嚼运动;④肌张力减低,无锥体束征;⑤大小便失禁;⑥多有意识障碍,少数意识存在、定向力完好。脑电图表现为广泛性 δ 波或 θ 波而无低电位快波。常见于脑干梗死。

3)植物状态(vegetative state):大脑半球严重损害,而脑干功能相对保存的一种状态,存在睡眠觉醒周期。临床表现为:①对自身和环境毫无感知,呼之不应,不能与外界交流;②有自发或反射性睁眼,偶有视物追踪,无意义哭笑;③对疼痛刺激有逃避反应;④可出现吞咽、吸吮、咀嚼等原始反射;⑤大小便失禁。如此状态持续至少 1 个月则称为持续性植物状态(persistent vegetative state,PVS)。

(2)类昏迷状态:临床表现类似昏迷或貌似昏迷,但并非真昏迷的一种状态或综合征。包括假性昏迷及其他病症。

1)假性昏迷(pseudocoma):指患者不能表达和反应而意识并非真正丧失的一种精神状态。包括闭锁综合征、癔症性不反应状态、木僵状态、意志缺失。

a. 闭锁综合征(locked-in syndrome):亦称失传出状态。由于脑桥基底部病变,双侧皮质延髓束与皮质脊髓束均被阻断,展神经核以下的运动性传出功能丧失,但动眼神经与滑车神经功能保留。因大脑半球及脑干被盖部的网状激活系统无损害,临床表现为意识清晰,但仅能以眼球运动示意并与周围环境建立联系,不能言语,貌似昏迷,四肢及脑桥以下脑神经均瘫痪,双侧病理反射阳性。偶有偏身感觉障碍,刺激肢体可出现去大脑强直。脑电图正常有助于与真正的意识障碍区别。见于脑血管病、脱髓鞘疾病(脑桥中央髓鞘溶解症)、颅脑损伤、肿瘤等。

b. 癔症性不反应状态(hysterical unreacted state):患者常伴有眼睑眨动,对较强的突然刺激可有瞬目反应甚至睁眼反应,拉开其眼睑有明显抵抗感,并见眼球向上翻动,放开后双眼迅速紧闭;感觉障碍与神经分布区域不符,如暴露部位的感觉消失,而隐蔽部位的感觉存在;脑干反射如瞳孔对光反射等存在;无病理反射;脑电图呈觉醒反应;暗示治疗可恢复常态。

c. 木僵状态(stuporous state):睁眼反应存在,可伴有蜡样屈曲、违拗症等,或谈及患者有关忧伤事件时,可有眼角噙泪、心率增快等情感反应;夜深人静时可稍有活动或自进饮食,询问时可低声回答;脑干反射存在;脑电图多数正常;缓解后多能清楚回忆发病过程。见于严重抑郁症的抑郁性木僵、精神分裂症的紧张性木僵、反应性精神障碍的反应性木僵等。

d. 意志缺失(abulia):患者处于清醒状态并能意识到自己的处境,但因缺乏始动性而不语,无自主活动。感觉和运动通路完整,对自身和环境的记忆存在,但对刺激无反应、无欲望,呈严重淡漠状态。可有额叶释放反射如掌颏反射、吸吮反射等。多见于双侧额叶病变。

2)其他病症

a. 晕厥(syncope):一过性广泛大脑突然灌注不足或缺氧而发生短暂性意识丧失的状态。发作时因肌力消失而倒地。突然发生,自主恢复,恢复后一般不留后遗症(详见第一篇第三十二节)。

b. 发作性睡病(narcolepsy):以不可抗拒的短期睡眠发作为特点,伴有异常的睡眠倾向。在通常不易入睡的场合,如行走、进食、上课或某些操作过程中,发生不可抗拒的睡眠,每次发作持续数秒至数小时。发作时瞳孔对光反射存在,且多数可被唤醒,故与昏迷不难区别。部分患者可有脑炎或颅脑外伤史。其发病机制尚未清楚,可能与脑干网状上行激活系统功能降低或脑桥尾侧网状核功能亢进有关。多数患者伴有猝倒、睡眠麻痹、睡眠幻觉等其他症状,合称为发作性睡病四联症。

c. 失语（aphasia）：完全性失语者，尤其伴有四肢瘫痪时，对外界刺激失去反应能力。如同时伴有嗜睡，更易被误认为昏迷。但失语患者意识内容存在，给予声光及疼痛刺激时，能睁眼，能以表情等示意或可见到患者喃喃发声，欲语不能。

2. 昏迷病因的鉴别 起病形式和病程特点尤为重要。一般而言，急性起病，迅速达到疾病高峰，应考虑血管病变、急性炎症、外伤、中毒等；慢性起病，缓慢隐匿且进行性加重，病程中无明显缓解现象，则多为肿瘤或变性疾病；发病形式呈间歇发作，多为癫痫、偏头痛、周期性瘫痪等。

（1）昏迷伴有神经系统定位体征：定位体征是指某处神经异常所能引起的身体相应部位的体征。由于神经系统各部位的解剖结构和生理功能不同，当损伤时出现不同的神经功能障碍，表现出相应的临床体征，根据这些体征，结合神经解剖、神经生理和神经病理等方面的知识，可分析病变的分布和范围（局灶性、多灶性、弥漫性和系统性病变），推断其病变具体部位。在此基础上，综合年龄、性别、病史特点、体格检查以及辅助检查，进行病因分析。

1）外伤性：有头部外伤史者应考虑颅内血肿，多见于脑挫伤、硬膜外血肿、硬膜下血肿。CT 或 MRI 显示颅内出血或颅骨骨折，对鉴别诊断极有意义。

2）非外伤性：主要见于脑部破坏性或占位性病变，如脑出血、脑梗死、脑炎、脑脓肿及脑肿瘤等。

a. 急性起病：有高血压、糖尿病、动脉粥样硬化、风湿性心脏病等病史者，应考虑脑血管病。可同时伴有脑膜刺激征（详见第三篇第十章第五节）。脑出血在患病当时利用 CT 即可诊断。而脑梗死患病早期 CT 阴性（24 小时内），MRI 可以不显示（6 小时内）。

b. 缓慢起病：有头痛、呕吐、视盘水肿等颅内压增高表现者，应考虑颅内占位病变。常见于脑肿瘤、硬膜下血肿、脑脓肿或脑肉芽肿等。CT 或 MRI 可提供鉴别诊断。

c. 以发热为前驱症状：见于颅内感染如脑脓肿、脑脊髓炎、病毒性脑炎、散发性脑炎或脑静脉血栓等。CT、MRI、脑电图、脑脊液动力学检查有助于鉴别诊断。

（2）昏迷伴有脑膜刺激征

1）急性起病：常见于蛛网膜下腔出血。应激、用力等诱发剧烈的头痛、呕吐，脑膜刺激征阳性，可伴有动眼神经麻痹。眼底检查可见玻璃体积血，CT 在脑表面及脑沟处可见高密度血液影像。脑脊液呈均匀一致的血性洗肉水样，压力增高。

脑血管病昏迷的鉴别要点见表 3-3-4。

表 3-3-4　脑血管病昏迷的鉴别要点

鉴别点	出血性脑血管病		缺血性脑血管病	
	脑出血	蛛网膜下腔出血	脑梗死	脑栓塞
发病年龄	常 >50 岁	40 岁左右	中老年多	青壮年多
病因	高血压、脑动脉硬化	先天性动脉瘤、血管畸形	动脉粥样硬化	风湿性心脏病
发病时情况	多在情绪激动血压升高时	多在情绪激动血压升高时	安静状态,血压低时	常在心房颤动发作时
发病形式	急（分、小时）	急骤（秒、分）	缓（小时、天）	急骤（秒、分）
短暂性脑缺血发作史	无	无	常有	可有
头痛、呕吐	有	剧烈	无	无
偏瘫	多见	无	有	有
意识障碍	常有	可有,老年人多	有	常无
脑脊液	可呈血性、压力高	均匀一致血性、压力高	正常	正常
头颅 CT 或 MRI	早期即可发现高密度出血影（部位、范围、邻近脑水肿带、脑移位及是否破入脑室等）	大多可显示局限的血液,部分可提供出血部位及病因	发病 24~48h 可见明显低密度灶	发病 24~48h 可显示病变部位和范围

2）发热起病：多见于各种脑膜炎和脑炎。常见的有化脓性脑膜炎、结核性脑膜炎、隐球菌性脑膜炎、乙型脑炎、森林脑炎、疱疹病毒性脑炎、急性播散性脑脊髓炎等。儿童在春季伴有全身瘀点或瘀斑，可见于流行性脑脊髓膜炎；夏秋季可见于乙型脑炎；有流行病史和周围人群患病。伴化脓性感染如中耳炎、鼻窦炎、面部疖肿者，多为化脓性脑膜炎。起病缓慢，既往有结核病史，应怀疑结核性脑膜炎。脑脊液检查有助于鉴别诊断。

（3）昏迷不伴有神经系统定位体征、无脑膜刺激征：主要见于全身性疾病，包括大多数代谢性脑病和中毒性脑病，也可见于少数颅内弥漫性疾病，如弥漫性轴索损伤、癫痫持续状态、高血压脑病及某些脑炎等。在鉴别诊断时应注重既往史、体格检查及血液生化和脏器功能的检查。

昏迷可由不同的病因引起，应针对具体临床表现进行具体分析，尤其是伴有不同体征时对病因诊断有很大的提示（表3-3-5）。

表3-3-5　伴不同体征的昏迷的常见病因

伴随体征	常见病因
发热	先发热后昏迷可见于严重感染、中暑等；先昏迷后发热见于脑出血、巴比妥类中毒等
体温过低	休克、黏液性水肿、低血糖、肝性脑病、镇静药物中毒及冻伤等
高血压	脑梗死、脑出血、蛛网膜下腔出血、高血压脑病
低血压	各种原因导致的休克、严重疾病的垂危期
视盘水肿	高血压脑病、颅内占位病变
瞳孔缩小	吗啡类、巴比妥类、有机磷农药等中毒
瞳孔扩大	脑疝、脑外伤、严重缺氧、酒精中毒、阿托品中毒、氰化物中毒、格鲁米特中毒、肉毒毒素中毒等
脑膜刺激征	脑炎、脑膜炎、蛛网膜下腔出血
呼吸气味异常	烂苹果味见于糖尿病酮症酸中毒；氨味见于尿毒症；肝腥味见于肝性脑病；酒味见于酒精中毒；刺激性蒜味见于有机磷农药中毒
心动过缓	颅内压增高、心脏传导阻滞、甲状腺功能减退等
皮肤黏膜出血	严重感染和出血性疾病
痫性发作	脑炎、脑出血、脑外伤、颅内占位病变、低血糖等
肌强直	低钙血症、破伤风、弥漫性脑病等
肌束震颤	酒精或镇静药过量、拟交感神经药物中毒等
瘫痪	脑梗死、脑出血、脑外伤、颅内占位病变等

三、色素沉着

皮肤色素异常增多引起皮肤色泽加深称为色素沉着。

【常见病因】

1. 遗传因素　如雀斑样痣、幼年型黑棘皮病、肢端色素沉着、色素沉着-息肉综合征、家族性进行性色素沉着、神经纤维瘤病等。

2. 内分泌与代谢因素　如原发性慢性肾上腺皮质功能减退症、异位促肾上腺皮质激素综合征、异位促肾上腺皮质激素释放激素综合征、黄褐斑、妊娠、肾功能不全、胆汁性肝硬化、肝豆状核变性、特发性血黄素沉着症、皮肤淀粉样变性等。

3. 物理化学与药物因素　如日晒斑，接触紫外线或放射线，接触金、银、铋、汞、砷等，服用氯丙嗪等吩噻嗪类药物、抗麻风药物、抗疟药物、胺碘酮、避孕药、白消安等。

4. 营养因素　如维生素 B_{12} 缺乏、维生素 A 缺乏等。

5. **某些感染及皮肤炎性病变后** 可发生于全身感染,如疟疾、黑热病、血吸虫病、结核病、二期梅毒等。皮肤的炎性病变也可出现如扁平苔藓、慢性湿疹、神经性皮炎等。

6. **肿瘤** 可见于淋巴瘤、恶性黑色素瘤、色素性基底细胞癌、室管膜瘤等。

7. **其他** 如系统性红斑狼疮、硬皮病、皮肌炎、文身、爆炸性粉粒沉着症等。

【发病机制】

在多种因素的作用下,主要通过以下途径导致色素沉着:①酪氨酸酶活性增加:使黑色素形成增多,常见于炎症或皮损后的色素沉着;②促黑素细胞激素(MSH)分泌增加或 MSH 抑制因子减少:使黑素细胞活性增加,黑色素生成增多,常见于神经系统疾病、内分泌代谢因素(如妊娠、肾上腺皮质功能减退)等所致的色素沉着;③黑素细胞数目增多:黑色素生成增多,常由遗传性因素所致。

【临床表现】

1. **皮肤黏膜局限性或泛发性色素沉着** 应注意色素沉着的部位、色泽及范围等。全身性色素沉着多见于家族性进行性色素沉着、药物疹、原发性慢性肾上腺皮质功能减退症、恶性肿瘤伴黑棘皮病;开始于面部的弥漫性色素沉着可见于黄褐斑、焦油黑变病、化妆性皮炎等;面部点状色素沉着见于雀斑、雀斑样痣、色素沉着-息肉综合征、爆炸性粉粒沉着症等;手足肢端色素沉着常见于进行性肢端色素沉着症、遗传性对称性色素异常症、网状肢端色素沉着症等;躯干、四肢色素沉着常见于蒙古斑、咖啡斑、播散性纤维性骨炎、特发性多发性斑状色素沉着等;发生于腋窝皱褶部位的色素沉着见于皱褶部网状色素异常等;色素沉着斑混有色素减退斑者常见于斑驳病、二期梅毒、炎症及焦油黑变病。色素沉着的色泽也因病而异,黄褐斑为黄褐色,焦油黑变病为青灰色或暗褐色,家族性胡萝卜素血症为全身皮肤呈橘黄色。

2. **伴随症状** 大多数无自觉症状,有的患者在日晒后出现皮肤瘙痒或烧灼感,如焦油黑变病等。注意色素沉着的部位是否伴有结节、斑块及皮肤增厚等变化,恶性黑色素瘤、黑棘皮病、乳头乳晕角化过度病等皮损可为结节、斑块及皮肤增厚等。

3. **原发疾病的表现** 全身性疾病如慢性肝病、肝硬化、肾功能不全、结缔组织病等所致色素沉着都会有相应疾病的特征性表现;继发于皮肤炎症及其他病变者也会有相应的局部表现。

4. **相关病史** 为了明确发病因素,在病史采集过程中应注意理化因素接触史、服用药物史、家族史等相关病史。

【鉴别要点】

色素沉着的原因很多,种类繁杂。现将常见的几种色素沉着分为两类进行鉴别。

1. **常见的色素沉着性皮肤病**

(1)黄褐斑(chloasma):好发于颧部、前额、上唇、眼眶周围的淡褐色、褐色、淡黑色斑,无自觉症状。妊娠期多见。

(2)雀斑(freckles):多见于女性,为淡褐色、褐色或淡黑色的点状色素斑。表面平滑,无鳞屑,疏密不一,不融合,无自觉症状。多见于面部,偶尔也出现于颈、肩、手背等暴露部位。

(3)单纯性雀斑样痣(lentigo simplex):幼年发病,常为身体一侧的雀斑样色素沉着,偶有两侧发生者。呈棕色、棕黑色斑点,直径多为1~2mm,无自觉症状,不受日光照射影响。

(4)家族性进行性色素沉着(familial progressive hyperpigmentation):常染色体显性遗传疾病,为出生时或出生后不久出现的一种全身性弥漫性褐色、深褐色斑片或斑点状色素沉着。

(5)特发性多发性斑状色素沉着(pigmentation macularis multiplex idiopathica):为原因不明的多发性广泛性皮肤色素沉着,多见于成年人,好发于躯干,也可出现于四肢,呈暗褐色或浅黑色斑片状色素沉着。患者无自觉症状,病程迁延。

(6)乳头乳晕角化过度症(hyperkeratosis of the nipple and areola):男女均可发生,青、中年女性多见单侧或双侧乳头乳晕色素沉着,呈淡褐色、黑褐色甚至黑色伴皮肤疣状角化过度,浸润肥厚,皮沟加深加宽。

（7）黑棘皮病（acanthosis nigricans）：为淡褐色或黑褐色的皮肤乳头瘤状色素沉着及疣状肥厚。多发生于皮肤皱褶部位（如颈部、腋下、乳晕、腹股沟、会阴）及面部等处，有时可累及黏膜，皮肤纹理加深加宽。病因不明，可能与遗传、内分泌、药物、肿瘤等因素有关。

（8）蒙古斑（Mongolian spot）：为先天性真皮黑素细胞增多症。可发生于身体的任何部位，以腰骶部及臀部多见，呈特殊性的灰青色或蓝色斑，形状不规则。随婴儿生长，蒙古斑色泽逐渐转淡或消失，对机体亦无任何危害。

（9）肢端色素沉着症（acropigmentation）：为遗传性的发生于婴儿或儿童指（趾）部的褐色色素沉着，偶可累及膝肘部位。

（10）色素沉着-息肉综合征（Peutz-Jeghers syndrome）：亦称黑斑息肉综合征，为常染色体显性遗传疾病，男女均可发生，常于出生时或儿童时发病。口周、唇部（下唇多见）、口腔颊部黏膜、牙龈、硬腭及舌部出现圆形或椭圆形褐色或黑色斑点，境界清楚而无自觉症状，直径为 0.2~7.0mm。色素沉着斑点也可发生在手指、手掌及足趾，较少发生在鼻孔、眼周围。息肉多于 10~30 岁时发现，可发生于胃肠的任何部位，以小肠多见。可有反复发作的腹痛、腹泻、呕血、便血及肠套叠等，息肉可恶变。

（11）恶性黑色素瘤（malignant melanoma）：多发生于皮肤的黑素细胞或痣细胞的高度恶性肿瘤。应注意早期识别。当病变呈现不对称性、边缘不规则、有切迹、色泽斑驳不均一、直径大于 6mm 时，应密切观察。若发现有色素加深或正常皮肤出现黑色，病变增大、高起皮面，出现疼痛、烧灼感，表面出现溃疡、结痂、出血或变硬，周围出现卫星状痣，应考虑为恶性黑色素瘤。

2. 全身性疾病引起的色素沉着 色素沉着有时是全身性疾病的表现之一。

（1）血色病（hemochromatosis）：本病为代谢紊乱所致的一种疾病。常伴有糖尿病、肝大或肝硬化、心肌病变、心功能减退等。好发于 40~60 岁男性，面部、上肢、手背、腋窝、会阴部等皮肤出现青铜色、银灰色或暗褐色色素沉着，口腔黏膜、唇及结膜也可受累。血清铁及蛋白结合铁升高。

（2）原发性慢性肾上腺皮质功能减退症：本病由肿瘤或自身免疫等原因引起，表现为乏力、食欲缺乏、体重减轻、头昏、恶心呕吐、低血压、女性月经不调等，重者可发生昏迷。最特征的表现是皮肤黏膜色素沉着，为棕褐色、有光泽，分布全身，但以暴露部位及易摩擦部位（如面部、手部、掌纹、乳晕、甲床、足背、瘢痕和腰部）更明显，其间可有片状白斑。口腔、牙龈及唇舌等可见点片状色素沉着。背部可见小片状白斑。面部色素不均匀，前额及眼周较深。原有较深色素的部位如乳晕、会阴部、下腹中线等颜色更深。实验室检查可有低血钠、高血钾、低血氯、低血糖，血、尿皮质醇及尿 17-羟皮质类固醇和 17-酮类固醇降低。

（3）甲状腺功能亢进症（hyperthyroidism）：本病除有甲状腺功能亢进的表现外，皮肤可出现胫前黏液性水肿、弥漫性色素增加呈斑状、甲分离及甲生长过快、皮肤毛细血管扩张。

（4）肝豆状核变性（hepatolenticular degeneration）：本病为铜代谢障碍引起的一种以神经症状为主要表现的全身性疾病。好发于儿童及青年。临床上以肢体震颤、构音困难、肝硬化和皮肤黏膜色素改变为特征。皮肤表现的特点为下肢多见的淡绿色色素斑，也可累及面颈部与外阴部。本病的特征性表现为角膜周围的绿褐色凯-弗环（Kayser-Fleischer 色素环）。血铜蓝蛋白降低、血清游离铜增加、血清铜氧化酶活性降低、尿铜增加等，有助于诊断。

四、淋巴结肿大

正常浅表淋巴结小、软、光滑、活动、无压痛，常不易触及。若淋巴结直径大于 0.5cm 或有压痛或质地改变而能触及者为淋巴结肿大。淋巴结肿大可能是由局部疾病所致，也可能是全身疾病的一种表现。

【常见病因】

1. 感染 各种病原体感染均可引起淋巴结肿大，如病毒、衣原体、立克次体、螺旋体、原虫、细菌、寄生虫感染等。

2. 过敏或变态反应　如药物热、血清病等。

3. 结缔组织病　如干燥综合征、系统性红斑狼疮、斯蒂尔（Still）病等。

4. 血液与造血系统疾病　如淋巴瘤、白血病、骨髓增生异常综合征、浆细胞病、恶性组织细胞病等。

5. 恶性肿瘤的淋巴结转移　如肺癌可向右侧锁骨上或腋窝淋巴结转移，胃癌多向左侧锁骨上淋巴结转移。

6. 其他　如毒蛇咬伤、结节病、低丙种球蛋白血症、重链病、坏死增生性淋巴结病等。

【临床特点与鉴别】

淋巴结肿大的原因很多，分类也较复杂。临床上在评价和判断淋巴结肿大的特点时应根据淋巴结肿大发生的急慢、肿大的部位与范围、伴有的其他征象以及引起淋巴结肿大的原因等进行综合分析。按其分布可分为局限性和全身性淋巴结肿大。

1. 局限性淋巴结肿大

（1）感染性淋巴结肿大

1）非特异性感染性淋巴结炎：由淋巴结引流区域的急、慢性炎症引起。如急性化脓性扁桃体炎、牙龈炎引起颈部及下颌下淋巴结肿大；胸壁、乳腺等部位的炎症引起腋窝淋巴结肿大；肛周、外生殖器、盆腔、会阴、臀部、下肢等部位感染引起腹股沟淋巴结肿大。急性炎症引起的淋巴结肿大，质地柔软、有压痛，表面光滑，无粘连，肿大至一定程度即停止，炎症消除后多很快缩小或消退。慢性炎症引起的淋巴结肿大，质地较硬，但炎症消除后最终淋巴结仍可缩小或消退。

2）特异性感染性淋巴结炎：①淋巴结结核：肿大的淋巴结常发生于颈部血管周围，呈多发性，初期质地稍硬，无痛，大小不等，可互相粘连或与周围组织粘连。如发生干酪样坏死（寒性脓肿），则可触及波动。晚期可破溃，不易愈合而形成瘘管，愈合后可形成不规则瘢痕。②淋病：由淋病奈瑟球菌（简称淋球菌）所致泌尿生殖系统化脓性感染，可引起两侧压痛性腹股沟淋巴结肿大。③软下疳：由杜克雷嗜血杆菌感染引起，为主要发生于生殖器部位的多个痛性溃疡，多伴有腹股沟淋巴结化脓性肿大、压痛。④梅毒：是由梅毒螺旋体（又称苍白密螺旋体）所致的泌尿生殖系统感染，临床特征是硬下疳，可引起单侧或双侧腹股沟淋巴结无痛性肿大。

3）单纯性淋巴结炎：为淋巴结本身的急性炎症，肿大的淋巴结有疼痛，呈中等硬度，触痛，多发生于颈部淋巴结。

（2）恶性肿瘤淋巴结转移：恶性肿瘤转移所致的淋巴结肿大，质地坚硬，或有橡皮样感，表面可光滑或突起，一般无压痛，不易推动，与周围组织粘连时界限不清。①胸部肿瘤如肺癌可向右侧锁骨上窝、腋窝淋巴结群转移；②胃癌、食管癌多向左侧锁骨上窝淋巴结群转移，此处为胸导管进入颈静脉的入口，此种肿大的淋巴结称为菲尔绍淋巴结（Virchow淋巴结），常为胃癌、食管癌转移的标志；③会阴部、肛周及下腹部的晚期恶性肿瘤转移可引起腹股沟淋巴结肿大。

2. 全身性淋巴结肿大

（1）感染性疾病：①病毒感染见于传染性单核细胞增多症、传染性淋巴细胞增多症、获得性免疫缺陷综合征（acquired immunodeficiency syndrome，AIDS）等疾病。②细菌感染见于布鲁氏菌病、血行播散型肺结核、麻风等。③螺旋体感染见于梅毒、钩端螺旋体病、鼠咬热等。④原虫、寄生虫感染见于黑热病、丝虫病、弓形虫病等。黑热病引起的淋巴结肿大多见于儿童，可发生于颈部、滑车上和腹股沟淋巴结；丝虫病引起的淋巴结肿大多见于腹股沟淋巴结，急性发作时可伴有疼痛或淋巴管炎；弓形虫感染可引起全身性淋巴结肿大。

（2）结缔组织疾病：如干燥综合征、系统性红斑狼疮、结节病等。

（3）血液系统疾病：如白血病、淋巴瘤、骨髓增生异常综合征、浆细胞病等。

（周汉建）

思考题

1. 有哪些测量血压的方法?
2. 意识障碍可有哪些临床表现?
3. 临床常见的皮疹有哪几类? 发现皮疹时应如何观察和记录?
4. 淋巴结检查的顺序、方法、内容以及淋巴结肿大的临床意义是什么?

NOTES

第四章

头　部

【学习要点】

　　本章介绍头部的体格检查内容和基本方法,包括头发与头皮、头颅、颜面及其器官即眼、耳、鼻、口、腮腺等;介绍几种特殊检查方法(眼压的测量与记录、眼球突出度的检查、检眼镜检查、外耳道及鼓膜检查、秒表听力检查、音叉试验、鼻腔检查)以及头部检查中某些异常发现(视力障碍、眼球突出、耳聋、鼻出血、声嘶)及其鉴别。

　　头部及其器官是人体最重要的外形特征之一,是检查者最先和最容易见到的部分,仔细检查常常能提供很多有价值的诊断资料,应进行全面的视诊、触诊。因头部器官的功能和解剖特点,在检查中还常常需要一些特殊检查方法。

第一节　头发与头皮

　　检查头发(hair)要注意颜色、疏密度、脱发的类型与特点。头发的颜色、曲直和疏密度可因种族遗传因素和年龄的不同而不同。儿童和老年人头发较稀疏,头发逐渐变白也是老年性改变。脱发可由疾病引起,如伤寒、甲状腺功能减退症、斑秃等,也可由物理与化学因素引起,如放射治疗和抗肿瘤药物治疗等,检查时要注意其发生部位、形状与头发改变的特点。

　　头皮(scalp)的检查需分开头发来观察头皮颜色、头皮屑,有无头癣、疖痈、外伤、血肿及瘢痕等。

第二节　头　颅

　　头颅(skull)的视诊应注意大小、外形变化和有无异常活动。触诊是用双手仔细触摸头颅的每一个部位,了解其外形,有无压痛和异常隆起。头颅的大小以头围来衡量,测量时以软尺自眉弓上缘、枕骨粗隆左右对称环绕头一周。头围在发育阶段的变化为:新生儿头围一般为33~34cm,第一年前3个月头围的增长值约等于后9个月头围的增长值(6cm),即1岁时头围约46cm;生后第2年头围增长缓慢,约为2cm,2岁时头围约48cm;2~15岁头围仅增加6~7cm,到18岁可达53cm或以上,以后几乎不再变化。矢状缝和其他颅缝大多在出生后6个月骨化,骨化过早会影响颅脑的发育。

　　头颅的大小异常或畸形可成为一些疾病的典型体征,临床常见者如下。

　　1. **小颅**(microcephalia)　小儿囟门多在12~18个月内闭合,如过早闭合可形成小头畸形,这种畸形同时伴有智力发育障碍。

　　2. **尖颅**(oxycephaly)　亦称塔颅(tower skull),头顶部尖突高起,造成与颜面的比例异常,这是由矢状缝与冠状缝过早闭合所致。见于先天性疾患尖颅并指(趾)畸形(acrocephalosyndactyly),即阿佩尔综合征(Apert综合征)(图3-4-1)。

　　3. **方颅**(squared skull)　前额左右突出,头顶平坦呈方形,见于小儿佝偻病或先天性梅毒。

　　4. **巨颅**(large skull)　额、顶、颞及枕部突出膨大呈圆形,颈部静脉充盈,对

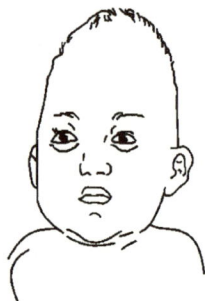

图3-4-1　尖颅

比之下颜面很小。由于颅内压增高，眼球受压迫，形成双目下视，巩膜外露的特殊表情，称落日现象（setting sun phenomenon），见于脑积水（图3-4-2）。

5. **长颅（dolichocrany）**　自颅顶至下颌部的长度明显增大，见于马方综合征（Marfan syndrome）及肢端肥大症。

6. **变形颅（deforming skull）**　发生于中年人，以颅骨增大变形为特征，同时伴有长骨的骨质增厚与弯曲，见于畸形性骨炎（Paget disease）。

头部的运动异常，一般视诊即可发现。头部活动受限，见于颈椎疾患；头部不自主震颤最常见于特发性震颤或孤立性局灶性震颤；与颈动脉搏动一致的点头运动，称de Musset征，见于严重主动脉瓣关闭不全。

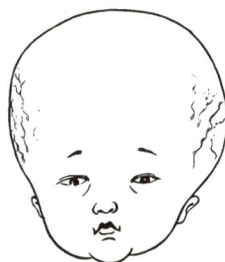

图 3-4-2　脑积水

第三节　颜面及其器官

颜面（face）为头部前面不被头发遮盖的部分，一般可概括为三个类型：椭圆形、方形及三角形。面部肌群很多，有丰富的血管和神经分布，是构成表情的基础，各种面容和表情的临床意义已如前述。除面部器官本身的疾病外，许多全身性疾病在面部及其器官上有特征性改变，检查面部及其器官对某些疾病的诊断具有重要意义。

一、眼

眼的检查包括四部分：视功能、外眼、眼前节和内眼。视功能检查包括视力、视野、色觉和立体视觉等检查；外眼检查包括眼睑、泪器、结膜、眼球位置和眼压检查；眼前节检查包括角膜、巩膜、前房、虹膜、瞳孔和晶状体检查；内眼检查包括玻璃体和眼底检查，需用检眼镜在暗室内进行。

（一）视功能检查

1. **视力（visual acuity）**　视力分为远视力和近视力，后者通常指阅读视力。其检测是采用通用国际标准视力表进行。

（1）远距离视力表：患者距视力表5m远，两眼分别检查。一般先检查右眼，用干净的卡片或遮眼板盖于左眼前，但勿使眼球受压。嘱受检者从上至下指出"E"字形视标开口的方向，记录所能看清的最小一行视力读数，即为该眼的远视力。能看清"1.0"行视标者为正常视力。戴眼镜者必须测裸眼视力和戴眼镜的矫正视力。如在5m处不能辨认"0.1"行视标，应让患者逐步走近视力表，直至认出"0.1"行视标为止，并以实测距离（m）除以正常人能看清该行视标的距离（50m），并记录其视力。如在3m处看清，则记录视力为0.06。在1m处不能辨认"0.1"行视标者，则改为"数手指"。让患者背光而立，检查者任意伸出几个手指，嘱其说出手指的数目，记录为数指/距离（CF/cm）。手指移近眼前到5cm仍数不清，则改为用手指在患者眼前左右摆动，如能看到，记录为手动/距离（HM/cm）。不能看到眼前手动者，到暗室中用手电筒照被检眼，如能准确地看到光亮，记录为光感（LP），不能者记录为无光感。确定有光感后，还需分别检查视网膜的"光定位"。良好的光定位通常提示视网膜和视神经的功能是正常的，反之，则多提示视网膜和视神经存在病变。

（2）近距离视力表：在距视力表33cm处，能看清"1.0"行视标者为正常视力。尚可让患者改变检查距离，即将视力表拿近或远离至清晰辨认，以便测得其最佳视力和估计其屈光性质与度数。因此，近视力检查能了解眼的调节能力，与远视力检查配合则可初步诊断屈光不正（包括散光、近视、远视）和老视，或是器质性病变，如白内障、眼底病变等。

2. **视野（visual field）**　是当眼球向正前方固视不动时所见的空间范围，与中心视力相对而言，它是周围视力，视野检查即检查黄斑中央凹以外的视网膜功能。采用手试对比检查法可粗略地测定视野。检查方法为：患者与检查者相对而坐，距离约1m，两眼分开检查。如检查右眼，则嘱其用手遮住左眼，右眼注视检查者的左眼，此时，检查者亦应将自己的右眼遮盖；然后，检查者将手指置于自己与患者中间等距离处,分别自上、下、左、右等不同的方位从外周逐渐向眼的中央部移动,嘱患者在发现手指时,立即示意。如患者能在各方向与检查者同时看到手指,则大致属正常视野。若对比检查法结果异常或疑有视野缺失,可利用视野计作精确的视野测定。

视野计的主要构造是一可自由转动的半圆弓,正中有一白色(或镜面)视标,供被检查眼注视之用。眼与视标的距离为30cm。当患者用一眼(另一眼用眼罩盖住)注视视标时,检查者将视标从边缘周围各部位向中央移动,直至患者察觉为止。

视野在各方向均缩小者,称为向心性视野狭小。在视野内的视力缺失地区称为暗点。视野的左或右一半缺失,称为偏盲。双眼视野颞侧偏盲或象限偏盲,见于视交叉以后的中枢病变,单侧不规则的视野缺损见于视神经和视网膜病变。

3. 色觉(color vision) 色觉的异常可分为色弱和色盲两种。色弱是对某种颜色的识别能力减低;色盲是对某种颜色的识别能力丧失。色盲又分先天性与后天性两种,先天性色盲是遗传性疾病,以红绿色盲最常见,遗传方式为伴性遗传,男性发病率为4.7%,女性为0.7%;后天性色盲多由视网膜病变、视神经萎缩和球后视神经炎引起。蓝黄色盲极为少见,全色盲更罕见。

色觉障碍的患者不适于从事交通运输、服兵役、警察、美术、印染、医疗、化验等工作,因而色觉检查已被列为体格检查的常规项目之一。

色觉检查要在适宜的光线下进行,让受检者在50cm距离处读出色盲表上的数字或图像,如5~10秒内不能读出表上的彩色数字或图像,则可按色盲表的说明判断为某种色盲或色弱。

4. 立体视觉 参见眼科学教材。

(二)外眼检查

眼的外部结构如图3-4-3所示。

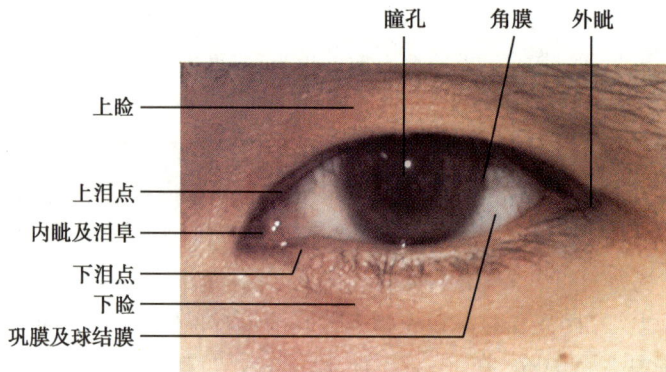

图3-4-3 眼的外部结构

1. 眼睑(eyelids)

(1)睑内翻(entropion):由于瘢痕形成,睑缘向内翻转,见于沙眼。

(2)上睑下垂(ptosis):双侧睑下垂见于先天性上睑下垂、重症肌无力;单侧上睑下垂见于蛛网膜下腔出血、白喉、脑脓肿、脑炎、外伤等引起的动眼神经麻痹。

(3)眼睑闭合障碍:双侧眼睑闭合障碍可见于甲状腺功能亢进症;单侧眼睑闭合障碍见于面神经麻痹。

(4)眼睑水肿:眼睑皮下组织疏松,轻度或初发水肿常在眼睑表现出来。常见原因为肾炎、慢性肝病、营养不良、贫血、血管神经性水肿等。

此外,还应注意眼睑有无包块、压痛、倒睫等。

2. 泪囊 请患者向上看,检查者用双手拇指轻压患者双眼内眦下方,即骨性眶缘下内侧,挤压泪囊,同时观察有无分泌物或泪液自上、下泪点溢出。若有黏液脓性分泌物流出,应考虑慢性泪囊炎。

有急性炎症时应避免作此检查。

3. 结膜 (conjunctiva) 结膜分睑结膜、穹窿结膜与球结膜三部分。检查上睑结膜时需翻转眼睑。翻转要领为:用示指和拇指捏住上睑中外 1/3 交界处的边缘,嘱受检者向下看,此时轻轻向前下方牵拉,然后示指向下压迫睑板上缘,并与拇指配合将睑缘向上捻转即可将眼睑翻开。拇指将眼睑固定后,即可对上睑结膜进行检查,见图 3-4-4。翻眼睑时动作要轻巧、柔和,以免引起受检者的痛苦和流泪。检查后,轻轻向前下牵拉上睑,同时嘱患者往上看,即可使眼睑恢复正常位置。

结膜常见的改变为:充血时黏膜发红可见血管充盈,见于结膜炎、角膜炎;颗粒与滤泡见于沙眼;结膜苍白见于贫血;结膜发黄见于黄疸;多少不等散在的瘀点,可见于感染性心内膜炎,如伴充血、分泌物,见于急性结膜炎;若有大片的结膜下出血,可见于高血压、动脉硬化。除沙眼、春季卡他性结膜炎外,几乎所有的结膜炎症在下睑结膜的表现都比上睑结膜更明显。

4. 眼球 (eyeball) 检查时注意眼球的外形与运动(图 3-4-5)。

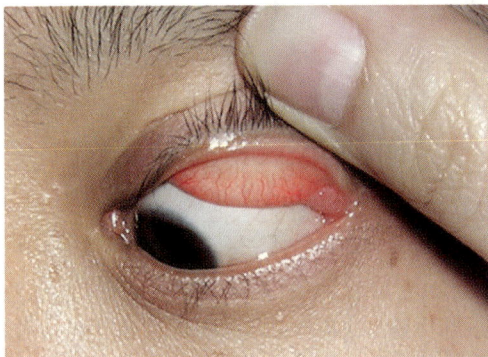

图 3-4-4 翻转眼睑检查上睑结膜

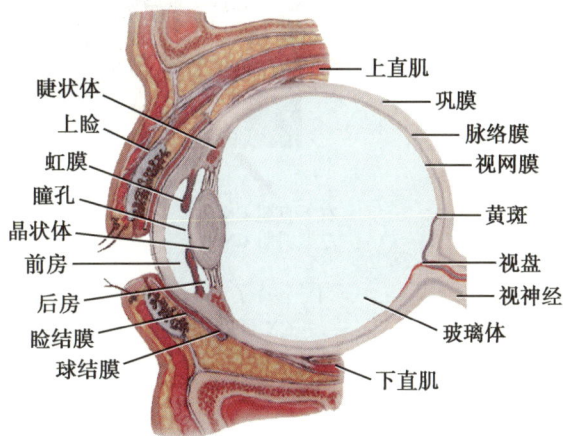

图 3-4-5 眼球矢状切面图

(1)眼球突出(exophthalmos):双侧眼球突出见于甲状腺功能亢进症。患者除突眼外还有以下眼征(图 3-4-6):①Stellwag 征(施特尔瓦格征):瞬目减少;②Graefe 征(冯·格雷费征):眼球下转时上睑不能相应下垂;③Mobius 征(默比乌斯征):表现为集合运动减弱,即目标由远处逐渐移近眼球时,两侧眼球不能适度内聚;④Joffroy 征(若弗鲁瓦征):上视时无额纹出现。单侧眼球突出多由局部炎症或眶内占位性病变所致,偶见于颅内病变。

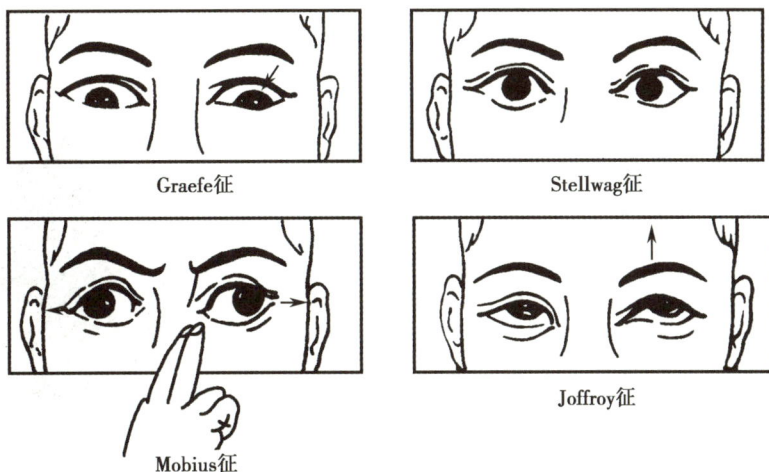

图 3-4-6 甲状腺功能亢进症的眼部特征

（2）眼球内陷（enophthalmos）：双侧内陷见于严重脱水，老年人由于眶内脂肪萎缩亦有双眼眼球后退；单侧内陷，见于霍纳综合征（Horner 综合征）和眶尖骨折。

（3）眼球运动：实际上是检查六条眼外肌的运动功能。医师置目标物（棉签或手指尖）于受检者眼前 30~40cm 处，嘱患者固定头位，眼球随目标方向移动，一般按左→左上→左下，右→右上→右下 6 个方向的顺序进行，每一方向代表双眼的一对配偶肌的功能（图 3-4-7），若有某一方向运动受限提示该对配偶肌功能障碍，并伴有复视（diplopia）。由支配眼肌运动的神经核、神经或眼外肌本身器质性病变所导致的斜视，称为麻痹性斜视（paralytic strabismus），多由颅脑外伤、鼻咽癌、脑炎、脑膜炎、脑脓肿、脑血管病变引起。

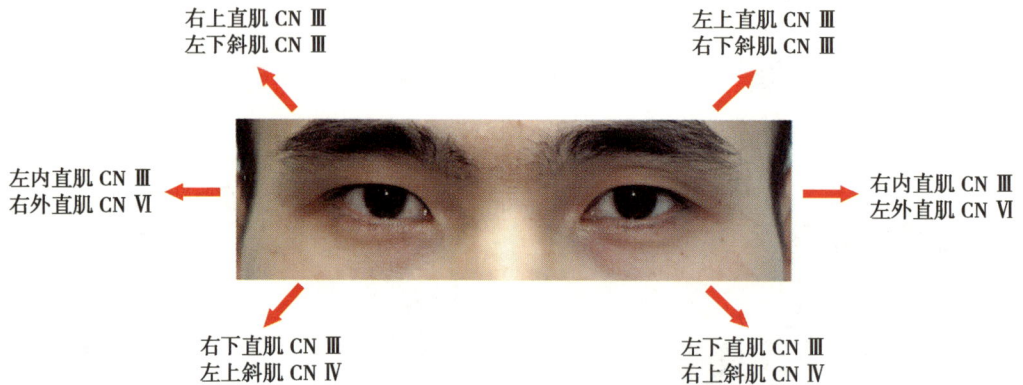

右上直肌 CN Ⅲ
左下斜肌 CN Ⅲ

左上直肌 CN Ⅲ
右下斜肌 CN Ⅲ

左内直肌 CN Ⅲ
右外直肌 CN Ⅵ

右内直肌 CN Ⅲ
左外直肌 CN Ⅵ

右下直肌 CN Ⅲ
左上斜肌 CN Ⅳ

左下直肌 CN Ⅲ
右上斜肌 CN Ⅳ

图 3-4-7 眼球六个方向的运动、相应的配偶肌和神经支配
CN Ⅲ—动眼神经；CN Ⅳ—滑车神经；CN Ⅵ—展神经。

双侧眼球发生一系列有规律的快速往返运动，称为眼球震颤（nystagmus）。运动的速度起始时缓慢，称为慢相；复原时迅速，称为快相。运动方向以水平方向为常见，垂直和旋转方向较少见。检查方法：嘱患者眼球随医师手指所示方向（水平和垂直）运动数次，观察是否出现震颤。自发的眼球震颤见于耳源性眩晕、小脑疾患和视力严重低下等。

（4）眼压减低：双侧眼球内陷，见于眼球萎缩或脱水。眼压可采用触诊法或眼压计来检查。前者是医师凭手指的感觉判断其眼球的硬度，该法虽不够准确，但简便易行，有临床应用的价值。检查时，让患者向下看（不能闭眼），检查者双手示指放在上睑的眉弓和睑板上缘之间，其他手指放在额部和颊部，然后两手示指交替地轻压眼球的赤道部，便可借助指尖感觉眼球波动的抗力，判断其软硬度。

（5）眼压增高：见于眼压增高性疾患，如青光眼。

（三）眼前节检查

1. 角膜（cornea） 角膜表面有丰富的感觉神经末梢，因此角膜的感觉十分灵敏。检查时用斜照光更易观察其透明度，注意有无云翳、白斑、软化、溃疡、新生血管等。云翳与白斑如发生在角膜的瞳孔部位可以引起不同程度的视力障碍；角膜周边的血管增生（图 3-4-8）可能是由严重沙眼造成的。

角膜软化见于婴幼儿营养不良、维生素 A 缺乏等。角膜边缘及周围出现灰白色混浊环，多见于老年人，故称为老年环（arcus senilis），是类脂质沉着的结果，无自觉症状，不妨碍视力。角膜边缘若出现黄色或棕褐色的色素环，环的外缘较清晰，内缘较模糊，称为 Kayser-Fleischer 环，是铜代谢障碍的结果，见于肝豆状核变性（Wilson 病）。

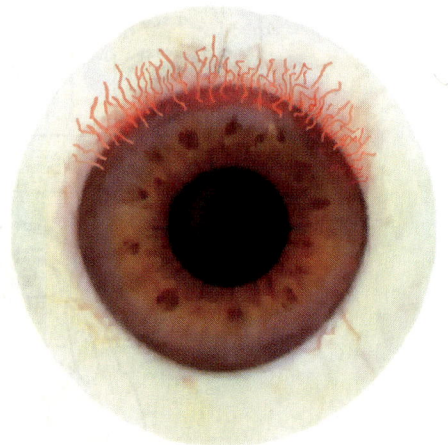

图 3-4-8 角膜周边的血管增生

2. 巩膜（sclera）　巩膜不透明，又因血管极少，故为瓷白色。在发生黄疸时，巩膜最为明显。中年以后在内眦可出现黄色斑块，为脂肪沉着所致，这种斑块呈不均匀性分布，应与黄疸鉴别。血液中其他黄色色素成分增多时（如胡萝卜素、米帕林等），黄染多出现于角膜周围或在该处最明显。

3. 虹膜（iris）　虹膜是眼球葡萄膜的最前部分，中央有圆形孔洞即瞳孔，虹膜内有瞳孔括约肌与瞳孔开大肌，能调节瞳孔的大小。正常虹膜近瞳孔部分的纹理呈放射状排列，周边呈环形排列。纹理模糊或消失见于虹膜炎症、水肿和萎缩。形态异常或有裂孔，见于虹膜后粘连、外伤、先天性虹膜缺损等。

4. 瞳孔（pupil）　瞳孔是虹膜中央的孔洞，正常直径为 2.5~4.0mm。瞳孔缩小（瞳孔括约肌收缩），是由动眼神经的副交感神经纤维支配；瞳孔扩大（瞳孔开大肌收缩），是由交感神经支配。对瞳孔的检查应注意瞳孔的形状、大小、位置，双侧是否等圆、等大，对光及集合反射等。

（1）瞳孔的形状与大小：正常为圆形，双侧等大。青光眼或眼内肿瘤时可呈椭圆形；虹膜粘连时形状可不规则。引起瞳孔大小改变的因素很多，生理情况下，婴幼儿和老年人瞳孔较小，在光亮处瞳孔较小，青少年瞳孔较大，兴奋或在暗处时瞳孔扩大。病理情况下，瞳孔缩小见于虹膜炎症、中毒（有机磷类农药）、药物反应（毛果芸香碱、吗啡、氯丙嗪）等。瞳孔扩大见于外伤、颈交感神经刺激、青光眼绝对期、视神经萎缩、药物影响（阿托品、可卡因）等。双侧瞳孔散大并伴有对光反射消失为濒死状态的表现。一侧眼交感神经麻痹，导致 Horner 综合征，出现瞳孔缩小，眼睑下垂和眼球内陷，同侧结膜充血及面部无汗。

（2）双侧瞳孔大小不等：常提示有颅内病变，如脑外伤、脑肿瘤、神经梅毒、脑疝等。双侧瞳孔不等，且变化不定，可能是中枢神经和虹膜的神经支配障碍；如双侧瞳孔不等且伴有对光反射减弱或消失以及神志不清，往往是中脑功能损害的表现。

（3）对光反射：是检查瞳孔功能活动的测验。直接对光反射，通常用手电筒直接照射瞳孔并观察其动态反应。正常人当眼受到光线刺激后瞳孔立即缩小，移开光源后瞳孔迅速复原。间接对光反射是指光线照射一眼时，另一眼瞳孔立即缩小，移开光线，瞳孔扩大。检查间接对光反射时，应以一手挡住光线以免检查眼受照射而形成直接对光反射。瞳孔对光反射迟钝或消失，见于昏迷患者。

（4）集合反射：嘱患者注视 1m 以外的目标（通常是检查者的示指尖），然后将目标逐渐移近眼球（距眼球约 5~10cm），正常人此时可见双眼内聚，瞳孔缩小，称为集合反射（convergence reflex）。由于视物由远至近，也同时伴有晶状体的调节（accommodation），因此，上述双眼内聚、瞳孔缩小和晶状体的调节又统称为近反射（near reflex）。动眼神经功能损害时，睫状肌和双眼内直肌麻痹，集合反射和调节反射均消失。

（四）眼底检查

需借助检眼镜才能检查眼底。眼底检查一般要求在不扩瞳情况下进行，医师和患者都不戴眼镜。

正常眼底的视盘为卵圆形或圆形，边缘清楚，色淡红，颞侧较鼻侧稍淡，中央凹陷。动脉色鲜红，静脉色暗红，动静脉管径的正常比例为 2∶3（图 3-4-9）。检查眼底时主要观察的项目为：视盘、视网膜血管、黄斑区、视网膜各象限。应注意视盘的颜色、边缘、大小、形状，视网膜有无出血和渗出物，动脉有无硬化等。

视盘水肿常见于颅内肿瘤、脑脓肿、外伤性脑出血、脑膜炎、脑炎等引起颅内压增

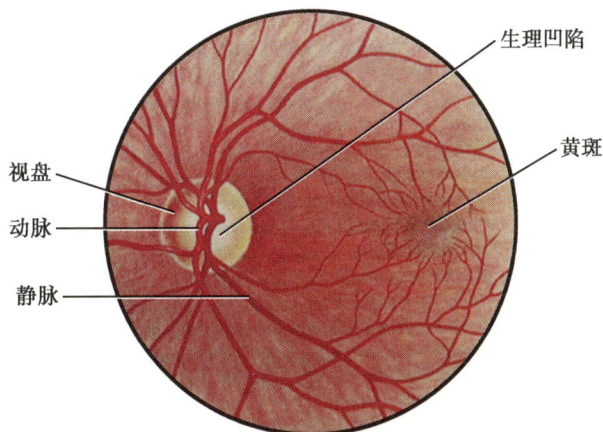

图 3-4-9　左眼眼底示意图

生理凹陷

黄斑

视盘

动脉

静脉

高时,其发生的原理是颅内压增高后视网膜中央静脉的回流受到影响。视盘突出的高度可以屈光度(D)记录,即视盘突出的最高点的屈光度和周边视网膜的屈光度的差距,例如用检眼镜片黑字 2(+2)看清视盘,而用镜片红字 1(−1)看清周边视网膜,则可得出差距为 3 个屈光度(3D)即视盘水肿为 3D,相当于实际高度为 1mm。

许多全身性疾病可以引起眼底的改变,几种常见疾病的眼底改变见表 3-4-1。

表 3-4-1   常见疾病的眼底改变

疾病	眼底改变
高血压动脉硬化	早期为视网膜动脉痉挛。硬化期为视网膜动脉变细,反光增强,有动静脉交叉压迫现象,动脉呈铜丝状甚至银丝状。晚期围绕视盘呈火焰状出血,有棉絮状渗出物,严重时有视盘水肿
慢性肾小球肾炎	视盘及周围视网膜水肿,火焰状出血,棉絮状渗出物
子痫前期-子痫	视网膜动脉痉挛、水肿,渗出物增多时可致视网膜脱离
糖尿病	视网膜静脉扩张迂曲,视网膜有点状和片状深层出血
白血病	视盘边界不清,视网膜血管色淡,血管曲张或弯曲,视网膜上有带白色中心的出血斑及渗出物

二、耳

耳是听觉和平衡器官,分外耳、中耳和内耳三个部分。

1. 外耳

(1)耳郭(auricle):注意耳郭的外形、大小、位置和对称性,是否有发育畸形、外伤瘢痕、红肿、瘘口、低垂耳等;观察是否有结节,痛风患者可在耳郭上触及痛性小结节,为尿酸钠沉着的结果。耳郭红肿并有局部发热和疼痛,见于感染。牵拉和触诊耳郭引起疼痛,常提示有炎症。如可见耳甲腔或耳甲艇局限性隆起,伴透光阳性是耳郭假性囊肿积液的典型表现。皮肤红肿、触痛、有簇状疱疹考虑带状疱疹;伴同侧面耳聋、眩晕时称亨特综合征(Hunt 综合征)。

(2)外耳道(external acoustic meatus):注意皮肤是否正常,有无溢液。如有黄色液体流出并有痒痛者为外耳道炎;外耳道内有局部红肿、疼痛,并有耳郭牵拉痛则为疖肿。有脓液流出并有全身症状,则应考虑急性中耳炎。有血液或脑脊液流出则应考虑颅底骨折。对耳鸣患者则应注意是否存在外耳道瘢痕狭窄、耵聍或异物堵塞。

2. 中耳   观察鼓膜色泽,是否有充血、鼓膜积液、钙化以及肉芽等;是否穿孔,注意穿孔位置,如有溢脓并有恶臭,可能为表皮样囊肿。

3. 乳突(mastoid)   外壳由骨密质组成,内腔为大小不等的骨松质小房,乳突内腔与中耳道相连。患化脓性中耳炎引流不畅时可蔓延为乳突炎,检查时可发现耳郭后方皮肤有红肿,乳突有明显压痛,有时可见瘘管。严重时,可继发耳源性脑脓肿或脑膜炎。

4. 听力(audition)   体格检查时,可先用粗略的方法了解受检者的听力,检测方法为:在静室内嘱受检者闭目坐于椅子上,并用手指堵塞一侧耳道,医师持手表或以拇指与示指互相摩擦,自 1m 以外逐渐移近受检者耳部,直到受检者听到声音为止,测量距离,同样方法检查另一耳。比较两耳的测试结果并与检查者(正常人)的听力进行对照。正常人一般在 1m 处可闻及机械表声或捻指声。精测方法是使用规定频率的音叉或电测听设备所进行的一系列较精确的测试方法,对明确诊断更有价值。

听力减退见于耳道有耵聍或异物、听神经损害、局部或全身血管硬化、中耳炎、耳硬化等。粗测发现受检者有听力减退,则应进行精确的听力测试和其他相应的专科检查。

三、鼻

1. **鼻的外形** 视诊时注意鼻部皮肤颜色和鼻外形的改变。鼻梁皮肤出现黑褐色斑点或斑片为日晒后或其他原因所致的色素沉着,如黑热病、慢性肝脏疾病等。鼻梁部皮肤出现红色斑块,病损处高起皮面并向两侧面颊部扩展,见于系统性红斑狼疮。发红的皮肤损害主要在鼻尖和鼻翼,并有毛细血管扩张和组织肥厚,见于酒渣鼻(rosacea)。鼻骨骨折是最常见的骨折之一,凡鼻外伤引起鼻出血的患者,都应仔细检查其有无鼻骨或软骨的骨折或移位。

鼻腔完全堵塞、外界变形、鼻梁宽平如蛙状,称为蛙状鼻,见于肥大的鼻息肉患者。鞍鼻(saddle nose)是鼻骨破坏、鼻梁塌陷所致,见于鼻骨折、鼻骨发育不良、先天性梅毒和麻风。

2. **鼻翼扇动(flaring of alaenasi)** 吸气时鼻孔张大,呼气时鼻孔回缩,见于伴有呼吸困难的高热性疾病(如大叶性肺炎)、支气管哮喘和心源性哮喘发作时。

3. **鼻中隔** 正常成人的鼻中隔很少完全正中,多数稍有偏曲,如有明显的偏曲,并产生呼吸障碍,称为鼻中隔偏曲。严重的高位偏曲可压迫鼻甲,引起神经性头痛,也可因偏曲部骨质刺激黏膜而引起出血。鼻中隔出现孔洞称为鼻中隔穿孔,患者可听到鼻腔中有哨声,检查时用小型手电筒照射一侧鼻孔,可见对侧有亮光透入。穿孔多由鼻腔慢性炎症、外伤等引起。

4. **鼻出血(epistaxis)** 多为单侧,见于外伤、鼻腔感染、局部血管损伤、鼻咽癌、鼻中隔偏曲等。双侧出血则多由全身性疾病引起,如某些发热性传染病(流行性出血热、伤寒等)、血液系统疾病(血小板减少性紫癜、再生障碍性贫血、白血病、血友病)、高血压、肝脏疾病、维生素 C 或维生素 D 缺乏等。妇女如发生周期性鼻出血则应考虑到子宫内膜异位症。

5. **鼻腔黏膜及分泌物** 急性鼻黏膜肿胀多为炎症充血所致,伴有鼻塞和流涕,见于急性鼻炎。慢性鼻黏膜肿胀多为黏膜组织肥厚,见于各种因素引起的慢性鼻炎。鼻黏膜萎缩、鼻腔分泌物减少、鼻甲缩小、鼻腔宽大、嗅觉减退或丧失,见于慢性萎缩性鼻炎。不用器械,只能视诊鼻前庭、鼻底和部分下鼻甲;使用鼻镜则可检查中鼻甲、中鼻道、嗅裂和鼻中隔上部。鼻腔黏膜受到各种刺激时会产生过多的分泌物。清稀无色的分泌物见于卡他性炎症,黏稠发黄或发绿的分泌物见于鼻或鼻窦的化脓性炎症。

6. **鼻窦(nasal sinus)** 鼻窦为鼻腔周围含气的骨质空腔,共四对(图3-4-10),都有窦口与鼻腔相通,当引流不畅时容易发生炎症。鼻窦炎时出现鼻塞、流涕、头痛和鼻窦压痛。

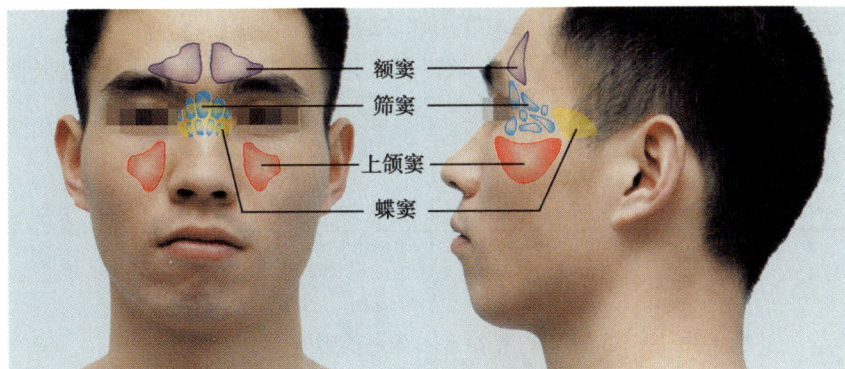

图 3-4-10 鼻窦位置示意图

各鼻窦区压痛检查法如下。

(1)上颌窦:医师双手固定于患者的两侧耳后,将拇指分别置于左右颧部向后按压,询问有无压痛,并比较两侧压痛有无区别。也可用右手中指指腹叩击颧部,并询问有无叩击痛。急性上颌窦炎主要表现为眶上额部痛,可能伴有同侧颌面部痛或上磨牙痛,晨起轻,午后重。

（2）额窦：一手扶持患者枕部，另一手拇指或示指置于眼眶上缘内侧用力向后、向上按压。或以两手固定头部，双手拇指置于眼眶上缘内侧向后、向上按压，询问有无压痛，两侧有无差异。也可用中指叩击该区，询问有无叩击痛。额窦炎会有前额部周期性疼痛，晨起重，午后逐渐减轻。

（3）筛窦：双手固定患者两侧耳后，双侧拇指分别置于鼻根部与眼内眦之间向后方按压，询问有无压痛。筛窦炎会引起内眦或鼻根部疼痛，可放射至头顶部。

（4）蝶窦：因解剖位置较深，不能在体表进行检查。蝶窦炎主要表现为颅底或眼球深处钝痛，可放射至头顶和耳后，亦可引起枕部痛，早晨轻，午后重。

四、口

口（mouth）的检查包括口唇、口腔内器官和组织以及口腔气味等。

1. 口唇 口唇的毛细血管十分丰富，因此健康人口唇红润光泽，当毛细血管充盈不足或血红蛋白含量减低时，口唇即呈苍白，见于贫血、虚脱、主动脉瓣关闭不全等；口唇颜色深红为血液循环加速、毛细血管过度充盈所致，见于急性发热性疾病。口唇发绀为血液中去氧血红蛋白增加所致，见于心力衰竭和呼吸衰竭等。口唇干燥并有皲裂，见于严重脱水患者。口唇疱疹为口唇黏膜与皮肤交界处发生的成簇的小水疱，半透明，初发时有痒感或刺激感，随后出现疼痛，1周左右即结棕色痂，愈后不留瘢痕，多由单纯疱疹病毒感染引起，常伴发于大叶性肺炎、感冒、流行性脑脊髓膜炎、疟疾等。唇裂为先天性发育畸形。口唇有红色斑片，加压即褪色，见于遗传性出血性毛细血管扩张症，除口唇外，在其他部位也可出现。口唇突然发生非炎症性、无痛性肿胀，见于血管神经性水肿。

口角糜烂见于核黄素缺乏症。口唇肥厚增大见于黏液性水肿（myxedema）、肢端肥大症（acromegaly）以及呆小病（cretinism）等。

2. 口腔黏膜 口腔黏膜的检查应在充分的自然光线下进行，也可用手电筒照明，正常口腔黏膜光洁呈粉红色。如出现蓝黑色色素沉着斑片，多为原发性慢性肾上腺皮质功能减退症。如见大小不等的黏膜下瘀点或瘀斑，则可能为各种出血性疾病或维生素C缺乏。在相当于第二磨牙的颊黏膜处出现的帽针头大小白色斑点，称为麻疹黏膜斑（Koplik spot），为麻疹的早期特征。此外，黏膜充血、肿胀并伴有小瘀点，称为黏膜疹（enanthem），多为对称性，见于猩红热、风疹和某些药物中毒。

黏膜溃疡可见于慢性复发性阿弗他溃疡。鹅口疮（雪口病）为白念珠菌感染，多见于衰弱的患儿或老年患者，也可出现于长期使用广谱抗生素和抗肿瘤药物之后。

检查口底黏膜和舌底部，让患者舌头上翘触及硬腭。由于口底组织比较松软，有时需要用触诊法才能触及口底新生物，下颌下腺导管结石也最好用触诊法检查。

3. 牙齿（teeth） 应注意有无龋齿、残根、缺齿和义齿等。如发现牙齿疾患，应按下列格式标明所在部位。

								上									
右	8	7	6	5	4	3	2	1	1	2	3	4	5	6	7	8	左
	8	7	6	5	4	3	2	1	1	2	3	4	5	6	7	8	
								下									

1.中切牙；2.侧切牙；3.尖牙；4.第一前磨牙；5.第二前磨牙
6.第一磨牙；7.第二磨牙；8.第三磨牙。

如 $\underline{1}|$ 为右上中切牙；$\overline{4|}$ 为右下第一前磨牙；$\frac{5|5}{7}$ 示左上、右上第二前磨牙及左下第二磨牙为某种病变的部位。

牙齿的色泽与形状也具有临床诊断意义，如牙齿呈黄褐色称氟牙症，为长期饮用含氟量过高的水所引起；如发现中切牙切缘呈月牙形凹陷且牙间隙分离过宽，称为哈钦森牙（Hutchinson tooth），为先天性梅毒的重要体征之一，单纯齿间隙过宽见于肢端肥大症。

4. 牙龈（gum）　正常牙龈呈粉红色,质坚韧且与牙颈部紧密贴合,检查时经压迫无出血及溢脓。牙龈水肿见于慢性牙周炎,牙龈缘出血常为口腔内局部因素引起,如牙石等,也可由全身性疾病所致,如维生素 C 缺乏症、肝脏疾病或血液系统出血性疾病等。牙龈经挤压后有脓液溢出见于慢性牙周炎、牙龈瘘管等。牙龈的游离缘出现蓝灰色点线称为铅线,是铅中毒的特征。在铋、汞、砷等中毒时可出现类似的黑褐色点线状色素沉着,应结合病史注意鉴别。

5. 舌（tongue）　许多局部或全身疾病均可使舌的感觉、运动与形态发生变化,这些变化往往能为临床提供重要的诊断依据。

（1）干燥舌:轻度干燥不伴外形的改变;明显干燥见于鼻部疾患(可伴有张口呼吸、唾液缺乏)、大量吸烟、阿托品作用、放射治疗后等;严重的干燥舌可见舌体缩小,并有纵沟,见于严重脱水,可伴有皮肤弹性减退。

（2）舌体增大:暂时性肿大见于舌炎、口腔炎、舌的蜂窝织炎、脓肿、血肿、血管神经性水肿等。长时间的增大见于黏液性水肿、呆小病和唐氏综合征（Down syndrome）、舌肿瘤等。

（3）地图舌（geographic tongue）:地图舌又称"游走性舌炎",病损多在舌前 2/3,由周边区和中央区组成。中央区表现为丝状乳头萎缩呈剥脱样,黏膜表面光滑、充血发红且微凹。周边表现为丝状乳头增厚、呈黄白条带状或弧线状分布,宽约数毫米,与周围正常黏膜形成明晰的分界。

（4）裂纹舌（fissured tongue）:舌面上出现横向裂纹,见于唐氏综合征与核黄素缺乏,后者有舌痛,纵向裂纹见于梅毒性舌炎。

（5）草莓舌（strawberry tongue）:舌乳头肿胀、发红类似草莓,见于猩红热或长期发热患者。

（6）牛肉舌（beefy tongue）:舌面绛红如生牛肉状,见于糙皮病(烟酸缺乏)。

（7）镜面舌:亦称光滑舌（smooth tongue）,舌头萎缩,舌体较小,舌面光滑呈粉红色或红色,见于缺铁性贫血、恶性贫血及慢性萎缩性胃炎。

（8）毛舌:也称黑舌,舌面敷有黑色或黄褐色毛,故称毛舌（hairy tongue）,此由丝状乳头缠绕真菌丝以及其上皮细胞角化所形成。见于久病衰弱或长期使用广谱抗生素(引起真菌生长)的患者。

（9）舌的运动异常:震颤见于甲状腺功能亢进症;偏斜见于舌下神经麻痹。

6. 咽部及扁桃体　咽部分为三个部分(图 3-4-11)。

（1）鼻咽（nasopharynx）:位于软腭平面之上、鼻腔的后方,在儿童时期,这个部位淋巴组织丰富,称为腺样体或增殖体,青春期前后逐渐萎缩,如果过度肥大,可发生鼻塞、张口呼吸和语音单调。如一侧有血性分泌物和耳鸣、耳聋,应考虑早期鼻咽癌。

（2）口咽（oropharynx）:位于软腭平面之下、会厌上缘的上方;前方直对口腔,软腭向下延续形成前后两层黏膜皱襞,前面的黏膜皱襞称为腭舌弓,后称为腭咽弓。扁桃体位于腭舌弓和腭咽弓之间的扁桃体窝中。腭咽弓的后方称咽后壁,一般咽部检查即指这个范围。

咽部的检查方法:受检者取坐位,头略后仰,口张大并发"啊"音,医师用压舌板在舌的前 2/3 与后 1/3 交界处迅速下压,此时软腭上抬,在照明的配合下即可见软腭、腭垂、软腭弓、扁桃体、咽后壁等。

检查时若发现咽部黏膜充血、红肿,黏膜腺分泌增多,多见于急性咽炎。若咽部

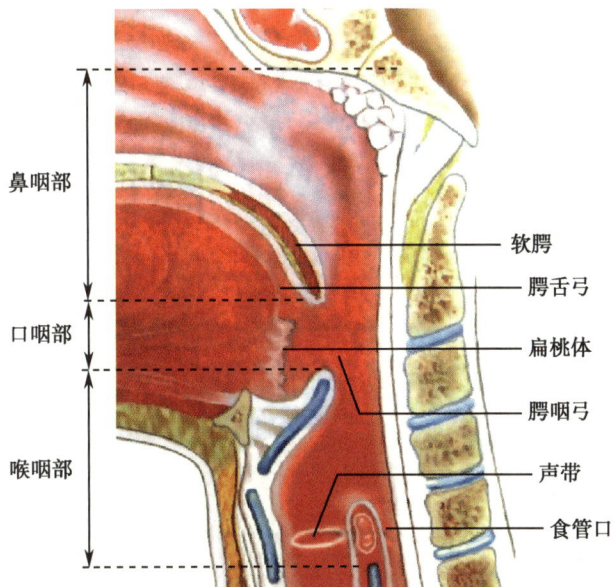

图 3-4-11　咽部的三个部分

黏膜充血、表面粗糙，并可见淋巴滤泡呈簇状增殖，见于慢性咽炎。扁桃体发炎时，腺体红肿、增大，在扁桃体隐窝内有黄白色分泌物或渗出物形成的苔片状假膜，很易剥离，这点与咽白喉时扁桃体上所形成的假膜不同，白喉假膜不易剥离，若强行剥离则易引起出血。扁桃体增大一般分为三度（图3-4-12）：不超过腭咽弓者为Ⅰ度；超过腭咽弓者为Ⅱ度；达到或超过咽后壁中线者为Ⅲ度。一般检查未见扁桃体增大时可用压舌板刺激咽部，引起反射性恶心，如看到扁桃体突出为包埋式扁桃体，同时隐窝有脓栓时常构成反复发热的隐性病灶。

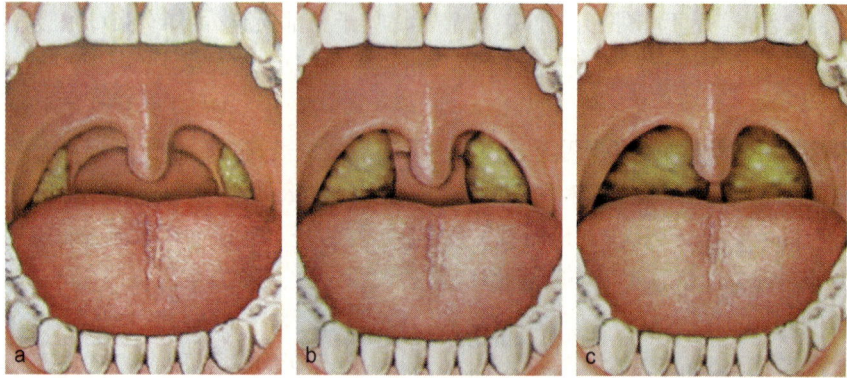

图 3-4-12　扁桃体位置及其大小分度示意图
a. Ⅰ度扁桃体肿大；b. Ⅱ度扁桃体肿大；c. Ⅲ度扁桃体肿大。

（3）喉咽（hypopharynx）：位于口咽之下，也称下咽部，其前方通喉腔，下端通食管，此部分的检查需用间接或直接喉镜才能进行。

7. 喉（larynx）　位于喉咽之下，向下连接气管（图3-4-13）。喉为软骨、肌肉韧带、纤维组织及黏膜所组成的一个管腔结构，是发音和呼吸的主要器官。但声音的协调和语言的构成还需肺、气管、咽部、口腔、鼻腔、鼻窦等多方面的配合。急性嘶哑或失音常见于急性炎症，慢性失音要考虑喉癌（检查方法见耳鼻咽喉科学相关教材）。喉的神经支配有喉上神经与喉返神经。上述神经受到损害时，如纵隔或喉肿瘤，可引起声带麻痹以至失音。

8. 口腔的气味　健康人口腔无特殊气味，饮酒、吸烟的人可有烟酒味，如有特殊难闻的气味则称为口臭，可由口腔局部、胃肠道或其他全身性疾病引起。

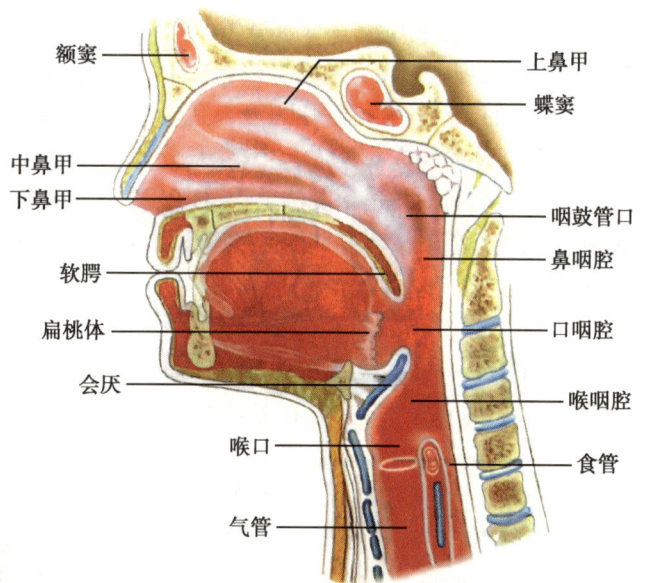

图 3-4-13　鼻咽喉的矢状切面

局部原因：如牙龈炎、龋齿、牙周炎可产生臭味；牙槽脓肿为腥臭味；牙龈出血为血腥味。其他疾病引起的具有特殊气味的口臭有：糖尿病酮症酸中毒患者可发出烂苹果味；尿毒症患者可发出尿味；肝坏死患者口腔中有肝臭味；肺脓肿患者呼吸时可发出组织坏死的臭味；有机磷农药中毒的患者口腔中能闻到大蒜味。

五、腮腺

腮腺（parotid gland）位于耳屏、下颌角、颧弓所构成的三角区内，正常腮腺体薄而软，触诊时摸不出腺体轮廓。腮腺肿大时可见到以耳垂为中心的隆起，并可触及边缘不明显的包块。腮腺导管位于颧骨下 1.5cm 处，横过咀嚼肌表面，开口平对上颌第二磨牙对面的颊黏膜处（图 3-4-14）。检查时注意导管口有无分泌物。

腮腺肿大见于如下疾病。

1. 急性流行性腮腺炎 腮腺迅速胀大，先为单侧，继而可累及对侧，检查时有压痛，急性期可能累及胰腺、睾丸或卵巢。腮腺导管结石时，腮腺肿大，进食时肿胀和疼痛加重。米库利奇病（Mikulicz 综合征）除腮腺肿大外，还同时有泪腺、下颌下腺肿大，但皆为无痛性。

2. 急性化脓性腮腺炎 发生于抵抗力低下的重症患者，多为单侧性，检查时在导管口处加压后有脓性分泌物流出，多见于胃肠道术后及口腔卫生不良者。

3. 腮腺肿瘤 混合瘤质韧呈结节状，边界清楚，可有移动性；恶性肿瘤质硬、有痛感，发展迅速，与周围组织有粘连，可伴有面瘫。

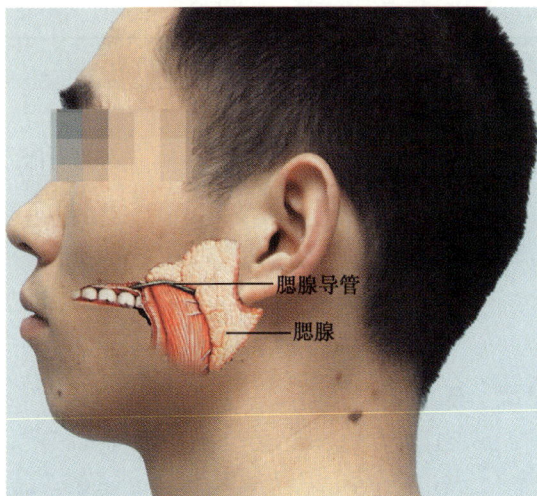

图 3-4-14 腮腺及腮腺导管位置示意图

附 头部体格检查纲要和结果记录举例

主要内容	记录结果举例
头颅	
1. 外形	正常
2. 头发	色黑，分布均匀
3. 头部活动	无异常活动
眼	
1. 视力	正常
2. 眉毛	分布均匀
3. 眼睑	无水肿、无上睑下垂
4. 泪囊	上、下泪点无红肿、无异常分泌物
5. 睑结膜	轻度充血，未见出血
6. 巩膜	轻度黄染
7. 角膜	透明，未见溃疡
8. 瞳孔	双侧等大等圆，直径 2.5~4.0mm
9. 瞳孔直接对光反射	存在
10. 瞳孔间接对光反射	存在
11. 集合反射	正常
12. 眼球	双侧眼球突出，Stellwag 征、Graefe 征、Mobius 征和 Joffroy 征阳性
13. 眼球运动	正常；无眼球震颤
14. 皱额	正常

NOTES

续表

主要内容	记录结果举例
耳	
1. 耳郭	外形对称,无畸形,牵拉无疼痛
2. 外耳道	皮肤正常,无溢液
3. 乳突	无压痛
4. 双侧耳后区	未触及淋巴结肿大
5. 双耳听力	正常
鼻	
1. 左右鼻道	通畅
2. 鼻前庭	未见疖、痈
3. 鼻中隔	无偏曲
4. 上颌窦	左侧有压痛、叩击痛
5. 额窦	无压痛、无叩击痛
口	
1. 口唇	唇色发绀
2. 牙齿	排列整齐,无龋齿
3. 牙龈	无红肿、无溢脓
4. 舌	干燥,舌体缩小,并有纵沟
5. 伸舌	无偏移
6. 咽部	黏膜充血、表面粗糙,可见淋巴滤泡
7. 扁桃体	两侧扁桃体Ⅱ度肿大、充血,左侧可见 4 个针尖大小白色渗出物
8. 露齿、鼓腮	正常
9. 腮腺	无肿大、无压痛
10. 双侧咀嚼肌	力量正常
11. 面部	两侧上、中、下面部感觉无异常

第四节   头部某些特殊检查方法

一、眼压的测量与记录

眼压(intraocular pressure,IOP)是眼球内容物作用于眼球壁的压力。正常人的眼压是 10~21mmHg。眼压的测量包括指压法和眼压计测量法。指压法简单而易于操作。测量时,嘱受检者两眼尽量向下看,但不闭眼,检查者两手示指尖放在一眼上睑板上缘的皮肤面,两指交替轻压眼球,凭指尖的感觉估量眼球的硬度。判断和记录方法:正常人眼压是 Tn,眼压轻度升高为 T+1,明显升高为 T+2,眼球坚硬如石为 T+3;反之,眼压稍低为 T-1,明显降低为 T-2,非常低的眼压记录为 T-3。

眼压计测量法则需要特别的设备,可测量出眼压的具体数值。详见眼科学教材。

二、眼球突出度的检查

正常人眼球的突出程度因种族和年龄的不同而有些差异,我国正常人眼球突出度约为 12~14mm,

两眼球间的差距在 2mm 以内。如患者有明显的眼球突出,视诊不难判断。如要较准确地判断眼球突出度,则应用以下方法。患者取坐位,双眼自然睁开,向前平视,检查者立于患者身后,用两手扶住患者的头,使其稍向后仰,沿眉弓平面观察,看见眼球向前移位,角膜顶点超过上、下睑缘连线外。测量眼球突出度时,用一透明直尺,将其"0"端垂直紧贴于眼眶外侧前缘,从颞侧观测角膜顶点落于直尺的刻度数,并作两侧对比。如突出度超过 14mm 或两眼球突出度相差 2mm 以上,即为眼球突出。如需更为精确的测量,则要使用眼球突出计来测量(详见眼科学教材)。

三、检眼镜检查

眼底检查是检查玻璃体、视网膜、脉络膜和视神经疾病的重要方法。许多全身性疾病,如高血压、肾脏病、糖尿病、妊娠毒血症、结节病、风湿病、某些血液病、中枢神经系统疾病等,往往会发生眼底病变,甚至会成为患者就诊的主要原因,检查眼底可获得重要的诊断资料。

检查眼底须用检眼镜(ophthalmoscope),目前多用直接检眼镜检查,该方法实用、方便,且眼底所见为正像。

检眼镜下方手柄中装有电源,前端为接有透镜及棱镜片的光学装置,圆盘上端有一观察孔,其下有一可转动镜盘。镜盘上装有 1~25D 的凸透镜(以黑色"+"标示)和凹透镜(以红色"+"标示),用以矫正检查者和患者的屈光不正,以清晰地显示眼底。

镜盘上凸透镜的作用是使光源发射出来的光线聚焦,增强光度,棱镜片是将聚焦的光线折射入患者眼内,以观察眼底的图像。

【方法】

1. 检查宜在暗室中进行,患者多取坐位,检查者一般取站立位。检查右眼时,检查者位于患者右侧,用右手持镜、右眼观察;检查左眼时,则位于患者左侧,用左手持镜、左眼观察。

2. 正式检查眼底前,先用侧照法检查眼的屈光间质是否混浊。用手指将检眼镜的镜盘拨到 +8~+10D(黑色)处,距受检眼 15~33cm,使检眼镜光线与患者视线呈 15°角,从颞侧射入受检眼的瞳孔,正常时呈橘红色反光。如角膜、房水、晶体或玻璃体混浊,则在橘红色反光中见有黑影。此时令患者转动眼球,如黑影与眼球的转动方向一致,则混浊位于晶体前方;如方向相反,则位于玻璃体;位置不动,则混浊在晶体。

3. 检查眼底。嘱患者向正前方直视,将镜盘拨回到"0",同时将检眼镜移近到受检眼前约 2cm 处观察眼底。如检查者与患者都是正视眼,便可看到眼底的正像,看不清时,可拨动镜盘至看清为止。检查时先查视盘,再按视网膜动、静脉分支,分别检查各象限,最后检查黄斑。检查视盘时,光线自颞侧与患者视线约 15°角处射入;检查黄斑时,嘱患者注视检眼镜光源;检查眼底周边部时,嘱患者向上、下、左、右各方向注视、转动眼球,或配合变动检眼镜角度。

观察视盘的形状、大小、色泽,边缘是否清晰。观察视网膜动、静脉,注意血管的粗细、行径、管壁反光、分支角度及动、静脉交叉处有无压迫或拱桥现象,正常动脉与静脉管径之比为 2:3。观察黄斑,注意其大小、中央凹反射是否存在,有无水肿、出血、渗出及色素紊乱等。观察视网膜,注意有无水肿、渗出、出血、脱离及新生血管等。

4. 记录眼底检查结果。为说明和记录眼底病变的部位及其大小、范围,通常以视盘,视网膜动、静脉行径,黄斑为标志,表明病变部位与这些标志的位置、距离和方向关系。距离和范围大小一般以视盘直径 PD(1PD=1.5mm)为标准计算。病变隆起或凹陷程度,以看清病变区周围视网膜面的屈光度(D)与看清病变隆起最高处或凹陷最低处的屈光度的差值来计算,3D 约等于 1mm。

【注意事项】

1. 检查眼底时虽已拨动任何一个镜盘,但仍不能看清眼底,说明眼的屈光间质也有混浊,需进一步作裂隙灯检查。

2. 对小儿进行检查或瞳孔过小不易窥入时,可散瞳观察,散瞳前必须排除青光眼。

四、外耳道及鼓膜检查

为了获得较好的光源,专科检查鼻和耳的腔道时,须用专用光源和额镜。光源应是专门的 100W 附聚光透镜的检查灯。额镜的镜面是一个能聚光的凹面反光镜,焦距约 25cm,中央有一小孔。镜体借一转动灵活的双球状关节连接于额镜的额带上。光源置于额镜同侧,比受检者耳部略高,两者相距 10~20cm。

戴额镜前,先调节双球状关节的松紧,使镜面既可灵活转动而又可置于任何位置上均不松滑下坠。然后调节额带圈,使其适合检查者头围的大小。额镜戴于头部后,将双球状关节拉直,镜面与额面平行,镜孔正对检查者平视时的左眼或右眼,远近适当。

先调整光源,使光线投射到额镜上,再调整额镜镜面,将光线反射、聚焦到要检查的部位。检查者的视线则通过镜孔正好看到反射的焦点光,以进行该部位的检查。

对光时应注意:①随时使瞳孔、镜孔、反光焦点和检查部位成一直线;②养成"单眼视"的习惯,但另一眼不闭,即只用戴额镜一侧的眼进行观察。"单眼视"不能形成立体像,难以判断深度,必须反复训练形成习惯。

在额镜辅助下进行外耳道和鼓膜检查,包括两种方法:徒手检查法和耳镜检查法。受检者取侧坐位,受检耳朝向检查者。检查者坐定后调整额镜,使额镜的反光焦点投照于受检耳的外耳道口,然后按下述方法进行检查。

1. 徒手检查法　分为双手检查法和单手检查法。

(1) 双手检查法:检查者一手将耳郭向后、上、外方轻轻牵拉,使外耳道变直;另一手示指将耳屏向前推压,使外耳道口扩大,以便看清外耳道及鼓膜。

(2) 单手检查法:检查左耳时,左手从耳郭下方以拇指和中指夹持并牵拉耳郭,示指向前推压耳屏;检查右耳时,左手则从耳郭上方以同样方法牵拉耳郭、推压耳屏,以看清外耳道和鼓膜。

2. 耳镜检查法　耳镜形如漏斗,口径大小不等。检查时,应根据外耳道的宽窄选用口径适当的耳镜。检查方法可分为双手检查法和单手检查法。

(1) 双手检查法:检查者左手牵拉耳郭尽量使耳道变直,右手将耳镜轻轻置入外耳道内,使耳镜前端抵达软骨部,注意不要超过软骨部与骨部的交界处,以免引起疼痛。耳镜管轴方向与外耳道长轴一致,否则将不能窥见鼓膜。

(2) 单手检查法:检查左耳时,左手拇指及示指持耳镜,先以中指将耳郭向后、上方推压,随即将耳镜置于外耳道内。检查右耳时,仍以左手拇指及示指持耳镜,中指及环指牵拉耳郭,外耳道变直后随即将耳镜置入。单手检查法是为了空出右手作其他操作,显然,此法需要检查者更加熟练操作技能。

另外,还有电耳镜检查法。电耳镜是自带光源和放大镜的耳镜,不需要额外的额镜和光源。检查原则和方法基本同前所述。

五、秒表听力检查

在安静的检查室内,患者取坐位,将非受检耳用手指塞住,闭目。检查者站立于患者背后,手持秒表于距受检耳 100cm 外的外耳道水平延长线上,逐渐移近患者受检耳,直到听清表声为止,记录秒表与该耳的距离。可反复数次同样检查进行验证,该距离即记录为受检耳的表声听距。同样方法检查另一只耳。

判断标准:记录方法以正常耳的表声听距为分母,假设为 100cm,受检耳(病耳)的表声听距为分子,假设为 50cm,则受检耳(病耳)的听力可表示为 50/100,其听觉灵敏度取该分数的平方值来表示,即 $(50/100)^2$,等于 1/4,此时判断受检耳(病耳)的听力缺损为 3/4。正常人可听到 100cm 距离的秒表声。

临床意义:秒表听力检查是一种简便的听力测试方法。秒表的声音音调及强度固定,以受检耳听到的表声距离与正常耳能听到的表声距离的比值作为判断听力的依据,能大致表示高频(3 000~8 000Hz)听力缺损的程度。

六、音叉试验

虽然越来越多的电测听仪和其他检测手段能对耳聋作出比较精确的定性和定量诊断,但由于音叉试验(tuning fork test)检查方法简便实用,至今仍然是听力检查的一个常用方法。每套音叉由5个不同频率的音叉组成,即C128、C256、C512、C1024和C2048,其中C256和C512最常用。

检查时,检查者手持叉柄,将叉臂向另一手的第一掌骨外缘或肘关节处轻轻敲击,使其振动,然后,将振动的叉臂置于距受检者外耳道1cm处,两叉臂末端与外耳道在同一平面,检查气导(air conduction,AC)。音叉振动后,将叉柄末端的底部置于颅面上或鼓窦区,检查骨导(bone conduction,BC)。

1. **林纳试验(Rinne test,RT)** 又称气骨导比较试验,即同侧耳骨导与气导听力进行比较。将C256音叉击响振动后,检查一侧耳的气导听力和骨导听力。正常人气导声响较骨导声响强,称林纳试验阳性。传导性聋者骨导声响较气导强,称林纳试验阴性;感音神经性聋者听力虽然减退,但气导声响强于骨导声响,即林纳试验为阳性。

2. **韦伯试验(Weber test,WT)** 又称骨导偏向试验。将C256音叉击响后,置于颅中线前额,比较两侧耳骨导听力的强弱。正常人两侧耳骨导听力相等,骨导声响居中,无偏向。传导性聋时,患侧骨传导较强,骨导偏向患侧;感音神经性聋时,患侧骨导听力减弱,骨导偏向健侧。

3. **施瓦巴赫试验(Schwabach test,GT)** 又称骨导对比试验,是将患者与正常人的骨导听力进行比较。用击响的C256音叉交替检查患者和检查者自己(正常人)的骨导听力。如患者骨导时间比正常人延长(阳性),为传导性聋;如患者骨导时间较短(阴性),为感音神经性聋。

七、鼻腔检查

检查者肉眼不能检查到整个鼻腔各部位。鼻腔检查包括:鼻前庭检查、前鼻镜检查和间接鼻咽镜检查。

首先应作鼻前庭检查。嘱受检者头稍后仰,检查者用拇指将其鼻尖抬起,再左右推动,借额镜反射的光线即可看清鼻前庭全貌。应注意观察有无肿胀、糜烂、溃疡、疖肿、肿块、鼻毛脱落和结痂等。

其次作前鼻镜检查。检查者一手执前鼻镜,以拇指及示指捏住前鼻镜的关节,或拇指附于关节处,示指附于受检者鼻尖,前鼻镜一柄贴于掌心,余三指握于另一柄上负责前鼻镜的张开与闭合。另一手扶持受检者的面颊部或头顶部以调整其头的位置。先将前鼻镜的两叶合拢,与鼻腔底平行伸入鼻前庭,切勿超过鼻阈,以免引起疼痛或损伤鼻中隔黏膜而致出血。然后,将前鼻镜的两叶轻轻上下张开,抬起鼻翼,扩大前鼻孔,按下述顺序进行检查。第一步,先使受检者头位稍低(第一位置),以观察鼻腔底、下鼻甲、下鼻道,鼻中隔前下部分及总鼻道的下段。第二步,使受检者头部逐渐后仰到约30°(第二位置),以检查鼻中隔的中段、中鼻甲、中鼻道和嗅裂的一部分。第三步,使头部逐渐后仰至约60°(第三位置),即可看到鼻中隔的上部、中鼻甲前端、鼻堤、嗅裂和中鼻道的前下部。检查过程中,可根据观察的需要,使受检者头部左右转动,以便能详细观察到鼻腔的内壁和外壁。退镜前,勿将前鼻镜的两叶并拢,以免夹住鼻毛而引起疼痛。

间接鼻咽镜检查参见耳鼻咽喉头颈外科学教材。

第五节　头部检查中某些异常发现及其鉴别

一、视力障碍

凡视力低于1.0为视力减退,0.3以下为低视力,0.05以下为盲,统称为视力障碍(visual disorder)。

视力1.0以上并不等于视功能正常,还可能伴有其他视功能异常,如视野缩小或缺损、暗点、视物变形、夜盲、色盲、复视等。视力障碍常常是眼病的主要症状或主诉,在一定程度上反映眼病的性质和严重程度,可作为疾病发展和变化的一个重要指标。

【病因】

视力障碍的原因很多,包括眼本身的各种疾病和一些全身性疾病。

1. 炎症

(1)感染性:细菌、病毒、衣原体、真菌或寄生虫等引起的各种角膜炎、角膜溃疡、虹膜睫状体炎、脉络膜炎、眼内炎、全眼球炎、眼眶蜂窝织炎等。

(2)非感染性:角膜基质炎、虹膜睫状体炎、交感性眼炎、脉络膜炎、视神经炎等。

(3)炎症后果:角膜薄翳、角膜斑翳、白斑、虹膜前粘连白斑、角膜葡萄肿、玻璃体混浊、视神经视网膜萎缩等。

2. 屈光不正和调节障碍

(1)屈光不正:近视、远视、散光。

(2)调节障碍:调节麻痹、调节痉挛。

3. 斜视、弱视、眼球震颤

(1)斜视:共同性斜视、麻痹性斜视。

(2)弱视:斜视性弱视、屈光参差性弱视、屈光不正性弱视、形觉剥夺性弱视。

(3)眼球震颤:眼性、前庭性、中枢性、先天性、特发性眼球震颤。

4. 各种眼外伤

(1)机械性眼外伤:钝挫伤、穿通伤、异物伤等。

(2)非机械性眼外伤:热烧伤、化学伤等。

5. 青光眼(glaucoma) 原发性闭角型青光眼、原发性开角型青光眼、继发性青光眼。

6. 视网膜血管疾病和视网膜脱离 视网膜动脉阻塞、视网膜静脉阻塞、视网膜静脉周围炎、视网膜脱离等。

7. 全身性系统性疾病 高血压、慢性肾小球肾炎、糖尿病、白血病、妊娠高血压综合征等所致的眼底病变。

8. 先天性异常和遗传性疾病 原发性视网膜色素变性、先天性青光眼、黄斑变性、脉络膜虹膜缺损等。

9. 肿瘤 视网膜母细胞瘤、葡萄膜恶性黑色素瘤、脉络膜转移性癌、眼眶肿瘤等。

10. 老年性和变性病变 角膜变性、老年性白内障、老年性黄斑变性。

11. 其他 甲醇、二硫化碳、一氧化碳等中毒引起的中毒性弱视,癔症性弱视,其他原因不明的视力障碍。

【发生机制】

光线进入眼内,经角膜、晶状体的折射,聚焦在视网膜上,刺激视细胞,产生一系列光化学变化,将光能转化为电能,发生电位,引起视神经冲动,经过神经纤维传导,经视路到达大脑皮质视中枢,产生视觉。任何屈光不正、屈光间质(角膜、晶状体、玻璃体)混浊,以及眼底(脉络膜、视网膜、视盘)至中枢的任何部分的炎症、外伤、肿瘤或血管病变等损害,都会导致视力障碍。

【体征】

对视力障碍的患者,必须进行仔细、准确的视力检查,可以判断其程度。因视力障碍病因相当复杂,且可由全身性疾病引起,故全面的体格检查是必要的,可能发现神经、心血管、内分泌等系统疾病的体征。

【鉴别要点】

1. 病史

（1）询问是远视力差、近视力（如阅读视力）差，还是远、近视力都差。再根据视力检查结果分析。前两种主要是屈光不正和老年或调节方面的问题，后者大多数为器质性眼病和/或屈光不正，少数为功能性。

（2）询问视力障碍发生的速度。视力骤然完全丧失应考虑视网膜中央动脉栓塞，往往表现为原来正常的视力在数秒或数分钟内变为无光感。急性视力减退发生在数天之内者，一般考虑为眼内出血、视网膜静脉阻塞、急性青光眼、眼内感染、眼外伤、急性视神经炎等，其次为眼部非感染性炎症。如视力在数月或数年内逐渐减退，则都是慢性疾病或变性，患者常常不能述说明确的发病时间，如屈光不正、先天异常、遗传性眼病等。如视力障碍为偶然发现，而且是单眼发病，应注意是否为肿瘤等引起；双眼发病则考虑是变性、屈光不正、慢性单纯性青光眼、慢性球后视神经炎或全身性疾病所引起。

（3）询问过去眼病史，如是复发性，应注意单纯疱疹性角膜炎、视网膜静脉周围炎等。

2. 伴随症状和体征

（1）是否伴睫状充血（称红眼）。伴红眼者一般多伴有刺激症状，常为眼前段炎症和眼内炎；如视力明显急速减退伴红眼、剧烈头痛，甚至恶心呕吐，应考虑急性闭角型青光眼。无红眼者则常常是屈光间质混浊、角膜瘢痕、玻璃体混浊、慢性单纯性青光眼（开角型）、眼底和视路的病变。

（2）双目呆滞、步态不稳而由人搀扶，考虑是双眼高度视力障碍，可能由视神经萎缩、白内障、晚期青光眼或癔症引起。

二、眼球突出

眼球突出（exophthalmos），简称突眼，是指眼球的突出程度超过正常范围的病症，可以患者自己发现、被别人发现或就医时检查发现。我国正常人眼球突出度为 12~14mm，两眼球间的差距在 2mm 以内。眼眶容积和眶内软组织体积的比例是影响眼球突出度的重要因素。眼球突出是眼眶疾病，特别是炎症性和占位性病变的重要体征。

【病因】

1. 炎症性

（1）急性炎症：眼眶蜂窝织炎、血栓性海绵窦静脉炎、球后脓肿。

（2）慢性炎症：炎性假瘤、结核、肉样瘤、韦格纳肉芽肿病等。

2. 肿瘤性

（1）原发性眼眶肿瘤：如泪腺肿瘤、血管瘤、横纹肌肉瘤、神经鞘瘤、脑膜瘤。儿童视网膜母细胞瘤眶内扩散多见。

（2）继发性眼科肿瘤：如源于鼻窦的肿瘤。消化道肿瘤、肺癌、乳腺癌等可转移至眶内。

3. 内分泌 毒性弥漫性甲状腺肿（Graves 病）。

4. 血管性 眶内及海绵窦动静脉瘘、眼眶静脉曲张。

5. 寄生虫病 眼眶肺吸虫病。

6. 先天性或其他原因 先天性颅面骨发育不全、畸形性骨炎等。

【发生机制】

眼眶四周均为骨性结构，仅能向前面扩张，任何原因（如眶内组织水肿、淤血或占位性病变）致眶内压力增高，均可使眼球向前突出。除眶内本身的病变外，眼球突出还可以由全身性疾病所致，它常与内科、传染科、耳鼻咽喉科及神经外科的疾病有密切联系。

【体征】

准确的眼球突出程度可用眼球突出计测量。如向正前方突出，可能是起源于肌锥内的肿瘤，如海绵状血管瘤、脑膜瘤、视神经胶质瘤等。眼球向内下方突出，考虑泪腺肿瘤。眼球向外侧和外下方突出,考虑筛窦和额窦囊肿或肿瘤。眼眶前 1/2 的肿块可通过触诊来判断其质地和活动性。

【鉴别要点】

1. 病史

（1）起病急、病程短，伴有疼痛，常为炎性疾病；起病缓慢，逐渐进展，可能是肿瘤。

（2）儿童双侧眼球突出应考虑白血病、转移性神经母细胞瘤和炎性假瘤；单侧则多见于筛窦疾病，或呼吸道疾病并发眶蜂窝织炎。

（3）成人双侧眼球突出多为内分泌疾病，其次是炎性假瘤；单侧眼球突出多为肿瘤。

（4）有头部外伤史，应考虑到动静脉瘘的可能。

2. 伴随症状与体征

（1）视力减退：视神经胶质瘤、其他压迫视神经的肿瘤、内分泌性突眼所致的长期眶内压增高和角膜混浊等。

（2）复视：炎性假瘤、恶性肿瘤，或眼眶肿块推压所致。

（3）眼球运动受限：炎性假瘤、恶性肿瘤或转移性肿瘤、急性眶蜂窝织炎和内分泌性突眼。

（4）上睑回缩，以及向下看时上眼睑不能随眼球向下移动，是内分泌性突眼的体征。

（5）结膜下有肿块，呈鲜肉色，表面富有血管，是淋巴瘤的特征。

（6）间歇性眼球突出，低头时眼球突出度增加，仰头或直立时眼球内陷或突出度减轻，是眼眶静脉曲张的表现。

（7）听诊器在眶周闻及吹风样杂音，压迫颈动脉后杂音消失，是颈内动脉海绵窦瘘的典型体征。

三、耳聋

耳聋（deafness）是指听觉系统的传音、感音功能异常所致的听觉功能障碍或听力减退的统称。按病变损害的部位分类，外耳和中耳病变引起者称为传导性聋；耳蜗、听神经和听觉中枢径路的病变引起者称为感音神经性聋；如两者都有病变，称为混合性聋。

【病因】

1. 先天性

（1）外耳道畸形如外耳道闭锁，以及中耳畸形如鼓膜发育不全、缺如或呈骨板样，鼓室发育不全，听骨链畸形等，引起传导性聋。

（2）内耳发育不全或未发育，妊娠期患病如风疹病毒感染、中毒性疾病、糖尿病、肾炎、分娩外伤等，引起感音神经性聋。

2. 后天性

（1）耵聍、异物、炎症、瘢痕、肿瘤等引起外耳道阻塞，鼓膜外伤、穿孔、增厚粘连，中耳腔积液或积脓、中耳腔息肉或表皮样囊肿，听骨链骨折、脱位、坏死或粘连、耳硬化症、中耳良恶性肿瘤等，均可引起传导性聋。

（2）药物或化学物质中毒，如奎宁及其衍生物、耳毒性抗生素（如链霉素、新霉素、卡那霉素、庆大霉素等）、水杨酸盐、磺胺类药物、重金属（如铅、砷、汞）制剂等，引起感音神经性聋。

（3）各种急性、慢性传染病引起的耳并发症，颅脑外伤如颞骨骨折，迷路震荡和噪声损伤，听神经瘤，老年性耳聋，及脑干、脑皮质病变，引起感音神经性聋。

（4）其他：全身性慢性疾病，如高血压、糖尿病、慢性肾功能不全、急性白血病、多发性硬化等。

【听力检查】

较严重的耳聋，用语言或两手指摩擦对比检查即可发现，秒表听力检查则可作为判断听力的依据，并能大致表示听力缺损的程度。对耳聋患者进行听力检查，判断耳聋的各种类型有很多方法，音叉试验是目前广泛应用的一种简便而可靠的方法，对传导性聋和感音神经性聋的鉴别有重要的价值。检查结果与听力障碍的判断见表 3-4-2。

表 3-4-2 正常人和不同听力障碍者的音叉试验检查结果

类型	林纳试验	韦伯试验	施瓦巴赫试验
正常耳	阳性	无偏向	正常
传导性聋	阴性	偏向患侧或病变较重一侧	延长
感音神经性聋	阳性	偏向健侧或较好侧	缩短
混合性聋	阳性、阴性或相等	偏向不定	缩短

耳聋是一个复杂的问题,在听力检查中可能出现复杂而矛盾,甚至难以解释的结果,必须结合病史和其他多种检查结果作综合的分析,才能明确诊断。

四、鼻出血

鼻出血(epistaxis)是鼻腔疾病的常见症状之一,也可由全身性疾病引起,还可能是鼻腔邻近器官出血经鼻腔流出,因此,其鉴别诊断很重要。

【病因】

鼻出血的原因很多,可分为局部原因和全身性原因。

1. 局部原因

(1)外伤:鼻与鼻窦外伤、挖鼻、剧烈喷嚏、鼻腔插管等局部机械损伤均可致鼻出血,鼻腔局部手术可导致损伤而出血。颅底骨折也可致鼻出血。

(2)鼻异物:鼻腔异物、结石等。

(3)鼻腔疾病:炎症如急性鼻炎、急性鼻窦炎,以及鼻中隔偏曲、鼻中隔穿孔、鼻中隔黏膜糜烂、鼻结核等。

(4)鼻腔、鼻窦及鼻咽部肿瘤:良性肿瘤如鼻腔或鼻窦血管瘤、鼻咽血管纤维瘤等;恶性肿瘤如鼻咽癌等。

2. 全身性病因

(1)血液病:血友病、白血病、血小板减少性紫癜、再生障碍性贫血等。

(2)急性传染病:上呼吸道感染、流行性感冒、麻疹、疟疾、猩红热、伤寒、黑热病、流行性出血热等,高热患者容易发生鼻出血。

(3)心血管疾病:如高血压、动脉硬化症、肺源性心脏病、二尖瓣狭窄等。

(4)其他疾病:维生素 E、K、P 等及钙缺乏容易引起鼻出血。尿毒症、风湿热、内分泌失调等均可引起鼻出血。

【发生机制】

鼻腔黏膜毛细血管丰富,且位置比较表浅,任何因素使这些血管受损都能引起鼻出血。鼻中隔的前下部与上唇动脉的中隔支及腭大动脉相吻合,在鼻中隔的黏膜下层交织成网。因此,鼻中隔前下方是鼻出血的好发部位,称为易出血区(利特尔区)。由于该区本身也靠近鼻前孔,易受粉尘、细菌、气体的刺激,致黏膜干燥、结痂或发生炎症、溃疡等而引起出血。外伤也容易伤及该处。鼻出血与全身性疾病关系密切,凡是能引起动脉压或静脉压增高、凝血功能障碍或血管张力改变的疾病都可引起鼻出血。

【体征】

视诊可发现鼻前孔流血或鼻周有血痕。在鼻镜或鼻咽镜的帮助下可寻找出血部位,尤其需注意鼻中隔前下区有无出血。有时用卷棉轻拭可疑出血部位,可以确认出血点。必要时用 1% 的麻黄碱棉片填塞后,更便于发现出血部位。同时,可发现鼻腔黏膜糜烂、溃疡、血管曲张和血痂附着。对鼻出血剧烈者,必须立即采取止血措施,防止失血性休克。

【鉴别要点】

1. 病史

（1）询问年龄，对儿童更多注意异物、外伤等，对老年人则注意肿瘤。

（2）询问哪侧鼻腔出血或哪侧先出血。一般来说，局部病因所致出血多限于一侧鼻腔，而全身性疾病引起者可两侧交替或同时出血。

（3）询问近期有无感冒、外伤，鼻腔是否发现异物等。

（4）中老年患者应询问高血压史。

2. 伴随症状

（1）身体其他部位出血，要考虑是全身性疾病所致。

（2）鼻塞、鼻腔出血量少，有鼻肿瘤可能。

（3）鼻涕带血，在回吸鼻后痰中带血，应注意鼻咽癌。

（4）一侧鼻塞，一侧流出带臭味的血性脓性鼻涕，且伴有头痛，考虑鼻腔和鼻窦肿瘤。

3. 伴随体征

（1）在身体其他部位发现瘀点、瘀斑、青紫，应考虑全身性疾病。

（2）在面颊部、眼睑发现肿胀或瘀斑，可能是外伤。

（3）鼻黏膜极度充血，提示急性鼻炎或鼻窦炎。

（4）鼻黏膜干燥、糜烂、变薄或痂皮脱落，提示萎缩性鼻炎、干燥性鼻炎。

（5）两侧鼻腔均有出血，又在鼻腔后部，提示全身性疾病。

（6）伴有高热，可能是急性传染病。

五、声嘶

声音嘶哑（hoarseness）简称声嘶，是喉部特别是声带病变的主要症状，多由喉部病变所致，也可由全身性疾病所引起。因病因和病变程度不同，声嘶的程度轻则音调变低、变粗，重则发声嘶哑，只能发耳语声，甚至失声。

【病因】

1. 喉部急性炎症　喉黏膜急性发炎，特别是声带炎症。

2. 喉部慢性炎症　慢性喉炎，特别是肥厚性声带炎。

3. 急性传染性疾病　流行性感冒、白喉、麻疹等。

4. 喉特殊感染　喉结核、喉梅毒。

5. 声带小结和息肉　是引起声嘶的常见原因，是常见的嗓音职业性疾病，多由用声过度或发声不当所致。

6. 喉外伤　喉挫伤、刺伤或创伤后所致的喉腔瘢痕性狭窄。

7. 喉部肿瘤　良性肿瘤如乳头状瘤、纤维瘤、血管瘤等，恶性肿瘤如喉癌、喉肉瘤。

8. 局部或全身性疾病引起的喉水肿　喉内气管插管、气管镜检查或喉部邻近器官的急性炎症扩散累及喉部可引起喉水肿。全身性疾病如血管神经性水肿可引起喉水肿。甲状腺功能减退症、心源性或肾源性水肿有时可累及喉部。

9. 喉返神经损伤或受压迫　声带麻痹手术或颈部外伤有时可损伤喉返神经，甲状腺癌、食管癌、主动脉弓肿瘤、纵隔肿瘤、左心室肥大、心包积液等可能压迫喉返神经。

10. 化学或物理灼伤　吸入有刺激性或毒性的化学气体以及过热的蒸汽。

11. 其他　喉部异物、喉先天性畸形、癔症性失声等。

【发生机制】

发声是肺呼出的气流使靠拢的声带发生振动的结果，是喉部的主要功能之一。声调的高低取决于声带的振动频率，声带薄、短而紧张，振动次数多，声调高；声带厚、长而松弛，振动次数少，声调低。

声音的强弱取决于声带振动的振幅。总之,圆润而清亮的嗓音需要有适当的声门下气流压力、平整光滑且有一定张力的声带、正常的环杓关节、正常的喉部肌肉和支配喉部的正常神经。当喉部局部特别是声带病变或全身性疾病影响到上述任何一个环节时,就会影响发声,引起声嘶。

【体征】

在间接喉镜下,可发现声带充血、肿胀、肥厚、粗糙、出血、血肿、小结、息肉、溃疡白斑、肿瘤及运动障碍等。

【鉴别要点】

1. 病史

(1)突然发生的声嘶并伴有程度不等的呼吸困难,可能是喉血管神经性水肿。突发性耳语声或完全失声,但哭、笑、咳嗽声如常,并有精神受刺激的病史,则考虑癔症性失声。喉部异物也可致突发声嘶,但仔细询问,常常有明确的异物病史。

(2)声嘶逐渐发生,多为慢性喉炎、喉部肿瘤等引起。喉癌多见于40岁以上男性,声嘶超过4周,应作喉镜检查。

(3)声嘶发生前有上呼吸道感染史,则急性喉炎可能性大。

(4)有严重肺结核者,应注意喉结核的可能。

(5)声嘶的进展和演变对考虑诊断很重要。突然发生且可骤然恢复,又可突然发生的病史,提示癔症性失声;慢性喉炎、声带小结、声带息肉等,声嘶发展缓慢;喉癌所致的声嘶则是随着病情发展而进行性加剧;一侧声带麻痹,则由于健侧声带的代偿运动,随着时间推移,声嘶可能自行好转。

(6)小儿发病,起病较缓,全身中毒症状较重,精神萎靡,除咳嗽和声嘶外有吸气性呼吸困难和喉哮鸣,喉镜检查发现白色假膜附着,细菌涂片和培养发现白喉棒状杆菌,则是咽白喉。

2. 伴随症状和体征

(1)继发于急性鼻炎、急性咽炎,常伴有上呼吸道感染症状,声嘶逐渐加重,伴喉痛,发声和咳嗽时疼痛加重,考虑急性喉炎。喉镜检查可见喉黏膜和声带充血、肿胀、黏膜下出血甚至有脓性渗出物。

(2)声嘶发展缓慢,开始呈间歇性,日久呈持续性,晨起症状较重,活动和咳痰后好转,少讲话时减轻,多讲话时加重。喉镜检查可见声带边缘变钝、肥厚,声带表面附有稠厚黏液等,为慢性喉炎。

(3)喉外伤后,伴有喉痛、吞咽困难、呼吸困难等,体格检查发现颈部有外伤表现,喉镜检查可见喉部黏膜充血、声带水肿、血肿、声带活动受限等,是喉外伤。

(段志军)

思考题

1. 女,30岁,6日前自觉咽痛,吞咽时疼痛感加重。请问,医师对该患者进行头部检查时应重点检查哪些内容?请描述检查方法,并简要回答可能查到的体征及其临床意义。

2. 男,35岁,近1个月持续鼻塞、流脓涕,伴头部胀痛。请问,医师对该患者进行头部检查时应重点检查哪些内容?请描述检查方法,并简要回答可能查到的体征及其临床意义。

第五章

颈　部

【学习要点】
　　本章介绍颈部的检查内容、检查方法及临床意义,重点介绍颈静脉、甲状腺和气管的检查及临床意义,以及颈部包块常见病因、临床特点及鉴别诊断等。

　　颈部(neck)位于头部与胸部之间,呈圆筒形,连接头、躯干与上肢。颈部包含颈部的运动装置、神经、血管、器官和淋巴结。检查颈部时,请患者或受检者取舒适坐位或仰卧位,充分暴露颈部和肩部。在平静、自然的状态下进行检查,检查者手法应轻柔,患者疑有颈椎疾病时更应注意。

一、外形与分区

(一) 颈部外形

　　在坐位状态下,健康人颈部直立时两侧对称。瘦长体型者颈部较细长,矮胖体型者较粗短。男性甲状软骨比较突出,形成喉结,女性则较平坦。转头时可见胸锁乳突肌突起。头后仰时,则更易观察颈部两侧是否对称,有无包块、瘢痕等。

(二) 颈部分区

　　颈部上界为下颌骨下缘、下颌角、乳突尖、上项线与枕外隆凸的连线;下界为胸骨上切迹、胸锁关节、锁骨与第7颈椎棘突的连线。

　　以两侧斜方肌前缘为界,可将颈部分为位于前方的固有颈部和位于后方的项部。固有颈部可见胸锁乳突肌、胸骨上窝、锁骨上窝、甲状软骨、环状软骨等体表标志。

　　以胸锁乳突肌的前缘和后缘为界,每侧颈部又可分为颈前区(颈前三角)、胸锁乳突肌区和颈外侧区(颈后三角)。颈部分区对颈部包块的诊断具有重要意义。

　　颈前三角(anterior triangle of neck):胸锁乳突肌前缘、下颌骨下缘与颈前正中线之间的区域,颈前三角内有甲状腺、喉、咽、淋巴结、下颌下腺等。

　　颈后三角(posterior triangle of neck):胸锁乳突肌后缘、锁骨上缘与斜方肌前缘之间的区域,颈后三角内分布着淋巴结。

二、姿势与运动

　　健康人颈部直立时两侧对称,伸屈、转动自如。但应特别注意颈部静态与动态时姿势与运动的异常,常见的颈部姿势与运动异常如下。

　　1. 颈部僵硬　颈部僵硬(neck stiffness)是指颈部活动受限并伴有局部疼痛,尤其是做扭头动作时更明显。最常见的原因是颈部肌肉损伤,尤其是肩胛提肌扭伤;颈部僵硬也可见于软组织炎症、颈椎结核或肿瘤等。但有些心绞痛或心肌梗死的患者有时可能主诉颈部疼痛或颈部僵硬。

　　2. 颈部强直　如伴有高热、呕吐、恶心、嗜睡或头痛,多为脑膜受刺激的体征,见于各种脑膜炎、蛛网膜下腔出血等。

　　3. 颈肌无力　主要表现为抬头困难,可见于严重消耗性疾病晚期、重症肌无力、进行性肌萎缩或脊髓灰质炎、舞蹈病等。

4. 斜颈　头部向一侧偏斜称为斜颈（torticollis），常见于颈部肌肉外伤、颈部瘢痕收缩、先天性颈部肌肉挛缩或先天性斜颈等。先天性斜颈患者的胸锁乳突肌粗短，如两侧胸锁乳突肌差别不明显时，可嘱患者复正头位，患侧的胸锁乳突肌胸骨端会立即隆起，这是先天性斜颈的特征性表现。

三、皮肤与包块

仔细观察颈部皮肤变化及是否有包块，嘱患者或受检者伸展颈部可更好地观察颈部瘢痕、对称性及肿块。

1. 颈部皮肤　注意颈部皮肤有无蜘蛛痣、感染（疖、痈、结核）及其他局限性或广泛性病变，如瘢痕、瘘管及各种皮肤病变等。

2. 颈部包块　颈部包块可分为三类，即良性病变、炎性病变和恶性肿瘤。良性病变包括先天性疾病和良性肿瘤等；炎性病变包括急、慢性淋巴结炎，以及结核、涎腺炎性疾病等；恶性肿瘤包括原发性恶性肿瘤及淋巴结转移癌等。

检查颈部包块时，应注意其部位、数量、大小、质地、活动度、有无压痛、与周围组织的关系，以及其发生和变化的特点等。

（1）肿大的淋巴结质地不硬、有压痛可能为非特异性淋巴结炎。

（2）质地较硬，且伴有纵隔、腹膜后淋巴结肿大，可能是恶性肿瘤的淋巴结转移。

（3）全身性、无痛性淋巴结肿大则多见于造血系统疾病。

（4）如包块呈圆形，表面光滑，有囊样感，压迫能使其缩小则可能为囊状瘤。

（5）若颈部包块的弹性大而又无全身症状，则应考虑囊肿的可能。

（6）在做吞咽动作时，肿大的甲状腺和甲状腺来源的包块可随吞咽动作而向上移动，以此可与其他包块鉴别。

四、血管

（一）视诊

1. 颈静脉　健康人在坐位或立位时，观察不到其颈静脉，去枕平卧时可稍见颈静脉充盈，但充盈的水平仅限于锁骨上缘至下颌角距离的下 2/3 以内。

（1）颈静脉怒张：若患者取坐位、立位或取 30°~45° 的半卧位，其颈静脉充盈超过正常水平，且明显充盈、扩张或搏动，称为颈静脉怒张（jugular vein distention，JVD）。颈静脉怒张提示静脉压增高，见于右心衰竭、心包积液、缩窄性心包炎及上腔静脉阻塞综合征。

根据颈静脉充盈、搏动的情况，可以间接地推测中心静脉压。推测中心静脉压可靠的参考点是胸骨角，患者无论取半坐位还是坐位，胸骨角均在右心房中心之上约 5cm 处。根据颈静脉搏动点测量颈静脉压（jugular venous pressure，JVP）的方法：①嘱患者取 45° 半坐卧位，头部稍微偏向左侧；②医师用手指在右侧锁骨上方轻轻按压颈外静脉，待压迫点以上的静脉充盈后，放开手指；③观察并测量颈静脉搏动点与经过胸骨角水平线的垂直距离。如垂直距离大于 4cm，则中心静脉压大于 9cm，即静脉压升高，常见于右心衰竭、缩窄性心包炎、心包积液、上腔静脉阻塞综合征，以及胸膜腔和腹膜腔的压力增高等。

（2）肝颈静脉回流征：在右心衰竭引起肝淤血时，压迫患者右上腹部可观察到其颈静脉怒张或怒张加重，称为肝颈静脉回流征（hepatojugular reflux sign）阳性。检查方法：①患者取仰卧位，张口平静呼吸。如有颈静脉怒张，将床头抬高 30°~45°，以使颈静脉怒张水平位于颈根部。②医师的右手掌紧贴患者肝区，逐渐用力按压肝区，并持续 10 秒，观察患者颈静脉有无怒张及怒张的程度。

（3）颈静脉搏动：嘱患者取 45° 半坐卧位，观察颈静脉有无搏动。健康人无颈静脉搏动，但在三尖瓣关闭不全伴有颈静脉怒张时，可观察到颈静脉搏动（jugular venous pulsation）。

因颈静脉和颈动脉都会发生搏动，而且部位相近，可通过以下特点与颈动脉鉴别：①搏动柔和、范围弥散,不能触及;②可因受压而压瘪或闭塞;③吸气时搏动的高度降低;④加压右上腹肝区后其搏动可更明显;⑤因体位而变化。

2. 颈动脉　在安静状态下,健康人不易观察到颈动脉搏动,只有在剧烈活动后,心每搏输出量增加时可见微弱的颈动脉搏动。如在安静状态下出现颈动脉明显搏动,提示脉压增大,多见于主动脉瓣关闭不全、高血压、甲状腺功能亢进症及严重贫血的患者。

(二) 听诊

患者取坐位,医师用钟型听诊器听诊其颈部。如发现异常杂音,应注意其部位、出现时间、强度、性质、音调、传导方向等,以及患者姿势改变和呼吸等对杂音的影响。

1. 颈动脉杂音

(1) 在颈部大血管处若闻及收缩期杂音,应考虑颈动脉或椎动脉狭窄,常由多发性大动脉炎或动脉硬化引起。颈动脉狭窄的典型杂音来自颈动脉分叉部,并向下颌部放射,出现于收缩中期,呈高音调、吹风样杂音。这种杂音往往提示强劲的颈动脉血流和颈动脉粥样硬化狭窄,但也可见于健侧颈动脉,可能是代偿性血流增快所致。

(2) 在锁骨上窝处听到杂音,可能为锁骨下动脉狭窄,见于颈肋压迫等。

2. 颈静脉杂音　最常出现于右侧颈下部,它可随体位变动、转颈、呼吸等而变化。若在右锁骨上窝处闻及低调、柔和、连续性杂音,则可能为颈静脉流入上腔静脉口径较宽的球部所致,这种杂音是生理性的,用手指压迫颈静脉后即可消失。

五、甲状腺

甲状腺位于甲状软骨下方 2~3cm 处(图 3-5-1),由左、右两侧叶及连接二者的峡部组成,其表面光滑,柔软,外观不突出且不易触及,可随吞咽动作而上下移动。

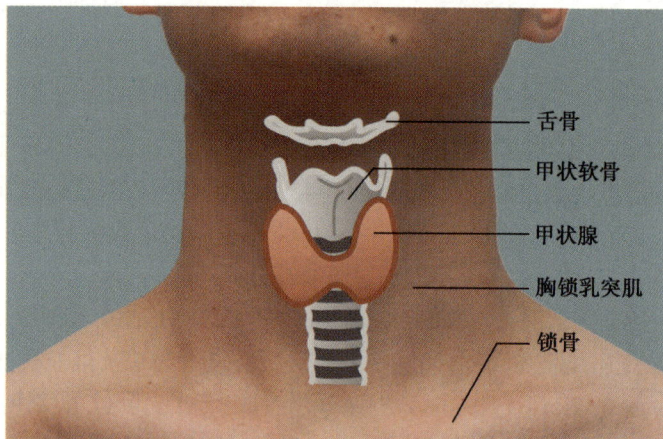

图 3-5-1　甲状腺位置示意图

(一) 检查方法

1. 视诊　观察甲状腺的大小和对称性。健康人甲状腺外观不突出,女性在青春发育期的甲状腺可略增大。

嘱患者做吞咽动作,肿大的甲状腺可随吞咽动作而向上移动,以此可将肿大的甲状腺与颈前其他包块进行鉴别。若不易鉴别时,可嘱患者头部向后仰、两手放在枕后,再进行观察。弥漫性甲状腺肿时可见颈部弥漫性增粗,结节性甲状腺肿可见颈部结节性包块。

2. 触诊　包括甲状腺峡部和甲状腺侧叶的触诊,主要用于检查甲状腺的形状、大小、质地以及活动度等。甲状腺的质地可分为三种:①质软:一般为正常;②质韧:见于单纯性甲状腺肿;③质硬:见于桥本甲状腺炎、甲状腺癌等。

（1）甲状腺峡部：甲状腺峡部位于环状软骨下方第 2~4 气管环前面。医师站在患者前面用拇指，或站在患者后面用示指，从胸骨上切迹向上触诊，可感到气管前的软组织，嘱患者吞咽，可感到此软组织随吞咽动作而在手指下滑动，并判断其有无增厚和包块。

（2）甲状腺侧叶

1）前面触诊：触诊方法如图 3-5-2 所示。①患者取坐位或仰卧位，医师与患者面对面，嘱患者屈颈或下颌轻度向右转，放松胸锁乳突肌。②医师双手环绕患者颈部，用左手拇指于甲状软骨处将患者的气管推向左侧；嘱患者吞咽的同时，医师用右手拇指在左侧胸锁乳突肌前缘与气管之间触诊左侧甲状腺。③配合吞咽动作，重复触诊，直至触诊清楚。④采用同样方法触诊右侧甲状腺。

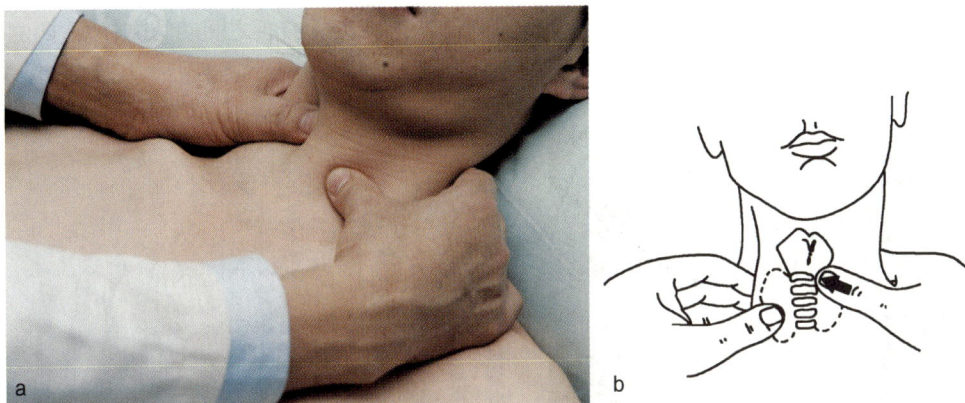

图 3-5-2　甲状腺触诊（医师在患者前面）

2）后面触诊：触诊方法如图 3-5-3 所示。①患者取坐位，颈部稍向后仰，医师站在患者后面。②医师双手环绕患者颈部，左手示指、中指于甲状软骨处，将患者的气管推向右侧，嘱患者吞咽的同时，医师右手的示指、中指滑动触诊至甲状软骨，可在气管与胸锁乳突肌之间触诊右侧甲状腺。③配合吞咽动作，重复触诊，直至触诊清楚。④采用同样方法触诊左侧甲状腺。

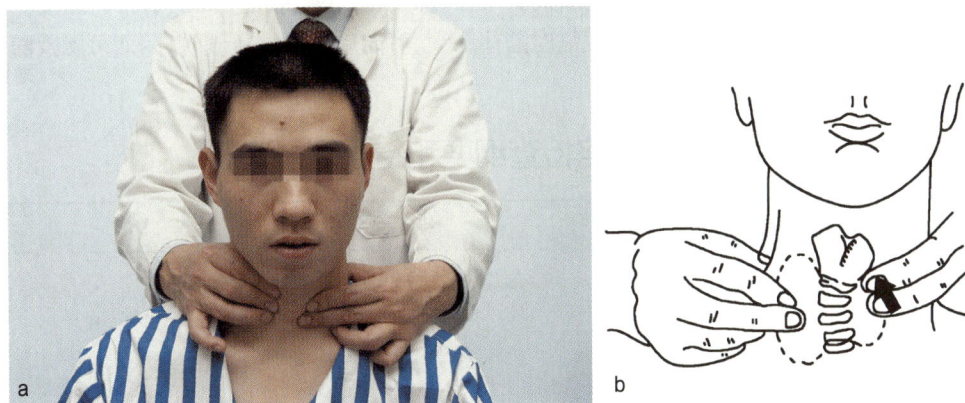

图 3-5-3　甲状腺触诊（医师在患者后面）

3. **听诊**　当甲状腺肿大时，将钟型听诊器直接置于肿大的甲状腺上，听诊甲状腺是否有血液湍流产生的低调杂音。如闻及低调的连续性静脉"嗡鸣"音，尤其是在甲状腺上极，提示甲状腺血流异常丰富，对诊断甲状腺功能亢进症很有意义。另外，在弥漫性甲状腺肿伴功能亢进患者的甲状腺处，还可闻及收缩期动脉杂音。

（二）甲状腺肿大的临床意义

甲状腺肿大可分三度：不能看出甲状腺肿大但能触及者为Ⅰ度；能看到甲状腺肿大又能触及，但在胸锁乳突肌以内者为Ⅱ度；甲状腺肿大超过胸锁乳突肌后缘者为Ⅲ度（图 3-5-4 ）。

　　甲状腺肿大可为生理性或病理性两种。生理性甲状腺肿大多见于女性青春期、妊娠期及哺乳期等；病理性甲状腺肿大常见于单纯性甲状腺肿、甲状腺功能亢进症、桥本甲状腺炎、甲状腺癌、甲状腺腺瘤等。

六、气管

　　健康人的气管位于颈前正中部，常用触诊法检查气管。

　　1. 检查方法　检查步骤为：①患者取舒适坐位或仰卧位，颈部处于自然直立状态；②医师将右手示指与环指分别置于两侧胸锁关节上，再将中指置于气管之上，观察中指是否在示指与环指的中间，以判断气管是否发生偏移；③或将右手中指置于气管与两侧胸锁乳突肌之间的间隙，触诊两侧间隙是否相同，以判断气管有无偏移（图 3-5-5 ）。

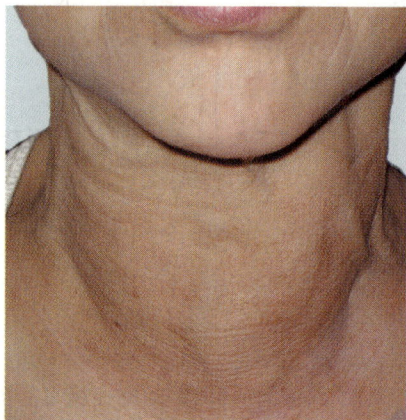

图 3-5-4　甲状腺肿大

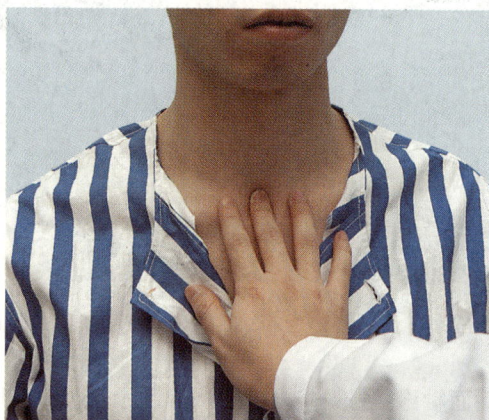

图 3-5-5　气管检查方法

　　2. 临床意义　根据气管的偏移方向可以判断病变的性质。如大量胸腔积液、胸腔积气、纵隔肿瘤，以及单侧甲状腺肿大可将气管推向健侧；而肺不张、肺硬化、胸膜粘连可将气管拉向患侧。

　　此外，主动脉弓动脉瘤时，由于心脏收缩时瘤体膨大，可向后下方挤压气管，因而可触及随着心脏搏动而发生的气管向下牵动，称为 Oliver 征。

附　颈部体格检查纲要和结果记录举例

主要内容	结果记录举例
视诊	
1. 颈部外形	对称
2. 颈部活动度	伸屈和转动自如
3. 颈静脉	半坐位时，颈静脉充盈
4. 颈部血管	未见异常搏动
5. 颈部包块	左侧颈前三角内可见一直径约 5cm 的半球形包块
触诊	
1. 颌下	左侧可触及 2 个 0.4cm 大小的淋巴结，活动、轻度压痛
2. 颏下	未触及肿大淋巴结
3. 锁骨上窝淋巴结	左锁骨上窝可触及约 4 个 0.5~0.8cm 的淋巴结，质地坚硬，无压痛，与周围粘连、固定

续表

主要内容	结果记录举例
4. 甲状腺峡部	肿大,无结节
5. 甲状腺侧叶	两侧甲状腺弥漫性肿大,对称、质地中等、无压痛,上、下极可触及震颤,后缘超过胸锁乳突肌前缘
6. 气管	居中

听诊

1. 甲状腺	肿大的甲状腺可闻及血管杂音
2. 血管	锁骨上窝颈动脉处未闻及血管杂音

七、颈部包块及其鉴别

颈部包块(neck mass)也称为颈部肿块。由于颈部特定的解剖结构,相对容易发现由肿瘤、炎症、畸形或一些内分泌疾病等所导致的包块。颈部包块可由患者自己、他人或在医师进行体格检查时被发现。有时患者把舌骨、喉等正常结构误认为是包块,应通过详细检查进一步明确诊断。

【病因】

颈部包块主要可分为三类,常见的原因较多。另外,颈部包块的发生部位与其性质有一定关系(表 3-5-1)。

表 3-5-1 颈部包块部位与性质的关系

部位	先天性	炎症性	良性肿瘤	恶性肿瘤
颈部中线区	甲状舌管囊肿、表皮样囊肿	淋巴结炎症	甲状腺结节	淋巴瘤
颈侧区	鳃裂囊肿	淋巴结炎症、涎腺炎症	神经鞘瘤、神经纤维瘤、动脉体瘤、血管瘤	淋巴瘤、转移癌(头颈部来源)
颈后区	淋巴管瘤	淋巴结炎症	神经鞘瘤、神经纤维瘤	淋巴瘤、转移癌(鼻咽部、肺、乳腺、腹腔脏器来源)

1. **良性病变** 如甲状舌管囊肿、支气管裂口囊肿、皮样或皮脂囊肿、颈部神经鞘瘤、胸腺咽管囊肿、颈部囊性淋巴管瘤、颈动脉体瘤等。

2. **炎性病变** 如人类免疫缺陷病毒(HIV)感染、口咽部病毒或细菌感染、结核、原发性细菌性淋巴结炎、传染性单核细胞增多症等。

3. **恶性肿瘤** 局部原发性肿瘤(如口咽部、甲状腺、唾液腺的肿瘤)、转移性肿瘤(如淋巴瘤、前列腺癌、乳腺癌、结肠癌、胃癌、肺癌、肾癌的转移性肿瘤)。

4. **其他** 单纯性非毒性甲状腺肿、亚急性甲状腺炎等。

【体征】

1. **视诊** 嘱患者充分暴露颈部,观察包块所在的位置、形状、大小、表面皮肤颜色、包块周围血管情况,以及颈部活动、吞咽动作对包块的影响。

2. **触诊** 是检查颈部包块的主要方法,医师可面向患者,或从患者后面进行检查。通过触诊可了解包块的形状、大小、质地、数目、表面情况、移动度,有无压痛、震颤和搏动等。

囊性肿块,如甲状舌管囊肿、甲状腺囊肿多为圆形的、有弹性的、孤立性包块,可随吞咽动作而上下移动;恶性肿瘤多有粘连,且界限不清、表面不光滑;有震颤和搏动感的包块多与颈动脉病变及甲状腺功能亢进症等有关。

3. 听诊　颈动脉瘤可闻及收缩期杂音,动静脉瘘可闻及收缩期与舒张期杂音,甲状腺功能亢进症的甲状腺可闻及动静脉杂音。

由于颈部包块可能是全身性疾病和邻近器官病变引起的,进行细致的全身体格检查对颈部包块的鉴别有重要意义(表 3-5-2)。

表 3-5-2　常见病因引起的颈部包块的临床特点

疾病	病史	包块特点	伴随症状和体征
甲状腺功能亢进症	女性、中年,有甲状腺功能亢进的高代谢综合征等表现	甲状腺为弥漫性肿大,包块随吞咽而移动,对称或不对称、质地不等、无压痛。甲状腺上、下极可触及震颤,可闻及血管杂音	单纯性突眼或浸润性突眼
甲状腺癌	老年、青年,进行性	包块呈不对称性肿大,可随吞咽移动,活动度小,生长较快,质地硬、表面凹凸不平,可与周围组织粘连,晚期移动受限	颈淋巴结肿大,耳后、肩部疼痛,晚期可有声嘶、呼吸困难、吞咽困难等
淋巴结转移癌	多发生在 40 岁后	颈上部淋巴结肿大、质地硬,多见于鼻咽癌;颈下部和锁骨上窝多个淋巴结肿大、质地硬,多见于食管癌、胃癌、肺癌、乳腺癌等	鼻咽癌有头痛、鼻出血、鼻塞、耳鸣;食管癌有吞咽困难;肺癌有血痰、咳嗽、胸痛等
甲状腺腺瘤	多见于中老年人	甲状腺单个或多个包块,生长缓慢,呈圆形或椭圆形,无触痛,质地较韧。有时可有压迫喉返神经或气管的症状和体征。偶有自行发生退行性改变而使包块缩小或消失	甲状腺功能亢进症状轻微,无突眼
单纯性甲状腺肿	地区性、成年后发病,病程较长,症状不明显	双侧甲状腺弥漫性或结节性轻、中度肿大,表面平滑,质地韧或较软,除非重度肿大或胸骨后甲状腺肿大,否则很少发生压迫症状	部分患者有甲状腺功能亢进症状;如近期肿块迅速长大,可考虑恶变
急性淋巴结炎	多继发于牙龈、扁桃体和口腔的感染	急性肿大的淋巴结,有疼痛和压痛,局部可有红肿,严重者可形成脓肿	有原发感染性疾病的局部表现,可伴全身不适、发热、头痛、食欲缺乏等
慢性淋巴结炎	多见于头面部和颈部的炎症病灶	散见于颈侧区或下颌下区,多如绿豆至蚕豆大小,较扁平,质地韧,表面光滑,活动度好,有轻度压痛或无压痛	有原发头面部和颈部慢性炎症性疾病的症状和体征
颈淋巴结结核	多见于儿童和青年,与扁桃体、龋齿、肺和支气管结核病等有关	一侧或双侧多个大小不等、位于胸锁乳突肌前缘或后缘的肿大淋巴结,初期质地较硬、无痛、可移动;以后淋巴结融合成块;晚期淋巴结坏死液化,形成寒性脓肿,溃破后形成瘘管	常有低热、盗汗、食欲缺乏、乏力、消瘦等全身慢性结核病的症状

【鉴别诊断】

1. 病史

(1)包块的发生情况:无意中发现的包块,多为囊肿或肿瘤;先有疼痛后发现包块者,多为炎症引起;出生后即存在的包块,多是先天性囊肿。

(2)包块发生的时间:应注意颈部包块存在的时间,数周以上的包块多为肿瘤性;1 周以内的包块多为炎症性。

（3）年龄因素：年轻患者的急性颈部包块多为良性，中老年患者的颈部包块要注意肿瘤的可能性。

（4）既往史：有无已知的 HIV、结核分枝杆菌感染的危险因素，以及肿瘤的危险因素等。

2. 伴随症状和体征

（1）全身症状，如低热、虚弱、消瘦，可考虑淋巴结结核，或转移性肿瘤。

（2）高代谢综合征伴有眼征者，多为甲状腺功能亢进症。

（3）双侧颈前淋巴结肿大，有压痛，稍后又出现颈外侧淋巴结肿大，多见于链球菌性咽炎和传染性单核细胞增多症。

（4）单侧颈部淋巴结肿大，有压痛，多见于牙齿、鼻窦、耳和面部皮肤感染等。

（5）鼻涕带血，且颈前淋巴结肿大、质地硬，应怀疑鼻咽癌。

（6）单个颈部包块，随后伴有局部淋巴结肿大，较固定，晚期甚至出现甲状腺不能随吞咽而上下移动，可考虑甲状腺癌。

（刘成玉）

思考题

1. 颈部包块常见的原因有哪些？检查颈部包块时应注意哪些内容？

2. 颈部包块可能是全身性疾病和邻近器官病变引起的，来自甲状腺的包块有哪些特点？

第六章

胸　　部

【学习要点】

　　本章重点介绍胸部常用的体表标志;胸壁、胸廓和乳房视诊、触诊的内容、方法及其正常和异常情况;视诊、触诊、叩诊、听诊在肺和胸膜的正常和异常情况、肺部异常体征及临床意义以及呼吸系统常见疾病的典型特征;心脏视诊、触诊、叩诊、听诊的主要内容及正常和异常情况;心脏各种震颤的特点及临床意义;第一心音与第二心音产生的机制、鉴别要点及其增强与减弱的临床意义;心脏杂音产生的机制及其临床意义以及血压、脉搏的检查方法及血压变动的意义。

　　胸部(chest)是指颈部以下和腹部以上的区域,由胸骨、肋骨和脊柱共同组成骨性支架,并与皮肤、肌肉和胸膜共同构成胸廓。胸廓和横膈围成胸腔,胸腔分为两侧部和中间部,侧部容纳左右胸膜腔和肺脏,中间部由纵隔占据,内容心包、心脏、出入心脏的大血管、气管、食管、胸导管、胸腺以及神经、淋巴管和淋巴结等。胸部检查的目的是判断胸腔脏器的生理和病理状态。胸壁、胸廓和乳房检查主要经视诊和触诊来完成,心肺检查则需按视诊、触诊、叩诊和听诊的顺序进行。胸部检查应尽量暴露整个胸廓,患者一般取坐位,也可取卧位,根据需要也可取特殊体位。总的顺序为从前胸部开始到侧胸部,最后检查背部。检查过程中应尽量减少变动患者体位的次数,以减轻其痛苦和劳累。

第一节　胸部的体表标志

　　胸部体表标志包括骨骼标志、自然陷窝和人工划线或分区等,可用来标记胸部脏器的位置和轮廓,也可用于描述体征的位置和范围,还可用于指示穿刺或手术的部位。如胸骨角平第2肋软骨水平,胸腔穿刺抽液多在肩胛线第7~9肋间。在胸部的冠状面上表达上下关系主要依靠肋骨和肋软骨,而在横切面上表达左右关系主要凭借以下几条人工划线。

一、骨骼标志

　　前胸壁和后胸壁的骨骼标志如图3-6-1和图3-6-2所示。

　　1. **胸骨上切迹**(suprasternal notch)　位于胸骨柄的上方。正常情况下气管位于切迹正中。

　　2. **胸骨柄**(manubrium sterni)　为胸骨上端略呈六角形的骨块。其上部两侧与左右锁骨的胸骨端相连接,下方则与胸骨体连接。

　　3. **胸骨角**(sternal angle)　又称Louis角。为胸骨柄与胸骨体的连接处。其两侧分别与左右第2肋软骨相连接,胸骨角还标志气管分叉、心房上缘和上下纵隔交界及相当于第4或第5胸椎的水平。

　　4. **剑突**(xiphoid process)　位于胸骨体下端,呈三角形,其底部与胸骨体相连,正常人剑突的长短差异很大。

　　5. **腹上角**　为左右肋弓(由两侧的第7~10肋软骨相互连接而成)在胸骨下端会合处所形成的夹角,又称胸骨下角(infrasternal angle)。正常为70°~110°,体型瘦长者较小,矮胖者较大,深呼气时可稍增宽。其后为肝脏左叶、胃及胰腺所在区域。

　　6. **肋骨**(rib)　共12对。肋骨除被锁骨和肩胛骨掩盖部分外,大多能在胸壁触及。在背部与相

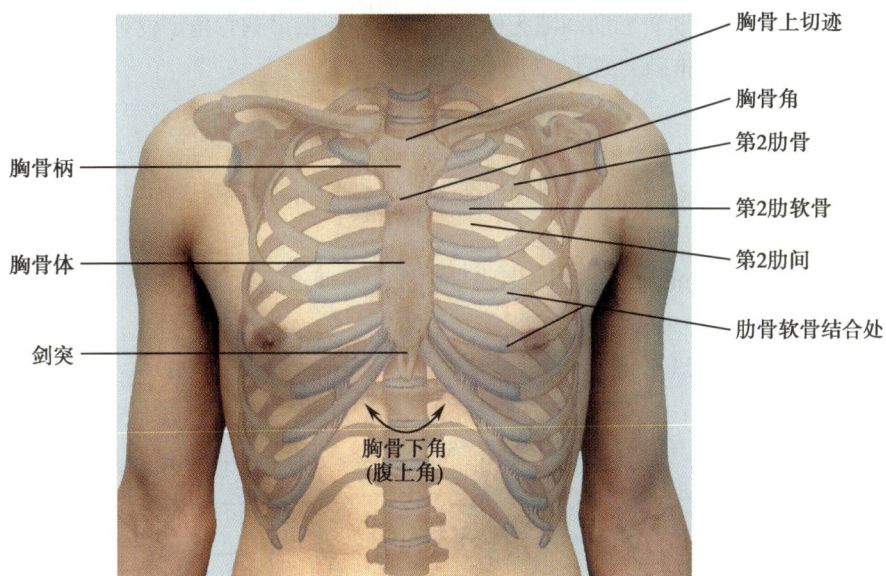

图 3-6-1 前胸壁的骨骼标志

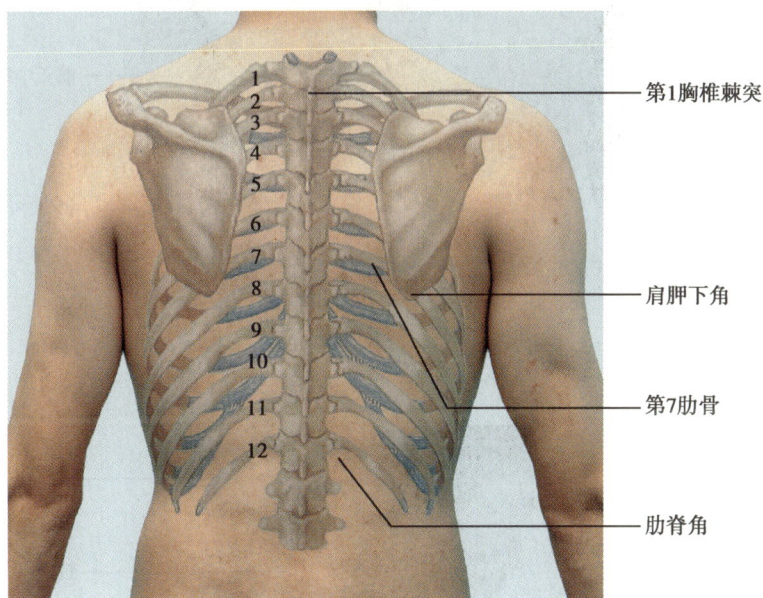

图 3-6-2 后胸壁的骨骼标志

应的胸椎相连,由后上方向前下方倾斜。其倾斜度上方略小,下方稍大。第 1~7 肋骨在前胸部通过各自的肋软骨与胸骨相连。而第 8、9、10 肋软骨通过上一肋软骨与胸骨相连。第 11 和 12 肋骨不与胸骨相连,称为浮肋(free rib)。

7. **肋间隙(intercostal space)** 为两个肋骨之间的空隙,第 1 肋骨下面的间隙为第 1 肋间隙,第 2 肋骨下面的间隙为第 2 肋间隙,其余以此类推。

8. **肩胛骨(scapula)** 位于后胸壁第 2~8 肋骨之间。肩胛冈及其肩峰端均易触及。肩胛骨呈三角形,其下部尖端称肩胛下角。受检者取坐位或直立位两上肢自然下垂时,肩胛下角平第 7 肋骨水平或第 7 肋间隙,或相当于第 8 胸椎的水平。

9. **棘突(spinous process)** 是后正中线的标志。位于颈根部的第 7 颈椎棘突最为突出,其下为第 1 胸椎,常以此作为计数胸椎的标志。

NOTES

胸壁的垂直定位大都以肋骨和肋间隙为标志。前肋一般根据胸骨角定位第 2 肋软骨,然后依次类推。后肋可以根据第 7 颈椎棘突或第 12 肋计数。

二、垂直线标志

前胸壁和侧胸壁的自然陷窝和人工划线如图 3-6-3 和图 3-6-4 所示,后胸壁的分区和人工划线如图 3-6-5 所示。

1. **前正中线**(anterior median line) 即胸骨中线。为通过胸骨的正中线。即上端位于胸骨柄上缘的中点,向下通过剑突中央的垂直线。

2. **胸骨线**(sternal line)(左、右) 为沿胸骨边缘与前正中线平行的垂直线。

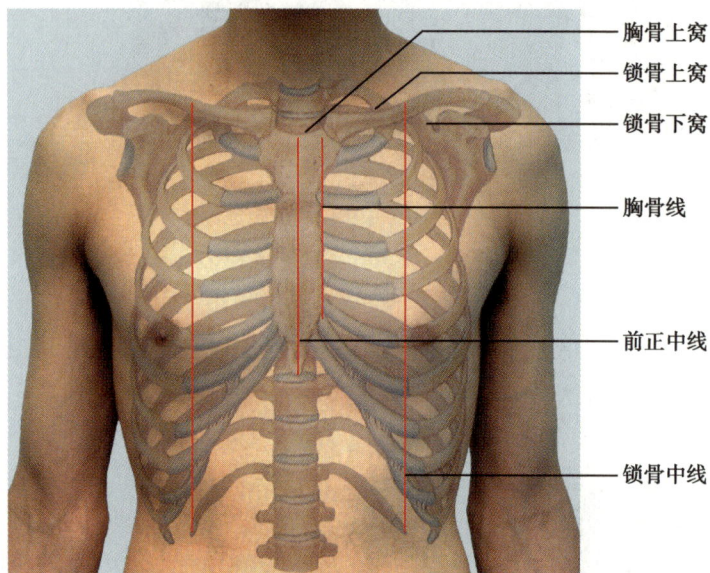

图 3-6-3 前胸壁的自然陷窝和人工划线

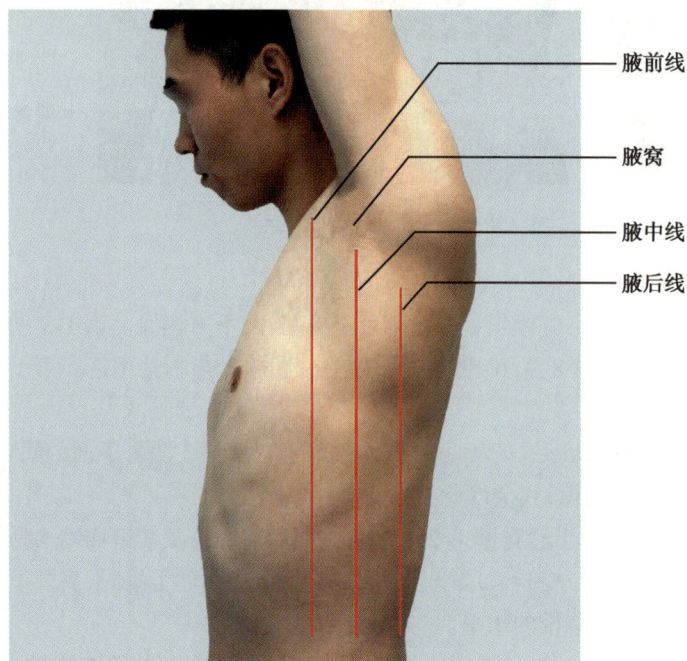

图 3-6-4 侧胸壁的自然陷窝和人工划线

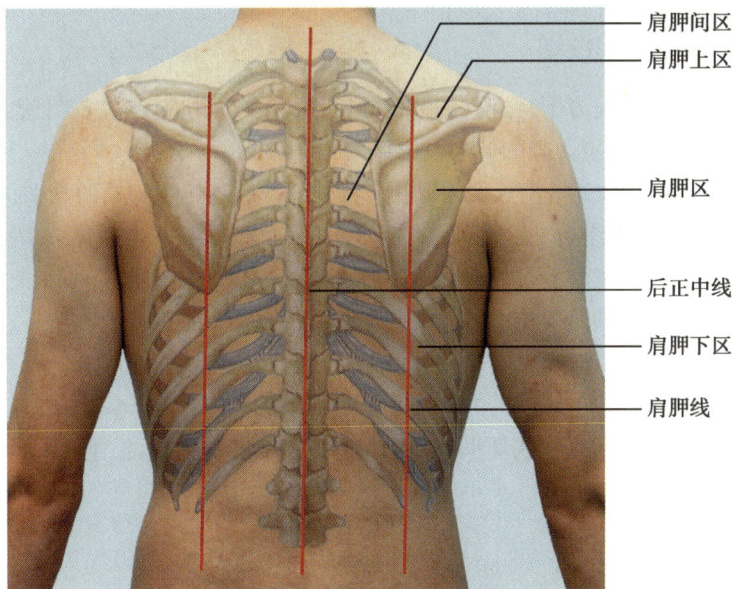

图 3-6-5 后胸壁的分区和人工划线

3. **胸骨旁线**（parasternal line）**（左、右）** 为沿胸骨线与锁骨中线之间连线的中点所作的垂直线。

4. **锁骨中线**（midclavicular line）**（左、右）** 为通过锁骨的肩峰端与胸骨端中点所作的与前正中线平行的直线，即通过锁骨中点向下的垂直线。

5. **腋前线**（anterior axillary line）**（左、右）** 上肢向外侧方平举，与躯体成 90° 以上角时，通过腋窝前皱襞沿前侧胸壁向下的垂直线。

6. **腋后线**（posterior axillary line）**（左、右）** 为通过腋窝后皱襞沿后侧胸壁向下的垂直线。

7. **腋中线**（midaxillary line）**（左、右）** 为自腋窝顶于腋前线和腋后线之间向下的垂直线。它与腋前线和腋后线距离相等。

8. **后正中线**（posterior median line） 即脊柱中线，为通过椎骨棘突或沿脊柱正中下行的垂直线。

9. **肩胛线**（scapular line）**（左、右）** 为双臂下垂时通过肩胛下角所作与后正中线平行的垂直线，故亦称肩胛下角线。

三、自然陷窝和解剖区域

1. **腋窝**（axillary fossa）**（左、右）** 为上肢内侧与胸壁相连的凹陷部。

2. **胸骨上窝**（suprasternal fossa） 为胸骨柄上方的凹陷部，正常气管位于其后。

3. **锁骨上窝**（supraclavicular fossa）**（左、右）** 为锁骨上方的凹陷部，相当于两肺尖的上部。

4. **锁骨下窝**（infraclavicular fossa）**（左、右）** 为锁骨下方的凹陷部，下界为第 3 肋骨下缘，相当于两肺上叶肺尖的下部。

5. **肩胛上区**（suprascapular region）**（左、右）** 为肩胛冈以上的区域，其外上界为斜方肌的上缘，相当于上叶肺尖的下部。

6. **肩胛下区**（infrascapular region）**（左、右）** 为两肩胛下角的连线与第 12 胸椎水平线之间的区域。后正中线将此区分为左右两部分。

7. **肩胛区**（scapular region）**（左、右）** 为肩胛冈以下、肩胛下角水平以上、肩胛骨内缘以外的区域。后正中线将此区分为左右两部分。

8. **肩胛间区**（interscapular region）**（左、右）** 两肩胛骨内缘之间的区域。后正中线将此区分为左右两部分。

四、肺和胸膜的体表投影

气管自颈部正中沿食管前方下行进入胸部,在胸骨角水平分为左、右主支气管。右主支气管粗短而陡直,左主支气管细长而倾斜。肺的体表投影见图 3-6-6~图 3-6-9。

1. **肺尖**　位于锁骨之上,其最高点偏内,近锁骨的胸骨端,达第 1 胸椎的水平,在锁骨上约 3cm。

2. **肺上界**　始于胸锁关节,向上至第 1 胸椎水平,然后转折向下至锁骨中 1/3 与内 1/3 交界处。呈一向上凸起的弧线。

3. **肺外侧界**　由肺上界向下延伸而成,几乎与侧胸壁的内表面相接触。

4. **肺内侧界**　自胸锁关节处下行,于胸骨角处左右两肺的前内界几乎相遇。然后分别沿前正中线两旁下行,至第 4 肋软骨水平处分开,右侧几乎呈直线继续向下,至第 6 肋软骨水平处垂直向右,下行与右肺下界连接。左侧于第 4 肋软骨水平处向左侧达第 4 肋骨前端,沿第 4~6 肋骨的背面向下,至

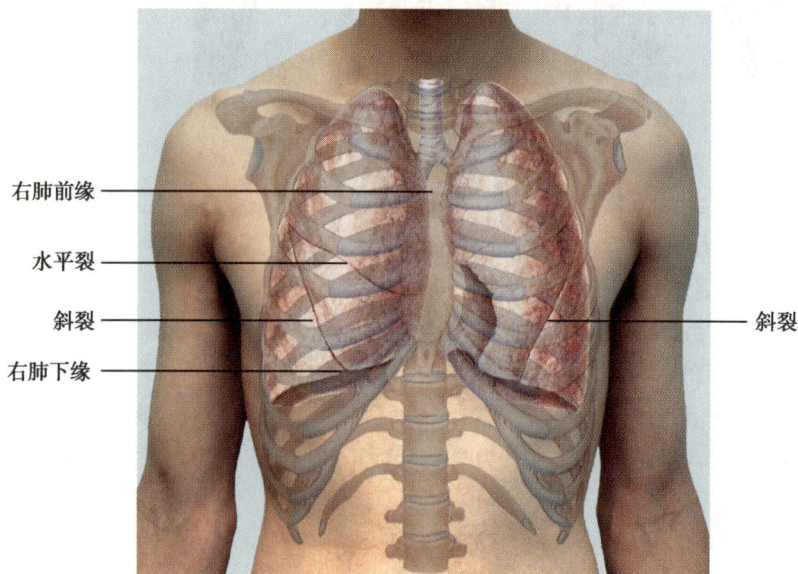

图 3-6-6　肺的体表投影(前面)

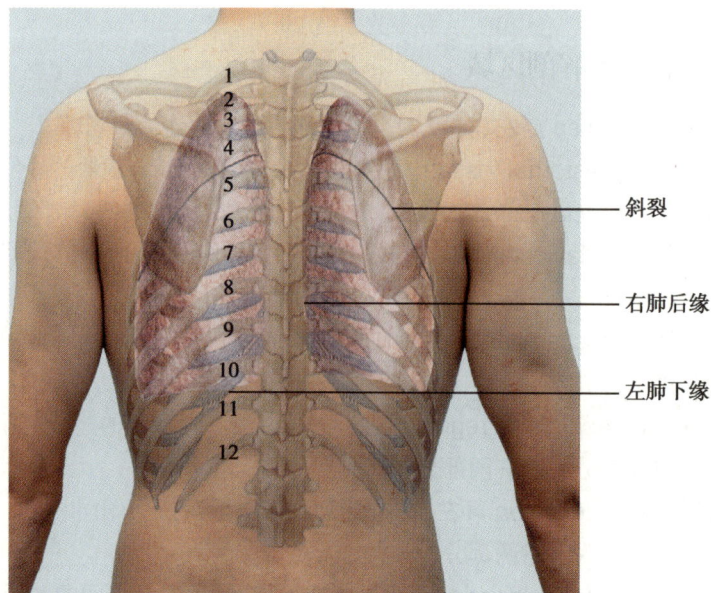

图 3-6-7　肺的体表投影(后面)

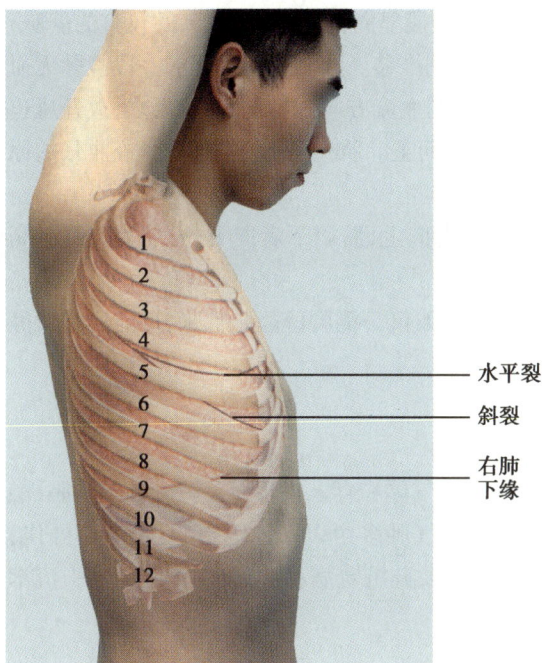

图 3-6-8　肺的体表投影(右侧面)

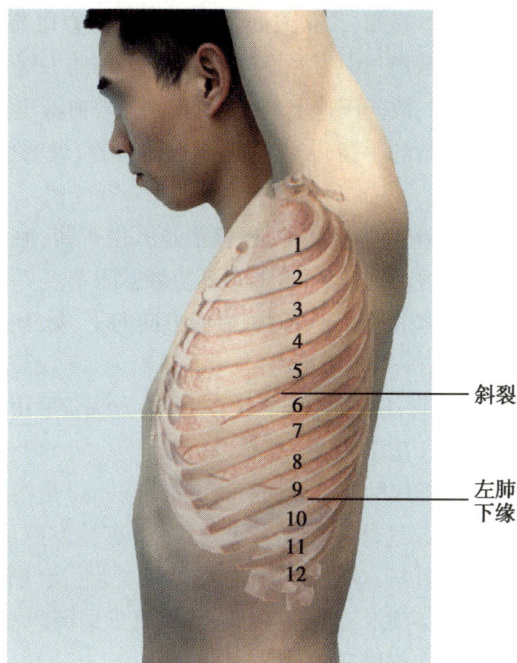

图 3-6-9　肺的体表投影(左侧面)

第 6 肋软骨水平处再向左,与左肺下界连接。

5. 肺下界　左右两侧肺下界的位置基本相似。前胸部的肺下界始于第 6 肋骨,向两侧斜行向下,于锁骨中线处达第 6 肋间隙,至腋中线处达第 8 肋间隙。后胸壁的肺下界几乎呈一水平线,于肩胛线处位于第 10 肋间隙水平。

6. 胸膜　可分为脏胸膜(visceral pleura)和壁胸膜(parietal pleura)。其中脏胸膜覆盖在肺的表面,壁胸膜则覆盖在胸廓内表面、膈上面及纵隔面。

肺叶之间由脏胸膜分开,称为叶间裂(interlobar fissure)。左、右肺斜裂始于后正中线第 3 胸椎,向外下方斜行,在腋后线与第 4 肋骨相交,然后向前下方延伸,止于第 6 肋骨与肋软骨的连接处。右肺的水平裂,始于腋后线第 4 肋骨,终于第 4 肋间隙的胸骨右缘。左肺无水平裂。肋胸膜与膈胸膜在肺下界以下的转折处称为肋膈隐窝(costodiaphragmatic recess),由于其位置最低,胸腔积液易积聚于此处。

胸膜的下界是肋胸膜与膈胸膜的折返线。右侧起自第 6 胸肋关节后方,左侧起自第 6 肋软骨后方,两侧均行向外下方,在锁骨中线处与第 8 肋相交,在腋中线处与第 10 肋相交并转向后内侧,最后在胸椎体外侧处终于第 12 肋颈下方。由于受肝的影响,右侧膈的位置较高,所以右侧胸膜下界常略高于左侧。

第二节　胸壁、胸廓和乳房

一、胸壁

胸壁(chest wall)检查主要由视诊和触诊来完成,病情允许时,以坐位为佳。受检者面对亮光,与检查者对面正坐。检查背部时,受检者上身稍前倾,两手抱肘。检查胸壁时,除了注意营养状态、皮肤颜色和肿胀以及淋巴结等情况外,还要注意下列各征象。

(一) 静脉

正常胸壁静脉(vein)多无明显显露。但皮下脂肪较少者的侧胸壁以及哺乳期妇女乳房表面可见浅静脉。显露、扩张或曲张的静脉应检查血流方向。可选取一段显露清楚的、无分叉的较直的静脉，将右手示指与中指并拢放于静脉上，稍用力轻压，并分别向两侧推移。此时两指之间的一段静脉无血液充盈。放开压迫上端血管的手指，若血液迅速充盈血管，说明血流方向为自上而下；反之，放开压迫下端血管的手指，若血液迅速充盈血管，说明血流方向为自下而上。胸壁静脉显露、扩张或曲张的原因如下。

1. 胸侧壁静脉扩张，腹壁静脉也扩张，血流方向脐以上者向上，脐以下者向下，可能为门静脉高压。如血流均向上，可能为下腔静脉阻塞。

2. 胸前壁静脉扩张，血流方向向下，见于上腔静脉阻塞。如仅一侧胸壁静脉扩张，可能为头臂静脉阻塞。

3. 胸骨柄前小静脉扩张，可能为胸骨后甲状腺肿大。

(二) 皮下气肿

皮下气肿（subcutaneous emphysema）是指胸部皮下组织有气体积存。视诊可见胸壁外观肿胀，触诊可引起气体在皮下组织内移动，有捻发感或握雪感。皮下气肿多由以下原因引起：①胸部外伤；②肋骨骨折；③肺部疾病如肺结核、慢性支气管炎、支气管哮喘、硅沉着病和肺癌；④胸腔闭式引流术和胸腔穿刺术；⑤人工气胸；⑥偶见于局部产气杆菌感染。

(三) 胸壁压痛

正常情况下胸壁无压痛。肋间神经炎、肋软骨炎、胸壁软组织炎及肋骨骨折的患者，受累的局部可有胸壁压痛。骨髓异常增生者，常有胸骨压痛和叩击痛，见于白血病患者。

(四) 肋间隙

需注意肋间隙（intercostal space）是否狭窄或饱满。吸气时肋间隙回缩提示呼吸道阻塞使吸气时气体不能顺利地进入肺内。肋间隙常与胸骨上窝和锁骨上窝同时发生凹陷，称为三凹征（three depressions sign）。肋间隙膨隆见于大量胸腔积液、张力性气胸或严重肺气肿患者。此外，胸壁肿瘤、主动脉瘤患者或心脏明显增大的婴儿和儿童，其相应局部的肋间隙亦常膨出。

二、胸廓

胸廓检查时患者取坐位或立位，裸露全部胸廓，平静呼吸。检查者从前、后、左、右对患者胸廓形态进行全面、详细的视诊检查，必要时可配合触诊，要两侧对比观察。

正常胸廓两侧大致对称，呈椭圆形。双肩基本在同一水平上。锁骨稍突出，锁骨上下稍凹陷。惯用右手的人右侧胸大肌常较左胸发达，惯用左手者则相反。成年人胸廓的前后径较左右径短，两者的比例约为1∶1.5。小儿和老年人胸廓的前后径略小于左右径或几乎相等，故呈圆柱形。常见胸廓外形的改变见图3-6-10。

(一) 扁平胸

扁平胸（flat chest）即胸廓呈扁平，前后径不及左右径的一半。肋骨斜度变大，肋间隙较窄；腹上角呈锐角；锁骨突出，锁骨上下凹明显；两肩高耸；颈细长而前伸。可见于瘦长体型，也可见于慢性消耗性疾病，如肺结核等。

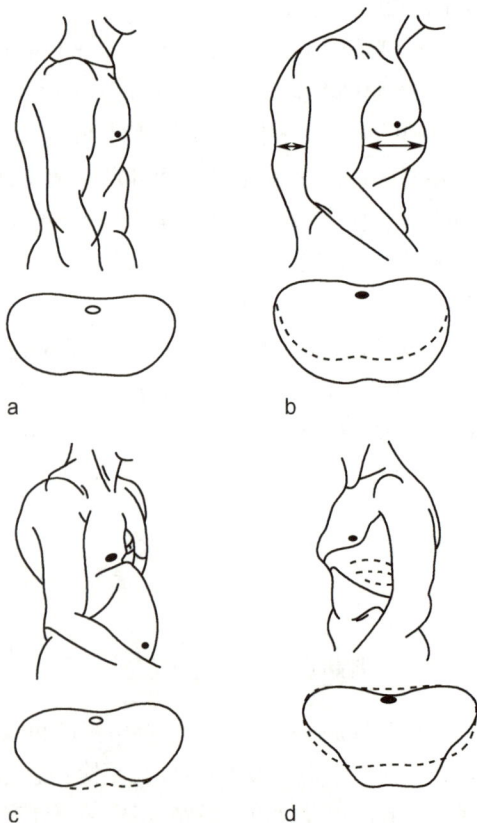

图3-6-10　常见胸廓外形的改变
a. 正常胸；b. 桶状胸；c. 漏斗胸；d. 鸡胸。

（二）桶状胸

桶状胸（barrel chest）即胸廓前后径增加，有时与左右径几乎相等甚至超过左右径，故呈圆桶状。肋骨的斜度变小，其与脊柱的夹角常大于45°。肋间隙增宽且饱满，腹上角增大。可见于婴幼儿、老年或矮胖体型者，也可见于肺气肿或哮喘发作期。

（三）佝偻病胸

佝偻病胸（rachitic chest）为佝偻病所致的胸廓改变，多见于佝偻病儿。前胸部各肋软骨与肋骨连接处常隆起，形成串珠状，称为肋骨串珠（rachitic rosary）。下胸部前面的肋骨常外翻，沿膈附着的部位胸壁向内凹陷形成肋膈沟（costophrenic groove），也称哈里森沟（Harrison groove）。胸廓前后径略长于左右径，侧壁向内凹陷，胸骨向前突出，形如鸡的胸廓，称为鸡胸（pigeon chest）。

（四）漏斗胸

胸前壁正中凹陷，形如漏斗状，称为漏斗胸（funnel chest），以胸骨下段和剑突处凹陷多见，多为先天性。

（五）胸廓一侧变形

胸廓一侧膨隆可见于大量胸腔积液、气胸、一侧严重代偿性肺气肿、巨大肺囊肿、肿瘤、膈疝等。胸廓一侧平坦或下陷常见于肺不张、肺纤维化、广泛性胸膜增厚和粘连等。

（六）胸廓局部隆起

胸廓局部隆起可能为胸壁局部肿块结节或胸内病变所致，常见原因如下。

1. 胸壁皮肤肿块结节　见于神经纤维瘤、脂肪瘤、肋骨结核的寒性脓肿、带状疱疹等。

2. 肋软骨隆起　见于肋软骨炎、软骨肿瘤。两侧多发性对称性的肋骨与软骨连结部隆起，称为"肋骨串珠"，见于佝偻病。

3. 肋骨肿块　见于肋骨骨折、肿瘤、结核、化脓性骨髓炎、嗜酸性肉芽肿和先天性畸形等。

4. 胸骨柄或胸骨上凹隆起　可能为主动脉瘤。

5. 心前区隆起　多见于先天性心脏病、心脏肥大、心包积液等。

（七）脊柱畸形

脊柱前凸、后凸或侧凸（图3-6-11），导致两侧胸廓不对称，可见于先天性畸形、脊柱外伤和结核等。

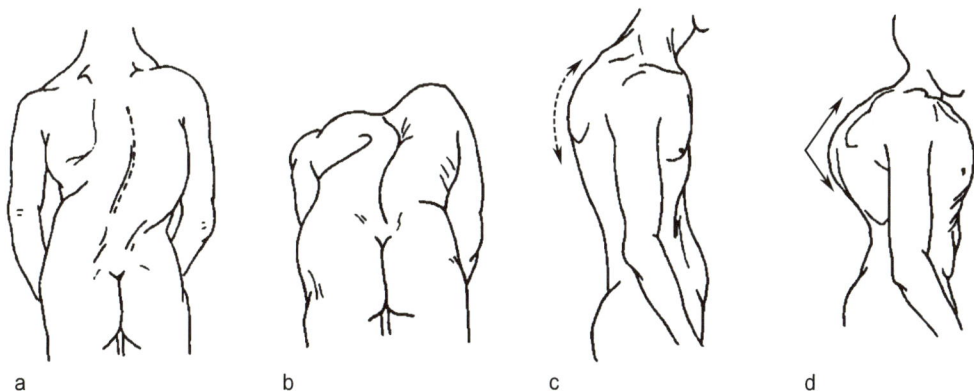

图3-6-11　脊柱畸形
a.脊柱侧凸；b.脊柱侧凸；c.脊柱后凸；d.脊柱后凸。

三、乳房

乳房（breast）位于前胸部胸大肌和胸筋膜的表面。正常儿童和男性的乳房多不明显。男性乳房的乳头（nipple）下方有少量的乳房组织，但与其他皮下组织非常相似，较难分辨。女性乳房在青春期后逐渐长大，呈半球形，乳头也长大呈圆柱状。成年女性乳房位于第2肋骨至第6肋骨之间，内侧至胸骨线旁,外侧可达腋中线。乳房的外上部向腋窝呈角状延伸。乳头在乳房前中央突起,平第4肋间隙。妊娠期和哺乳期乳腺增生,乳房明显增大,乳晕(areola of breast)扩大,颜色加深。停止哺乳后乳腺萎缩,老年妇女乳房萎缩更加明显。乳房检查主要进行视诊和触诊。为便于记录病变部位,常以乳头为中心分别作一条水平线和一条垂直线,将乳头分成4个象限,即外上、外下、内上、内下象限(图3-6-12)。男医师检查女患者乳房时要有患者的家属或女医护人员在场。

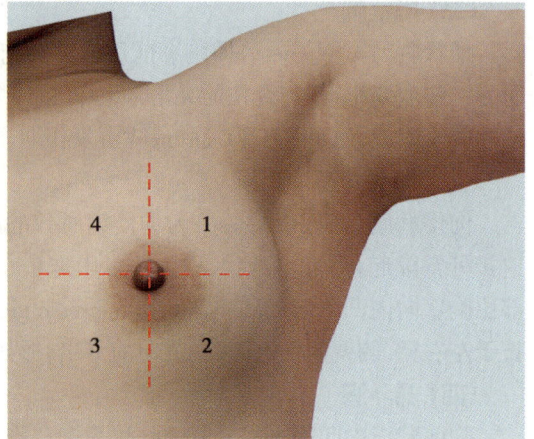

图3-6-12　乳房的划线和分区
1—外上象限;2—外下象限;3—内下象限;4—内上象限。

(一)视诊

患者取坐位,面对亮光,两肩等高,脱去上衣充分暴露颈部、前胸和两上臂。

1. 对称性和大小(symmetry and size)　正常女性坐位时两侧乳房基本对称,但亦有轻度不对称者,此系两侧乳房发育程度不同的结果。一侧乳房明显增大见于先天畸形、囊肿形成、炎症或肿瘤等。一侧乳房明显缩小则多为发育不全。

2. 乳房皮肤(skin of breast)　局部皮肤发红应考虑乳房炎症或乳腺癌。单纯炎症常伴局部肿胀、疼痛和发热。肿瘤所致者皮肤常显暗红色,不伴热痛。乳房皮肤水肿多由炎症刺激使毛细血管通透性增加,血浆渗出至血管外,并进入细胞间隙所致。或由癌肿机械性阻塞皮肤淋巴管引起淋巴水肿所致。多伴有毛囊和毛囊孔下陷,皮肤变厚,局部皮肤呈猪皮(pig skin)或橘皮(orange peel)状。乳房皮肤局部回缩可由外伤或炎症所致,也可能是乳腺癌早期体征,在双臂高举或双手叉腰时更为明显。此外还应注意有无溃疡、瘢痕和色素沉着。

3. 乳头　正常乳头呈圆柱形,两侧大小相等,颜色相似,表面有皱褶。乳头回缩若自幼发生,为发育异常;若近期发生,则可能为癌变或炎症。乳头血性分泌物常见于乳腺癌。清亮的黄色分泌物常见于慢性囊性乳腺炎。

4. 乳晕(areola of breast)　是指围绕在乳头周围的色素沉着的部分。它的颜色可由粉红色到咖啡色。范围大小也有较大的差异。乳晕的表面可以看到少许或许多突起的皮脂腺,故外表略显粗糙。应观察其大小、形状、对称性、颜色和表面特征。颜色变深可见于服用避孕药或怀孕,若呈深褐色可见于肾上腺皮质功能减退。孕妇及哺乳期妇女乳房明显增大,向前突出或下垂,乳晕扩大,色素加深,腋下丰满,可见浅表静脉扩张。

5. 腋窝和锁骨上窝　检查乳房后应观察腋窝和锁骨上窝有无红肿、包块、溃疡、瘘管和瘢痕。

(二)触诊

触诊乳房时,受检者通常取坐位或仰卧位。仰卧位时,应置一小枕头于受检侧的肩胛骨下,并嘱受检者将手臂置于枕后,有助于乳房对称地分布于胸前。检查者应将示指、中指和环指并拢,用指腹进行触诊。受检者若取坐位,应双臂下垂,必要时双手高举或双手叉腰。乳房较小者,检查者可用一手托住乳房,另一手将乳房组织向胸壁挤压进行触诊,乳房下垂时检查者可用双手进行触诊,即检查者用一手自下面托住乳房,另一手由上面向下加压进行触诊。

触诊先由健侧乳房开始,后检查患侧。触诊由外上象限开始,左侧按顺时针方向,右侧按逆时针方向,由浅入深进行触诊,直至四个象限检查完毕。然后触诊乳头、乳晕处,每侧乳头均应以轻柔的力量挤压,注意有无肿块或分泌物。最后检查有压痛或肿块处,先轻触诊检查,然后深触诊检查。此外还应触诊腋下及锁骨上有无肿大淋巴结。

正常乳房呈模糊的颗粒感和柔韧感。皮下脂肪组织的多寡,可影响乳房触诊的感觉。青年人的乳房柔软,质地均匀一致,而老年人则多呈纤维感和结节感。乳房是由腺体组织的小叶组成的,当触及小叶时,切勿误诊为肿块。月经期乳房小叶充血,乳房有紧张感,月经后充血迅即消退。妊娠期乳房增大并有柔韧感,而哺乳期则呈结节感。触诊乳房时必须注意下列物理征象。

1. 硬度和弹性(consistency and elasticity)　乳房硬度增加和弹性消失提示皮下组织被炎症或新生物所浸润。此外,还应注意乳头的硬度和弹性。当乳晕下有癌肿存在时,该区皮肤弹性常消失。

2. 压痛(tenderness)　乳房局部压痛提示炎症。月经期乳房亦较敏感,而乳腺癌甚少出现压痛。

3. 包块(masses)　如触及乳房包块应注意以下特征。

(1)部位(location):注意包块在何象限,并指出与乳头的距离。

(2)大小(size):以厘米记录包块的长度、横径和厚度,如肿块为 2cm×1cm×1cm。

(3)数目(number):乳腺癌多为单个肿块,乳腺囊性增大或乳腺纤维瘤可有多个肿块。

(4)外形(contour):包块的外形是否规则,边缘是否光滑,与周围组织有无粘连固定。良性肿瘤表面大多光滑规整,而恶性肿瘤则凹凸不平,边缘多固定。圆形或椭圆形肿块可能为囊肿、腺瘤、纤维腺瘤、正常乳房腺体。不规则的肿块可能为癌肿、肉瘤和导管内乳头状瘤。

(5)硬度(consistency):包块的质地可描写为柔软的、囊性的、中等硬度或极硬等。良性肿瘤多呈柔软或囊性感觉。坚硬者多提示恶性病变,也可为炎症后硬结。

(6)压痛(tenderness):炎性病变常表现为中度至重度压痛,而恶性病变压痛大多不明显。

(7)活动度(mobility):检查者应确定病变是否可自由移动,如仅能向某一方向活动或固定不动,则应明确包块是固定于皮肤、乳腺周围组织还是固定于深部结构。大多数良性肿瘤活动度较大,炎性病变则较固定,恶性包块早期虽可活动,但发展至晚期,癌肿侵犯周围组织,则固定度明显增加。

(三)乳房的常见病变

1. 急性乳腺炎　乳房红、肿、热、痛,常局限于一侧乳房的某一象限。触诊有硬结包块,伴寒战、发热及出汗等全身中毒症状,常见于哺乳期妇女,但亦见于青年女性和男子。

2. 乳腺肿瘤　应区别良性或恶性,乳腺癌多为单发并与皮下组织粘连,质地硬,局部皮肤呈橘皮样,乳头常回缩。多见于中年以上的妇女,晚期可伴有腋窝淋巴结转移。良性肿瘤则质地较软,边缘光滑,形态规整并有一定的活动度,常见于乳腺囊性增生病、乳腺纤维瘤等。

附　胸壁、胸廓和乳房体格检查纲要和结果记录举例

主要内容	结果记录举例
视诊	
一、胸壁	
1. 皮肤颜色	无黄染
2. 静脉	无曲张
3. 肿胀	无肿胀
4. 肋间隙	饱满
二、胸廓	
1. 外形	两侧对称,饱满,呈桶状
2. 局部隆起	无局部隆起
3. 脊柱	无畸形
三、乳房	
1. 对称性	乳房对称
2. 皮肤	无发红及水肿,皮肤无回缩,无浅表静脉扩张

续表

主要内容	结果记录举例
3. 乳头	位于第 4 肋间锁骨中线外 2cm,大小正常,无内陷,未见分泌物
4. 乳晕	无扩大及色素异常沉着
触诊	
一、胸壁	
1. 压痛	无压痛
2. 皮下气肿	无皮下气肿
3. 肿胀	无肿胀
4. 肋间隙	饱满
二、胸廓	
胸廓外形	胸廓外形正常,局部无隆起,脊柱无畸形
三、乳房	
1. 皮肤硬度和弹性	柔韧感
2. 压痛	无压痛
3. 包块	左乳房外上象限 2 点钟处可触及一个质地中等包块,约 3cm×2cm×1cm,距乳头约 3cm,边缘光滑,外形规则,无压痛,与周围组织无粘连,活动度较大

第三节　某些特殊的体格检查方法

一、肋骨挤压试验

患者取坐位或立位均可,两上肢外展或上举。检查者一手按在胸骨上,另一手按在脊柱上,然后两手同时分别向后、向前加压。若有肋骨骨折,则在相应部位出现疼痛,尤其是检查肋骨中段骨折时,该方法更为可靠。要求两手位置在同一高度水平,用力不可过猛。

二、乳房小肿块触诊法

乳房内小肿块若用上述常规方法触诊,不容易体会其特征。可以用一手的示指固定,用另一手指末节指腹触诊。两手可轮流固定和触诊。必要时可将两手示指分别按在小肿块两个边缘,用一手指按压肿块,则另一手指即可感受到肿块的特点。

第四节　胸部体格检查中某些异常发现及其鉴别

一、胸廓异常

所谓胸廓异常是指胸廓大小和形态发生明显的变化,失去常态,通过视诊,必要时结合触诊所发现的胸部异常体征。

【病因】

1. **胸壁疾病**　胸壁肿瘤、肋软骨炎等。

2. **呼吸系统疾病**　支气管哮喘、阻塞性肺气肿、肺结核、肺不张、大量胸腔积液、气胸、胸膜肥厚等。

3. **循环系统疾病**　心脏扩大、心包积液、主动脉瘤、缩窄性心包炎等。

4. **胸廓外伤或手术** 胸廓创伤、肋骨骨折、肺叶切除术后、胸廓成形术后等。

5. **胸椎畸形** 先天性畸形、脊髓灰质炎后遗症、强直性脊柱炎、骨质疏松症、胸椎结核、脊柱手术等。

6. **其他** 佝偻病、慢性消耗性疾病等。

【发生机制】

1. **胸内疾病** 使胸廓对称性或非对称性塌陷或膨隆。如阻塞性肺气肿导致桶状胸,先天性心脏病导致前胸局限性隆起,大量胸腔积液或气胸导致患侧胸廓饱满,肺不张或胸膜肥厚导致相应部位塌陷等。

2. **胸廓病变** 如胸壁肿瘤、肋软骨炎、肋骨骨折、胸椎结核、强直性脊柱炎、胸廓外伤或手术等。

3. **先天性畸形** 如漏斗胸、先天性脊柱畸形等。

【体征特点】

1. **两侧对称性胸廓畸形** 如扁平胸、桶状胸、漏斗胸、鸡胸等。

2. **一侧胸廓塌陷** 如胸膜肥厚、胸廓成形术后、肺叶切除术后、慢性肺结核等。

3. **一侧胸廓隆起** 如胸腔积液、气胸等。

4. **局部胸廓隆起** 如先天性心脏病、儿童期风湿性心脏病、心包积液等。

5. **局部胸壁隆起** 如肋软骨炎、肋骨骨折、胸壁肿瘤等。

6. **脊柱畸形** 如脊柱侧凸、脊柱后凸等。

【鉴别要点】

1. **相关病史**

（1）年龄、性别有助于病因分析,如先天性畸形者自幼起病,脊髓灰质炎多见于儿童。强直性脊柱炎多见于男性青壮年,骨质疏松症见于老年人,女性多见。

（2）吸烟史、外伤史、手术史、人工气胸史、结核病史、脊髓灰质炎史往往能提示胸廓畸形的病因。

（3）心肺疾病史可能是造成胸廓异常的病因。

2. **伴随症状**

（1）幼年起病的发作性呼气性呼吸困难可能是支气管哮喘。

（2）中老年起病的冬春季咳嗽、咳痰多见于慢性支气管炎、慢性阻塞性肺疾病。

（3）低热、盗汗、乏力、食欲缺乏、消瘦是结核中毒症状。

（4）自幼出现口唇发绀,活动时心慌气急要考虑先天性心脏病。

（5）3岁以下小儿哭吵、汗多、夜间惊醒可见于佝偻病。

（6）小儿发热、肢体疼痛、下肢弛缓性瘫痪可能是脊髓灰质炎。

3. **伴随体征**

（1）胸壁皮肤瘢痕提示手术史或外伤史。

（2）肋软骨与肋骨连接处膨大和压痛提示肋软骨炎。

（3）肋骨局部有压痛、有骨擦音提示肋骨骨折。

（4）呼气延长,两肺干、湿啰音可见于慢性支气管炎、慢性阻塞性肺疾病或支气管哮喘。

（5）体格检查发现肺不张、胸腔积液、气胸,可以提示一侧性胸廓塌陷或隆起的病因。

（6）心脏震颤或杂音提示风湿性心脏病或先天性心脏病。

（7）方颅、囟门迟闭、出牙延迟、走路晚、下肢弯曲可见于佝偻病。

二、乳腺包块

乳腺包块是通过触诊发现的乳房块状物。

【病因】

1. **乳腺炎症** 如急性乳腺炎、乳腺脓肿、乳腺结核等。

2. **乳腺增生** 如乳腺囊性增生病等。

3. **良性乳腺肿瘤** 如乳腺纤维腺瘤、乳腺导管内乳头状瘤等。

4. **恶性乳腺肿瘤** 如乳腺癌、乳腺肉瘤等。

5. **男子乳房女性化** 男子一侧或两侧乳房女性化。

【发生机制】

1. **急性乳腺炎** 由乳腺管阻塞、乳汁淤积,细菌经乳头破损处入侵,引起感染所致。

2. **乳腺结核** 往往见于血行播散型肺结核患者,结核分枝杆菌随血流到乳腺引起感染。

3. **乳腺囊性增生病** 系内分泌障碍性疾病,体内雌、孕激素比例失调,或乳腺各部分激素受体质和量的异常,造成乳腺实质增生过度和各部分增生程度参差不齐。

4. **乳腺纤维腺瘤的发生** 与乳腺小叶内纤维细胞对雌激素的敏感性异常增高有关。

5. **乳腺癌** 发病机制尚不明确,可能与遗传因素、雌激素水平过高以及某些环境因素(如营养、饮食以及生活方式)有关。

6. **男子乳腺增生** 主要由雌激素过多,以及乳腺组织对雌激素特别敏感所致。多见于内分泌紊乱,如使用雌激素、睾丸功能不全、肾上腺皮质激素分泌过多或肝硬化等。

【体征特点】

1. 表面光滑的肿块见于乳腺囊肿、乳腺纤维腺瘤;表面不光滑见于乳腺癌。

2. 移动度大的肿块见于乳腺囊肿、乳腺囊性增生病、乳腺纤维腺瘤等;移动度小的见于乳腺结核、乳腺炎、乳腺癌等。

3. 有波动感的肿块见于乳腺脓肿、乳腺囊肿等。

4. 边界不清楚的肿块见于乳腺癌、乳腺炎、乳腺结核等;边界清楚的见于乳腺纤维腺瘤等。

5. 质地不硬的肿块见于乳腺囊肿、乳腺囊性增生病;质地硬的见于乳腺癌、乳腺炎、乳腺纤维腺瘤等。

6. 有压痛伴局部发热、充血的肿块见于急性乳腺炎;有压痛但局部无发热、充血的见于乳腺结核。

7. 乳头脓性溢液见于急性乳腺炎;血性溢液见于乳腺癌、乳腺导管内乳头状瘤等。

8. 乳房皮肤局限性凹陷(酒窝征)见于乳腺癌、乳腺结核、乳腺炎症、瘢痕粘连等。

9. 皮肤水肿,毛囊处点状凹陷(橘皮征)见于乳腺癌。

10. 乳头抬高或偏斜见于乳腺癌、乳腺结核、乳腺慢性炎症。

11. 乳头内陷见于先天性发育不全、继发性乳腺癌等。

12. 乳腺瘘管或窦道可见于乳腺炎、乳腺结核、乳腺癌等。

【鉴别诊断】

1. **相关病史**

(1)产后 3~4 周哺乳期妇女易患急性乳腺炎。

(2)20~40 岁女性,月经期前疼痛加重,月经来潮后疼痛减轻或消失可能为乳腺囊性增生病。

(3)20~40 岁女性,有活动性结核者,可能为乳腺结核。

(4)母亲或姐妹有乳腺癌史者患乳腺癌危险性明显增高。

2. **伴随症状**

(1)高热者见于急性乳腺炎,也可见于血行播散型肺结核并发乳腺结核。

(2)低热、盗汗、食欲缺乏、乏力、消瘦见于乳腺结核。

3. **伴随体征**

(1)腋窝淋巴结肿大可见于乳腺癌、乳腺炎等。

(2)有肝脾大等肝硬化体征的男性乳房结节或包块可能是乳腺增生。

第五节　肺 和 胸 膜

肺和胸膜的检查是胸部检查的重点之一，初学者应在自己身上练习或学友间互相检查，掌握正常表现，然后通过检查患者，发现异常体征，并掌握体征的临床意义。

检查环境要温暖，受检者一般取仰卧位或坐位，充分暴露胸部。仰卧位时，光线应从上方直接照射在患者的胸部，其他部位如背部、侧胸部亦要求上方光线直接照射。肺和胸膜的检查一般包括视诊、触诊、叩诊和听诊四个部分。

一、视诊

（一）呼吸运动

进行呼吸运动（breathing movement）时，正常人吸气时肋间肌和膈肌收缩，胸廓扩张、胸腔内负压增高，肺泡内呈负压，空气顺压力差由外环境进入肺内。当气道阻力增加时，辅助吸气肌也参与吸气过程。正常人静息呼气时，呼气肌并不收缩，因吸气肌松弛，靠肺脏弹性回缩，使肺泡内压增高，肺泡气呼出，胸廓缩小。当呼气阻力增加或呼吸加深加快时，呼气肌参与呼气过程。

1. **胸式呼吸（thoracic respiration）和腹式呼吸（abdominal breathing）**　正常成年男性和儿童的呼吸以横膈运动为主，因此吸气时上腹部隆起较明显，以腹式呼吸为主。女性的呼吸则以肋间肌的运动为主，故呼吸时胸廓扩张较明显，以胸式呼吸为主。生理状态下，一般人两种呼吸共存，程度不同而已。胸式呼吸减弱而腹式呼吸增强，可见于广泛肺炎、肺水肿、重症肺结核、大量胸腔积液和气胸、肋间神经痛和肋骨骨折等。腹式呼吸减弱而胸式呼吸增强，可见于腹膜炎、大量腹腔积液、肝脾极度肿大、腹腔内巨大肿瘤及妊娠晚期。

2. **胸腹矛盾呼吸（paradoxical thoracoabdominal motion）**　正常人吸气时胸廓扩张伴有腹壁膨隆。胸腹矛盾呼吸时，吸气相胸廓扩张而腹壁反而塌陷，称为胸腹矛盾呼吸。见于膈肌麻痹或疲劳时，吸气相胸腔负压增加，膈肌收缩无力，反而被负压吸引上升，故使腹壁下陷。

3. **呼吸困难（dyspnea）**　表现为呼吸费力、劳累，如张口耸肩、端坐呼吸、两手撑床、满头大汗或胸锁乳突肌等辅助呼吸肌收缩。吸气时胸骨上窝、锁骨上窝与各肋间隙明显凹陷，称为三凹征（three depressions sign），提示喉、气管或大支气管狭窄与阻塞。根据呼吸困难主要出现在吸气相还是呼气相，判定吸气性呼吸困难、呼气性呼吸困难或混合性呼吸困难。详见第一篇第十一节呼吸困难。

（二）呼吸频率

呼吸频率（respiratory frequency）一般要求测量1分钟，至少30秒，观察时间过短会使误差变大。检查呼吸频率时，不要让受检者发现正在测量他的呼吸次数，以免受检者的呼吸频率发生改变。新生儿呼吸频率约为44次/min，随着年龄增长而逐渐减慢。正常成人静息状态下，呼吸频率为12~20次/min，呼吸与脉搏之比为1∶4。呼吸频率的变化如图3-6-13所示。

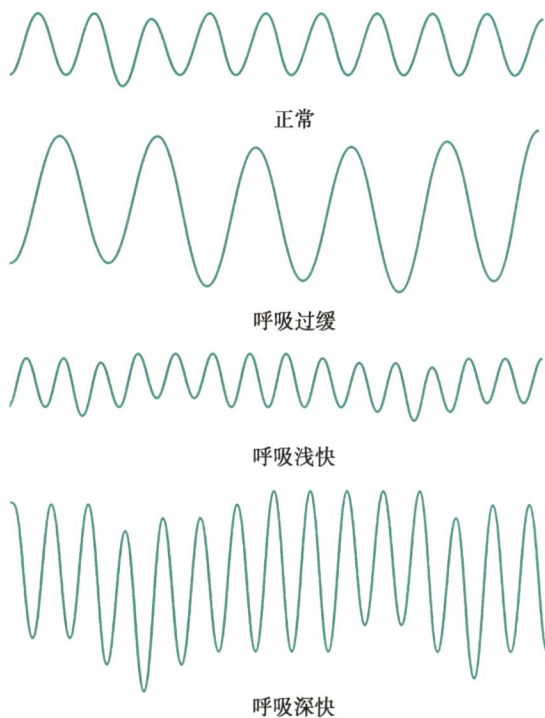

正常

呼吸过缓

呼吸浅快

呼吸深快

图 3-6-13　呼吸频率的变化
图中示30秒内呼吸频率的变化。

1. 呼吸过速（tachypnea） 成人呼吸频率超过 24 次/min 称为呼吸过速。生理性呼吸过速可见于剧烈运动、超重体力运动、情绪激动等，病理性呼吸过速见于发热、疼痛、贫血、甲状腺功能亢进症、严重肺部病变、呼吸窘迫综合征及心力衰竭等。一般体温每升高 1℃，呼吸频率大约增加 4 次/min。

2. 呼吸过缓（bradypnea） 成人呼吸频率低于 12 次/min 称为呼吸过缓。见于麻醉剂或镇静剂过量和颅内压增高等。

（三）呼吸深度

呼吸深度（respiratory depth）可变浅、变深，见于以下情况。

1. 呼吸变浅 呼吸变浅见于呼吸中枢抑制或呼吸肌无力，如麻醉剂或镇静剂过量和吉兰-巴雷综合征，也可见于严重鼓肠、腹腔积液和肥胖以及肺部疾病，如广泛肺炎、肺水肿、大量胸腔积液和气胸。作为代偿，常常有呼吸频率加快。

2. 呼吸变深 呼吸变深常见于剧烈运动、情绪激动或过度紧张时。糖尿病酮症酸中毒和尿毒症酸中毒时，常见到呼吸加深，称为 Kussmaul 呼吸。为体液 pH 降低，刺激呼吸中枢，使通气增加所致。一般表现为呼吸深快，但有时也表现为呼吸深慢或单纯变深。

（四）呼吸节律和幅度

正常人静息状态下呼吸节律整齐，幅度均匀。病理状态下，可出现呼吸节律和幅度（respiratory rhythm and range）的变化（图 3-6-14）。

1. 潮式呼吸（tidal breathing） 又称 Cheyne-Stokes 呼吸，既有呼吸节律变化，又有呼吸幅度变化。由浅慢逐渐变为深快，然后再由深快转为浅慢，随之出现一段呼吸暂停，如此周而复始。每个潮式呼吸周期可长达 30 秒 ~2 分钟，呼吸暂停可持续 5~30 秒，所以必须有足够长的观察时间。此种呼吸的出现是呼吸中枢兴奋性降低，呼吸中枢对呼吸节律的调节失常的表现。当呼吸停顿一段时间后，缺氧和二氧化碳的潴留刺激呼吸中枢，使呼吸恢复并逐渐加强；当缺氧和二氧化碳潴留改善后，呼吸中枢失去有效兴奋，呼吸重新出现变慢变浅，继而出现呼吸停顿。轻度潮式呼吸可见于老年人睡眠时，正常人在空气稀薄的环境也可出现。但此种呼吸大多是病情危重、预后不良的表现。可见于中枢系统的疾病，如脑炎、脑膜炎、脑出血、脑脓肿、脑肿瘤、脑外伤、脑血管痉挛、脑栓塞等，也可见于尿毒症、糖尿病酮症酸中毒和巴比妥中毒等。

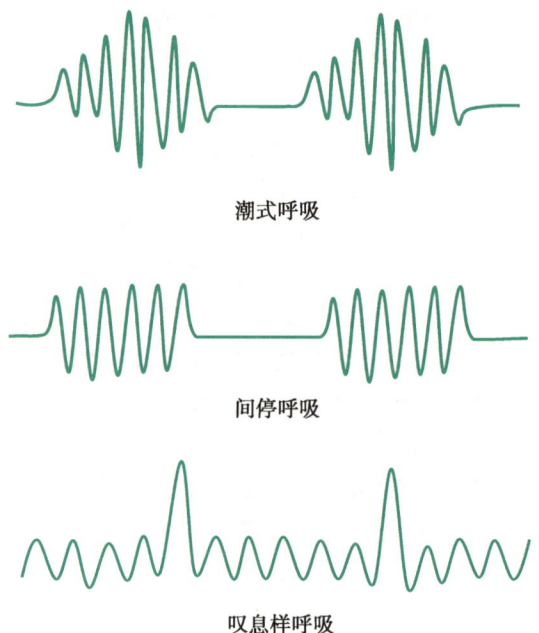

潮式呼吸

间停呼吸

叹息样呼吸

图 3-6-14　呼吸节律和幅度的变化

2. 间停呼吸 又称 Biot 呼吸。表现为有规律地均匀呼吸几次后，停止一段时间，又开始均匀呼吸，即周而复始的间停呼吸。该呼吸与潮式呼吸不同，它每次呼吸深度相等，而非深浅起伏，呼吸暂停时间比潮式呼吸长，呼吸次数也明显减少。

间停呼吸发生机制与潮式呼吸大致相同，但患者呼吸中枢抑制比潮式呼吸者更重、病情更严重，患者预后不良，多在呼吸完全停止前出现。引起间停呼吸的疾病与潮式呼吸大致相同。

3. 叹息样呼吸（sighing breathing） 表现为在一段正常呼吸中插入一次深大呼吸，并常伴有叹息声。多为功能性改变，见于神经衰弱、精神紧张或抑郁症。

二、触诊

触诊既能对视诊的异常发现作进一步的评估，也可弥补视诊所不能发现的异常体征。除了触诊皮肤温度、湿度、压痛及肿块外,还应重点检查胸廓扩张度(thoracic expansion)、两侧对称性、语音震颤及胸膜摩擦感。

(一)胸廓扩张度

需测量受检者在平静呼吸时及深呼吸时两侧胸廓扩张度是否对称。常在胸廓前下部及背部检查。当触诊前胸时,双拇指分别沿两侧肋缘指向剑突,拇指尖在前正中线两侧对称部位,指间留一块松弛的皮褶,指间距约2cm,手掌及其余伸展的手指置于前侧胸壁。触诊背部时,双拇指在第10肋水平,对称地放于受检者后正中线两侧数厘米处,同样使拇指之间留出松弛的皮褶,其余手指对称地置于胸廓两侧。嘱受检者做深呼吸,观察拇指随胸廓扩张而分离的距离,并感觉呼吸运动的范围和对称性(图3-6-15)。正常人平静呼吸或深呼吸时,两侧拇指随胸廓活动而对称性地离合,两侧胸廓呈对称性地张缩。

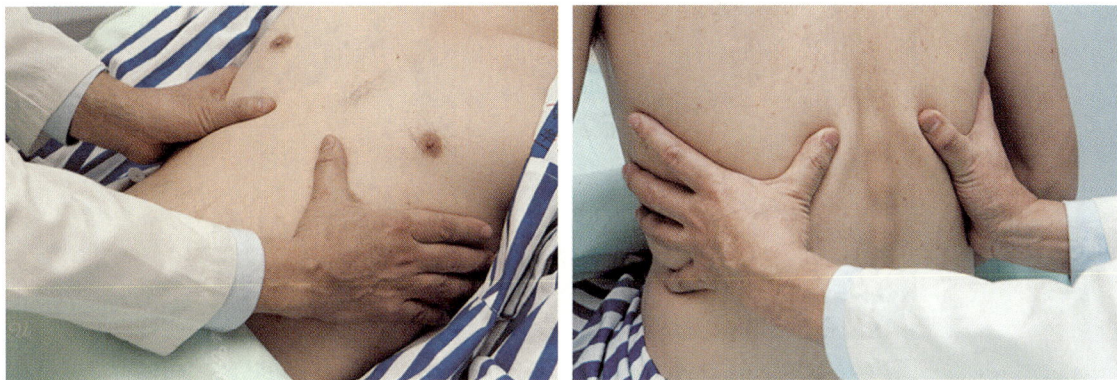

图 3-6-15　胸廓扩张度检查方法

1. 一侧胸廓扩张度增强　一侧胸廓扩张度增强见于对侧肺扩张受限,如对侧膈肌麻痹、肺不张或肋骨骨折。

2. 一侧胸廓扩张度减弱　为一侧肺弹性降低或含气量减少,或一侧胸膜肥厚影响肺的膨胀,或一侧肋骨或胸壁软组织病变影响了胸廓扩张所致。此时应考虑以下疾病。

(1)肺部疾病:肺不张、慢性纤维空洞性肺结核、肺部肿瘤、肺纤维化和肺大疱等。

(2)胸膜病变:各种胸膜炎、胸腔积液、胸腔积气、胸膜肥厚粘连和胸膜肿瘤等。

(3)肋骨病变:肋骨骨折、肋骨骨髓炎、肋骨结核、肋骨肿瘤、肋骨关节炎及肋软骨钙化,使肋骨固定不能移动。

(4)胸壁软组织病变。

(5)膈肌病变:如一侧膈麻痹时则患侧胸廓扩张度减弱。

3. 两侧胸廓扩张度均增强　两侧胸廓扩张度均增强多见于膈肌在吸气时向下运动障碍,使腹式呼吸减弱的情况,如腹腔积液、肝脾大、腹内巨大肿瘤、急性腹膜炎、膈下脓肿等。

4. 两侧胸廓扩张度均减弱　两侧胸廓扩张度均减弱可见于中枢神经系统病变或周围神经病变,呼吸肌无力或广泛肺部病变等。

5. 两侧胸廓矛盾呼吸　一侧胸廓多个肋骨骨折,吸气时健侧胸廓扩大,而患侧胸廓反而回缩内陷;呼气时健侧回缩,而患侧反而外突。

(二)语音震颤

语音震颤(vocal fremitus)为受检者发出声音,声波沿气管、支气管及肺泡传到胸壁所引起的震动,并由检查者的手触及,故又称触觉语颤(tactile fremitus)。语音震颤的强弱与气道是否通畅以及胸壁传导性有关,能反映胸内病变的性质。检查上胸部时,令受检者取坐位,检查者立于患者背后,两手从其肩部按在上胸部触诊。检查前胸部时,以仰卧位比较合适,也可取坐位。检查背部时,令受检者取坐位,检查者位于患者背后触诊较方便。检查者将两手掌或两手掌尺侧缘轻轻平放于受检者胸壁两侧的对称部位,令患者反复说"1——2——3——"或发长声"yi",小儿应趁其啼哭时触诊。此时检查者手掌可有震动感。若此种震动感较对侧相应部位或正常人增强则为语音震颤增强。检查时应反复比较两侧对称部位,并根据需要,嘱受检者提高声音或降低声调。语音震颤检查方法如图 3-6-16所示,触诊部位及顺序如图 3-6-17 所示。

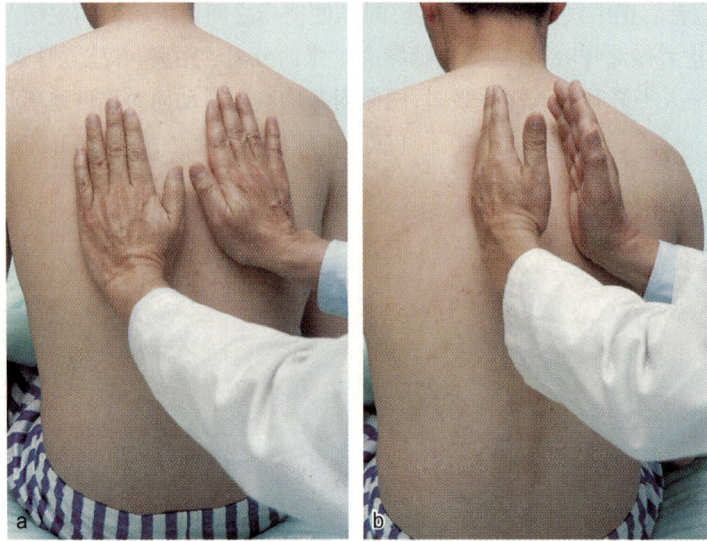

图 3-6-16　语音震颤检查方法

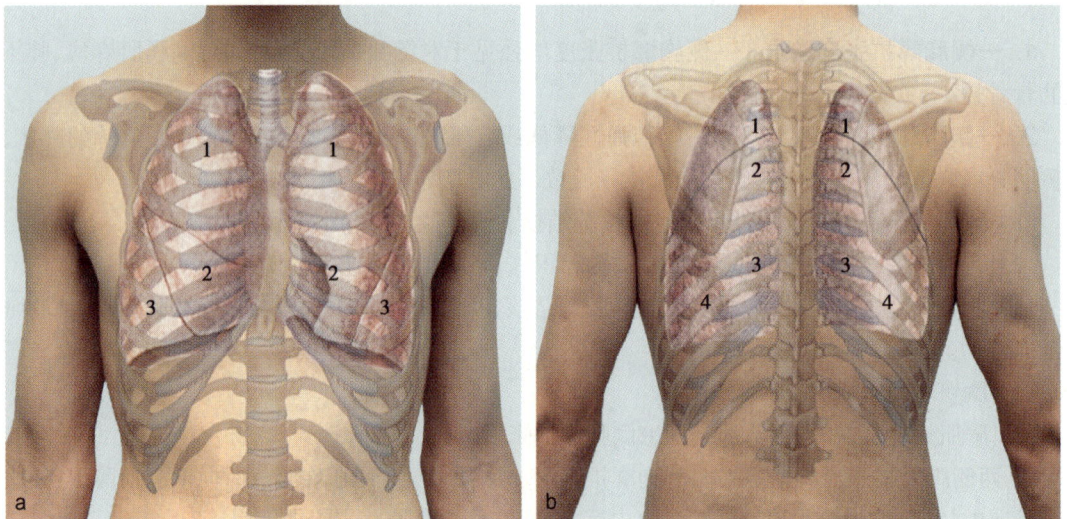

图 3-6-17　语音震颤触诊部位及顺序

　　正常人语音震颤的强度受发音的强弱、音调的高低、胸壁的厚薄以及支气管至胸壁距离等因素的影响。一般而言,发音强、音调低、胸壁薄、支气管至胸壁的距离近者语音震颤强,反之则弱。故男性和消瘦者语音震颤比女性和肥胖者强。通常前胸胸骨角及后胸第 4 胸椎附近处语音震颤最强,由上至下呈对称性逐渐减弱,两侧震颤强度基本一致,右上胸比左上胸稍强。

　　语音震颤减弱或消失主要见于:①肺泡内含气量过多,如肺气肿、支气管哮喘发作期;②支气管阻塞,如支气管肺癌、支气管结核和支气管分泌物增多引起气道阻塞,甚至肺不张;③大量胸腔积液或气胸;④胸膜高度增厚粘连;⑤胸壁皮下气肿或皮下水肿。

语音震颤增强主要见于：①肺泡炎症浸润导致肺组织实变使语音传导良好，如大叶性肺炎实变期和肺栓塞等；②接近胸膜的肺内巨大空腔，尤其当空腔周围有炎性浸润并与胸壁靠近时，如空洞性肺结核、肺脓肿等；③压迫性肺不张，如胸腔积液压迫导致肺组织变致密，有利于声音传导，因此语音震颤可增强。

（三）胸膜摩擦感

正常时胸膜脏层和壁层之间滑润，呼吸运动时不产生摩擦感。当各种原因引起胸膜炎症时，胸膜表面粗糙，呼吸时两层胸膜互相摩擦，可触到摩擦感，似皮革相互摩擦的感觉。该体征于呼吸动度较大的前下胸侧部或腋中线第5、6肋间最易触及。通常于呼吸两相均可触及，以吸气末与呼气初比较明显；若屏住呼吸，则此感觉消失。检查时，受检者取仰卧位，令受检者反复作深慢呼吸运动，检查者用手掌轻贴患者胸壁，并感觉有无两层胸膜相互摩擦的感觉。胸膜摩擦感（pleural friction fremitus）可见于下列疾病。

1. **胸膜炎症**　如结核性胸膜炎、化脓性胸膜炎以及其他原因引起的胸膜炎。
2. **胸膜肿瘤**　胸膜原发或继发肿瘤。
3. **胸膜高度干燥**　如严重脱水。
4. **肺部病变累及胸膜**　如肺炎、肺脓肿、肺栓塞。
5. **其他**　如糖尿病、尿毒症等。

三、叩诊

胸部叩诊是用外力叩击胸壁使胸壁及胸壁下组织振动并发出声音，离胸壁5~7cm深的病变仍可借叩诊发现，更深部的病变则无法叩出。

（一）叩诊方法

受检者取坐位或卧位，放松肌肉，两臂下垂，呼吸均匀。检查顺序从上到下，从前胸到侧胸，最后为背部。叩诊前胸时，受检者胸部稍前挺。叩侧胸时，检查侧手臂高举，放在头上。叩背部时，受检者稍低头，上身稍前倾。叩诊肩胛间区时，双臂交叉，两手放在对侧的肩上，使肩胛骨移向外侧方。检查者以左手中指为板指，过度伸展并紧贴被叩部位，手的其他部分不得接触该部位。一般放在肋间隙，与肋骨平行。但在叩肩胛间区时，板指可与脊柱平行。以右手中指为叩指，用指端垂直叩击在板指第二节前端，每次叩2~3下。叩击需力量均匀、轻重适当，叩击后叩指应立即弹离板指。此为间接叩诊法（indirect percussion）。有时检查者将右手2~4指并拢，以其指腹对胸壁进行直接拍击，此为直接叩诊法（direct percussion）。在叩诊时应进行上下左右对照。

（二）影响叩诊音的因素

叩诊音与肺泡含气量、胸壁厚薄等因素有关。胸壁组织增厚，如皮下脂肪较多、肌肉层较厚、乳房较大和水肿等，均可使叩诊音变浊。胸壁骨骼支架增大，可加强共鸣作用。胸腔积液影响震动传播，故叩诊音变浊。肺内含气量、肺泡的张力和弹性等也可影响叩诊音。如深吸气时，肺泡张力增加，叩诊音调亦增高。

（三）叩诊音的分类

见本篇第二章第三节叩诊。

（四）正常胸部叩诊音

正常肺叩诊音为清音，但各部位略有不同。前胸上部较下部稍浊，右上肺叩诊较左上肺稍浊，背部较前胸稍浊。右侧心缘旁稍浊，左腋前线下方因靠近胃泡叩诊呈鼓音，右下肺受肝脏影响叩诊稍浊（图3-6-18）。

（五）肺界的叩诊

1. **肺上界**　即肺尖的宽度，其内侧为颈肌，外侧为肩胛带。叩肺上界时，受检者取坐位，检查者立于患者身后，用中指间接叩诊，自斜方肌前缘中央部开始叩诊，此音为清音，逐渐向外侧叩诊，当音

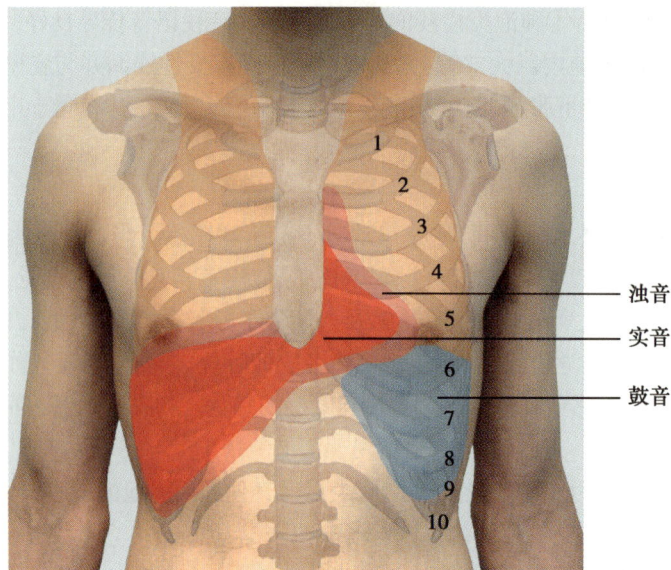

图 3-6-18 正常前胸部叩诊音

响变为浊音时,用笔作一记号。然后转向斜方肌前缘中央部内侧叩诊,直到清音变为浊音为止。浊音之间的宽度即肺尖的宽度,正常人为 4~6cm,右侧较左侧稍窄。一侧肺上界显著变小提示该侧肺尖有肺结核、肺炎、肺肿瘤、胸膜肥厚或胸膜顶包裹性积液等。肺上界增宽见于肺气肿、气胸、肺尖部的肺大疱等。

2. 肺前界 正常的肺前界相当于心脏的浊音界。右肺前界相当于胸骨线的位置。左肺前界则相当于胸骨旁线自第 4 至第 6 肋间隙的位置。当心脏扩大、心包积液、主动脉瘤、肺门淋巴结明显肿大时,可使左右肺前界间的浊音区扩大,肺气肿时则可使其缩小。

3. 肺下界 通常在两侧锁骨中线、腋中线和肩胛线上叩诊肺下界。嘱患者平静呼吸,从肺野的清音区(一般前胸从第 2 或第 3 肋间隙,后胸从肩胛线第 8 肋间隙)开始叩诊,向下叩至浊音。正常人平静呼吸时在锁骨中线、腋中线和肩胛线上,肺下界分别是第 6、第 8 和第 10 肋间隙。正常肺下界的位置可因体型和发育情况的不同而有所差异,如矮胖者的肺下界可上升 1 个肋间隙,瘦长者可下降 1 个肋间隙。病理情况下肺下界降低见于肺气肿、肺大疱、腹腔内脏下垂。肺下界上升见于肺不张和胸腔积液,也可见于腹内压升高等原因使横膈上升,如鼓肠、腹腔积液、气腹、肝脾大、腹腔内巨大肿瘤及膈麻痹等。

4. 肺下界移动度 相当于深呼吸时横膈移动范围。首先在平静呼吸时,于肩胛线上叩出肺下界的位置,嘱受检者做深吸气后屏住呼吸,同时,检查者沿该线继续向下叩诊,当由清音变为浊音时,即为肩胛线上肺下界的最低点。当受检者恢复平静呼吸后,同样先于肩胛线叩出平静呼吸时的肺下界,再嘱受检者做深呼气并屏住呼吸,然后再由下向上叩诊,直至浊音变为清音时,即为肩胛线上肺下界的最高点。深吸气和深呼气时两个肺下界之间的距离即肺下界移动度。检查肺下界移动度一般叩肩胛线处,也可叩锁骨中线或腋中线处。正常人肺下界移动度为 6~8cm(图 3-6-19)。肺下界移动度减少见于肺气肿、肺不张、肺纤维化、肺水肿和肺部炎症等。气胸、胸腔积液、胸膜肥厚或膈肌麻痹时肺下界移动度也减少。

(六) 异常胸部叩诊音

在正常肺的清音区范围内,如出现浊音、实音、过清音或鼓音即为异常叩诊音,提示肺、胸膜、膈或胸壁有病理改变存在。异常叩诊音的类型取决于病变的性质、范围的大小及部位的深浅。深部病灶或直径小于 3cm 的病灶或少量胸腔积液,叩诊常无异常发现。

1. 异常浊音或实音 胸部异常浊音或实音是由肺组织含气量减少、不含气的肺病变、胸膜病变或胸壁组织局限性肿胀所致。常见于以下疾病。

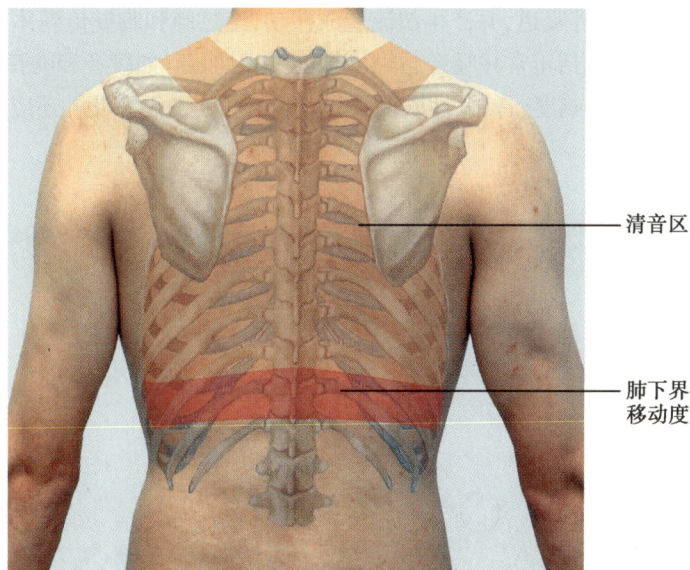

图 3-6-19 正常肺下界移动度

（1）肺部病变：肺炎、肺结核、肺栓塞、肺脓肿、肺部肿瘤、肺水肿、肺部广泛纤维化、肺棘球蚴病等。

（2）胸膜病变：胸腔积液、胸膜肿瘤和胸膜肥厚等。

（3）胸壁病变：胸壁水肿、胸壁结核和胸壁肿瘤等。

2. 过清音 见于肺弹性减弱而含气量增多时，如肺气肿等。

3. 鼓音 见于肺内含气量明显增加，如肺大疱和大空洞等，或胸膜腔内积气。常见疾病如下。

（1）肺部疾病：如肺结核巨大空洞、肺脓肿、肺部肿瘤或肺囊肿破溃形成的空洞、肺大疱等。

（2）其他疾病：气胸、膈疝等。

若空洞巨大、位置表浅且腔壁光滑，或张力性气胸的患者，叩诊时局部虽呈鼓音，但因具有金属性回响，故又称为空瓮音（amphorophony）。

4. 浊鼓音 当肺泡壁松弛，肺泡含气量减少，如肺不张、肺炎充血期或消散期、肺水肿等，局部叩诊时可呈现一种兼有浊音和鼓音特点的混合性叩诊音，称为浊鼓音。

四、听诊

肺部听诊时，受检者取坐位、半卧位或卧位。如坐在凳子上，身体不要歪斜，双手自然下垂或置于膝上，全身肌肉松弛。如坐在床上，两腿不应伸直。充分暴露胸部，以免衣服与听诊器摩擦产生杂音。冷天要注意检查室内和听诊器体件是否温暖，避免寒冷引起肌肉收缩产生杂音。仰卧位时背部听诊不便，仅适用于病重体弱者。侧卧位时肺下界移动度减少，会影响检查结果。检查幼儿背部时可由家人抱着，并让其胸部靠在家人肩前部。一般要求患者作均匀而平静的呼吸。微张口，以免气流通过口唇发出声音。必要时做深长吸气、深呼气、屏气或咳嗽。小儿啼哭时也呈深呼吸动作，哭声在呼气期内，而吸气期并无哭声，可照样听诊。

听诊顺序一般由肺尖开始，自上而下，由前胸到侧胸（由腋窝向下），最后检查背部，并要两侧对称部位进行对照比较。

听诊的部位：前胸部为锁骨上窝，锁骨中线上、中、下部，腋前线上、下部和腋中线上、下部，左右两侧，共 16 个听诊部位。背部听诊为腋后线上、下部，肩胛间区上、下部，肩胛下区内、外部，左右两侧共12 个部位。根据需要在某一部位可多听几个点。

肺部听诊一般用膜型体件，置于胸壁肋间隙，适当加压，以贴紧胸壁。锁骨上窝宜用钟型体件。肺部听诊时，每处至少听 1~2 个呼吸周期。

呼吸运动引起气流进出呼吸道,并产生湍流造成振动,经过肺和胸壁传到体表,借助听诊器所听到的声音称为肺部呼吸音,包括正常呼吸音、异常呼吸音和附加音(如啰音和胸膜摩擦音)。听诊时要注意呼吸音和附加音的部位、响度、音调、性质以及与呼吸时相的关系。此外还应让受检者发出声音,听语音共振。

(一) 正常呼吸音

正常呼吸音包括支气管呼吸音、肺泡呼吸音和支气管肺泡呼吸音(图 3-6-20 AR)。

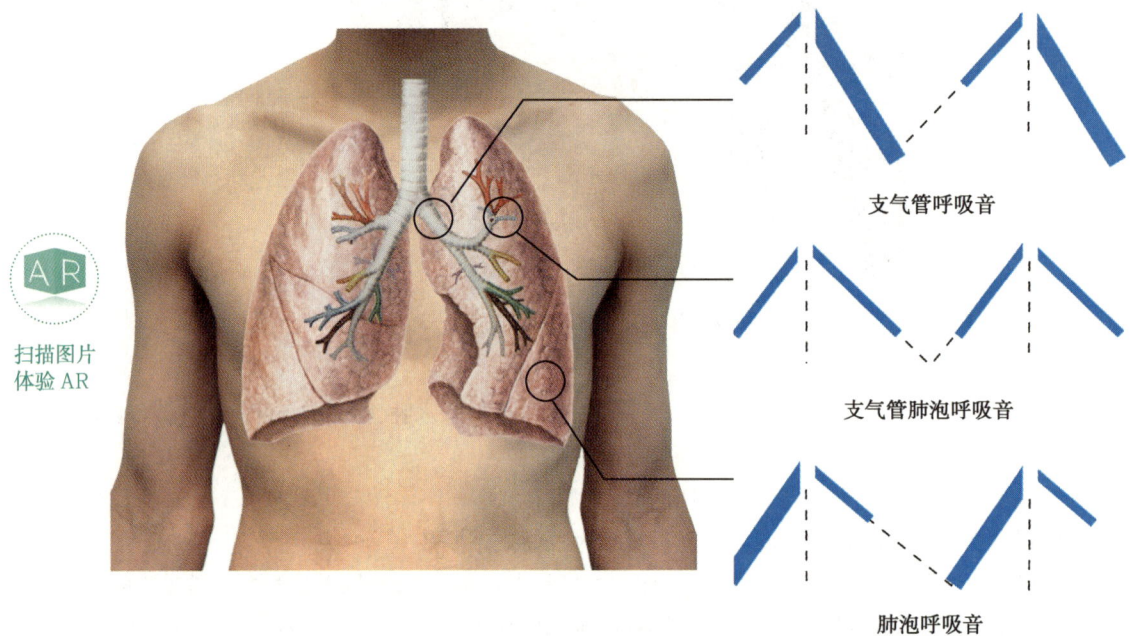

支气管呼吸音

支气管肺泡呼吸音

肺泡呼吸音

图 3-6-20   三种正常呼吸音示意图

升支为吸气相,降支为呼气相。吸、呼气相间的空隙为短暂间歇。线条粗细表示音响强弱,线条长短表示时相长短。斜线与垂直线的夹角表示音调高低,角度小为音调高。

1. **支气管呼吸音(bronchial breath sound)**   为呼吸气流在声门、气管或主支气管形成湍流所产生的声音,如同将舌抬起经口呼气所发出的"ha"的声音。支气管呼吸音调高,音响强。吸、呼气相比,呼气音较吸气音音响强、音调高且时间较长。正常人在喉部、胸骨上窝、背部第 6、7 颈椎和第 1、2 胸椎附近可闻及支气管呼吸音。

2. **肺泡呼吸音(vesicular breath sound)**   为呼吸气流在细支气管和肺泡内进出所致。吸气时气流经支气管进入肺泡,使肺泡由松弛变为紧张,呼气时肺泡由紧张变为松弛。肺泡的一张一弛以及气流的震动形成肺泡呼吸音。肺泡呼吸音很像上齿轻咬下唇吸气时发出的"fu"的声音,为柔和吹风样性质,音调较低,音响较弱。吸、呼气相比,吸气音比呼气音音响强、音调较高且时间较长。正常人胸部除听到支气管呼吸音或支气管肺泡呼吸音的部位外,其余部位均闻及肺泡呼吸音。

正常人的肺泡呼吸音的强弱与呼吸深浅、肺组织弹性大小、胸壁厚度以及受检者的年龄、性别有关。肺泡组织较多且胸壁较薄的部位肺泡呼吸音较强,如乳房下部、肩胛下部和腋窝下部,而肺尖和肺下边缘则较弱。矮胖者肺泡呼吸音较瘦长者弱。男性肺泡呼吸音较女性强。儿童肺泡呼吸音较老年人强。因为儿童胸壁较薄且肺泡富有弹性,而老年人肺泡则缺乏弹性。

3. **支气管肺泡呼吸音(bronchovesicular breath sound)**   又称混合呼吸音,兼有支气管呼吸音和肺泡呼吸音的特点。吸气音和肺泡呼吸音相似,但音调较高且较响亮。呼气音和支气管呼吸音相似,但强度较弱,音调较低,时间较短。正常人在胸骨两侧第 1、2 肋间,肩胛间区的第 3、4 胸椎水平可听到支气管肺泡呼吸音。

（二）异常呼吸音

异常呼吸音（abnormal breath sound）包括异常肺泡呼吸音、异常支气管呼吸音和异常支气管肺泡呼吸音。

1. 异常肺泡呼吸音　由于病理或生理变化,肺泡呼吸音强度、性质或时间发生变化,称为异常肺泡呼吸音。

（1）肺泡呼吸音减弱或消失:常见原因为肺泡呼吸音传导减弱、胸廓或肺扩张受限、通气动力不足或阻力增加,使通气量降低或肺泡气体流量及流速降低。可表现为单侧、双侧及局限性肺泡呼吸音减弱或消失。

1）肺泡呼吸音传导减弱:单侧肺泡呼吸音减弱可见于气胸、胸腔积液和胸膜肥厚。双侧者可见于双侧气胸、双侧胸腔积液和双侧胸膜肥厚,局限性肺泡呼吸音减弱可见于局限性气胸、包裹性胸腔积液和局限性胸膜肥厚。

2）胸廓或肺扩张受限:单侧肺泡呼吸音减弱可见于全肺不张、气管插管深入一侧主支气管、肋骨骨折。双侧者可见于妊娠晚期、大量腹腔积液和腹腔巨大肿瘤。局限性者可见于肺叶不张。

3）通气动力不足:单侧肺泡呼吸音减弱可见于膈肌麻痹,双侧者可见于呼吸中枢抑制,如麻醉剂或镇静剂过量、低钾血症、呼吸肌无力或疲劳。

4）通气阻力增加:单侧肺泡呼吸音减弱可见于中央型肺癌和淋巴瘤。双侧者可见于慢性支气管炎、哮喘、阻塞性肺气肿。局限性者可见于支气管结核、支气管异物和肿瘤等。

（2）肺泡呼吸音增强:主要为病理或生理因素引起呼吸运动增强,导致肺泡通气增加、流量增加或流速增快。或因胸壁较薄,有利于声音传导。可单侧也可双侧。常见于以下情况。

1）生理性肺泡呼吸音增强:见于婴幼儿或胸壁较薄的成人,以及体力活动者。

2）病理性肺泡呼吸音增强:见于发热、代谢亢进、贫血和酸中毒等。肺泡呼吸音增强一般是双侧性的,但一侧肺或胸膜病变时,其对侧可出现代偿性肺泡呼吸音增强,如肺结核、肺炎、肺肿瘤、气胸、胸腔积液和胸膜肥厚等。

（3）呼气音延长:下呼吸道阻力增加时,吸气和呼气都有困难。由于吸气相肺泡扩张,气道直径相对较大,因此吸气相气道阻力较呼气相小,故气道阻力增加主要表现为呼气时间延长,见于慢性支气管炎和支气管哮喘发作期。此外,由于肺组织弹性减退,呼气的驱动力减弱,也可引起呼气音延长,如见于肺气肿。

（4）断续性呼吸音:肺内局部性炎症或支气管狭窄,使空气不能均匀地进入肺泡,可引起断续性呼吸音。因伴短促的不规则间歇,如同机器转动齿轮相互咬合发出的声音,故又称齿轮呼吸音（cogwheel breath sound）,可见于肺炎患者,若在肺尖出现,提示肺尖部结核。另应注意在寒战、疼痛、精神紧张等情况下,呼吸肌有断续不均匀的收缩,也可听到类似的声响,但并非呼吸音,因此与呼吸周期无关。

（5）粗糙性呼吸音:为支气管黏膜轻度水肿或炎症浸润造成不光滑或狭窄,使气流进出不畅导致粗糙性呼吸音,见于支气管或肺部炎症的早期。

2. 异常支气管呼吸音　如在正常人应当闻及肺泡呼吸音的部位听到支气管呼吸音,则为异常的支气管呼吸音,亦称管样呼吸音。气流通过声门、气管和支气管的湍流声,如通过实变的肺组织的良好传导或经过大空洞的共鸣而传至胸壁,那么在肺泡呼吸音的部位即听到了支气管呼吸音。当然,支气管与肺组织实变区或空洞之间必须气流通畅,病变的范围较大且接近胸壁表面,否则在胸壁无法听到支气管呼吸音。

（1）肺组织实变:实变的肺较致密,声音传导性较好,故支气管呼吸音可传到体表而易于听到。支气管呼吸音的部位、范围和强弱与病变的部位、大小、深浅有关。实变的范围越大、越表浅,其声音越强,反之则较弱。常见于大叶性肺炎的实变期、肺栓塞、干酪性肺炎等。

（2）肺内大空腔:当肺内大空腔与支气管相通,音响在空腔内共鸣,且其周围肺组织有实变存在

NOTES

使传导良好,故在体表可闻及清晰的支气管呼吸音,常见于肺脓肿或空洞性肺结核的患者。

（3）压迫性肺不张:胸腔积液或大量心包积液时,肺组织受压迫引起压迫性肺不张,使肺组织较致密,有利于声音的传导,故于胸腔积液区上方或左下肺受心包压迫部位有时可听到支气管呼吸音,但强度较弱而且遥远。

3. 异常支气管肺泡呼吸音 肺部实变区域较小且与正常含气肺组织混杂存在时,或肺实变部位较深且被正常肺组织所覆盖时,则在正常肺泡呼吸音的区域内听到的支气管肺泡呼吸音。常见于支气管肺炎、肺结核、大叶性肺炎初期或在胸腔积液上方肺膨胀不全的区域。

（三）啰音

啰音（rale）是呼吸音以外的附加音（adventitious sound）,正常人一般并无啰音存在。按性质的不同可分为下列几种（图 3-6-21）。

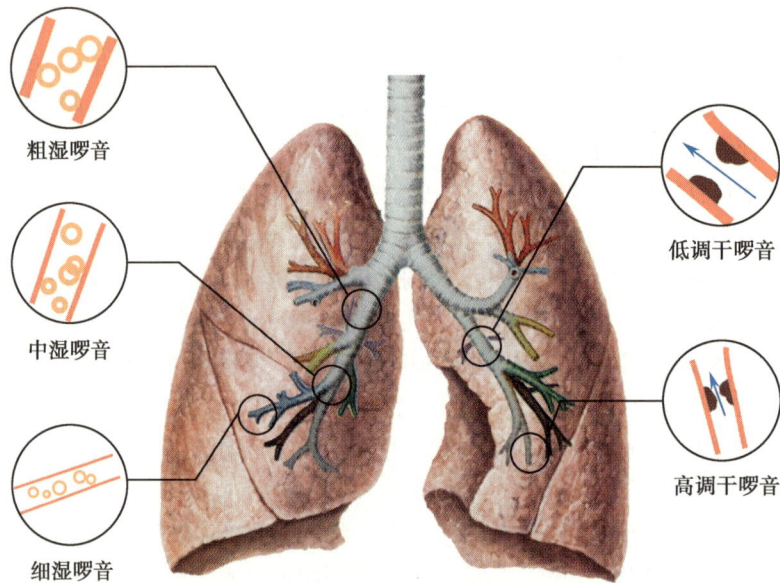

图 3-6-21 啰音发生的机制和部位

1. 湿啰音（moist rale） 系由于吸气时气体通过呼吸道内的稀薄分泌物,如渗出液、痰液、血液、黏液和脓液等,形成水泡并破裂所产生的声音,故又称水泡音（bubble sound）。或被认为是由于小支气管的管壁因分泌物黏着而陷闭,当吸气时突然张开重新充气所产生的爆裂音。宛如水煮沸时的冒泡音或用小管插入水中吹水的声响。

（1）湿啰音的特点:湿啰音为呼吸音外的附加音,断续而短暂,一次常连续多个出现,于吸气相尤其是吸气终末较为明显,有时也出现于呼气早期。部位较恒定,性质不易变,中、小水泡音可同时存在。吸气早中期的粗湿啰音及中湿啰音,因为大气道较宽,分泌物可随着咳嗽而排出使气道通畅,所以可以因咳嗽而消失,但支气管扩张症引起的湿啰音不因咳嗽而消失（其机制为支气管管壁塌陷重塑而非分泌物所致）。而吸气晚期的细湿啰音也不因咳嗽而消失。

（2）湿啰音的分类

1）按啰音的音响强度可分为响亮性和非响亮性两种:①响亮性湿啰音声音较响,是由于病变周围具有良好的传导介质,如肺实变或空洞共鸣作用的结果,见于肺炎、肺脓肿或空洞性肺结核。如空洞内壁光滑,响亮性湿啰音还可带有金属调。②非响亮性湿啰音声音较低,由于病变周围有较多的正常肺泡组织,声音传导减弱,听诊时感觉遥远。

2）按啰音性质分粗、中、细湿啰音和捻发音:①粗湿啰音（coarse moist rale）又称大水泡音。发生于气管、主支气管或空洞部位,多出现在吸气早期。见于支气管扩张症、严重肺水肿及肺结核或肺脓肿空洞。昏迷或濒死的患者因无力排出呼吸道分泌物,于气管处可闻及粗湿啰音,有时不用听诊器也可听到,称为痰鸣。②中湿啰音(medium moist rale):又称中水泡音。发生于中等大小的支气管,多出现于吸气的中期。见于支气管炎和支气管肺炎等。③细湿啰音(fine moist rale)又称小水泡音。发生于小支气管,多在吸气后期出现。常见于细支气管炎、支气管肺炎、肺淤血和肺梗死等。弥漫性肺间质纤维化患者在深吸气末于两肺底部可闻及高音调细湿啰音,称为爆裂音(velcro rale)。④捻发音(crepitus):是一种极细而均匀一致的湿啰音。多在吸气的终末期听到,颇似在耳边用手指捻搓一束头发时所发出的声音。此系细支气管和肺泡壁因分泌物存在而互相黏着陷闭,当吸气时被气流冲开,发出高音调的细小爆裂音。常见于细支气管和肺泡炎症或充血,如肺淤血、肺炎早期和肺泡炎等。但正常老年人或长期卧床的患者,于肺底亦可听到捻发音,在数次深呼吸或咳嗽后可消失,一般无临床意义。

3)根据湿啰音的部位可分为局部性或两侧弥漫性:局限性固定不变的湿啰音,提示局部有病灶,如肺部炎症、肺结核、支气管扩张症、肺脓肿或肺癌继发肺炎等。两侧肺底部湿啰音见于心功能不全导致的肺淤血。双肺广泛性湿啰音见于急性肺水肿、支气管肺炎、慢性支气管炎等。肺尖湿啰音多见于肺结核。心功能不全时湿啰音的分布部位往往与体位有关,平卧时两肺底为多,侧卧位时靠床朝下的一侧为多,随体位变动而异。

4)根据湿啰音出现的时间分为吸气早期和吸气后期湿啰音:肺炎和弥漫性肺间质纤维化可闻及吸气后期湿啰音,慢性阻塞性肺疾病多为吸气早期湿啰音,而充血性心力衰竭时吸气早期和吸气后期湿啰音都可闻及。

2. 干啰音(rhonchi) 由于气管、支气管或细支气管狭窄或部分阻塞,空气吸入或呼出时发生湍流所产生的声音。呼吸道狭窄或不完全阻塞的病理基础有炎症引起的黏膜充血水肿、分泌物阻塞、支气管平滑肌痉挛、管腔内肿瘤或异物,以及管壁被管外肿大的淋巴结或纵隔肿瘤压迫等。

(1)干啰音的特点:干啰音为一种持续时间较长的带乐性的呼吸附加音,音调较高,基音频率约为300~500Hz。持续时间较长,吸气及呼气时均可闻及,呼气相明显。干啰音的强度和性质易改变,部位易改变,在瞬间内数量可明显增减。发生于主支气管以上的干啰音,有时不用听诊器亦可闻及。

(2)干啰音的分类

1)根据音调分类可分为高调干啰音和低调干啰音:①高调干啰音(sibilant rhonchi):音调高,其基音频率可达500Hz以上,如同飞箭、鸟鸣或哨笛之声。用力呼气时其音质常呈上升性,多起源于较小的支气管或细支气管。②低调干啰音(sonorous rhonchi):又称鼾音。音调低,其基音频率约为100~200Hz,如熟睡中的鼾声,多发生于气管或主支气管,常为分泌物积聚所致。

2)根据部位可分为弥漫性干啰音和局限性干啰音:①弥漫性干啰音见于慢性支气管炎、支气管哮喘、阻塞性肺气肿和心源性哮喘等;②局限性干啰音可见于支气管内膜结核、肺癌和支气管异物等。

(四)语音共振

语音共振(vocal resonance)的检查方法与语音震颤基本相同,即嘱受检者用一般面谈的声音强度重复发"yi"的长音,或重复发"1——2——3——",喉部发音产生的振动经气管、支气管和肺泡传至胸壁,与语音震颤不同的是并非用手触胸壁震动,而是用听诊器听声音。正常情况下,所听到的语音共振既不响亮,也不清晰。

通过两侧比较,可以发现有无语音共振增强或减弱。其临床意义同语音震颤,但较后者敏感。

1. 支气管语音(bronchophony) 为语音共振的强度和清晰度均有增加,常同时伴有语音震颤增强、叩诊浊音和听诊异常支气管呼吸音,见于肺实变的患者。

2. 胸语音(pectoriloquy) 是一种更强、更响亮的支气管语音,言词清晰可辨。见于大范围的肺实变区域。

3. 羊鸣音(egophony) 不仅语音的强度增加,而且其性质发生改变,带有鼻音性质,颇似"羊叫声",受检者发出的声音为"衣",听到的声音为英文字母"A"的声音。常在中等量胸腔积液的上方肺受压的区域听到,亦可在肺实变伴有少量胸腔积液的部位闻及。

4. 耳语音(whispered pectoriloquy) 为了提高语音共振检查的灵敏度,检出较轻的病变,可作耳语音检查。即嘱受检者用耳语发"1——2——3——"音,在胸壁上听诊时,正常时只能闻及极微弱、极含糊的音响。但当肺实变时,则可听到增强的、清晰的耳语音。故对诊断肺实变更有价值。

(五) 胸膜摩擦音

正常人胸膜表面光滑,胸膜腔内只有微量液体存在,因此,呼吸时胸膜脏层和壁层之间相互滑动并无音响发生。然而,当胸膜面由于炎症而变得粗糙时,随着呼吸便可出现胸膜摩擦音(pleural friction rub)。受检者取坐位或卧位,检查者用听诊器在胸部听诊,可听到一种摩擦的声音。声音性质差别很大,有的声音柔软细微,如丝织物的摩擦声,有的声音很粗糙,如搔抓声、沙沙声、踏雪或握雪的声音。摩擦音可在极短时间内出现、消失或再出现,亦可持续数日或更久。呼气与吸气时均可听到。一般在吸气末与呼气开始时较为明显,屏住呼吸则声音消失,借此可与心包摩擦音鉴别。深呼吸或听诊器体件紧压皮肤时则声音增强。令患者掩鼻闭口并加强腹式运动,这时尽管无气流进出气道,仍可闻及胸膜摩擦音,可与捻发音区别。胸膜摩擦音最常听到的部位是前下侧胸壁,因该区域的呼吸动度最大。干、湿啰音和胸膜摩擦音示意图如图 3-6-22。反之,肺尖部的呼吸动度较胸廓下部小,故胸膜摩擦音很少在肺尖闻及。胸膜摩擦音可随体位的变动而消失或复现。当胸腔积液较多时,因两层胸膜被分开,摩擦音可消失。在胸腔积液吸收过程中,当两层胸膜接近时,可再出现。纵隔胸膜炎症时,随呼吸及心脏搏动时均可听到摩擦音,称为胸膜心包摩擦音。闻及胸膜摩擦音,应考虑以下疾病。

1. 胸膜炎症,如结核性胸膜炎、化脓性胸膜炎以及其他原因引起的胸膜炎症。
2. 胸膜原发性或继发性肿瘤。
3. 胸膜高度干燥,如严重脱水等。
4. 肺部病变累及胸膜,如肺炎、肺梗死等。
5. 其他,如尿毒症等。

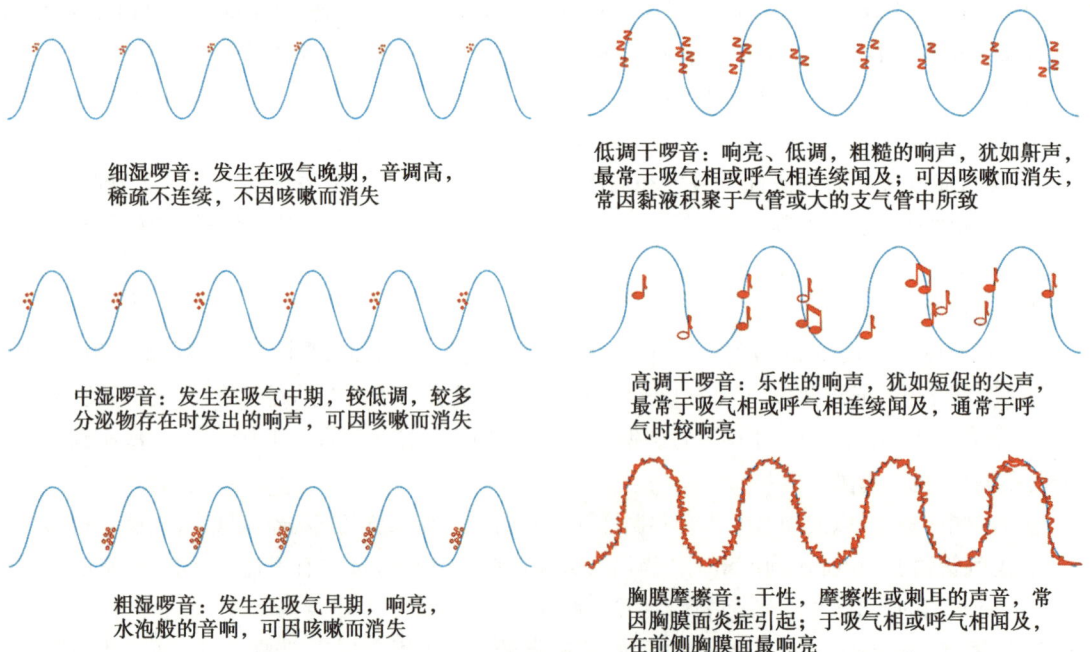

细湿啰音:发生在吸气晚期,音调高,稀疏不连续,不因咳嗽而消失

中湿啰音:发生在吸气中期,较低调,较多分泌物存在时发出的响声,可因咳嗽而消失

粗湿啰音:发生在吸气早期,响亮,水泡般的音响,可因咳嗽而消失

低调干啰音:响亮、低调,粗糙的响声,犹如鼾声,最常于吸气相或呼气相连续闻及;可因咳嗽而消失,常因黏液积聚于气管或大的支气管中所致

高调干啰音:乐性的响声,犹如短促的尖声,最常于吸气相或呼气相连续闻及,通常于呼气时较响亮

胸膜摩擦音:干性,摩擦性或刺耳的声音,常因胸膜面炎症引起;于吸气相或呼气相闻及,在前侧胸膜面最响亮

图 3-6-22 干、湿啰音和胸膜摩擦音示意图

附　肺部体格检查纲要和结果记录举例

主要内容	结果记录举例
一、视诊	
1. 呼吸频率	18 次/min
2. 呼吸节律	呼吸规则
3. 呼吸运动	两侧对称,腹式呼吸为主
二、触诊	
1. 胸廓扩张度	两侧对称
2. 语音震颤	两侧强度一致
3. 胸膜摩擦感	未触及
三、叩诊	
1. 叩诊音	胸部叩诊呈清音
2. 肺界	双肺尖宽度均为 5cm,平静呼吸时两肺下界位于锁骨中线第 6 肋间隙、腋中线第 8 肋间隙、肩胛线第 10 肋间隙
3. 肺下界移动度	肺下界移动度为 7cm
四、听诊	
1. 肺部呼吸音	呼吸音清晰
2. 异常呼吸音	无异常呼吸音
3. 啰音	未闻及干、湿啰音
4. 语音共振	无增强及减弱

第六节　某些特殊的体格检查方法

一、搔刮听诊法

将听诊器的体件置于肺的表面的胸壁,一手固定听诊器体件,另一手示指指腹由体件周边向外搔刮。开始可听到清晰的搔刮音,当搔刮到心脏或肝脏边界时,搔刮音突然明显减弱。搔刮听诊法可用于确定心脏和肝脏的边界。

二、胸部振水音

受检者取坐位,检查者将听诊器体件置于胸壁,摇晃受检者上身,或让受检者自己晃动上身,可听到振水音。明显者不用听诊器也可听到振水音。胸部振水音阳性见于无粘连、无包裹的液气胸,也可见于膈疝。并应与腹部振水音鉴别。

三、屏气试验

受检者取坐位。深吸气末屏气,直到无法忍受不得不呼气为止。记录深吸气末到呼气开始的时间。正常值为 40~60 秒。也可于深呼气末屏气,直到无法忍受不得不吸气为止。正常值为 20~35 秒。屏气时间缩短,提示呼吸功能不全。

NOTES

四、胡佛征

正常人吸气时胸廓下部季肋向前外扩张。如果吸气时季肋部内收,则胡佛征(Hoover 征)阳性。双侧阳性可见于肺气肿,单侧阳性可见于一侧气胸或胸腔积液。

第七节　呼吸系统异常发现及其鉴别

胸腔积液、气胸、肺不张、肺气肿和肺实变等病变可以通过体格检查发现。当然,如果病变范围比较局限,或病变不够典型,体格检查可能无法检出。在发现这些异常综合体征后,一般应进行 X 线、CT、超声等影像学检查确定,并根据病史、伴随症状和体征分析可能的病因,考虑进一步的检查或治疗。

一、肺实变

肺实变(lung consolidation)是指一种由任何原因引起肺泡腔内积聚浆液、纤维蛋白和细胞成分等,从而使肺泡含气量减少、肺质地致密化的病变。肺体积并不缩小,可不变或增大。

【病因】

1. 损伤因子所引起的肺实变

(1)肺炎:根据病原体可分为细菌性肺炎、病毒性肺炎、支原体性肺炎、衣原体性肺炎、肺部真菌感染等,为引起肺实变最常见的病因。结核分枝杆菌引起的干酪性肺炎也可表现为肺实变。

(2)肺寄生虫病:如肺吸虫病、肺血吸虫病等。

(3)理化因素:如放射性肺炎和氧中毒等。

2. 免疫反应异常　如变态反应性肺浸润(过敏性肺炎、肺出血肾炎综合征等)。

3. 肺循环功能障碍　如心源性肺水肿、肺栓塞。

4. 其他　如急性呼吸窘迫综合征(ARDS)、肺泡蛋白沉积症等。

【发生机制】

1. 多种损伤因子,如病原微生物、寄生虫、理化因素等引起肺组织炎症,使肺血管扩张、血流量增多和血管通透性增高,血浆和白细胞从血管内渗出到肺实质,可引起肺实变。

2. 免疫反应异常导致肺泡毛细血管基底膜损伤,通透性增高,引起肺实变。

3. 肺循环障碍使肺毛细血管内静水压升高、毛细血管通透性增高,或肺淋巴管阻塞均可引起肺泡内或肺间质液体增多,早期多为间质性肺水肿,晚期可出现肺泡性肺水肿。

【体征】

1. 视诊　胸廓对称,患侧呼吸运动减弱。

2. 触诊　气管居中,患侧语音震颤增强。

3. 叩诊　病变部位叩诊呈浊音。

4. 听诊　病变部位可闻及支气管呼吸音和响亮的湿啰音,语音共振增强,累及胸膜者可闻及胸膜摩擦音。

【鉴别要点】

1. 相关病史

(1)年龄:年轻患者以肺结核常见,中青年可能为肺炎球菌性肺炎。

(2)既往病史:有高血压、冠状动脉粥样硬化性心脏病、风湿性心脏病史,可能为心源性肺水肿。有外伤、休克、严重感染、大量吸入有害气体或高浓度氧吸入史,可能为非心源性肺水肿。术后长期卧床、有下肢静脉血栓形成者,可能为肺梗死。有放射治疗史,要考虑放射性肺炎。有系统性红斑狼疮、类风湿关节炎者,可能是上述病变致肺浸润。免疫功能抑制的患者可能患肺结核、肺真菌感染(如肺孢子菌肺炎)。

(3)接触史:生食溪蟹或蝲蛄者要考虑肺吸虫病,高浓度吸氧者要考虑氧中毒,有变应原接触史要考虑变态反应性肺浸润,长期接触有害粉尘者要考虑肺尘埃沉着病。

2. 伴随症状

(1)寒战、高热、胸痛、咳铁锈色痰,提示大叶性肺炎。

(2)高热、咳大量脓臭痰,可能为肺脓肿。

(3)午后低热、盗汗、消瘦、血痰,可能为肺结核。

(4)突发胸痛、咯血、心慌、呼吸困难,可能为肺栓塞。

3. 伴随体征

(1)急性病容、口唇疱疹,可见于大叶性肺炎。

(2)可平卧、口唇发绀、呼吸窘迫,可能是 ARDS。

(3)面部蝶形红斑提示系统性红斑狼疮。

(4)指间关节畸形可能为类风湿关节炎。

(5)心浊音界扩大,肺动脉瓣听诊区第二心音亢进,可见于肺梗死。

(6)端坐呼吸、心动过速、奔马律、两肺广泛湿啰音,可见于心源性肺水肿。

二、肺气肿

肺气肿(pulmonary emphysema)是指呼吸性细支气管远端(包括肺泡管、肺泡囊和肺泡)过度膨胀、过度充气和容积增大,往往不伴有明显纤维化。按病因及发病机制的不同,可分为阻塞性肺气肿和非阻塞性肺气肿两种类型。从病理解剖来看,还有灶性肺气肿、旁间隔性肺气肿、间质性肺气肿等,这些肺气肿由于在体格检查时并无典型肺气肿体征,故不在此处讨论。

【病因】

1. 阻塞性肺气肿 可由吸烟、慢性支气管炎、支气管哮喘、支气管扩张症、硅沉着病和 α_1-抗胰蛋白酶缺乏症等引起。

2. 非阻塞性肺气肿 可见于老年人肺气肿、代偿性肺气肿(继发于肺叶切除术后、肺不张及胸廓畸形等)。

【发生机制】

肺气肿的发生机制至今尚未完全阐明,一般认为是多因素作用的结果。

1. 阻塞性肺气肿

(1)支气管阻塞因素:各种慢性刺激因子,如吸烟、大气污染及有害气体吸入以及病毒、细菌感染等引起支气管黏膜肿胀、管腔狭窄、分泌物黏稠,造成气道不完全性阻塞。如同活瓣一样,吸气时气体进入肺泡,呼气时由于胸膜腔内压增加使气道闭塞,肺泡内气体滞留使肺泡过度充气和膨胀。此外,肺泡内压增高,肺循环受压,血供减少,使肺组织营养障碍,弹性减退。上述病理改变可引起肺泡壁破裂,肺泡相互融合形成肺大疱。

(2)蛋白酶溶解因素:蛋白酶-抗蛋白酶平衡是使肺组织正常结构免于破坏的重要因素。当肺内游离蛋白酶活性增加,肺组织受破坏,可引起肺气肿。根据发生机制可分为以下两种。

1)后天性蛋白酶-抗蛋白酶失衡:支气管感染或吸入有害物质,使中性粒细胞和肺泡巨噬细胞聚集并活化,释放出大量活性蛋白酶,其活性可以超过组织中抗蛋白酶的抑制能力,因此可发生肺组织损伤,导致肺气肿。

2)遗传性 α_1-抗胰蛋白酶缺乏症:α_1-抗胰蛋白酶为一种蛋白酶抑制剂,能抑制多种蛋白酶。由常染色体隐性遗传,两个 Z 型等位基因组成的纯合子 PiZZ 表现型患者血清 α_1-抗胰蛋白酶浓度只有正常人的 10%~15%。因此这些患者体内没有足够的 α_1-抗胰蛋白酶来抑制蛋白酶的活性,故易发生肺气肿。

2. 非阻塞性肺气肿

（1）老年性肺气肿：老年人肺泡的退行性改变、肺泡弹性回缩力减弱引起肺气肿，仅有肺泡过度充气而无肺泡壁的破坏。

（2）代偿性肺气肿：由于部分肺组织被切除、毁损、不张等，其他健康肺组织出现代偿性肺泡膨大。代偿性肺气肿的肺泡虽然膨大，但是其结构仍完整，功能基本正常。

【体征】

肺气肿的典型体征如下。

1. **视诊**　桶状胸、胸廓饱满、呼吸运动减弱、肋间隙增宽。
2. **触诊**　气管居中、双侧语音震颤减弱。
3. **叩诊**　两肺过清音、肺下界降低、肺下界移动度减少、心浊音界缩小、肝浊音界下移。
4. **听诊**　肺泡呼吸音减弱、呼气延长、语音共振减弱、心音遥远。

代偿性肺气肿并无上述典型表现，仅可见代偿性肺气肿区呼吸运动减弱，肋间隙增宽，语音震颤减弱，叩诊呈过清音，听诊肺泡呼吸音减弱，语音共振减弱。且常伴有引起代偿性肺气肿的原发病变的体征。

【鉴别要点】

1. 相关病史

（1）年龄：自幼出现发作性气喘者要考虑哮喘。自患麻疹、百日咳或肺炎后出现咳嗽、咳痰者考虑支气管扩张症。老年人平素无呼吸系统疾病且不吸烟者可能是老年性肺气肿。

（2）吸烟者要考虑阻塞性肺气肿。

（3）肺切除术后考虑代偿性肺气肿。

（4）有职业性粉尘或有害气体接触史者应考虑职业性肺病。

2. 伴随症状

（1）反复冬春季节咳嗽、咳白痰者多见于慢性支气管炎。大量脓痰可见于支气管扩张症。

（2）咯血多见于支气管扩张症和肺结核。

（3）低热、盗汗、乏力、食欲缺乏、消瘦见于肺结核。

3. 伴随体征

（1）两肺散在或广泛干、湿啰音考虑慢性支气管炎。

（2）两肺发作性呼气相哮鸣音可见于哮喘。

（3）胸廓畸形或肺不张应考虑代偿性肺气肿。

（4）固定性湿啰音考虑支气管扩张症。

三、肺不张

肺不张（atelectasis）是指肺充气减少，伴容积缩小的一种病理改变。肺不张包括先天性与后天性两类，前者是婴儿在出生时肺部有较多未充气的肺泡存在，出生后因呼吸运动障碍而未能迅速充气导致的病变，后者为后天发生。肺不张可分为局限性或广泛性、不完全性或完全性无充气。肺不张可发生在肺的一侧、一叶、一段或亚段。当病变有一定范围，且充气减少到一定程度时，体格检查才能发现肺不张征。

【病因】

1. 阻塞性肺不张常见于支气管内肿瘤和支气管结核，或见于黏痰、血块、异物阻塞气道等。也见于肺癌或肿大淋巴结从管外压迫气道引起阻塞。

2. 外压性肺不张多见于大量气胸或胸腔积液。

3. 其他如肺表面活性物质减少，见于 ARDS、新生儿肺透明膜病。

【发生机制】

1. 气道阻塞 由于气道管腔阻塞或受外压,肺泡与外环境交通受阻,当肺循环血液通过肺泡毛细血管的时候,肺泡中的氧气顺压力差进入血液。随着肺泡含气量的减少,肺泡的体积缩小。肺泡内氧气被吸收后,肺泡的氮气和二氧化碳的分压便高于毛细血管血液,为了保持平衡,肺泡内氮气和二氧化碳向血液弥散,最终肺泡内气体被吸收殆尽。

2. 肺组织受压迫 肺组织受压迫使肺无法膨胀,产生肺不张,称为外压性不张。但由于存在产生外压因素的病理改变,掩盖了肺不张的体征,故很难发现肺不张征。

3. 其他 肺泡表面活性物质减少或失活使肺泡表面张力增高致肺泡陷闭不张。此外,肺局部炎症后纤维化以及呼吸肌无力使痰液潴留阻塞气道等,均可造成肺泡萎陷。

【体征】

典型的肺不张的体征如下。

1. **视诊** 病变部位胸廓塌陷,肋间隙变窄,呼吸运动减弱。

2. **触诊** 气管向患侧移位。病变部位语音震颤减弱。

3. **叩诊** 病变部位浊音或实音,心脏向患侧移位。

4. **听诊** 病变部位呼吸音减弱或消失,语音共振减弱或消失。

若肺不张时间较长,不张肺的体积缩小,而周围肺泡可代偿性扩张,因此叩诊不一定出现浊音,呼吸音也不一定减弱。

【鉴别要点】

1. 相关病史

(1)年龄、性别:新生儿肺不张多为先天性肺不张或新生儿肺透明膜病。儿童及青年多见支气管结核或支气管异物,老年男性可能为支气管肺癌。

(2)有无神经肌肉疾病和有无痰液黏稠:呼吸肌无力,咳痰不畅,可引起痰液阻塞气道。

(3)有无异物吸入史:异物阻塞气道是儿童肺不张的常见原因。

(4)有无咯血:咯血者发生肺不张多考虑血块阻塞气道。

(5)有无手术史:手术后肺不张常由气道分泌物引流不畅引起。

2. 伴随症状

(1)发热:可见于肺结核、支气管肺癌和恶性淋巴瘤等。

(2)咳嗽:刺激性干咳多为支气管结核、肿瘤或异物。

(3)咯血:见于支气管结核、支气管肺癌等。

3. 伴随体征

(1)颈淋巴结肿大:可见于肺癌转移、颈淋巴结结核或恶性淋巴瘤。

(2)体形消瘦、营养不良:可能为肺癌晚期或肺结核。

(3)四肢肌力减退、深反射弱:可见于神经肌肉病变。

四、胸腔积液

正常情况下,胸膜壁层和脏层之间有微量液体,使两侧胸膜保持润滑,减轻呼吸运动时的摩擦。胸腔液体不断产生,又不断吸收,处于动态平衡。任何病理因素使其产生加速或吸收减少时,就会形成胸腔积液(pleural effusion)。

【病因】

引起胸腔积液的疾病,按其发生机制,归纳如下。

1. 胸膜毛细血管内静水压增高 如充血性心力衰竭、缩窄性心包炎、上腔静脉或奇静脉受阻。

2. 胸膜毛细血管壁通透性增加 如胸膜炎症(结核性、化脓性)、结缔组织病(系统性红斑狼疮、类风湿关节炎)、胸膜肿瘤(原发性胸膜间皮瘤或转移性肿瘤)、肺梗死、膈下疾病(急性胰腺炎、膈下脓肿、阿米巴肝脓肿)等。

3. 胸膜毛细血管内胶体渗透压降低 如低蛋白血症、肝硬化、肾病综合征、肾炎、黏液性水肿等。

4. 壁胸膜淋巴引流功能障碍 如恶性肿瘤阻塞淋巴管、淋巴管发育异常。

5. 损伤 如肋骨骨折、主动脉瘤破裂、食管破裂、胸导管破裂等。

【发生机制】

健康人胸膜腔内为负压,平均为-5cmH₂O(1cmH₂O=0.098 1kPa),吸气时负压增大。胸膜腔内液体中含蛋白质,具有一定的胶体渗透压,约8cmH₂O。壁胸膜由体循环(肋间动脉)供血,其毛细血管内静水压为30cmH₂O左右。脏胸膜由肺循环供血,静脉压较低,约11cmH₂O。而体循环与肺循环的胶体渗透压相同,为34cmH₂O。结果是液体由壁胸膜进入胸膜腔,并不断由脏胸膜吸收。胸膜腔内液体中的蛋白质主要经淋巴管吸收。由上可见,胸膜或邻近组织感染、炎症或肿瘤等导致胸膜毛细血管内静水压增高,均可使壁胸膜进入胸膜腔的水分增加。肝硬化、肾病综合征、肾炎、低蛋白血症等使血中胶体渗透压降低,也可产生胸腔积液。肿瘤可压迫和阻断淋巴引流,使胸膜腔内液体中蛋白质积聚,从而导致胸腔积液。胸膜或其周围组织外伤也可导致血性胸腔积液。此外腹腔积液可通过膈肌先天性缺损进入胸膜腔,从而导致胸腔积液。

【体征】

少量积液体格检查时可无异常发现。范围较小的包裹性胸腔积液以及叶间胸膜积液在体格检查时也常常难以发现。中等量或以上胸腔积液可有以下典型体征。

1. 视诊 喜患侧卧位,患侧胸廓饱满、肋间隙增宽、呼吸运动受限,心尖搏动向健侧移位。

2. 触诊 气管移向健侧,患侧呼吸运动减弱,语音震颤减弱或消失。

3. 叩诊 积液区为浊音或实音,左侧胸腔积液时心界叩不出,右侧胸腔积液时,心界向左侧移位。

4. 听诊 积液区呼吸音减弱或消失,语音共振减弱或消失。积液上方可闻及减弱的支气管呼吸音。

【鉴别要点】

1. 相关病史

(1)年龄、性别:年轻人多考虑结核性胸膜炎,老年人患恶性胸腔积液的可能性增加。女性还应想到乳腺癌、结缔组织疾病(如系统性红斑狼疮)。

(2)有无痰结核分枝杆菌阳性患者密切接触史,结核性胸膜炎是最常见的渗出性胸膜炎。

(3)有无心力衰竭、肝硬化、肾病综合征、肾衰竭和严重营养不良等,上述疾病是全身水肿合并胸腔积液的常见病因。

(4)有无结缔组织病史。

(5)有无肺炎、气胸、膈下脓肿、胰腺炎等,上述疾病可引起反应性胸腔积液。

(6)有无外伤、穿刺或手术史。

(7)有无肿瘤病史,肺癌或乳腺癌胸膜转移是恶性胸腔积液的常见原因。

(8)有无生食蟹、虾和蝲蛄等,卫氏并殖吸虫感染可合并胸腔积液。

(9)是否为手术后或长期卧床,下肢静脉血栓形成者应注意除外肺栓塞。

(10)职业性接触石棉者要考虑恶性胸膜间皮瘤。

2. 伴随症状

(1)发热:高热者应考虑化脓性胸膜炎,午后低热伴盗汗,提示可能为结核性胸膜炎。

(2)咳嗽:有刺激性干咳,要考虑支气管肺癌、肺结核。

(3)咳痰:伴大量脓臭痰时,应考虑肺脓肿合并胸腔积液或支气管胸膜瘘;伴痰中带血,应注意考虑肺结核或肺癌。

(4)咯血:要考虑肺结核、肺癌和肺梗死等。

（5）剧烈胸痛：应考虑胸部外伤、肺梗死、胸膜间皮瘤或胸膜转移癌。

（6）关节肿痛、皮肤红斑：应考虑结缔组织疾病胸膜损害。

（7）血尿：可能为肾小球肾炎。

（8）上腹部疼痛：要注意膈下疾病，如胰腺炎、肝脓肿。

3. 伴随体征

（1）浅表淋巴结肿大，可见于结核病、淋巴瘤或恶性肿瘤转移。

（2）黄疸、肝掌、蜘蛛痣、腹壁静脉曲张和肝大，提示肝硬化。

（3）颈静脉怒张、肝大压痛和肝颈静脉回流征阳性，提示右心衰竭。

（4）颜面蝶形红斑、关节肿痛及畸形、皮下结节等，应除外结缔组织疾病。

（5）乳房包块，应考虑乳腺癌的可能。

（6）盆腔检查发现卵巢有肿瘤，可能为梅格斯综合征（Meigs 综合征）。

（7）皮肤凹陷性水肿或合并心包积液（心界扩大、心音低远）或腹腔积液（移动性浊音）等体征，提示胸腔积液可能为漏出液。

五、气胸

任何原因使胸膜破损，气体进入胸膜腔，称为气胸（pneumothorax）。外伤引起者，称为外伤性气胸。因检查或治疗操作而引起者，称为医源性气胸。用人工方法将气体注入胸腔者称为人工气胸。无外伤或人为因素引起而发生的气胸称为自发性气胸。在自发性气胸中，因支气管或肺部疾病引起者，称为继发性自发性气胸。无支气管或肺部疾病者，称为特发性自发性气胸。

气胸可分为三种类型。

1. 闭合性气胸　气胸发生后，由于肺受压回缩，胸膜破裂口自行封闭，气体不再经破裂口进入胸膜腔，称为闭合性气胸。

2. 张力性气胸　吸气时气体经过活瓣性胸膜破口进入胸膜腔，而呼气时气体不能经破口返回呼吸道而排出。结果胸膜腔内气体愈积愈多，形成高压，使肺脏受压。

3. 开放性（交通性）气胸　气体经过持续开放的胸膜破口自由进出胸膜腔。

【病因】

1. 外伤或医源性气胸　针灸、静脉穿刺、外科手术、胸部刀伤或枪炮伤等。

2. 继发性自发性气胸　慢性阻塞性肺疾病、肺大疱、哮喘、肺结核、肺癌、金黄色葡萄球菌性肺炎、肺脓肿、肺尘埃沉着病、弥漫性肺间质病变、子宫内膜异位症等。

3. 其他　特发性自发性气胸、机械通气气压伤、人工气胸或气腹等。

【发生机制】

正常情况下，胸膜壁层与脏层紧贴在一起，即胸膜腔是闭合的，无气体存在。正常人自主吸气时，由于胸壁的扩张和肺的弹性回缩力，胸膜腔内负压增大。当肺泡或其他肺内气腔与胸膜腔交通，或者胸膜腔与外界相通时，气体就会顺压力梯度进入胸膜腔。受气体压迫，纵隔及其器官向健侧移位。

引起胸膜腔与外界或与肺泡腔、支气管相通从而产生气胸的机制如下。

1. 机械性损伤使胸膜腔与外界或肺泡相通。

2. 肺组织结构的异常使其在一定诱因或无明显诱因时发生破裂。可能引起肺泡内压力增高，使肺泡破裂的诱因有剧咳、打喷嚏、排便屏气、搬移重物等。

3. 其他如气腹时，腹腔的气体经膈肌裂隙进入胸膜腔，或当患者突然从高压环境进入常压或低压环境时。

【体征】

少量气胸常无明显体征，胸腔积气较多时有以下气胸征表现。

1. **视诊** 患侧胸廓饱满,肋间隙增宽,呼吸运动减弱。
2. **触诊** 气管向健侧移位,语音震颤消失。
3. **叩诊** 患侧呈鼓音。右侧气胸时肝浊音界下移。左侧气胸时,心浊音区变小或叩不出。
4. **听诊** 患侧呼吸音消失,语音共振减弱或消失。

【鉴别要点】

1. **相关病史**

(1)年龄、性别:婴儿考虑新生儿气胸;儿童发病多为肺部感染,如肺结核或金黄色葡萄球菌性肺炎;老年人应考虑慢性阻塞性肺疾病或肺部肿瘤等。生育期妇女在月经期发生气胸要警惕子宫内膜异位症。

(2)有外伤的患者应考虑外伤性气胸。

(3)有外科手术、静脉穿刺、邻近部位针灸的患者要考虑医源性气胸。

(4)有职业接触史要考虑肺尘埃沉着病。

(5)有无慢性阻塞性肺疾病、肺大疱、哮喘、弥漫性肺间质病变等气道或肺部疾病。

2. **伴随症状**

(1)发热:低热要警惕肺结核或肺部肿瘤等,高热要注意金黄色葡萄球菌性肺炎、肺脓肿等。

(2)咳嗽:刺激性干咳可能为肺癌。

(3)咳痰:脓性痰可见于肺脓肿。

(4)咯血:可见于肺结核、肺癌、肺梗死等。

(5)气急、发绀、大汗、烦躁不安:应警惕张力性气胸。

3. **伴随体征**

(1)无力型体型:可见于肺结核、肺部肿瘤、特发性自发性气胸。

(2)颈部淋巴结肿大:可能为肺部肿瘤或肺结核。

(3)肢体过长、蜘蛛样足:见于马方综合征。

(4)面色苍白,脉搏细弱,血压偏低:可能为血气胸。

(5)两肺哮鸣音:可能为哮喘、喘息型支气管炎。

(6)局限性喘鸣音:可见于肺部肿瘤。

(7)杵状指:可能为支气管扩张症、肺癌或慢性肺脓肿。

胸部常见体征见表 3-6-1。

表 3-6-1 胸部常见体征

疾病	视诊		触诊		叩诊	听诊		
	胸廓	呼吸动度	气管位置	语音震颤	音响	呼吸音	啰音	语音共振
肺实变	对称	患侧减弱	正中	患侧增强	浊音或实音	支气管呼吸音	湿啰音	患侧增强
肺气肿	桶状	两侧减弱	正中	两侧减弱	过清音	减弱	无	减弱
肺不张	患侧塌陷	患侧减弱	移向患侧	减弱或消失	浊音	减弱或消失	无	减弱或消失
胸腔积液	患侧饱满	患侧减弱	移向健侧	减弱或消失	实音	减弱或消失	无	减弱或消失
气胸	患侧饱满	患侧减弱	移向健侧	减弱或消失	鼓音	减弱或消失	无	减弱或消失

(张惠兰)

第八节 心 脏 检 查

心脏检查是心血管疾病诊断的基本功。在详细询问病史的基础上,对患者进一步进行认真的心脏检查,多能初步判断有无心脏疾病,其中,一些心脏疾病依据细致的心脏检查结果便可及早作出准确的诊断。即使是在现代医学高度发展、新的诊断手段不断出现的今天,心脏检查结果也仍然对进一步正确地选择仪器检查提供了有意义的参考。同时,往往需要将仪器的检查结果与病史和体格检查结合,进行综合考虑,才能对疾病作出正确的诊断。另外,某些体格检查所见,如心音的改变、心杂音、奔马律、交替脉等重要的体征,是目前常规仪器检查所不能发现的。

在进行心脏检查时,需有一个安静、光线充足的环境。需注意患者的隐私保护,天气寒冷时需注意保暖,检查过程中体现人文关怀。患者多取仰卧位,医师多位于患者右侧,门诊条件下也可取坐位,但必要时仍需取多个体位(平卧位、左侧卧位及坐位等)进行反复检查。心脏检查时,一方面,注意依次进行视诊(inspection)、触诊(palpation)、叩诊(percussion)、听诊(auscultation),以全面地了解心脏情况;另一方面,在确定某一异常体征时,也可反复交替应用视诊、触诊、叩诊、听诊的检查方法加以判断。

一、视诊

心脏视诊时,受检者尽可能取仰卧位,充分暴露胸部,光线最好来源于患者左侧。除直视胸廓轮廓外,必要时检查者也可让视线与胸廓同高,以便更好地了解心前区有无隆起和异常搏动等。

(一)胸廓畸形

正常人胸廓左右侧应基本对称,检查时着重注意与心脏有关的胸廓畸形情况。

1. 心前区隆起(precordial prominence) 多为先天性心脏病造成的心脏肥大,在儿童生长发育完成前影响胸廓正常发育所致,常见胸骨下段及胸骨左缘第3、4、5肋间的局部隆起,如法洛四联症、肺动脉瓣狭窄等引起的右心室肥大;少数情况系儿童期风湿性心瓣膜病的二尖瓣狭窄导致的右心室肥大或伴有大量渗出液的儿童期慢性心包炎所致。另外,位于胸骨右缘第2肋间及其附近局部隆起,多为主动脉弓动脉瘤或升主动脉扩张所致,常伴有收缩期搏动。

2. 鸡胸(pigeon chest)、漏斗胸(funnel chest)、脊柱畸形 一方面,严重者有可能使心脏位置受到一定影响;另一方面,这些畸形也提示可能存在某种心脏疾病。如脊柱后侧凸可引起肺源性心脏病,鸡胸可伴有马方综合征(Marfan syndrome)。

(二)心尖搏动

心尖搏动(apical impulse)主要的形成机制是:心室收缩时心脏摆动,心尖向前冲击前胸壁相应部位。正常成人心尖搏动位于第5肋间,左锁骨中线内侧0.5~1.0cm,搏动范围以直径计算,为2.0~2.5cm。体胖者或女性乳房垂悬时心尖搏动不易看见。

1. 心尖搏动移位 心尖搏动的位置可受多种生理性和病理性因素影响。

(1)生理性因素

1)体型:肥胖体型者横膈位置较高,心脏呈横位,心尖搏动可向上外移至第4肋间左锁骨中线稍外;消瘦体型者(特别是处于站立位)心脏呈垂悬位,心尖搏动可向下内移至第6肋间。

2)年龄:婴儿及儿童的心脏呈横位,心脏体积与胸廓容积的比值较成年人大,因此心尖搏动的位置可在第4肋间左锁骨中线偏外处。

3)体位:卧位时横膈的位置较坐位稍高,心尖搏动的位置亦可稍高;右侧卧位时,心尖搏动可向右移1.0~2.5cm;左侧卧位时,心尖搏动则左移2.0~3.0cm。需注意,侧卧位时心尖搏动位置若无变动,提示胸腔内可能有病变,如粘连性心包胸膜炎。

4)妊娠:妊娠时横膈升高,心脏呈横位,心尖搏动向上外移位。

（2）病理性因素：有心脏因素（如心脏增大）或心脏以外的因素（如纵隔、横膈位置改变）（表3-6-2）。

表 3-6-2 心尖搏动移位的常见病理性因素

因素	心尖搏动移位	临床常见疾病
心脏因素		
左心室增大	向左下移位	主动脉瓣关闭不全等
右心室增大	向左侧移位	二尖瓣狭窄等
左、右心室增大	向左下移位，伴心浊音界向两侧扩大	扩张型心肌病等
右位心	心尖搏动位于右侧胸壁	先天性右位心
心脏以外的因素		
纵隔移位	心尖搏动向患侧移位	一侧胸膜粘连、增厚或肺不张等
	心尖搏动移向病变对侧	一侧胸腔积液或气胸等
横膈移位	心尖搏动向左外侧移位	大量腹腔积液等，横膈抬高使心脏呈横位
	心尖搏动移向内下，可达第6肋间	严重肺气肿等，横膈下移使心脏呈垂位

2. 心尖搏动强度与范围的改变 也受生理性和病理性因素的影响。

（1）生理性因素：心尖搏动的强弱与胸壁厚度有关。肥胖或肋间隙变窄时，心尖搏动较弱，范围也较小，甚至难以察觉；胸壁薄和/或肋间增宽（如消瘦者、儿童）时，心尖搏动较强，范围也较大。剧烈活动、情绪激动时，心脏活动加强，心尖搏动亦随之增强。

（2）病理性因素

1）心脏疾病：①左心室肥厚时心尖搏动明显增强，心尖搏动范围也较大；②心肌受损（急性心肌梗死、扩张型心肌病等）可使心肌收缩乏力，心尖搏动减弱；③心包积液时，心脏与前胸壁的距离增加，心尖搏动可减弱，甚至消失。

2）心脏以外的病理性因素：①甲状腺功能亢进症、发热、严重贫血时，心尖搏动增强且范围较大；②左侧胸腔大量积气或积液、肺气肿时，心尖搏动减弱或消失。

3. 负性心尖搏动（inward impulse） 心脏收缩时，心尖搏动内陷，称负性心尖搏动。缩窄性心包炎患者多见负性心尖搏动，当心包与周围组织有广泛粘连时，此现象又称为布罗德本特征（Broadbent征）。另外，重度右心室肥大导致心脏顺钟向转位，而使左心室向后移位，也可引起负性心尖搏动。需注意，严重的三尖瓣反流时，由于扩张的右心室占据了心尖部位，在收缩期将血液反流至位于胸骨附近扩张的右心房，导致了一种特征性的搏动——心尖部在收缩期内向运动而胸骨体下部左右两侧在收缩期出现外向运动。

（三）心前区异常搏动

1. 胸骨左缘第2肋间收缩期搏动 多见于肺动脉高压或肺动脉扩张患者，有时也可见于少数正常青年人（特别是瘦长体型者）在体力活动或情绪激动时。

2. 胸骨右缘第2肋间及胸骨上窝收缩期搏动 多见于升主动脉瘤、主动脉弓瘤或升主动脉及主动脉弓扩张，也可见于主动脉瓣关闭不全、严重贫血、甲状腺功能亢进症。

3. 胸骨左缘第3、4肋间搏动 当心脏收缩时，在此部位出现强有力而较持久的搏动，可持续至第二心音开始，为右心室持久的后负荷增加所致的右心室肥厚征象，多见于先天性心脏病所致的右心室肥厚，如房间隔缺损等。

4. 剑突下搏动 该搏动可能是右心室收缩期搏动，也可由腹主动脉搏动产生，区别这两种情况往往需要结合触诊。

二、触诊

心脏触诊除可进一步确定视诊检查发现的心尖搏动位置以及心前区的异常搏动外,尚可发现心脏疾病特有的震颤及心包摩擦感,与视诊同时进行,能起到互补效果。触诊方法:检查者先用右手全手掌检查,置于心前区,然后逐渐缩小到用手掌尺侧(小鱼际)或示指及中指指腹并拢同时触诊,必要时也可单指指腹触诊(图 3-6-23)。例如,示指和中指并拢,用指腹可以确定心尖搏动的准确位置、范围,是否弥散,有无抬举性搏动。必要时用手掌尺侧(小鱼际)在心底部以及胸骨左缘第3、4肋间或心尖部触诊,可以确定有无震颤、震颤的具体位置,以及判定震颤处于收缩期还是舒张期。触诊检查时,注意按压在胸壁上的力量不宜过大,因用力按压可降低手掌触觉的敏感度,以致触不到震颤或心包摩擦感。应适当地调整按压的力量,以求得到最佳的效果。

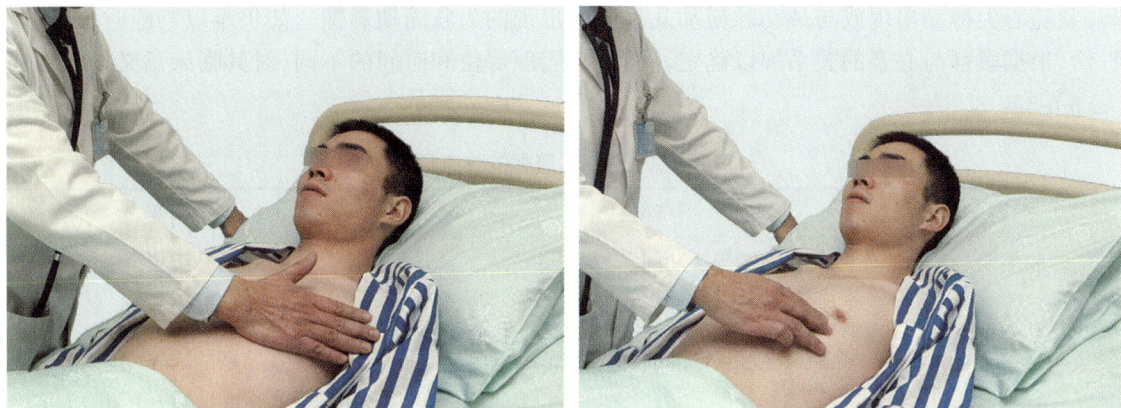

图 3-6-23　触诊心尖搏动

(一) 心尖搏动、心前区搏动及剑突下搏动

触诊能更准确地判断心尖搏动或其他搏动的位置、强弱和范围,尤其是视诊难以发现的心尖搏动及心前区搏动。心脏搏动的速率及节律变化也可通过触诊了解。触诊时,心尖搏动冲击胸壁的时间标志着心室收缩期的开始,这有助于确定第一心音,鉴别是收缩期还是舒张期震颤或杂音。

同时,通过触诊尚可判断心尖区或心前区的抬举性搏动。心尖区抬举性搏动是指心尖区徐缓、有力的搏动,可使手指尖端抬起和持续至第二心音开始,与此同时,心尖搏动范围也增大,为左心室肥厚的体征。如果听到二尖瓣狭窄的杂音并触到心尖区抬举性搏动,那么必定存在着除二尖瓣狭窄以外的其他病变,如二尖瓣反流或主动脉瓣反流导致的左心室肥厚。另外,位于胸骨左下缘的收缩期抬举性搏动是右心室肥厚的可靠指征,多由先天性心脏病所致。

在心底部左侧触及与第二心音同时发生的短促的震动感,为 P_2(第二心音的肺动脉瓣成分)亢进所致,如为二尖瓣狭窄患者,则提示肺动脉高压;如果二尖瓣狭窄患者未触及 P_2,则提示肺动脉压无明显增高。

部分室壁瘤患者可伴有异常心前区搏动,典型表现为双重心脏搏动:第一部分代表正常的心尖外向运动,第二部分为在心室压力最高时的收缩晚期室壁瘤运动。如果通过触诊可以触及,则提示室壁瘤起源于心脏前壁、心尖部或左心室,而起源于侧壁的室壁瘤因距前胸壁太远则无法触及。

剑突下搏动可以是右心室收缩期搏动,也可由腹主动脉搏动产生。病理情况下,前者可见于肺源性心脏病等右心室肥厚者,后者常由腹主动脉瘤引起。鉴别搏动来自右心室还是腹主动脉的方法有两种:其一是患者深吸气时,搏动增强则为右心室搏动,减弱则为腹主动脉搏动;其二是手指平放,从剑突下向上压入前胸壁后方,右心室搏动冲击手指末端且深吸气时增强,而腹主动脉搏动则冲击手指掌面且深吸气时减弱。另外,需注意消瘦者也可能存在剑突下搏动,其搏动可以来自正常的腹主动脉搏动或心脏呈垂位时的右心室搏动。

NOTES

(二)震颤

震颤(thrill)是指心脏搏动时,触诊感觉到的一种细小震动,此震动与猫安静时在其喉部摸到的呼吸震颤相似,故又被称为"猫喘",是器质性心脏病的特征性体征之一。

震颤的发生是由于血流经口径较狭窄的部位,或循异常的方向流动而产生旋涡,使心壁或血管壁震动,传至胸壁而被触及。一般情况下,震颤的强弱与血流的速度、病变狭窄的程度及两侧的压力阶差密切相关。但是,如果狭窄口过小,通过血流过少时可无震颤。此外,震颤的强弱也与胸壁的厚薄有关,胸壁越薄(如儿童、消瘦者)则震颤越易触及。

震颤与听诊时发现的杂音有类似的机制,但触觉对频率较低的振动比较敏感,音调较高或较轻的杂音常不伴有震颤。震颤常见于某些先天性心脏病和心脏瓣膜狭窄,而瓣膜关闭不全时震颤较少见,仅在房室瓣重度关闭不全时可触及收缩期震颤。

如发现震颤,应注意其部位及出现时间。可以利用心尖搏动或颈动脉搏动来确定震颤发生的时间,紧随心尖搏动出现或与颈动脉搏动几乎同时出现的为收缩期震颤。如仍难以判断时,可同时听诊,根据震颤与心音的关系加以确定。然后按震颤部位和时间的不同,对其临床意义作出判断(表3-6-3)。

表3-6-3   心前区震颤的临床意义

时期	部位	常见病变
收缩期	胸骨右缘第2肋间	主动脉瓣狭窄
	胸骨左缘第2肋间	肺动脉瓣狭窄
	胸骨左缘第3、4肋间	室间隔缺损
舒张期	心尖部	二尖瓣狭窄
连续性	左胸部第2肋间,靠近胸骨左缘处	动脉导管未闭

(三)心包摩擦感

心包膜发生炎性变化时,渗出的纤维蛋白使其表面变得粗糙。当心脏搏动时,心包脏层和壁层间的摩擦引起振动,以至在前胸壁触诊可感觉到。通常,心包摩擦感(pericardial friction fremitus)在胸骨左缘第3、4肋间处较易触及,这是因为该处心脏表面无肺脏覆盖,收缩期心脏更接近胸壁。心包摩擦感多呈收缩期和舒张期双相的粗糙摩擦感,以收缩期、前倾体位和呼气末(使心脏靠近胸壁)更为明显。心包摩擦感的感觉与胸膜摩擦感相似,但触诊部位不同,胸膜摩擦感在胸廓两侧呼吸动度最大的部位最清楚。另外,与胸膜摩擦感不同的是,心包摩擦感不会因暂停呼吸(屏气)而消失。但需注意,当心包渗出液增多,使脏层和壁层分离时,心包摩擦感可消失。

三、叩诊

叩诊可确定心浊音界(cardiac dullness border),判定心脏和大血管的大小、形状及其在胸腔内的位置。心脏不含气体,因此不被肺脏掩盖的部分叩诊呈实音(绝对浊音),其边界为绝对浊音界;心脏两侧被肺脏遮盖的部分叩诊呈浊音(相对浊音)。心界是指心脏相对浊音界,反映心脏的实际大小(图3-6-24)。但是,在右心室增大早期,相对浊音界可能改变不多,而绝对浊音

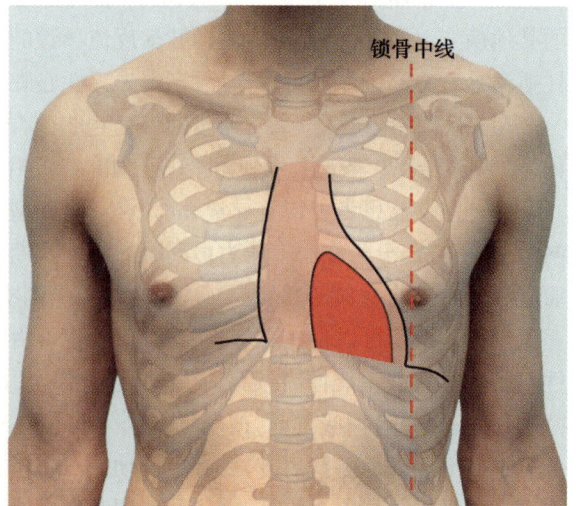

图3-6-24   心脏绝对浊音界和相对浊音界

界则增大;心包积液量较多时,绝对浊音界与相对浊音界较为接近。因此,注意分辨这两种心浊音界有一定的临床意义。

(一) 叩诊方法

叩诊采用间接叩诊法,受检者一般取仰卧位,以左手中指作为叩诊板指,板指放置方向与肋间平行(图 3-6-25),如果因某种原因受检者需取坐位时,板指可与肋间垂直。必要时分别进行坐位、卧位叩诊,并注意两种体位时心浊音界的不同改变。叩诊时,板指平置于心前区拟叩诊的部位,以右手中指通过右腕关节活动均匀叩击板指,并且由外向内逐渐移动板指,以听到声音由清变浊来确定心浊音界。通常,测定左侧的心浊音界用轻叩诊法较为准确,而右侧叩诊宜使用较重的叩诊法,叩诊时也要注意根据患者胖瘦程度等调整力度。另外,必须注意叩诊时板指每次移动距离不宜过大,并在发现声音由清变浊时,需进一步往返叩诊几次,以免得出的心界范围小于实际大小。

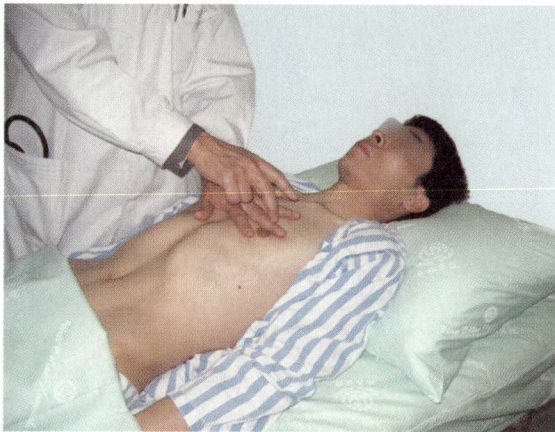

图 3-6-25 心脏叩诊

(二) 叩诊顺序

心脏叩诊先叩左界,从心尖搏动最强点外2~3cm 处开始,沿肋间由外向内,叩诊音由清变浊时翻转板指,在板指中点相应的胸壁处用标记笔作一标记。如此自下而上,叩至第 2 肋间,分别标记(图 3-6-26)。叩诊心脏右界时,需先叩出肝上界,沿右锁骨中线,自上而下叩诊,当叩诊音由清变浊时为肝上界。然后从肝上界的上一肋间(一般为第 4 肋间)开始,由外向内叩诊,再逐渐向上移动一个肋间,直至第 2 肋间,并作标记(图 3-6-26)。最后,标出前正中线和左锁骨中线,用直尺测量左锁骨中线至前正中线间的垂直距离,以及左右两侧相对浊音界各标记点距前正中线的垂直距离,并按表 3-6-4 作记录。

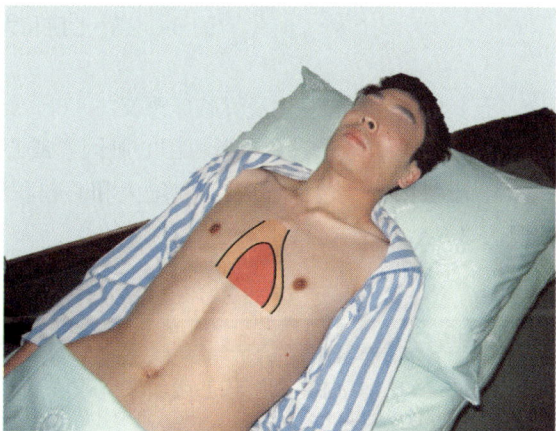

图 3-6-26 心浊音界

(三) 正常心浊音界

正常人心脏左界在第 2 肋间几乎与胸骨左缘一致,第 3 肋间以下心界逐渐形成一个向外凸起的弧形,在第 5 肋间处距前正中线最远。右界除第 4 肋间处稍偏离胸骨右缘外,其余各肋间几乎与胸骨右缘一致。以叩诊得到的心脏相对浊音界至前正中线的垂直距离(cm)表示心界大小,并标出前正中线与左锁骨中线的间距。正常成人心脏相对浊音界的范围见表 3-6-4。

表 3-6-4 正常成人心脏相对浊音界

右界/cm	肋间	左界/cm	右界/cm	肋间	左界/cm
2.0~3.0	II	2.0~3.0	3.0~4.0	IV	5.0~6.0
2.0~3.0	III	3.5~4.5		V	7.0~9.0

注:左锁骨中线距前正中线的垂直距离为 8.0~10.0cm。

（四）心浊音界各部的组成

心脏左界第 2 肋间处相当于肺动脉段，第 3 肋间处为左心耳，第 4、5 肋间处为左心室，其中血管与左心交接处向内凹陷，称心腰。右界第 2 肋间处相当于升主动脉和上腔静脉，第 3 肋间以下为右心房（图 3-6-27）。

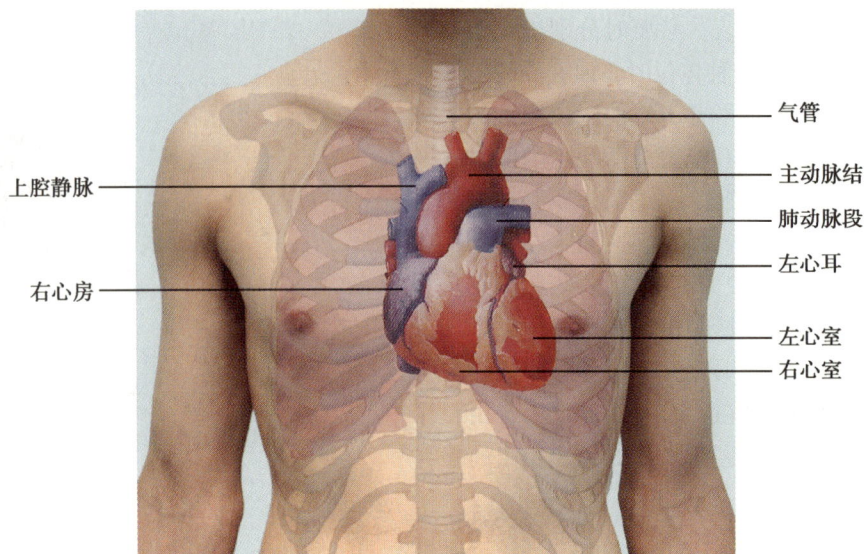

图 3-6-27　心脏和大血管在胸壁上的投影

（五）心浊音界的变化及其临床意义

心浊音界大小、形态和位置可因心脏因素或心外因素的影响而发生变化。

1. 心脏因素　包括心房、心室增大和心包积液等，其心浊音界的改变情况和相关的临床常见疾病见表 3-6-5。

表 3-6-5　心浊音界改变的心脏因素和临床常见疾病

因素	心浊音界	临床常见疾病
左心室增大	向左下增大，心腰加深，心界似靴形（图 3-6-28）	主动脉瓣关闭不全等
右心室增大	轻度增大：绝对浊音界增大，相对浊音界无明显改变 显著增大：心界向左右两侧增大	肺源性心脏病或房间隔缺损等
左、右心室增大	心浊音界向两侧增大，且左界向左下增大，呈普大型	扩张型心肌病等
左心房增大或合并肺动脉段扩大	左心房显著增大：胸骨左缘第 3 肋间心界增大，心腰消失 左心房与肺动脉段均增大：胸骨左缘第 2、3 肋间心界增大，心腰更为丰满或膨出，心界如梨形（图 3-6-29）	二尖瓣狭窄等
主动脉扩张	胸骨右缘第 1、2 肋间浊音界增宽，常伴收缩期搏动	升主动脉瘤等
心包积液	两侧增大，相对浊音界和绝对浊音界几乎相同。心浊音界可随体位而改变，坐位时心界呈三角形烧瓶样，卧位时心底部浊音区增宽，心尖部浊音区可变小	心包积液

2. 心外因素

（1）肺气肿：心浊音界变小，重度肺气肿时难以正确叩出心浊音界。

（2）邻近心脏的组织病变：胸腔积液、肺浸润或实变、肺部肿块或纵隔淋巴结肿大等，这些邻近心脏的组织病变导致的浊音区可与心脏浊音区重叠，使心脏本身的浊音界难以辨别。

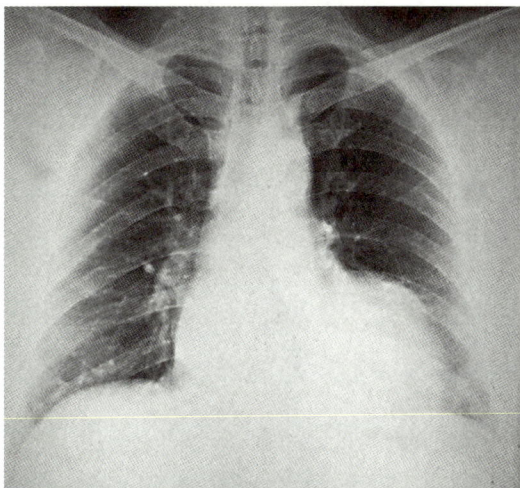

图 3-6-28 "主动脉型"靴形心

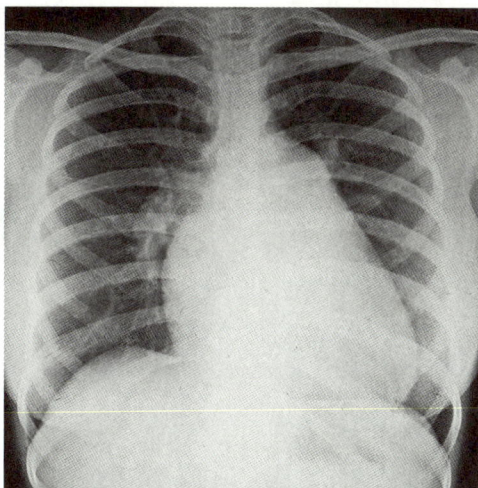

图 3-6-29 "二尖瓣型"梨形心

（3）单侧大量胸腔积液或气胸：可使心界移向健侧。

（4）单侧胸膜粘连、增厚与肺不张：使心界移向患侧。

（5）大量腹腔积液或腹腔巨大肿瘤：可使横膈抬高，心脏呈横位，叩诊时心界向左移位。

（6）胃内含气量增多：可使胃泡鼓音区增大，进而影响心脏左界下部叩诊的准确性。

四、听诊

心脏听诊是心脏物理诊断中最重要和较难掌握的体格检查方法。仔细进行心脏听诊常可获得重要的临床信息，并作为诊断的依据。听诊需注意心率、心律、心音、心脏杂音和额外心音等特征，进而对心脏的病理生理状况进行分析。

心脏听诊时，受检者可采取坐位或仰卧位，必要时可使受检者改变体位，或嘱受检者在深呼气末屏住呼吸，有助于听清和辨别心音或杂音。或在病情许可的情况下作适当活动，以使某些杂音更易听到。例如，对疑有二尖瓣狭窄者，宜嘱患者取左侧卧位；对疑有主动脉瓣关闭不全者，宜嘱患者取坐位且上半身前倾。另外，具备一个高质量的听诊器有利于获得更多和更可靠的信息。听诊多先采用膜型体件听诊各个听诊区，然后换用钟型体件。膜型体件需紧贴皮肤，能滤过部分低音调声音而适用于听高音调声音，如主动脉瓣舒张期叹气样杂音；而钟型体件轻放在胸前皮肤，适合于听低音调声音，如二尖瓣舒张期隆隆样杂音。注意不能隔着衣服进行心脏听诊，且检查前可提前焐热听诊器体件，以减少患者检查时的不适感。

（一）心脏瓣膜听诊区

心脏各瓣膜开放与关闭时所产生的声音传导至胸壁，胸壁上最易听清这些声音的部位称心脏瓣膜听诊区（auscultatory cardiac valve area），与瓣膜的解剖部位并不完全一致。通常有 5 个听诊区（图 3-6-30 AR），它们分别为：①二尖瓣区（mitral valve area）：位于心尖搏动最强点，又称心尖区；②肺动脉瓣区（pulmonary valve area）：在胸骨左缘第 2 肋间；③主动脉瓣区（aortic valve area）：位于胸骨右缘第 2 肋间；④主动脉瓣第二听诊区（the second aortic valve area）：在胸骨左缘第 3 肋间，又称 Erb 区；⑤三尖瓣区（tricuspid valve area）：在胸骨下端左缘或右缘。需要指出的是，这些通常的听诊区域是假定心脏结构和位置正常的情况下设定的，当心脏疾病导致心脏结构和位置发生改变时，需根据心脏结构改变的特点和血流的方向，适当移动听诊部位和扩大听诊范围，对于某些心脏结构异常的心脏疾病尚可取特定的听诊区域。例如，听诊颈部、左腋下及胸骨体下部右侧位置等。

（二）听诊顺序

对于初学者，设定一个听诊顺序，有助于防止遗漏和以便全面地了解心脏状况。通常可以从心尖

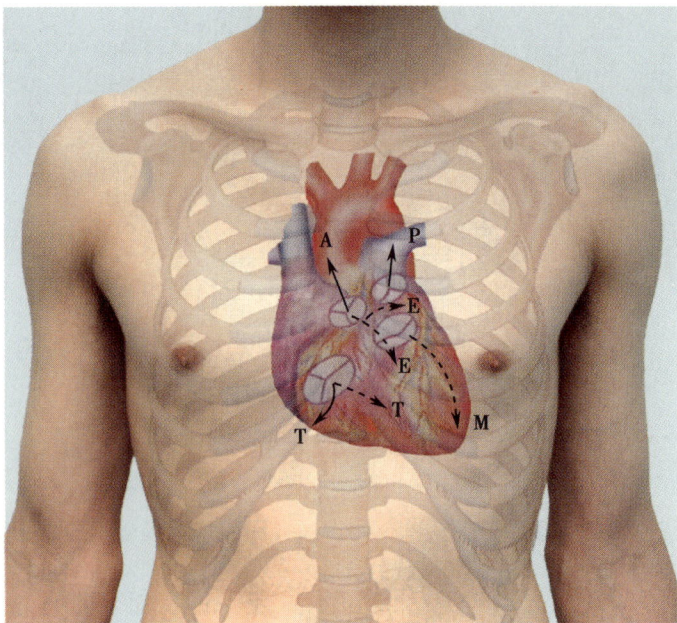

图 3-6-30　心脏瓣膜解剖部位及瓣膜听诊区
M—二尖瓣区；A—主动脉瓣区；E—主动脉瓣第二听诊区（Erb 区）；
P—肺动脉瓣区；T—三尖瓣区。

区开始，逆时针方向依次听诊：先听心尖区再听肺动脉瓣区，然后为主动脉瓣区、主动脉瓣第二听诊区，最后是三尖瓣区。也可从心底部开始依次进行各个瓣膜区的听诊。

（三）听诊内容

包括心率、心律、心音、额外心音、心脏杂音和心包摩擦音。

1. **心率（heart rate）**　指每分钟心跳的次数。一般在心尖部听取，计数 1 分钟。正常成人在安静、清醒的情况下心率范围为 60~100 次/min，多数为 70~80 次/min，女性稍快，儿童偏快（3 岁以下儿童的心率多在 100 次/min 以上），老年人多偏慢。成年人心率超过 100 次/min，婴幼儿心率超过 150 次/min，称为心动过速（tachycardia）。成人心率低于 60 次/min，称为心动过缓（bradycardia）。

心动过速与心动过缓可有短暂性或持续性，可由多种生理性、病理性或药物性因素引起。例如，运动、兴奋、激动等生理情况下心率增快，可达 100~150 次/min。心动过缓可见于迷走神经张力过高（如夜间睡眠时）、颅内压增高、阻塞性黄疸、甲状腺功能减退症、病态窦房结综合征等，或服用某些药物（β 受体拮抗剂等）。须注意的是，不少健康者，尤其是运动员、长期从事重体力劳动者，安静、清醒时心率可低于 60 次/min，但没有临床意义。

2. **心律（cardiac rhythm）**　指心脏搏动的节律。正常人心律基本规则，部分青少年可出现随呼吸而改变的心律，吸气时心率增快，呼气时减慢，称窦性心律不齐（sinus arrhythmia），一般无临床意义。听诊所能发现的心律失常最常见的有期前收缩（premature systole）和心房颤动（atrial fibrillation，AF）。

期前收缩是指在规则心律基础上，突然提前出现一次心跳，其后有一较长间歇。如果期前收缩规律出现，可形成联律，例如连续每一次窦性搏动后出现一次期前收缩，称二联律（bigeminy）；每两次窦性搏动后出现一次期前收缩则称为三联律（trigeminy），以此类推。期前收缩按来源可分为房性、交界性和室性三种，但难以根据心脏听诊区别，需进行心电图检查确定。各种器质性心脏病均可引起期前收缩，特别是频发的室性期前收缩。另外，精神刺激、过度疲劳、过量饮酒或浓茶，以及某些药物等也可诱发期前收缩。

心房颤动（简称房颤）的听诊特点为：①在房室传导正常的前提下，心律绝对不齐。②第一心音强弱不等。③脉率低于心率。这种脉搏脱漏现象称为脉搏短绌（pulse deficit）或短绌脉，产生的原因是心房颤动时心室率绝对不规则,其中过早的心室收缩(心室内仅有少量的血液充盈)不能将足够的血液输送到周围血管,使脉搏不能被触及。心房颤动的常见原因有二尖瓣狭窄、高血压、冠状动脉粥样硬化性心脏病和甲状腺功能亢进症等。少数原因不明称特发性。

3. 心音(heart sound) 按其在心动周期中出现的先后次序,可依次命名为第一心音(first heart sound,S_1)、第二心音(second heart sound,S_2)、第三心音(third heart sound,S_3)和第四心音(fourth heart sound,S_4)(图 3-6-31),其产生机制和听诊特点见表 3-6-6。通常情况下,只能在健康人中听到第一、第二心音。第三心音可在部分青少年中闻及。第四心音一般听不到,如听到第四心音,属病理性。

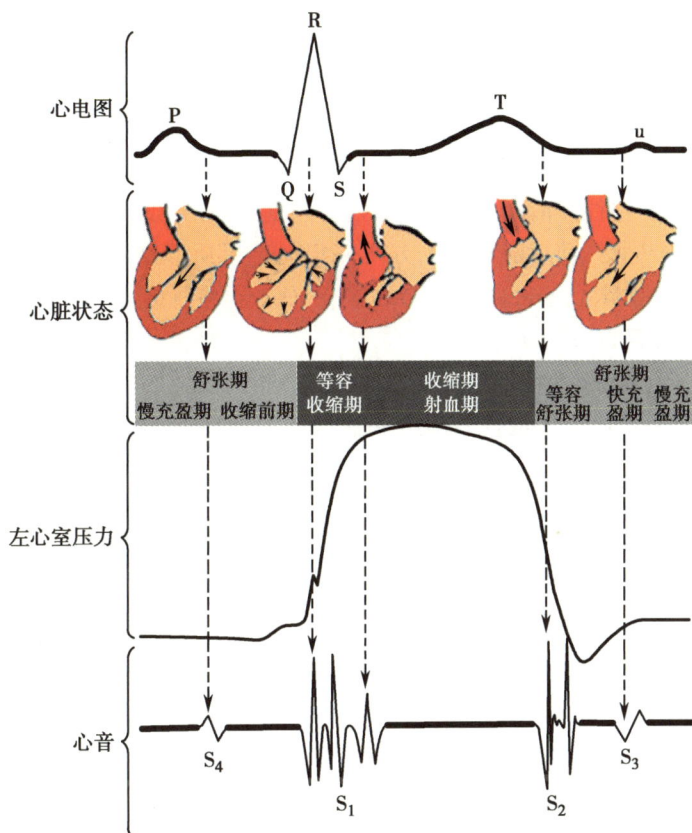

图 3-6-31 心动周期图

表 3-6-6 心音产生机制和听诊特点

心音	产生机制	听诊特点
第一心音	S_1 的产生机制多认为主要是由于二尖瓣和三尖瓣瓣膜关闭,瓣叶突然紧张产生振动而发出声音。其他如半月瓣的开放、心室肌收缩、血流冲击大血管壁所引起的振动等,也参与 S_1 的形成。在心室开始收缩时,二尖瓣的关闭稍早于三尖瓣的关闭,通常这个差别不能被人耳分辨,听诊仅为一个声音。S_1 标志着心室收缩(收缩期)的开始	音调较低钝,强度较响,历时较长(持续约 0.1s),与心尖搏动同时出现,在心尖部最响
第二心音	S_2 的产生机制多认为主要是由于主动脉瓣和肺动脉瓣的关闭引起瓣膜振动而发出声音。此外,房室瓣开放、血流冲击心室壁引起的振动等,也参与 S_2 的形成。S_2 发生时,主动脉瓣关闭靠前,形成 S_2 的主动脉瓣成分。同样,这个差别通常不能被人耳所分辨,听诊仅为一个声音。S_2 的出现标志着心室舒张的开始	音调较高而脆,强度较 S_1 弱,历时较短(约 0.08s),不与心尖搏动同步,在心底部最响

NOTES

续表

心音	产生机制	听诊特点
第三心音	出现在心室舒张早期、快速充盈期之末,被认为是由心室内快速充盈的血流自心房冲击室壁、腱索和乳头肌突然紧张、振动所致	音调轻而低,持续时间短(约 0.04s)。局限于心尖部或其内上方,左侧卧位、呼气末较清楚
第四心音	出现在心室舒张末期、收缩期前。一般认为 S_4 的产生与心房收缩使房室瓣及其相关结构(瓣膜、瓣环、腱索和乳头肌)突然紧张、振动有关	心尖部及其内侧较明显,低调、沉浊而弱。属病理性

心脏听诊最基本的技能是判定第一心音和第二心音,由此才能进一步确定杂音或额外心音所处的心动周期时相。通常情况下,第一心音与第二心音的判断并无困难:①S_1 音调较 S_2 低,时限较长,在心尖区最响;S_2 时限较短,在心底部较响;②S_1 至 S_2 的距离比 S_2 至下一心搏 S_1 的距离短。但是,在遇到复杂的心律失常时,往往需借助于下列两点进行判别:①心尖或颈动脉的向外搏动与 S_1 同步或几乎同步,其中利用颈动脉搏动判别 S_1 更为方便;②当心尖部听诊难以区分 S_1 和 S_2 时,可先听心底部即肺动脉瓣区或主动脉瓣区,心底部的 S_1 与 S_2 易于区分,再将听诊器体件逐步移向心尖部,边移边默诵 S_1、S_2 节律,进而确定心尖部的 S_1 和 S_2。

4. 心音的改变 心音的改变包括心音强度(增强或减弱)、性质的改变和心音分裂。

(1)心音强度改变:除肺含气量多少、胸壁或胸腔病变等心外因素和是否有心包积液外,影响心音强度的主要因素是心肌收缩力与心室充盈程度(影响心室内压增加的速率)、瓣膜位置的高低、瓣膜的结构和活动性等。

1)第一心音强度的改变:主要决定因素是心室内压增加的速率,心室内压增加的速率越快,S_1 越强;其次受心室开始收缩时二尖瓣和三尖瓣的位置和上述其他因素的影响。

a. S_1 增强:常见于二尖瓣狭窄。由于心室充盈减慢和减少,以致在心室开始收缩时二尖瓣位置低垂,以及由于心室充盈减少,心室收缩时左心室内压上升加速及收缩时间缩短,造成瓣膜关闭振动幅度大,因而 S_1 亢进。但是,二尖瓣狭窄时如果瓣叶病变严重,如瓣叶显著纤维化或钙化,使瓣叶增厚、僵硬,瓣膜活动明显受限,则 S_1 反而减弱。另外,在心肌收缩力增强和心动过速时,如高热、贫血、甲状腺功能亢进症等,S_1 也可增强。

b. S_1 减弱:常见于二尖瓣关闭不全。由于左心室舒张期过度充盈(包括由肺静脉回流的血液和收缩期反流入左心房的血液),二尖瓣飘浮,以致在心室收缩前二尖瓣位置较高,关闭时振幅小,因而 S_1 减弱。其他原因,如心电图 PR 间期明显延长、主动脉瓣关闭不全等,使心室充盈过度和二尖瓣位置较高,可致 S_1 减弱;另外,心肌炎、心肌病、心肌梗死或心力衰竭时,由于心肌收缩力减弱,也可致 S_1 减弱。

c. S_1 强弱不等:常见于心房颤动和完全性房室传导阻滞。前者当两次心搏相近时 S_1 增强,相距远时则 S_1 减弱;后者当心房、心室几乎同时收缩时 S_1 增强,又称大炮音(cannon sound),其机制是当心室收缩正好即刻出现在心房收缩之后(心电图上表现为 QRS 波接近 P 波出现),在心室相对未完全舒张和未被血液充分充盈的情况下,二尖瓣位置较低,急速的心室收缩使二尖瓣迅速和有力地关闭,从而使 S_1 增强。

2)第二心音强度的改变:体循环或肺循环阻力的大小和半月瓣的病理改变是影响 S_2 的主要因素。S_2 有两个主要成分即主动脉瓣成分(A_2)和肺动脉瓣成分(P_2),通常 A_2 在主动脉瓣区最清楚,P_2 在肺动脉瓣区最清晰。一般情况下,青少年 $P_2 > A_2$,成年人 $P_2 = A_2$,而老年人 $P_2 < A_2$。第二心音强度的改变可有以下两种。

a. S_2 增强:体循环阻力增高或血流增多时,主动脉压增高,主动脉瓣关闭有力,振动大,以致 S_2 的主动脉瓣成分(A_2)增强或亢进,可呈高调金属撞击音。亢进的 A_2 可向心尖及肺动脉瓣区传导,如高血压、动脉硬化。同样,肺循环阻力增高或血流量增多时,肺动脉压力增高,S_2 的肺动脉瓣成分(P_2)亢进,可向胸骨左缘第 3 肋间传导,但不向心尖传导,如肺源性心脏病、左向右分流的先天性心脏病(如房间隔缺损、室间隔缺损、动脉导管未闭等)、二尖瓣狭窄伴肺动脉高压等。

b. S_2 减弱:体循环或肺循环阻力降低、血流减少,半月瓣钙化或严重纤维化等均可分别导致第二心音的 A_2 或 P_2 减弱,如低血压、主动脉瓣或肺动脉瓣狭窄等。

第一、第二心音同时增强多见于运动、情绪激动、贫血、甲状腺功能亢进症等使心脏活动增强的情况。胸壁薄者听诊时心音清晰,但并非心音增强。第一、第二心音同时减弱,多见于心肌严重受损和休克等循环衰竭的情况。肥胖、心包积液、左侧胸腔大量积液、肺气肿、胸壁水肿等,使心音传导受阻,听诊时第一、第二心音皆减弱。

(2)心音性质改变:心肌严重病变时,S_1 失去原有性质且明显减弱,S_2 也弱,S_1、S_2 极相似,可形成"单音律"。当心率增快,收缩期与舒张期时限几乎相等时,听诊类似钟摆声,又称"钟摆律"或"胎心律",提示病情严重,如大面积急性心肌梗死或重症心肌炎等。

(3)心音分裂(splitting of heart sounds):正常生理条件下,心室收缩或舒张时两个房室瓣或两个半月瓣的关闭并非绝对同步,三尖瓣较二尖瓣延迟关闭 0.02~0.03 秒,肺动脉瓣迟于主动脉瓣约 0.03 秒,上述时间差不能被人耳分辨,听诊仍为一个声音。当 S_1 或 S_2 的两个主要成分之间的间距延长,导致听诊闻及心音分裂为两个声音即称心音分裂。

1)S_1 分裂:当左、右心室收缩明显不同步时,S_1 的两个成分相距 0.03 秒以上时,可出现 S_1 分裂,在心尖或胸骨左下缘可闻及 S_1 分裂。S_1 分裂一般并不因呼吸而有变异,常见于心室电活动或机械活动延迟,使三尖瓣关闭明显迟于二尖瓣。电活动延迟见于完全性右束支传导阻滞,机械活动延迟见于肺动脉高压、肺动脉瓣狭窄等,由于右心室开始收缩的时间晚于左心室和三尖瓣延迟关闭,以致 S_1 分裂。

2)S_2 分裂:临床上较常见,以肺动脉瓣区明显。见于下列情况(图 3-6-32)。

a. 生理性分裂(physiologic splitting):深吸气时胸腔负压增加,右心回心血流增加,右心室排血时间延长,使肺动脉瓣关闭延迟。如果肺动脉瓣关闭明显迟于主动脉瓣关闭,则可在深吸气末出现 S_2 分裂,无心脏疾病存在,尤其在青少年更常见。

b. 通常分裂(general splitting):是临床上最为常见的 S_2 分裂,也受呼吸影响,见于某些使右心室排血时间延长的情况,如二尖瓣狭窄伴肺动脉高压、肺动脉瓣狭窄等;也可见于左心室射血时间缩短,使主动脉瓣关闭时间提前(如二尖瓣关闭不全、室间隔缺损等)。

c. 固定分裂(fixed splitting):指 S_2 分裂不受吸气、呼气的影响,S_2 分裂的两个成分时距较固定,可见于先天性心脏病的房间隔缺损。房间隔缺损时,虽然呼气时右心房回心血量有所减少,但由于存在左心房向右心房的血液分流,右心室血流仍然增加,排血时间延长,肺动脉瓣关闭明显延迟,致 S_2 分裂;当吸气时,回心血流增加,但右心房压力暂时性增高同时造成左向右分流稍减,抵消了吸气导致的右心室血流增加的改变,因此其 S_2 分裂的时距较固定。

d. 反常分裂(paradoxical splitting):又称逆分裂(reversed splitting),指主动脉瓣关闭迟于肺动脉瓣,吸气时分裂变窄,呼气时变宽。S_2 反常分裂是病理性体征,见于完全性左束支传导阻滞。另外,主

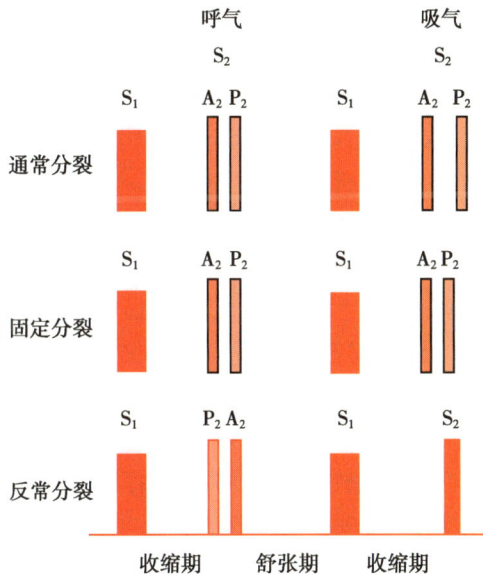

图 3-6-32　第二心音分裂示意图
S_1—第一心音;S_2—第二心音;A_2—第二心音主动脉瓣成分;P_2—第二心音肺动脉瓣成分。

动脉瓣狭窄或重度高血压时,左心排血受阻,排血时间延长使主动脉瓣关闭明显延迟,也可出现 S_2 反常分裂。

5. 额外心音(extra heart sound) 指在原有的 S_1、S_2 之外听到的附加心音,与心脏杂音不同。额外心音多数为病理性,大部分出现在 S_2 之后,即舒张期,与原有的心音 S_1、S_2 构成三音律(triple rhythm),如奔马律、开瓣音和心包叩击音等;也可出现在 S_1 之后,即收缩期,如收缩期喷射音。少数可出现两个附加心音,则构成四音律(quadruple rhythm)。

(1)舒张期额外心音

1)奔马律(gallop rhythm):系一种额外心音发生在舒张期的三音律,由于常同时存在心率增快,额外心音与原有的 S_1、S_2 组成类似马奔跑时的蹄声,故称奔马律。奔马律是心肌严重损害的体征。按其出现时间的早晚可分三种。

a. 舒张早期奔马律(protodiastolic gallop):最为常见,是病理性的 S_3。常伴有心率增快,S_2 和 S_3 的间距与 S_1 和 S_2 的间距相仿,听诊音调低、强度弱,又称第三心音奔马律。它与生理性 S_3 的主要区别是后者见于健康人,尤其是儿童和青少年,在心率不快时易发现,S_3 与 S_2 的间距短于 S_1 与 S_2 的间距,左侧卧位及呼气末明显,且在坐位或立位时 S_3 可消失。一般认为舒张早期奔马律的发生机制是心室舒张期负荷过重,心肌张力减低和顺应性减退,以致心室舒张时,血液充盈引起室壁振动。舒张早期奔马律的出现,提示有严重器质性心脏病,常见于心力衰竭、急性心肌梗死、重症心肌炎与扩张型心肌病等。舒张早期奔马律根据来源的不同又可分为左心室奔马律与右心室奔马律,以左心室占多数。听诊部位:左心室奔马律听诊部位在心尖区稍内侧,呼气时清楚;右心室奔马律听诊部位则在剑突下或胸骨左缘第 5 肋间,吸气时清楚。

b. 舒张晚期奔马律(late diastolic gallop):又称收缩期前奔马律或房性奔马律,发生于 S_4 出现的时间,为增强的 S_4。该奔马律的发生与心房收缩有关,是由于心室舒张末期压力增高和顺应性减退,以致心房为克服心室的充盈阻力而加强收缩所产生的异常心房音。多见于阻力负荷过重引起心室肥厚的心脏病,如高血压心脏病、肥厚型心肌病、主动脉瓣狭窄等。听诊特点为音调较低,强度较弱,距 S_2 较远,较接近 S_1(在 S_1 前约 0.1 秒),在心尖部稍内侧听诊最清楚。该奔马律易与第一心音分裂相混淆。第一心音分裂的两个成分声音性质大致相同,而舒张晚期奔马律的额外心音性质较钝,并在心跳加速时较易听到。

c. 重叠型奔马律(summation gallop):为舒张早期和舒张晚期奔马律在快速性心率或房室传导时间延长时,于舒张中期重叠出现引起,使此额外心音明显增强。当心率较慢时,两种奔马律可无重叠,则听诊为 4 个心音,呈 "ke-len-da-la" 4 个音响,称舒张期四音律,常见于心肌病或心力衰竭。

2)开瓣音(opening snap):又称二尖瓣开放拍击音,常位于 S_2 后 0.05~0.06 秒,见于二尖瓣狭窄而瓣膜尚柔软时。由于舒张早期血液自高压力的左心房迅速流入左心室,导致弹性尚好的瓣叶迅速开放后又突然停止,瓣叶振动引起拍击样声音。听诊特点为音调高、历时短促而响亮、清脆,呈拍击样,在心尖内侧较清楚。开瓣音的存在可作为二尖瓣瓣叶弹性及活动尚好的间接指标,是二尖瓣分离术适应证的重要参考条件。

3)心包叩击音(pericardial knock):见于缩窄性心包炎,为在 S_2 后约 0.09~0.12 秒出现的中频、较响而短促的额外心音。其产生机制为舒张早期心室快速充盈时,由于心包增厚,心室舒张受到阻碍以致心室在舒张过程中被迫骤然停止,导致室壁振动而产生声音,在胸骨左缘最易闻及。

4)肿瘤扑落音(tumor plop):见于左心房黏液瘤患者,在心尖或其内侧胸骨左缘第 3、4 肋间,在 S_2 后约 0.08~0.12 秒,出现时间较开瓣音晚,声音类似,但音调较低,且随体位改变。为黏液瘤在舒张期随血流进入左心室,撞碰房、室壁和瓣膜,以及瘤蒂柄突然紧张产生振动所致。

(2)收缩期额外心音:心脏在收缩期也可出现额外心音,可分别发生于收缩早期或中、晚期。

1)收缩早期喀喇音(early systolic click):又称收缩早期喷射音(early systolic ejection sound),为高频爆裂样声音,高调、短促而清脆,紧接于 S_1 后约 0.05~0.07 秒,在心底部听诊最清楚。其产生机制为扩大的肺动脉或主动脉的动脉壁在心室射血时振动,以及在主动脉、肺动脉阻力增高的情况下半月瓣瓣叶用力开启,或狭窄的瓣叶在开启时突然受限产生振动。根据发生部位可分为肺动脉收缩期喷射音和主动脉收缩期喷射音。

a. 肺动脉收缩期喷射音:在肺动脉瓣区最响,吸气时减弱,呼气时增强。见于肺动脉高压、原发性肺动脉扩张、轻中度肺动脉瓣狭窄、房间隔缺损、室间隔缺损等疾病。

b. 主动脉收缩期喷射音:在主动脉瓣区听诊最响,可向心尖传导,不受呼吸影响。见于高血压、主动脉瘤、主动脉瓣狭窄、主动脉瓣关闭不全与主动脉缩窄等。当瓣膜钙化和活动减弱时,此喷射音可消失。

2)收缩中、晚期喀喇音(mid and late systolic click):高调、短促、清脆,如关门落锁的"ka-ta"样声音,在心尖区及其稍内侧最清楚,改变体位从下蹲到直立可使喀喇音在收缩期的较早阶段发生,而下蹲位或持续紧握指掌可使喀喇音发生时间延迟。喀喇音出现在 S_1 后 0.08 秒者称收缩中期喀喇音,0.08 秒以后者为收缩晚期喀喇音。喀喇音可由房室瓣(多数为二尖瓣)在收缩中、晚期脱入左心房,瓣叶突然紧张或其腱索的突然拉紧产生振动所致,这种情况临床上称为二尖瓣脱垂。由于二尖瓣脱垂可造成二尖瓣关闭不全,血液由左心室反流至左心房,因而二尖瓣脱垂患者可同时伴有收缩晚期杂音。收缩中、晚期喀喇音合并收缩晚期杂音也称二尖瓣脱垂综合征。

(3)医源性额外心音:人工器材置入心脏也可导致额外心音。常见的主要有两种:人工瓣膜音和人工起搏音。

1)人工瓣膜音:在置换人工金属瓣后,可产生瓣膜开关时撞击金属支架所致的金属乐音,音调高、响亮、短促。人工二尖瓣关瓣音在心尖部最响而开瓣音在胸骨左下缘最明显。人工主动脉瓣开瓣音在心底及心尖部均可听到,而关瓣音则仅在心底部闻及。

2)人工起搏音:安置起搏器后有可能出现以下两种额外音。

a. 起搏音:发生于 S_1 前约 0.08~0.12 秒,高频、短促,带喀喇音性质。在心尖内侧或胸骨左下缘最清楚。为起搏电极发放的脉冲电流刺激心内膜或心外膜电极附近的神经组织,引起局部肌肉收缩和起搏电极导管在心腔内摆动引起的振动所致。

b. 膈肌音:发生在 S_1 之前,伴上腹部肌肉收缩,为起搏电极发放的脉冲电流刺激膈肌或膈神经引起膈肌收缩所致。

几种主要的三音律及心音分裂的听诊特性比较见表3-6-7和图3-6-33。

表3-6-7 几种主要的三音律和心音分裂的听诊特点比较

听诊内容	听诊部位	性质	时间	呼吸影响	临床意义
生理性 S_3	心尖部或其内上方	音较弱、音调低	舒张早期,S_2~S_3 < S_1~S_2	呼气末明显	健康青少年
S_2 分裂	肺动脉瓣区	音短促,两音相同	S_2 的两个成分间隔 >0.03s	多为吸气末明显	健康青少年、肺动脉瓣狭窄等
S_1 分裂	心尖部	同上	S_1 的两个成分间隔 >0.03s		肺动脉高压等
舒张早期奔马律	心尖部(左心室)或剑突下(右心室)	音调低、强度弱	舒张早期,心率快使 S_2~S_3 与 S_1~S_2 相仿	呼气末(左心室)或吸气时较响(右心室)	心肌损伤
舒张晚期奔马律	心尖部稍内侧	音调较低,强度较弱	舒张晚期,S_1 前约 0.10s	呼气末较响	心肌肥厚伴心肌损伤
开瓣音	同上	音调高,响亮、清脆、短促,呈拍击样	舒张早期,S_2 后 0.05~0.06s		二尖瓣狭窄

续表

听诊内容	听诊部位	性质	时间	呼吸影响	临床意义
心包叩击音	胸骨左缘	中频,较响,短促	舒张早期,S_2 后 0.09~0.12s		缩窄性心包炎
肿瘤扑落音	心尖部内侧	音调较低,随体位改变	S_2 后约 0.08~0.12s		心房黏液瘤
收缩早期喀喇音	主动脉瓣区或肺动脉瓣区	音调高、清脆短促的高频爆裂样声音	紧跟 S_1 后约 0.05~0.07s		主动脉瓣狭窄或肺动脉高压等
收缩中、晚期喀喇音	心尖部或其内侧	高调、短促、清脆,可伴收缩晚期杂音	S_1 后 0.08s 或以上		二尖瓣脱垂

6. 心脏杂音(cardiac murmur) 心脏杂音是指除心音与额外心音之外,在心脏收缩或舒张过程中存在的异常声音,杂音性质的判断对于心脏疾病的诊断具有重要的参考价值。

(1)杂音产生的机制:正常血流呈层流(laminar flow)状态,在血流加速、异常血流通道、血管管径异常等情况下,层流转变为湍流(turbulent flow)或旋涡(vortices)而冲击心壁、大血管壁、瓣膜、腱索等,使其振动而在相应部位产生杂音。具体机制如下(图 3-6-34)。

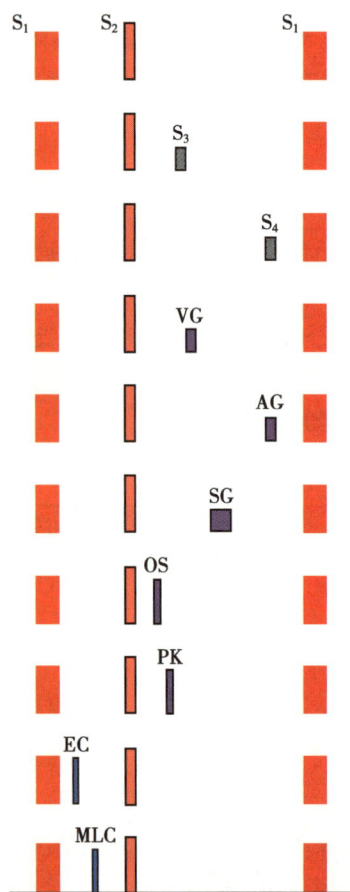

图 3-6-33 几种主要的三音律示意图

S_1—第一心音;S_2—第二心音;S_3—第三心音;S_4—第四心音;VG—室性奔马律;AG—房性奔马律;SG—重叠型奔马律;OS—开瓣音;PK—心包叩击音;EC—收缩早期喀喇音;MLC—收缩中、晚期喀喇音。

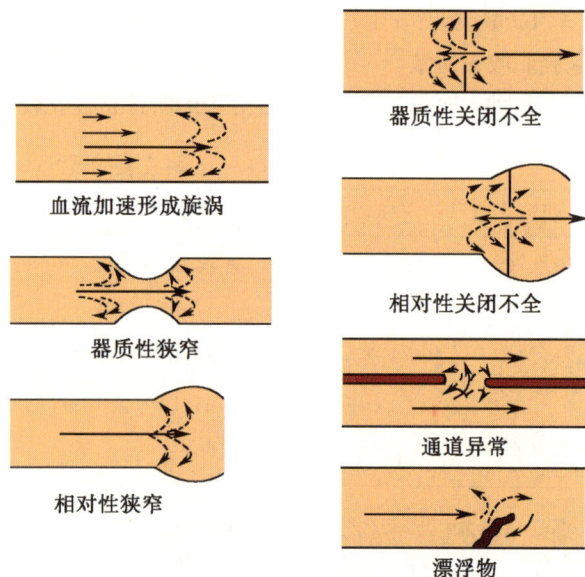

图 3-6-34 杂音的产生机制示意图

血流加速形成旋涡

器质性狭窄

相对性狭窄

器质性关闭不全

相对性关闭不全

通道异常

漂浮物

1）血流加速：血流速度越快，就越容易产生旋涡，杂音也越响。例如剧烈运动、严重贫血、高热、甲状腺功能亢进症等，使血流速度明显增加，即使没有瓣膜或血管病变也可产生杂音，或使原有杂音增强。

2）瓣膜口狭窄：血流通过狭窄处会产生湍流而形成杂音，是形成杂音的常见原因。如二尖瓣狭窄、主动脉瓣狭窄、肺动脉瓣狭窄、先天性主动脉缩窄等。此外，心腔或大血管扩张导致瓣口相对性狭窄，血流通过时产生旋涡，形成湍流而出现杂音。

3）瓣膜关闭不全：由心脏瓣膜器质性病变（畸形、粘连或穿孔等）导致器质性关闭不全或心腔扩大导致相对性关闭不全时，血液反流经过关闭不全的部位会产生旋涡而出现杂音，也是产生杂音的常见原因。如主动脉瓣关闭不全时的主动脉瓣区舒张期杂音，高血压心脏病左心室扩大导致二尖瓣相对关闭不全时的心尖区收缩期杂音。

4）异常血流通道：在心腔内或大血管间存在异常通道，如室间隔缺损、动脉导管未闭等，血流经过这些异常通道时会形成旋涡而产生杂音。

5）心腔异常结构：心室内乳头肌、腱索断裂的残端漂浮，均可能扰乱血液层流而出现杂音。

6）大血管瘤样扩张：血液在流经该血管瘤（主要是动脉瘤）时会形成涡流而产生杂音。

（2）杂音的特性与听诊要点：杂音的听诊有一定的难度，应根据以下要点进行仔细分辨并分析。

1）最响部位和传导方向：杂音最响部位常与病变部位有关，如杂音在心尖部最响，提示二尖瓣病变；杂音在主动脉瓣区或肺动脉瓣区最响，则分别提示主动脉瓣或肺动脉瓣病变；如在胸骨左缘第3、4肋间闻及响亮而粗糙的收缩期杂音，应考虑室间隔缺损等。杂音的传导方向也有一定规律，如二尖瓣关闭不全的杂音多向左腋下传导，主动脉瓣狭窄的杂音向颈部传导，而二尖瓣狭窄的隆隆样杂音则局限于心尖区。由于许多杂音具有传导性，在心脏任何听诊区发现杂音时除考虑相应的瓣膜病变外，尚应考虑是否由其他部位传导所致。一般杂音传导得越远，则其声音将变得越弱，但性质仍保持不变。可将听诊器自某一听诊区逐渐移向另一听诊区，若杂音逐渐减弱，只在某一听诊区杂音最响，则可能仅是这一听诊区相应的瓣膜或部位有病变，其他听诊区的杂音是传导而来的。若移动时，杂音先逐渐减弱，而移近另一听诊区时杂音增强且性质不相同，应考虑两个瓣膜或部位均有病变。

2）心动周期中的时期：不同时期的杂音反映不同的病变。可分为收缩期杂音（systolic murmur）、舒张期杂音（diastolic murmur）、连续性杂音（continuous murmur）和双期杂音（收缩期与舒张期均出现但不连续的杂音）。还可根据杂音在收缩期或舒张期出现的早、晚而进一步分为早期、中期、晚期或全期杂音。一般认为，舒张期杂音和连续性杂音均为器质性杂音，而收缩期杂音则可能系器质性或功能性，应注意鉴别。

3）性质：指由于杂音的频率不同而表现出音调与音色的不同。临床上常用于形容杂音音调的词为柔和、粗糙。杂音的音色可形容为吹风样、隆隆样（雷鸣样）、机器样、喷射样、叹气样（哈气样）、乐音样和鸟鸣样等。不同音调与音色的杂音，反映不同的病理变化。杂音的频率常与形成杂音的血流速度成正比。临床上可根据杂音的性质，推断不同的病变。如心尖区舒张期隆隆样杂音是二尖瓣狭窄的特征；心尖区粗糙的吹风样全收缩期杂音，常指示二尖瓣关闭不全；心尖区柔和而高调的吹风样杂音常为功能性杂音；主动脉瓣第二听诊区舒张期叹气样杂音为主动脉瓣关闭不全的特征等。

4）强度与形态：即杂音的响度及其在心动周期中的变化。

杂音的强弱取决于：①狭窄程度：一般狭窄越重，杂音越强；但狭窄严重以致能通过的血流量极少时，杂音反而减弱或消失。②血流速度：流速增加时杂音可增强。③压力阶差：狭窄口或异常通道两侧的压力阶差越大，则杂音越强；如果室间隔缺损面积大，左、右心室之间压力阶差反而小，则杂音弱甚至无。④心肌收缩力：推动血流的力量越大则杂音越强。当心力衰竭时，心肌收缩力减弱，血流淤滞，杂音可减弱；当心功能改善后，收缩力增强，血流加速，杂音亦随之增强。一些心脏以外的因素也可影响杂音的强弱，如胸壁增厚（肥胖、水肿等）、肺气肿、心包积液等均可使杂音减弱。

收缩期杂音的强度一般采用Levine 6级分级法（表3-6-8），对舒张期杂音的分级也可参照此标准，但也可只分为轻、中、重度三级。

表 3-6-8   杂音强度分级

级别	响度	听诊特点	震颤
1	很轻	很弱,易被初学者或缺少心脏听诊经验者所忽视	无
2	轻度	能被初学者或缺少心脏听诊经验者听到	无
3	中度	明显的杂音	无
4	中度	明显的杂音	有
5	响亮	杂音很响	明显
6	响亮	杂音很响,即使听诊器稍离开胸壁也能听到	明显

分级的记录方法:杂音级别为分子,6 为分母;如响度为 2 级的杂音记录为 2/6 级杂音。

杂音形态是指在心动周期中杂音强度的变化规律,用心音图记录,构成一定的形态(图 3-6-35)。

常见的杂音形态有五种:①递增型杂音(crescendo murmur):杂音由弱逐渐增强,如二尖瓣狭窄的舒张期隆隆样杂音;②递减型杂音(decrescendo murmur):杂音由较强逐渐减弱,如主动脉瓣关闭不全时的舒张期叹气样杂音;③递增递减型杂音(crescendo-decrescendo murmur):又称菱形杂音,即杂音由弱转强,再由强转弱,如主动脉瓣狭窄的收缩期杂音;④连续性杂音(continuous murmur):杂音由收缩期开始,逐渐增强,高峰在 S_2 处,舒张期开始渐减,一直到下一心动周期的 S_1 前才消失,如动脉导管未闭的连续性杂音;⑤一贯型杂音(plateau murmur):强度大体保持一致,如二尖瓣关闭不全的全收缩期杂音。

5)体位、呼吸和运动对杂音的影响:采取某一特定的体位或体位改变、运动、深吸气或深呼气、屏气等可使某些杂音增强或减弱,有助于杂音的判别。

a. 体位:左侧卧位可使二尖瓣狭窄的舒张期隆隆样杂音更明显;前倾坐位时,易于闻及主动脉瓣关闭不全的叹气样杂音;仰卧位则可使二尖瓣、三尖瓣与肺动脉瓣关闭不全的杂音更明显。此外,迅速改变体位时,血流分布和回心血量的改变也可影响杂音的强度。如从卧位或下蹲位迅速改为站立位时,回心血量瞬间减少,从而使二尖瓣、三尖瓣、主动脉瓣关闭不全及肺动脉瓣狭窄与关闭不全的杂音均减轻,而梗阻性肥厚型心肌病的杂音则增强。

b. 呼吸:深吸气时,胸腔负压增加,回心血量增多、右心室输出量增加,从而使与右心相关的杂音增强,如三尖瓣或肺动脉瓣狭窄与关闭不全。深吸气后紧闭声门并用力做呼气动作(Valsalva 动作)时,胸腔压力增高,回心血量减少,经瓣膜产生的杂音一般都减轻,而梗阻性肥厚型心肌病的杂音则增强。

c. 运动:使心率增快,心搏增强,在一定的心率范围内亦使杂音增强。

(3)杂音的临床意义:杂音对心脏病的诊断与鉴别诊断有重要价值。但是,有杂音不一定有心脏病,有心脏病也可无杂音。根据产生杂音的心脏部位有无器质性病变可区分为器质性杂音与功能性杂音;根据杂音的临床意义又可以分为病理性杂音和生理性杂音(包括无害性杂音)。器质性杂音是指杂音产生部位有器质性病变存在,而功能性杂音包括:①生理性杂音;②全身性疾病造成的血流动

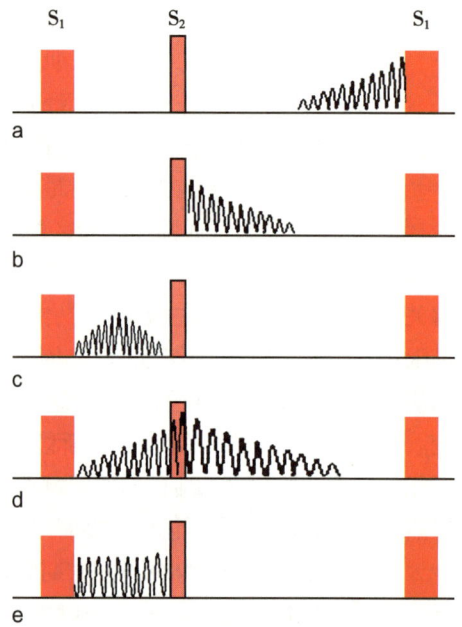

图 3-6-35   心脏各类杂音示意图
a. 递增型舒张期杂音;b. 递减型舒张期杂音;
c. 递增递减型收缩期杂音;d. 连续性杂音;
e. 一贯型收缩期杂音。

力学改变从而产生的杂音(如甲状腺功能亢进症使血流速度明显增加);③有心脏病理意义的相对性关闭不全或狭窄引起的杂音(也可称相对性杂音)。后者心脏局部虽无器质性病变,但它与器质性杂音又可合称为病理性杂音。应该注意的是,生理性杂音必须符合以下条件:只限于收缩期、心脏无增大、杂音柔和、吹风样、无震颤。生理性与器质性收缩期杂音的鉴别如表3-6-9所示。

表3-6-9　生理性与器质性收缩期杂音的鉴别要点

鉴别点	生理性	器质性
年龄	儿童、青少年多见	不定
部位	肺动脉瓣区和/或心尖区	不定
性质	柔和、吹风样	粗糙、吹风样,常呈高调
持续时间	短促	较长,常为全收缩期
强度	≤2/6级	常≥3/6级
震颤	无	3/6级以上可伴有震颤
传导	局限	沿血流方向传导较远而广

根据杂音出现在心动周期中的时期与部位,将杂音的特点和临床意义分述如下。

1)收缩期杂音

a. 二尖瓣区:①功能性:常见于运动、发热、贫血、妊娠与甲状腺功能亢进症等,杂音性质柔和、吹风样、强度≤2/6级,时限短,较局限,也见于部分青少年安静情况下。具有心脏病理意义的功能性杂音有左心增大引起的二尖瓣相对性关闭不全(也可称相对性杂音),可见于高血压心脏病、冠状动脉粥样硬化性心脏病、贫血性心脏病和扩张型心肌病等,杂音性质较粗糙、吹风样、强度2/6~3/6级,时限较长,可有一定的传导。②器质性:主要见于风湿性心瓣膜病二尖瓣关闭不全等,杂音性质粗糙、吹风样、高调,强度≥3/6级,持续时间长,可占全收缩期,甚至遮盖S_1,并向左腋下传导。

b. 主动脉瓣区:①功能性:见于高血压和主动脉粥样硬化等原因引起的升主动脉扩张。杂音柔和,常有A_2亢进。②器质性:多见于各种病因引起的主动脉瓣狭窄。杂音为典型的喷射性收缩中期杂音,响亮而粗糙,递增递减型,向颈部传导,常伴有震颤,且A_2减弱。

c. 肺动脉瓣区:①功能性:其中生理性杂音在青少年及儿童中多见,呈柔和、吹风样,强度≤2/6级,时限较短。心脏病理情况下的功能性杂音,为肺淤血及肺动脉高压导致肺动脉扩张产生的肺动脉瓣相对性狭窄的杂音,听诊特点与生理性类似,但杂音强度较响,P_2亢进,见于二尖瓣狭窄、先天性心脏病的房间隔缺损等。②器质性:见于肺动脉瓣狭窄,杂音呈典型的收缩中期杂音,喷射性、粗糙、强度≥3/6级,常伴有震颤且P_2减弱。

d. 三尖瓣区:①功能性:多见于右心室扩大的患者,如二尖瓣狭窄、肺源性心脏病,因右心室扩大导致三尖瓣相对性关闭不全。杂音为吹风样、柔和,吸气时增强,一般在3/6级以下,可随病情好转、心腔缩小而减弱或消失。由于右心室增大,杂音部位可移向左侧近心尖处,但杂音不向左腋下传导,需注意与二尖瓣关闭不全的杂音鉴别。②器质性:极少见,见于三尖瓣关闭不全,听诊特点与器质性二尖瓣关闭不全类似,但不传至左腋下,可伴颈静脉和肝脏收缩期搏动。

e. 其他部位:①功能性:在胸骨左缘第2、3、4肋间,部分青少年中可闻及生理性(无害性)杂音,可能由左或右心室将血液排入主或肺动脉时产生的紊乱血流所致。杂音1/6~2/6级、柔和、无传导,平卧位吸气时杂音易闻及,坐位时杂音减轻或消失。②器质性:常见的有胸骨左缘第3、4肋间响亮而粗糙的收缩期杂音伴震颤,有时呈喷射性,提示室间隔缺损等。另外,房间隔缺损可发现胸骨左缘第2、3肋间2/6~3/6级收缩期喷射性杂音,伴P_2亢进。

2)舒张期杂音

a. 二尖瓣区:①功能性:主要见于中、重度主动脉瓣关闭不全,导致左心室舒张期充盈过高,使二尖瓣基本处于半关闭状态,呈现相对狭窄而产生杂音,称奥斯汀·弗林特杂音(Austin Flint 杂音)。应注意与器质性二尖瓣狭窄的杂音鉴别,见表3-6-10。②器质性:主要见于风湿性心瓣膜病的二尖瓣狭窄。听诊特点为心尖 S_1 亢进,为局限于心尖区的舒张中、晚期的低调、隆隆样、递增型杂音,平卧或左侧卧位易闻及,常伴震颤。

表3-6-10　二尖瓣区舒张期杂音的鉴别

鉴别点	器质性二尖瓣狭窄	Austin Flint 杂音
杂音特点	粗糙,递增型舒张中、晚期杂音,常伴震颤	柔和,递减型舒张中、晚期杂音,无震颤
S_1 亢进	常有	无
开瓣音	可有	无
心房颤动	常有	常无
X 线心影	呈梨形心,右心室、左心房增大	呈靴形心,左心室增大

b. 主动脉瓣区:可闻及各种原因的主动脉瓣关闭不全所致的器质性杂音。杂音呈舒张早期开始的递减型柔和叹气样的特点,常向胸骨左缘及心尖传导,于主动脉瓣第二听诊区、前倾坐位、深呼气后暂停呼吸最清楚。常见原因为风湿性心瓣膜病,也可见于先天性心脏病、特发性主动脉瓣脱垂、梅毒性升主动脉炎和马方综合征(Marfan syndrome)所致的主动脉瓣关闭不全。

c. 肺动脉瓣区:器质性病变引起者极少,多为由肺动脉扩张导致的相对性关闭不全所致的功能性杂音。杂音柔和、较局限、呈舒张期递减型、吹风样,于吸气末增强,常合并 P_2 亢进,称格雷厄姆·斯蒂尔杂音(Graham Steell 杂音),多见于二尖瓣狭窄伴明显肺动脉高压。

d. 三尖瓣区:局限于胸骨左缘第4、5肋间,低调隆隆样,深吸气末杂音增强,见于三尖瓣狭窄,极为少见。

3)连续性杂音:常见于先天性心脏病的动脉导管未闭。杂音粗糙、响亮似机器转动样,持续于整个收缩与舒张期,其间不中断,掩盖 S_2。在第 2 肋间胸骨左缘稍外侧闻及,常伴有震颤。此外,先天性心脏病主肺动脉间隔缺损也可有类似杂音,但位置偏内而低,约在胸骨左缘第 3 肋间。冠状动静脉瘘、冠状动脉窦瘤破裂也可在心脏的相应部位出现连续性杂音,但前者杂音柔和,后者有冠状动脉窦瘤破裂的急性病史。

7. 心包摩擦音(pericardial friction rub) 指脏层与壁层心包由于生物性或理化因素致纤维蛋白沉积而粗糙,以致在心脏搏动时产生摩擦而出现的声音。音质粗糙、高调、搔抓样、较表浅,类似纸张摩擦的声音。在心前区或胸骨左缘第3、4肋间最响亮,坐位前倾及呼气末更明显。典型者摩擦音的声音呈三相:心房收缩期-心室收缩期-心室舒张期。但多为心室收缩期-心室舒张期的双期摩擦音,有时也可仅出现在收缩期。心包摩擦音与心搏一致,屏气时摩擦音仍存在,可据此与胸膜摩擦音相鉴别。听诊器体件向胸壁加压时,心包摩擦音可加强,而皮肤摩擦音则消失,这有助于与皮肤摩擦音鉴别。心包摩擦音见于各种感染性心包炎(结核性、化脓性等),也可见于急性心肌梗死、尿毒症、心脏损伤后综合征和系统性红斑狼疮等非感染性情况。当心包腔有一定积液后,摩擦音可消失。

第九节　血管检查

全身的血管包括动脉、静脉和毛细血管,在各种疾病,特别是心血管疾病中可有重要的变化,并为疾病的诊断提供有价值的依据,因此,血管检查是全身体格检查中不可忽略的一部分。本节重点阐述周围血管检查,包括脉搏、血压、血管杂音及周围血管征。

一、脉搏

脉搏(pulse)的检查主要是触诊浅表的动脉,一般多为桡动脉,特殊情况下亦可检查其他动脉(如颈动脉、股动脉、足背动脉等)的搏动。通常用3个手指(示指、中指和环指)的指腹进行触诊。两侧动脉搏动须同时触诊,以作对比。正常人两侧脉搏差异很小,如出现明显差异则提示有动脉狭窄(如多发性大动脉炎)或动脉受压迫。如果需要排除胸腹主动脉型大动脉炎或主动脉缩窄,还应作上下肢脉搏对比,并同时测量上下肢血压。在确定两侧的脉搏相同后,即可触诊一侧脉搏,观察其速率、节律、紧张度、强弱、波形和动脉壁弹性的情况。

(一)脉率

脉率的生理和病理变化及其意义与心率基本一致,但在某些心律失常时,如心房颤动、频发期前收缩等,由于部分心搏的每搏输出量显著下降,不能使周围动脉产生搏动或搏动过弱而不能被觉察,以至脉率低于心率,即脉搏短绌。

(二)脉律

脉搏的节律可反映心脏的节律。正常人脉律规则,有窦性心律不齐者的脉律可随呼吸改变,吸气时增快,呼气时减慢。各种心律失常患者的脉律均可受影响,如心房颤动者脉律绝对不规则,脉搏强弱不等且脉率少于心率,后者称脉搏短绌;有期前收缩呈二联律或三联律者可形成二联脉、三联脉;二度房室传导阻滞者可有心搏停顿导致的脉搏脱漏,称脱落脉(dropped pulse),与脉搏短绌不同。

(三)紧张度与动脉壁状态

脉搏的紧张度与动脉硬化的程度有关。检查时,可将两个手指指腹置于桡动脉或颞动脉上,近心端手指用力按压阻断血流,使远心端手指触不到脉搏,通过施加压力的大小及感觉的血管壁弹性状态判断脉搏紧张度。例如,将桡动脉压紧后,虽远端手指触不到动脉搏动,但可触及条状动脉的存在,并且硬而缺乏弹性,似条索状、迂曲或结节状,提示动脉硬化。

(四)强弱

脉搏的强弱与心每搏输出量、脉压和外周血管阻力相关。脉搏增强且振幅大是由于心每搏输出量大、脉压大和外周血管阻力低,见于高热、甲状腺功能亢进症、主动脉瓣关闭不全等。脉搏减弱而振幅低是由于心每搏输出量小、脉压小和外周血管阻力增高,见于心力衰竭、主动脉瓣狭窄与休克等。

(五)脉波

具体的脉搏波形往往需要用无创性脉波描记仪作描记,但是,通过仔细地触诊周围动脉,仍可发现下述的多种脉波异常的脉搏,为临床疾病的诊断提供有价值的信息。

1. **正常脉波** 正常脉波由升支(叩击波)、波峰(潮波)和降支(重搏波)三部分构成。升支发生在左心室收缩早期,由左心室射血冲击主动脉壁所致。波峰又称潮波,出现在收缩中、晚期,系血液向动脉远端运行的同时,部分逆返,冲击动脉壁引起。降支发生于心室舒张期,在降支上一切迹称重搏波,来源于主动脉瓣关闭,由血液自外周向近端折回后又向前,以及主动脉壁弹性回缩,使血流继续流向外周动脉所致。在明显主动脉硬化者中,重搏波趋于不明显。

2. **水冲脉(water-hammer pulse)** 脉搏骤起骤落,犹如潮水涨落,故名水冲脉。是由周围血管扩张或存在分流、反流所致,前者常见于甲状腺功能亢进、严重贫血、脚气病等,后者常见于主动脉瓣关闭不全、先天性心脏病动脉导管未闭、动静脉瘘等。检查者手掌握紧患者手腕掌面桡动脉处,将其前臂高举过头部,可明显感知桡动脉犹如水冲的急促而有力的脉搏冲击。

3. **交替脉(pulsus alternans)** 系节律规则而强弱交替的脉搏,必要时嘱患者在呼气中期屏住呼吸,以排除呼吸变化所影响的可能性。由于强弱脉搏间有10~30mmHg的压力差,如果测量血压并且将气袖慢慢放气至脉搏声刚听到时,此时触诊脉搏仅仅能触及强搏,与同时听诊的心率比较,脉搏的频率是心率的一半。一般认为交替脉系左心室收缩力强弱交替所致,为左心室心力衰竭的重要体征之一。常见于高血压心脏病、急性心肌梗死和主动脉瓣关闭不全等导致的心力衰竭。

NOTES

4. 奇脉（paradoxical pulse） 是指吸气时脉搏明显减弱或消失，系左心室搏血量减少所致。正常人脉搏强弱不受呼吸周期影响。当有心脏压塞或心包缩窄时，吸气时，一方面由于右心舒张受限，回心血量减少而影响右心输出量，右心室排入肺循环的血量减少；另一方面肺循环受吸气时胸腔负压的影响，肺血管扩张，致使肺静脉回流入左心房的血量减少，因而左心室排血也减少。这些因素造成吸气时脉搏减弱，甚至不能触及，故又称"吸停脉"。明显的奇脉触诊时即可发现，不明显的可用血压计检测，吸气时收缩压较呼气时低 10mmHg 以上（图 3-6-36）。

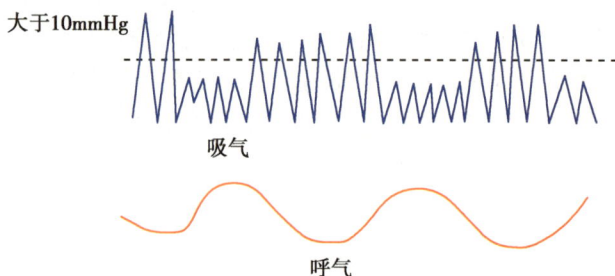

图 3-6-36　血压测量法检查奇脉示意图

5. 迟脉（slow pulse） 脉波升支上升、降支下降缓慢，波幅低，波顶平宽，称为迟脉，主要见于严重的主动脉瓣狭窄。

6. 重搏脉（dicrotic pulse） 脉搏波增大，一次心搏似有 2 个脉波，当双峰的第二次搏动发生在舒张早期，称为重搏脉，出现在心每搏输出量低时，如重度心力衰竭。当双峰的第二次搏动发生在收缩晚期，称为双峰脉（bisferiens pulse），见于严重的主动脉瓣关闭不全伴狭窄者，偶见于梗阻性肥厚型心肌病。

7. 无脉（pulseless） 无脉即脉搏消失，主要见于：①严重休克时，血压测不到，周围动脉脉搏触不到；②多发性大动脉炎时，由于大动脉闭塞，闭塞下段的脉搏触不到；③肢体动脉栓塞，栓塞部位下段的脉搏消失。

上述脉波的波形如图 3-6-37 所示。

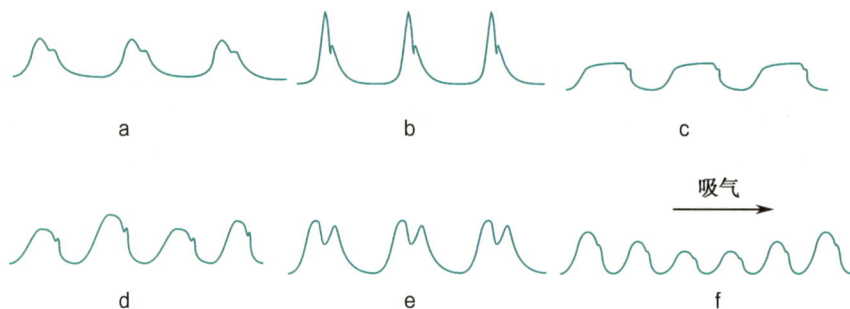

图 3-6-37　各种脉波波形
a. 正常脉波；b. 水冲脉；c. 迟脉；d. 交替脉；e. 重搏脉；f. 奇脉。

二、血压

血压（blood pressure, BP）通常指体循环动脉血压，是重要的生命体征。测量血压为临床体格检查的一个重要项目。

（一）测量方法

血压测量有两种方法：直接测量法和间接测量法。

1. 直接测量法 即经皮穿刺将导管直接插入周围动脉（桡动脉、肱动脉或股动脉等），导管末端经换能器与压力监测仪相连，可自动显示血压数据。直接测量法测得的血压数值准确，可随时监测血压状况。缺点是需有专用设备，技术要求较高，属创伤性检查，故仅用于危重和手术患者。

2. 间接测量法 即目前临床上广泛应用的袖带加压法，采用血压计测量。血压计测量血压的具体方法及注意事项参见本篇第三章第一节全身状态检查。

（二）血压标准

流行病学研究证实,健康人的血压随性别、种族、职业、生理情况和环境条件的不同而稍有差异。收缩压随着年龄的增长呈线性升高,舒张压的升高在 55 岁后进入平台期,60 岁左右缓慢下降,同时脉压逐渐增大。成年人中,男性血压较女性稍高,但老年人血压的性别差异很小。健康人两上肢的血压可有 5~10mmHg 的差别;上下肢血压以间接测量法测量时,下肢血压比上肢高 20~40mmHg。健康人卧位所测得的血压较坐位时稍低;活动、饮茶、吸烟、饮酒、情绪激动或精神紧张时,血压可上升,且以收缩压为主,对舒张压影响较小。由于影响血压的因素较多,因此不能轻率地依据一次测量血压的结果判定其正常与否,应该根据多次血压测量的结果加以判断。

下肢血压测量的标准方法是以袖带缚于大腿部,听诊腘动脉。但是临床上的血压计的袖带仅适用于上肢血压的测量,用于上臂的袖带的长度显然太短而无法缚于大腿部,因此,必须使用供下肢血压测量的大袖带。所以临床上可将用于上肢血压测量的普通袖带缚在踝上,用触诊足背动脉的方法判定收缩压(下肢舒张压测定无意义)。但是与下肢血压标准测量法的结果有所差异,健康人该方法测定的下肢收缩压和上肢测量的收缩压基本相同。

人群血压值呈连续的单峰分布,似钟形曲线,在所谓"正常血压"与"高血压"之间没有一个截然的分界点,各国的高血压标准也不一致。我国成人血压水平的定义和分类参见本篇第三章第一节全身状态检查。

（三）血压异常

血压异常包括高血压、低血压、两上肢血压不对称、上下肢血压差值减小和脉压增大或减小,以及假性高血压和假性低血压。

1. 高血压（hypertension）　在未服抗高血压药的情况下,非同日至少 3 次测量的血压高于正常标准［收缩压≥140mmHg 和/或舒张压≥90mmHg］即为高血压。高血压原因不明者,称为原发性高血压（essential hypertension）或高血压病,占临床上高血压患者的绝大多数,其病因可能为多基因异常与外界环境因素的共同作用。国际上的研究已确定原发性高血压发病的危险因素是:高血压家族史、体重超重、膳食高盐和中度以上饮酒等。高血压也可以是某些疾病的临床表现之一,称为症状性高血压或继发性高血压（secondary hypertension）,约占高血压的 1%~5%,见于肾动脉狭窄、肾实质病变、嗜铬细胞瘤、原发性醛固酮增多症、皮质醇增多症、妊娠高血压、大动脉疾病和颅内压增高等。

2. 低血压（hypotension）　指血压低于 90/60mmHg,常见于各种原因所致的休克、急性心肌梗死、极度衰弱者等,少数情况见于体弱消瘦者。

3. 两上肢血压不对称　指两侧收缩压相差大于 10mmHg,主要见于多发性大动脉炎、先天性动脉畸形、血栓闭塞性脉管炎等。

4. 上下肢血压差值减小　见于间接测量法测量上下肢血压时,下肢血压等于或低于上肢血压,提示相应部位有动脉狭窄或闭塞,见于主动脉缩窄、胸腹主动脉型大动脉炎、髂动脉或股动脉栓塞等。

5. 脉压增大或减小　脉压 >60mmHg 为脉压增大,主要见于主动脉瓣关闭不全、动脉导管未闭、甲状腺功能亢进症、严重贫血和老年主动脉硬化等。脉压 <30mmHg 为脉压减小,主要见于主动脉瓣狭窄、心力衰竭、心包积液、缩窄性心包炎等。

6. 假性高血压和假性低血压

（1）假性高血压:由于肱动脉严重硬化,硬化的动脉难以被气囊所阻断,可被误认为高血压(假性高血压)。另外,有少数患者在诊所测定的血压增高,但是在家自测血压正常,也可能被误认为高血压,即白大衣高血压。这可以通过家庭自测血压和/或动态血压监测的方法鉴别。

（2）假性低血压:①20% 余的老年人可出现"听音间隙"(即柯氏音第 1 期与柯氏音第 2 期之间出现的无声间隙),有可能将第二次出现的声音当作收缩压而低估了真正的收缩压。因此,在向袖带内充气时,需注意当肱动脉搏动声消失后,再升高 30mmHg,一般能防止此误差。然后缓慢放气,注意听取柯氏音第 1 期;也可用同时触诊脉搏判断收缩压的方式来避免错误的发生。②严重动脉粥样硬化患者或老年人,其动脉顺应性降低,柯氏音第 4 期(声音变小而低沉)可持续 20mmHg 以上,柯氏音第 5 期(声音消失)延迟,可被误认为低血压(假性舒张压过低)。因此变音与声音消失相差 20mmHg 以上时,则将柯氏音第 4 期音的读数定为舒张压,也可同时记录第 1、4、5 期的 3 个读数,例如 160/80~50mmHg。

(四) 动态血压监测

使用自动血压测量仪器进行动态血压监测(ambulatory blood pressure monitoring,ABPM),测量次数多,无测量者误差,提供 24 小时白昼与夜间各时间段血压的平均值和离散度,能较敏感、客观地反映实际的血压水平,能观察到血压变异性和昼夜变化的节律性,从而估计靶器官损害及预后,比诊所偶测血压的临床价值更大。中国高血压指南推荐使用经过国际标准方案认证的动态血压监测仪,并定期校准。按设定的测量间歇进行 24 小时血压的记录。一般设白昼时间为早 6 时至晚 10 时,每 15 或 20 分钟测血压一次;夜间时间设为晚 10 时至次晨 6 时,每 30 分钟测血压一次。应确保整个 24 小时期间血压有效监测,每个小时至少有 1 个血压读数;有效血压读数应达到总监测次数的 70% 以上,计算白天血压的读数 ≥20 个,计算夜间血压的读数 ≥7 个。ABPM 的正常参考标准:24 小时平均血压值 <130/80mmHg,白昼平均值 <135/85mmHg,夜间平均值 <120/70mmHg。正常情况下,夜间血压值较白昼低 10%~20%。凡疑有单纯性诊所高血压(又称白大衣高血压)(即诊所血压增高而家庭自测血压正常)、隐蔽性高血压(即诊所血压正常而家庭自测血压增高)、难治性高血压、发作性高血压或低血压的患者,以及降压治疗效果差的患者,均应将 ABPM 作为常规血压测量的补充手段。

(五) 家庭自测血压

家庭自测血压(home blood pressure monitoring,HBPM)可由被测量者自我测量,也可由家庭成员协助完成,又称自测血压或家庭血压测量。HBPM 可用于评估数日、数周、数月,甚至数年的降压治疗效果和长时血压变异,有助于增强健康参与意识,改善治疗依从性,适合长期血压监测。推荐使用经过国际标准方案认证的上臂式家用自动电子血压计,使用期间应定期校准,每年至少 1 次。对初诊高血压或血压不稳定的高血压患者,建议每天早晨和晚上测量血压,每次测 2~3 遍,取平均值;建议连续测量家庭血压 7 天,取后 6 天血压平均值。血压控制平稳且达标者,可每周自测 1~2 天血压,早晚各 1 次;最好在早上起床后,服抗高血压药前,以及在早餐前,排尿后,固定时间自测坐位血压。HBPM 的正常参考标准值 <135/85mmHg。

三、血管杂音及周围血管征

(一) 静脉杂音

由于静脉压力低,不易出现显著的压力阶差和旋涡,故杂音多不明显。临床较有意义的有颈静脉营营声,在颈根部近锁骨处或锁骨下,尤其是右侧,可出现低调、柔和、连续性杂音,坐位及站位时较明显。用手指压迫颈静脉暂时中断血流,则杂音消失。该杂音系静脉血流快速流入上腔静脉所致,属无害性杂音。应注意与甲状腺功能亢进症的血管杂音和某些先天性心脏病的杂音鉴别。此外,肝硬化时由于门静脉高压,腹壁侧支循环静脉扩张,血流增快,在脐周围或上腹部可听到一种连续的静脉嗡鸣声。

(二) 动脉杂音

动脉杂音多见于周围动脉、肺动脉和冠状动脉等,如:①甲状腺功能亢进症时,有时在甲状腺上下极可闻及连续性杂音;②多发性大动脉炎致血管狭窄时,在累及部位(如两侧锁骨上、颈后三角区或背部等)可闻及收缩期杂音;③肾动脉狭窄时,可在上腹部及腰背部听到收缩期杂音;④肺内动静脉瘘时,在胸部相应部位有连续性杂音;⑤外周动静脉瘘时,在病变部位出现连续性杂音;⑥冠状动静脉瘘时,可在胸骨中下段出现较表浅而柔和的连续性杂音或双期杂音,部分以舒张期更为显著;⑦在部分正常儿童及青年中,锁骨上可有轻而短的呈递增递减型的收缩期杂音,双肩向后高度伸展可使杂音消失,该杂音发生原理尚不明确,可能来源于主动脉弓的头臂分支。

(三)周围血管征

脉压增大除可触及水冲脉外,还有以下体征。

1. 枪击音(pistol shot sound) 在外周大动脉表面(常选择股动脉),轻放听诊器膜型体件时可闻及与心跳一致短促如射枪的声音。

2. Duroziez 双重杂音 以听诊器钟型体件稍加压力于股动脉,并使体件开口方向稍偏向近心端,可闻及收缩期与舒张期双期吹风样杂音。

3. 毛细血管搏动征(capillary pulsation sign) 用手指轻压患者的指甲末端或以玻璃片轻压患者口唇黏膜,使局部发白,当心脏收缩和舒张时则发白的局部边缘发生有规律的红、白交替改变,即为毛细血管搏动征。

4. 颈动脉搏动增强 在脉压增大的情况下,查体时可见颈动脉搏动增强(visible pulsation of carotid artery,Corrigan's sign)或伴点头运动(de Musset's sign)。

凡体格检查时发现上述体征及水冲脉,可统称周围血管征阳性,主要见于主动脉瓣重度关闭不全、甲状腺功能亢进症和严重贫血等。

附 心脏、血管体格检查纲要和结果记录举例

主要内容	记录举例
心脏检查	
一、视诊	
1. 心前区隆起与凹陷	心前区无异常隆起或凹陷
2. 心尖搏动	心尖搏动位于第 5 肋间左锁骨中线内 0.5cm 处,无搏动弥散
3. 心前区异常搏动	心前区无异常搏动
二、触诊	
1. 心尖搏动及心前区搏动	心尖搏动位置同视诊,无抬举性搏动,搏动范围约 2cm,心前区无异常搏动
2. 震颤	心前区各瓣膜区无震颤
3. 心包摩擦感	未触及心包摩擦感
三、叩诊	
心浊音界	按表 3-6-4 记录左、右心脏相对浊音界,左锁骨中线与前正中线的距离为 9cm,左、右心界不大
四、听诊	
1. 心率	70 次/min
2. 心律	律不齐,可闻及期前收缩 4 次/min
3. 心音	心音有力,$A_2>P_2$,A_2 亢进,未闻及心音分裂
4. 额外心音	未闻及额外心音
5. 心脏杂音	心尖部可闻及柔和的收缩期吹风样 2/6 级杂音,不传导
6. 心包摩擦音	未闻及心包摩擦音

续表

主要内容	记录举例
血管检查	
一、脉搏	
1. 脉率	70 次/min
2. 脉律	律不齐,期前收缩 4 次/min
3. 强弱	两侧桡动脉、股动脉、足背动脉搏动对称,均较强
4. 脉波	可触及水冲脉,无交替脉和奇脉
二、血压	
血压	160/70mmHg
三、血管杂音及周围血管征	
1. 动脉杂音	上腹部未闻及收缩期杂音
2. 周围血管征	周围血管征阳性(可见颈动脉搏动增强伴点头运动,毛细血管搏动征阳性,两侧股动脉处均可闻及枪击音和 Duroziez 双重杂音)

注:需要注意保护患者隐私,体现医学人文关怀。

第十节 某些特殊的体格检查方法

有几种方法有助于鉴别收缩期杂音(表 3-6-11),可分为改变静脉回流和改变身体血管阻力两种方式。改变静脉回流的方式包括:深呼吸试验(deep breathing test)、Valsalva 动作(Valsalva maneuver)、由蹲位到站立位(squatting to standing)、由站立位到蹲位(standing to squatting)以及被动抬腿动作(passive leg raising maneuver)等。改变身体血管阻力的方式包括:等张握力运动(isometric hand grip)、短暂阻断动脉血流(transient arterial occlusion)及亚硝酸异戊酯试验(amyl nitrite test)等方法。

表 3-6-11 收缩期杂音鉴别的特殊方法

方式	方法	听诊杂音改变的时间
改变静脉回流的方式		
深呼吸试验	做吸气动作	深吸气末
Valsalva 动作(静脉回流减少)	吸气后紧闭声门,用力做呼气动作,对抗关闭的声门 20s	用力呼气时
由蹲位到站立位(静脉回流减少)	取蹲位至少 30s,然后快速站立	站起后立即听诊
由站立位到蹲位(静脉回流增加)	从站立位快速下蹲,此时应保持正常呼吸	在蹲下后立即听诊
被动抬腿动作(静脉回流增加)	取仰卧位,将下肢抬举到 45°左右	在下肢被抬起 15~20s 后听诊
改变身体血管阻力的方式		
等张握力运动(后负荷增加)	患者用一个手紧握检查者的示指与中指	在最大握力运动 1min 后听诊
短暂阻断动脉血流(后负荷增加)	患者的两上臂绑上测血压的袖带,然后充气,保持压力高于收缩压	在袖带充气保持压力高于收缩压 20~30s 后听诊
亚硝酸异戊酯试验(后负荷减少)	将亚硝酸异戊酯瓶打开,嘱患者取卧位,3 次快速深吸亚硝酸异戊酯	吸入后便开始听诊

（一）改变静脉回流的方式

1. 深呼吸试验　吸气时三尖瓣关闭不全的杂音增强最初是由 Rivero-Carvallo 于 1946 年描述的，因而该体征又称为 Carvallo 征。

深吸气时，胸腔内压下降，使体静脉回心血量增多和肺循环血容量增加，因此右心输出量相对增加而左心输出量相对减少。因此，在深吸气时杂音增强，提示杂音发生在右心系统，例如三尖瓣关闭不全、肺动脉瓣关闭不全或狭窄。吸气时杂音减弱则提示杂音不是来自右心系统，例如左心室流出道狭窄所致的收缩期杂音可在深吸气时减弱。此外，吸气时心脏沿长轴顺钟向转位，三尖瓣更贴近胸壁，这也是右心发生的杂音增强的原因之一。

深呼气时，胸腔内压上升，肺循环阻力增加，肺循环容量减少，流入左心的血量增加；同时，心脏沿长轴逆钟向转位，二尖瓣更贴近胸壁，可使左心的杂音（二尖瓣狭窄或关闭不全、主动脉瓣狭窄或关闭不全）听得更清楚。

2. Valsalva 动作、体位改变和被动抬腿动作　Valsalva 动作即吸气后紧闭声门，用力做呼气动作，此时胸腔内压持续增高，回心血量明显减少，左、右心发生的杂音一般均减弱，而梗阻性肥厚型心肌病的杂音增强。

迅速改变体位，使血液分布和回心血量发生变化，也会影响杂音。如由卧位或下蹲位迅速改变为站立位，瞬时回心血量减少，从而使二尖瓣或三尖瓣关闭不全、肺动脉瓣狭窄和关闭不全、主动脉瓣关闭不全的杂音均减弱，而特发性主动脉瓣下狭窄的杂音增强。相反，由站立位或坐位迅速平卧并抬高下肢，可使回心血量增加，上述减弱的杂音可增强。

这些方式均可改变静脉回心血量（增加或减少），临床上更多用于鉴别梗阻性肥厚型心肌病。梗阻性肥厚型心肌病的杂音随静脉回流减少而增强，随静脉回流增加而减弱。这种反常现象是由于梗阻性肥厚型心肌病的杂音是因流出道狭窄和梗阻而引起的，即由主动脉瓣下和二尖瓣前叶与肥厚室间隔之间的梗阻狭窄所致。血流量的减少使二尖瓣叶和室间隔靠近，加重了流出道狭窄或梗阻，而增加血流量使二尖瓣叶与室间隔距离增加从而减轻了梗阻。此外，Valsalva 动作增加胸腔内压，也可加重流出道的狭窄或梗阻而引起杂音增强。

（二）改变身体血管阻力的方式

等张握力运动可增加体循环动脉阻力，使血压升高，由于瓣膜两侧的压力阶差减小，主动脉瓣狭窄所致收缩期杂音可减弱，但杂音的性质不变。除了主动脉瓣狭窄、梗阻性肥厚型心肌病的收缩期杂音减弱外，其他大多数杂音则增强。由于左心室容量增加，二尖瓣脱垂的杂音时间延长。用测量血压的袖带压迫上臂动脉以增加后负荷的方法在鉴别二尖瓣关闭不全和主动脉瓣狭窄时不如等张握力运动，因此临床上不常应用。活动方式与收缩期杂音鉴别的临床意义见表 3-6-12。

表 3-6-12　活动方式与收缩期杂音鉴别的临床意义

活动方式	梗阻性肥厚型心肌病	二尖瓣脱垂	主动脉瓣狭窄	二尖瓣关闭不全
Valsalva 动作（降低前负荷）	杂音增强	杂音延长	杂音减弱	杂音减弱
从站立位到蹲位或抬腿（增加前负荷）	杂音减弱	杂音变短	杂音增强	杂音增强
等张握力运动（增加后负荷）	杂音减弱	杂音延长	杂音减弱	杂音增强

亚硝酸异戊酯能迅速降低后负荷，也轻度减少肺血管阻力，使左侧反流性杂音（主动脉瓣关闭不全舒张期杂音和二尖瓣关闭不全收缩期杂音）减弱，主动脉瓣狭窄、三尖瓣关闭不全、梗阻性肥厚型心肌病的收缩期杂音和二尖瓣狭窄的舒张期杂音均增强，肺动脉瓣关闭不全的舒张期杂音增强或不变。亚硝酸异戊酯试验有助于鉴别通过左心室流出道前向血流的杂音和二尖瓣反流性杂音。要注意在亚硝酸异戊酯试验前告诉受检者可能会出现恶心、头痛和心跳加快的副作用，但持续时间不长。嘱受检

者平卧,以防出现昏晕。同时测量血压并注意血压的变化,一般受检者的血压将在 30 秒内迅速下降,心率反射性加快。亚硝酸异戊酯试验禁用于妊娠妇女,以及高血压、严重主动脉瓣狭窄的患者等。

第十一节　心血管系统常见异常发现及其鉴别

一、心脏增大

心脏增大(cardiac enlargement)可由心脏扩大(cardiac dilatation)和/或心肌肥厚(myocardial hypertrophy)所致,心脏增大可为单个心室或心房增大,也可为普遍性增大。

【病因】

1. 心室增大

(1)左心室增大:主要见于:①二尖瓣关闭不全;②主动脉瓣关闭不全;③主动脉瓣狭窄;④高血压心脏病;⑤冠状动脉粥样硬化性心脏病;⑥动脉导管未闭;⑦主动脉缩窄等。

(2)右心室增大:主要见于:①肺源性心脏病;②先天性肺动脉瓣狭窄;③室间隔缺损;④法洛四联症;⑤原发性肺动脉高压;⑥艾森门格综合征等。

2. 心房增大

(1)左心房增大:主要见于:①二尖瓣狭窄;②二尖瓣关闭不全;③左心房黏液瘤。

(2)右心房增大:主要见于:①房间隔缺损;②三尖瓣狭窄;③三尖瓣关闭不全;④右心房黏液瘤。

3. 普遍性心脏增大　可见于全心衰竭、心肌炎、心肌病。其中,心肌病包括:①扩张型心肌病;②围产期心肌病;③贫血性心脏病;④甲状腺功能亢进性心脏病;⑤黏液性水肿性心脏病等。

4. 局限性心脏增大　主要见于室壁瘤。

【发生机制】

心肌肥厚主要由收缩期的心肌负荷过重引起,如高血压时外周阻力增加,心脏收缩时须克服增大的后负荷而代偿性肥大。心脏扩大主要由舒张期心脏过度充盈所致,例如主动脉瓣关闭不全心室舒张时,主动脉内的血液反流至左心室,左心室充盈过度而导致左心室扩大。

【症状与体征】

1. 症状　心脏增大的心功能代偿期可无任何症状,也可出现乏力、心悸等轻微症状。心功能失代偿期可出现与心力衰竭相关的症状(详见本篇第六章第十一节"四、心力衰竭")。

2. 体征

(1)左心室增大

1)视诊:心尖搏动向左下移位。

2)触诊:心尖搏动弥散,向左下移位。可触及心尖区抬举性搏动。

3)叩诊:心浊音界向左下扩大。

4)听诊:有原发心脏疾病的特征性体征(如杂音)。心功能代偿期可闻及第一心音增强。心力衰竭患者可闻及舒张期奔马律、两肺底湿啰音等。

(2)右心室增大

1)视诊:心尖搏动向左移位,可见剑突下搏动。

2)触诊:心尖搏动弥散,向左移位;可触及剑突下搏动,吸气末更明显。

3)叩诊:心浊音界向左扩大。

4)听诊:除原发心脏病的体征外,当右心室显著扩大致三尖瓣关闭不全时,在胸骨下部可闻及收缩期吹风样杂音,吸气时增强。

【诊断与鉴别诊断】

1. 诊断　明显的心脏增大通过体格检查即可以诊断,但是轻度心脏增大者,则须经 X 线或超声心动图检查才能证实。若要明确心脏增大的原因是心脏扩大还是心肌肥厚,以及心脏增大为单心室或心房的增大还是普遍性或局限性增大,则须结合 X 线检查、超声心动图、CT 扫描检查等才能确诊。结合超声心动图检查,能对心内结构、血流方向和速度等进行观察,以明确诊断。心电图检查对左、右心房或心室增大的诊断也有帮助。

2. 鉴别诊断　以下体征有助于鉴别是心脏扩大为主还是心肌肥厚为主。

（1）心脏扩大为主:①心尖搏动弥散;②搏动的直径≥4cm。二者均提示左心室舒张末期容积增加。

（2）心肌肥厚为主:心尖部抬举性搏动明显。

二、心脏瓣膜损害

（一）二尖瓣狭窄

【病因】

二尖瓣狭窄（mitral stenosis）在我国主要由风湿热引起,但近年来发病呈下降趋势,而老年人的瓣膜钙化所致的心脏瓣膜病变在我国日渐增多。少数病因为先天性等。

【发生机制】

二尖瓣狭窄是风湿性心脏病反复发作后遗留的慢性心脏瓣膜损害,主要病理解剖改变为瓣叶交界处发生炎症、水肿、相互粘连及融合,严重病变时瓣膜增厚、硬化和腱索缩短及相互粘连,造成瓣膜狭窄进一步加重。按病变程度与性质,可分为隔膜型和漏斗型。

正常二尖瓣口径面积约为 4.0~6.0cm^2,病变时二尖瓣口明显缩小,一般将瓣口缩小程度分为三度:①轻度狭窄:瓣口面积为 >1.5~2.0cm^2;②中度狭窄:瓣口面积为 >1.0~1.5cm^2;③重度狭窄:瓣口面积≤1.0cm^2。

根据狭窄程度和代偿状态,可分为三期:①左心房代偿期:当瓣口面积减少至 2.0cm^2,左心房排血受阻,继而发生代偿性扩张和肥厚,以增强左心房容量和收缩力,增加瓣口血流量。②左心房失代偿期:瓣口面积减小到 1.5cm^2 时,左房压进一步升高,当瓣口面积减小为 1.0cm^2 时,左房压显著增高。左心房失代偿时,由于左心房与肺静脉之间并无瓣膜,肺静脉和肺毛细血管压升高、血管扩张、淤血。进而出现间质性肺水肿和肺血管壁增厚,引起肺顺应性降低,出现呼吸困难,并逐步加重。③右心衰竭期:由于长期存在肺动脉高压,右心室负荷增加,出现右心室肥厚与扩张,最后导致右心衰竭。

病理学典型特点为左心房、右心室增大。

【症状与体征】

1. 症状　当失代偿期发生时,初为劳力性呼吸困难,随着病情发展,出现休息时呼吸困难、阵发性夜间呼吸困难、端坐呼吸,甚至发生急性肺水肿。另外,多于活动或夜间睡眠时发生咳嗽,劳累时加重,多为干咳。咳嗽致支气管内膜微血管或肺泡内毛细血管破裂时,有血丝痰;咯出较大量鲜血通常见于黏膜下支气管静脉破裂出血;急性肺水肿时多有大量粉红色泡沫样痰。如左心房明显扩张压迫食管,可引起吞咽困难;扩大的左心房和肺动脉压迫左喉返神经致其麻痹引起声嘶。

2. 体征

（1）视诊:①可有两颧绀红色,呈二尖瓣面容,口唇轻度发绀;②若儿童期即有二尖瓣狭窄,因右心室肥大,心前区可有隆起;③心尖搏动左移及剑突下搏动,提示右心室大。

（2）触诊:心尖部可触及舒张期震颤。右心室肥大时,心尖搏动左移,并且胸骨左下缘或剑突下可触及右心室收缩期抬举性搏动。

（3）叩诊:轻度二尖瓣狭窄者的心浊音界可以无异常。中度以上狭窄造成肺动脉段、左心房增大,胸骨左缘第 2、3 肋间心浊音界向左扩大,正常心腰消失,心浊音界可呈梨形。

（4）听诊:①特征性改变为心尖部听到较局限的低调、隆隆样舒张中晚期递增型杂音,左侧卧位时更清楚。窦性心律时,由于舒张晚期心房收缩促使血流加速,杂音于此期加强;心房颤动时,舒张晚期杂音可不明显。②心尖区可听到 S₁ 亢进。③由于肺动脉高压，同时主动脉压力低于正常，两个半月瓣不能同步关闭，可致 P₂ 亢进和分裂。④如果肺动脉扩张，肺动脉瓣区可听到 Graham Steell 杂音，呈递减型、吹风样或叹气样舒张早中期杂音，仰卧及吸气时增强，伴右心室大时可传至心尖部。⑤如在 S₂ 后听到高调、短促、清脆的开瓣音，则提示二尖瓣的弹性及活动性尚好。开瓣音在 S₂ 后发生越早，提示左房压越高和狭窄越严重。如瓣叶钙化僵硬，则 S₁ 减弱和/或开瓣音消失。⑥右心室扩大时，在三尖瓣区可听到收缩期吹风样杂音，吸气时增强，为相对性三尖瓣关闭不全所致。⑦晚期患者可出现心房颤动，心音强弱不等，心律绝对不规则，有脉搏短绌。

【诊断与鉴别诊断】

1. 诊断　主要根据心尖区隆隆样舒张期杂音及 X 线或心电图示左心房增大进行诊断，超声心动图有利于确诊。

2. 鉴别诊断　心尖区舒张期隆隆样杂音尚应注意与下列原因鉴别。

（1）Austin Flint 杂音：严重主动脉瓣关闭不全者，在心尖部可闻及柔和、低调、递减型舒张中晚期的 Austin Flint 杂音，须注意与二尖瓣狭窄鉴别。

（2）左心房黏液瘤：瘤体阻塞二尖瓣口，产生随体位而改变的舒张期杂音，其前有肿瘤扑落音。超声心动图示左心房内，于收缩期与舒张期均可见一簇云雾样的回声波。其他表现有发热、关节痛、贫血、红细胞沉降率增快和体循环栓塞等。

（二）二尖瓣关闭不全

【病因】

二尖瓣关闭不全（mitral insufficiency）可分为急性与慢性两种类型。急性二尖瓣关闭不全的病因常为感染或缺血坏死引起腱索断裂或乳头肌坏死，也可为人工瓣膜置换术后并发急性瓣周漏，病情危急，预后严重。慢性二尖瓣关闭不全的病因可有风湿性、二尖瓣脱垂、冠心病伴乳头肌功能失调、老年性二尖瓣退行性变等。

【发生机制】

主要病理改变为一个或两个瓣叶纤维化、增厚、僵硬和缩短，乳头肌和腱索间粘连，使瓣膜不能正常关闭。

单纯慢性二尖瓣关闭不全的病程往往较长。由于二尖瓣关闭不全，其病理生理改变主要是收缩期左心室射出的部分血流通过关闭不全的瓣口反流到左心房，使左心房充盈度和压力均增加，导致左心房扩张；也因左心房流入左心室的血量较正常增多，可使左心室肥厚和扩大。持续严重的过度负荷，终致左心室心肌功能衰竭，左心室舒张末压和左心房压明显上升，出现肺淤血，最终发生肺动脉高压和右心衰竭。慢性二尖瓣关闭不全的无症状期可达十几年，然而，一旦出现症状，则左心功能急转直下，出现明显的症状。

病理学典型特点为左心房、左心室增大。

【症状与体征】

1. 症状　慢性二尖瓣关闭不全早期，可有心悸或无明显自觉症状，一旦出现明显症状，多已有不可逆的心功能损害。表现为心悸、咳嗽、劳力性呼吸困难、疲乏无力等。但是，急性肺水肿、咯血或动脉栓塞较二尖瓣狭窄少。

2. 体征

（1）视诊：心尖搏动向左下移位，心尖搏动强，发生心力衰竭后心尖搏动减弱。

（2）触诊：心尖搏动有力，可呈抬举性，重度二尖瓣关闭不全患者可触及收缩期震颤。

（3）叩诊：心浊音界向左下扩大，后期可向两侧扩大，提示左右心室均扩大。

（4）听诊：①最主要的体征是二尖瓣区可闻及吹风样一贯型收缩期杂音，可为全收缩期杂音，性质粗糙、高调，强度在 3/6 级或 3/6 级以上，向左腋下或左肩胛下区传导。后叶损害为主时，杂音可传向胸骨左缘和心底部。②S₁ 减弱，可能听到 P₂ 亢进伴分裂，吸气时更明显。严重反流时心尖区可闻

及 S_3,以及紧随 S_3 后的短促舒张期隆隆样杂音。

【诊断与鉴别诊断】

1. **诊断** 如发现患者心尖区有典型杂音伴左心房、左心室增大,结合风湿病史,较易诊断,确诊须依靠超声心动图检查。

2. **鉴别诊断** 由于心尖区收缩期杂音可向胸骨左缘传导,应注意与下列情况鉴别。

(1)三尖瓣关闭不全:多为相对性三尖瓣关闭不全,见于肺动脉高压使右心室扩大,在胸骨左缘第4、5肋间隙明显,杂音在吸气时增强,肺动脉瓣区第二心音亢进,伴有颈静脉收缩期明显搏动和肝脏收缩期搏动。多见于慢性肺源性心脏病、重度二尖瓣狭窄。

(2)室间隔缺损:为全收缩期杂音,在胸骨左缘第3、4肋间隙最明显,不向左腋下传导,常伴胸骨旁收缩期震颤。

(3)无害性收缩期杂音:多见于青少年或高热、贫血、甲状腺功能亢进症患者。无害性收缩期杂音的特点:①多出现于肺动脉瓣区或心尖区;②杂音强度为1/6或2/6级,性质柔和;③多局限于收缩中期,不占据全收缩期,不向左腋下传导;④不伴左心房和左心室增大征象。

(三)主动脉瓣狭窄

【病因】

主动脉瓣狭窄(aortic stenosis)可由风湿性心瓣膜病、先天性畸形、老年退行性主动脉瓣病变所致。

【发生机制】

正常成人主动脉瓣口 $\geq 3.0 cm^2$。当瓣口面积减小一半时,收缩期无明显跨瓣压差;主动脉瓣口 $\leq 1.0 cm^2$ 时,左心室排血明显受阻,左心室收缩压明显升高,跨瓣压差显著,逐渐产生左心室游离壁和室间隔肥厚。左心室肥厚使其顺应性降低,引起左心室舒张末压进行性升高,增加左心房后负荷。最终,室壁应力增高、心肌缺血和纤维化等导致左心室功能衰竭。

主动脉瓣狭窄时,左心室射血负荷增加,前向性排血阻力增高,使冠状动脉血流减少;同时,左心室壁增厚使心肌氧耗增加,两者引起心肌缺血而导致心绞痛和/或心律失常,甚至导致心源性猝死。另外,心输出量减低和/或伴有的心律失常导致大脑供血不足,从而可出现眩晕、昏厥。

病理学典型特点为左心室增厚。

【症状与体征】

1. **症状** 轻度狭窄患者可无症状。中、重度狭窄者,常见呼吸困难、心绞痛和晕厥,为典型主动脉瓣狭窄的三联征。

2. **体征**

(1)视诊:心尖搏动增强,位置正常或向左下移位。

(2)触诊:①心尖搏动比较局限,可呈抬举性;②胸骨右缘第2肋间可触及收缩期震颤;③脉搏细弱。

(3)叩诊:心界可正常,或向左下扩大。

(4)听诊:①特征性体征是胸骨右缘第2肋间粗糙而响亮的3/6级及以上的收缩期喷射性杂音,呈递增递减型,杂音向颈部传导。② A_2 减弱,甚至消失。可在呼气时闻及 S_2 反常分裂。③由于左心室射血时间延长,同时左心室显著肥厚致舒张功能减退、顺应性下降,心房为增强排血而加强收缩,因此心尖区有时可闻及 S_4。

【诊断与鉴别诊断】

1. **诊断** 有典型主动脉瓣狭窄的收缩期杂音,向颈部传导,伴有收缩期震颤,主动脉瓣区第二心音减弱或消失,X线检查示左心室增大,超声心动图可以确诊。

2. **鉴别诊断** 主动脉瓣狭窄须与其他左心室流出道梗阻性疾病相鉴别,如先天性主动脉瓣下狭窄和梗阻性肥厚型心肌病。先天性主动脉瓣下狭窄患者从幼年即发现主动脉瓣下狭窄的杂音,无风湿热史,超声心动图可显示主动脉瓣下狭窄。而梗阻性肥厚型心肌病患者呈现收缩中晚期喷射性杂音,杂音部位较低,在心尖部与胸骨左缘之间,不向颈部和锁骨下区传导,超声心动图显示左心室流出道狭窄和非对称性室间隔肥厚,有助于鉴别。

(四)主动脉瓣关闭不全

主动脉瓣和/或主动脉根部疾病可导致半月瓣缩短或变形,瓣环扩大,瓣叶舒张期不能对合,从而形成主动脉瓣关闭不全(aortic insufficiency)。

【病因】

1. 主动脉瓣疾病

(1)风湿性心瓣膜病:约 2/3 的主动脉瓣关闭不全为风湿性心瓣膜病所致。风湿性心瓣膜病所致的单纯性主动脉瓣关闭不全少见,常合并二尖瓣损害。

(2)感染性心内膜炎:为单纯性主动脉瓣关闭不全的常见病因之一。感染性赘生物致瓣叶破损或穿孔,瓣叶脱垂或赘生物介于瓣叶间妨碍其闭合,均可引起关闭不全。

(3)先天性畸形:如二叶主动脉瓣等。

(4)主动脉瓣黏液样变性:致瓣叶舒张期脱垂入左心室,可能为先天性原因。

2. 主动脉根部扩张　引起瓣环扩大,瓣叶舒张期不能对合。

(1)梅毒性主动脉炎:主动脉炎致主动脉根部扩张,30% 发生主动脉瓣关闭不全。

(2)马方综合征(Marfan syndrome):为遗传性结缔组织病,其病理变化之一为升主动脉呈梭形瘤样扩张。

(3)强直性脊柱炎:升主动脉弥漫性扩张。

(4)高血压和/或主动脉粥样硬化:导致主动脉环扩张。

【发生机制】

主动脉瓣关闭不全可分为急性与慢性。慢性者可有较长的无症状期。主动脉瓣关闭不全时,左心室舒张期不仅接受左心房流入的血液,而且还接受从主动脉反流的血液,左心室舒张末期容量增加,使左心室代偿性扩大、肥厚,进而引起左心衰竭。同时,左心室心肌肥厚致心肌氧耗增多,并且主动脉舒张压显著降低致冠状动脉灌注压下降,两者引起心肌供血不足,可产生心绞痛。主动脉瓣关闭不全时,由于心脏舒张时血液从主动脉反流至左心室,致使舒张压降低,脉压增大,从而出现周围血管征。左心室内舒张期压力升高,二尖瓣前侧叶被推起,可形成相对性二尖瓣狭窄。

病理学典型特点为左心室扩大为主。

【症状与体征】

1. 症状　症状出现较晚。可因心每搏输出量增多有心悸、心前区不适、头部搏动感、体位性头晕等症状。存在心肌缺血时可出现心绞痛,病变后期有劳力性呼吸困难。

2. 体征

(1)视诊:心尖搏动向左下移位,搏动范围较广。部分重度关闭不全者颈动脉搏动明显,并可有随心搏出现的点头运动。

(2)触诊:心尖部搏动弥散,向左下移位,搏动可呈抬举性。

(3)叩诊:心浊音界向左下扩大,心腰凹陷,心浊音区呈靴形。

(4)听诊:①主要体征为主动脉瓣第二听诊区递减型叹气样舒张期杂音,沿胸骨左缘下传,可达心尖部,坐位前倾及呼气末屏住呼吸时更清楚。②主动脉瓣关闭不全时回流血液限制二尖瓣开放,同时重度反流者左心室增大,有相对性二尖瓣狭窄。心尖部可闻及柔和、低调、递减型的舒张中、晚期隆隆样杂音,为 Austin Flint 杂音。③心尖部 S_1 及 A_2 减弱。

此外,脉压增大可出现周围血管征阳性,如颈动脉搏动增强、点头运动、水冲脉、毛细血管搏动征、枪击音和 Duroziez 双重杂音等。

【诊断与鉴别诊断】

1. 诊断　有典型主动脉瓣关闭不全的舒张期杂音伴周围血管征,结合 X 线和超声心动图检查,不难确诊。

2. 鉴别诊断

（1）主动脉瓣舒张早期杂音于胸骨左缘明显时,应与 Graham Steell 杂音鉴别。后者为递减型、吹风样或叹气样舒张期杂音,在胸骨左缘第 2 肋间最清楚,向第 3 肋间传导,平卧或吸气时增强。见于严重肺动脉高压伴肺动脉扩张所致的肺动脉瓣关闭不全,常有肺动脉高压的体征。

（2）Austin Flint 杂音应与二尖瓣狭窄的心尖区舒张中晚期隆隆样杂音区别,后者紧跟开瓣音后,S_1 常亢进,常伴有舒张期震颤。

三、心包积液

心包积液（pericardial effusion）指心包腔内积聚过多液体（正常心包液为 30~50ml）,包括浆液性、浆液纤维蛋白性、脓性和血性等。

【病因】

过去常见的病因为风湿热、结核和细菌感染,近年来病毒感染、肿瘤和心肌梗死性心包炎发病率明显上升。

1. 急性非特异性　病因尚未明确。

2. 感染　如病毒、细菌、真菌、寄生虫、立克次体感染。

3. 自身免疫病　如风湿热及其他结缔组织疾病。

4. 肿瘤　包括原发性、继发性肿瘤。

5. 代谢疾病　如尿毒症、痛风。

6. 物理因素　如外伤、放射性因素。

7. 邻近器官疾病　如急性心肌梗死、胸膜炎、主动脉夹层、肺梗死。

【发生机制】

病理生理改变取决于积液的量与积液速度。正常时心包腔平均压力接近于零或略低于大气压,少量积液对心脏及血流动力学可无影响。若心包腔内液体大量和/或迅速积聚,心包腔内压力急骤上升,心脏舒张受限,体静脉回流减少,周围静脉压升高,同时心室充盈及心输出量减少,从而可产生一系列症状和体征。症状的轻重与心包积液的多少和积液产生的速度有关。大量心包积液或心包积液发生迅速时可以出现急性心脏压塞而危及生命。

【症状与体征】

1. 症状　常见症状有胸闷、心悸、呼吸困难、腹胀、水肿等,以及原发病的症状,如结核的低热、盗汗,化脓性感染的畏寒高热等。如大量心包积液压迫邻近器官或组织,可产生干咳、声嘶、吞咽困难。严重的心脏压塞可出现休克。

2. 体征

（1）视诊:患者有呼吸困难,多取坐位,躯体前倾,心尖搏动不明显或消失。大量心包积液可致心前区饱满。

（2）触诊:心尖搏动弱而不易触到,如能明确触及,则在心相对浊音界内侧。

（3）叩诊:心浊音界向两侧扩大,并随体位改变而变化。卧位时心底部浊音界增宽,坐位时则心尖部浊音界增宽。

（4）听诊:炎症渗出初期可听到心包摩擦音,当渗出液增多时,心包摩擦音消失,心音弱而遥远。

此外,大量心包积液时,可出现:①颈静脉怒张,深吸气时更明显［库斯莫尔征（Kussmaul 征）];②脉压小,奇脉;③左肺下叶可因心包积液的挤压出现肺不张的表现,如左肩胛下区语音震颤增强,叩诊为浊音,听诊闻及支气管呼吸音,称为尤尔特征（Ewart 征);④肝脏明显肿大,并可伴有腹腔积液、下肢凹陷性水肿;⑤肝颈静脉回流征阳性。

【诊断与鉴别诊断】

1. 诊断　少量心包积液须依靠超声心动图检查才能发现。中量以上心包积液则可根据临床表现、X 线检查、心电图、超声心动图检查作出诊断。然后,需结合不同病因性心包炎的特征及心包穿刺、心包活体组织检查(又称活检)等结果,对其病因学作出诊断。

2. 鉴别诊断

(1)与扩张型心肌病的鉴别:扩张型心肌病心浊音界向两侧扩大,心音低钝,需与大量心包积液相鉴别。心包炎早期可触及心包摩擦感,闻及心包摩擦音;心包积液量增多或迅速积聚时,心尖搏动减弱或消失,心音遥远;心包积液超过 250ml 时出现心浊音界向两侧增大,似烧瓶样,随体位改变而变化是其特点。此外,结合心动过速、静脉压升高、动脉压下降,甚至休克、脉压缩小、颈静脉怒张、肝大、腹腔积液、奇脉等征象,可有助于心包积液与扩张型心肌病的鉴别。超声心动图的检查可明确诊断。

(2)与右心衰竭的鉴别:心包积液与右心衰竭均有体循环淤血的表现,但心包积液临床上有从少量到大量积液的演变过程,还有原发病及心包炎的症状,如发热、心悸、心前区疼痛、呼吸困难、腹胀、肝区疼痛等,病史对鉴别诊断很有帮助。此外,心包积液时心浊音界向两侧扩大并随体位改变而变化,可触摸到奇脉,均为大量心包积液的特征性表现,具有鉴别意义。右心衰竭常伴有的右心室增大可致剑突下搏动,相对性三尖瓣关闭不全可致颈静脉搏动、收缩期吹风样杂音等特征性体征,且导致右心衰竭的心脏病的病史和临床表现也是鉴别的依据。超声心动图的检查可明确诊断。

四、心力衰竭

心力衰竭(heart failure)是指在静脉回流正常的情况下,原发的心脏损害或心室负荷过重引起的心输出量减少,不能满足组织代谢需要的一种综合征。临床上以肺循环和/或体循环淤血以及组织灌注不足为主要特征,又称充血性心力衰竭(congestive heart failure),是各种病因所致心脏病的终末阶段。根据心力衰竭发生的部位,可分为左心、右心和全心衰竭。

【病因】

在我国,由高血压和冠状动脉粥样硬化性心脏病引起的充血性心力衰竭,近年来有明显上升趋势。

(一)基本病因

心力衰竭的基本病因是原发性心肌损害和心室收缩或舒张负荷过重,导致心肌细胞数量减少、心室舒缩功能低下。

1. 原发性心肌损害

(1)节段性或弥漫性心肌损害:节段性心肌损害,如心肌梗死、心肌缺血;弥漫性心肌损害,如心肌炎、扩张型心肌病、肥厚型或限制型心肌病、结缔组织疾病所致的心肌损害等。

(2)心肌原发性或继发性代谢障碍:如糖尿病心肌病、心肌淀粉样变性、维生素 B_1 缺乏等。

2. 心室负荷过重　包括后负荷(压力负荷)和前负荷(容量负荷)过重。

(1)后负荷过重:见于高血压、主动脉瓣狭窄、肺动脉高压、肺动脉瓣狭窄等。

(2)前负荷过重:包括如下情况。

1)瓣膜反流性疾病:如二尖瓣关闭不全、主动脉瓣关闭不全、三尖瓣关闭不全等。

2)心内外分流性疾病:房间隔缺损、室间隔缺损、动脉导管未闭等。

3)血容量增多:甲状腺功能亢进症、慢性的严重贫血、动静脉瘘等。

(二)诱因

心力衰竭症状的出现或加重常由某些因素诱发。

1. 感染,特别是呼吸道感染。

2. 心律失常,特别是心房颤动和各种快速性心律失常,以及缓慢性心律失常。

3. 水电解质紊乱、钠盐过多,输血、输液过快、过多等。

4. 过度劳累和情绪激动。

5. 心脏负荷过重,如妊娠和分娩。

6. 合并甲状腺功能亢进症、贫血、肺栓塞等。

7. 治疗不当,如抑制心肌收缩力药物(普萘洛尔、利多卡因、多柔比星等)的不当使用,不恰当停用利尿药或抗高血压药等。

8. 环境、气候的急剧变化。

【发生机制】

心力衰竭的病理生理机制主要有以下 3 个方面的特点。

1. 血流动力学异常　心脏病变导致心输出量降低时,机体通过心血管和神经-内分泌调节功能,调动代偿能力以维持组织代谢的需要,此时属心功能的代偿期。随病情的发展,代偿超过限度,达心功能失代偿期,从而出现一系列临床症状和体征。心脏的基本功能是调动血液在心血管系统中循环流动,心力衰竭的发展也是伴随着血流动力学异常变化的过程。其特点为心脏泵功能减退(心输出量减低、心室舒张末期压力增高),外周循环阻力增高和终末器官异常。

2. 神经-内分泌的过度激活　充血性心力衰竭时,交感神经系统(SNS)、肾素-血管紧张素-醛固酮系统(RAAS)活性和抗利尿激素水平均有升高,以增强心肌收缩力,加快心率,使心输出量增加;同时外周血管收缩以维持动脉压和保证重要脏器的血流。然而,神经-内分泌过度激活,RAAS 活性长期升高,却可产生不利的作用。外周血管阻力的增加和钠、水潴留加重心脏的后、前负荷;心率加快增加心肌耗氧量;大量儿茶酚胺和血管紧张素 II 对心肌还有直接的毒性作用,从而加重了血流动力学的紊乱,加剧心力衰竭的恶化,导致患者的预后不良。

3. 心肌损害和心室重塑　心室结构的改变(即心室重塑)是心力衰竭的特征。心室重塑的过程表现为心肌肥厚、心室容量增加和心室形状改变,以及心肌细胞和细胞外基质的变化。心室重塑过程中出现心肌细胞适应不良性肥厚,心肌收缩蛋白胚胎基因再表达,这种非自然生成的心肌细胞肥大,可促进凋亡,缩短心肌细胞寿命,使心肌收缩功能低下,收缩速度下降。心肌细胞外基质的变化表现为胶原沉积和纤维化加剧,心肌舒张期僵硬度增加,导致舒张性心力衰竭,还可使心肌电冲动传导不均一、不连续,诱发心律失常和猝死。同时,肥厚的心肌常伴有心肌缺血,心肌细胞死亡加速,继而纤维化,剩下的存活心肌负荷进一步加重,心肌进一步肥厚伴进行性纤维化,如此形成恶性循环。

上述三者之间互相关联,互为因果。血流动力学异常可激活神经-内分泌机制,加重心肌损害;神经-内分泌的持续过度激活可直接损害心肌,加剧血流动力学异常;而心肌损害、心室进行性扩大伴功能减弱又加重血流动力学紊乱和神经-内分泌的激活,最后发展至不可逆的心力衰竭终末阶段。

【症状和体征】

心力衰竭包括左心衰竭(left heart failure)、右心衰竭(right heart failure)及全心衰竭,分别有以下症状和体征。

(一) 左心衰竭

1. 症状

(1) 肺循环淤血(congestion of pulmonary circulation)为主的症状:主要为呼吸困难、端坐呼吸、阵发性夜间呼吸困难、心源性哮喘和急性肺水肿。左心衰竭早期即可出现咳嗽,常发生在夜间和卧位时。痰呈浆液性,为白色泡沫样,有时带血丝。当肺毛细血管压明显增高或肺水肿时,血浆外渗进入肺泡,呈粉红色泡沫样痰。

(2) 心输出量降低(reduction in cardiac output)为主的症状:可出现乏力、易疲劳、头昏、失眠、尿少、苍白、发绀等。心输出量减少,反射性激活交感神经而使心率加快。当外周血管代偿性收缩不足,血压可明显降低,甚至出现心源性休克。

2. 体征　主要为肺淤血的体征。

（1）视诊：有不同程度的呼吸急促、轻微发绀、高枕卧位或端坐体位。急性肺水肿时可出现自口、鼻涌出大量粉红色泡沫,呼吸窘迫,并大汗淋漓。

（2）触诊：心尖搏动弥散、减弱;严重者可出现交替脉。

（3）叩诊：除原发性心脏病体征外,通常无特殊发现。

（4）听诊：心率增快,心尖区及其内侧可闻及舒张期奔马律,P_2亢进。根据心力衰竭程度的轻重,单侧或双侧肺由肺底往上有不同程度的细小湿啰音,也可伴少量哮鸣音;急性肺水肿时,双肺满布湿啰音和哮鸣音。

除以上所列体征外,尚有原发性心脏病变和心力衰竭诱因的症状与体征。

(二) 右心衰竭

由于体循环静脉系统过度充盈,静脉压增高,各脏器淤血、水肿,由此出现以体循环淤血（congestion of systemic circulation）为主的综合征。

1. 症状　可有食欲缺乏、恶心、呕吐、腹胀、腹泻、尿少、夜尿多、体重增加等症状,系脏器慢性持续性淤血所致。

2. 体征　按右心衰竭严重程度及其渐进性,依次可出现颈静脉充盈（jugular vein engorgement）、肝大（hepatomegaly）、肝颈静脉回流征阳性（positive hepatojugular reflux sign）、下肢凹陷性水肿（pitting edema of lower limb）、胸腔积液和腹腔积液及全身水肿。长期严重右心衰竭者还可出现发绀,往往比左心衰竭严重,呈周围性,如四肢指(趾)端、面颊及耳垂处发绀,局部温度低。

（1）视诊：颈静脉充盈或怒张,为右心衰竭的早期征象,其程度与体静脉压升高的程度呈正相关。如出现颈静脉搏动,提示右心室增大所致相对性三尖瓣关闭不全。另外,可有周围性发绀、水肿。

（2）触诊：心尖搏动向左移位,可触及剑突下搏动。肝大、质地韧,压痛明显,以及肝颈静脉回流征阳性。长期右心衰竭,肝细胞缺血坏死、纤维化,可发展为心源性肝硬化。此时肝大程度轻、质地硬,压痛和肝颈静脉回流征不明显。右心衰竭晚期出现水肿,首先在身体下垂部位,如踝部和下肢,为对称性。经常卧床者在腰骶部可出现凹陷性水肿。起先晚间出现水肿,休息后消失,颜面不肿;以后逐渐加重呈持续性,水肿部位向上延伸;病程晚期可出现胸腔积液、腹腔积液,乃至全身性水肿。

（3）叩诊：可发现腹部移动性浊音阳性,提示腹腔积液达 1 000ml 以上。右心衰竭所致胸腔积液多为双侧,如为单侧则多位于右侧,胸部叩诊呈实音。

（4）听诊：胸骨左缘第 4、5 肋间闻及舒张期奔马律（右心奔马律）。右心室显著扩大致三尖瓣关闭不全时,三尖瓣区可闻及收缩期吹风样杂音,吸气时增强。

除以上所列体征外,尚有原发性心脏病变和心力衰竭诱因的症状与体征。

(三) 全心衰竭

左、右心力衰竭的临床表现和体征同时存在。右心衰竭时右心输出量减少,可缓解左心的负荷,因此阵发性夜间呼吸困难等肺淤血的表现反而减轻。

【诊断与鉴别诊断】

1. 诊断　心力衰竭的症状和体征是诊断心力衰竭的重要依据,根据心源性呼吸困难和水肿的特点,及肺淤血和体循环淤血的临床表现,一般不难诊断左心衰竭、右心衰竭及全心衰竭。诊断还应包括基础心脏病的病因、病理解剖和病理生理状况及心功能分级。

2. 鉴别诊断

（1）心源性呼吸困难与肺源性呼吸困难的鉴别:左心衰竭引起的心源性呼吸困难往往与活动有关,坐起后明显好转,劳力性、阵发性、夜间呼吸困难为其特点。肺部疾病引起的肺源性呼吸困难常于咳痰后缓解,与体位的关系并不太明显。此外,病史、体格检查和器械检查可发现器质性心脏病和心脏增大的证据或呼吸系统疾病的诊断依据。

（2）心源性哮喘与支气管哮喘的鉴别:两者的症状颇相似,鉴别要点见表3-6-13。

表 3-6-13　心源性哮喘与支气管哮喘的鉴别

鉴别点	心源性哮喘	支气管哮喘
发病年龄	多于 40 岁以后发病	多于儿童或青少年时期起发病
病史	一般无过敏史,可有高血压、冠心病、二尖瓣狭窄等心血管病史	有家族史、个人过敏史或哮喘发作史,但无心血管病史
发作期	常在夜间出现阵发性呼吸困难伴哮喘	任何时间都可发作,多见于秋末、冬春季
肺部体征	双肺底湿啰音伴哮鸣音	双肺弥漫性哮鸣音
心脏体征	左心增大,心动过速,奔马律及心脏病相关的体征,如杂音	正常

（3）右心衰竭引起的水肿、腹腔积液与肾源性水肿、心包疾患和肝硬化引起的水肿和腹腔积液的鉴别

1）心源性与肾源性水肿的鉴别要点见第一篇第三节水肿。

2）心包大量积液可引起水肿、肝大、腹腔积液等征象,与右心衰竭颇相似,但前者腹腔积液征常较外周水肿明显。此外,可有心尖搏动减弱或消失,心浊音界向两侧扩大并随体位改变而变化,深吸气时颈静脉怒张更明显（Kussmaul 征）,左肩胛下角区出现语音震颤增强、叩诊浊音、闻及支气管肺泡呼吸音（Ewart 征）,奇脉及脉压变小等阳性体征,均支持心包大量积液的诊断。另外,超声心动图易于区别和明确诊断。

3）肝硬化时,主要表现为腹腔积液,也可首先出现踝部水肿,逐渐向上蔓延,而头、面部常无水肿,颈静脉无明显充盈,肝颈静脉回流征阴性。肝硬化还有肝功能减退和门静脉高压的临床征象,与右心衰竭一般不难鉴别。

（谢小洁）

？　**思考题**

　　1. 简述呼吸节律和幅度变化的三种类型及临床意义。
　　2. 气管健侧移位见于哪些疾病?
　　3. 简述干、湿性啰音的分类及特点。
　　4. 二尖瓣狭窄有哪些体征?
　　5. 周围血管征包括哪些?

第七章

腹 部

【学习要点】

本章介绍腹部的常用体表标志及不同的分区方法。腹部体格检查分为视诊、听诊、叩诊、触诊，本章介绍了检查的方法及顺序。腹部体格检查中以触诊最为重要，需重点掌握肝脏、脾脏、胆囊、肾脏等脏器的触诊。本章同时介绍了腹部异常发现如腹腔积液、腹部肿块、肝大、脾大的诊断与鉴别诊断。

腹部上起横膈，下至骨盆，前面及侧面为腹壁，后面为脊柱及腰肌。在此范围内包含腹壁、腹膜腔和腹腔脏器等内容。腹腔脏器繁多，与消化、泌尿、内分泌、血液、心血管各系统均有关联。由于各个脏器互相交错重叠，正常脏器与异常肿块容易混淆，良性与恶性病变难以区分，因此需要仔细检查加以辨别。

腹部检查之前应注意受检者的一般情况，以及头颈、心肺等各脏器的变化，如受检者的面容、表情、体位、呼吸等都有可能为诊断提供丰富的信息。如受检者潮红的颜面、急促的呼吸可能是急性感染的表现；急性面容与强迫屈曲体位可能由腹膜炎引起；面颈部的蜘蛛痣、毛细血管扩张提示慢性肝病；强迫坐位而不愿平卧应注意心功能不全和膈下与肝脏病变的可能。这些细微的征象可作为腹部体格检查的重要线索，也可能对诊断有重要意义。

腹部检查包括视诊、触诊、叩诊、听诊多种方法，检查顺序为视诊、听诊、叩诊、触诊，而记录时为了格式的统一，仍按视诊、触诊、叩诊、听诊顺序。检查顺序的改变主要是因为听诊心脏之后再听诊腹部十分方便，同时也可避免触诊的各种手法对胃肠蠕动的影响，致使肠鸣音发生变化。

腹部体格检查中以触诊最为重要。触诊中又以脏器触诊较难掌握。需要勤学苦练，不断实践，才能不断提高触诊水平。目前尽管已有X线、超声、内镜、核素显影、CT、MRI等现代化的辅助检查手段，但腹部体格检查仍然是诊断疾病基本的和首要的方法。

第一节 腹部的体表标志及分区

为了准确描述和记录脏器及病变的部位，必须首先熟悉腹部脏器的部位及其在体表的投影，熟悉各种体表标志和腹部的分区。

一、体表标志

常用腹部体表标志如下（图3-7-1）。

1. 肋弓下缘（costal margin） 肋弓系由第8~10肋软骨和第11、12浮肋构成，其下缘为腹部上界，常用于腹部分区及肝脾测量。

2. 剑突（xiphoid process） 为连接于胸骨下端的软骨，是腹部体表的上界，随年龄增长软骨可骨化变硬。

3. 腹上角（epigastric angle） 又称胸骨下角，为两侧肋弓至剑突根部的交角，用于判断体型及肝脏测量。

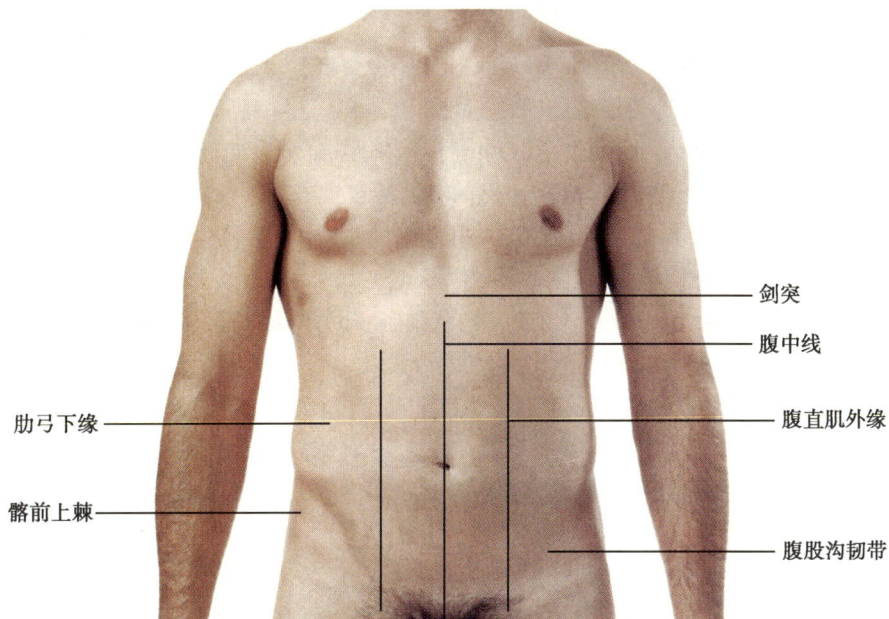

图 3-7-1　腹部体表标志示意图

4. **脐（umbilicus）**　为腹部的中心，平第 3~4 腰椎之间，是腹部分区和腹腔穿刺的定位标志。

5. **髂前上棘（anterior superior iliac spine）**　为髂嵴前上方突出点，是腹部九区分法标志及常用骨髓穿刺部位。

6. **腹直肌外缘（lateral border of rectus muscles）**　相当于锁骨中线的延续，常为手术切口位置，右侧腹直肌外缘与肋弓下缘交界处为胆囊点。

7. **腹中线（midabdominal line）**　相当于腹白线（linea alba），为前正中线的延续，此处易有白线疝。

8. **腹股沟韧带（inguinal ligament）**　两侧腹股沟韧带与耻骨联合上缘共同构成腹部体表的下界，此处为寻找股动脉、股静脉的标志，也是腹股沟疝的通过部位（腹股沟管或腹股沟三角）。

9. **肋脊角（costovertebra angle）**　为背部两侧第 12 肋骨与脊柱的交角，是检查肾脏叩击痛的位置。

10. **耻骨联合（pubic symphysis）**　为两耻骨间的纤维软骨连接，与耻骨共同组成腹部体表下界。

二、腹部分区

借助于腹部体表标志及若干人工划线可将腹部划分为几个区域。目前常用以下分法。

（一）四区分法

通过脐画一水平线与一垂直线（即腹中线）将腹部分为四区，即右上腹部、右下腹部、左上腹部和左下腹部（图 3-7-2）。各区所包

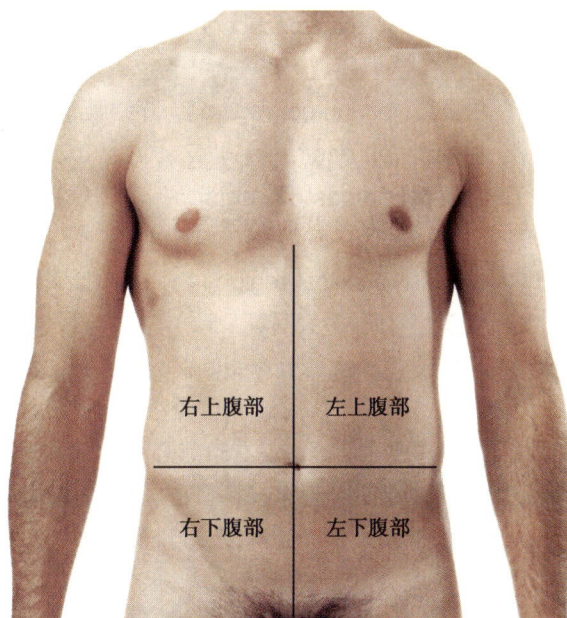

图 3-7-2　腹部体表分区示意图（四分区法）

含的主要脏器如下。

1. 右上腹部（right upper quadrant，RUQ） 肝、胆囊、幽门、十二指肠、小肠、胰头、右肾上腺、右肾、结肠右曲（又称结肠肝曲）、部分横结肠、腹主动脉。

2. 右下腹部（right lower quadrant，RLQ） 盲肠、阑尾、部分升结肠、小肠、右输尿管、膨胀的膀胱、女性的右侧卵巢和输卵管、增大的子宫、男性的右侧精索。

3. 左上腹部（left upper quadrant，LUQ） 肝左叶、脾、胃、小肠、胰体、胰尾、左肾上腺、左肾、结肠左曲（又称结肠脾曲）、部分横结肠、腹主动脉。

4. 左下腹部（left lower quadrant，LLQ） 乙状结肠、部分降结肠、小肠、左输尿管、膨胀的膀胱、女性的左侧卵巢和输卵管、增大的子宫、男性的左侧精索。

四区分法最为常用且简单易行，但较粗略，难以准确定位（如上腹中部的压痛、耻骨上肿块等），为其不足之处。

（二）九区分法

由两条水平线和两条垂直线将腹部分为井字形的九区，上部的水平线为两侧肋弓下缘连线，下部的水平线为两侧髂前上棘连线，通过左右髂前上棘至前正中线连线的中点画两条垂直线，四线相交将腹部分为左右季肋部、左右腰部、左右髂部及上腹部、中腹部（脐部）和下腹部九个区域（图3-7-3），各区的脏器分布情况如下。

1. 右季肋部（right hypochondriac region） 肝右叶、胆囊、结肠右曲、右肾、右肾上腺。

2. 右腰部（right lumber region） 升结肠、空肠、右肾。

3. 右髂部（right iliac region） 盲肠、阑尾、回肠末段、淋巴结、女性右侧卵巢及输卵管、男性右侧精索。

4. 左季肋部（left hypochondriac region） 脾、胃、结肠左曲、胰尾、左肾、左肾上腺。

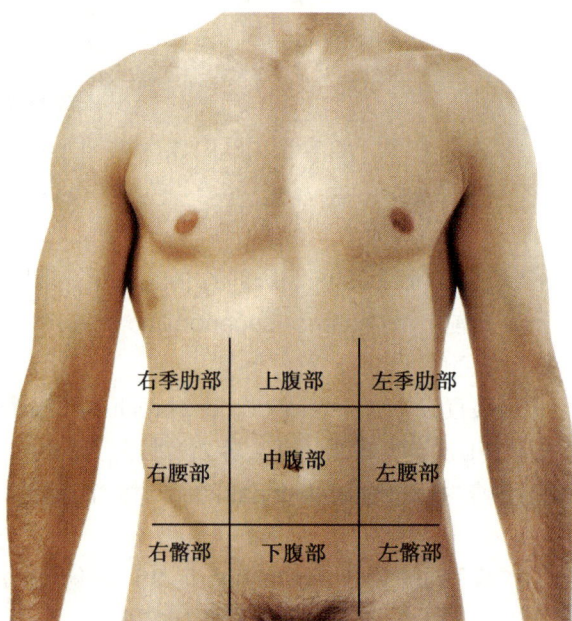

图3-7-3　腹部体表分区示意图（九分区法）

5. 左腰部（left lumber region） 降结肠、空肠或回肠、左肾。

6. 左髂部（left iliac region） 乙状结肠、女性左侧卵巢及输卵管、男性左侧精索。

7. 上腹部（epigastric region） 胃、肝左叶、十二指肠、胰头和胰体、横结肠、腹主动脉、大网膜。

8. 中腹部（umbilical region） 十二指肠下部、空肠及回肠、下垂的胃或横结肠、输尿管、腹主动脉、肠系膜及其淋巴结、大网膜。

9. 下腹部（hypogastric region） 回肠、乙状结肠、输尿管、膨胀的膀胱或增大的子宫。

九区分法较细，定位准确，但因各区较小，包含脏器常常超过一个分区，加之体型不同，脏器可有差异，特别是左右季肋部或左右髂部范围很小，应用不便，是其缺点。临床上常用四区分法，其不足之处以九区分法补充，如加用上腹部、中腹部、下腹部及腰部。腹部器官相互重叠交错，借助以上分区方法，在描述其表面投影与相互关系时较为方便。主要器官位置如图3-7-4。

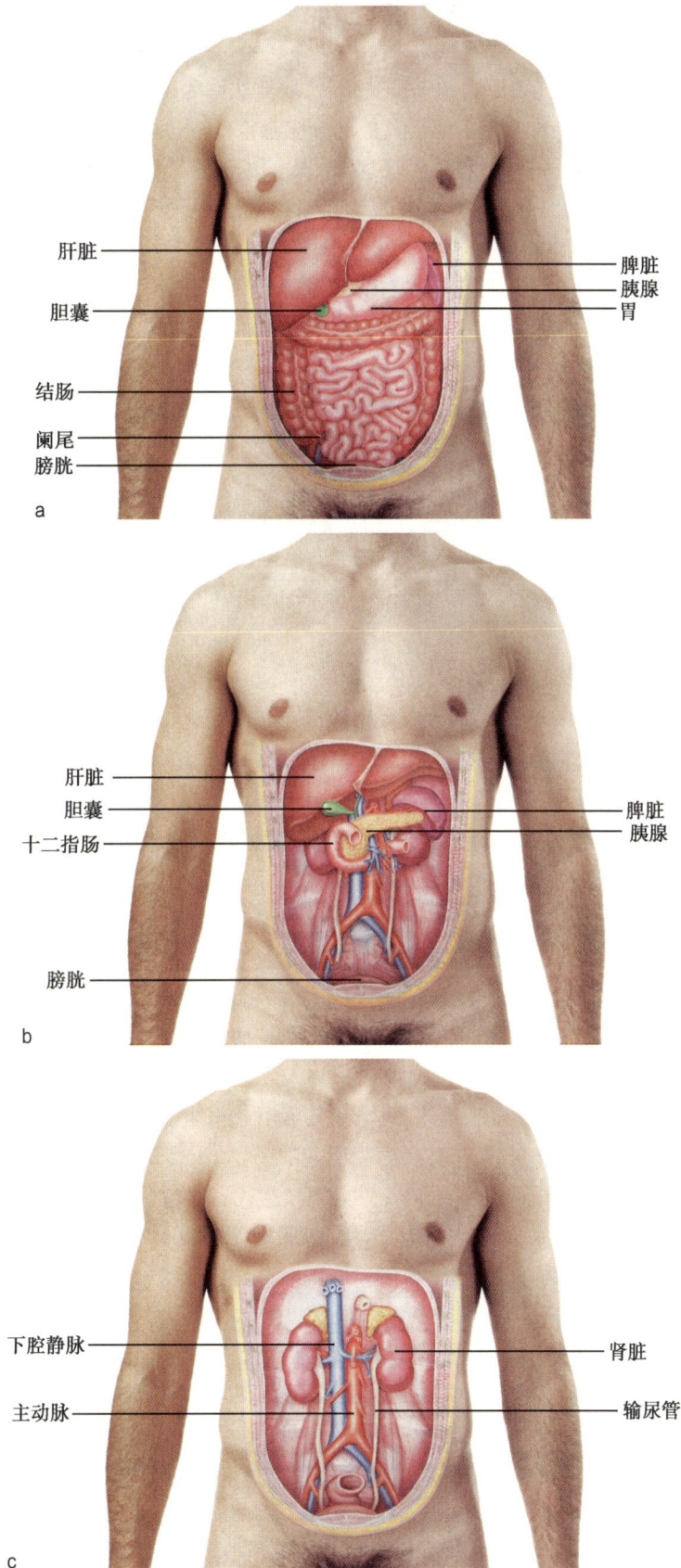

肝脏
胆囊
结肠
阑尾
膀胱
a

脾脏
胰腺
胃

肝脏
胆囊
十二指肠
膀胱
b

脾脏
胰腺

下腔静脉
主动脉
c

肾脏
输尿管

图 3-7-4 腹部器官的相互关系示意图

第二节 视　诊

进行腹部视诊时应注意保暖,受检者应排空膀胱,取低枕仰卧位,双手自然置于身体两侧。应充分暴露全腹,上自剑突,下至耻骨联合。躯干其他部分应遮盖,暴露时间不宜过长,以免腹部受凉。光线宜充足而柔和,从前侧方射入视野,有利于观察腹部表面的器官轮廓、肿块、胃肠型和蠕动波等。检查者站立于受检者右侧,自上而下按一定顺序视诊腹部。有时为了查出细小隆起或蠕动波,检查者应自腹部侧面呈切线方向观察。

腹部视诊的主要内容有腹部外形、腹壁情况、腹壁静脉、呼吸运动、胃肠型和蠕动波,以及上腹部搏动等。

一、腹部外形

视诊应注意腹部是否对称,有无膨隆或凹陷、局部隆起等,有腹腔积液或腹部肿块时,还应测量腹围。

健康正常的成年人平卧时,前腹壁大致处于肋缘至耻骨联合构成的平面或略微凹陷,称为腹部平坦,肥胖者及小儿(尤其餐后)腹部外形饱满或膨隆。老年人腹肌松弛,加之皮下脂肪较多,腹外形略显膨大而松弛。消瘦者皮下脂肪少,腹部下陷或低平,这些均属于正常范围。如腹部外形明显膨隆或凹陷,则应视为异常。

(一) 腹部膨隆

平卧时前腹壁明显高于肋缘至耻骨联合构成的平面,外观呈凸起状,称腹部膨隆(abdominal distention),可因生理状况如肥胖、妊娠,或病理状况如腹腔积液、积气、巨大肿瘤等引起,因情况不同又可表现为以下几种。

1. 全腹膨隆 腹部弥漫性膨隆,呈球形或椭圆形。肥胖者腹壁脂肪过多,致脐凹陷明显;腹腔内病变所致者腹壁无增厚,受腹压影响致使脐突出。常见于下列情况。

(1)腹腔积液:腹腔积液亦称腹水,平卧位时腹壁松弛,液体下沉于腹腔两侧,致腹部扁而宽,称为蛙腹(frog belly)。侧卧或坐位时,液体向下移动而使腹下部膨出。大量腹腔积液致腹压增高时,腹部膨隆如球形,并可使脐部突出。腹腔积液见于门静脉高压,亦可见于心力衰竭、缩窄性心包炎、腹膜癌转移、肾病综合征、胰源性腹腔积液或结核性腹膜炎等。腹膜有炎症或肿瘤浸润时,腹部可呈尖凸形,称为尖腹(apical belly)。

(2)腹内积气:腹内积气多在胃肠道内,大量积气可引起全腹膨隆呈球形,而两侧腰部膨出不明显,移动体位时其形状无明显改变,见于各种原因引起的肠梗阻或肠麻痹。积气亦可在腹腔内,称为气腹(pneumoperitoneum),见于胃肠穿孔或治疗性人工气腹,前者伴有不同程度的腹膜炎。

(3)腹内巨大肿块:如足月妊娠、巨大卵巢囊肿、畸胎瘤等,亦可引起全腹膨隆。

当全腹膨隆时,为观察其程度和变化,应测量腹围。方法为让受检者排尿后平卧,用软尺经脐平面绕腹一周,测得的周长即为腹围,称脐周腹围,通常以厘米为单位。同时,还可以测量腹部最大周长,称最大腹围。定期在同样条件下测量比较,可以观察腹腔内容物(如腹腔积液)的变化。

2. 局部膨隆 腹部局部膨隆的常见原因为脏器肿大、腹内肿瘤或炎性肿块、胃或肠胀气,以及腹壁上的肿物和疝等。视诊时应注意膨隆的部位、外形、是否随呼吸而移位或随体位而改变、有无搏动等。脏器肿大者膨隆一般都在该脏器所在的部位,并保持该脏器的特征,如肝脏分叶、脾脏切迹等。

上腹中部膨隆常见于肝左叶肿大、胃癌、胃扩张(如幽门梗阻、胃扭转)、胰腺肿瘤或囊肿等。右上腹膨隆常见于肝大(肿瘤、脓肿等)、胆囊肿大及结肠右曲肿瘤。左上腹膨隆常见于脾大、结肠左曲肿瘤或巨结肠。腰部膨隆见于多囊肾、巨大肾上腺瘤、肾盂大量积水或积脓。脐膨隆常由脐疝、腹部炎性肿块(如结核性腹膜炎致肠粘连)引起。下腹膨隆常见于子宫增大(妊娠、子宫肌瘤等)、卵巢肿瘤、膀胱胀大,后者在排尿后可以消失。右下腹膨隆见于回盲部结核或肿瘤、克罗恩病及阑尾周围脓肿等。左下腹膨隆见于降结肠或乙状结肠肿瘤,亦可由干结粪块所致。

有时局部膨隆是由腹壁上的肿块(如皮下脂肪瘤、结核性脓肿等)而非腹腔内病变所致。其鉴别方法是嘱受检者仰卧位时抬头或抬腿使腹壁肌肉紧张,如肿块更加明显,说明是在腹壁上。反之,如其变得不明显或消失,说明肿块在腹腔内,被收缩变硬的腹肌所掩盖,但腹肌深层的腹壁病变亦可变得模糊不清。

局部膨隆近圆形者,多为囊肿、肿瘤或炎性肿块,后者有压痛,边缘可不规则;呈条形者,多为肠管病变,如肠梗阻、肠扭转、肠套叠或巨结肠等。膨隆有搏动者可能是动脉瘤,亦可能是附着在动脉瘤上面的脏器或肿块传导其搏动。膨隆随体位变更而明显移位者,可能为游走的脏器(肾、脾等)、带蒂肿物(卵巢囊肿等)或大网膜、肠系膜肿块。腹壁或腹膜后肿物(神经纤维瘤、纤维肉瘤等)则不随体位变更而移位。随呼吸移动的局部膨隆多为膈下脏器或其肿块。在腹白线、脐、腹股沟或手术瘢痕部位的膨隆于腹压增加时出现,而卧位或腹压降低后消失者,为上述部位的可复性疝。

(二)腹部凹陷

仰卧时前腹壁明显低于肋缘至耻骨联合构成的平面,称腹部凹陷(abdominal concavity),凹陷亦分为全腹凹陷和局部凹陷,但以前者意义更为重要。

1. 全腹凹陷　见于消瘦和脱水者。严重时前腹壁凹陷几乎贴近脊柱,使得肋弓、髂嵴和耻骨联合显露,使腹外形如舟状,称舟状腹(scaphoid abdomen),见于恶病质,如结核病、恶性肿瘤等慢性消耗性疾病,亦可见于神经性厌食、糖尿病、腺垂体功能减退(希恩综合征)及严重的甲状腺功能亢进症患者。吸气时出现腹部凹陷见于膈肌麻痹和上呼吸道梗阻。

2. 局部凹陷　较为少见。多由手术后腹壁瘢痕收缩所致,患者立位或加大腹压时,凹陷可更明显,如白线疝、切口疝于卧位时可见凹陷,但立位或腹压增加时局部反而膨出。

二、腹壁情况

(一)皮疹

不同种类的皮疹提示不同的疾病,充血性或出血性皮疹常出现于发疹性高热疾病或某些传染病(如麻疹、猩红热、伤寒、斑疹伤寒)及药物过敏等。紫癜或荨麻疹可能系全身疾病的一部分,如过敏性紫癜、全身荨麻疹。一侧腹部或腰部的疱疹(沿脊神经走行分布)提示带状疱疹的诊断。

(二)色素

正常情况下,腹部皮肤颜色较暴露部位稍淡,散在点状深褐色色素沉着见于血色病。皮肤皱褶处(如腹股沟及系腰带部位)有褐色色素沉着,可见于原发性慢性肾上腺皮质功能减退症(chronic primary adrenal insufficiency)。左腰部皮肤呈蓝色,为血液自腹膜后间隙渗到侧腹壁的皮下所致[格雷·特纳征(Grey-Turner征)],可见于急性出血性胰腺炎或绞窄性肠梗阻。脐周围或下腹壁呈蓝色,为腹腔内或腹膜后大出血的征象[卡伦征(Cullen征)],见于急性出血性胰腺炎或异位妊娠破裂。腹部和腰部不规则的斑片状色素沉着,见于多发性神经纤维瘤。妇女妊娠时,在脐与耻骨之间的中线上有褐色色素沉着,常持续至分娩后才逐渐消退。此外长久地热敷腹部可留下红褐色环状或地图样痕迹,可根据病史加以辨别。

(三)腹纹

多分布于下腹部及左、右下腹部附近,为真皮层的结缔组织因张力增高而断裂所致。白色条纹见于肥胖或经产妇女;粉红色条纹见于妊娠中、后期,产后转为白色,长期存在;紫纹是皮质醇增多症的常见征象,除见于下腹部和臀部外,还可见于股外侧和肩背部。由于糖皮质激素引起皮下脂肪增多和蛋白分解增强,真皮层结缔组织胀裂、皮肤弹力纤维断裂,形成条纹。条纹处的真皮萎缩变薄,其上仅覆盖一层薄薄表皮,因皮下毛细血管网丰富,红细胞偏多,故使条纹呈紫色。

（四）瘢痕

腹部瘢痕多为外伤、手术或皮肤感染的遗迹。某些特定部位的手术瘢痕，常提示受检者的手术史。如右下腹麦克伯尼（McBurney）切口瘢痕标志阑尾手术；右上腹腹直肌旁切口瘢痕标志胆囊手术；左上腹弧形切口瘢痕标志脾切除术等，对诊断和鉴别很有帮助。

（五）疝

腹部疝可分为腹内疝和腹外疝两大类，前者少见，后者多见。为腹腔内容物经腹壁或骨盆壁的间隙或薄弱部分向体表突出而形成。脐疝多见于婴幼儿，成人则可见于经产妇或有大量腹腔积液的患者；先天性腹直肌两侧闭合不良者可有白线疝；手术瘢痕愈合不良处可有切口疝；股疝位于腹股沟韧带中部，多见于女性；腹股沟疝则偏于内侧。男性腹股沟斜疝可下降至阴囊。该疝在直立位或咳嗽用力时明显，卧位时可缩小或消失，亦可以手法还纳，如有嵌顿则可引起急性腹痛。

（六）脐部

脐位于腹中线上剑突至耻骨联合的中点，其上下位置变化不超过 1cm。腹部膨隆者观察脐的位置有助于推测腹腔内病变，脐下移者多因肝大或腹腔积液；脐上移者多因盆腔肿瘤或妊娠。脐部凸出或凹陷的意义已如前述，脐部分泌物呈浆液性或脓性，有臭味，多为炎症所致；分泌物呈水样，有尿味，为脐尿管未闭的征象；脐部溃烂，可能为化脓性或结核性炎症；脐部如坚硬、固定而突出，多为恶性肿瘤所致。

（七）腹部体毛

男性胸骨前的体毛可向下延伸达脐部，阴毛的分布多呈三角形，尖端向上，可沿前正中线直达脐部；女性阴毛为倒三角形，上缘为一水平线，止于耻骨联合上缘处，界限清楚。腹部体毛增多或女性阴毛呈男性型分布见于皮质醇增多症和先天性肾上腺皮质增生症。腹部体毛稀少见于脑垂体功能减退症、甲状腺功能减退症和性腺功能减退症。

（八）腹股沟

腹部检查未包括腹股沟不能视为完整的检查，视诊时注意双侧腹股沟的对称性，以及有无异常肿块、结节，有无瘢痕或肿胀，有无异常搏动等，必要时配合触诊核实。

三、腹壁静脉

正常人腹壁皮下静脉一般不显，消瘦或皮肤白皙者隐约可见，皮肤较薄而松弛的老年人亦可见，但常较直而不迂曲。各种使腹压增加的情况，如腹腔积液、腹腔巨大肿物、妊娠等，则可见腹壁静脉显露。

腹壁静脉曲张常见于门静脉高压致循环障碍或上、下腔静脉回流受阻而有侧支循环形成时，此时腹壁静脉可显而易见或迂曲变粗，称为腹壁静脉曲张。门静脉高压显著时，于脐部可见到一簇曲张静脉向四周放射，形如水母头（caput medusa）状，常可在此处听到静脉血管杂音。

为了辨别腹壁静脉曲张的来源，需要检查其血流方向。正常时脐水平线以上的腹壁静脉血流自下向上经胸壁静脉和腋静脉而进入上腔静脉，脐水平以下者自上向下经大隐静脉而流入下腔静脉。门静脉高压时，腹壁曲张静脉常以脐为中心向四周伸展。因胚胎时的脐静脉在出生后闭塞而形成圆韧带，门静脉高压时再通，经脐孔进入腹壁浅静脉流向四方（图 3-7-5）。

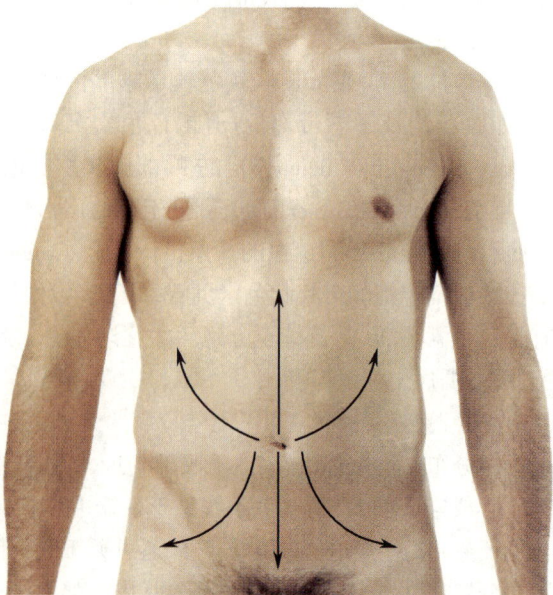

图 3-7-5　门静脉梗阻时腹壁浅静脉血流分布和方向

下腔静脉阻塞时,曲张的静脉大都分布在腹壁两侧,有时在臀部及股部外侧,脐以下的腹壁浅静脉血流方向也转向上(图3-7-6)。上腔静脉阻塞时,上腹壁或胸壁的浅静脉曲张血流均转向下方,借简单的指压法即可鉴别。

　　检查腹壁静脉血流方向时,可选择一段没有分支的腹壁静脉,检查者将右手示指和中指并拢压在静脉上,然后一指紧压静脉向外滑动,挤出该段静脉内血液,至一定距离放松该手指,另一指紧压不动,观察静脉是否迅速充盈,如是,则血流方向即从放松的一端流向紧压的一端。再同法放松另一手指,观察静脉是否充盈即可核实血流方向(图3-7-7)。

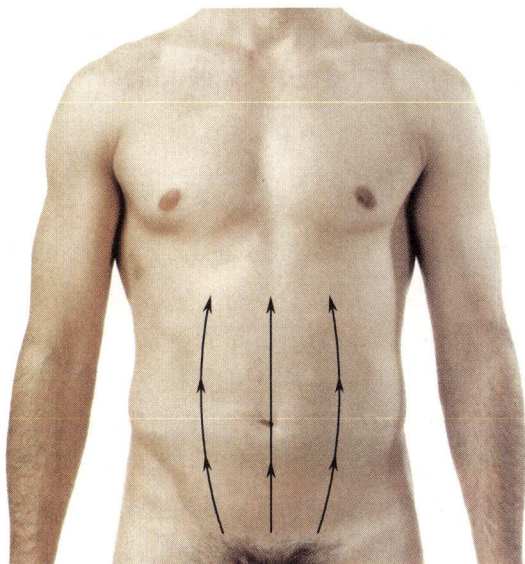

图3-7-6　下腔静脉梗阻时腹壁浅静脉血流分布和方向

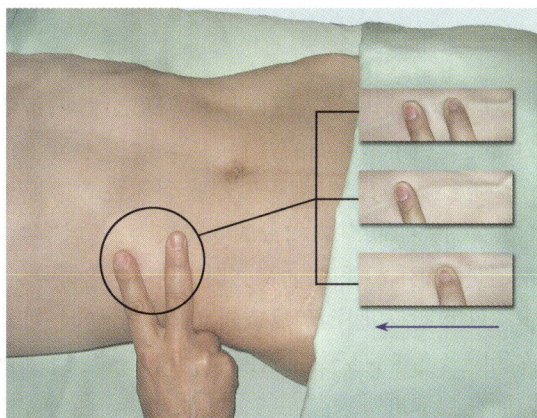

图3-7-7　检查静脉血流方向手法示意图

四、呼吸运动

　　正常人可以见到呼吸时腹壁上下起伏,吸气时上抬,呼气时下陷,即为腹式呼吸运动。男性及小儿以腹式呼吸为主,而女性则以胸式呼吸为主,腹壁起伏不明显。

　　腹式呼吸减弱常因腹膜炎、腹腔积液、急性腹痛、腹腔内巨大肿物或妊娠。腹式呼吸消失常见于胃肠穿孔等所致急性腹膜炎或膈肌麻痹等。

　　腹式呼吸增强不多见,常为癔症性呼吸或胸腔疾病(积液等)。

五、胃肠型和蠕动波

　　正常人腹部一般看不到胃和肠的轮廓及蠕动波形,除非腹壁特别松弛或菲薄,如老年人、经产妇、极度消瘦者可见到。

　　胃肠道发生梗阻时,梗阻近端的胃或肠段扩张而隆起,可呈现胃肠的轮廓,称为胃型(gastral pattern)或肠型(intestinal pattern),同时伴有该部位的蠕动加强,可以看到蠕动波(peristaltic wave)。胃蠕动波自左肋缘下开始,缓慢地向右推进,到达右腹直肌旁(幽门区)消失,此为正蠕动波。有时尚可见到自右向左的逆蠕动波。肠梗阻时亦可看到肠蠕动波,小肠阻塞所致的蠕动波多见于脐部。严重梗阻时,胀大的肠袢呈管状隆起,排列于腹中部,组成多层梯形肠型,并可看到明显的肠蠕动波,此起彼伏,运行方向不一。此时,全腹膨胀,听诊时伴以高调肠鸣音或呈金属音调。结肠远端梗阻时,其宽大的肠型多位于腹部周边,同时盲肠多胀大成球形,伴随每次蠕动波而更加凸起。如发生了肠麻痹,则蠕动波消失。在观察蠕动波时,从侧面观察更易察见,亦可用手拍击腹壁以诱发蠕动波。

六、上腹部搏动

上腹部搏动即剑突下搏动,大多由腹主动脉搏动传导而来,可见于瘦长的正常人。腹主动脉瘤和肝血管瘤时,上腹部搏动明显。二尖瓣狭窄或三尖瓣关闭不全引起右心室增大时,亦可见明显上腹部搏动。鉴别右心室搏动与腹主动脉搏动的方法,见本篇第六章第八节心脏触诊所述。

第三节　听　　诊

腹部听诊时,应将听诊器膜型体件置于腹壁上,全面地听诊各区,尤其注意上腹部、中腹部。腹部听诊内容主要有:肠鸣音、血管杂音、摩擦音和搔刮试验等。妊娠 5 个月以上的妇女还可在脐下方听到胎心音。

一、肠鸣音

肠蠕动时,肠管内气体和液体随之流动,产生一种断续的咕噜声(gurgling sound)或气过水声,称为肠鸣音(bowel sound)。

听诊肠鸣音时,将听诊器膜型体件置于脐旁,无须频繁移动。正常情况下,肠鸣音大约每分钟4~5 次,其频率、声响和音调变异较大,餐后频繁而明显,休息时稀疏而微弱,只能靠检查者的经验来判定是否正常。肠蠕动增强时,肠鸣音达每分钟 10 次以上,但音调并不特别高亢,称肠鸣音活跃,见于急性胃肠炎、服泻药后或胃肠道大出血时;如次数多且肠鸣音响亮、高亢,甚至呈叮当声或金属调,称肠鸣音亢进,见于机械性肠梗阻。此类患者肠腔扩大,积气增多,活跃的肠鸣音可产生较强的共鸣,因而在腹部可听到高亢的金属性调。各种原因致肠壁肌肉劳损时,肠蠕动减弱,肠鸣音亦减弱、减少,或数分钟才听到 1 次,称肠鸣音减弱,见于老年性便秘、腹膜炎、电解质紊乱(低血钾)、胃肠动力低下等。如持续听诊 3~5 分钟未听到肠鸣音,称为肠鸣音消失,见于急性腹膜炎或麻痹性肠梗阻。此时可用手指轻叩或搔弹腹部以诱发肠鸣音。

二、血管杂音

腹部血管杂音对诊断某些疾病有一定作用,听诊中不应忽视,听诊部位详见图 3-7-8。

血管杂音有动脉性和静脉性杂音。动脉性杂音常在腹中部或腹部一侧。腹中部的主动脉收缩期

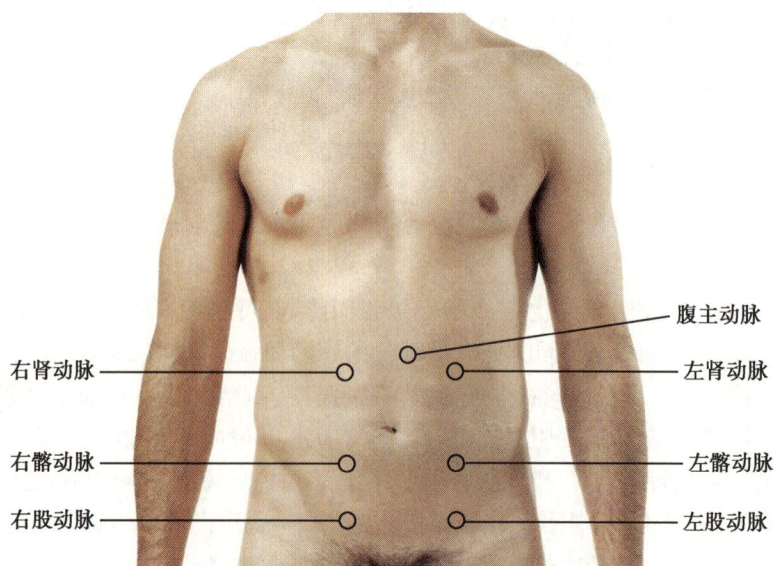

右肾动脉　　　　　　　　　　　腹主动脉
　　　　　　　　　　　　　　　左肾动脉
右髂动脉　　　　　　　　　　　左髂动脉
右股动脉　　　　　　　　　　　左股动脉

图 3-7-8　腹部血管的听诊部位

杂音(喷射性杂音)常提示腹主动脉瘤或腹主动脉狭窄。前者可于该部触到搏动的肿块;后者则搏动减弱,下肢血压低于上肢,严重者触不到足背动脉搏动。如收缩期血管杂音在上腹部两侧,常提示肾动脉狭窄,可见于年轻的高血压患者。如该杂音在下腹部两侧,应考虑髂动脉狭窄。当左叶肝癌压迫肝动脉或腹主动脉时,亦可在肿块部位听到吹风样杂音或在肿瘤部位听到轻微的连续性杂音。静脉性杂音为连续的嗡鸣声,无收缩期与舒张期性质,常出现于脐周或上腹部,尤其是腹壁静脉曲张严重时,常提示门静脉高压伴侧支循环形成,称克-鲍综合征(Cruveilhier-Baumgarten syndrome)。

三、摩擦音

在脾梗死、脾周围炎、肝周围炎或胆囊炎累及局部腹膜等情况下,可于深呼吸时,于各相应部位听到摩擦音(friction rub),严重时可触及摩擦感。腹膜纤维渗出性炎症时,亦可在腹壁听到摩擦音。

四、搔刮试验

搔刮试验(scratch test)用于肝下缘触诊不清楚时,以协助定界。受检者取仰卧位,检查者以左手持听诊器膜型体件于右锁骨中线肋缘之上,右手手指在右锁骨中线自下而上呈"Z"字形轻轻搔刮右上腹腹壁,或在上腹部半圆形等距离范围内由远处向膜型体件处轻轻搔刮腹壁,当其未达肝缘时,只听到遥远而轻微的声音,当搔刮至肝脏表面时,声音明显增强而近耳。系因实质性脏器对声音的传导优于空腔脏器。此法常用于腹壁较厚或不能满意地配合触诊的受检者,有时亦用以鉴别右上腹肿物是否为肿大的肝脏。一旦肝下缘被确认,可配合触诊予以核实。此外亦可用此法确定胃界。

第四节　叩　诊

腹部叩诊的主要作用在于了解胃肠道充气情况,腹腔内有无积气、积液和肿块,某些脏器的大小和叩击痛等,常需与触诊配合进行来协助判断。

直接叩诊法和间接叩诊法均可应用于腹部,但一般多采用间接叩诊法,因其较为准确、可靠。腹部叩诊内容如下。

一、腹部叩诊音

正常情况下,腹部叩诊大部分区域均为鼓音,只有肝脾所在部位、增大的膀胱和子宫占据的部位以及两侧腹部近腰肌处叩诊为浊音。如果肝脾或其他脏器极度肿大,或者存在腹腔内肿瘤或大量腹腔积液时,鼓音范围缩小,病变部位可出现浊音或实音。当胃肠高度胀气和胃肠穿孔致气腹时,则鼓音明显,范围增大或出现于肝浊音界内。腹部叩诊时首先是普遍叩诊,可从左下腹部开始,逆时针方向至右下腹部,再至脐部结束。借此获得腹部叩诊音分布的总体印象(图3-7-9)。

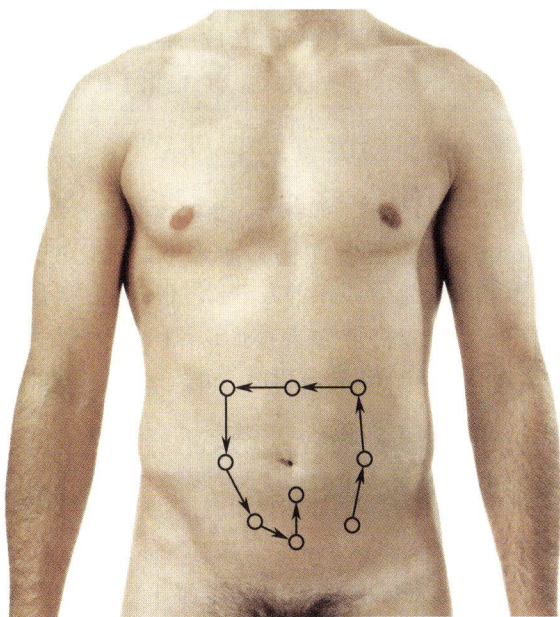

图 3-7-9　腹部叩诊顺序

二、肝脏及胆囊叩诊

用叩诊法定肝上界时,一般都是沿右锁骨中线、右腋中线和右肩胛线,由肺区向下叩向腹部。叩指用力要适当,勿过轻或过重。当由清音转为浊音时,即为肝上界。此处相当于被肺遮盖的肝顶部,故又称肝相对浊音界。再向下叩 1~2 肋间,则浊音变为实音,此处的肝脏不再被肺遮盖而直接贴近胸壁,称肝绝对浊音界,亦为肺下界。确定肝下界时,最好由腹部鼓音区沿右锁骨中线或前正中线向上叩,因为人耳区分鼓音变浊较为容易,此时叩诊音由鼓音转为浊音处即是。但肝下界与胃、结肠等重叠,难以叩准,故多需用触诊或听诊法确定。一般叩得的肝下界比触得的肝下缘高 1~2cm,但若肝缘明显增厚,则两项结果较为接近。在确定肝脏的上下界时要注意体型,匀称体型者的正常肝脏在右锁骨中线上,其上界在第 5 肋间,下界位于右季肋下缘。二者之间的距离为肝上下径,约为 9~11cm;在右腋中线上,其上界为第 7 肋间,下界相当于第 10 肋骨水平;在右肩胛线上,其上界为第 10 肋间。矮胖体型者肝上下界均可高一个肋间,瘦长体型者则可低一个肋间。

肝浊音界扩大见于肝癌、肝脓肿、肝炎、肝淤血和多囊肝等;膈下脓肿时,由于肝下移和膈升高,肝浊音界也扩大,但肝脏本身并未增大;肝浊音界缩小见于急性重型肝炎、肝硬化和胃肠胀气等;肝浊音界消失代之以鼓音者,多由肝表面覆有气体所致,是急性胃肠穿孔的一个重要征象,但也可见于明显的胃肠充气、间位结肠(结肠位于肝与横膈之间)、全内脏转位;肝浊音界向上移位见于右肺纤维化、右下肺不张、气腹、鼓肠等;肝浊音界向下移位见于肺气肿、右侧张力性气胸等。

肝区叩击痛见于肝炎、肝脓肿或肝癌等。叩击痛的部位和范围有助于病灶定位、定性,肝脓肿可有局限而深在的叩击痛。

胆囊位置深在,且被肝脏遮盖,临床上不能用叩诊检查其大小,仅能检查胆囊区有无叩击痛,胆囊区叩击痛为胆囊炎的重要体征。

三、胃泡鼓音区

胃泡鼓音区(traube semilunar space)位于左前胸下部肋缘以上,约呈半圆形,为胃底穹窿含气而形成。其上界为横膈及肺下缘,下界为肋弓,左界为脾脏,右界为肝左缘。其大小受胃泡含气量的多少和周围器官组织病变的影响,叩诊方法:在左锁骨中线前胸下部,自上而下间接叩诊,由肺区清音变为鼓音,即为胃泡鼓音区上界,再从水平方向(左右方向,由鼓音变浊音)叩诊鼓音区大小,作出标记即为左右界。胃泡鼓音区长径 5.0~13.0cm,横径 2.7~10.0cm,即便是正常人,也存在空腹时此区域增大,饱餐后缩小或消失的情况,故仅能用作参考。此区明显缩小或消失可见于中重度脾大、左侧胸腔积液、心包积液、肝左叶肿大患者,也见于急性胃扩张或溺水患者。

四、脾脏叩诊

脾脏叩诊价值不如触诊。当触诊不满意或在左肋下触到很小的脾缘时,宜进行脾脏叩诊,进一步检查脾脏大小。叩诊宜采用轻叩法,在左腋中线上进行。正常时在左腋中线第 9~11 肋之间叩到脾浊音,其长度约为 4~7cm,前方不超过腋前线。脾浊音区扩大见于各种原因所致脾大。脾浊音区缩小见于左侧气胸、胃扩张、肠腔扩张或者积气等。脾脏叩诊还可在左侧肋缘下腋前线附近进行,当叩诊为鼓音时,嘱受检者深吸气再叩,如鼓音变浊,则提示脾大。

五、移动性浊音

腹腔内有较多的液体存留时,因重力关系,液体储积于腹腔的低处,故在此处叩诊呈浊音。检查时先让受检者仰卧,由于肠管内有气体而在液面浮起,腹中部叩诊呈鼓音,两侧腹部因腹腔积液积聚则呈浊音。检查者自腹中部脐平面开始向受检者左侧叩诊,发现浊音时,板指固定不动,嘱受检者右侧卧,再度叩诊,如呈鼓音,表明浊音移动。同样方法向右侧叩诊,叩得浊音后嘱受检者左侧卧,再度叩诊,以核实浊音是否移动。这种因体位改变而出现浊音区移动的现象,称移动性浊音(shifting dullness),为确定腹腔有无游离积液的重要检查方法,当腹腔内游离积液在 1 000ml 以上时,即可查出。于仰卧位与侧卧位叩出由鼓音变浊音的平面之后,分别画线,两线之间的距离可反映浊音移动的范围,由此可估计腹腔积液的程度(图 3-7-10)。

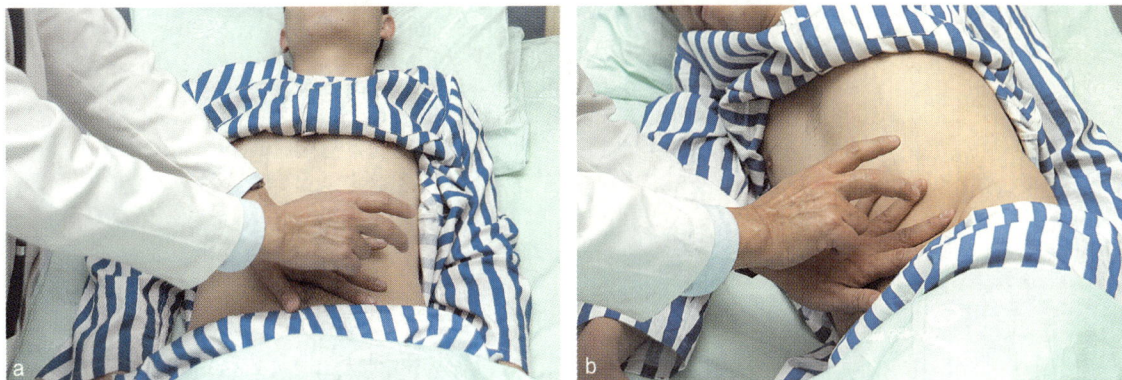

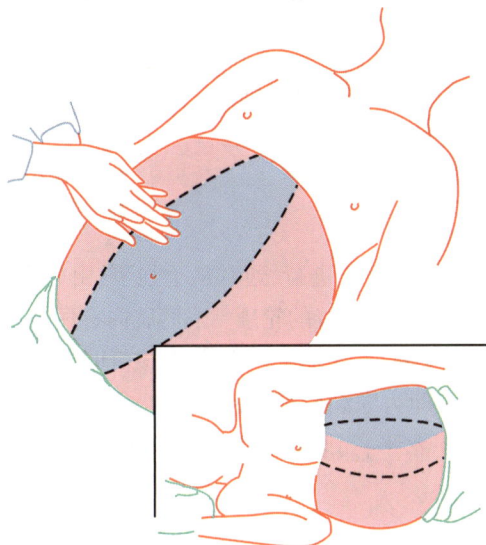

图 3-7-10　移动性浊音叩诊示意图
a. 仰卧；b. 侧卧。

如果腹腔积液量少,用以上方法不能查出,而受检者病情允许时,可让其取肘膝位,使脐部处于最低部位,由侧腹部向脐部叩诊,如由鼓音转为浊音,则提示有腹腔积液的可能,即水坑试验(puddle test)阳性(图 3-7-11)。也可让受检者站立,如下腹部有积液,叩诊即呈浊音,液体的上界呈一水平线,在此水平线上为浮动的肠曲,叩诊呈鼓音。

下列情况易误为腹腔积液,应注意鉴别。

1. 肠梗阻、肠管扩张、肠管内有大量液体潴留　可因患者体位的移动,叩诊出现移动性浊音,但常伴有肠梗阻的征象。

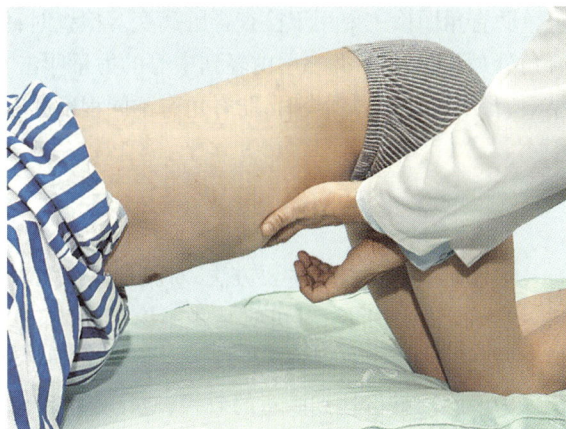

图 3-7-11　水坑试验叩诊方法

2. 巨大卵巢囊肿　叩诊时亦可使腹部出现大面积浊音,但其浊音为非移动性,鉴别要点如下:①卵巢囊肿所致浊音于仰卧时常在腹中部,鼓音区则在腹部两侧,这是由肠管被卵巢囊肿压挤至两侧腹部所致(图 3-7-12)。②卵巢囊肿的浊音不呈移动性。③尺压试验(ruler pressing test)可以鉴别,当患者仰卧时,用一硬尺横置于腹壁上,检查者两手将尺下压。如为卵巢囊肿,则腹主动脉的搏动可经囊肿传导到硬尺,使其发生节律性搏动;如为腹腔积液,则搏动不能被传导,硬尺亦无此种搏动。

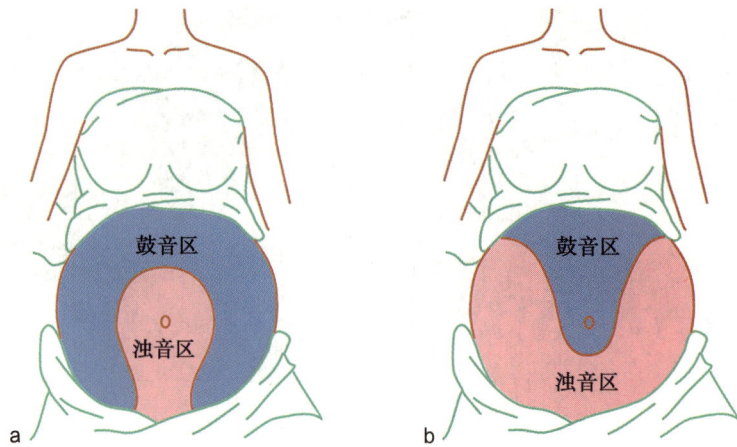

图 3-7-12 卵巢囊肿与腹腔积液叩诊音的鉴别示意图
a. 卵巢囊肿；b. 腹腔积液。

六、膀胱叩诊

膀胱叩诊用于判断膀胱膨胀的程度。叩诊在耻骨联合上方进行，通常从上往下，由鼓音转成浊音。膀胱空虚时，因耻骨上方有肠管存在，叩诊呈鼓音，叩不出膀胱的轮廓。当膀胱内有尿液充盈时，耻骨上方叩诊呈圆形浊音区。女性妊娠时子宫增大，子宫肌瘤或卵巢囊肿时，在该区叩诊也呈浊音，应予以鉴别。排尿或导尿后复查，如浊音区转为鼓音，即为尿潴留所致膀胱增大。腹腔积液时，耻骨上方叩诊也可有浊音区，但此区的弧形凹向脐部或呈水平，而膀胱胀大时浊音区的弧形上缘凸向脐部。

七、肋脊角叩诊

肋脊角叩诊主要用于检查肾脏病变。检查时，受检者采取坐位或侧卧位，医师左手掌平放在其肋脊角处（肾区），右手握拳用由轻到中等的力量叩击左手背。正常时无叩击痛，当有肾炎、肾盂肾炎、肾结石、肾结核及肾周围炎时，肋脊角有不同程度的叩击痛。

第五节 触 诊

触诊是腹部检查的主要方法，对腹部体征的识别和疾病的诊断具有十分重要的作用。触诊可以进一步确定视诊所见，又可对某些叩诊、听诊所见予以验证核实。有些体征，如腹膜刺激征、腹部肿块、脏器肿大等，主要靠触诊发现。在腹部触诊时，前述各种触诊方法都能用到。

为使腹部触诊达到满意的效果，应让受检者仰卧于床上，不宜坐位触诊。头垫低枕，两手自然置于躯干两侧，两腿屈曲并稍分开，以使腹肌尽量松弛。嘱受检者微微张口作平静腹式呼吸，吸气时横膈向下而腹部上抬，呼气时腹部自然下陷，从而可使膈下脏器随呼吸上下移动。检查肝脏、脾脏时，还可分别向左、向右侧卧。检查肾脏时可配合坐位或立位。检查腹部肿瘤或腹腔积液时还可用肘膝位。

检查者应站立于受检者右侧，面对受检者，前臂应与腹部表面尽量在同一水平，检查时手要温暖，剪短指甲，先以整个手掌平放于腹壁，使受检者适应片刻，并感受腹肌紧张度。然后以轻柔动作按顺序触诊各部。有时受检者感觉过敏，因触诊而腹肌紧张，或忍不住发笑，难以配合检查。此时可直接行深部触诊或将受检者的手贴于检查者手指上依次检查，可减轻瘙痒不适。触诊的顺序一般与叩诊相同，自左下腹部开始逆时针方向依次检查全腹各区，即左下→左上→上腹→右上→右下→下腹→脐（见图 3-7-9）。检查的原则是先触诊未诉病痛的部位，逐渐移向病痛部位，以免造成受检者的痛苦和抵触。边触诊边观察受检者的反应与表情，边触诊边与受检者简单交流。对精神紧张或有痛苦者应不断予以安慰和解释,转移其注意力而减少腹肌紧张,以确保检查顺利完成。

腹部触诊的手法包括本篇基本检查方法中所列的各种触诊手法。浅部触诊用于腹部触诊起始,主要用近端手指的掌面轻触腹壁,不用滑动。压力约为下压腹壁 1cm 深度,用以发现腹壁的紧张度、抵抗感,以及表浅的压痛、肿块、搏动和腹壁上的肿物(皮下脂肪瘤、结节等)。深部触诊继浅部触诊各象限之后施行,检查者通过掌指关节和远端手指掌面深压腹壁,压力约为下压腹壁 2cm 以上,可达 3~4cm,包括深压触诊、滑行触诊,有时还要用双手触诊感知肝、脾、肾、子宫等腹腔脏器的情况,如大小、形态、压痛、反跳痛以及腹内肿块情况等。双手触诊用于感知肝、脾和肾脏的情况,检查盆腔的双合诊亦属此例。冲击触诊又称浮沉触诊,用于大量腹腔积液时检查深部的脏器或肿物。钩指触诊多用于肝、脾触诊。液波震颤用于腹腔积液的检查。振水音则用于了解有无胃潴留。触诊的内容和项目较多,分述如下。

一、腹壁紧张度

正常人腹壁有一定张力,且因年龄、性别、职业而异。一般触之柔软,较易压陷,称腹壁柔软,有些人(尤其儿童)因不习惯触摸或怕痒而发笑致腹肌自主性痉挛,称肌卫增强,在适当诱导或转移注意力后可消失,不属异常。年轻、男性、锻炼有素者腹壁张力较高。某些病理情况可使全腹或局部腹肌紧张度增加或减弱。

(一)腹壁紧张度增加

1. **全腹壁紧张**　可分为几种情况。腹腔内容物增加时,如肠胀气或气腹、腹腔内大量积液(多为漏出液或血性渗出液)时,触诊腹部张力可增大,但无肌痉挛,压痛可有可无。如为急性胃肠穿孔或脏器破裂所致急性弥漫性腹膜炎,腹膜受刺激而引起腹肌痉挛、腹壁明显紧张,甚至强直,硬如木板,称板状腹(tabulate venter);结核性炎症或其他慢性病变时,由于发展较慢,对腹膜刺激缓慢,且可有腹膜增厚和肠管、肠系膜的粘连,故腹壁柔韧而具抵抗力,不易压陷,称揉面感(doughy sensation)或柔韧感,此征亦可见于腹膜转移癌。腹壁呈揉面感时,应注意脐周淋巴结,若触及肿大的淋巴结常提示腹膜转移癌。

2. **局部腹壁紧张**　常由其下的脏器炎症波及腹膜而引起,如上腹或左上腹肌紧张常见于急性胰腺炎,右上腹肌紧张常见于急性胆囊炎,右下腹肌紧张常见于急性阑尾炎,但也可见于胃穿孔,此系胃穿孔时胃内容物顺肠系膜右侧流至右下腹,引起该部的肌紧张和压痛。在年老体弱、腹肌发育不良、大量腹腔积液或过度肥胖的受检者中,腹膜虽有炎症,但腹壁紧张可不明显,盆腔脏器炎症也不引起明显的腹壁紧张。

(二)腹壁紧张度减低

多为腹肌张力降低或消失所致。检查时腹壁松软无力,失去弹性,全腹紧张度减低,见于慢性消耗性疾病或大量放腹腔积液后,亦见于经产妇或年老体弱、脱水的受检者。脊髓损伤所致腹肌瘫痪和重症肌无力可使腹壁张力消失。局部紧张度减低较少见,多由局部的腹肌瘫痪或缺陷所致。

二、压痛及反跳痛

正常情况下腹部触诊时不引起疼痛,深压时仅有一种压迫不适感。真正的压痛(tenderness)多来自腹壁或腹腔内的病变。腹壁病变比较表浅,局部触诊时,可嘱患者抬头屈颈使腹肌紧张,此时触痛明显,借此可与腹腔内病变相鉴别。腹腔内的病变,如脏器的炎症、淤血、肿瘤、破裂、扭转,以及腹膜的刺激(炎症、出血等)等均可引起腹部压痛,根据压痛部位可推测受累脏器(图 3-7-13)。阑尾炎早期局部可无压痛,以后才有麦氏点(McBurney point)压痛。胰体和胰尾的炎症和肿瘤,可有左腰部压痛,胆囊的病变常有右肩胛部压痛。此外,胸部病变如下叶肺炎、胸膜炎、心肌梗死等也常在上腹部或季肋部出现压痛,盆腔疾病如膀胱、子宫及附件的疾病可在下腹部出现压痛。一些位置较固定的压痛点常反映特定的疾病,如位于右锁骨中线与肋缘交界处的胆囊点压痛标志胆囊的病变;位于脐与右髂

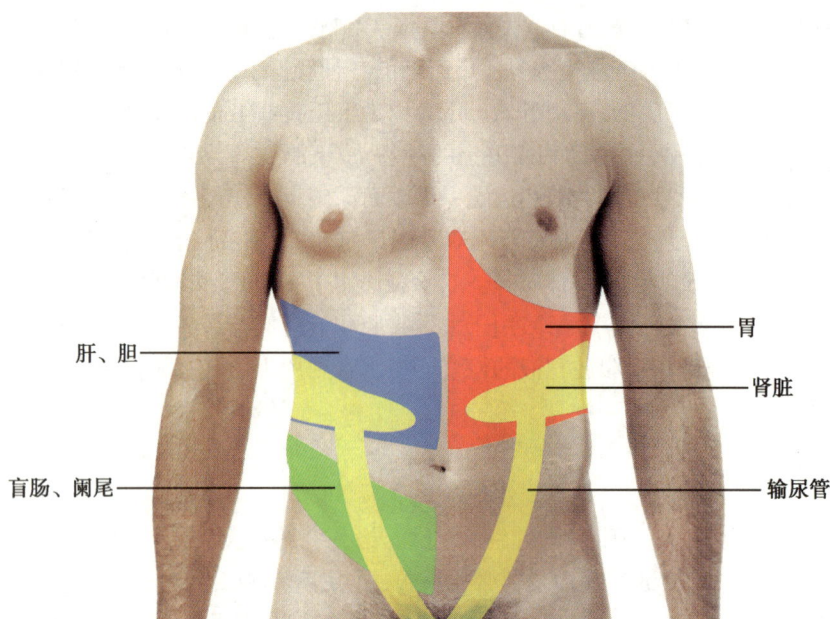

图 3-7-13 腹部常见疾病的压痛部位

前上棘连线中、外 1/3 交界处的麦氏点压痛标志阑尾的病变等。

当医师用手触诊腹部出现深压痛后,示、中和环指三指可于原处稍停片刻,使压痛感觉趋于稳定,然后迅速将手抬起,如此时患者感觉腹痛骤然加重,并常伴有痛苦表情或呻吟,称为反跳痛(rebound tenderness)。反跳痛是腹膜壁层已受炎症累及的征象,当突然抬手时因腹膜被激惹而引起,为腹内脏器病变累及邻近腹膜的标志,疼痛也可发生在远离受试的部位,提示局部或弥漫性腹膜炎。当患者被查有腹肌紧张、压痛与反跳痛,称腹膜刺激征(peritoneal irritation sign),亦称腹膜炎三联征。腹膜激惹的患者在行走、坐起、咳嗽时疼痛亦加重,并伴以肠鸣音减弱或消失。当腹内脏器炎症尚未累及壁腹膜时,可仅有压痛而无反跳痛。

三、脏器触诊

腹腔内重要脏器较多,如肝、脾、肾、胆囊、胰腺、膀胱及胃肠等,在其发生病变时,常可触到脏器肿大或局限性肿块,对诊断有重要意义。分述如下。

(一)肝脏触诊

主要用于了解肝脏下缘的位置和肝脏的质地、边缘、表面及搏动等。触诊时,受检者处于仰卧位,两膝关节屈曲,使腹壁放松,并作较深腹式呼吸以使肝脏上下移动。检查者立于受检者右侧用单手或双手触诊。

1. 触诊方法

(1)单手触诊法:较为常用,检查者将右手四指并拢,掌指关节伸直,放在右侧腹部,方向与肋缘大致平行。估计肝下缘的下方或叩诊肝浊音界的下方,受检者呼气时,手指压向腹壁深部触诊肝脏边缘;受检者吸气时,手指缓慢抬起,朝肋缘方向迎触下移的肝缘。如此反复进行,配合受检者较深的腹式呼吸,手指逐步向肋缘移动,直到触及肝缘或肋缘为止。需在右锁骨中线上及前正中线上,分别触诊肝缘,并在平静呼吸时分别测量其与肋缘和剑突根部的距离,以厘米表示。触诊肝脏时需注意以下内容。

1)触觉最敏感的部位是示指前端的桡侧,并非指尖端。故应主要以示指前端桡侧指腹迎触肝脏(图 3-7-14)。

2)检查腹肌发达者时,右手宜置于腹直肌外缘稍外处向上触诊,否则肝缘易被掩盖或腹直肌腱划会被误认为肝缘。

3）触诊肝脏需密切配合呼吸动作，受检者吸气时手指上抬速度一定要落后于腹壁的抬起，而受检者呼气时手指应在腹壁下陷前提前下压，这样就可能有两次机会触及肝缘。

4）触诊应自叩诊肝浊音界之下 2~3cm 开始，初学者应自髂前上棘平面开始触诊，逐步向上，以免遗漏明显肿大的肝脏。

5）如遇腹腔积液患者，深触诊法不能触及肝脏时，可应用冲击触诊法，即用并拢的三手指垂直在肝缘附近连续冲击式触诊数次，排开腹腔积液后常可触及肝脏。此法在脾脏及腹部肿块触诊时亦可应用。

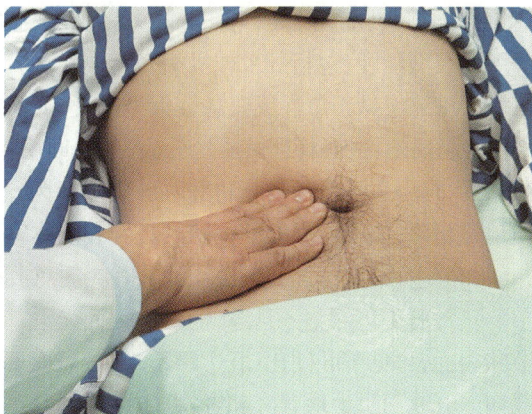

图 3-7-14　触诊肝脏手指方向

6）鉴别易误认为肝下缘的其他腹腔内容，如：横结肠为横行条索状物，可用滑行触诊法于上腹部或脐水平触到，不向肋缘延伸，与肝缘不同；腹直肌腱划有时酷似肝缘，但左右两侧对称，不随呼吸上下移动；右肾下极位置较深，边缘圆钝，不向两侧延展。

（2）双手触诊法：检查者右手位置同单手触诊法，而用左手托住受检者右腰部，拇指张开置于肋部，触诊时左手向上推，使肝下缘紧贴于前腹壁，并限制右下胸扩张，以增加膈下移的幅度，这样，吸气时下移的肝脏就更易碰到右手手指，从而提高触诊的效果（图 3-7-15）。

（3）钩指触诊法（hook method）：适用于儿童和腹壁薄软者。触诊时，检查者位于受检者右肩旁，面向其足部，将双手掌搭在其右前胸下部，双手第 2~5 指并排屈曲呈钩状，嘱受检者做深呼吸动作，检查者随深吸气而更进一步屈曲指关节，这样指腹容易触到下移的肝下缘。此手法亦可单用右手第 2~5 指并拢，屈成钩状进行（图 3-7-16）。

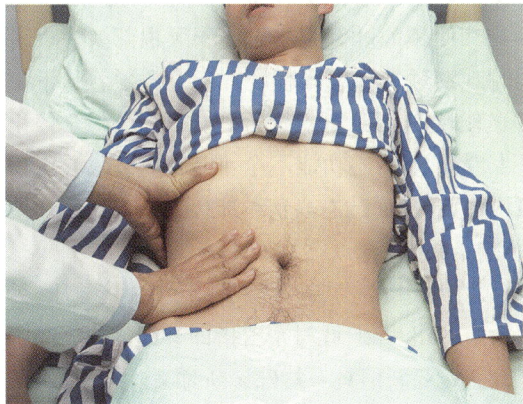

图 3-7-15　双手触诊法触诊肝脏

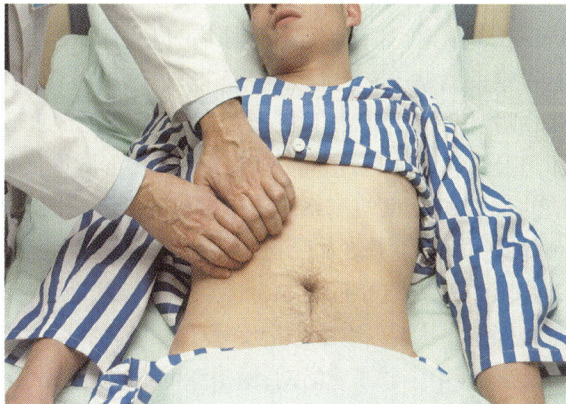

图 3-7-16　钩指触诊法

2. **触诊内容**　触及肝脏时，应详细体会并描述下列内容。

（1）大小：正常成人的肝脏，一般在肋缘下触不到，但腹壁松弛的瘦长体型者，于深吸气时可在肋弓下触及肝下缘，但一般在 1cm 以内。在剑突下可触及肝下缘，多在 3cm 以内，在腹上角较锐的瘦高者剑突根部下可达 5cm，但是不会超过剑突根部至脐距离的中、上 1/3 交界处。如超出上述标准，但肝脏质地柔软，表面光滑，并无压痛，则首先应考虑肝下移，此时可用叩诊法叩出肝上界，如肝上界也相应降低，肝上下径正常，则为肝下移，如肝上界正常或升高，则提示肝大。

肝下移常见于内脏下垂、肺气肿、右侧胸腔大量积液导致膈肌下降时。

肝大可分为弥漫性及局限性。弥漫性肝大见于肝炎、肝淤血、淤胆、脂肪肝、早期肝硬化、巴德-基亚里综合征（Budd-Chiari syndrome）、白血病、血吸虫病、华支睾吸虫病等。局限性肝大见于肝脓肿、肝肿瘤及肝囊肿（包括肝棘球蚴病）等。

肝脏缩小见于急性或亚急性重型肝炎、晚期肝硬化等。

（2）质地：一般将肝脏质地分为三级，即质软、质韧（中等硬度）和质硬。正常肝脏质地柔软，如触噘起的口唇；急性肝炎及脂肪肝时肝质地稍韧，慢性肝炎及肝淤血时质韧如触鼻尖；肝硬化质硬，肝癌质地最坚硬，如触前额。肝脓肿或囊肿有液体时呈囊性感，大而表浅者可能触到波动感（fluctuation）。

（3）边缘和表面状态：触及肝脏时应注意肝脏边缘的厚薄，边缘是否整齐、表面是否光滑、有无结节。正常肝脏边缘整齐且厚薄一致、表面光滑。肝边缘钝圆常见于脂肪肝或肝淤血；肝边缘锐利伴结节状表面，可见于肝硬化；肝边缘不规则，表面不光滑，呈不均匀的结节状，见于肝癌、多囊肝和肝棘球蚴病。肝表面呈大块状隆起者，见于巨块型肝癌或肝脓肿，肝呈明显分叶状者，见于肝梅毒。

（4）压痛：正常肝脏无压痛，如果肝包膜有炎症或因肝大受到牵张，则肝有压痛。轻度弥漫性压痛见于肝炎、肝淤血等；局限性剧烈压痛见于较表浅的肝脓肿（常在右侧肋间隙处），伴叩击痛见于深部肝脓肿。

（5）搏动：正常肝脏以及因炎症、肿瘤等原因导致的肝大并不伴有搏动。凡肝大未压迫到腹主动脉或右心室未增大到向下推压肝脏时，也不出现肝脏的搏动。如果触到肝脏搏动，应注意其是单向性还是扩张性。单向性常为传导性搏动，是肝脏传导了其下面的腹主动脉的搏动所致，手掌置于肝脏表面感受到上下运动。扩张性搏动为肝脏本身的搏动，见于三尖瓣关闭不全。右心室的收缩搏动通过右心房、下腔静脉而传导至肝脏，使其呈扩张性。如手掌置于肝脏上面或两手分放于肝脏的前后两面，即可感到其开合样搏动。

（6）肝区摩擦感：检查时将右手的掌面轻贴于肝区，让受检者做腹式呼吸动作。正常时掌下无摩擦感。肝周围炎时，肝表面和邻近的腹膜可因有纤维素性渗出物而变得粗糙。两者的相互摩擦可用手触及，为肝区摩擦感。听诊时亦可听到肝区摩擦音。

（7）肝颈静脉回流征（hepatojugular reflux sign）：右心衰竭引起肝淤血肿大时压迫右上腹肝区，观察颈静脉怒张程度可粗略估计右心功能。检查方法是嘱受检者卧床，头垫一枕，张口平静呼吸，避免Valsalva动作。如有颈静脉怒张者，应将床头抬高30°~45°，使颈静脉怒张水平位于颈根部。检查者右手掌面紧贴于右上腹肝区，逐渐加压，持续10秒，同时观察颈静脉怒张程度。正常人颈静脉不扩张，或施压之初可有暂时扩张，但迅速降至正常水平；右心衰竭患者颈静脉持续而明显怒张，但于停止压迫肝区后下降（至少4cmH$_2$O），称肝颈静脉回流征阳性，为早期右心功能不全、肺动脉高压、心包积液的重要体征，其机制系因压迫淤血的肝脏使回心血量增加，已充血的右心房不能接受回心血流而使颈静脉压被迫上升。如受检者在检查时闭口、憋气，将影响结果判断。

（8）肝震颤（liver thrill）：怀疑有肝棘球蚴囊肿时，可以左手中间三指按压囊肿部位，中指重压，另二指轻压。然后以右手中指反复叩击左手中指，每叩之后应逗留片刻，此时余二指即有细微的震颤感觉，为包囊中多数子囊活动，撞击囊壁形成。此试验的阳性率不高，但具有特殊诊断意义。

由于肝脏病变的性质不同，物理性状各异，触诊时必须逐项仔细检查，认真体会，综合判断其临床意义。如急性肝炎时肝脏可轻度肿大，表面光滑，边缘钝，质稍韧，但有充实感及压痛；肝淤血时肝脏可明显肿大，且大小随淤血程度变化较大，表面光滑，边缘圆钝，质韧，也有压痛，肝颈静脉回流征阳性为其特征；脂肪肝时肝表面光滑，质软或稍韧，压痛不明显；肝硬化的早期肝常肿大，晚期则缩小，质较硬，边缘锐利，表面可能触到小结节，无压痛；肝癌时肝脏逐渐肿大，质地坚硬如石，边缘不整，表面高低不平，可有大小不等的结节或巨块，压痛和叩击痛明显。

（二）脾脏触诊

正常情况下脾脏不能触及，一旦触及，即提示脾大至正常2~3倍。此外，内脏下垂或左侧胸腔积液、积气时膈肌下降，可使脾向下移位而被触及。脾脏明显肿大而位置又较表浅时，用右手单手触诊即可查到。如果肿大的脾脏位置较深，应采用双手触诊法进行检查。临床上以双手触诊法应用居多。

受检者仰卧,两腿稍屈曲,检查者左手绕过受检者腹前方,手掌置于其左胸下第9~11肋处,将后胸向前推动并与拇指共同限制胸廓运动。右手掌平放于腹部,自脐平面开始触诊,与左肋弓大致成垂直方向,如同触诊肝脏一样,配合呼吸,逐步向上,迎触脾尖,直至左肋缘(图3-7-17)。在脾脏轻度肿大而仰卧位不易触到时,应嘱受检者取右侧卧位,双下肢屈曲,再用双手触诊容易触及。

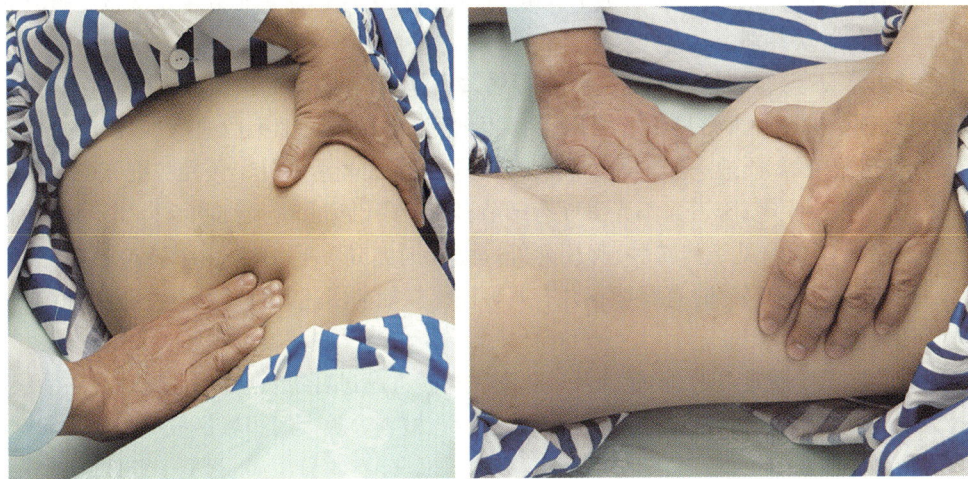

图 3-7-17　脾脏触诊

脾脏触诊比较困难,初学者常不能掌握要领以致漏诊。需注意加压不要太重,否则可能将脾脏挤开。肿大脾脏的质地和形态不一,有的很薄很软,触到后也常不易察觉;有的呈狭长形,紧贴腰肌前面,故需沿左肋缘仔细触诊,认真体会;有的呈横行接近肝左叶,亦应仔细鉴别。此外,亦可站于受检者左肩膀,用钩指触诊法双手在左肋缘触诊脾脏边缘。有时需配合叩诊核实,特别是叩诊胃泡鼓音区是否消失对判断有一定的帮助。

脾大的测量与记录方法如下(图3-7-18)。

第I线指左锁骨中线与左肋缘交点至脾下缘的距离,以厘米表示(下同)。脾脏轻中度肿大时只作第I线测量。

第II线指左锁骨中线与左肋缘交点至脾脏最远点的距离,一般应大于第I线。

第III线指脾右缘与前正中线的距离。超过前正中线,则脾右缘至前正中线的最大距

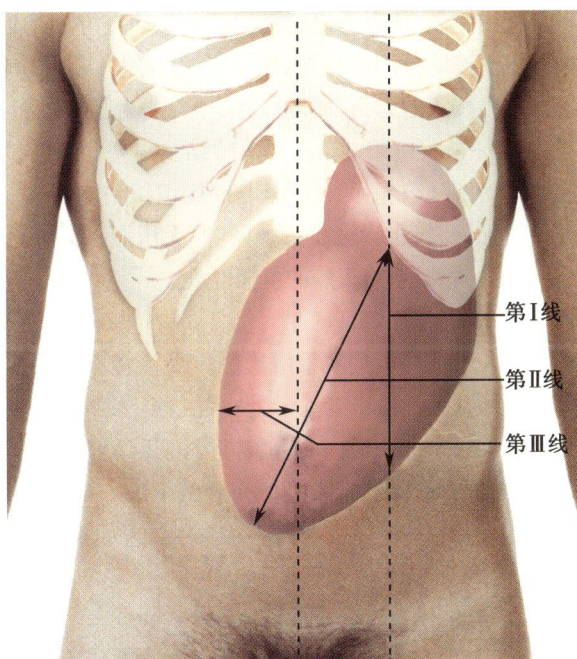

第I线

第II线

第III线

图 3-7-18　脾大的测量方法

离以"+"表示;未超过前正中线,则脾右缘与前正中线的最短距离以"-"表示。

临床记录中,常将脾大分为轻、中、高三度。脾缘不超过肋下2cm为轻度肿大;超过2cm,在脐水平线以上,为中度肿大;超过脐水平线或前正中线则为高度肿大,即巨脾。脾脏明显肿大时应加测第II线和第III线,并作图示。

在左肋缘下还可能触到其他肿块,需与脾脏鉴别:①增大的左肾:其位置较深,边缘圆钝,表面光滑并无切迹。即使高度肿大,也不会越过前正中线。②肿大的肝左叶:可沿其边缘向右触诊,如发现其隐没于右肋缘后或与肝右叶相连,则为肝左叶。肝左叶肿大不会引起脾浊音区扩大。③结肠左曲

肿物：多近圆形或不规则，与脾脏边缘不同，不延续至左肋缘之后。④胰尾部囊肿：无锐利的边缘和切迹，且不随呼吸移动。

如同肝脏触诊一样，触到脾脏后除注意大小外，还要注意它的质地、边缘和表面情况，有无压痛及摩擦感等。这些常可提示引起脾大的某些病因。脾脏切迹为其形态特征，有助于鉴别诊断。脾大常自左上腹部朝向右下腹部，上限在肋弓下不能触及，无浮沉感，叩诊浊音延续至肋缘，这些体格检查发现均有助于与其他肿块鉴别。

脾轻度肿大常见于急、慢性肝炎、伤寒，血行播散型肺结核，急性疟疾，感染性心内膜炎及败血症等，一般质地较软。中度肿大常见于肝硬化、疟疾后遗症、慢性淋巴细胞白血病、慢性溶血性黄疸、淋巴瘤、系统性红斑狼疮等，质地一般较硬。高度肿大时，脾表面光滑者见于慢性粒细胞白血病、骨髓纤维化、黑热病和慢性疟疾等；脾表面不光滑而有结节者见于淋巴瘤和噬血细胞综合征。脾表面有囊性感者见于脾囊肿。脾压痛见于脾脓肿、脾梗死等。脾周围炎或脾梗死时，由于脾包膜有纤维素性渗出，并累及壁腹膜，故脾脏触诊时有摩擦感并有明显压痛。如前所述，听诊时也可闻及摩擦音。

（三）胆囊触诊

正常时胆囊隐没于肝脏之下，不能触及。胆囊肿大时方超过肝缘及肋缘，此时可在右肋缘下腹直肌外缘处触及。可用单手滑行触诊法或钩指触诊法进行检查。肿大的胆囊一般呈梨形或卵圆形囊样感，表面光滑，张力较高，常有触痛，随呼吸上下移动。如其伴有明显压痛，常见于急性胆囊炎；如胆囊肿大而无压痛，见于壶腹周围癌；胆囊肿大而有实性感者，可见于胆囊结石或胆囊癌。

胆囊肿大情况随疾病性质而有所不同。有时胆囊有炎症，而并无肿大或未肿大到肋缘以下，触诊不能查到胆囊，此时可探测胆囊触痛。检查方法是检查者将左手掌平放于受检者右胸下部，以拇指指腹勾压于右肋下胆囊点处（图3-7-19），然后嘱受检者缓慢深吸气。在吸气过程中发炎的胆囊下移时触及用力按压的拇指，即可引起疼痛，此为胆囊触痛，如深吸气时受检者感觉疼痛并中止吸气，称墨菲征（Murphy sign）阳性。在胆总管结石阻塞胆道时，可发生明显黄疸，但胆囊常不肿大，是因为慢性炎症导致囊壁纤维化而皱缩，且与周围组织粘连而失去移动性。胰头癌压迫胆总管导致胆道阻塞、黄疸进行性加深时，胆囊也显著肿大，但无压痛，称为库瓦西耶征（Courvoisier sign），指梗阻性黄疸伴无痛性胆囊肿大，提示胰头癌的可能性大。

（四）肾脏触诊

检查肾脏一般用双手触诊法。受检者可采取平卧位或立位。卧位触诊右肾时，嘱受检者两腿屈曲并作深呼吸。检查者立于受检者右侧，以左手掌从后面托起右腰部。右手掌平放在右腰部，手指尺侧大致平行于右肋缘向右上腹方向进行深部触诊。于受检者吸气时双手配合夹触肾脏（图3-7-20）。如触到光滑钝圆的脏器，可能为肾脏下极。如能在双手之间夹持肾脏，则能感知其蚕豆状外形，此时受检者常有酸楚不适或有恶心感。触诊左肾时，左手越过受检者前方从后面托住左腰部，右手掌横置

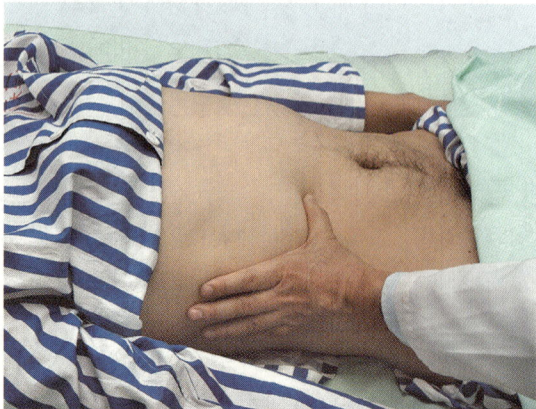

图3-7-19　墨菲征检查法

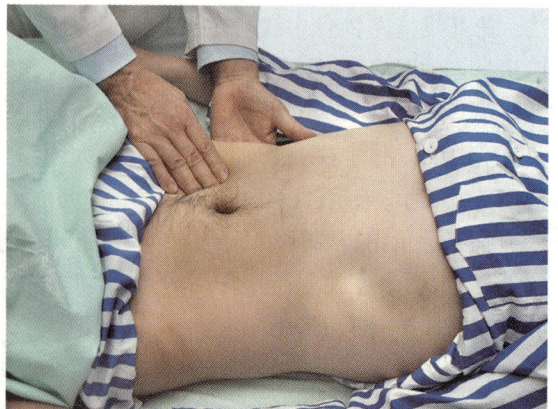

图3-7-20　肾脏触诊

于受检者左腰部,依前法双手触诊。如受检者腹壁较厚或配合动作不协调,以致右手难以压向后腹壁时,可采用下述方法触诊:受检者吸气时,用左手向前托起后腰部,如肾脏下移至两手之间时,则右手有被推顶的感觉;与此相反,也可用右手手指向左手方向做挤压动作,肾脏下移时左手也可有同样的感觉而触及肾脏。如卧位未触及肾脏,还可让受检者站立床旁,检查者于受检者侧面用两手前后配合触诊肾脏。当肾下垂或为游走肾时,立位较易触及肾脏。

正常人肾脏一般不易触及,有时可触到右肾下极。身材瘦长者,肾下垂、游走肾或肾脏代偿性增大时,肾脏较易触到。在深吸气时能触到 1/2 以上的肾脏即为肾下垂。有时右侧肾下垂易被误认为肝大,但其边缘及表面情况不同可资鉴别。左侧肾下垂最易被误认为脾大,应注意鉴别:前者深在,无切迹,叩诊呈鼓音;而后者在腹腔内,边缘清楚,可触及切迹,叩诊呈浊音。如肾脏下垂明显并能在腹腔各个方向移动时称为游走肾。肾肿大见于肾盂积水或积脓、肾肿瘤、多囊肾等。当肾盂积水或积脓时,肾脏质软而富有弹性,有时有波动感;多囊肾时,一侧或两侧肾脏呈不规则形增大,有囊性感。肾肿瘤则表面不平,质地坚硬。

当肾脏和尿路有炎症或其他疾病时,可在相应部位出现压痛点:①季肋点(前肾点):第 10 肋骨前端,右侧位置稍低,此相当于肾盂位置;②上输尿管点:在脐水平线腹直肌外缘;③中输尿管点:在髂前上棘水平腹直肌外缘,相当于输尿管第 2 狭窄处;④肋脊点:背部第 12 肋骨与脊柱的交角(肋脊角)的顶点;⑤肋腰点:第 12 肋骨与腰肌外缘的交角(肋腰角)顶点(图 3-7-21)。

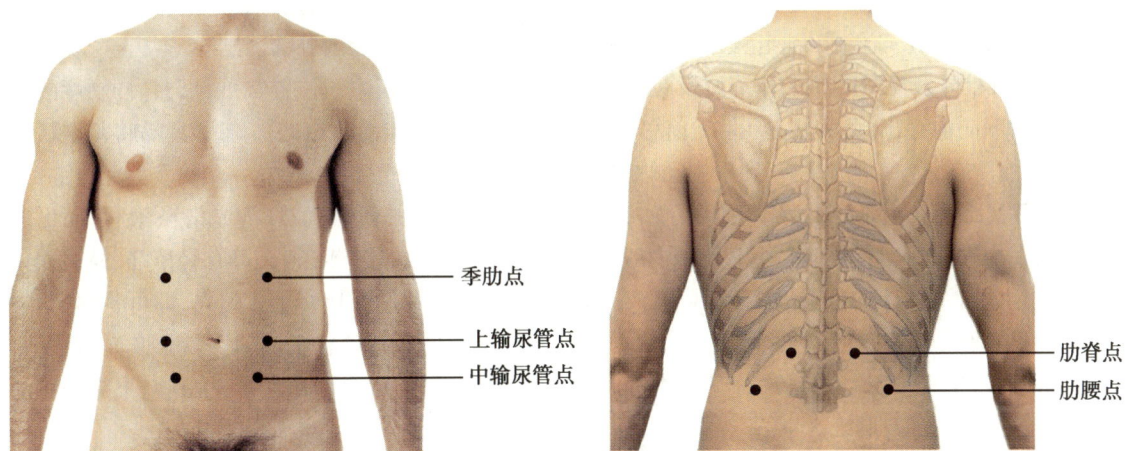

图 3-7-21 肾脏与尿路疾病压痛点

肋脊点和肋腰点是肾脏一些炎症性疾患,如肾盂肾炎、肾脓肿和肾结核等常出现的压痛部位。如炎症深隐于肾实质内,可无压痛而仅有叩击痛。季肋点压痛对肾脏病变亦有提示意义。上输尿管点或中输尿管点出现压痛,提示输尿管结石、结核或化脓性炎症。

(五)膀胱触诊

正常膀胱空虚时隐于盆腔内,不易触到。只有当膀胱充盈胀大时,才超出耻骨上缘而在下腹中部触到。膀胱触诊一般采用单手滑行触诊法。在受检者仰卧屈膝情况下,医师以右手自脐开始向耻骨方向触摸,触及肿块后应详查其性质,以便鉴别其是膀胱、子宫还是其他肿物。膀胱增大多由积尿所致,呈扁圆形或圆形,触之呈囊性感,不能用手推移。按压时憋胀,有尿意;极度充胀时,触之质硬,但光滑。排尿或导尿后缩小或消失,借此可与妊娠子宫、卵巢囊肿及直肠肿物等鉴别。

膀胱胀大最多见于尿道梗阻(如前列腺增生或前列腺癌)、脊髓疾病(如截瘫)所致的尿潴留,也见于昏迷、腰椎或骶椎麻醉后、手术后局部疼痛的患者。如长期尿潴留致膀胱慢性炎症,导尿后膀胱亦常不能完全回缩。当膀胱有结石或肿瘤时,如果腹壁菲薄柔软,有时用双手触诊法可以触及。检查方法是戴上手套后,右手示指插入直肠内向前方推压,左手四指在耻骨联合上施压,即可在腹腔的深处耻骨联合的后方触到肿物。

(六) 胰腺触诊

胰腺位于腹膜后,位置深而质地柔软,故不能触及。在上腹部相当于第1、2腰椎处,胰头及胰颈约于前正中线偏右,而胰体、胰尾在前正中线左侧。当胰腺有病变时,则可在上腹部出现体征。在上腹中部或左上腹有横行带状压痛及肌紧张,并涉及左腰部者,提示胰腺炎症;如起病急同时有左腰部或脐周皮下淤血而发蓝,则提示出血坏死性胰腺炎;如在上腹部触及质硬而无移动性横行条索状的肿物时,应考虑为慢性胰腺炎;如呈坚硬块状,表面不光滑似有结节,则可能为胰腺癌。癌发生于胰头部者,可出现无痛性黄疸及胆囊肿大,即库瓦西耶征。在上腹部肝缘下或左上腹部触到囊性肿物,多为胰腺假性囊肿。但要注意胃在胰腺前面,故此区肿物需与胃部肿瘤鉴别。

四、腹部肿块

除以上脏器外,腹部还可能触及的肿块包括肿大或异位的脏器、炎症性肿块、囊肿、肿大淋巴结、良性或恶性肿瘤、胃内结石、肠内粪块等,因此应注意鉴别。首先应将正常脏器与病理性肿块区别开来。

(一) 正常腹部可触到的结构

1. 剑突　随年龄增长,剑突逐渐骨化变硬,柔顺性下降,可在上腹部触及。

2. 腹直肌肌腹及腱划　在腹肌发达者或运动员的腹壁中上部可触到腹直肌肌腹,隆起略呈圆形或方块,较硬,其间有横行凹沟,为腱划。腹直肌肌腹及腱划易被误认为腹壁肿物或肝缘,但在中线两侧对称出现,较浅表,于抬头、坐起腹肌紧张时更明显,可与肝脏及腹腔内肿物区别。

3. 腰椎椎体及骶骨岬　形体消瘦及腹壁松软者,在脐附近前正中线位置常可触到骨样硬度的肿块,自腹后壁向前突出,此即腰椎 L_4~L_5 前弓的椎体或骶骨岬(S_1 向前凸出处)。初学者易将其误认为后腹壁肿瘤。在其左前方常可查到腹主动脉搏动,其宽度不应超过 3.5cm。

4. 乙状结肠　正常乙状结肠用滑行触诊法常可触到,内存粪便时犹然,为光滑条索状,而无压痛,可被手指推动。当有干结粪块滞留于内时,可触到类圆形肿块或较粗条索,可有轻压痛,易被误认为肿瘤。可于肿块部位皮肤上做标志,隔日复查,如于排便或洗肠后肿块移位或消失,即可鉴别。

5. 横结肠　正常较瘦的人,可于上腹部触到一中间下垂的横行条状物,腊肠样粗细,光滑柔软,滑行触诊时可推动,即为横结肠。有时横结肠可下垂达脐部或以下,呈“U”字形,因其上下缘均可触及,故仔细检查不难与肝缘区别。

6. 盲肠　除腹壁过厚者外,大多数人在右下腹麦氏点稍上内部位可触到盲肠。正常时触之如圆柱状,其下部为梨状扩大的盲端,略可移动,表面光滑,无压痛。

7. 腹主动脉　沿腹前正中线偏左侧深触,可发现搏动的腹主动脉,受检者可有轻度不适,以瘦长体型者较为明显,不属于异常,但应注意与腹主动脉瘤或腹部包块区别。

8. 右肾下极　瘦长体型者可在右腰部触及,位置较深,边缘圆钝。

(二) 异常肿块

腹部触诊时,如触及上述内容以外的肿块,则应视为异常,多有病理意义。触到这些肿块时需注意下列各点。

1. 部位　各个部位的肿块常来源于该部位的脏器,如上腹中部触到的肿块常为胃或胰腺的肿瘤、囊肿或胃内结石;右肋下肿块常与肝胆有关;两侧腹部的肿块常为结肠肿瘤;脐周或右下腹不规则、有压痛的肿块常为结核性腹膜炎所致肠粘连;下腹两侧类圆形、可活动、有压痛的肿块可能系腹腔淋巴结肿大,如有较深、坚硬不规则的肿块,则可能是腹膜后肿瘤;卵巢囊肿多有蒂,故可在腹腔内游走;腹股沟韧带上方的肿块可能来自卵巢及其他盆腔器官。

2. 大小　凡触及的肿块均应测量其上下(纵长)、左右(横宽)和前后径(深厚),前后径难以测出时,可大概估计,明确大小以便于动态观察。为了形象化,也可以用公认大小的实物作比喻,如拳头、鸡蛋、核桃、蚕豆等,但不可用大小多变的、不常见的物体作比喻,以免产生歧义。巨大肿块多发生于卵巢、肾脏、肝、胰腺和子宫等实质性脏器,且以囊肿居多。腹膜后淋巴结结核和肿瘤也可达到很大的程度。胃肠道肿物很少超过其内腔横径,因为未达横径长度就已出现了梗阻,如肿块大小变异不定,甚至自行消失,则可能是痉挛、扩张的肠祥所引起。

3. **形态**　触及肿块时应注意其形状、轮廓、边缘和表面情况。规则圆形且表面光滑的肿块多为良性,以囊肿或淋巴结居多;不规则、表面凹凸不平且坚硬者,应多考虑恶性肿瘤、炎性肿物或结核性肿块;条索状或管状肿物,短时间内形态多变者,多为蛔虫团或肠套叠。右上腹触到边缘光滑的卵圆形肿物,应疑为胆囊积液。左上腹肿块有明显切迹多为脾脏。

4. **质地**　肿块若为实质性的,其质地可能柔韧、中等硬或坚硬,见于肿瘤、炎性或结核浸润肿块,如胃癌、肝癌、回盲部结核等。肿块若为囊性,质地柔软,见于囊肿、脓肿,如卵巢囊肿、多囊肾等。

5. **压痛**　炎性肿块有明显压痛。如位于右下腹的肿块压痛明显,常为阑尾脓肿、肠结核或克罗恩病等。与脏器有关的肿瘤压痛可轻可重。

6. **移动度**　如果肿块随呼吸而上下移动,多为肝、脾、胃、肾或其肿物,胆囊因附在肝下,横结肠因借胃结肠韧带与胃相连,故其肿物亦随呼吸而上下移动。肝脏和胆囊的移动度大,不易用手固定。如果肿块能用手推动,可能来自胃、肠或肠系膜。移动度大的多为带蒂的肿物或游走的脏器。局部炎性肿块或脓肿及腹腔后壁的肿瘤,一般不能移动。

7. **搏动**　消瘦者可以在腹部见到或触到动脉的搏动。如在腹中线附近触到明显的膨大伴以扩张性搏动,则应考虑腹主动脉或其分支的动脉瘤,有时尚可触及震颤。其邻近的肿块亦可触及搏动,此时认真区分扩张性或传导性搏动,有助于肿块来源的判断。

此外,还应注意所触肿块与腹壁和皮肤的关系,以区别腹腔内外病变。

五、液波震颤

腹腔内有大量游离液体时,如用手指叩击侧腹,可感到液波震颤(fluid thrill),或称波动感(fluctuation)。检查时受检者平卧,医师以一手掌面贴于受检者一侧腹壁,另一手四指并拢屈曲,用指端叩击对侧腹壁(或以指端冲击式触诊)。如有大量液体存在,则贴于腹壁的手掌有被液体波动冲击的感觉,即波动感。为防止腹壁本身的震动传至对侧,可让另一人将手掌尺侧缘压于脐部腹中线上(图3-7-22)。此法检查腹腔积液时,需有3 000~4 000ml以上液量才能查出,不如移动性浊音敏感。

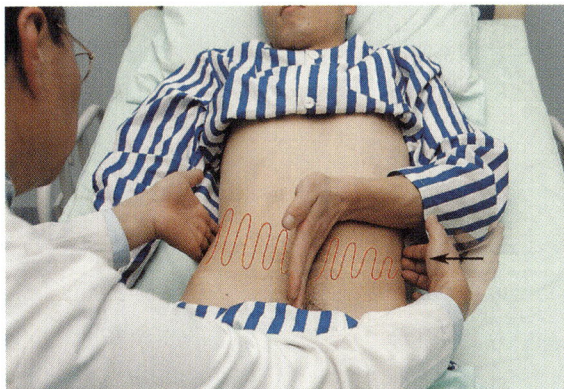

图3-7-22　液波震颤检查法

六、振水音

胃内如有多量液体及气体存留,触诊可出现振水音(succussion splash)。检查时受检者仰卧,医师以一耳凑近上腹部,同时以冲击触诊法振动胃部,即可听到气、液撞击的声音。亦可将听诊器膜型体件置于上腹部,另一手自一侧摇振受检者,或在胃部作冲击振动,以引出振水音(图3-7-23)。正常人在餐后或饮多量液体时可有上腹振水音,但若在清晨空腹或餐后6~8小时以上仍有此音,则提示胃排空障

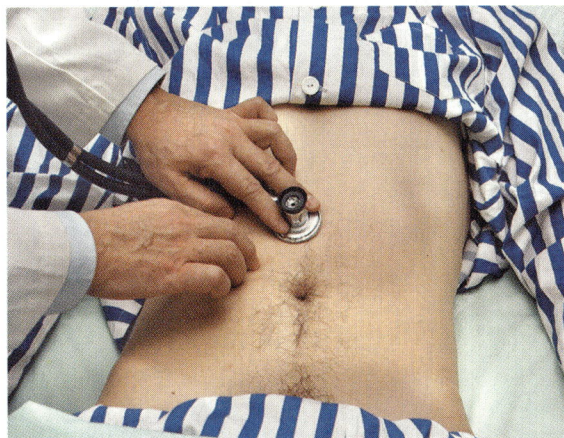

图3-7-23　振水音检查法

碍,如幽门梗阻或胃扩张。

　　腹部视诊、听诊、叩诊、触诊各种检查内容相当丰富,从临床实用的角度,可将主要内容、提要小结总结如下。检查结果记录亦可供参考。

附　腹部体格检查纲要和结果记录举例

主要内容	结果记录举例
视诊	
1. 外形	平坦(膨隆、凹陷)
2. 腹壁	未见皮疹、色素沉着、腹纹、瘢痕、疝;脐、腹股沟未见异常,体毛分布正常
3. 腹壁静脉	未见
4. 腹式呼吸	存在
5. 胃肠型和蠕动波	未见
6. 上腹部搏动	隐约可见
听诊	
1. 肠鸣音	4~5 次 /min
2. 血管杂音	未闻及
3. 摩擦音	未闻及
叩诊	
1. 腹部叩诊音	鼓音
2. 肝脏界线	肝上下界 11cm
3. 肝区叩击痛	无叩击痛
4. 胃泡鼓音区及脾脏叩诊	胃泡鼓音区缩小,脾脏约 8cm
5. 脾区叩击痛	无叩击痛
6. 移动性浊音	未叩出
7. 膀胱叩诊	无浊音
8. 肋脊角叩击痛	无叩击痛
触诊	
1. 腹壁紧张度	软,无张力增高
2. 压痛与反跳痛	无压痛及反跳痛
3. 脏器触诊	
（1）肝脏	肋下 1cm,质软,边缘锐利,无压痛,表面光滑
（2）脾脏	肋下 2cm,质中等硬度,边缘锐利,有切迹,表面光滑
（3）胆囊	胆囊未触及,胆囊区压痛,墨菲征阴性
（4）肾脏	右肾下极触及,无压痛及肿块
（5）膀胱	未触及
4. 腹部肿块	未及肿块
5. 波动感	无波动感
6. 振水音	无振水音

第六节　腹部某些特殊的体格检查方法

腹部检查时除常规的筛查外,面对以腹部症状为主诉的受检者,如腹痛、腹胀、腹部肿块、肝脾大等,需要进行重点体格检查,并使用某些特殊的体格检查手法以便引出体征或进一步核实某些筛查发现。以下为腹部检查的几种特殊手法举例。

一、腰大肌试验

腰大肌试验(iliopsoas test):检查下腹痛患者时,嘱其患侧髋关节屈曲90°,然后检查者用手固定其膝、踝关节,让患者做伸髋对抗动作。如有腹痛,提示腹膜后有激惹,如后位阑尾炎。亦可让患者卧向健侧,检查者左手固定其髋部,右手将患侧下肢向后过伸,询问是否引起腹痛,如有疼痛为阳性(图3-7-24)。

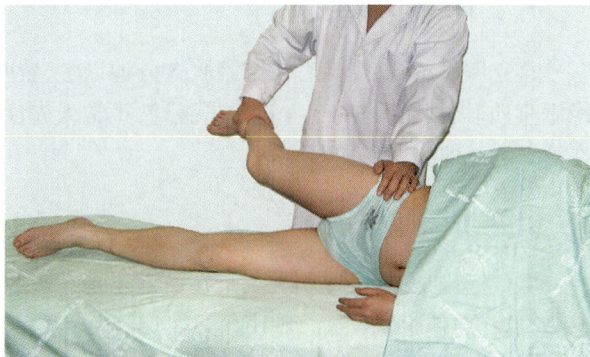

图 3-7-24　腰大肌试验

二、闭孔内肌试验

闭孔内肌试验(obturator maneuver):检查下腹痛患者时,嘱其患侧髋关节屈曲90°,检查者手持其大腿、小腿,将股部向内侧旋转,如伴随髋关节旋转有下腹疼痛,提示闭孔内肌有激惹(图3-7-25),见于盆腔与后位阑尾炎。

三、牵涉痛

牵涉痛(referred pain):检查者在腹部一处深触诊,疼痛发生于远处,提示远处可能存在局限性腹膜炎。

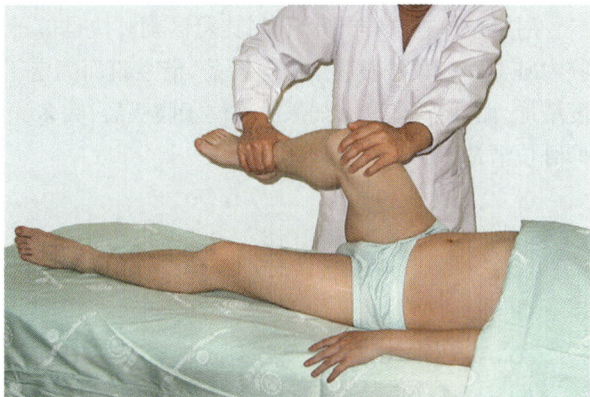

图 3-7-25　闭孔内肌试验

四、结肠充气试验

结肠充气试验(Rovsing's test):用右手压迫左下腹降结肠,向近端施压可使结肠积气传至盲肠和阑尾部位,如引起右下腹疼痛则为阳性,提示局部有炎症。

五、腹主动脉触诊

腹主动脉触诊:双手在脐下相对位置向腹中线附近深触诊,瘦长或腹壁松弛者可有腹主动脉搏动,并需估计其侧壁宽度(图3-7-26),正常人不超过3.5cm。

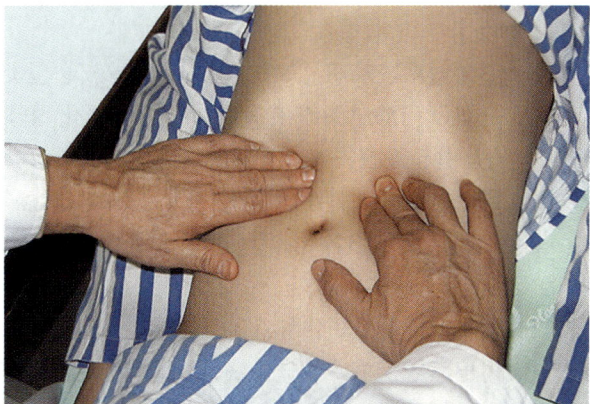

图 3-7-26　腹主动脉触诊

六、后跟试验

后跟试验(heel jar test):受检者站立,膝关节伸直,反复做踮脚、放松的动作,使足跟反复着地,身体震动,如引起或加重腹痛则为阳性,见于腹膜激惹,如阑尾炎,有助于鉴别腹肌紧张是否由炎症所致。

七、水坑试验

水坑试验(puddle test):如前面叩诊方法中所述,受检者取膝肘位进行叩诊,观察由侧腹部向脐部叩诊时,是否由鼓音变为浊音,借以判断 120ml 以上腹腔积液的存在。

八、直立叩诊法

直立叩诊法:嘱受检者排空膀胱 3 分钟以上,置听诊器膜型体件于耻骨联合上,另一手手指自肋缘垂直向耻骨联合方向 3~4 点弹击腹壁,正常人先浊而低沉,至腹腔边缘变得模糊,腹腔积液患者则在液平之处即变得高亢而响亮。

九、屏气起坐试验

屏气起坐试验:可区别肿块是在腹壁还是在腹腔内。让受检者仰卧、屏气,试不用手支撑而自行起坐,这样将使腹肌收缩。肿块如果在腹壁内,将变得更为明显;如果在腹腔内,则受到腹肌的掩盖而变得不清楚。

十、肘膝位检查法

肘膝位检查法:与仰卧位对比可区别肿块是位于腹腔内还是腹膜后。如果肿块在腹腔内,由于腹腔内脏器大多数被腹膜层完全覆盖,借系膜而固定于腹后壁,肘膝位检查时不仅肿块更为清楚,活动度增加,而且有下垂感;如果肿块位于腹膜后,大多深在而固定,不能推动,也无下垂感觉,反而不如在仰卧位清楚。

第七节   腹部异常发现及其鉴别

一、腹腔积液

正常腹腔内仅有少量液体,一般不超过 200ml,腹腔内积聚过量液体即称为腹腔积液(ascites)。它可由多种不同性质的疾病引起,亦可能为全身水肿的突出表现。腹腔积液一般达 1 000~1 500ml 时,才能经腹部检查发现移动性浊音。

【病因】

1. **心血管系统疾病**   如充血性心力衰竭、心包炎、心脏压塞、肝静脉以上的下腔静脉梗阻等。

2. **肝脏及门静脉系统疾病**   如各型肝硬化、肝癌、门静脉炎和门静脉血栓形成、肝脓肿破裂等。肝脏疾病是引起腹腔积液最常见的病因。

3. **肾脏疾病**   如肾小球肾炎、肾小管病变、肾癌等。

4. **腹膜疾病**   如各种腹膜炎、腹膜恶性肿瘤(绝大多数为继发性肿瘤)。在我国,结核性腹膜炎较为常见。

5. **营养缺乏**   低蛋白性水肿、维生素 B_1 缺乏等。

6. **淋巴系统疾病**   如丝虫病、腹腔淋巴瘤、胸导管或乳糜池梗阻。

7. **女性生殖系统疾病**   如异位妊娠破裂、女性生殖系统肿瘤。

8. **腹腔脏器破裂**   如胃肠穿孔、肝脾或胆囊破裂等。

9. **其他**   甲状腺功能减退症、Meigs 综合征(卵巢纤维瘤伴有腹腔积液和 / 或胸腔积液,肿瘤切除后,腹腔积液、胸腔积液自然消失)。

【发生机制】

腹腔积液的机制与产生水肿的各种机制相似,涉及液体静水压增加、血浆胶体渗透压下降、淋巴循环受阻、肾脏因素的影响等,其中以前三者最为重要。如门静脉阻塞或门静脉系统血管内压增高可以形成腹腔积液;白蛋白是维持血浆渗透压的主要因素,因此各种引起血浆白蛋白下降的疾病,无论是摄入减少、吸收障碍,还是合成下降、分解增加均可致白蛋白下降,从而致血浆渗透压降低而导致腹腔积液;淋巴瘤或转移性肿瘤、丝虫病等可引起胸导管或乳糜池梗阻,使淋巴回流受阻,从而形成腹腔积液。肝硬化时肝内血管阻塞,肝淋巴液生成增多,亦可外溢进入腹腔,引起腹腔积液。如有乳糜池梗阻及损伤性破裂,乳糜溢入腹腔,形成乳糜性腹腔积液。炎症病变使腹膜毛细血管渗透性增加,或渗出增加亦引起腹腔积液。肾脏血流减少及肾小球滤过率下降,均可导致水钠潴留,从而促进腹腔积液的形成。

【诊断与鉴别诊断】

1. 腹腔积液的体征

(1)视诊:腹部膨隆,两侧胁腹部明显,大量腹腔积液时腹部可膨隆如球形,脐突出,皮肤紧张甚至发亮,腹围增加。

(2)触诊:张力可增加,影响脏器触诊,有炎症时则有压痛、反跳痛。

(3)叩诊:腹上部叩诊鼓音,胁腹部浊音,可叩出移动性浊音,可引出液波震颤。

(4)听诊:肠鸣音可正常,视腹腔积液病因而有不同。

2. 确定有无腹腔积液 主要依据详细的体格检查、腹部超声,必要时借助 CT 确定。腹腔积液应与其他原因所致腹部膨隆鉴别。

(1)肥胖:全身肥胖,腹壁脂肪厚而脐凹明显,无移动性浊音和波动感。

(2)胃肠充气:腹部膨隆而叩诊呈鼓音,无移动性浊音和波动感。

(3)巨大卵巢囊肿:膨隆明显而侧突不显著,脐向上移,浊音在中腹部,不移动;鼓音在两侧,若作尺压试验,用一直尺横置压迫在腹壁上,直尺可随腹主动脉搏动,而腹腔积液则无此搏动。

(4)其他脏器囊肿或积液:多不对称,肠被推向一侧致单侧鼓音,X 线钡餐及腹部超声有助于确诊。

3. 腹腔积液的类型和病因

(1)病史:年龄不同病因不同,青年人易患结核性腹膜炎、腹腔淋巴瘤,而中年人肝硬化较多见。女性应随时注意卵巢癌、异位妊娠,而男性肝硬化伴腹腔积液较多;既往有肝炎与血吸虫病史者也应注意肝硬化可能,而结核病史者支持结核性腹膜炎;伴随的水肿、颈静脉怒张、肝脏增大可能为循环淤血表现之一。

(2)体格检查:腹腔积液伴随的全身表现和腹部体征,可为腹腔积液来源及性质提供重要的诊断线索。腹腔积液伴发热、盗汗,多见于结核性腹膜炎,多同时有腹部压痛、反跳痛,以及肌张力增高呈揉面感,为腹膜激惹表现;腹腔积液伴黄疸、出血倾向多提示慢性肝病所致;体格检查如有脾大、腹壁静脉怒张,提示有门静脉高压;如有发绀、颈静脉怒张、肝大、下肢水肿,应考虑心源性水肿所致;腹腔积液伴肿块多为腹腔肿瘤所致。女性患者应首先考虑生殖系统肿瘤,进行直肠、阴道及双合诊检查。腹腔积液量大检查不清者应放腹腔积液后再查。

(3)实验室检查和特殊检查

1)腹腔积液检查:首先,需鉴别渗出液和漏出液。漏出液外观澄清或微浑,细胞数<$100×10^6$/L,比重<1.018,蛋白质定量<25g/L,而渗出液外观多浑浊,可呈乳糜性、血性或脓性,细胞数>$500×10^6$/L,比重>1.018,蛋白质定量>30g/L。也可计算血清腹腔积液白蛋白浓度梯度(serum ascites albumin gradient,SAAG),以区分腹腔积液类型,≥11g/L 为门静脉高压引起;<11g/L 为非门静脉高压所致。当白细胞>$500×10^6$/L,中性多核细胞 >50%,腹腔积液 pH<7.15 时多为感染性,腹腔积液细菌涂片和培养常可发现细菌。

其次,辨别腹腔积液的良恶性。如腹腔积液 LDH/ 血清 LDH(LDH:乳酸脱氢酶)的比值大于 1 时,应疑为恶性腹腔积液。纤维连接蛋白(FN)、α₁-酸性糖蛋白与其他肿瘤标志物测定对确定恶性腹腔积液有重要参考价值。

腹腔积液细胞学更具有重要诊断意义。对乳糜腹腔积液可镜检脂肪小球,进行苏丹Ⅲ染色及乙醚试验,以区别真假乳糜,测定甘油三酯含量亦可鉴别。真性者上述试验阳性,多为肠系膜淋巴管或胸导管阻塞,多由肿瘤引起;假性者可能由腹膜炎症或肾病等引起。腹腔积液的腺苷脱氨酶(ADA)检查对结核性腹膜炎诊断较为特异。

2)其他:根据临床表现适当安排肝功能、内镜、食管钡餐等检查,对肝硬化诊断有意义,而腹部彩色多普勒超声检查、腹部 CT 有可能确定肝、胆、胰病变;任何女性腹腔积液患者一定要排除女性生殖系统肿瘤,注意借助盆腔检查或彩色多普勒超声检查了解卵巢、子宫的情况。

在腹腔积液的检查和诊断中,应首先确定有无腹腔积液;其次确定是渗出液还是漏出液,是门静脉高压性还是非门静脉高压性;最后确定是良性疾病所致还是恶性疾病所致,这是鉴别诊断的基本思路。感染性与非感染性腹腔积液的鉴别十分重要。依靠病史、体征及上述实验室指标大多可以明确诊断。

二、腹部肿块

腹部肿块(abdominal mass)为腹部常见体征之一,多数来自腹腔内脏器,少数来源于腹膜后器官,仅极少数起自腹壁的结构。

【病因】

腹内肿块按病因可分为炎症性、肿瘤性、梗阻性、先天性或其他类型,常见病因如表 3-7-1 所示。

表 3-7-1　腹部肿块的病因

来源	炎症性	肿瘤性	梗阻性	先天性
肝脏	肝炎、肝脓肿、肝囊肿	肝癌	肝淤血	多囊肝、肝血管瘤
胆道	胆囊积液、积脓	胆囊癌	胆道梗阻	胆总管囊肿
胃、十二指肠	穿通性溃疡	胃癌、肉瘤	幽门梗阻	
脾	疟疾、血吸虫病、伤寒、黑热病	淋巴瘤、慢性粒细胞白血病等	门静脉高压	游走脾
小肠	克罗恩病	小肠肿瘤	肠套叠、肠蛔虫	
阑尾	阑尾周围脓肿	阑尾肿瘤、类癌		阑尾黏液囊肿
结肠、直肠	回盲部结核、血吸虫病、阿米巴病、克罗恩病、放线菌病、结肠憩室炎	结肠癌、直肠癌、肠道淋巴瘤	乙状结肠扭转	乙状结肠囊肿
肠系膜	肠系膜淋巴结结核、肠系膜脂膜炎	肠系膜淋巴瘤		肠系膜囊肿
网膜		转移癌		大网膜囊肿
腹膜	腹膜结核、腹腔脓肿(阑尾、盆腔、髂窝)	腹膜间皮瘤		
膀胱	膀胱痉挛(结核)	膀胱肿瘤	尿潴留、结石	巨大膀胱
卵巢	盆腔结核	卵巢癌		卵巢囊肿
输卵管				卵巢积液性囊肿
子宫		子宫肌瘤 子宫内膜癌		

续表

来源	炎症性	肿瘤性	梗阻性	先天性
胰腺	假性胰腺囊肿、脓肿	胰腺癌、胰囊腺瘤		胰腺囊肿
肾上腺		嗜铬细胞瘤		肾上腺囊肿
肾	肾结核、棘球蚴囊肿	肾母细胞瘤、肾癌	肾盂积水	马蹄肾、多囊肾、肾下垂、游走肾
其他		脂肪瘤、畸胎瘤、淋巴肉瘤、交感神经母细胞瘤		

【症状与体征】

1. **症状**　肿块的形成过程、大小、形状及硬度变化、肿块伴随的症状等具有提示诊断的意义。如有历时1年以上肿块而一般情况无改变者多为良性;肿块进行性长大多提示恶性肿瘤;肿块活动幅度大多位于小肠、系膜、网膜;肿块伴黄疸多为肝、胆、胰病变;肿块伴腹部绞痛、呕吐多与胃肠道有关。

2. **体征**

（1）如伴黄疸、出血倾向等，还应特别注意身体其他部位是否有相似肿块，有无恶性肿瘤转移迹象，包括检查锁骨上窝、腋窝的淋巴结，直肠膀胱陷凹，以及肝、肺等。

（2）腹部检查

1）视诊:注意观察腹部的轮廓,是否有局限性隆起,肿块位置、外形,有无搏动,是否随呼吸或体位变化而变动。

2）触诊:为诊断腹部肿块最重要的检查步骤。注意检查顺序,后查肿块,触诊要轻柔,一旦发现应注意肿块的位置、大小、轮廓、质地、压痛、搏动及活动度等,还应注意肿块的数量、边缘及有无震颤等特征。

特殊检查法可据肿块的具体情况进行选择。如屏气起坐试验、肘膝位检查、冲击触诊检查等有助于判断肿块的部位和性质。

3）叩诊:肝脾大时,其浊音界扩大。胃与结肠肿瘤发展到一定大小时,可以叩到浊音区,与肝、脾浊音区不相连。巨大卵巢囊肿与腹腔积液在叩诊上表现不同,前者浊音区在上方,鼓音区在两侧腹部;而后者浊音区在两侧,鼓音区在上方,且有移动性浊音。

4）听诊:腹主动脉瘤患者可听到血管杂音。肿块引起胃肠道梗阻时,可听到肠鸣音亢进,有气过水声或金属音。

对任何腹部肿块的检查,尤其是下腹部肿块,都不要忘记在膀胱排空的情况下进行直肠指诊,女性患者应作阴道检查和双合诊检查。亦勿忘记腹股沟的检查。

【诊断与鉴别诊断】

1. **病史资料**　病史资料可帮助确定肿块的类型,如婴幼儿要注意原发性胆总管囊状扩张症、肾母细胞瘤等先天性疾病;青少年要注意结核性慢性炎症;中年以上,以恶性肿瘤为多见。对女性患者要注意子宫和附件的病变,更要重视月经及阴道分泌物的改变,如子宫肌瘤有月经增多,而妊娠子宫无月经,卵巢肿瘤无月经改变。此外,患者居留地对肿块诊断也有帮助。在牧区,应注意肝棘球蚴病;在血吸虫病流行区,应注意肝脾大和结肠肉芽肿等。

2. **是否为腹部肿块**　如前面腹部触诊中所述,正常腹部可能触及的结构如剑突、腹直肌肌腱、痉挛的肠段、下垂的肾脏、腰椎椎体以及充盈的膀胱等,勿误认为腹部肿块。

3. **肿块的来源**　可从腹部层次和部位两个方面来确定它的解剖位置。一般通过屏气起坐试验,利用腹肌紧张来区别肿块在是在腹壁还是在腹腔内;如果肿块位于腹肌深层,接近腹膜,则难以作出区别。肘膝位检查法是利用肿块的活动度来区别肿块是在腹腔内还是在腹膜后。如果肿块已与周围结构粘连,就不能和腹膜后肿块区别。位于腹腔内的肿块,常有内脏功能受损或者内脏受压的表现,

NOTES

如肝功能减退、脾功能亢进、大便习惯改变、隐血试验阳性,甚至可有肠梗阻症状。从腹部肿块的体表位置可推测其内脏来源,器官的肿大一般都保持原来的位置和形态。

4.肿块的病理类型

(1)炎症性:急性炎症以阑尾肿块为例,有急性阑尾炎的病史,形成肿块后,有体温升高、脉搏增快、白细胞计数增多等全身毒性反应。慢性炎症以肠系膜淋巴结结核为例,起病缓慢,常可有肺结核或肠结核病史,患者呈慢性病容,低热、红细胞沉降率增快。由于多个淋巴结粘连缠结,表面高低不平,边缘模糊,质地坚实,压痛不明显,无反跳痛。

(2)肿瘤性:恶性肿瘤肿块质地坚硬,表面高低不平,在观察过程中,体积进行性增大。以胃癌为例,起病较缓慢,多有食欲缺乏,上腹部饱胀,体重明显减轻,大便隐血试验阳性。良性肿瘤肿块多较光滑,压痛不明显,体积增大缓慢。以卵巢假黏液性囊腺瘤为例,除可能自觉下腹部有肿块向上增大外,一般无症状,也不影响全身;检查示肿块表面光滑,边缘清楚,有时有囊样感,可移动,无压痛,阴道检查可触到肿块的下缘。

(3)先天性:如肾母细胞瘤、交感神经母细胞瘤,恶性程度高,进展迅速,全身影响明显,良性病变发展缓慢。

(4)梗阻性:以淤胆性胆囊肿大为例,是由壶腹周围癌阻塞壶腹口造成的,除有恶性肿瘤的一般表现和黄疸外,肿块在右上腹呈梨形。潴留性囊肿以肠系膜囊肿为例,特点是进展缓慢、质地柔软而大小不一、表面光滑、无压痛、活动度较大,可随着肠系膜轴移动。

(5)损伤性:有外伤的病史,常有低热和疼痛,有不同程度的腹膜刺激征,如脾破裂、损伤性尿、血外渗;有的有膨胀性搏动,如腹主动脉瘤。

综上所述,腹部肿块的鉴别需首先确定有无肿块;其次确定肿块的来源,判断肿块与腹内脏器的关系;最后对肿块的病理类型及病变性质进行定性确定。这是诊断腹部肿块的基本思路。

三、肝大

正常成人肝脏上界由叩诊确定,一般在右锁骨中线第5肋间隙,而其下缘不能触及。腹壁松弛或瘦长体型者肝下缘可在肋弓下触及,但一般在1cm以内。在剑突下,肝下缘一般在3cm以内或不超过剑突下至脐连线的中上1/3交界处。超过上述标准称为肝大(hepatomegaly)。肺气肿、右侧胸腔积液可有肝下移,不属肝大。

【病因与发病机制】

1.感染   病毒、立克次体、细菌、螺旋体、真菌、寄生虫等均可侵犯肝脏引起肝大,以病毒性肝炎最为常见,主要是由于肝脏的炎症、充血、组织水肿、炎细胞浸润。

2.中毒性、药物性肝炎   化学物质如四氯化碳、氯仿、乙醇、酚、萘、苯、毒蕈、锑、铍、金、铋等可引起中毒性肝炎;药物如利福平、四环素、吡嗪酰胺、硫唑嘌呤等也可引起中毒性肝炎;氯丙嗪、甲睾酮、口服避孕药、甲基多巴、苯妥英钠、苯巴比妥、呋喃类、磺胺类、硫脲类等可通过免疫机制引起药物性肝炎。

3.淤血   充血性心力衰竭、心包炎、心肌病、三尖瓣狭窄或关闭不全、先天性心脏病、巴德-基亚里综合征(Budd-Chiari syndrome)等,肝脏均因淤血而肿大。

4.淤胆   各种原因的肝内、肝外胆汁淤积可引起肝大,特别是肝内病因不易去除时,长期淤胆可致胆管系统的炎症和增生,继而引起肝大。

5.代谢异常   脂肪肝、肝豆状核变性、血色病、肝淀粉样变等。

6.肿瘤   肝细胞癌、胆管细胞癌、肝转移癌等均可致肝大。

7.血液病   白血病、霍奇金淋巴瘤、多发性骨髓瘤、真性红细胞增多症等,均可因肿瘤细胞浸润或继发性炎症、感染致肝大。

8.其他   免疫损伤,如乙型病毒性肝炎与免疫反应有关,肝硬化早期可有肝大,与脂肪浸润、再生结节形成有关。

【诊断与鉴别诊断】

1. 病史　常可提供肝大的重要诊断线索,如某些寄生虫病有明显的地区分布,血吸虫病在长江流域和江南各地流行,而黑热病主要见于黄河流域及北方各省;肝棘球蚴病和布鲁氏菌病患者多有牧区生活工作史;发病的季节、年龄,以及接触史亦对诊断有参考价值。

2. 体征

(1) 肝大程度:轻度肿大见于病毒性肝炎、中毒性肝炎、早期肝硬化;中度肿大见于细菌性肝脓肿、血吸虫病、淤血性肝大、肝外胆管阻塞等;重度肿大则见于肝癌、血吸虫病、原发性胆汁性肝硬化和多囊肝等。肝脏进行性增大要考虑肿瘤,亦可能为感染所致,间歇性肿大多与淤血有关。

(2) 肝脏质地:质软如指压口唇的硬度,见于急性肝炎、伤寒、败血症等;质中如指压鼻尖的硬度,见于慢性肝炎、酒精性肝硬化、淤血性肝大、胆汁淤积性肝大等;质硬如石,见于肝癌。

(3) 肝脏表面情况:肝表面光滑,见于炎症性肝大、充血性肝大、淤胆性肝大;结节状甚至凹凸不平见于肝癌、结节性肝硬化、肝囊肿。

(4) 肝脏触痛:见于急性、亚急性的炎症性肝大、充血性肝大、淤胆性肝大,局限性压痛和叩击痛常见于肝脓肿、肝癌。叩击痛见于深部脓肿或恶性肿瘤患者。

(5) 肝脏搏动:见于三尖瓣关闭不全的患者,右心衰竭的同时可有肝脏扩张性搏动。

(6) 肝区摩擦音:见于肝周围炎症浸润病变。

3. 伴随症状和体征　伴随症状和体征对肝大的鉴别颇为重要。伴黄疸者可根据黄疸的性质(如溶血性、肝实质性和梗阻性)确定诊断;伴肝区疼痛者见于炎症、淤血、淤胆及肿瘤浸润;伴蜘蛛痣、肝掌者多见于慢性肝炎、肝硬化;伴腹腔积液者则多见于各型肝硬化、肝癌、急性和亚急性重型肝炎等;伴脾大者见于各型肝硬化、门静脉高压、寄生虫病和血液病等;伴寒战、高热者见于肝脓肿、胆道感染、全身疾病累及肝脏等。

4. 实验室检查和特殊检查

(1) 白细胞计数和分类:白细胞计数升高和中性粒细胞增多见于肝脓肿、败血症等;白细胞减低见于伤寒、疟疾、黑热病以及病毒感染;嗜酸性粒细胞增多见于血吸虫病和肝棘球蚴病等。

(2) 肝功能试验:AST、ALT 增高提示急性肝炎或慢性肝炎活动期;蛋白质代谢障碍多反映慢性弥漫性肝损伤;白蛋白降低、球蛋白升高,特别是蛋白电泳显示 γ-球蛋白升高对慢性肝病,尤其是对伴随免疫反应的慢性肝病的临床判断颇有助益;胆红素代谢的改变有利于区分黄疸的性质。应注意肝外疾病亦可能有转氨酶异常,而局限性肝脏病变可能并无肝功能损害。

(3) 病毒性肝炎抗原、抗体系统检测:有利于判断病毒性肝炎类型和确定其传染性。

(4) 各种肿瘤标志物检测:甲胎蛋白增高对原发性肝癌有重要诊断价值。甲胎蛋白异质体检测、岩藻糖苷酶和异常凝血酶原检测亦对肝癌诊断有帮助。

(5) 腹部超声检查:可协助判断肝大程度和轮廓,有无肝内占位病变及病变的性质。

(6) X 线和 CT 检查:X 线平片可确定右膈位置及肝脏大小;CT 可确定肝内占位病变,对肝癌、肝血管瘤及肝囊肿等有重要诊断价值。

(7) MRI:肝内血管、门静脉血流以及微小的占位病变显示的信号,可提供更为重要的诊断价值。

(8) 肝穿刺、活体组织检查:对常规检查无法确诊的肝大,可提供组织学诊断依据,在超声介导下或腹腔镜下进行操作更为安全、可靠。

(9) 腹腔镜检查:可观察肝脏的大小、颜色及病变,对诊断原发性肝癌、转移性肝癌、肝硬化及原因不明的肝大有重要价值。直视下活体组织检查较盲目肝活体组织检查可更为有的放矢,阳性率更高,亦可确定是否行剖腹探查或肿瘤能否切除等。

总之,在肝脏检查时,需要回答的问题是:①是否有肝大;②是弥漫性肿大还是局限性肿大;③是良性病变还是恶性病变,良性病变中以炎症性、代谢性、淤血性和淤胆性多见,而恶性病变中以原发性或继发性肝癌多见,其次为血液病性浸润。

四、脾大

叩诊脾脏时,正常人浊音区位于左侧腋中线第9肋与第11肋之间,约4~7cm,前方不超过腋前线。正常情况下,脾脏在肋下不应被触及,一旦触及即属脾大(splenomegaly),已约为正常的2~3倍,但应排除左侧胸腔积液、积气和肺气肿所致左膈位置下移以及内脏下垂所致的移位。

【病因与发生机制】

1. 感染性疾病　可因感染原刺激引起脾脏内单核巨噬细胞和淋巴细胞增生,伴以纤维组织形成、血管充血、组织水肿而致脾大。

(1)病毒感染:病毒性肝炎、传染性单核细胞增多症、巨细胞病毒感染等。

(2)立克次体感染:如斑疹伤寒。

(3)细菌感染:伤寒、副伤寒、败血症、血行播散型肺结核、脾脓肿等。

(4)螺旋体感染:钩端螺旋体病等。

(5)寄生虫感染:疟疾、血吸虫病等。

2. 非感染性疾病　可因脾淤血、静脉窦扩张、脾脏髓样化生伴巨噬细胞增生、异常代谢物及肿瘤细胞浸润等引起脾大。

(1)脾淤血:如肝硬化、门静脉血栓形成、巴德-基亚里综合征,可导致门静脉和脾静脉回流受阻。

(2)血液系统疾病:如溶血性贫血、骨髓纤维化或骨髓增生性疾病、白血病、淋巴瘤、噬血细胞综合征等。

(3)结缔组织病:如系统性红斑狼疮、类风湿关节炎、皮肌炎、结节性多动脉炎等。

(4)其他:如脾囊肿、血管瘤、错构瘤、皮样囊肿、戈谢病、结节病、铍中毒等。

【脾大分度及测量方法】

1. 触诊是确定脾大的一个简便方法,应仔细、轻柔,以防手法过重引起脾破裂。临床常用的脾大分度标准如下。

(1)轻度肿大:深吸气时,脾缘不超过肋下2cm。常见于急性感染、急性白血病、骨髓增生异常综合征、结缔组织病等。

(2)中度肿大:脾大超过肋下2cm,但在脐水平线以上为中度肿大。常见于慢性溶血性贫血、肝硬化、慢性淋巴细胞白血病、淋巴瘤、慢性感染等。

(3)高度肿大:脾缘超过脐水平线或前正中线,也称巨脾。常见于慢性粒细胞白血病、骨髓纤维化、疟疾、黑热病、血吸虫病肝硬化及戈谢病等。

2. 体格检查时应对肿大的脾脏进行测量,其测量方法如本章第五节及图3-7-18所述。轻、中度脾大测量左锁骨中线肋缘下的距离(第Ⅰ线)即可,高度脾大则需测量三线并辅以图示。

【诊断与鉴别诊断】

1. 病史　应了解患者籍贯和旅居地区,如疟疾常见于我国西南地区,黑热病在黄河以北,而血吸虫病在长江流域尚存。夏秋季发病者应注意伤寒、副伤寒。发热与热型对脾大诊断有重要价值,如伤寒呈稽留热;疟疾、回归热则呈间歇热;布鲁氏菌病呈波状热;恶性淋巴瘤呈周期热等。

2. 体征　脾脏触诊较为困难,其手法要点已在本章第五节中讨论。应强调的是,临床常需双手触诊、右侧卧位,注意肿大脾脏的特点,如在肋缘下随呼吸上下移动,有明确边缘,又有切迹者为脾脏,但需排除肝左叶、左肾。肿大的肾脏有时向前移,可达到脾脏位置难以与脾脏区分。一旦触及脾脏应注意其大小、硬度、触痛、边缘和表面情况以及有无摩擦感等。

脾大的程度可为病因诊断提供一定线索。如上所述,根据不同程度脾大可概略推测发病原因。急性脾大质软、轻压痛,若有局部压痛应注意脓肿、栓塞等,慢性脾大则多质硬、无压痛。如有摩擦音、摩擦感提示脾周围炎。

3. 伴随症状和体征

（1）贫血：轻、中度贫血见于亚急性、慢性感染，重度贫血多见于溶血性贫血、急性白血病、淋巴瘤及噬血细胞综合征等。

（2）黄疸：伴黄疸多应考虑肝病或溶血性贫血。

（3）肝大：可见于肝硬化（但后期肝缩小而脾大）、右心衰竭、肝炎、淋巴瘤、骨髓纤维化及传染性单核细胞增多症等。

（4）皮肤表现：伴出血倾向可能是血小板减少性紫癜、白血病的表现，亦可能是急性、慢性感染的征兆；伴色素沉着常提示肝硬化、血色病；伴蜘蛛痣、毛细血管扩张，应考虑肝硬化。

4. 实验室检查和特殊检查

（1）血常规：如脾大伴中性粒细胞增多常提示细菌感染；伴明显幼稚细胞提示各型白血病；伴血小板减少见于特发性血小板减少性紫癜；而全血细胞减少见于急性白血病、骨髓增生异常综合征、脾功能亢进等。

（2）肝功能检查：可了解脾大是否与肝病有关。

（3）粪便检查：可了解有无血吸虫病、华支睾吸虫病等。

（4）骨髓检查：对急性白血病、噬血细胞综合征和淋巴瘤可能有确诊价值。

（5）病原体分离和免疫学检查：细菌感染者进行血、骨髓、尿、粪便等检查可以协助诊断，如伤寒、副伤寒，后者亦可通过肥达试验作出诊断。抗核抗体和类风湿因子等测定对免疫性疾病引起的脾大有重要诊断意义。

（6）腹部超声：属无创而又较准确的检查方法，用作肝脾大、腹部肿块、淋巴结肿大的筛查。

（7）放射性核素检查：可用胶体金-198、锝-99等检查准确测量脾脏大小，尤其适用于临床检查难以确定者；亦可将铬-51标记的红细胞或血小板注入体内，了解有无脾内过度破坏。

（8）脾穿刺检查：多用于确定有无肿瘤浸润，但应特别注意出血倾向。

总之，在脾脏检查时，需要回答的问题是：①有无脾大；②脾大的程度；③伴随的主要症状、体征异常；④应综合主要临床表现，辨别是增生性脾大、淤血性脾大还是浸润性脾大等；⑤在此基础上提出初步的临床诊断，部署进一步的检查。

（董　玲）

思考题

1. 患者85岁女性，腹围增大2个月，腹部彩色多普勒超声检查见大量腹腔积液，体格检查时如何判断腹腔积液的量？为了明确腹腔积液性质，需进一步行哪些腹腔积液检查？

2. 患者28岁男性，突发腹痛3小时，伴恶心呕吐，查体发现肠鸣音10次/min，高亢，该患者最有可能的诊断是什么？可进一步行哪些体格检查？

3. 患者48岁男性，暗红色血便5天，查体见腹部膨隆，腹壁曲张静脉向四周放射，如何判断腹壁静脉血流方向，该患者可能的诊断是什么？

第八章
肛门、直肠与生殖器

【学习要点】

本章介绍肛门与直肠检查、男性和女性生殖器检查的方法和注意事项。肛门与直肠检查分为视诊和触诊，本章介绍了检查的方法及常用体位。肛门与直肠检查中以常用检查体位和触诊最为重要，需重点掌握常用检查体位的选择、直肠指诊的方法及注意事项。

第一节　肛门与直肠

直肠、肛管和肛门构成消化道的末端。直肠长约 12~15cm，上接乙状结肠，下连肛管（anal canal）。肛管长约 3.0~3.5cm，肛管下端在体表的开口为肛门，肛门外缘肉眼可见潮湿的黏膜组织，肛周皮肤色素增加。肛管有内、外括约肌，形成肛门环，肛门环以皮肤皱褶为标志，肛门环以上 2cm 为齿状线，由肛柱构成，肛柱之间的空隙称隐窝。肛门为鳞状上皮组织，在齿状线逐渐移行为柱状上皮组织。齿状线是直肠和肛管的交接线，约 85% 的直肠肛管疾病发生在此附近。直肠前壁在男性邻近前列腺，在女性邻近阴道和子宫。

肛门与直肠的检查方法简便，常能发现许多有临床价值的重要体征。有资料显示距肛门 7cm 以下的直肠癌占 42.2%，因此重视与正确进行直肠指诊是直肠癌早期诊断的关键。在进行直肠与肛门检查时患者常有一些不适和恐惧，检查者应向患者充分解释直肠和肛门检查的必要性，不但可解除患者的恐惧，还可得到患者的配合，检查要选择正确的体位，手法正确温和，切莫急躁和粗暴，这些是完成检查的必要条件。

一、检查体位

患者的体位对直肠、肛管疾病的检查很重要，应根据患者的身体情况和检查的具体要求选择不同的体位，常用的检查体位有五种。

（一）肘膝位

患者两肘关节屈曲，置于检查台上，胸部尽量靠近检查台，两膝关节屈曲成直角跪于检查台上，臀部抬高（图 3-8-1）。肘膝位是前列腺、精囊检查最常用的体位，也用于硬式乙状结肠镜与直肠内镜检查。

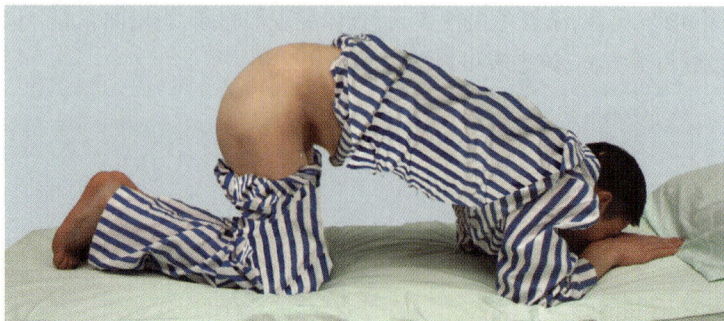

图 3-8-1　肘膝位

（二）左侧卧位

患者右腿向腹部屈曲，左腿伸直，臀部靠近检查台右边（图3-8-2），医师于患者背后进行检查。左侧卧位是直肠指诊、肠镜检查常用的体位，特别适用于病重、年老体弱患者或女性患者。

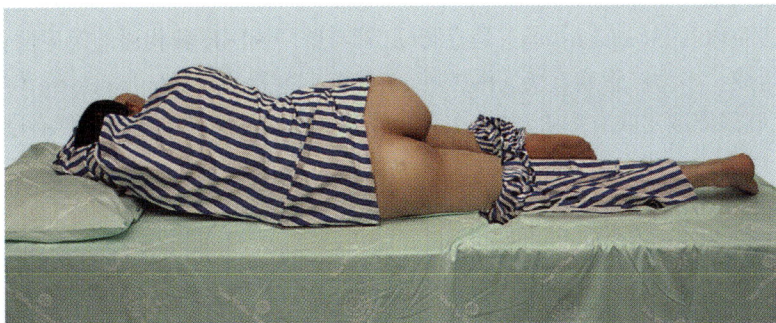

图3-8-2　左侧卧位

（三）仰卧位或截石位

患者仰卧于检查台上，臀部垫高，两腿屈曲、抬高并外展。该体位是直肠膀胱陷凹检查最常用的体位，亦可进行直肠双合诊，即右手示指在直肠内，左手在下腹部，双手配合，以检查盆腔脏器或病变情况。

（四）蹲位

患者下蹲呈排大便的姿势，屏气向下用力。蹲位适用于检查直肠脱出、内痔及直肠息肉等。

（五）弯腰前俯位

双下肢略分开站立，身体前倾，双手扶于支撑物上，是肛门视诊最常用的体位。

肛门与直肠检查结果及其病变部位应按时钟方向定位记录，并注明其体位。如肘膝位时肛门后正中点为12点钟位，前正中点为6点钟位，而仰卧位时的时钟位则与此相反。

肛门与直肠的检查方法以视诊、触诊为主，辅以内镜检查。

二、视诊

用手分开患者臀部，观察骶尾肛门及肛周皮肤颜色及皱褶，正常肛周颜色较深，皱褶呈放射状。让患者收缩肛门括约肌时皱褶更明显，做排便动作时皱褶变浅。注意观察肛门周围有无皮肤损伤、脓血、黏液、肛裂、瘢痕、外痔、瘘管口、溃疡或脓肿等。儿童需注意有无蛲虫。

（一）肛门闭锁与狭窄

多见于新生儿先天性畸形，狭窄也可由感染、外伤或手术瘢痕所致。

（二）肛门外伤与感染

肛门若有创伤或瘢痕，多见于外伤或手术后。肛门周围有红肿及压痛，常为肛门周围脓肿。

（三）肛裂

肛裂（anal fissure）是肛管下段（齿状线以下）深达皮肤全层的纵行及梭形裂口或感染性溃疡。绝大多数位于肛管后正中线处，患者自觉疼痛，排便时更明显，常因惧痛而抑制便意，致使大便干燥，排出的粪便周围常附有少许鲜血，检查时肛门有明显触压痛。

（四）痔

痔（hemorrhoid）是直肠下端黏膜下或肛管边缘皮下的内痔静脉丛或外痔静脉丛扩大和曲张所致的静脉团。多见于成年人，患者常有大便带血、痔块脱出、疼痛或瘙痒感。痔包括内痔、外痔和混合痔：①内痔是位于齿状线以上的直肠上静脉曲张所致，表面被直肠下端黏膜所覆盖，在肛门内口可查到柔软的紫红色包块，排便时可突出肛门口外；②外痔是位于齿状线以下的直肠下静脉曲张所致，表面被肛管皮肤所覆盖,在肛门外口可见紫红色柔软包块;③混合痔是内痔和外痔的静脉丛扩大、曲张互相融合而形成的,位于齿状线上下,其上部被直肠黏膜覆盖,下部被肛管皮肤覆盖,具有内痔与外痔的特点。

(五) 肛管-直肠瘘

肛管-直肠瘘简称肛瘘(anal fistula),是直肠、肛管与肛门周围皮肤相通的肉芽性管道,由内口、瘘管、外口三部分组成。多为肛管或直肠周围脓肿、结核与克罗恩病(Crohn's disease,CD)所致,不易愈合。检查时可见肛门周围皮肤有瘘管开口,在直肠或肛管内可见瘘管的内口或伴有硬结,确定内口位置对明确肛瘘诊断和治疗非常重要。

(六) 直肠脱垂

直肠脱垂又称脱肛(anal prolapse),是指肛管、直肠甚至乙状结肠下端的肠壁,部分或全层向外翻脱出肛门外。检查时让患者取蹲位,观察肛门外有无突出物。让患者屏气做排便动作时在肛门外更易看到紫红色球状突出物,即为直肠部分脱垂(黏膜脱垂);若突出物呈椭圆形块状物,表面有环行皱襞,即为直肠完全脱垂(全层脱垂)。

三、触诊

对肛门和直肠的触诊检查通常称为肛诊或直肠指诊,方法简便易行,具有重要的诊断价值,对及早发现肛管癌、直肠癌意义重大,约75%的直肠癌可以在直肠指诊时被诊断。直肠指诊不仅能诊断肛门、直肠的疾病,而且对于盆腔的其他疾病而言(如阑尾炎、髂窝脓肿、前列腺与精囊病变、子宫及输卵管病变等)也是一项不可缺少的诊断方法。可根据具体病情及检查的目的嘱患者取肘膝位、左侧卧位或仰卧位等。触诊时医师戴手套,右手示指涂以适量润滑剂,如液状石蜡等。先将探查的示指置于肛门外口轻轻按摩,等患者适应、肛门括约肌放松后,再将探查的示指徐徐插入肛门(图3-8-3),作直

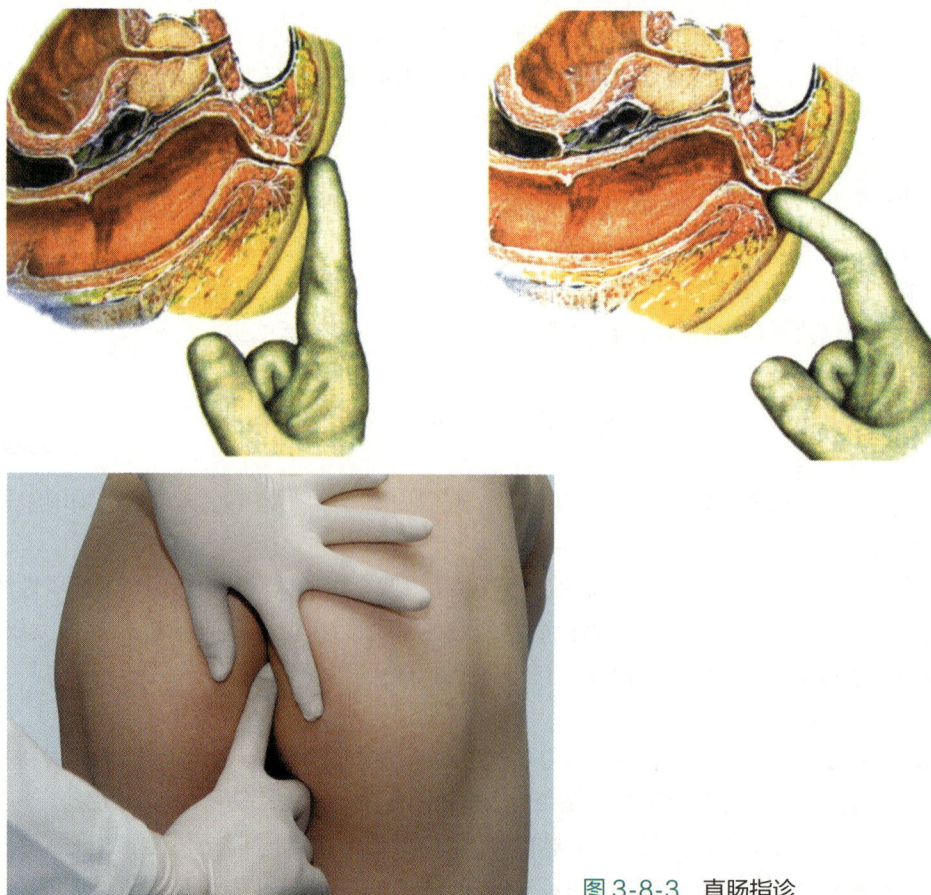

图 3-8-3 直肠指诊

肠全周检查。肛门与直肠的检查包括肛门及括约肌的紧张度、肛管及直肠的内壁,注意有无压痛及黏膜是否光滑,有无肿块及活动度和波动感。男性可触诊前列腺,女性可触及子宫颈,配用双合诊可以检查子宫、输卵管等。抽出手指后,应观察指套有无血液或黏液。

直肠指诊需注意有无以下异常改变:①剧烈触痛,见于肛裂及感染;②触痛伴有波动感,见于肛管、直肠周围脓肿;③触及柔软、光滑而有弹性的包块,多为直肠息肉;④触及坚硬的、凹凸不平的包块,应考虑直肠癌;⑤直肠指诊后指套表面带有黏液、脓液或血液,说明有炎症或伴有组织破坏,必要时应取其涂片镜检或作细菌学检查,以助诊断。

四、直肠镜与乙状结肠镜检查

直肠镜为硬式内镜,乙状结肠镜目前已渐渐由纤维内镜(曲式)所替代。正常直肠与乙状结肠黏膜光滑,呈粉红色。若有黏膜充血、渗出液增多、溃疡、出血等,多为炎症所致。对所观察到的病变,应注意其部位、大小及特点等。

第二节 男性生殖器

男性生殖器分为两部分:一部分为外生殖器,包括阴茎(penis)和阴囊(scrotum);另一部分为内生殖器,主要由生殖腺、生殖管道和附属性腺组成。生殖腺为睾丸(testis),生殖管道由附睾(epididymis)、输精管(vas deferens)、射精管和尿道连接而成。附属性腺主要由前列腺(prostate gland)和精囊(seminal vesicle)等组成。

男性生殖器随年龄而发生变化,随着年龄增长和青春期发育,阴茎、阴囊、睾丸的形状、大小和外生殖器的颜色会逐渐发生变化。幼儿期无阴毛,阴茎、阴囊和睾丸均为幼年形状,9~13岁睾丸开始增大,以后阴茎开始增大,阴毛(pubic hair)逐渐生长,阴部皮肤色素逐渐变得较其他部位深。从青春前期发育为成人形,约需3年,最多达5年。检查男性生殖器要注意年龄和生殖器发育的关系,下面的描述主要是针对成人的检查。

男性生殖器检查时应特别注意左右对比,可以排除一些假象的干扰和减少主观的误差。如果患者病情许可,应尽可能取站位,触诊检查前列腺时,患者可立地弯腰俯于检查台端或取肘膝体位,根据需要也可取卧位,检查时双下肢应取外展位,充分暴露下身。检查的方法包括视诊、触诊和阴囊透光试验。检查的顺序为:外生殖器先检查阴茎,后检查阴囊,内生殖器的检查顺序为睾丸、附睾、输精管和前列腺。

一、阴毛

男性阴毛较头发粗糙,呈菱形分布,部分人群阴毛在前正中线以一窄条形式向腹壁延伸至脐,向后可延至肛周。老年人阴毛变得稀疏灰白。有些疾病,特别是内分泌疾病,患者阴毛缺如,稀少或呈女性分布(倒三角形)。

二、阴茎

阴茎为前端膨大的圆柱体,分头、体、根三部分,正常成年人阴茎长约7~10cm,由3个海绵体构成,包括一个尿道海绵体和两个阴茎海绵体。阴茎皮肤薄,且富于弹性和伸展性,正常情况下阴茎表皮静脉清楚可见。海绵体充血后使阴茎变粗、变硬,称为勃起(erection)。

(一) 包皮

阴茎的皮肤在阴茎颈前向内翻转覆盖于阴茎表面,称为包皮(prepuce)。成年人包皮不应掩盖尿道外口(urethral meatus),翻起后应露出阴茎头(glans penis),若翻起后不能露出尿道外口和阴茎头,则称为包茎(phimosis),多为先天性包皮口狭窄或炎症、外伤后粘连所致。若包皮长超过阴茎头,但翻起后能露出尿道外口和阴茎头,称包皮过长(redundant prepuce)。包皮过长或包茎易引起尿道外口或阴茎头感染、嵌顿,甚至成为阴茎癌的致病因素。

(二)阴茎

阴茎前端膨大部分称为阴茎头或龟头。在阴茎头、体交界部位有一环形浅沟,称为阴茎颈(neck of penis)。检查时应尽量暴露全部阴茎头及阴茎颈,如为包皮过长,应将其翻起或要求患者自己翻起,检查完后应恢复原状以免造成阴茎头嵌顿。观察内容包括阴茎头表面的色泽,以及有无充血、水肿、分泌物、瘢痕、溃疡及结节等。正常人的阴茎头应红润、光滑,无红肿及结节。在包皮内,阴茎头和阴茎颈可有一些略呈白色干酪样的物质沉积,称包皮垢(smegma)。用双手的示指、中指、环指和小指包绕住阴茎,从阴茎根部向阴茎头方向触诊(图3-8-4),注意有无触痛及结节。对于无症状患者,特别是青年人,不应忽视对阴茎的触诊。

(三)尿道

主要观察尿道外口的位置与大小。正常人尿道外口的位置应在阴茎头的正中前下方,检查时用双手拇指和示指将尿道外口分开,可视诊尿道前端开口处1~2mm,正常尿道外口黏膜红润、清洁、无分泌物,无触痛或压痛。从阴茎根部开始依次触压阴茎腹侧的尿道至尿道外口,如有尿道结石,可触及局部硬物;如患者自述尿道有分泌物,但检查者未见到,则应用拇指(在阴茎腹侧)和示指(在阴茎背侧)从阴茎根部向尿道外口处挤压,用这种方法可能会将分泌物从尿道外口排出,也可用无菌棉签插入尿道内粘取分泌物(图3-8-5)。观察排出物或分泌物的颜色、性状,并作细菌涂片和培养等相关检查。正常时用这种挤压方法无尿道排出物。

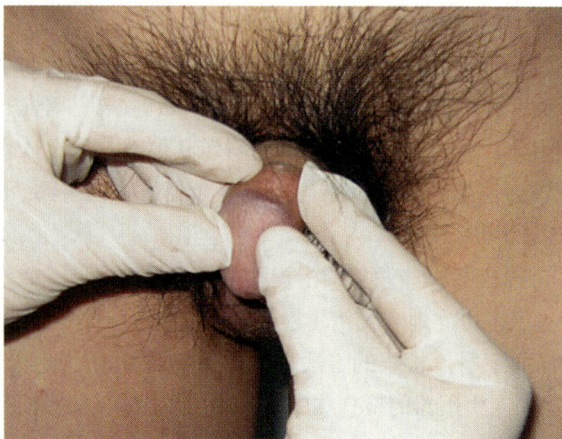

图3-8-4 阴茎触诊

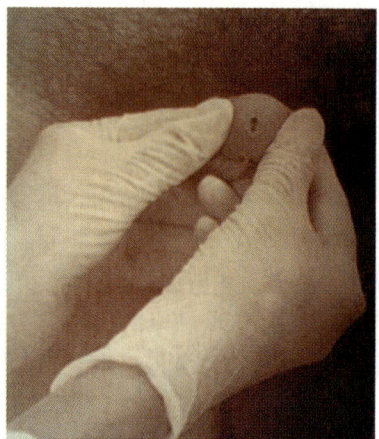

图3-8-5 尿道外口检查手法

(四)常见阴茎检查的异常表现

1. **阴茎大小与形态** 成年人阴茎过小(婴儿型),见于垂体功能或性腺功能不全。儿童期阴茎过大呈"性早熟"现象(成人型),真性性早熟见于促性腺激素过早分泌;假性性早熟见于睾丸间质细胞瘤,假性性早熟时不产生精子。阴茎弯曲伴勃起疼痛见于阴茎纤维性海绵体炎(Peyronie disease);阴茎水肿可以是全身水肿的局部表现,也可以是盆腔内静脉或淋巴阻塞的表现,大量腹腔积液也可引起阴茎局部肿胀。

2. **阴茎头及阴茎颈** 如有硬节并伴有暗红色溃疡、易出血或融合成菜花状,应考虑阴茎癌的可能性。阴茎颈处发现单个椭圆形硬质溃疡称为下疳(chancre),愈合后留有瘢痕,此征对诊断梅毒有重要价值。尖锐湿疣是人乳头状瘤病毒感染的表现,好发生于阴茎颈,也可出现于阴茎的其他部位。生殖器单纯疱疹由相应病毒感染所致,可反复发生于阴茎的任何部位。旋涡状阴茎头炎见于莱特尔综合征(Reiter syndrome)。

3. **尿道外口** 尿道外口位置可有变异,如位于阴茎的腹面,称为尿道下裂,较常见;如位于阴茎的背面,称为尿道上裂,较少见。尿道外口红肿,附着分泌物或有溃疡,且有触痛者,多见于感染所致的尿道炎;触压淋菌性尿道炎患者的尿道,可见尿道外口有乳白色分泌物流出。

4. 阴茎和阴囊血肿　钝伤(典型者为车祸)后,阴茎和阴囊出现蝴蝶形血肿,提示尿道破裂。

三、阴囊

阴囊为腹壁的延续部分,囊壁由多层组织构成。皮色深暗而皱褶,外有少量阴毛,富有汗腺及皮脂腺。阴囊内中间有一隔膜将其分为左、右两个囊腔,每个囊腔内含有睾丸、附睾及精索(spermatic cord)。当环境温度或检查者手的温度较低或患者紧张时,阴囊可以收缩增厚,导致外观形态变化。正常人的阴囊左右不对称,左侧位置较低。视诊时要抬起阴囊,以便能看到后面,注意阴囊的颜色,有无皮疹,有无皮脂腺囊肿、水肿等。触诊时检查者将双手的拇指置于阴囊前面,其余手指放在阴囊后面,双手同时触诊(图 3-8-6),观察两侧的对称性以作对比。也可以单侧触诊,通常将检查侧的阴囊置于检查者拇指和示指、中指之间。

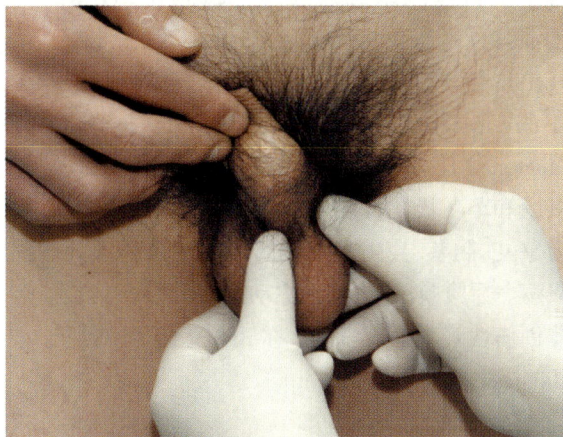

图 3-8-6　阴囊触诊

(一)睾丸

睾丸是产生精子的器官,左、右各一,正常睾丸长约 5cm,厚约 2~3cm,椭圆形,表面光滑柔韧。一般左侧较右侧略低,两侧睾丸应分别检查,一手固定睾丸,另一手触诊,并作两侧对比。检查时应注意大小、形状、硬度,以及有无触压痛、结节等,正常情况下,挤压睾丸时受检者会有一种不适感。

(二)附睾

附睾是贮存精子和促使精子成熟的器官。附睾位于睾丸后外侧,上端膨大为附睾头,下端细小如囊锥状为附睾尾,后与精索相连。约 7%~10% 的成人因睾丸的先天性转位,附睾位于睾丸的前面。正常情况下触诊时,左右侧附睾的大小和形态对称。

(三)阴囊及其内容物检查的常见异常表现

1. 阴囊

(1)水肿:阴囊为疏松组织,易出现水肿,既可为全身性水肿的一部分,也可为局部因素所致,如局部炎症或过敏反应、静脉血或淋巴液回流受阻等。张力性腹腔积液可引起阴囊显著肿胀。

(2)象皮肿:阴囊肿胀、皮肤粗糙、增厚如象皮样,称为阴囊象皮肿(chyloderma)或阴囊象皮病(elephantiasis scroti)。常见于丝虫病引起的淋巴管炎或淋巴管阻塞。衣原体引起的性病淋巴肉芽肿,晚期也可出现阴囊象皮肿。

(3)疝(hernia):阴囊疝是指肠管或肠系膜等腹腔内器官,经腹股沟管下降至阴囊内所形成的腹股沟斜疝。表现为一侧或双侧阴囊肿大,触之有囊样感。有时,仰卧位时疝可向腹腔回纳,或者用手可推回腹腔,但咳嗽或其他原因使腹腔内压增高时可再降入阴囊。检查者一侧手扶住髋,另一侧手的示指放在睾丸上方阴囊部位,指尖轻柔地向内插入直到腹股沟管浅环,嘱患者咳嗽,如有疝则示指尖有冲击感。听诊阴囊疝如能听到肠鸣音,则提示疝内容物为肠管。

(4)鞘膜积液:阴囊肿大,触之无痛,有水囊样感,且总是位于睾丸的前方,多为睾丸鞘膜积液。在进行阴囊透光试验(transillumination test of scrotum)检查时,鞘膜积液透光,呈橙红色均质的半透明状为阴囊透光试验阳性,而阴囊疝或睾丸肿瘤等实质性组织则不透光,以资鉴别。阴囊透光试验方法简便易行,在暗室内,用笔形电筒贴紧阴囊的皮肤(避免电筒与皮肤接触的边缘漏光),从肿块或囊肿的后面向前照射,从前方观察(图 3-8-7);或是用不透明的纸片卷成圆筒,一端置于肿大的阴囊部位,对侧阴囊以手电筒照射,从纸筒的另一端观察阴囊透光情况。

（5）其他:湿疹（eczema）时,阴囊皮肤增厚呈苔藓样,并有小片鳞屑;或皮肤呈暗红色、糜烂,有大量浆液渗出,有时形成软痂,伴有顽固性奇痒。皮肤血管瘤（cutaneous hemangioma）为小的鲜红或暗红斑丘疹,又称 Fordyce 斑,正常时可出现于 40 岁以上的男性,但在儿童,其出现与一种先天性的代谢病——法布里病（Fabry disease）有关。富尼埃坏疽（Fournier gangrene）是一种威胁很大的感染性疾病,由厌氧菌和革兰氏阴性需氧菌混合感染引起,表现为睾丸、阴茎、会阴甚至肛周严重的黑色坏死、溃疡。后腹膜出血（如腹主动脉瘤破裂）时出现非创伤性阴茎、阴囊瘀斑,称 Bryant 蓝生殖器征（blue genital sign of Bryant）。

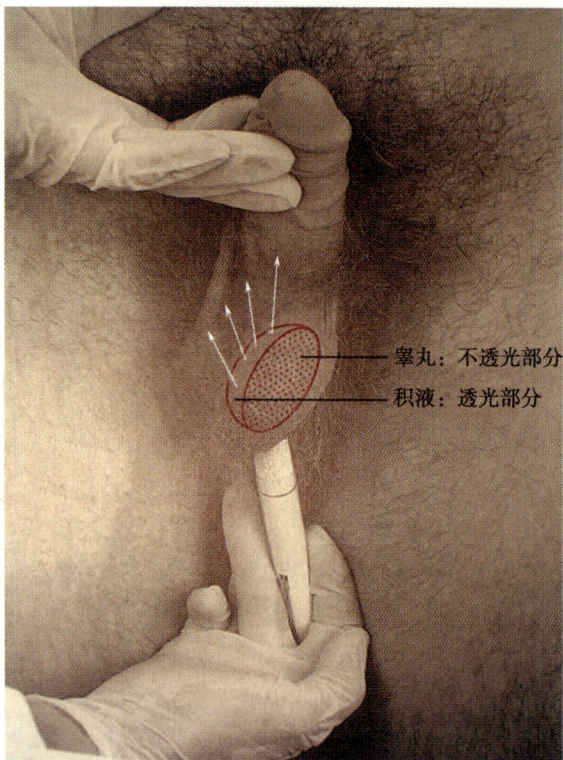

睾丸:不透光部分
积液:透光部分

图 3-8-7　阴囊透光试验

2. 睾丸

（1）睾丸急性肿痛,且压痛明显者,多由急性睾丸炎、外伤或流行性腮腺炎、淋病等炎症所致,但很少有化脓。睾丸慢性肿痛多由结核引起。

（2）睾丸长径小于 4cm 称为睾丸萎缩,单侧萎缩常由外伤导致,仔细回顾病史常可以获得线索。双侧睾丸小而韧者,可见于克兰费尔特综合征（患者为年轻男性,身材瘦长）、酒精性硬化性萎缩、AIDS相关性睾丸萎缩,少见于外伤或流行性腮腺炎睾丸炎后遗症及精索静脉曲张压迫性萎缩等。双侧睾丸小而软者,见于促性腺激素分泌不足引起的性腺功能减退,如肥胖生殖无能综合征等。

（3）睾丸肿大、质硬并有结节,伴有或不伴有轻度压痛者,应考虑睾丸肿瘤或白血病细胞浸润。睾丸肿瘤中,年轻患者以生殖细胞肿瘤多见,年长患者以淋巴瘤多见,此两种肿瘤早期诊断治疗效果较好。所以,对睾丸肿大伴疼痛怀疑为感染的患者,如抗感染治疗不能很快完全缓解,要考虑睾丸肿瘤的可能。

（4）如果睾丸未降入阴囊内而隐居在腹腔、腹股沟管内或阴茎根部、会阴（perineum）部等处,称为隐睾症（cryptorchidism）。触诊时应仔细寻找,可在其他部位触及睾丸,但多较正常柔软而细小。隐睾以一侧为多,偶有双侧。若为双侧可影响生殖器官及第二性征的发育。正常小儿受冷或提睾肌强烈收缩时,有时睾丸可暂时隐匿于阴囊上部或腹股沟管内,检查时可由上方将睾丸推入阴囊,嘱小儿咳嗽也可使睾丸降入阴囊。无睾丸常见于性染色体数目异常所致的先天性无睾症,可为单侧或双侧,双侧无睾症患者生殖器官及第二性征均不发育。

3. 附睾

（1）精液囊肿（spermatocele）位于附睾的头部,触诊有囊性感,质软,与附睾相连,左右不对称,内含乳白色精液,常由患者自我检查时发现,阴囊透光试验可资鉴别。而附睾囊肿（epididymal cyst）可出现于附睾的任何部位,常为双侧多发,呈液性囊肿,但临床上需与实质性或炎症性肿块相区别。

（2）慢性附睾炎时可触及附睾肿大,有结节,稍有压痛。急性附睾炎时疼痛明显,触诊附睾肿大或不肿大,常伴有尿道炎,多由淋球菌或大肠埃希菌引起。若触及附睾有结节状硬块而无压痛,常伴有输精管增粗且呈串珠状,多为附睾结核,结核灶可与阴囊皮肤粘连,破溃后形成瘘管不易愈合。原发性附睾肿瘤罕见。

四、前列腺

前列腺位于膀胱下方、耻骨联合后约 2cm 处,是包绕尿道根部的实质性附属性腺。形状像前后稍扁的栗子,其上端宽大,下端细小,后面较平坦,正中有纵行浅沟。其主体部分分为左、右两叶,尿道从中纵行穿过,前列腺排泄管开口于尿道前列腺部。检查时受检者可立地弯腰俯于检查台端,自持容器,接取前列腺液作进一步检查(检查方法见第五篇第十一节前列腺检查及按摩术)。也可取肘膝卧位,跪卧于检查台上。检查者示指(右手)戴指套(或手套),并涂以润滑剂,徐徐插入肛门,向腹侧触诊(图 3-8-8)。正常成年人前列腺距肛门 4cm,前列腺直径不超过 4cm,突出于直肠小于 1cm,触诊质韧而有弹性,无压痛,左、右两叶大小及形态对称,其间可触及中央沟。前列腺触诊时可同时作前列腺按摩,以留取前列腺液,方法为通过直肠触诊前列腺时,示指作向前、向内方向的按摩,左、右按摩各数次后,再沿中央沟向尿道外口方向滑行挤压,可见前列腺液从尿道外口流出体外,收集标本立即送检。

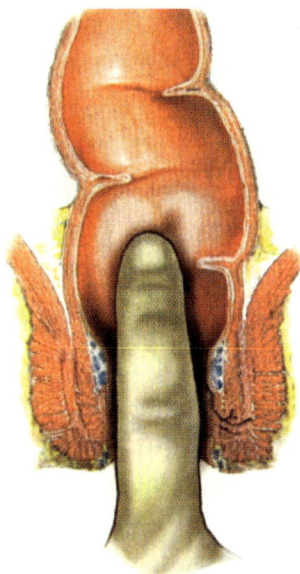

图 3-8-8　前列腺触诊

前列腺增生时中央沟变浅或消失,若肿大而表面光滑、质韧、无压痛及粘连,则为良性前列腺增生,多见于老年人。前列腺增生可局限于前间叶(经直肠触诊不到),在此情况下患者可能已有尿道受压致排尿困难,但经直肠触诊时前列腺的大小可在正常范围内,所以经直肠触诊前列腺大小正常不能排除前列腺增生的可能。前列腺弥散性或局灶性肿大且有明显压痛者,常见于急性前列腺炎或前列腺脓肿,前列腺按摩获得脓性前列腺液有助于诊断。前列腺结节伴有或不伴有前列腺增大者需考虑前列腺癌、良性前列腺增生、前列腺钙化、前列腺梗死及肉芽肿性前列腺炎等。

五、精索

精索呈柔软的圆形索条状结构,由腹股沟管浅环延续至附睾尾,它由输精管、提睾肌(cremaster)、动脉、静脉、精索神经及淋巴管等组成。精索在左、右阴囊腔内各有一条,位于附睾上方,正常呈柔软的索条状,质韧无压痛,左右对称。检查时患者取站位,抬起阴茎,不要抬得过高,避免皮肤拉紧影响检查,检查者在正中线上握住阴囊,精索被置于拇指和示指之间,其余指托住阴囊,用拇指、示指轻柔地检查。精索应从附睾起至腹股沟管浅环依次自下而上滑行检查,注意有无结节、肿胀和触痛。精索内通常能触到一直径为 2~4mm 的硬条索状物,为输精管。

精索检查时可发现的异常表现有:①精索呈串珠样肿胀,见于输精管结核;②局部皮肤红肿且有挤压痛,多为精索急性炎症;③精索增粗并有肿痛,睾丸抬高试验(Prehn sign)阳性,即用手上托患者睾丸时疼痛加重,提示精索扭转;④靠近附睾的精索触及硬结,常由丝虫病所致;⑤精索有蚓蚓团样感,为精索静脉曲张的特征,由淤血扩张的精索静脉丛形成,阴囊透光试验阴性,重度时视诊即可发现,当双侧精索同时有静脉曲张时,可降低生育能力;⑥精索鞘膜积液(funicular hydrocele)为精索周围的鞘膜腔有积液形成,位于睾丸之上,阴囊透光试验阳性,这种沿精索分布的囊性包块质地软,临床需与腹股沟疝相鉴别,除非很大,否则精索鞘膜积液常不需处理。

第三节　女性生殖器

女性生殖器分为两部分:一部分为外生殖器,包括阴阜(mons pubis)、大阴唇(labium majus)、阴蒂(clitoris)和阴道前庭(vaginal vestibule)。另一部分为内生殖器,包括阴道(vagina)、子宫(uterus)和子宫附件（uterine adnexa）。子宫附件由输卵管（fallopian tube）和卵巢（ovary）组成。

女性生殖器随年龄发生变化，且和乳腺的发育相关。通常阴毛 8~14 岁（乳腺 8~13 岁），平均 11 岁，开始生长发育，至发育成熟需 1.5~6 年，平均 3 年。

女性生殖器检查包括视诊、触诊和阴道窥器的检查。除尿失禁患者外，检查前应排空膀胱，大便充盈者应排便。检查时患者一般取膀胱截石位，使臀部置于检查台边缘，头略抬高，双手平放于体侧或腹部，检查者立于患者双腿之间，面向患者。少数尿瘘患者需取胸膝卧位。阴道放置窥器或手指伸入阴道、直肠时，可嘱患者稍向下用力，以使括约肌较为松弛。经期一般应避免妇科检查，如阴道有出血而必须检查时，应在消毒外阴后，使用无菌手套和器械进行检查。无性生活史女性一般仅用肛腹诊。检查过程中应注意防止交叉感染的发生。

一、外生殖器

首先观察外阴的发育情况和阴毛的分布与多少，注意有无畸形、水肿、炎症、溃疡、赘生物或肿块等，注意皮肤和黏膜有无色泽异常、增厚或萎缩等。其次用一手的拇指与示指分开小阴唇，暴露阴道前庭及其间尿道外口、阴道口和处女膜。最后进一步检查有无异常表现（图 3-8-9）。对于已生育妇女，检查者还可令其向下用力屏气或咳嗽，观察有无阴道前后壁膨出、子宫脱垂或压力性尿失禁等。

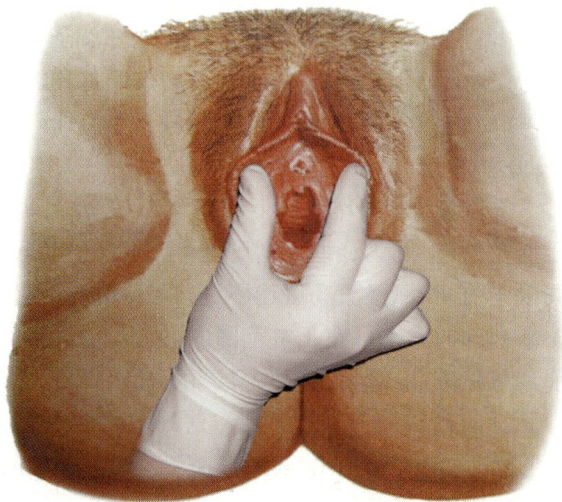

图 3-8-9　女性外生殖器检查

（一）阴阜

阴阜为耻骨联合前面隆起的脂肪垫，青春期此处开始生长阴毛，呈倒三角形分布，其疏密、粗细和色泽因人而异。阴毛明显稀疏或缺如者，见于性腺发育不全或功能减退等；阴毛明显增多，呈男性般菱形分布者，常见于雄激素水平增高的情况，如多囊卵巢综合征、男性化肿瘤或肾上腺皮质功能亢进等。

（二）大阴唇

大阴唇为一对纵行长圆形隆起的皮肤皱襞，富含脂肪、血管等，青春期开始长出阴毛。未生育妇女两侧大阴唇一般自然合拢，经产妇常分开；绝经后呈萎缩状。局部受伤后易形成血肿；红肿见于外阴炎症。

（三）小阴唇

小阴唇位于大阴唇内侧，为一对较薄的皮肤皱襞，色褐，无毛，富含神经末梢。两侧小阴唇常合拢覆盖阴道前庭，后端彼此会合形成阴道系带。小阴唇红肿、疼痛者常见于炎症；局部皮肤色素脱失者常见于外阴营养障碍、白癜风等；若有结节、溃烂应考虑癌变可能。

（四）阴蒂

阴蒂为两侧小阴唇会合处与大阴唇前连合之间的隆起部分，内有与男性阴茎海绵体相似的组织，具有勃起性，富含神经末梢。阴蒂长度一般不超过 2.5cm，阴蒂过小见于性腺发育不良；过大见于两性畸形或雄激素水平过高等。

（五）阴道前庭

阴道前庭为两侧小阴唇之间的菱形裂隙，前部有尿道外口，后端有阴道口。前庭大腺（major vestibular gland）分居于阴道口两侧，如黄豆粒大，前庭大腺炎时局部红肿、隐痛或有脓液流出。处女膜（hymen）位于阴道口，其孔的形状、大小及膜的厚薄因人而异，未开始性生活者处女膜多完整，已婚者有裂痕,经产妇仅余残痕。

二、内生殖器

(一) 检查方法

1. **阴道窥器检查**　选择合适型号的阴道窥器,将两叶合拢,前端涂以生理盐水或润滑剂,以一手的拇指、示指分开两侧的小阴唇,另一手斜持窥器斜行 45° 沿阴道侧后壁缓慢插入阴道内,之后向上、向后顺时针旋转 45° 推进,并逐渐将窥器的两叶持平、张开,直至完全暴露宫颈(图 3-8-10)。进行阴道和宫颈视诊,并进行阴道、宫颈分泌物或细胞涂片检查(图 3-8-11)。检查完毕后,应将两叶合拢后取出。

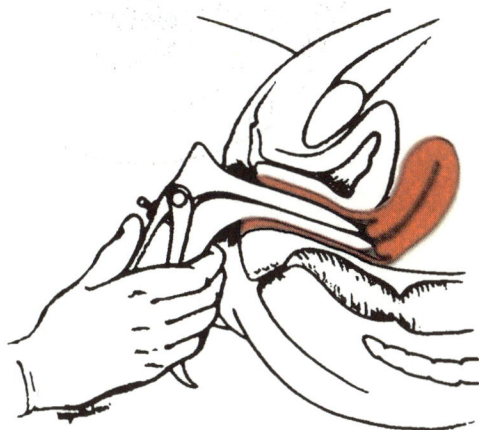

图 3-8-10　阴道窥器检查

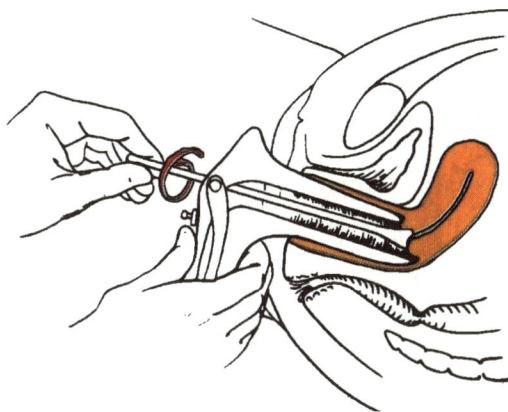

图 3-8-11　阴道、宫颈分泌物或细胞的收集

2. **双合诊**　一手戴手套,示、中两指涂以生理盐水或润滑剂,轻轻沿阴道侧后壁进入阴道,另一手在腹部随患者呼吸配合检查,依次触诊阴道、宫颈、盆腔脏器的情况(图 3-8-12、图 3-8-13)。

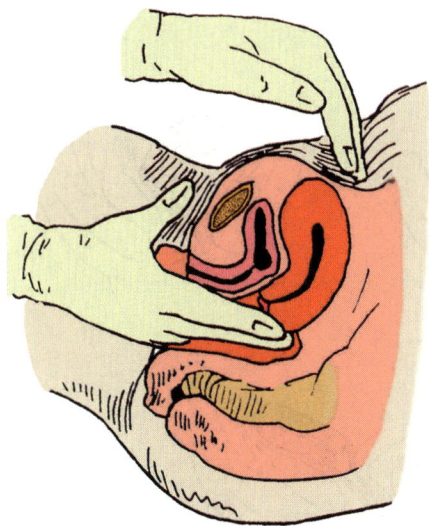

图 3-8-12　双合诊检查子宫

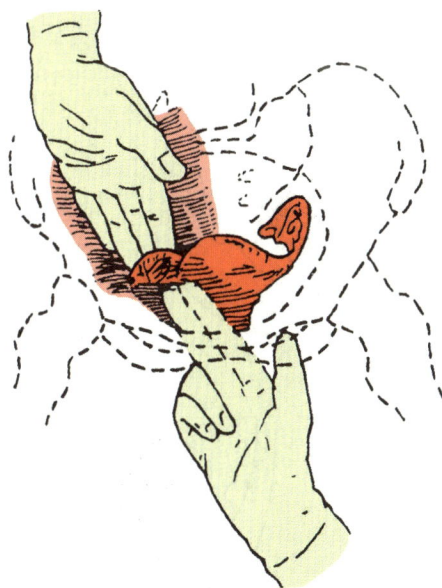

图 3-8-13　双合诊检查附件

3. **三合诊**　一手示指和中指分别置于患者的阴道和直肠,另一手在腹部配合检查,触诊子宫后壁、直肠子宫陷凹、子宫骶韧带及双侧盆腔后壁的情况,弥补双合诊的不足,对于子宫后倾后屈者或

疑有子宫内膜异位症、恶性肿瘤等情况者尤为有用(图 3-8-14)。

4. 肛腹诊 一手示指伸入直肠，另一手在腹部配合检查，用于未婚、阴道闭锁或其他不宜阴道检查的情况，但检查效果远不如双合诊、三合诊。

(二) 内生殖器

1. 阴道 阴道为前后较扁的腔道，平常前后壁相互贴近，富有静脉丛。育龄期妇女阴道有很多皱襞，伸展性很大，黏膜呈淡红色。幼女及绝经妇女阴道黏膜甚薄，皱襞少，伸展性小。检查时应注意其松紧度、通畅度、深度、黏膜颜色、皱襞多少，以及有无畸形、充血、出血、溃疡、瘢痕和肿块等，注意阴道分泌物的量、色、味和性状，白带异常者需作涂片检查。

2. 子宫 子宫为一空腔器官，居于骨盆腔中央，呈倒梨形。上部称子宫体(corpus uteri)，下部称子宫颈(cervix uteri)。

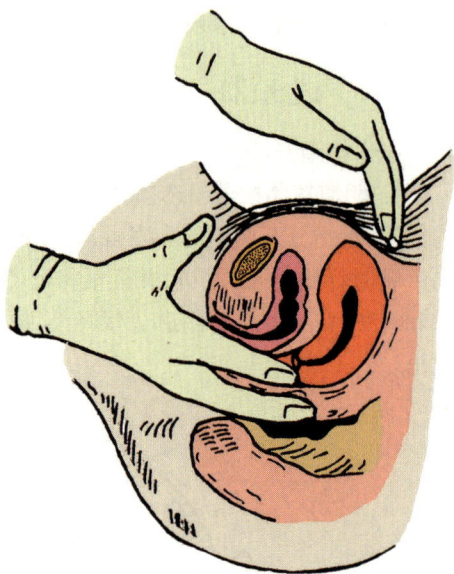

图 3-8-14 子宫三合诊

宫体与宫颈比例，婴儿期为 1:2，成人后为 2:1。未产妇的宫颈外口呈圆形，经产妇由于分娩的影响形成大小不等的横裂，从而分为前后两唇。应注意检查宫颈的大小、颜色、外口形状、硬度，注意有无糜烂、撕裂、外翻、赘生物或肿块、出血等，如向上或向两侧拨动宫颈时出现疼痛称为宫颈举痛及摇摆痛，为盆腔炎症或积血的表现。必要时行宫颈刮片或宫颈分泌物检查。宫颈炎症时宫颈充血、糜烂，甚至出现宫口溢脓，接触性出血患者应警惕恶性肿瘤的可能。

双合诊时，阴道内手指与腹部手指同时分别抬举和按压，协调一致，即可触知子宫的位置、大小、形状、硬度、活动度，以及有无肿物或压痛等。正常子宫的位置一般是前倾略前屈(图 3-8-15)。"屈"指宫体与宫颈之间的关系。两者纵轴之间相互向前为前屈，向后接近为后屈。"倾"是宫体纵轴与人体纵轴的关系，宫体朝向耻骨为前倾，朝向骶骨为后倾。正常成年人子宫长约 7.5cm，宽 4.5cm，厚 2.5cm。正常情况下，子宫光滑、活动、无压痛；产后妇女子宫增大，触之较韧。子宫生理性增大见于妊娠；病理性增大见于各种肿瘤等。

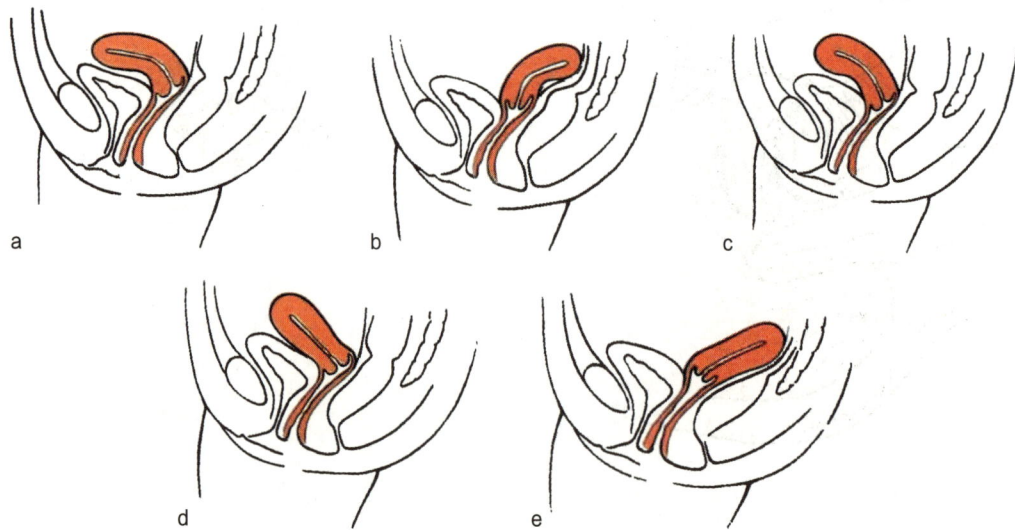

图 3-8-15 各种子宫位置示意图
a. 前屈；b. 后屈；c. 正常；d. 前倾；e. 后倾。

3. 子宫附件 包括两侧卵巢和输卵管。触及子宫后,将阴道内手指移向一侧穹隆部,另一手自同侧髂嵴水平起,逐渐由上而下按压腹部,由阴道内手指相互配合,触摸该侧附件有无肿块、增厚或压痛。若触及肿物,应注意其位置、形态、质地、活动度,与周围脏器的关系以及有无压痛等。

正常输卵管为一对细长而弯曲的管状器官,长约 8~14cm,表面光滑、质韧无压痛,检查不能扪及。输卵管炎症时肿胀、增厚或有结节、明显压痛,且常与周围组织粘连、固定,多见于急性、慢性炎症或结核。明显肿大时可为输卵管积脓或积水。

卵巢为一对扁椭圆形性腺,成年女子卵巢约 4cm×3cm×2cm,表面光滑、质软。腹壁较薄的妇女有时可以扪及正常卵巢,触之有酸痛感。绝经后萎缩变小、变硬;增大常见于卵巢肿物或炎症等。卵巢囊肿扭转时蒂部可有明显压痛。

【检查注意事项】

生殖器是人体中非常敏感的器官,生殖器检查涉及个人隐私,患者对其往往有很大的心理负担,担心生殖器异常,男性还担心被检查时阴茎勃起。医师必须认识到对生殖器的检查完全是一种职业责任,因此表情要自然、平和、严肃。必须做到尊重患者,男性医师检查女性患者时,需有女性医护人员在场。即使是熟人也不能开玩笑,特别是性功能方面的玩笑。注意态度和蔼,保护患者隐私,检查手法轻柔,仔细准确,并做好必要的解释工作。男性患者被检查时出现勃起,应告诉他这是正常的生理现象。有异常发现时要冷静,以免给患者造成不良的刺激。

附 肛门、直肠与生殖器体格检查纲要和结果记录举例

(一) 男性肛门、直肠与生殖器检查纲要

1. 准备

(1) 向受检者自我介绍。

(2) 嘱受检者排尿,以减轻检查过程中的不适。

(3) 解释检查的目的及主要步骤,鼓励受检者任何时候均可以提问。

(4) 检查前在受检者面前洗手或戴手套。

(5) 保护受检者的隐私,消除其顾虑。

2. 受检者仰卧位

(1) 正确暴露外阴,使受检者处于舒适状态,叩诊膀胱上限。

(2) 视诊耻骨区,观察皮肤及阴毛的分布。

(3) 视诊阴茎。

(4) 视诊冠状沟、阴茎头及包皮内面。

(5) 视诊尿道外口的位置和大小,触诊冠状沟、阴茎头及包皮内面。

(6) 触诊阴茎体,包括阴茎和尿道海绵体。

(7) 分开尿道外口,轻轻加压,注意有无红肿、溃疡和分泌物。

(8) 检查分泌物。

3. 受检者站立位

(1) 视诊阴囊,注意颜色、皮肤皱褶、阴毛分布和外形等。

(2) 触诊阴囊及内容物,注意有无结节、触痛和水肿等。

(3) 分别触诊两侧睾丸。

(4) 定位并触诊附睾。

(5) 触诊精索。

(6) 检查精索静脉曲张。

(7) 确定阴囊内包块。

(8) 检查直疝,示指与腹股沟管方向平行,嘱受检者增加腹压。

（9）检查斜疝，增加腹压，鉴别直疝、斜疝或其他包块。

（10）教会受检者自查睾丸。

（11）受检者保持舒适直腿弯腰站立位，作直肠检查。

（12）视诊肛门、肛周、会阴及骶后区，分开臀部，注意结节、肛裂、炎症和皮疹等。

（13）告诉受检者直肠指诊开始，并予以解释。

（14）戴上手套，涂上润滑剂，示指轻轻插入肛门。

（15）触诊前列腺，检查左、右叶及中央沟。

（16）触诊直肠各壁，旋转退出手指。

（17）观察指套有无血液和分泌物，必要时作隐血试验。

（二）男性肛门、直肠与生殖器检查结果记录举例

【例1】

生殖器：阴毛分布呈成年男性类型，阴茎呈圆柱形，阴茎头和冠状沟正常，尿道外口位置正常，无触痛或排泄物；左侧阴囊略低于右侧，右侧阴囊触及皮肤包块，大小1.0cm×1.5cm，可自由活动，柔软；双侧睾丸在阴囊内，大小、形状正常一致，无肿物和触痛，双侧附睾位置正常，无增大、肿块和触痛；左侧阴囊根部可触及2cm×3cm软组织团块，与输精管相关，不透光，输精管可触及，且双侧对称。

腹股沟：触及双侧腹股沟疝环，咳嗽时无肿物。

肛门：肛门区视诊正常。指诊时进指容易，无直肠触痛及肿物，可触有少量大便，退出后可见手套上染有棕色大便。

前列腺：容易触及，双侧光滑，大小正常，无触痛。

印象：右侧阴囊皮肤肿物，左侧精索静脉曲张。

【例2】

生殖器：阴茎呈圆柱状，阴茎头和冠状沟弥漫性红肿，无深部触痛、畸形及阴茎海绵体结节；尿道中部压痛，无分泌物流出，无溃疡、水疱、湿疣、肿块或血管栓塞；睾丸无压痛及结节；附睾双侧轻微压痛，导管正常；前列腺大小正常，无压痛及结节，触压或按摩无分泌物流出。

肛门、直肠：肛周皮肤正常，指诊直肠括约肌正常，无肛门肿物，直肠壶腹部少量成形大便，粪便隐血试验阴性。

疝：正常呼吸和咳嗽时无肿物疝出。

印象：①机械性阴茎头炎；②轻微附睾炎？感染可能性大。

（三）女性肛门、直肠与生殖器检查纲要

1. 准备工作　准备工作步骤基本同男性检查。

2. 外阴检查

（1）放置干净的床单于检查台上，请受检者上检查台。

（2）帮助受检者摆好体位，并放松（常用膀胱截石位）。

（3）立于受检者两腿之间，面对受检者，照明会阴。

（4）戴无菌手套。

（5）提醒受检者检查开始。

（6）外阴视诊与触诊。

（7）增加腹压，检查盆腔壁及阴道张力。

3. 阴道窥器检查　无性生活者不进行阴道窥器检查和阴道合诊检查，若必须作才能了解病情时，应先争得受检者及其家属同意后方可进行检查。

（1）选择合适窥器，检查其机械功能及温度，并向受检者演示。

（2）提醒检查开始。

（3）用戴手套的两指分开阴唇。

（4）另一只手持窥器以 45° 引入阴道口。

（5）沿阴道后壁插入，向下压后壁，边插边转平。

（6）打开窥器，暴露宫颈，固定螺丝。

（7）宫颈视诊。

（8）采集标本。

（9）放松螺丝，保持窥器打开状态，轻轻退出，离开宫颈，部分闭合。

（10）阴道视诊。

（11）抽出窥器，自然闭合。

4. 双合诊检查

（1）戴手套，中、示指涂润滑剂。

（2）提醒受检者双合诊开始。

（3）引入中、示指，应用放松技巧。

（4）插入双指。

（5）宫颈触诊。

（6）请受检者深呼吸并放松腹部肌肉。

（7）触诊双侧卵巢与子宫附件。

（8）子宫触诊，注意大小、方向、形状、活动度、质地及有无压痛。

5. 三合诊检查

（1）更换手套（双合诊检查后），涂润滑剂。

（2）提醒受检者检查开始。

（3）引中指于直肠，示指于阴道。

（4）应用肛门括约肌放松技术。

（5）从后方重新触诊子宫、卵巢及子宫附件。

（6）触诊盆腔后壁。

（7）触诊直肠阴道隔。

（8）轻轻抽出手指。

（9）直肠分泌物作大便隐血试验。

6. 肛腹诊

（1）戴手套，涂润滑剂。

（2）提醒受检者检查开始。

（3）应用肛门括约肌松弛技术，引示指入肛门。

（4）从后方触诊子宫、卵巢、子宫附件、盆腔后壁。

（5）轻轻抽出示指。

（6）直肠分泌物作粪便隐血试验。

（四）女性肛门、直肠与生殖器检查结果记录举例

【例1】

阴毛分布正常，外生殖器视诊、触诊正常。窥器进入容易，阴道黏膜呈粉红色，湿润，有少量黏液；宫颈表面光滑，颜色正常；宫颈口呈经产妇型，后唇轻度外翻，宫颈细胞涂片时无出血，宫颈前倾位，活动自由，无触痛；基底部前屈、光滑、质韧、活动自由，经产妇大小；直肠阴道指诊证实上述发现，子宫后壁正常，直肠阴道隔光滑、无结节。肛门口正常，可见数个皮赘，指诊时发现肛门括约肌正常，直肠袋正常，未触及肿物，壶腹部有少量棕色粪便，隐血试验阴性。

印象：肛门皮肤皮赘。

【例2】

外生殖器：外形正常，5 点处可见一 1cm×1cm 黏液囊肿。

阴道后穹隆：湿润、粉红，未发现疾病，宫颈口呈经产妇型，前唇糜烂，触之易出血。

双合诊：宫颈活动自如，子宫严重前屈位，大小、形状正常；左侧附件结构正常，右侧可触及肿物，柔软，可移动，4cm×6cm，无触痛，无明显波动感和囊性感，卵巢和输卵管与肿物分界不清，叩诊无异常。

肛门视诊：肛门口正常，肛诊和肛门阴道指诊未见异常，肛诊未触及右卵巢肿物。

印象：①右卵巢肿物，畸胎瘤？②宫颈前唇糜烂，病因不明；③外阴黏液囊肿。

第四节　肛门、直肠与生殖器检查常见异常发现及其鉴别

一、阴囊包块

阴囊为男性生殖系统的组成之一，阴囊壁由多层组织构成，为腹壁的延伸部分。阴囊包裹着精索、睾丸及附睾。阴囊包块可由腹腔内容物下降至阴囊，或因阴囊本身的病变所致。常见的原因如下。

1. **阴囊疝**　指肠管或肠系膜等腹腔内器官经腹股沟管下降至阴囊内形成的腹股沟斜疝。表现为单侧或双侧阴囊肿大，内可及囊性包块，有时可推回腹腔，但咳嗽或其他原因使腹内压增高时可再降入阴囊。

2. **鞘膜积液**　阴囊肿大，触之有水囊感，可扪及阴囊内圆形、椭圆形或梨形的肿块，表面光滑，有弹性。鞘膜积液时阴囊透光试验阳性（阴囊透光呈橙红色、均质的半透明状），而阴囊疝或其他实质包块则为阴囊透光试验阴性（不透光）。

3. **阴囊脓肿和血肿**　阴囊脓肿常为非特异性细菌感染引起，阴囊明显疼痛，伴寒战、高热，肿块坚硬，可有波动感，严重者阴囊皮肤破溃流出脓液，细菌培养可阳性，外周血常规可见中性粒细胞明显升高。血肿常有外伤史或合并全身出血征象。

4. **阴囊结核**　多为睾丸、附睾结核，常有全身活动性结核病史，阴囊无明显疼痛，偶有不适或下坠感。包块常与周围组织粘连，或形成寒性脓肿，继发其他细菌感染时局部出现红、肿、热、痛。阴囊局部渗出液培养可检出结核分枝杆菌。

5. **阴囊结石**　是阴囊内先天性或后天性囊肿的一种继发性病变。可由坏死组织机化、玻璃样变或钙化形成，较罕见，常无明显症状，阴囊可触及多个游离性硬结，X 线检查有时可见结石影。

二、盆腹包块

盆腹包块主要包括下腹部范围内因肠道异常及泌尿生殖系统病变而形成的包块，按部位分为三部分。

1. **左下腹部常见的包块**　除结肠内粪块外，有乙状结肠癌、血吸虫病所致包块，以及左侧卵巢或输卵管包块等。

（1）乙状结肠癌：肿块坚硬，不规则，呈结节状，较易发生肠腔狭窄而引起肠梗阻。乙状结肠镜检查及 X 线钡剂灌肠可以协助诊断。

（2）血吸虫病：可引起乙状结肠增厚，乙状结肠镜检查和黏膜活检可证实。

（3）左侧卵巢或输卵管包块：为炎症或肿瘤引起。炎症多有压痛而固定，肿瘤则无压痛且常可推动，腹盆腔部 B 型超声检查可协助诊断。

2. **右下腹部常见的包块**　有阑尾周围脓肿、增生性肠结核所致包块，以及回盲部、右侧卵巢或输卵管包块等。

（1）阑尾周围脓肿：呈圆形包块位于麦氏点附近，质柔韧而固定，局部腹壁紧张有压痛，直肠指诊可能触及脓肿壁，有明显触痛。急性阑尾炎的病史有助于诊断。X线钡剂灌肠检查，可发现阑尾不显影或充盈异常。B型超声检查可协助诊断。

（2）增生性肠结核：包块位于麦氏点上方的回盲部，范围较局限，边缘不清，比较固定，坚硬、有压痛，可导致肠梗阻。结肠镜和X线钡剂灌肠检查可助诊断。

（3）回盲部包块：回盲部癌、类癌及克罗恩病均可致回盲部出现包块，需作X线钡剂灌肠检查或肠镜检查以资区别。

（4）右侧卵巢或输卵管包块。

3. 下腹部常见的包块　首先应排除膨胀的膀胱，如为女性应考虑下列情况。

（1）妊娠子宫：呈球形，不活动，无压痛，较大时可于脐下闻及胎心音，结合停经史可以考虑。

（2）子宫肿瘤：子宫肌瘤常不对称，表面可有结节，易并发阴道出血；子宫内膜癌质地坚硬，增大较快，需病理活检确诊。

三、尿道异常分泌物

正常尿道外口黏膜红润、清洁、无分泌物，如尿道出现各种异常分泌物，常提示尿道或周围组织有病变。常见的尿道异常分泌物及临床意义如下。

1. 尿道脓性渗出物　患者的尿道外口有脓痂附着，或有黄色黏稠的脓性液体外溢，尿道脓性渗出物系尿道化脓性感染的征象。尿道内化脓性细菌、淋球菌、沙眼衣原体及支原体等微生物的生长、繁殖，使尿道黏膜充血、水肿，进而出现糜烂或浅表溃疡。可见于以下疾病。

（1）尿道炎症：如非特异性尿道炎、淋菌性尿道炎、结核性尿道炎和尿道球腺炎等。

（2）生殖系统感染：如前列腺炎、精囊炎、阴道炎和宫颈炎等。

（3）尿道疾病继发感染：如尿道损伤、尿道异物、尿道肿瘤、尿道结石等并发感染。渗出物培养可确定感染菌种，X线检查可发现尿道结石。

2. 尿道血性渗出物　患者的尿道外口可见有血性黏液或脓血性液体外溢，尿道血性渗出物也常见于尿道感染，尿道血性渗出物系尿道感染炎性渗出物与炎症引起的黏膜破坏出血相混而形成。下列疾病可有尿道血性渗出物。

（1）尿道损伤、尿道结石、尿道异物、尿道肿瘤等疾病并发感染。

（2）尿道梗阻：如尿道狭窄、尿道憩室、尿道瓣膜等。

（3）尿道炎症、前列腺炎、尿道肉阜等。

以上病变行尿道膀胱镜和尿道造影可协助诊断。

3. 尿道黏液性分泌物　尿道外口可见白色液性、水样稀薄或乳状分泌物外溢，偶为红色或黑色，或局部有少许黏液痂附着。尿道黏液性分泌物一般为尿道及其附近腺体炎症的表现，为尿道及其附近腺体产生的黏液性分泌物增多所致，常见于下列疾病。

（1）非特异性尿道炎、淋菌性尿道炎、滴虫性尿道炎和真菌性尿道炎等。

（2）前列腺炎和尿道球腺炎。

另外，性兴奋以及前列腺液外溢也可有黏液性分泌物自尿道外口溢出，或于排便末时滴出。尿道分泌物培养及前列腺按摩术等有助于确定病因。

4. 尿道出血　又称尿道外口溢血，观察患者的尿道外口，见有鲜血滴出，或见尿道外口处有血迹，插入导管则有鲜血自管内外溢，尿道出血为尿道损伤的重要征象。为骨盆骨折、骑跨伤、尿道内或会阴部直接暴力损伤所致，有相应外伤史。有时，尿道内血管瘤、尿道癌累及尿道黏膜下血管导致出血也出现这一征象。导尿检查、骨盆X线平片、尿道膀胱镜及尿道造影等检查可协助进一步诊断。

四、阴道异常分泌物

正常情况下,阴道可排出少量清而无色的黏液,当出现一些妇科疾病时,阴道常排出异常分泌物,也称病理性白带,是妇科疾病中最普遍的一种症状。出现阴道异常分泌物增多时,应注意异常分泌物的性状(如颜色、黏稠度、混浊度、气味,有无血液、尿及粪便污染等)、量及其来源。由于子宫及阴道的病变均能引起阴道异常分泌物的增多,故应从外向内循序进行系统的妇科检查,以明确诊断。

生理性白带增多常为液量增多而性状无异常,为雌激素分泌过多或盆腔充血、阴道子宫颈分泌物过多所致,多见于青春期少女、排卵期、月经期前后 2~3 天、妊娠期、性兴奋期及精神刺激。

阴道异常分泌物增多即病理性白带增多,表现为白带色、质、量诸方面的改变,并伴有相应的临床症状。白带的性状因疾病不同而异,常见异常如下。

1. **无色透明黏性白带增多**　常见于长期服用雌激素类药物的患者,亦可见于盆腔肿瘤及炎症、子宫后屈位、某些慢性全身性疾病(如心力衰竭、肺结核、糖尿病及贫血等)患者及身体虚弱的妇女。

2. **脓性白带**　多呈黄色或黄绿色,味臭,见于子宫颈糜烂、子宫腔积脓、滴虫性阴道炎继发细菌性感染、子宫内膜炎、老年性阴道炎及阴道异物等。

3. **泡沫状稀薄白带**　常伴臭味,多见于滴虫性阴道炎。

4. **白色豆渣样白带**　白带呈白色凝乳状,为外阴阴道假丝酵母菌病的特异征象。

5. **血性白带**　见于子宫颈癌、子宫内膜癌、重度子宫颈炎、子宫颈息肉、子宫黏膜下肌瘤、老年性阴道炎、宫内节育器等;受孕后不全流产也常出现阴道间断血性分泌物,停经史及超声示宫内胚囊可确诊。

6. **水样白带**　呈淘米水样,有特殊臭味,可混有血性物,见于子宫颈癌晚期、子宫黏膜下肌瘤、子宫内膜癌、阴道癌及输卵管癌等。生殖器结核性感染亦可出现白色水样白带。

7. **尿或粪便污染的白带**　见于阴道尿道瘘、直肠阴道瘘及会阴三度裂伤。

五、腹股沟淋巴结肿大

腹股沟淋巴结主要收集下肢及会阴部回流的淋巴液,故上述区域及腹股沟周围组织,如下肢、臀部、背下部、下腹部、外生殖器和肛门区的病变是引起腹股沟淋巴结肿大的主要原因。常见原因如下。

1. **腹股沟淋巴结炎**　由所属部位炎症引起,如肛周脓肿、外生殖器炎症、下肢蜂窝织炎等,淋巴结明显肿大、压痛,初起时柔软,慢性期较坚硬,炎症消失后淋巴结可逐渐缩小或消退。

2. **腹股沟淋巴结结核**　常见淋巴结大小不等,易与周围组织粘连;干酪样坏死后出现波动,晚期常破溃形成瘘管,愈合后有收缩性瘢痕。

3. **恶性肿瘤腹股沟淋巴结转移**　肿瘤转移形成的肿大淋巴结常质地坚硬,有橡皮样感,无压痛,会阴部、肛周及下腹部的晚期恶性肿瘤可引起腹股沟淋巴结肿大。

4. **全身性淋巴结肿大**　全身各处淋巴结皆表现肿大,如淋巴细胞白血病时,淋巴结中度肿大,但活动,不粘连,光滑无压痛,一般不化脓破溃;粒细胞性白血病晚期时,全身淋巴结有轻度肿大;恶性淋巴瘤及淋巴肉瘤则表现为淋巴结肿大发展迅速,连成巨块,淋巴结坚实而有弹性,无移动性,无疼痛及压痛。

(赵红川)

思考题

1. 患者 65 岁男性,大便带血伴大便性状改变 1 月余,体格检查时首选检查是什么? 为了明确病因性质,需进一步作什么检查?

2. 患者 25 岁女性,有长期便秘病史,排便困难伴疼痛 2 月余,大便带鲜血,且不与粪便混合,行肛门、直肠检查时可采用的体位是什么? 如直肠指诊未触及异常肿物,诊断可考虑是哪种疾病?

第九章
肌肉骨骼系统

【学习要点】

本章重点介绍脊柱、四肢与关节的检查内容、检查方法及病理体征的临床意义。肌肉骨骼系统主要检查方法为视诊和触诊，个别情况用叩诊和听诊，还针对脊柱及关节的主动和被动活动进行特殊的测量及试验。

第一节　脊　　柱

脊柱由 7 个颈椎、12 个胸椎、5 个腰椎、5 个骶椎、4 个尾椎构成，本节介绍颈椎、胸椎、腰椎及骶髂部的检查。

一、脊柱的体表定位

为了确定病变的位置，首先应了解各椎骨体表标志。从枕外隆凸向下，第一个触及的是第 2 颈椎棘突，它与第 2 颈椎椎体约在同一水平。第 7 颈椎棘突特别长，颈前屈时更为明显，故又称隆椎。将双上肢垂于体侧，两肩胛冈内端连线通过第 3 胸椎的棘突，棘突下缘约平第 3、4 胸椎间隙。两肩胛下角的连线，通过第 7 胸椎棘突，约平第 8 胸椎椎体。腰肌两侧可触及的最长的横突为第 3 腰椎横突，同第 3 腰椎椎体水平。双侧髂嵴最高点的连线，一般通过第 4 腰椎椎体下部或第 4、5 腰椎椎体间隙。双侧髂后上棘的连线，通过第 5 腰椎与第 1 骶椎棘突之间（图 3-9-1）。

二、脊柱检查

检查脊柱时，应嘱受检者脱去上衣，双足并拢站立，双下肢直立，双手自然下垂。

（一）背面观察

1. 脊柱　需注意是否正中，有无侧凸畸形，上身倾向哪一侧。脊柱侧凸（scoliosis）时应记明侧凸的方向及部位是 C 形、反 C 形、S 形还是反 S 形；两肩是否等高，双髂嵴上方是否水平。判断上身移向哪一侧时，可从第 7 颈椎棘突垂一条直线来估计移位的程度。脊柱侧凸可分为姿势性侧凸和器质性侧凸。

（1）姿势性侧凸：见于儿童发育期坐位姿势不良、椎间盘突出症、脊髓灰质炎后遗症等，还可由两

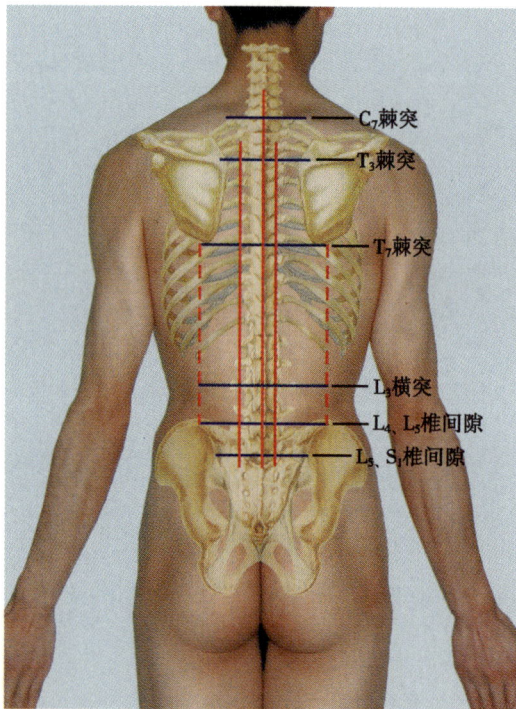

图 3-9-1　脊柱各椎骨体表标志
C_7—第 7 颈椎；T_3—第 3 胸椎；T_7—第 7 胸椎；L_3—第 3 腰椎；L_4—第 4 腰椎；L_5—第 5 腰椎；S_1—第 1 骶椎。

图中标注：C_7棘突、T_3棘突、T_7棘突、L_3横突、L_4、L_5椎间隙、L_5、S_1椎间隙

下肢不等长导致。姿势性侧凸早期脊柱的弯曲度多不固定,改变体位可使侧凸得到纠正,如站立位时有侧弯而在坐位或卧位时消失。

（2）器质性侧凸:见于先天性脊柱发育不全、慢性胸膜增厚、胸膜粘连及肩部畸形等病变,改变体位不能使侧凸得到纠正。

2. 背肌　情况正常及经常锻炼者,背肌在脊柱两旁隆起,中央呈现一条沟状。经常在弯腰位工作或缺乏锻炼者背肌萎缩,两侧背肌变平而中央的棘突呈一条隆起。这类患者日久易产生驼背及腰背韧带劳损。此外应注意双侧竖脊肌是否对称、有无萎缩或痉挛。腰痛的患者,如腰椎结核、急性扭伤等,常有腰肌痉挛。

3. 自主运动　脊柱的运动主要为颈椎及腰椎的运动,包括前屈、后伸,左右侧屈及左右旋转。检查颈椎时应固定双肩,检查腰椎时应固定骨盆。正常颈椎及腰椎的活动度如图 3-9-2 所示。

（二）侧面观察

正常人脊柱有四个弯曲部位,称为生理性弯曲或 S 状弯曲,即颈段稍向前凸,腰段有较明显的前凸,胸段稍向后凸,骶椎则有较大幅度的后凸。

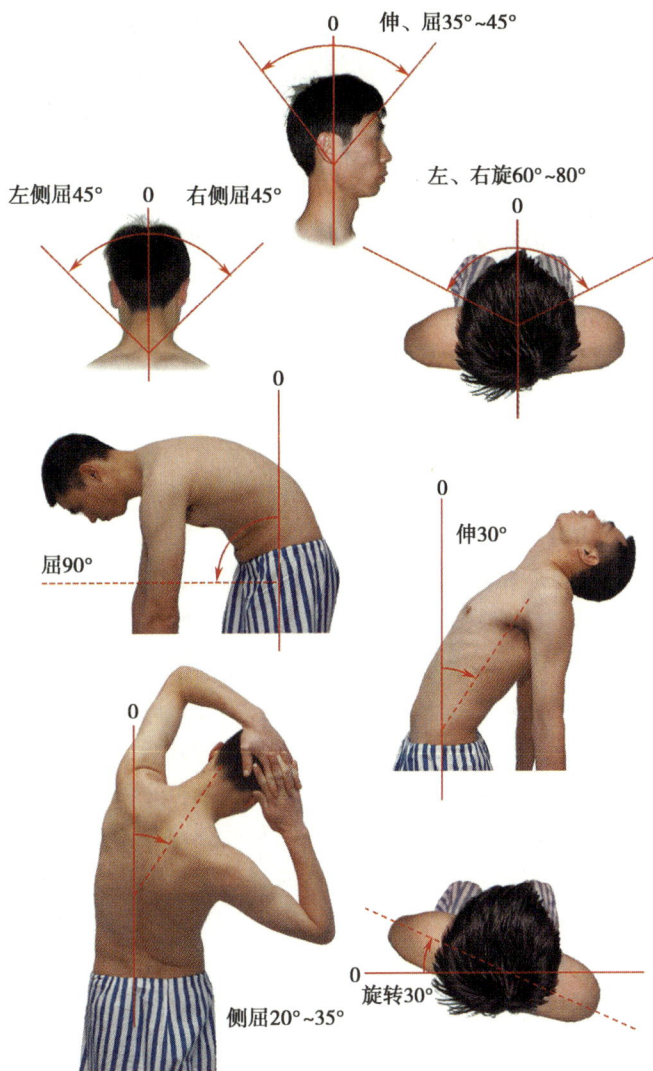

图 3-9-2　颈椎、腰椎活动度

1. 脊柱后凸(kyphosis)　即脊柱过度后弯,多发生于胸段,也称驼背(gibbus)。检查时可发现胸部塌陷,脊柱胸段不同程度向后凸出。脊柱后凸原因很多,表现也不尽相同。如小儿脊柱后凸多为佝偻病引起,坐位时胸段呈明显均匀性向后弯,仰卧时可以消失。儿童、青年脊柱后凸多为胸椎椎体结核引起,病变常发生在下胸部,由于椎体破坏,棘突向后明显凸出,称为成角畸形。青少年胸段下部及腰段均匀后凸,多由发育期姿势不良或患脊椎骨软骨炎引起。成年人胸段呈弧形(或弓形)后凸,可见于强直性脊柱炎,脊柱强直固定,仰卧位亦不能伸平。老年人脊柱后凸,多发生在胸段上半部,为骨质退行性变、胸椎椎体被压缩所致。外伤性胸椎骨折,可在任何年龄组中成为导致脊柱后凸的原因。

2. 脊柱前凸(lordosis)　即脊柱过度向前弯曲,发生在腰椎部分时,又称挺腰畸形,可见于妊娠等生理情况,也可由大量腹腔积液、脊椎滑脱、先天性髋关节脱位或炎症导致的髋关节屈曲畸形所致。

此外,在侧面尚可观察脊柱的屈伸活动范围及弯腰时活动的中心部位。腰前屈时,正常脊柱可弯曲成 C 形,而病态脊柱的活动度明显减少,主要活动中心在髋关节。

（三）脊柱压痛与叩击痛

检查脊柱的疼痛部位时,应使患者取端坐位,使椎旁肌肉放松,以便准确地找出压痛部位。检查脊椎压痛时用右手拇指自上而下逐个按压脊椎棘突和椎旁肌肉,正常人无压痛,如有压痛,提示相应部位可能有病变。腰椎的横突上有腰肌的起止点,腰肌急、慢性损伤时,常在横突位置有不同程度的压痛。第 3

腰椎横突较其他腰椎横突长,所承受的腰肌应力较大,如有损伤,局部可有压痛并沿大腿向下肢放射。

叩击痛可采用两种方法检查:①直接叩击法:是以叩诊锤或手指直接叩击各个脊椎棘突;②间接叩击法:嘱患者取端坐位,医师将左手掌面放在患者的头顶,右手半握拳以小鱼际肌部叩击左手背,观察患者有无疼痛,正常人脊椎无叩击痛。如脊椎有病变,在受损部位可产生叩击痛。叩击痛阳性可见于脊椎结核、骨折及椎间盘突出。

一般而言,压痛表明病变较浅,而叩击痛说明病变深在,如脊柱结核和其他炎症时,叩击痛可明显大于压痛。

(四) 脊柱的几种特殊检查

1. 坐位屈颈(Lindner)试验　患者坐位,双腿伸直,然后向前屈颈,如有椎间盘突出导致神经根受压迫或刺激,屈颈活动可牵拉神经根而引起坐骨神经疼痛,并向小腿放射,有时为减轻牵拉痛,患者双下肢常不自主屈膝。

2. 直腿抬高试验　又称拉塞格征(Lasègue sign),检查时嘱患者仰卧,两下肢伸直,医师一手置于膝关节上,使下肢保持伸直,另一手将下肢抬起(图 3-9-3)。正常人可抬高 70° 以上,如抬高不到 70° 即出现由上而下的放射性疼痛,则为阳性,见于坐骨神经痛、腰椎间盘突出症或腰骶神经根炎等。为增加坐骨神经牵拉强度可被动使踝关节背屈,如有椎间盘突出症时,坐骨神经的牵拉痛将明显加剧,此方法又称为直腿抬高加强试验。

3. 骨盆回旋试验　又称腰骶关节试验或骨盆旋转试验。极度屈曲两髋及膝,使臀部离床、腰部被动前屈(图 3-9-4)。下腰部软组织劳损或腰骶椎有病变时可出现疼痛,即为阳性。椎间盘突出症的患者常为阴性。

4. 骶髂关节分离试验　又称髋外展外旋试验或 4 字试验。检查时仰卧,一侧下肢伸直,将对侧足踝置于伸直侧膝上,向下压对侧膝内侧,同时固定同侧髋部,如同侧骶髂关节疼痛为阳性,说明骶髂关节有病变,但如果腹股沟处有剧烈牵拉痛,应考虑为股内收肌纤维炎或肌腱、肌肉损伤引起,与骶髂关节无关(图 3-9-5)。

5. 跟臀试验(Ely test)　患者取俯卧位,患侧屈膝,使足跟靠近臀部,这时如股神经与股前侧肌群受到牵拉而出现股前方放射痛则为阳性。本试验阳性在腰大肌脓肿、脊柱强直、股四头肌挛缩、骶髂关节病变时均可出现,需注意鉴别(图 3-9-6)。

6. 瑞-舒(Wright-Schober)测试法　测定脊柱前弯时的伸长率,即嘱受检者立正,以髂嵴连线中点为中心,在其上 10cm 及其下 5cm 处各作

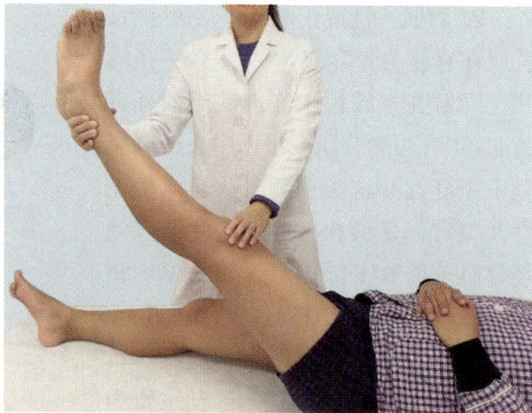

图 3-9-3　直腿抬高试验

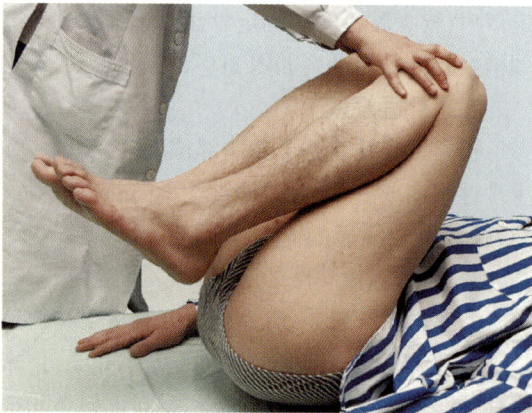

图 3-9-4　骨盆回旋试验

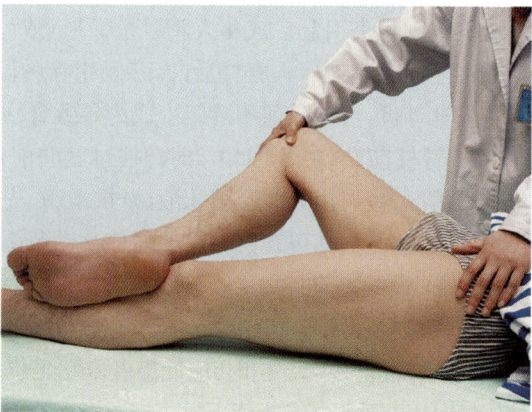

图 3-9-5　骶髂关节分离试验

一标记,测量两点间距离;再嘱受检者尽量向前弯腰至最大限度,然后以软尺测量两点间距离。正常人弯腰时的两点距离较直立时的 15cm 增加 4~8cm(图 3-9-7)。该检查法可对强直性脊柱炎患者进行动态观察。

7. 弯腰拾物试验　让患者拾取一件放在地上的物品,观察脊柱的活动是否正常。腰椎有病变者,拾物要屈曲两侧膝、髋关节而腰挺直(图 3-9-8)。

任何怀疑有脊柱骨折的患者均应按脊柱骨折对待,直至明确诊断。若有脊柱骨折存在即

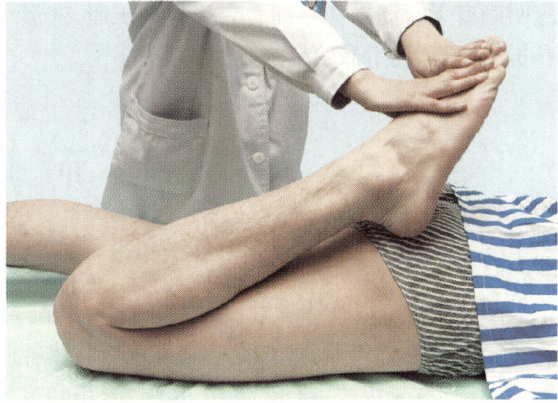

图 3-9-6　跟臀试验

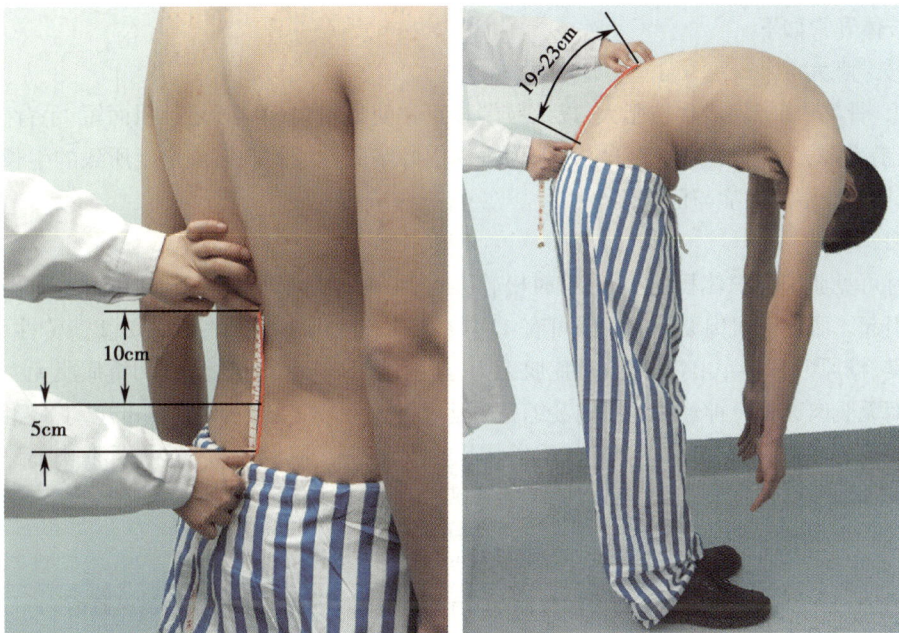

图 3-9-7　瑞-舒测试法

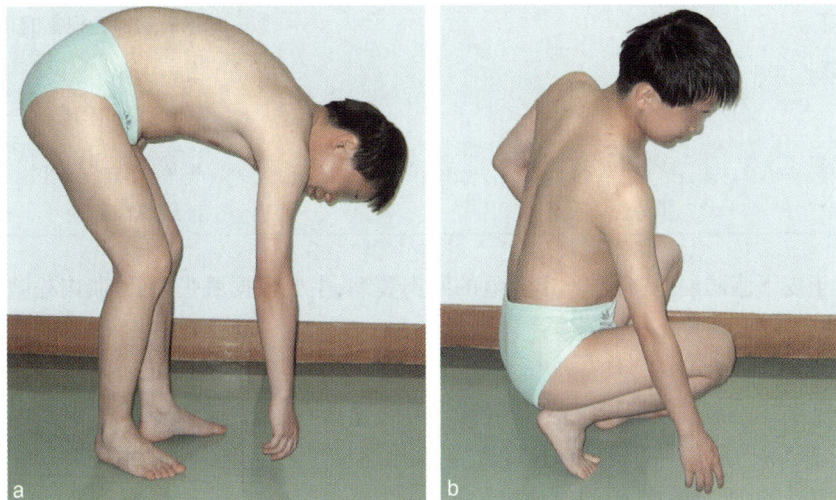

图 3-9-8　弯腰拾物试验
a. 正常;b. 不正常。

应明确有无脊髓损伤。细心寻找棘突压痛、变形,观察有无局部肿胀、出血、皮肤破损,有无其他部位骨折,有无危及生命的颅脑及内脏损伤。

第二节 四肢与关节

一、一般检查

四肢的检查以视诊和触诊为主,两者互相配合。检查时应观察双侧肢体长度、周径、关节形态、皮肤色泽及外形是否对称,有无单侧或双侧肢体肿胀。应注意观察肢体皮肤体毛分布,静脉显露情况,指(趾)甲,有无皮疹、溃疡、疮疖、坏疽、并指畸形等各种病变。了解双侧肢体皮温情况,危重疾病、休克患者常有四肢厥冷。注意比较双侧桡动脉、足背动脉、胫后动脉、腘动脉的搏动强度及皮温是否对称,以协助判断肢体动脉的血供状况。

常见肢体异常如下。

(一)肢端肥大

软组织、骨骼、韧带均增生与肥大,以致肢端较正常明显粗大,手指、足趾粗而短,手背、足背厚而宽,皮肤粗糙变厚,多色素沉着,多汗、多毛,为垂体前叶嗜酸性细胞肿瘤或增生所致的生长激素分泌过多引起,见于肢端肥大症与巨人症。

(二)肌肉萎缩

检查时可见肌肉组织体积缩小,触诊时松软无力,可为神经营养因素引起,也可为肌炎或长期肢体废用所引起。肌源性肌肉萎缩的病因可有:①炎症性(炎性肌病、病毒性肌炎);②遗传性(假肥大型肌营养不良、糖原贮积病);③获得性(重症肌无力、药物性肌病)。周期性瘫痪和重症肌无力可只有肌病性瘫痪而无肌肉萎缩。神经源性肌肉萎缩是下运动神经元损害所致,包括脑干运动神经元、脊髓前角细胞和周围神经损害,见于急性脊髓灰质炎、周围神经炎等。肌源性与神经源性肌肉萎缩的差别如下(表3-9-1)。

表3-9-1 肌源性与神经源性肌肉萎缩的比较

鉴别点	肌源性	神经源性
部位	多为近端对称性(脊柱肌除外)	节段性或远端较常见
深反射	减弱或消失	早期即消失
感觉障碍	无	伴周围神经损害时可有
肌束震颤	无	有
肌电图	肌源性损害	神经源性损害
血清肌酶	多数升高	正常或轻度升高
肌肉活检	肌源性改变	神经源性改变

婴幼儿由于皮下脂肪层厚,常看不出明显的肌肉萎缩,主要根据肌张力低、肌肉松弛和肢体乏力来判断肌肉萎缩的程度。

(三)骨折与关节脱位

骨折时可见肢体缩短或变形,骨折部位肿胀、淤血,触诊有压痛、反常活动,有时可触到骨摩擦感及听到骨摩擦音。关节脱位时可见肢体位置改变,关节运动受限,不能伸屈、内翻、外展和旋转。

(四)下肢静脉曲张

视诊时可见小腿静脉如蚯蚓状弯曲、怒张,久立加重,卧位时抬高下肢可以减轻。小腿和踝部皮肤颜色紫暗并有色素沉着,甚至产生下肢浅部溃疡,患肢水肿更为突出。

（五）水肿

检查肢体有无水肿要结合视诊和触诊。需观察水肿是否对称。对称性水肿多为全身性水肿的一部分，下肢常较上肢明显。单侧肢体水肿多由局部静脉或淋巴液回流受阻所致。前者见于静脉血栓形成、肢体瘫痪或神经营养障碍。后者可见于淋巴管阻塞，如丝虫病，患丝虫病后淋巴管扩张破裂，淋巴液外溢引起纤维组织大量增生，因而皮肤变厚，称为象皮肿。视诊时下肢虽有明显肿胀，但指压后无组织凹陷。

（六）肝掌

在手掌大鱼际、小鱼际和指端腹侧部位有点状红斑，形如朱砂，故又将肝掌称为朱砂掌，可能与雌激素增多有关，是肝功能减退的临床表现之一。

（七）杵状指（趾）

杵状指（趾）（acropachy）特点为末端指（趾）节明显增宽增厚，呈杵状膨大（图 3-9-9）。指（趾）甲从根部到末端呈弧形隆起，膨大部分早期有小动脉及毛细血管扩张、组织间隙水肿，晚期有组织增生。杵状指（趾）多发生于呼吸系统疾病、某些心血管系统疾病及营养障碍性疾病。发生机制尚未十分清楚，一般认为与肢端缺氧、代谢障碍及中毒性损害有关。可见于以下疾病：①支气管肺癌、支气管扩张症、胸腔肿瘤、肺脓肿、脓胸、肺性肥大性骨关节病等；②发绀型先天性心脏病、感染性心肌炎、亚急性感染性心内膜炎；③吸收不良综合征、克罗恩病、溃疡性结肠炎、肝硬化等。单侧杵状指见于患侧锁骨下动脉瘤。

（八）匙状甲

匙状甲（koilonychia）也称反甲，表现为指甲中部凹陷，边缘翘起，较正常变薄，表面粗糙有条纹（图 3-9-10），常为组织缺铁和某些氨基酸代谢障碍所致。多见于缺铁性贫血，偶见于风湿热。

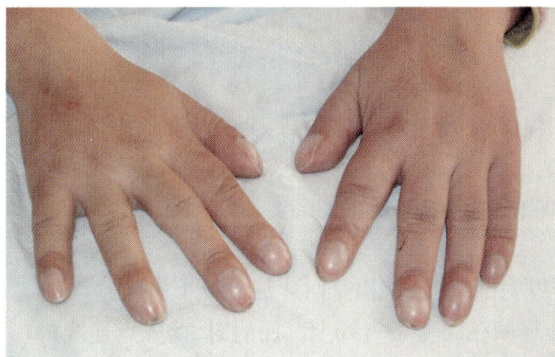

图 3-9-9　杵状指

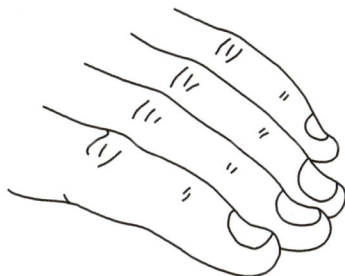

图 3-9-10　匙状甲

二、关节检查

关节检查的目的是发现关节的外形、结构及功能的异常。检查者除应掌握关节的系统检查方法和顺序，还应熟悉由于疾病而造成的典型临床体征和某些阳性体征的临床意义。

（一）上肢关节

颈、肩、肘、腕、手在解剖、生理及病理上有密切的联系，检查时需把这些部位作为一个整体来考虑。如常见的颈椎病及颈椎间盘突出症，除颈部有活动障碍、压痛外，其疼痛还可沿臂丛的分布放射至颈、背、肩胛、肩及全上肢，并在上肢表现出感觉、运动、神经营养及深反射的改变。

1. 肩关节检查　检查时应让患者取坐位，面向光源，尽量脱去内衣，以便比较两肩外形是否对称。注意患者脱衣时患侧上肢有无活动受限、疼痛，双侧胸锁关节及肩锁关节是否有肿胀。由于肩关节活动范围的角度数不仅记忆烦琐，而且不同个体间亦有差异，可采用下列方法粗略检查肩关节活动范围是否正常：①肘关节贴在胸前，手能触摸对侧耳朵，说明肩内收正常；②手能从颈后摸到对侧耳朵,说明肩关节前屈、外展及外旋活动正常;③手能从背后摸到或接近对侧肩胛骨下角,则说明肩关节内旋、后伸功能正常。

肩部疼痛除局部原因外,还有许多其他原因,如肩关节的神经支配来自颈部,颈神经根的压迫和炎症可引起肩部疼痛,另外,许多内脏病变也可以放射到肩部,这些疼痛的特点是一般找不到准确而固定的压痛点,肩关节的活动也不受限。

肩关节特殊检查:①杜加斯(Dugas)征:正常人将手放在对侧肩上,肘能贴胸壁。肩关节前脱位时伤侧手放在对侧肩上,肘不能贴胸壁,此为杜加斯征阳性。②痛弧:肩峰下的肩袖病变时,肩关节外展 60°~120°范围,使肩袖肌腱在肩峰下方摩擦,撞击而产生明显疼痛,小于 60°或大于 120°时疼痛消失。肩锁关节病变时,其痛弧为主动外展 150°~180°(图 3-9-11)。

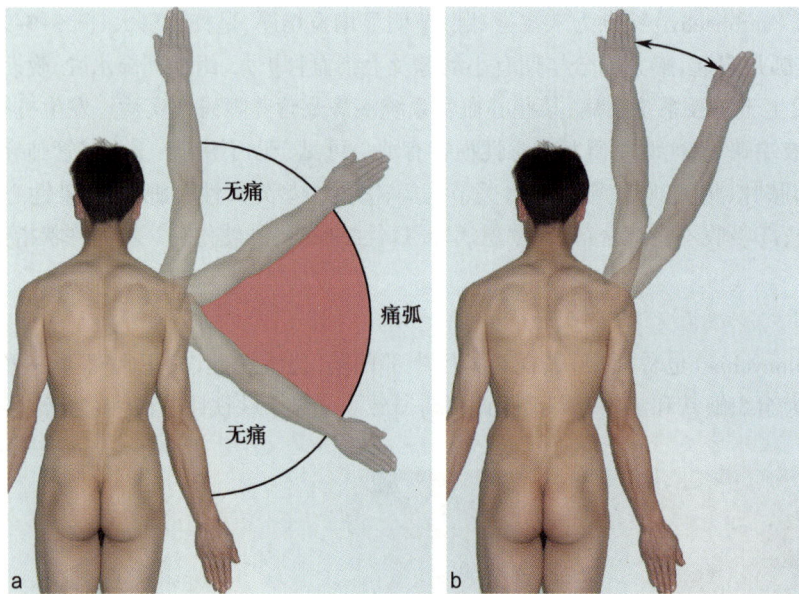

图 3-9-11　痛弧
a. 肩袖病变;b. 肩锁关节病变。

2. 肘关节检查　观察外形有无改变,正常肘关节伸直位检查时应注意以下事项。

(1)肘关节的肱骨内上髁、外上髁及尺骨鹰嘴在同一条直线上。屈肘时,此三点连线为一等腰三角形,如关节由于外伤或炎症发生脱位时,此解剖关系发生改变,但如系肱骨髁上骨折,此关系则不发生改变。

(2)前臂与上臂纵轴呈 10°~15°外翻角,称为携物角,女性一般较大。此角度大于 15°时称为肘外翻,小于 0°时称为肘内翻。

(3)没有侧方活动,如有侧方活动,则说明其韧带松弛、断裂或髁部骨折。

(4)肘关节尺骨鹰嘴桡侧有一小凹陷,此为肱桡关节的部位。当肱桡关节炎或桡骨头骨折时,此凹陷消失,并有压痛,桡骨头脱位在此部位可见异常突起。当肘关节积液或积血时,肘关节呈梭形改变,屈肘 90°时,从后方观察,可见鹰嘴之上肱三头肌肌腱的两侧胀满(为肘关节穿刺部位)。类风湿关节炎患者常能在此体位发现伸侧皮肤下有结节样改变。

3. 腕及手部检查

(1)腕部检查:正常腕关节背伸 35°~60°,掌屈 50°~60°,此外尚有桡、尺侧偏斜活动,一般可达 30°左右。两腕的屈伸活动范围可用简单的合掌法进行对比测量。先将两手背贴近,双腕充分掌屈而对比其屈曲角度,再使两手掌紧贴,双腕充分背伸而对比其角度(图 3-9-12)。如果一侧活动范围受限即可明显测出,腕关节炎(如类风湿关节炎、腕关节结核等)、腕部骨折或脱位时活动明显受限。

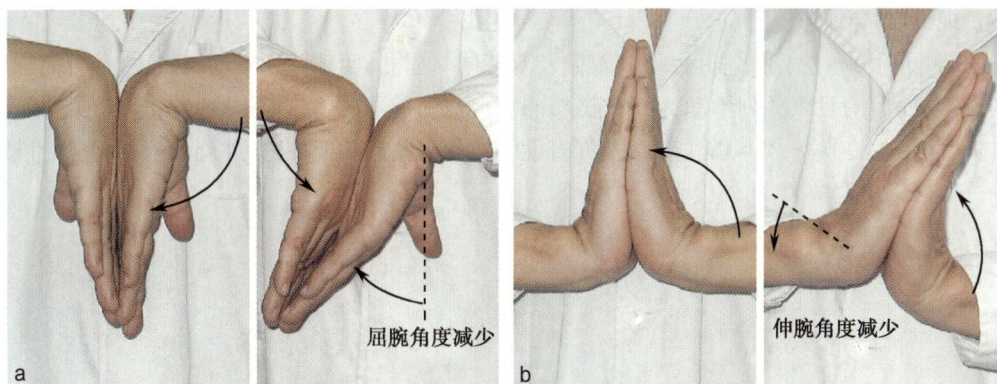

图 3-9-12　合掌法检查腕关节屈伸活动范围
a. 屈腕；b. 伸腕。

（2）手部检查：手的轻度损伤即可造成手部功能障碍。手掌面和背面的皮肤不同，手掌皮肤厚，其下有纤维组织与深筋膜相连，缺乏活动性，而手背皮肤薄而松，活动性大，适于手指屈曲活动。此外，手部淋巴管位于手背软组织内，所以手部炎症肿胀时，一般手背明显，而手掌却不明显。

手的自然休息位是腕轻度背屈（约 15°）。此时，拇指靠近示指旁边，其余 4 指屈曲位，从第 2 至第 5 指各指的屈度逐渐增大，当手部肌腱断裂或畸形时这种姿势就会发生改变。

手的功能位即准备握物的位置，腕背屈较多（接近 30°），并向尺侧倾斜约 10°，拇指在外展对掌屈曲位，其余各指屈曲，如握一个鸭蛋的体位，在此位置上如能快速握拳和完全伸开手指，表明手的功能正常。

（二）下肢关节

1. 髋关节检查　髋关节是一球窝关节，解剖结构特殊，是下肢最易受伤病累及的关节。检查时应观察髋关节周围有无瘢痕及窦道，有无异常隆起或塌陷，双侧外形是否对称。检查时让患者双足并拢直立，医师从正面观察两侧髂前上棘是否在同一水平上，了解骨盆有无倾斜。从侧方观察臀部是否向后方异常突出。注意两臀皱襞是否在同一水平线上，有无臀肌萎缩或侧方隆起现象。

同时，还应全面检查步态及髋关节被动活动的情况。

（1）内旋和外旋：髋关节有病变，首先在旋转运动上表现异常，特别是内旋时，有疼痛伴活动受限。

1）单侧测量法：患者仰卧，下肢伸直，检查者将手掌放在受检侧大腿前面，将其向内、外滚动。如髋关节挛缩不能伸直时，可将髋与膝均屈至 90°，把小腿作为杠杆，作内、外旋活动，但要防止骨盆左右移动（图 3-9-13）。如患者能俯卧，伸髋屈膝90°位，做内、外旋检查时，骨盆的代偿移动

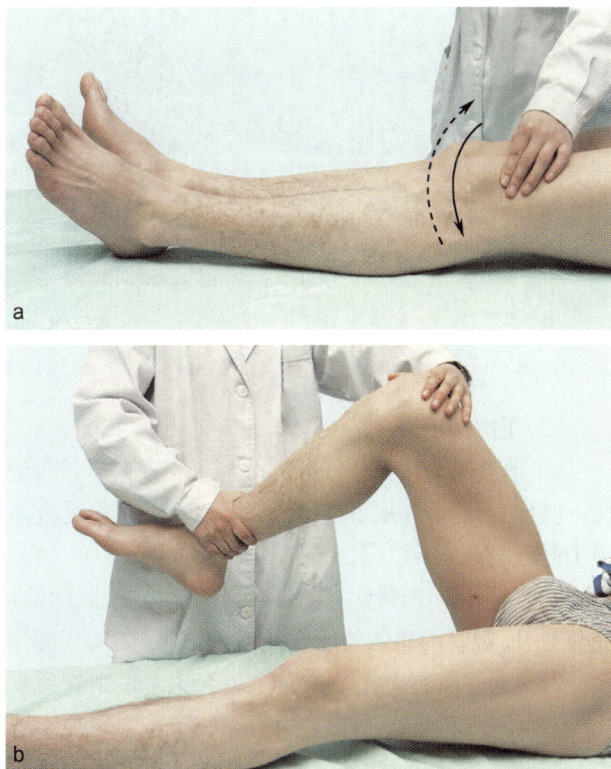

图 3-9-13　髋关节内旋、外旋单侧测量法
a. 伸直位测量；b. 屈曲位测量。

则易被发现,可避免误差。

2)双侧同时测量法:患者仰卧,使其双髋及双膝同时屈曲,两膝并列不动,两足充分分离,观察两髋的内旋度;而后两足跟并列不动,两膝充分分离,观察两髋的外旋度(图3-9-14)。髋关节结核、骨性关节炎、化脓性关节炎、类风湿关节炎及强直性脊柱炎等疾病均能使内、外旋受限,而先天性髋关节脱位等可使内旋角度增大,而外旋受限。

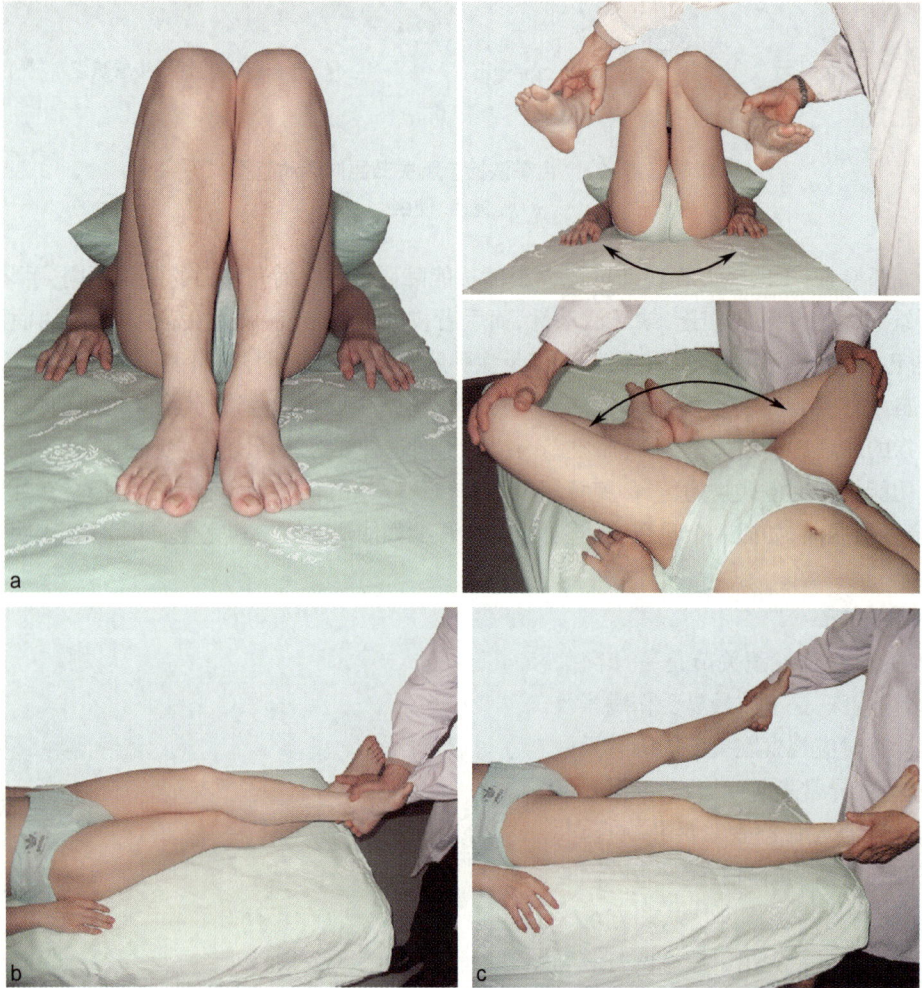

图3-9-14 髋关节双侧同时测量法
a. 内旋、外旋;b. 内收;c. 外展。

(2)内收和外展

1)单侧测量法:患者仰卧,医师一手或前臂按住髂前上棘以固定骨盆,另一手握住受检侧踝部,使下肢伸直,然后外展下肢,记录外展角度,再将受检侧大腿内收到对侧大腿上,正常可内收到大腿的中1/3处。

2)双侧同时测量法:患者仰卧,两腿平伸,医师站在床尾,以双手分别握住患者的两足跟,使双腿充分分开,观察两髋的外展度;使双腿充分交叉,观察两髋的内收度(图3-9-14)。髋内翻、髋关节后脱位及炎症性疾病均有外展受限,髂胫束挛缩则髋关节内收受限。

(3)屈曲和伸展:仰卧位时可用3个连续步骤,比较双髋的活动度:①将左膝屈曲,然后再充分屈左髋,观察右髋伸展度,正常时,左膝关节可贴近胸壁,右髋可伸直;②保持左髋充分屈曲,再使右髋充分屈曲(注意勿使骨盆前倾),比较双髋屈曲度;③保持右髋充分屈曲,伸展左髋,观察其伸展度。

(4)髋关节过伸检查:患者取俯卧位,医师一手固定骨盆,另一手握住踝部,使其屈膝,向后提起下肢,正常髋关节可向后伸 15°左右。当髋关节有挛缩及炎症等病变时,则其伸展受限。

（5）髋关节特殊检查

1）托马斯（Thomas）征:髋关节的屈曲挛缩可由腰椎的前凸代偿。当平卧而将健侧髋、膝极度屈曲时,可使腰部放平而使腰紧贴床面,此时患侧髋关节的屈曲畸形即可显示,此为托马斯征阳性,记录患肢与床面的角度（图 3-9-15）。

2）髋关节承重功能试验（Trendelenburg test）:如检查右髋,嘱患者抬起左腿,此时如能单独用右下肢站立,同时左臀皱襞及髂骨翼均上提,为阴性;如左侧臀皱襞及髂骨翼下降,即为阳性。先天性或外伤性髋脱位及臀中肌、臀小肌麻痹时,此征均为阳性（图 3-9-16）。

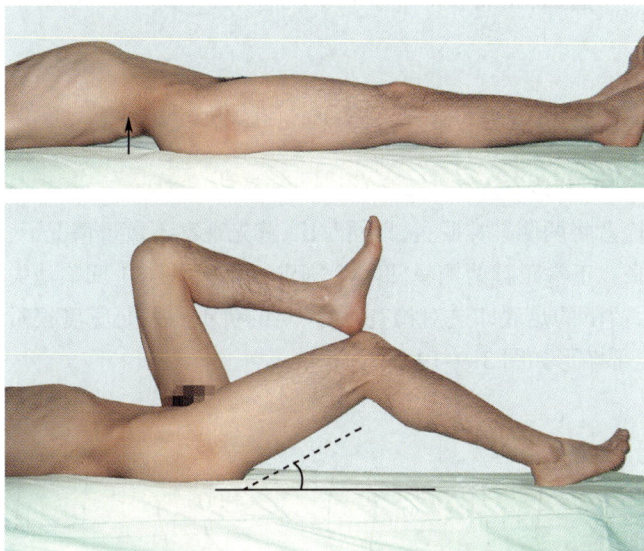

图 3-9-15 托马斯征阳性

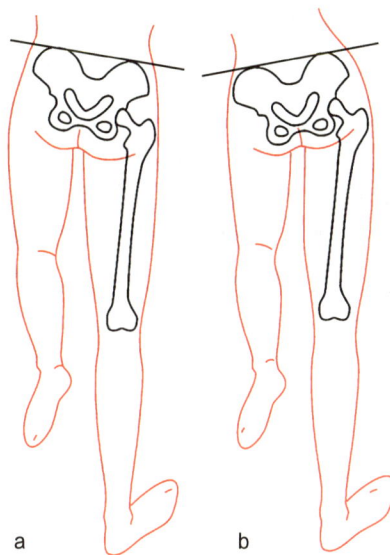

图 3-9-16 髋关节承重功能试验
a. 阴性;b. 阳性。

2. 膝关节检查 检查时患者站立,脱去长裤,两腿并拢,正常时双膝及踝能同时并拢。两踝能并拢但双膝分开者为膝内翻,又称"O 形腿"（图 3-9-17）;两膝并拢而双踝分开者为膝外翻,又称"X 形腿"（图 3-9-17）。正常膝关节活动范围约为 0°~150°,被动活动时可超伸 5°~10°,屈膝足跟可接触臀部,活动时无声响。如伸不直则为屈曲挛缩,过度超伸为膝反张（如图 3-9-17 所示）。观察步态、下蹲及单腿跳跃有无异常。

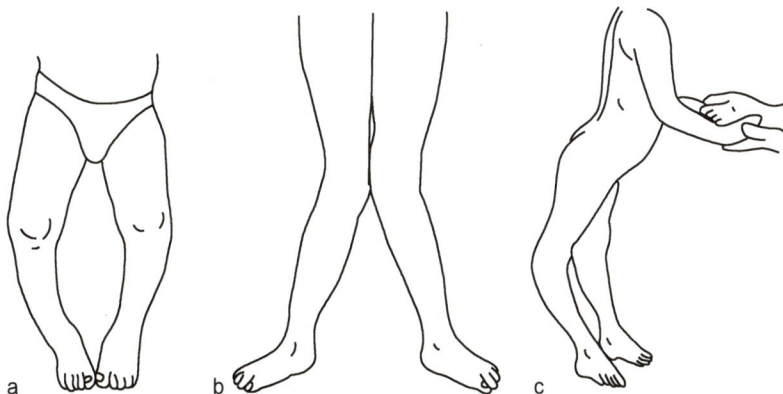

图 3-9-17 膝关节畸形
a. 膝内翻;b. 膝外翻;c. 膝反张。

当膝关节有病变时,股四头肌常出现失用性萎缩,股四头肌的内侧头更为明显。膝关节屈曲时,正常髌腱两侧出现凹陷,俗称"象眼",如消失或突起,则说明关节肿胀,但肥胖女性常有例外。

膝关节特殊检查:①浮髌试验:怀疑关节内积液时,如以一手压迫髌上囊,将液体挤入关节腔内,另一手指反复按压髌骨,在髌上囊处可感到波动,也可感到下压时,髌骨触到股骨,松开时即浮起,此为浮髌试验阳性(图3-9-18)。②髌骨加压研磨试验:向上、下、左、右推压髌骨,检查髌骨关节软骨面是否光滑,有无摩擦音和疼痛。当髌骨关节退行性变时,可闻及粗糙捻米或捻沙样摩擦音,并伴有疼痛。

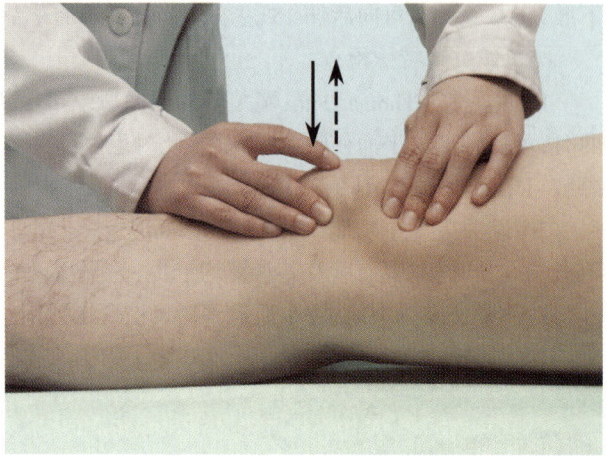

图 3-9-18　浮髌试验

3. **踝关节及足的检查**　检查时应嘱受检者将两侧鞋袜脱去,以便对比,首先观察不负重情况下,足弓是否正常、过高或消失,踝关节是否肿胀。正常跟腱两侧呈凹陷状(肥胖女性不明显),凹陷消失或隆起,则表明踝关节肿胀或积液。站立后留下的足底印迹对检查足弓、足的负重点及足宽度很重要。踝关节活动主要是背屈和趾屈。常见足部畸形如图3-9-19所示。

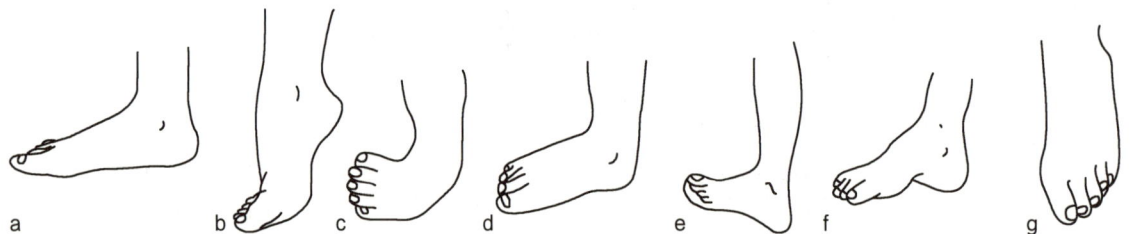

图 3-9-19　常见足部畸形
a. 扁平足;b. 马蹄足;c. 内翻足;d. 外翻足;e. 仰趾足;f. 弓形足;g. 踇外翻。

(1)扁平足:正常人站立时,足的纵弓下方可插入一个手指。轻度扁平足则足弓下降,手指不能插入,但足心尚未着地。较重的扁平足则足心着地,纵弓消失,舟状骨明显向内隆起甚至接触地面,足呈外翻外展姿态,跟腱向外偏斜。

(2)马蹄足:站立时仅以前足着地,跟腱有挛缩,常因胫骨前肌瘫痪引起。

(3)内翻足:站立或行走时,仅以足外侧负重,跟骨及跟腱向内侧偏移。垂足常与内翻足合并存在。

(4)外翻足:畸形与内翻足相反,足内侧纵弓下陷,跟骨及跟腱向外侧偏移,足内侧负重,多因胫骨后肌瘫痪引起。

(5)仰趾足:站立时以足跟负重,有时前足部不能着地,足跟与足前部外形比例改变,足跟代偿性增宽变大,常因腓肠肌及比目鱼肌瘫痪引起。

(6)弓形足:足纵弓增高,跖骨头下垂,足底软组织异常缩短,常继发于脊髓灰质炎的肌肉麻痹及脊柱裂。

(7)踇外翻:是指踇趾趾骨在第一跖趾关节处向外偏斜超过15°的一种足部畸形,多见于中老年妇女,最常发生在有遗传倾向加上长时间穿鞋不当的人群,也可见于类风湿关节炎和某些神经肌肉疾病的患者。

附　肌肉骨骼系统体格检查纲要和结果举例

主要内容	记录举例
步态	无异常
脊柱	左侧凸,背肌平
上肢主要关节	无畸形,功能障碍,触痛
下肢主要关节	右膝关节肿胀,无功能障碍及触痛,浮髌试验阳性
四肢肌肉	双侧对称,无萎缩

（吴　静）

思考题

1. 试述脊柱畸形的临床意义。
2. 试述以下几种四肢常见的病理体征表现及临床意义:匙状甲、杵状指、肝掌。
3. 试述直腿抬高试验和浮髌试验的检查方法及临床意义。

第十章
神经系统检查

【学习要点】

本章介绍神经系统检查方法,包括高级神经活动检查、脑神经检查、运动功能检查、感觉功能检查、神经反射检查和自主神经功能检查等。

神经系统是人体重要的一个系统,主要由中枢神经系统和周围神经系统组成。中枢神经系统主要包括脑部和脊髓。周围神经系统主要包括周围神经、神经肌肉接头、肌肉、神经根、神经丛等。通过神经系统检查可以了解患者是否存在神经系统疾病以及评估其疾病的严重程度。尽管目前已经拥有CT、MRI等先进的检查设备和各种检查手段,但神经系统检查仍然是诊断神经系统疾病最基本的检查方法,必须认真学习和掌握。

神经系统检查比较复杂,准确性要求高,必须耐心细致地引导患者充分配合检查,尽可能获得准确可靠的体征。为了保证神经系统检查的完整性,应遵循一定的检查顺序。一般首先检查认知功能、脑神经;其次,检查上肢运动功能和反射,同时触诊局部的动脉和神经;再次,检查下肢运动功能和反射;最后,检查各种感觉功能。

第一节 高级神经活动检查

高级神经活动包括意识状态、认知功能和非认知功能。意识状态检查见本篇第三章。认知功能(cognitive function)主要包括记忆、计算力、定向力、失语、失用等,非认知功能主要包括人格改变、行为异常、精神症状(幻觉、错觉和妄想等)和情绪改变等。本节主要介绍认知功能的检查方法。

一、记忆

根据记忆信息保持时间的长短,记忆分为三类,即瞬时记忆、短时记忆和长时记忆。记忆检查需要在患者意识清晰、注意力集中、配合检查的情况下进行。

(一) 瞬时记忆检查方法

1. 顺行性数字广度检查 主要用于检查患者的注意力和瞬时记忆。检查时,给患者几位数字串(一般从3位或4位开始),一秒钟给出1个,请患者重复刚才的数字串,然后逐渐增加数字串的长度,直到患者不能重复为止。检查时所给数字串必须是随机的、无规律的。

2. 逆行性数字广度检查 这是一种更为复杂的检查方法,需要患者有保存和处理数字串的能力。检查时请患者反向说出所给的数字串。

(二) 短时记忆检查方法

先请患者记一些非常简单物品的名称,如苹果、雨伞、火车等,或更为复杂一些的短句(物品或短句均应属不同类别),确认患者记住后再继续检查,约5分钟后再检查患者对这些物品或短句的记忆情况。

(三) 长时记忆检查方法

请患者回答在学校学习时的一些知识、当前的信息或相关公众人物、自己的相关信息等。

二、计算力

检查计算力需要患者保持注意力和集中力,通过让患者正向或反向数数、数钱币、找零钱等方式进行检查。一般从最简单的计算开始,或提出简单的数学计算题。更为常用的方法是从 100 中连续减去 7(如果不能准确计算,则请患者从 100 中减去 3)。

三、定向力

定向力检查需要在患者注意力集中的情况下进行。

时间定向力:询问患者星期几、年、月、日、季节等。

地点定向力:询问患者这是哪里(医院),家住哪里等。

人物定向力:询问患者是否认识家属或主管医师、护士等。

四、失语

失语检查要在患者意识清晰、查体合作的情况下进行,检查内容包括以下 6 个方面,并需要综合评价。

(一)口语表达

注意患者谈话的语量、语调和发音,谈话是否费力,有无语法和语句结构错误,有无实质词或错词、找词困难、刻板语言,能否达义等(表 3-10-1)。

表 3-10-1　口语表达检查的内容与评价

内容	评价
言语流畅性	有无言语流利程度改变
语音障碍	在发音、发声器官无异常的情况下,有无言语含糊不清,有无音调和韵律改变
找词困难	有无言语中不能自由想起恰当的词汇或找词时间延长
错词、新词、乱杂词、刻板语言	①语音或语义错误的词;②无意义的新创造的词;③意义完全不明了的成串音或单词;④刻板持续性地重复同样的、无意义的词、词组或句子
语法障碍	①失语法症:表达的句子中缺乏语法功能词,典型表现为电报式语言;②语法错乱:助词错用,词语位置、顺序不合乎语法规则

(二)语言理解能力

请患者执行简单的口头命令,如张嘴、睁眼、闭眼等,或者请患者执行含有语法的复合句,如用右手摸鼻子,用左手摸右耳朵等。语言理解能力障碍是指患者可听到声音,但不能或不完全理解语义。

(三)复述

请患者复述医师所说的词汇或短语,包括常用词、不常用词、抽象词、短语、短句或长复合词等,注意患者能否一字不错或不漏地准确复述,有无复述困难、错语复述、原词句缩短、延长或完全不能复述等。

(四)命名

请患者说出医师所指物品的名称,如桌子、手表、钢笔等,或身体某一部分的名称。不能说出名称时可请患者描述物品的用途等。

(五)阅读

请患者朗读书报上的文字或执行写在纸上的指令等,判断患者对文字的朗读或理解能力。

(六)书写

请患者书写姓名、地址、系列数字和简要叙事,以及听写或抄写等,以判断患者的书写能力。

五、失用

失用很少被患者自己发现,也常被医师忽视。检查时应注意:①给予患者口头和书面命令,观察患者执行命令、模仿动作和实物演示的能力;②先请患者做简单的动作,再做复杂的动作;③观察患者穿衣、洗脸、梳头和用餐等动作是否有序协调,能否完成有目的的简单动作,如伸舌、闭眼、举手、书写或扣纽扣等。

六、失认

失认是指患者感觉通路正常,但不能通过某种感觉辨认熟知的物体。常见的失认及检查方法与临床意义见表 3-10-2。

表 3-10-2　常见的失认及检查方法与临床意义

失认	检查方法	临床意义
视觉失认	请患者辨认一些常用物品(如照片、风景画或其他物品),并用语言或书写进行表达	能够看到物体,但不能辨认视觉对象(包括物体失认、颜色失认和面容失认)。见于枕叶病变
听觉失认	请患者辨认熟悉的声音,如铃声、乐曲声、敲击茶杯的声音等	能够闻及,但不能辨别原熟悉的声音。见于两侧听觉联络皮质、颞上回中部或优势侧半球颞叶皮质下白质病变
触觉失认	请患者在闭目的情况下,辨认经手触摸的物体	触压觉、温度觉和实体觉正常,但不能通过触摸辨认原熟悉的物品。见于两侧半球顶叶角回和缘上回的病变

七、视空间技能和执行功能

请患者画一个钟面,填上数字,并在指定的时间上画出表针。如果钟面缺失或指针不全,提示视空间技能和执行功能障碍。

第二节　脑神经检查

脑神经(cranial nerves)共有 12 对,按其功能可分为三类:①特殊感觉神经:嗅神经、视神经、前庭蜗神经;②单纯运动神经:动眼神经、滑车神经、展神经、副神经、舌下神经;③混合神经(兼有运动和感觉功能):三叉神经、舌咽神经、面神经、迷走神经。检查脑神经应按先后顺序进行,并注意左右对比,以免重复或遗漏。

一、嗅神经

检查嗅神经(olfactory nerve)前,先观察患者鼻腔是否通畅,以排除局部鼻黏膜病变。请患者闭目,医师用手按压患者一侧鼻孔,将盛有具有气味但无刺激性溶液(如松节油、薄荷水等)的小瓶或患者熟悉的香皂、香烟等,轮流置于患者的另一侧鼻孔前,请其说出嗅到的气味。采用同样的方法检查另一侧,并注意两侧对比。嗅觉障碍可见于鼻黏膜病变、严重颅脑损伤、嗅沟脑膜瘤、额叶肿瘤以及脑膜炎等。双侧嗅觉障碍多见于鼻黏膜病变,单侧嗅觉障碍则较多见于嗅神经传导病变。

二、视神经

检查视神经(optic nerve)最基本的项目有视力、视野和眼底,具体检查方法详见本篇第四章。

三、动眼神经、滑车神经和展神经

动眼神经（oculomotor nerve）、滑车神经（trochlear nerve）、展神经（abducent nerve）共同支配眼球运动，又合称为眼球运动神经，可同时检查。

医师将示指置于患者眼前 30cm 处，并请患者在不转动头部的情况下，随着医师的示指向左、右、上、下、右上、右下、左上、左下 8 个方向移动而转动眼球。如眼球向内、向上及向下运动活动受限，以及上睑下垂、调节反射消失，提示动眼神经麻痹；如眼球向下及向外运动减弱，则提示滑车神经损伤；如眼球向外运功障碍则为展神经受损；瞳孔反射异常可由动眼神经或视神经受损所致。另外，眼球运动神经麻痹可出现相应眼外肌功能障碍而导致麻痹性斜视，单侧眼球运动神经麻痹可导致复视。

四、三叉神经

三叉神经（trigeminal nerve）为混合性神经，感觉纤维分布于面部皮肤及眼、鼻、口腔黏膜；运动纤维支配咀嚼肌，咀嚼肌包括咬肌、颞肌及翼内肌、翼外肌。

（一）面部感觉

请患者闭眼，医师以针、盛冷水或热水的试管、棉花束分别检查面部痛觉、温度觉及触觉，注意两侧及内外对比。观察患者的面部感觉有无减退、消失和过敏，并定出感觉障碍区域。

（二）咀嚼运动

先观察双侧颞肌及咬肌有无萎缩，然后医师以双手触诊患者的颞肌及咬肌，请患者做咀嚼及咬牙动作，注意两侧肌力有无减弱。再请患者张口，以上、下门齿缝为准，观察张口时下颌有无偏斜。一侧三叉神经运动支受损时，患侧咀嚼肌肌力减弱或萎缩，张口时下颌偏向患侧。

（三）角膜反射

请患者睁眼向内侧注视，医师用捻成细束的棉絮，从视野外轻触角膜外缘（勿触及睫毛），正常反应为被刺激侧迅速出现眼睑闭合反应，称为直接角膜反射存在。如刺激一侧角膜，对侧出现眼睑闭合反应，称为间接角膜反射存在。直接与间接角膜反射均消失见于患侧三叉神经病变（传入障碍）；直接反射消失、间接反射存在则见于患侧面神经瘫痪（传出障碍）。

（四）下颌反射

患者轻启下颌，医师以左手拇指轻轻置于下颌齿列上，右手执叩诊锤轻叩拇指，观察有无反射及其强弱程度。脑桥以上运动神经病变时反射增强。

五、面神经

面神经（facial nerve）主要支配面部表情肌和司舌前 2/3 味觉，以及泪腺和唾液腺的分泌。

（一）运动功能

首先观察患者的两侧额纹、眼裂、鼻唇沟及口角是否对称，再请患者做皱额、闭眼、露齿、鼓腮、吹口哨动作。一侧面神经周围性（核或核下性）损害时，患侧额纹减少、眼裂较大，鼻唇沟变浅，不能皱额、闭眼，露齿时口角歪向健侧，鼓腮及吹口哨时患侧漏气。中枢性（核上的皮质脑干束或皮质运动区）损害时，因上半部面肌受两侧皮质运动区的支配，所以皱额、闭眼无变化，而只出现对侧下半部（眼裂以下）表情肌的瘫痪。

（二）味觉功能

请患者伸舌，医师以棉签蘸少许醋、盐、糖、奎宁等溶液，轻轻涂于患者一侧的舌前部，请其用手指指出事先写在纸板上的字（酸、咸、甜、苦），但不能讲话和缩舌。每种溶液测试完毕，用温水漱口。采用相同的方法检查对侧并比较。如面神经损伤时，舌前 2/3 味觉丧失。

六、前庭蜗神经

前庭蜗神经（vestibulocochlear nerve）又称位听神经，包括 2 种功能不同的感觉神经：蜗神经和前庭神经。

(一)蜗神经

检查听力可采用对话、听表音等方法,但一般应用音叉检查,这是鉴别传导性聋和感音神经性聋的标准方法。常用林纳试验、韦伯试验及施瓦巴赫试验,以测定声音的骨导听力和气导听力。详细检查及结果判断见本篇第四章。

(二)前庭神经

前庭神经损害导致眩晕、呕吐、平衡障碍、眼球震颤等。

1. 眩晕 患者自觉周围物体旋转或自觉本身旋转,常伴有呕吐。

2. 平衡障碍 主要表现为步态不稳、向患侧倾倒、闭目难立征,Barany 指向试验时手指向患侧偏移等。

3. 眼球震颤 是指眼球有不自主的短促往返运动,其往返速度有快慢之分,自发性地于正视时或上下侧视时出现,其方向可为左右水平的、上下垂直的,亦可为旋转的,偶亦可为混合的。前庭神经有刺激性病变时,眼球震颤向患侧;如有破坏性病变时,眼球震颤向对侧。

七、舌咽神经、迷走神经

舌咽神经(glossopharyngeal nerve)、迷走神经(vagus nerve)均为混合性脑神经,运动神经共同支配软腭、咽、喉、食管上部的横纹肌;感觉神经分布于咽喉部,司舌后 1/3 味觉。

(一)运动功能

询问患者有无吞咽困难和饮水呛咳等,请患者张口,仔细观察其软腭及腭垂位置,让患者发"啊"音,检查两侧软腭上抬是否有力,腭垂有无偏斜。如一侧软腭上抬减弱,腭垂偏向对侧,提示该侧神经受损;如腭垂居中,但双侧软腭上抬受限,甚至完全不能上抬,提示双侧神经麻痹。

(二)咽反射

医师用棉签或压舌板轻触患者左、右咽后壁黏膜,正常有恶心反应(咽反射),如有神经损伤,则患侧反射迟钝或消失。

(三)感觉功能

医师用棉签轻触患者两侧软腭和咽后壁黏膜,观察其一般感觉。舌后 1/3 味觉检查方法与检查面神经相同。

八、副神经

副神经(accessory nerve)为躯体运动性脑神经,支配胸锁乳突肌、斜方肌的随意运动。首先观察患者有无斜颈或塌肩,再请患者做耸肩及转头动作,同时医师给予一定的阻力,比较两侧肌力的强弱。如副神经受损,患侧胸锁乳突肌及斜方肌萎缩,向对侧转头及同侧耸肩无力。

九、舌下神经

舌下神经(hypoglossal nerve)为躯体运动性脑神经,支配舌外和舌内肌群的随意运动。请患者伸舌,观察有无偏斜、舌肌萎缩及肌束震颤。根据病变位置的不同,病损表现为:①核下性病变:伸舌偏向患侧,伴患侧舌肌萎缩。双侧舌下神经麻痹时舌不能伸出口外,出现吞咽困难和构音障碍。②核性病变:除核下性表现外,还有舌肌束震颤。③一侧核上性病变:伸舌偏向病灶对侧,无舌肌萎缩和肌束震颤。

第三节 运动功能检查

运动系统由大脑皮质、脑干的下行系统、脊髓、小脑、基底节等神经结构组成。所有运动都是接收了感觉冲动以后产生的反应,感觉功能直接参与运动的准确执行,故运动功能不可脱离感觉功能而独立存在。

皮质脊髓束及皮质脑干束（上运动神经元）受损后出现中枢性或痉挛性瘫痪；基底节受损后出现肌张力变化和不自主运动；小脑受损后出现共济失调与平衡障碍；周围运动神经元受损后出现周围性或弛缓性瘫痪。

一、肌容积

肌容积（muscle bulk）是指肌肉的体积。观察和比较两侧对称部位肌容积，注意有无肌肉萎缩或假性肥大，可肉眼观察或软尺测量肢体周径。肌肉萎缩可见于下运动神经元损害、肌肉疾病、长期失用等情况。肌肉假性肥大表现为外观肥大、触之坚硬、肌力减弱，可见于进行性肌营养不良患者，尤其以腓肠肌和三角肌表现明显。

二、肌力

肌力（muscle strength）是主动运动时肌肉产生的收缩力，肌力的记录方法常采用0~5级的六级分级法。请患者做肢体关节的伸屈动作，并以阻力抵抗，判断其对阻力的克服力量，注意两侧的对比。肌力分级：0级为完全瘫痪，测不到肌肉收缩；1级为仅测到肌肉收缩，但不能产生动作；2级为肢体在床上能水平移动，但不能抵抗自身重力，即不能抬离床面；3级为肢体能抬离床面，但不能抗阻力；4级为能做抗阻力动作，但不完全；5级为正常肌力。

瘫痪（paralysis）表现为自主运动时肌力减退（不完全性瘫痪）或消失（完全性瘫痪），是最常见的神经系统体征。

（一）瘫痪的性质

上、下运动神经元受损，分别引起中枢性瘫痪和周围性瘫痪（表3-10-3）。按不同部位或不同组合，将瘫痪分为单瘫、偏瘫、交叉性瘫痪和截瘫，其特点见表3-10-4。

表3-10-3　中枢性瘫痪与周围性瘫痪的鉴别

鉴别点	中枢性（上运动神经元性）瘫痪	周围性（下运动神经元性）瘫痪
受累范围	一个或以上肢体的瘫痪	个别或几个肌群受累
肌萎缩	瘫痪肢体无肌萎缩（可因废用引起轻度萎缩）	瘫痪肌肉明显萎缩
肌张力	肌张力痉挛性增高（痉挛性瘫痪），呈折刀样	肌张力降低（弛缓性瘫痪）
深反射	亢进	减弱或消失
锥体束征	阳性	阴性
肌电生理检查	无失神经电位，神经传导速度正常	有失神经电位，神经传导速度异常

表3-10-4　瘫痪的分类与特点

分类	特点
单瘫	单一肢体瘫痪（即一个上肢或一个下肢），多见于脊髓灰质炎
偏瘫	为一侧肢体（上、下肢）瘫痪，常伴有同侧脑神经损伤，多见于颅内病变或脑卒中
交叉性瘫痪	为一侧肢体瘫痪及对侧脑神经损伤，多见于脑干病变
截瘫	为双侧下肢瘫痪，是脊髓横贯性损伤的结果，见于脊髓外伤、炎症等

（二）瘫痪的定位诊断

1. 中枢性瘫痪

（1）皮质型：由大脑皮质运动区病损引起，该区病变常引起对侧的中枢性单瘫。

（2）内囊型：由于病变同时累及运动、感觉和视觉的传导纤维，受损后出现病变对侧偏身瘫痪、偏身感觉减退和偏盲（三偏综合征）。

（3）脑干型：一侧脑干病变，出现患侧的脑神经麻痹和对侧肢体的中枢性偏瘫（交叉性瘫痪）。

（4）脊髓型：上颈髓段病变引起中枢性四肢瘫痪，下颈髓段病变引起上肢周围性瘫痪及下肢中枢性瘫痪。胸段脊髓病变引起中枢性截瘫，腰髓病变引起双下肢周围性截瘫。脊髓病变多伴有损害平面以下的感觉障碍及大小便障碍。

2. 周围性瘫痪

（1）前角细胞损害：仅引起弛缓性瘫痪，呈节段性分布，无感觉障碍。

（2）前根损害：瘫痪呈节段性分布，常见肌束震颤，后根多同时受累，伴有神经根痛或感觉障碍。

（3）神经丛损害：受损神经所支配的肌肉发生周围性瘫痪。因周围神经丛包含运动和感觉等纤维，因此也可出现感觉障碍和疼痛。

（4）周围神经损害：多数周围神经末梢受损时，出现对称性四肢远端的无力或瘫痪及肌肉萎缩，伴有手套、袜子型的感觉障碍。

三、肌张力

肌张力（muscle tone）是指肌肉在静止松弛状态下的紧张度。检查时请患者放松肌肉，医师根据触诊肌肉的硬度和被动活动的阻力进行判断。

（一）肌张力增高

肌肉较硬，被动活动时阻力较大，可有如下表现。

1. 痉挛性　在被动运动开始时阻力较大，终末时突感阻力减弱，也称为折刀样肌张力增高，见于锥体束损伤。

2. 强直性　在被动运动时，伸肌、屈肌的阻力同等增加，如同弯曲铅管，故又称为铅管样强直，见于基底节损伤。在强直性肌张力增高的基础上伴有震颤，当被动运动时可出现齿轮顿挫样感觉，称为齿轮样强直（cogwheel rigidity）。

（二）肌张力减弱

肌肉松弛，被动活动时阻力减小，关节活动范围增大，见于下运动神经元病变（如周围神经炎、脊髓前角灰质炎等）、小脑病变和肌源性病变等。

四、去大脑强直

去大脑强直见于大脑与中脑、脑桥间的联系发生结构性或功能性中断时，表现为颈后伸，甚至角弓反张，四肢强直性伸展、内收及内旋。在病情好转时去大脑强直可转化为去皮质强直，两侧肘关节在胸前屈曲；当中枢神经系统损害加重时，去皮质强直也可转化为去大脑强直。

五、共济失调

机体任一动作的完成均依赖于某组肌群协调一致的运动，称为共济运动（coordination）。小脑、前庭系统、深感觉以及锥体外系共同调节运动的协调与平衡，这些部位的任何病变，尤其是小脑的病变，均可使运动缺乏准确性，称为共济失调（ataxia）。共济失调为小脑病变最主要的症状，其步态改变见本篇第三章。共济失调常用的检查方法及临床意义见表3-10-5。

表3-10-5　共济失调常用的检查方法及临床意义

试验	检查方法	临床意义
指鼻试验	请患者手臂外展伸直，再以示指触摸自己的鼻尖，由慢到快、先睁眼后闭眼重复进行	①小脑病变：同侧指鼻不准；②感觉性共济失调：睁眼指鼻准确，闭眼时出现障碍

续表

试验	检查方法	临床意义
指指试验	请患者伸直示指,屈肘,然后伸直前臂以示指触碰对面医师的示指,先睁眼后闭眼检查	正常人可准确完成。若总是偏向一侧,则提示该侧小脑或迷路有病变
跟-膝-胫试验	请患者取仰卧位,上抬一侧下肢,将足跟置于另一下肢膝盖上,再沿胫骨前缘向下移动,先睁眼后闭眼重复进行	①小脑病变:动作不稳定;②感觉性共济失调:闭眼时动作障碍
轮替动作	请患者伸直手掌,并以前臂做快速旋前、旋后动作	共济失调者动作缓慢、不协调
闭目难立征	请患者足跟并拢站立,闭目,双手向前平伸	①小脑病变:身体摇晃或倾斜;②感觉性共济失调:睁眼能站稳,闭目时站立不稳

六、不自主运动

不自主运动(involuntary movement)是指患者在意识清晰的情况下,其随意肌不自主收缩所产生的一些无目的的异常动作,多为锥体外系损伤的表现。

(一)痉挛

痉挛是指肌肉或肌群的各种不随意收缩,可分为阵挛性和强直性。①阵挛性痉挛:是肌肉快速而短暂收缩与松弛、反复交替发作的节律性不自主运动。主要见于三叉神经痛、癫痫等。②强直性痉挛:为持续较久的肌痉挛,可有一定松弛期。主要见于破伤风、手足搐搦症、狂犬病、士的宁中毒等。全身性痉挛称为惊厥。

(二)抽搐

抽搐是肌肉协调、重复、快速地抽动,可分为运动性和声音性。①运动性抽搐:如瞬目、噘嘴、扭头、舞蹈样动作;②声音性抽搐:如喉鸣、发哼声、尖叫声等。

(三)肌阵挛

肌阵挛(myoclonus)是指肌肉或肌群快速而短促地闪电样不自主收缩,可以是同步或不同步的、对称或不对称的、弥漫性或局部性的、节律性或非节律性的。多发生于肢体和躯干的肌肉,也可出现于面、颊、舌及咽喉肌。轻度的肌阵挛不引起关节运动,重度则可引起肢体的阵挛性运动,或使患者突然摔倒在地。

(四)肌张力障碍

肌张力障碍(dystonia)是指主动肌与拮抗肌收缩不协调,或者过度收缩引起的以肌张力异常的动作、异常的姿势为特征的运动障碍综合征。

(五)震颤

震颤(tremor)是躯体某部分不自主、有节律性地抖动。

1. 静止性震颤(static tremor)　在静止时明显,运动时减轻或消失,常伴有肌张力增高。常见于帕金森病。

2. 姿势性震颤(postural tremor)　震颤出现于身体主动地保持某种姿势时,而在运动及休息时消失,较静止性震颤细而快。较常见的姿势性震颤有生理性震颤(见于应用肾上腺素后、甲状腺功能亢进症、焦虑状态等)、扑翼样震颤(见于全身性代谢障碍、急性感染等)、特发性震颤(为常染色体显性遗传)。

3. 意向性震颤(intention tremor)　又称动作性震颤。在静止时消失,运动时明显,愈近目标物愈明显,见于小脑病变等。手指的细小震颤常见于甲状腺功能亢进症。

(六)舞蹈样运动

舞蹈样运动(choreiform movement)是一种快速的、不规则的、无目的的、不对称的、运动幅度大小不等的不自主动作,可发生于面部、躯干及肢体。由基底节病变引起,多见于儿童的脑风湿病变。

(七) 手足徐动症

手足徐动症(athetosis)为手指或足趾的一种伸展扭曲动作,表现为重复有规律运动。见于脑性瘫痪、肝豆状核变性等。

七、异常肌肉活动

(一) 肌束震颤

肌束震颤(fasciculation)是肌肉中个别肌束的细小的、快速的或蠕动样的收缩,不引起肢体关节运动,常伴有肌萎缩,是由脊髓前角细胞或前根受刺激所致,亦可见于周围神经受刺激时。

(二) 肌纤维颤搐

肌纤维颤搐(myokymia)为许多运动单位或一群肌纤维的自发性短暂性抽搐样收缩。这种运动较肌束震颤粗大而持久,一般无肌萎缩。肌纤维颤搐可以是生理性的,最常见的是眼睑抽搐,见于疲劳、焦虑、寒冷时;肌纤维颤搐也可以是病理性的,见于神经症、体质虚弱或代谢障碍等。

(三) 痛性痉挛

痛性痉挛(cramp)是伴有剧烈疼痛的强直性痉挛,可见于正常人,多为白天剧烈活动后晚上的腓肠肌痉挛。病理情况下常由脱水、妊娠、尿毒症、低钙血症、低镁血症、肌肉疾病、运动神经元疾病等引起。

第四节　感觉功能检查

检查感觉功能时应注意:①患者意识必须清醒,医师应耐心地向患者解释检查的目的与方法,以取得其主动配合;②检查应在安静环境中进行,使患者能认真体验各种刺激并回答真实感受;③请患者闭目,以避免主观或暗示作用;④检查时要注意两侧、上下、远近部位的对比,以及不同神经支配区的对比;⑤检查顺序是先感觉缺失部位后正常部位。

当患者意识状态欠佳又必须检查时,则只粗略地观察患者对刺激的反应,如呻吟、面部痛苦的表情或回缩受刺激的肢体等,以判断患者感觉功能的状态。

一、感觉功能检查方法

(一) 浅感觉

浅感觉包括皮肤及黏膜的痛觉、温度觉及触觉。

1. 痛觉　请患者闭目,医师以均匀的力量用大头针的针尖轻刺患者皮肤,让其立即回答具体的感受。注意两侧对称部位的比较,检查后记录感觉障碍的类型(正常、过敏、减退、消失)和范围。痛觉障碍见于脊髓丘脑侧束损伤。

2. 温度觉　请患者闭目,医师分别用盛有热水(40~50℃)或冷水(5~10℃)的玻璃试管接触患者皮肤,请患者回答自己的感受(冷或热)。正常人能明确辨别冷热的感觉,温度觉障碍见于脊髓丘脑侧束损伤。

3. 触觉　请患者闭目,医师用棉签轻触患者的皮肤或黏膜,请患者回答有无感觉。正常人对轻触感很灵敏,触觉障碍见于后索损伤。

(二) 深感觉

深感觉是指深部组织的感觉,如运动觉、位置觉和振动觉。

1. 运动觉　请患者闭目,医师用拇指和示指轻轻夹住患者的手指或足趾,做被动伸或屈的动作,请患者根据感觉回答手指或足趾移动方向(向上或向下)。运动觉障碍见于后索病变。

2. **位置觉** 请患者闭目,医师将其肢体放置在某种位置上,询问患者是否能明确回答肢体所处的位置。位置觉障碍见于后索病变。

3. **振动觉** 请患者闭目,医师将振动的音叉(128Hz)柄放置在患者肢体的骨隆起处(如内、外踝,腕关节,髂嵴等),询问其有无振动的感觉,并注意两侧对比。正常人有共鸣性振动感,振动觉障碍见于脊髓后索损伤。

(三) 复合感觉

复合感觉是大脑综合、分析、判断的结果,故也称为皮质感觉。

1. **皮肤定位觉** 是检查触觉定位能力。请患者闭目,医师用手指轻轻触及患者皮肤,请患者指出被触及的位置。皮肤定位觉障碍见于皮质病变。

2. **两点分辨觉(two-point discrimination)** 请患者闭目,医师用分开的双脚规刺激患者的两点皮肤,如患者有两点感觉,再将双脚规距离缩短,直到患者感觉为一点为止,测量实际间距,并两侧对比。身体各部对两点辨别感觉的灵敏度不同,以舌尖、鼻端、手指最明显,四肢近端和躯干最差。正常人手指的辨别间距是2~4mm,舌为1mm,手掌为8~12mm,手背为2~3cm,前臂为4cm,前胸为4cm,背部为4~7cm。触觉正常而两点分辨觉障碍见于额叶病变。

3. **实体觉(stereognosis)** 检查患者双手对实体物的大小、形状、性质的识别能力。请患者闭目,请其触摸日常熟悉的物件,如钥匙、硬币、手表等,并说出物体的大小、名称和形状。检查时应先检查患侧再检查健侧,并注意两手对比。实体觉功能障碍见于皮质病变。

4. **体表图形觉(graph esthesia)** 请患者闭目,医师在其皮肤上画图形(方形、圆形、三角形等)或写字,观察其能否辨别。如有障碍,提示丘脑水平以上的病变。

二、感觉障碍的性质

感觉系统受刺激或损害时,引起感觉过敏、感觉过度、感觉异常、感觉倒错及疼痛等。感觉系统被破坏时,出现感觉减退或缺失。

接收和传导感觉的结构受到损害性刺激,或对痛觉传导起抑制作用的某些结构受到损害时,都会发生疼痛。常见的疼痛如下。

(一) 局部痛

疼痛的部位即病变所在处,多由感觉的感受器或神经末梢受到伤害性刺激而引起。

(二) 放射痛

疼痛除了出现在刺激部位外,尚沿受累感觉神经发散到其支配区,如后根受肿瘤压迫时引起的神经根痛,腰骶神经根受突出的椎间盘压迫而发生的坐骨神经痛等。

(三) 扩散痛

疼痛向邻近部位扩展,如三叉神经某一支受刺激时,疼痛扩散到其他分支。

(四) 牵涉痛

腹部器官发生病变时,在同一脊髓节段所支配的体表也发生疼痛,例如肝、胆疾病时引起右肩痛。

三、感觉障碍的定位诊断

(一) 皮质型

皮质型感觉障碍的特点是复合感觉(精细感觉)障碍,如两点分辨觉、皮肤定位觉、体表图形觉等。

(二) 内囊型

内囊损害时产生对侧偏身深、浅感觉缺失或减退,常伴有偏瘫和偏盲。

(三) 丘脑型

丘脑受损后产生对侧偏身(包括面部)深、浅感觉缺失或减退,可有自发性疼痛和感觉过度,或感觉倒错的特点。

(四) 脑干型

患侧面部感觉障碍和对侧躯体的痛觉、温度觉障碍,即交叉性感觉障碍。

(五) 脊髓型

脊髓横贯性病变时,因损害了上升的脊髓丘脑束及后索,引起受损节段平面以下的感觉缺失或减退。在脊髓半侧损害时,受损节段平面以下出现患侧深感觉障碍,对侧痛觉、温度觉障碍。

(六) 后角型

脊髓后角损害产生节段性的痛觉、温度觉障碍,而无触觉和深感觉障碍(分离性感觉障碍),疼痛不明显。

(七) 后根型

脊神经后根或后根神经节受损时,其支配区皮肤呈节段性带状分布的各种感觉缺失或减退,可伴发神经根痛,如椎管内脊髓髓外肿瘤。

(八) 神经干型

某个周围神经干受损时,其支配区皮肤的各种感觉呈条状、块状障碍,如桡神经、尺神经、股外侧皮神经等病变。

(九) 末梢型

多数周围神经末梢受损时,出现四肢远端对称性的各种感觉障碍,呈手套、袜子型分布,见于周围神经病变。

第五节 神经反射检查

神经反射是神经活动的基础,是通过完整的反射弧完成的,包括感受器、传入神经元、反射中枢、传出神经元和效应器。神经反射检查的结果比较客观,较少受患者意识的影响,但检查时必须要求患者充分合作,避免紧张,体位保持对称、放松。同时,检查的部位和力度要一致,并两侧对比。两侧不对称或两侧明显改变时意义较大,反射改变表现为亢进、增强、正常、减弱、消失和异常反射等。

一、浅反射

刺激皮肤或黏膜引起的反应称为浅反射。浅反射包括腹壁反射(abdominal reflex)、提睾反射(cremasteric reflex)、跖反射(plantar reflex)、肛门反射(anal reflex)等。

(一) 腹壁反射

请患者取仰卧位,双下肢稍屈曲使腹壁放松,医师用钝头竹签沿肋缘、脐水平、腹股沟(上、中、下腹部),由外向内轻划腹壁皮肤(图 3-10-1)。正常时受刺激的部位出现腹肌收缩。上腹部反射消失见于胸髓 7~8 节受损,中腹部反射消失见于胸髓 9~10 节受损,下腹部反射消失见于胸髓 11~12 节受损。双侧上、中、下腹部反射均消失见于昏迷或急腹症患者。肥胖者、老年人及经产妇由于腹壁过于松弛,也会出

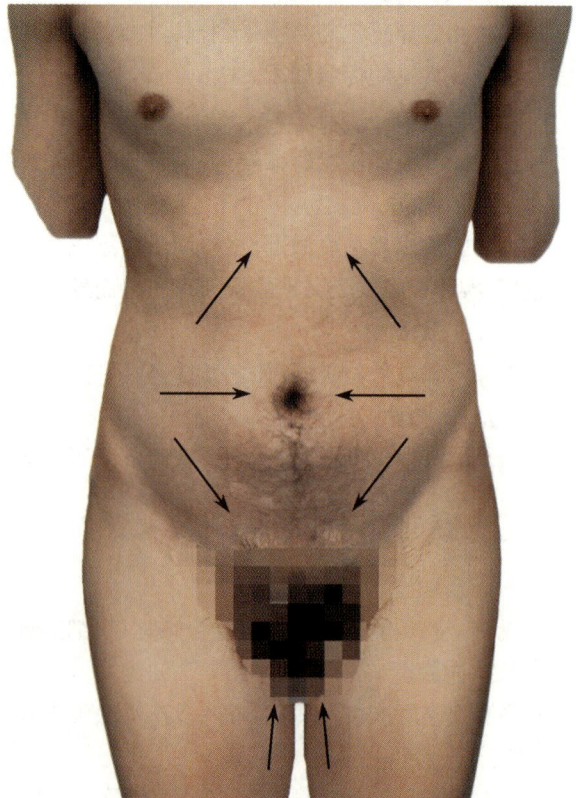

图 3-10-1 腹壁反射、提睾反射检查方法部位示意图

现腹壁反射减弱或消失。

（二）提睾反射

请患者取仰卧位（双下肢伸直）或站立位，充分暴露睾丸和股内侧，医师用钝头竹签由下向上轻划患者股内侧上方皮肤，引起同侧提睾肌收缩，使睾丸上提（图3-10-1）。双侧反射消失见于腰髓1~2节受损。一侧反射减弱或消失见于锥体束损害。此外，老年人或有局部病变者，如腹股沟疝、阴囊水肿、精索静脉曲张、睾丸炎、附睾炎等也可影响提睾反射。

（三）跖反射

请患者取仰卧位，髋关节及膝关节伸直，医师以左手持患者踝部，用钝头竹签由后向前划足底外侧至小趾掌关节处，再转向踇趾侧（图3-10-2），正常反射为足趾跖屈（即巴宾斯基征阴性），反射消失见于骶髓1~2节损伤。

（四）肛门反射

患者取胸膝位或侧卧位，医师用钝头竹签轻划患者肛门周围皮肤，可引起肛门外括约肌收缩。反射消失见于骶髓4~5节或肛尾神经损伤。

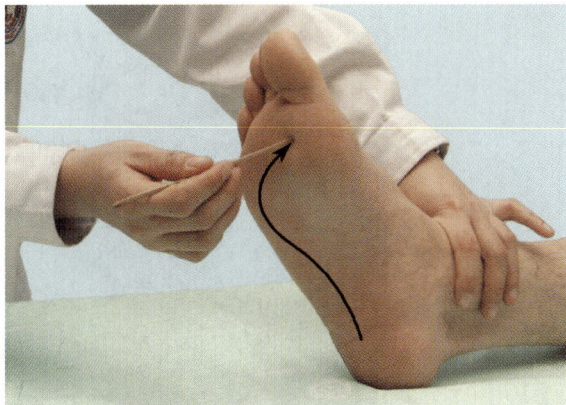

图 3-10-2 跖反射检查方法

二、深反射

深反射是指刺激肌腱、骨膜等深部感受器完成的反射，又称腱反射。深反射包括肱二头肌反射（biceps reflex）、肱三头肌反射（triceps reflex）、桡骨膜反射（radial periosteal reflex）、膝反射（patellar reflex）、跟腱反射（achilles tendon reflex）等。检查时请患者合作，肢体放松。医师采用均等的叩击力量进行检查，并注意两侧对比。

（一）肱二头肌反射

请患者取坐位或仰卧位，肘关节自然放松呈屈曲状，医师将左手拇指或中指置于患者肱二头肌肌腱上，以叩诊锤叩击医师的左拇指或中指（图3-10-3）。反射活动表现为肱二头肌收缩，前臂快速屈曲。反射中枢为颈髓5~6节段，肌皮神经支配。

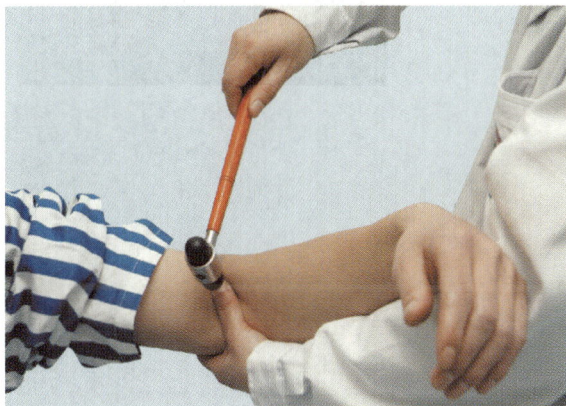

图 3-10-3 肱二头肌反射检查方法

（二）肱三头肌反射

请患者取坐位或卧位，肘关节自然放松呈屈曲状，医师左手轻托患者肘部，以叩诊锤叩击其鹰嘴上方的肱三头肌肌腱（图3-10-4）。反射活动表现为肱三头肌收缩，前臂伸展。反射中枢为颈髓6~7节段，桡神经支配。

（三）桡骨膜反射

请患者取坐位或仰卧位，腕关节自然放松，肘部半屈半旋前位，医师以叩诊锤轻叩其

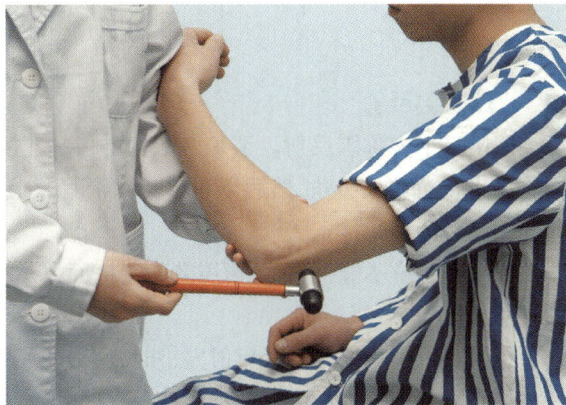

图 3-10-4 肱三头肌反射检查方法

桡骨茎突。反射活动表现为肱桡肌收缩,肘关节屈曲,前臂旋前和手指屈曲。反射中枢为颈髓 5~8 节段,桡神经支配。

(四)膝反射

坐位检查时,患者小腿完全松弛下垂与大腿成直角,医师用右手持叩诊锤叩击其膝盖髌骨下方股四头肌肌腱;卧位检查时,患者仰卧,医师用左手托其双侧腘窝处,使膝关节呈 120° 屈曲,用右手持叩诊锤叩击其膝盖髌骨下方股四头肌肌腱(图 3-10-5)。反射活动表现为股四头肌收缩,小腿伸展。反射中枢为腰髓 2~4 节段,股神经支配。

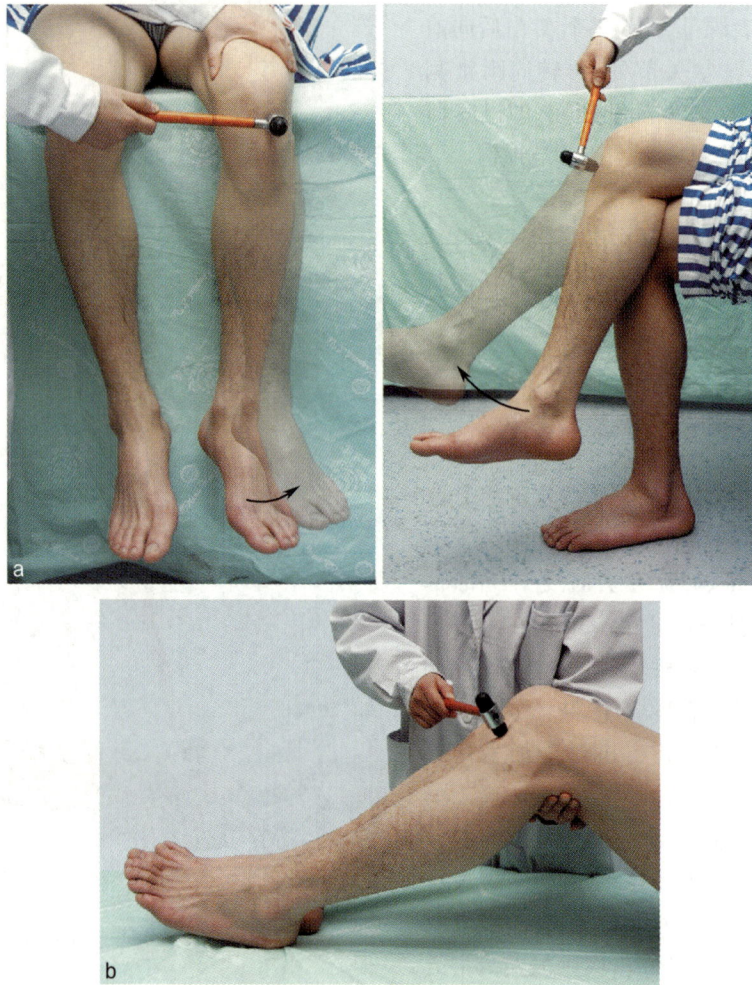

图 3-10-5　膝反射检查方法
a. 坐位;b. 卧位。

(五)跟腱反射

跟腱反射亦称踝反射。请患者取仰卧位,髋关节及膝关节稍屈曲,下肢取外旋外展位,医师用左手将患者足背屈成直角,然后以叩诊锤叩击其跟腱。反应为腓肠肌收缩,足向跖面屈曲,反射中枢为骶髓 1~2 节段。

如果仰卧位不能引出,可请患者跪于椅面上,双足自然下垂,然后轻叩其跟腱,反应同前。

(六)阵挛

锥体束以上病变导致深反射亢进时,用力使相关肌肉处于持续性紧张状态,该组肌肉则发生节律性收缩,称为阵挛,常见以下两种。

1. 踝阵挛(ankle clonus)　患者取仰卧位,医师用左手托患者小腿后使膝部呈半屈曲,右手握其足底快速向上用力使足背屈,并保持一定推力(图3-10-6)。阳性反应为踝关节节律性地往复伸屈。

2. 髌阵挛（patellar clonus）　请患者取仰卧位,双下肢伸直,医师用拇指和示指捏住髌骨上缘,用力向远端方向快速推动数次,然后保持适度的推力(图3-10-7)。阳性反应为股四头肌有节律地收缩,使髌骨快速上下移动。

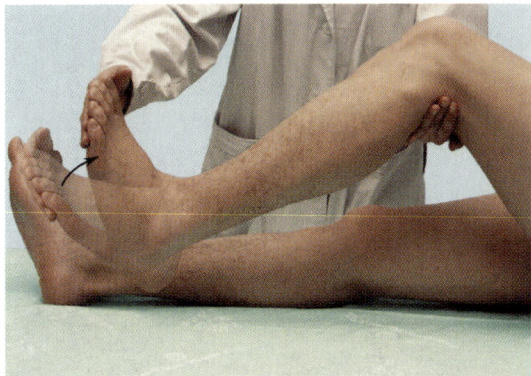

图 3-10-6　踝阵挛检查方法

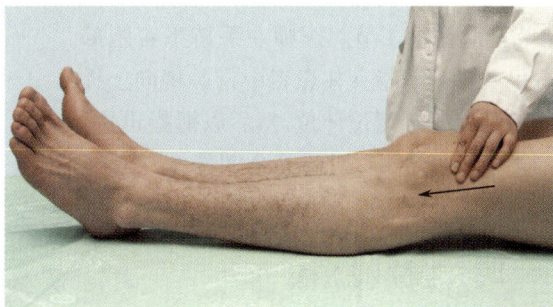

图 3-10-7　髌阵挛检查方法

三、病理反射

病理反射是指锥体束受损,大脑失去了对脑干和脊髓的抑制作用而出现的异常反射。一岁半以内的婴幼儿由于锥体束尚未发育完善,可以出现上述反射现象,不属于病理性。成年患者若出现上述反射现象则为病理反射。病理反射包括巴宾斯基征(Babinski sign)、奥本海姆征(Oppenheim sign)、戈登征(Gordon sign)、霍夫曼征(Hoffmann sign)等。

(一)巴宾斯基征

检查方法同跖反射,阳性表现为蹞趾背伸,其他四趾呈扇形展开,见于锥体束损害(图3-10-8)。

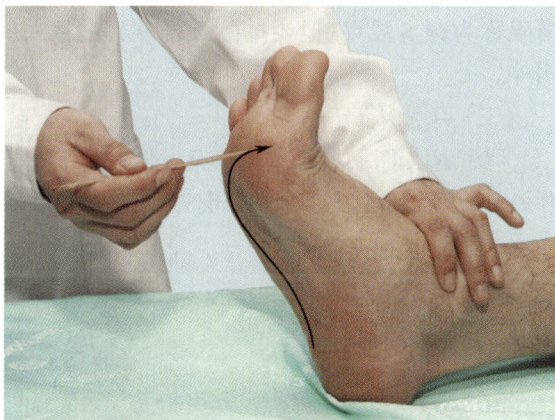

(二)奥本海姆征

请患者取仰卧位,髋关节及膝关节伸直,医师用示指及中指沿患者胫骨前缘用力由上向下滑压,阳性表现为蹞趾背伸,其他四趾呈扇形展开,见于锥体束损害(图3-10-9)。

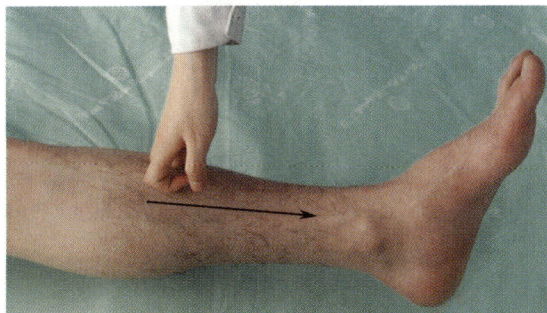

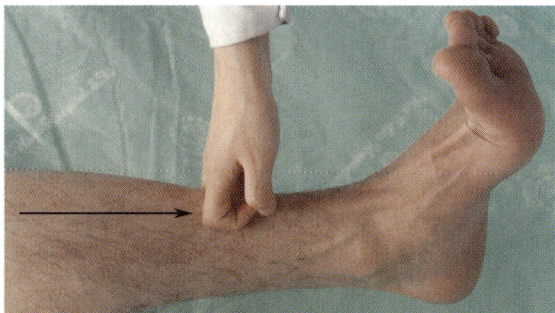

图 3-10-8　巴宾斯基征检查方法

图 3-10-9　奥本海姆征检查方法

（三）戈登征

请患者取仰卧位，髋关节及膝关节稍屈曲，医师用手以一定力量捏挤患者的腓肠肌，阳性表现为踇趾背伸，其他四趾呈扇形展开，见于锥体束损害。

以上三种体征临床意义相同，其中巴宾斯基征是最典型的病理反射。

（四）霍夫曼征

通常认为霍夫曼征是病理反射，但也有认为是深反射亢进表现，反射中枢为颈髓第7节至胸髓第1节。医师左手持患者腕部，右手中指与示指夹住患者中指并稍向上提，使腕部处于轻度过伸位，然后以拇指迅速弹刮患者中指指甲，引起其余四指掌屈反应，称为霍夫曼征阳性。（图 3-10-10）。

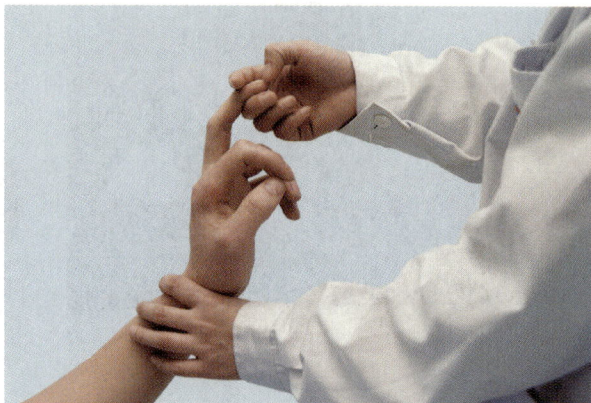

图 3-10-10　霍夫曼征检查方法

四、脑膜刺激征

脑膜刺激征见于各种脑膜炎、蛛网膜下腔出血、脑脊液压力增高等。常见的脑膜刺激征包括颈项强直、克尼格征（Kernig sign）、布鲁津斯基征（Brudzinski sign）等。

（一）颈项强直

请患者取仰卧位，医师以一手托住其枕部，另一手置于其胸前，使其做屈颈动作。被动屈颈受限称为颈项强直（但要排除颈椎病），正常人屈颈时下颏可触及胸骨柄，部分老年人或肥胖者例外。

（二）克尼格征

请患者取仰卧位，医师先将其一侧髋关节和膝关节屈成直角，再将其小腿抬高伸膝，正常人可将膝关节伸达 135° 以上。阳性表现为伸膝受限，并伴有疼痛与屈肌痉挛（图 3-10-11）。

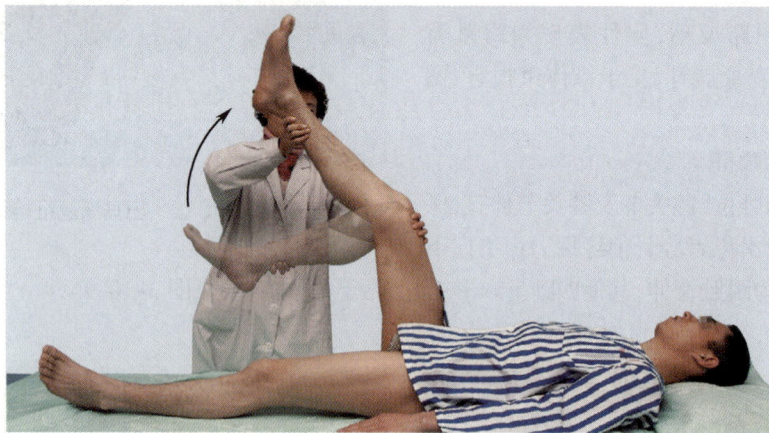

图 3-10-11　克尼格征检查方法

（三）布鲁津斯基征

请患者取仰卧位，双下肢自然伸直，医师一手托患者枕部，一手置于患者胸前，然后使其头部前屈，阳性表现为两侧膝关节和髋关节屈曲（图 3-10-12）。

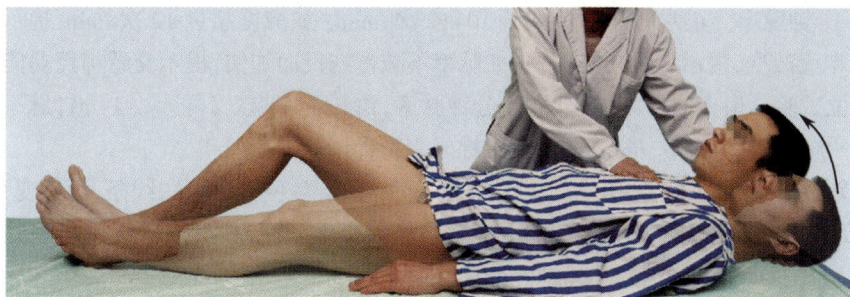

图 3-10-12　布鲁津斯基征检查方法

第六节　自主神经功能检查

自主神经分交感神经与副交感神经,在大脑皮质和下丘脑的调节下,协调机体内、外环境的平衡。其主要功能是调节内脏、血管与腺体等的活动。

一、自主神经对内脏、血管与腺体的作用

自主神经对内脏、血管与腺体的作用见表 3-10-6。

表 3-10-6　自主神经对内脏、血管与腺体的作用

内脏、血管与腺体	交感神经	副交感神经
涎腺	分泌少量黏稠唾液	分泌大量稀薄唾液
心脏	心率加快	心率减慢
冠状动脉	扩张	无明显作用
其他动脉	收缩	影响很小或无影响
皮肤血管	收缩	扩张
支气管	扩张,黏液分泌减少	收缩,黏液分泌增多
胃肠道	蠕动减慢,分泌减少	蠕动加快,分泌增多
膀胱	内括约肌收缩,排空抑制	内括约肌舒张,排空加强
肾上腺	髓质分泌增多	髓质分泌减少
汗腺	泌汗增多	泌汗减少

二、常用检查方法

(一) 一般检查

1. 皮肤黏膜　观察患者皮肤和黏膜色泽、温度、营养和汗液分泌等,注意有无苍白或发绀、色素沉着、溃疡,有无局部温度升高或降低,有无局部水肿、变硬、粗糙,有无潮湿或干燥。

2. 毛发、指甲　观察有无毛发增生或脱失,有无指甲变形、变脆或失去光泽等。

3. 排汗与腺体　观察有无局限性多汗、少汗、无汗,以及唾液腺、泪腺的分泌情况。

4. 括约肌功能　观察有无尿潴留、尿失禁,有无便秘、大便失禁等。

(二) 自主神经反射

1. 眼心反射　指压迫眼球引起脉率轻度减慢的变化过程。请患者取仰卧位,双眼自然闭合,计数 1 分钟脉率,再请其闭眼后双眼球下移,医师用手指压迫其双侧眼球(以压力不使患者感到疼痛为

限),再计数1分钟脉率。正常时脉率可减慢10~12次/min。如减慢超过12次/min,提示迷走神经功能亢进;如脉率无改变,提示迷走神经麻痹;如脉率不减慢或反而加快,提示交感神经功能亢进。

2. 卧立位试验　患者取平卧位,计数1分钟脉率,请其迅速起立,再计数1分钟脉率。如由卧位到立位脉率增加超过10~12次/min,提示交感神经兴奋性增高。

3. 皮肤划痕试验　用竹签在皮肤上适度加压划一直线,数秒钟后呈白线条,而后变为红线条,为正常反应。如白线条持续超过5分钟,提示交感神经兴奋性增高;如红线条迅速出现并明显增宽隆起,提示副交感神经兴奋性增高或交感神经麻痹。

4. 竖毛反射　竖毛肌由交感神经支配。用冰块刺激患者颈部(或腋下)皮肤,引起竖毛反应,7~10秒时最明显,以后逐渐消失。此反射扩展至脊髓横贯性损伤的平面即停止,根据反射障碍的部位判断交感神经功能障碍的范围。

5. 发汗试验　用碘1.5g、蓖麻油10ml与95%乙醇100ml混匀,涂于皮肤,干燥后再敷以淀粉。皮下注射毛果芸香碱10mg,作用于交感神经节后纤维而引起出汗,导致出汗处皮肤变蓝色。发汗试验用于判断交感神经功能障碍的范围。

6. 握拳试验　患者用力握拳5分钟,可引起心率增快与收缩压、舒张压增高。自主神经系统功能异常时,此反应发生障碍,常用于检测交感神经传出纤维功能。

7. Valsalva 动作　患者深吸气后,在屏气状态下用力做呼气动作10~15秒,计算此期间最长心搏间期与最短心搏间期的比值,正常人大于或等于1.4,如小于1.4,则提示压力感受器功能不灵敏或反射弧的传入纤维或传出纤维损害。

附　神经系统体格检查纲要和结果举例

主要内容	记录举例
认知功能	记忆力无异常,定向力良好,无失语、失认和失用
脑神经	嗅觉无障碍,视力左1.0,右0.8,双侧鼻唇沟对称,口角无歪斜,双眼球无震颤,伸舌无偏斜
感觉功能	浅、深感觉存在
运动功能	四肢活动自如,肌力及肌张力正常,无不自主运动及异常肌肉运动
神经反射	浅反射、深反射存在,巴宾斯基征阳性,其余病理反射阴性
脑膜刺激征	颈软,克尼格征和布鲁津斯基征均阴性
自主神经功能	皮肤划痕试验阴性

(潘小炎)

思考题

1. 患者诉右侧肢体活动不灵,请问神经系统体格检查可能会出现哪些异常体征? 为什么?

2. 患者出现右侧周围性面瘫,请问神经系统体格检查会出现哪些异常体征?

第十一章

全身体格检查

【学习要点】

本章重点介绍全身体格检查的基本要求、内容纲要,重点体格检查的注意事项,老年人体格检查的注意事项,特殊情况的体格检查要点,以及体格检查中要注意的常见问题。

第一节　全身体格检查的基本要求

在分段学习各器官系统的检查之后,医学生应融会贯通,综合应用所掌握的方法与技巧。面对具体的患者,应能全面系统、井然有序地进行全身体格检查(complete physical examination)。以往很少强调这一部分内容,医师常需要经过较长时间的自我摸索,才逐步养成在全身体格检查内容与方法方面的个人习惯,而由于师承的不同、个人的领悟和理论联系实际上的差异,这些习惯优劣并存。本章旨在使医学生一开始即遵循一定的全身体格检查原则和规范,以使内容全面系统、顺序合理流畅、方法正确规范,利于提高体格检查的效率和质量。

1. **检查的内容务求全面系统**　对全身进行全面的体格检查,采集尽可能完整的客观资料,能起到筛查的作用,亦便于完成住院病历规定的各项要求。另外,由于体格检查常在问诊之后进行,医师一般对于应重点检查的内容已心中有数,因此相应部位的检查应更加深入细致,这就使全身体格检查不是机械的重复,而是在全面系统的基础上有所侧重,使检查内容既能涵盖住院病历的条目要求,又能重点深入患病的器官系统。

2. **检查的顺序应是从头到足分段进行**　即强调一种合理、规范的逻辑顺序,这种顺序不仅可最大限度保证体格检查的效率和速度,而且也可明显减轻患者的不适和不必要的体位变动,同时也方便医师进行操作。为了检查的方便,某些器官系统如皮肤、淋巴结、神经系统,采取分段检查,但要统一记录。

3. **遵循原则也要有灵活性**　如甲状腺触诊常需从患者的背后进行,因此,当卧位的患者取坐位接受后胸检查时,医师可对其甲状腺予以补充检查。检查前胸时,为了对发现的肺部体征有全面的了解,也可立即检查后胸部。腹部检查采取视诊、听诊、叩诊、触诊的顺序更好。对于上肢的检查是由手至肩,而对下肢的检查应由近及远。面对具体患者,如急诊、重症患者,其可能需要简单体格检查后,立即进行抢救或治疗,遗留的内容待病情稳定后再补充。不能坐起的患者,背部检查只能侧卧进行。对于肛门、直肠、外生殖器的检查,应根据病情需要确定是否检查,如确需检查,应特别注意保护患者隐私。

4. **检查的顺序**

(1)以卧位患者为例:①患者取卧位,检查顺序为:一般情况和生命体征→头颈部→前、侧胸部(心、肺);②患者取坐位,检查顺序为:后背部(包括肺、脊柱、肾区、骶部);③患者取卧位,检查顺序为:腹部→上、下肢→肛门、直肠→外生殖器→神经系统(最后站立位)。

(2)以坐位患者为例:①患者取坐位,检查顺序为:一般情况和生命体征→上肢→头颈部→后背部(包括肺、脊柱、肾区、骶部);②患者取卧位,检查顺序为:前、侧胸部(心、肺)→腹部→下肢→肛门、直肠→外生殖器→神经系统(最后站立位)。

上述顺序可以保证分段而集中地顺利完成全身体格检查,在此过程中患者仅有两三次的体位变动。

5. 检查的方法 是各器官系统检查方法的浓缩和提炼,具有很强的技艺性,务求正规合理,应用得当。器官系统检查的方法虽然详细、全面,但用于全身体格检查时应进行适当取舍,以符合完整连贯的检查要求。如进行甲状腺触诊时,视不同体位采用不同方法;腹腔积液的检查应卧位叩诊移动性浊音。采用器械检查时,先对患者解释,并取得理解。检查部位的暴露要适当,检查结束后要及时复原衣被。

6. 强调边检查边思考、边查边问 对于客观检查结果的正常限度、临床意义,需要医师的学识和经验,检查中时刻注意对比,才能作出正确的分析和判断。医学生可能需要进行重复的检查和核实,才能获得完整而正确的资料。但根据全身体格检查的基本项目作好思想准备,可以减少重复的次数和对患者的干扰。检查的手法和动作要轻柔,尽量不使患者增加痛苦。

7. 检查过程中与患者适当交流 注意交流沟通,不仅可以融洽医患关系,而且可以补充病史资料,如补充系统回顾的内容,查到哪里,问到哪里,简单几个问题可十分自然而简洁地获取各系统患病的资料;又如对患者的健康教育及精神支持,亦可在检查过程中体现。检查过程需要较长时间,更要关心体贴患者。

8. 掌握检查的进度和时间 为了避免给患者带来不适或负担,一般应尽量在 30~40 分钟内完成全身体格检查。医学生可以适当多一些时间,熟悉和熟练之后,可以更加从容不迫、井然有序。

9. 检查结束时应与患者简单交谈 可向患者说明重要发现、应注意的事项或下一步的检查计划。但医学生应明白自己实习岗位的责任,掌握分寸,对体征的临床意义把握不准时不可随便解释,以免增加患者思想负担或给医疗工作造成麻烦。

第二节 全身体格检查纲要

遵循全身体格检查纲要中的基本内容和逻辑顺序,有利于医学生养成良好的职业习惯和行为规范。这些看似机械、烦琐的项目是全面搜集临床资料必不可少的,也是保质保量完成住院病历规定的基本要求所必需的。因此,要求医学生逐条掌握,连贯应用。

1. 一般检查 / 生命体征
(1)准备和清点器械
(2)自我介绍(姓名,简短交谈以融洽医患关系)
(3)观察发育、营养、面容、表情和意识等一般状态
(4)当受检者在场时洗手
(5)测量体温(腋温,10 分钟)
(6)触诊桡动脉至少 30 秒
(7)用双手同时触诊双侧桡动脉,检查其对称性
(8)计数呼吸频率至少 30 秒
(9)测右上肢血压 2 次

2. 头颈部
(10)观察头部外形、毛发分布、异常运动等
(11)触诊头颅
(12)检查左、右眼的近视力(用近视力表)
(13)视诊双眼及眉毛,检查上、下睑结膜以及球结膜和巩膜,检查泪囊
(14)检查面神经运动功能(皱额、闭目)
(15)检查眼球运动(检查六个方位)

（16）检查瞳孔直接对光反射与间接对光反射

（17）检查调节与集合反射

（18）观察及触诊双侧外耳及乳突,触诊颞下颌关节及其运动

（19）分别检查双耳听力(摩擦手指检查法)

（20）观察及触诊外鼻

（21）观察鼻前庭、鼻中隔

（22）检查上颌窦、额窦、筛窦,注意有无肿胀、压痛、叩击痛等

（23）观察口唇、牙齿、牙龈、舌质和舌苔

（24）借助压舌板检查口腔黏膜、口咽部及扁桃体

（25）检查舌下神经(伸舌)

（26）检查面神经运动功能(露齿、鼓腮或吹口哨)

（27）检查三叉神经运动支(触双侧咀嚼肌,或以手对抗其张口动作)

（28）检查三叉神经感觉支(上、中、下三支)

（29）暴露颈部,观察颈部外形和皮肤、颈静脉充盈和颈动脉搏动情况

（30）触诊颈部淋巴结(耳前、耳后、枕后、颌下、颏下、颈前、颈外侧、锁骨上)

（31）触诊甲状软骨、甲状腺峡部与侧叶(配合吞咽动作)

（32）听诊颈部(甲状腺、血管)杂音

（33）触诊气管的位置

（34）检查颈椎屈曲、侧弯、旋转活动

（35）检查副神经(耸肩及对抗头部旋转)

3. 前胸部和侧胸部

（36）暴露胸部,观察胸部外形、对称性、皮肤和呼吸运动等

（37）分别触诊双侧乳房(4个象限、乳晕及乳头)

（38）分别触诊双侧腋窝淋巴结(5组)

（39）触诊胸壁弹性、压痛,检查双侧呼吸动度

（40）检查双侧语音震颤

（41）检查有无胸膜摩擦感

（42）叩诊双侧肺尖、双侧前胸和侧胸

（43）听诊双侧肺尖、双侧前胸和侧胸

（44）检查双侧语音共振

（45）切线方向观察心尖、心前区搏动

（46）触诊心尖搏动(两步法)

（47）触诊心前区

（48）叩诊心脏相对浊音界

（49）分别用膜型和钟型体件依次听诊二尖瓣区、肺动脉瓣区、主动脉瓣区、主动脉瓣第二听诊区、三尖瓣区,听诊心率、心律、心音及有无心脏杂音、额外心音和心包摩擦音

4. 背部

（50）请受检者坐起,充分暴露背部,观察脊柱、胸廓外形及呼吸运动

（51）触诊脊柱有无畸形、压痛

（52）叩诊法检查脊柱有无叩击痛

（53）检查双侧肋脊点和肋腰点有无压痛

（54）检查双侧肾区有无叩击痛

（55）检查胸廓活动度及其对称性

NOTES

（56）检查双侧语音震颤

（57）请受检者双上肢交叉,对比叩诊双侧后胸部

（58）叩诊双侧肺下界移动度(肩胛线)

（59）听诊双侧肩胛间区、肩胛下区

（60）检查双侧语音共振

5. 腹部

（61）正确暴露腹部,请受检者屈膝、放松腹肌,观察腹部外形、对称性、皮肤、脐及腹式呼吸等

（62）听诊肠鸣音与血管杂音

（63）叩诊全腹

（64）叩诊肝浊音界(肝上、下界)

（65）检查移动性浊音(经脐平面先左后右)

（66）叩诊膀胱

（67）浅部触诊法触诊全腹部(自左下腹开始、逆时针)

（68）深部触诊法触诊全腹部(自左下腹开始、逆时针)

（69）训练患者作加深的腹式呼吸,在右锁骨中线上单手触诊法触诊肝脏

（70）在右锁骨中线及前正中线上双手触诊法触诊肝脏

（71）检查肝颈静脉回流征

（72）检查胆囊点有无压痛

（73）双手触诊法触诊脾脏

（74）如未能触及脾脏,嘱受检者右侧卧位,再触诊脾脏

（75）双手触诊法触诊双侧肾脏

（76）单手触诊法触诊膀胱

（77）检查振水音

（78）检查腹部触觉(或痛觉)与腹壁反射

6. 上肢

（79）正确暴露上肢,观察上肢皮肤、关节等

（80）观察双手及指甲

（81）触诊指间关节和掌指关节

（82）检查指关节运动

（83）检查上肢远端肌力

（84）触诊腕关节和检查腕关节运动

（85）触诊双肘鹰嘴和肱骨髁上突

（86）触诊滑车上淋巴结

（87）检查肘关节运动

（88）检查屈肘、伸肘的肌力

（89）视诊及触诊肩关节及其周围

（90）检查肩关节运动及上肢近端肌力

（91）检查上肢触觉(或痛觉)

（92）检查肱二头肌反射、肱三头肌反射、桡骨骨膜反射

（93）检查霍夫曼征

7. 下肢

（94）正确暴露下肢,观察双下肢外形、皮肤、趾甲等

（95）触诊腹股沟区有无肿块、疝等

（96）触诊腹股沟淋巴结横组与纵组

（97）触诊股动脉搏动，必要时听诊

（98）触诊双侧足背动脉

（99）检查双下肢有无凹陷性水肿

（100）检查下肢触觉（或痛觉）

（101）检查髋关节屈曲、内旋、外旋运动

（102）检查双下肢近端肌力（屈髋）

（103）触诊膝关节，检查浮髌试验

（104）检查膝关节屈曲运动

（105）检查膝反射与髌阵挛

（106）触诊踝关节及跟腱

（107）检查踝关节背屈、跖屈、内翻、外翻运动

（108）检查双足背屈、跖屈肌力

（109）检查屈趾、伸趾运动

（110）检查跟腱反射与踝阵挛

（111）检查巴宾斯基征、奥本海姆征、戈登征

（112）检查颈强直、克尼格征、布鲁津斯基征

（113）检查直腿抬高试验

8. 肛门、直肠（必要时检查）

（114）嘱受检者左侧卧位，右腿屈曲，观察肛门、肛周、会阴区

（115）戴上手套，示指涂以润滑剂行直肠指诊，观察指套有无分泌物

9. 外生殖器（必要时检查）

（116）解释检查的必要性，注意保护隐私。确认受检者膀胱排空，取仰卧位

男性：

（117）视诊，包括尿道外口、阴囊，必要时检查提睾反射

（118）触诊双侧睾丸、附睾、精索

女性：

（117）视诊，包括尿道外口、阴道口

（118）触诊阴阜、大小阴唇、尿道旁腺、前庭大腺

10. 共济运动、步态与腰椎运动

（119）请受检者站立，检查闭目难立征

（120）检查指鼻试验（睁眼、闭眼）与双手快速轮替运动

（121）观察步态

（122）检查腰椎伸屈、侧弯、旋转运动

第三节　重点体格检查

全身体格检查对全面了解病情、不遗漏重要的诊断线索和诊断依据具有非常重要的作用，也是建立完整的医疗档案必不可少的。但在门诊和急诊的日常医疗工作中，通常时间比较有限，一般不可能用数十分钟进行全面的全身体格检查，而采用重点体格检查，也是符合医疗工作实际的。因为面对具体患者，医师通过问诊已经获得病史，通过分析综合已勾画出疾病的诊断假设，对患病的器官系统和病变的类型可能已有初步印象。在此基础上进行的体格检查，即重点体格检查，它带有很强的目的性，可以用较少的时间进行针对性强的、重点的、更有效的体格检查。长期的医疗实践证明，这样的

体格检查对门诊和急诊患者体格检查诊断资料的提供是完全可能的、有效的。重点体格检查顺序与全身体格检查顺序基本一致,但应根据患者的体位和病情作相应调整,尽量减少患者的不适,较快地完成需要的、有针对性的检查。需要强调的是,因为各种疾病的复杂性,重点体格检查绝不是"头痛查头、脚痛查脚"那么简单。要针对主诉和现病史等资料综合考虑,才能做到该重点检查的内容不遗漏,而又不撒大网式地作过多的体格检查而耽误时间,这需要丰富的疾病知识和建立诊断假设的能力,也是医师的临床诊断思维能力的反映。

第四节　老年人的体格检查

随着老年人占总人口比例的不断增加,除儿科医师外,各科都将见到越来越多的老年患者。体格检查时应正确区分老龄引起的改变与病态表现,注意检查的技巧。

(一) 老年人可能出现的身体变化

1. 视力、听力有一定的下降,记忆力下降。
2. 皮肤弹性降低。
3. 瞳孔对光反射稍迟钝,眼球向上凝视能力下降,出现老年环。
4. 心脏收缩期杂音明显,收缩压略升高,但仍在正常范围。
5. 胸前后径增加,与脊柱后弓、椎体的下塌有关,肺部检查时可出现捻发音。
6. 肠蠕动功能下降。
7. 生殖器(如女性阴唇、阴道,男性睾丸)萎缩。
8. 前列腺增大。
9. 肌肉常有轻度萎缩。
10. 步态变慢,跨步变小。

(二) 老年人体格检查的注意事项

1. 定期的体格检查十分必要,但老年人可能由于骨关节改变而行动不便,应理解患者实际情况,准备更多时间,耐心、细致地进行体格检查。
2. 检查内容和顺序与成人无异,生命体征十分重要。
3. 检查的方法应灵活、机动。如在交谈中有效地了解智力、记忆力,从家人和护理人员处获取信息。
4. 注意精神状态检查。可从患者一般状态(appearance)、情感反应(affective response)及语言、行为是否适度(appropriateness),即三个"a",加以评价,也可从交谈中了解患者的时间、地点、人物定向力。
5. 注意患者视力、听力下降程度,一般老年人对耳语音及高调语音分辨能力特别差。
6. 心脏检查时注意第一心音改变及第三心音,可能提示病态改变。
7. 最好检查坐位、卧位、立位的血压,可以了解循环代偿能力,并应作双臂检查。
8. 腹部听诊时注意血管杂音,触诊时注意腹主动脉有无增宽,正常时直径不超过 3.5cm。
9. 神经系统检查时注意跟腱反射可有减弱,其他深反射及肌力亦可稍减弱。
10. 骨关节改变应与老年性改变和骨关节炎相区别。观察步态,可结合日常生活自理能力分析各运动器官功能。

第五节　特殊情况的体格检查

由于某些患者受病情与体位的限制,或者存在心理或生理的缺陷,不能配合医师按常规方法和顺序进行体格检查,医师需考虑改变检查顺序,或使用变通的方法。有时检查不得不在患者家中或临时的检查床上进行,甚至在轮椅上进行,又缺乏必要的设备条件,对此情况均应有灵活的策略进行体格检查。

(一)智力障碍患者的检查

智力障碍患者可能由于不能理解意图、过去不悦的经历、恐惧或对检查方法不适应,不能配合检查。此时应特别耐心,创造舒适的检查环境,保护患者隐私,让一位亲近的家人或保健人员在场,常可减少患者的顾虑。检查应减慢速度、轻柔、细致,不得已时可分次完成。仔细观察患者的动作和反应,可以确定检查的关键和重点。如同检查儿童一样,有损伤或恐惧感的检查应留待最后完成,以免因此影响关键部位的检查。

1. 智力障碍小儿的检查

（1）发育的评价:身高、体重、年长儿的性征及活动能力等。

（2）确定伴随的各系统异常:如神经系统、心血管系统。

（3）除智力障碍之外无其他症状的患儿,重点检查内容包括:①身体的比例;②头围和头型;③毛发质地、皮损和皮疹;④视听功能;⑤上腭完整性、舌的大小和牙齿情况;⑥心脏杂音;⑦骨关节畸形;⑧神经功能异常等。

2. 智力障碍成人的检查

（1）确定各部分的功能状态:①运动和认知能力;②语言和理解能力;③视听能力;④牙齿情况;⑤营养状态。

（2）年龄、外貌、性别是否相符,包括乳腺、盆腔检查。

（3）重点检查部位、内容包括:①一般状态;②皮肤损害:有无皱缩、压迫性损伤、自伤或真菌感染;③听力测定:必要时由电测听试验确定;④视力检查:观察对视觉刺激的反应,设法进行眼底检查,必要时镇静、扩瞳后检查;⑤口腔检查:注意龋牙、牙周病与念珠菌感染;⑥心脏检查:注意异常心音和杂音;⑦骨骼肌肉系统检查:注意张力、肌力、关节畸形、主动与被动活动的范围等;⑧神经系统检查:注意吞咽、咀嚼、吸吮、肌肉伸缩及对称性、步态与动作的协调性等。

(二)情绪障碍或精神疾病患者的检查

可能由于不合作、有敌意而妨碍检查。有时有经验的工作人员或家人可抚慰患者与医师合作,借机尽量完成。对于必须作全身及重点检查的精神病患者,可在用镇静药物或适当约束后进行。

(三)生理缺陷患者的检查

检查需要更长的时间、更轻柔的手法以及变通的检查方法和顺序来完成。抬起、翻身、变动体位需要助手。与主诉、现病史有关的器官系统需要特别注意。检查顺序需要酌情改变。

1. 卧床的患者　全身体格检查有时只能在卧位进行,医师需要改变自己的位置来完成全部项目。如对不能坐起或站立的患者进行眼底检查时,有时医师不得不站在患者头端,用右眼观察患者的左眼。心脏检查有时需要配合体位的听诊,而患者又不能下蹲或做 Valsalva 动作,此时可采用嘱患者握拳、被动抬腿或以血压计袖带压迫双臂等方法增加回心血量,对心音和杂音的鉴定同样有效。肺部检查时,常需助手帮助翻身以完成侧面及背部的叩诊与听诊。对于完全不能活动的患者,只能将听诊器膜型体件置于患者背部进行听诊。作直肠检查时可以用左侧卧位方式进行触诊,注意屈髋、屈膝,右腿应尽量完全屈曲。同时亦可借机检查背部和脊柱,需特别注意有无压疮。骨骼肌肉系统检查时视诊、触诊与通常无异,关节活动范围可通过被动运动来判断,合作的患者可通过抬腿、抬头了解肌力。作神经系统检查时,脑神经卧位检查无困难,指鼻试验、跟-膝-胫试验均可在卧位进行,但不宜检查呕吐与吞咽反射。

2. 轮椅上的患者　头颈、心肺、上下肢检查通常采用坐位的检查方法。腹部、直肠、外生殖器、下背部、臀部的检查则不可能达到满意的效果,如必要,应转移至检查台上进行检查。

(四)检查条件不佳的情景

在患者家里进行体格检查时,需要携带必要的检查器械,注意卧床一般较医院的检查台低,光线应尽量调整充足,最好有助手或家人在场协助完成。如果患者可以活动而又能合作,一般完成检查无困难;如其不能,则需助手协助翻身或固定体位。检查结束后应注意将所有用过的一次性消耗物品装袋处理,其余器械应充分清洁和消毒后才能供第二次使用。

(五) 某些意外情况的体格检查

医师有时在社交场合、旅行途中或度假期间遇到一些意外的救援要求和危及生命的急诊患者,在缺乏必要的器械的情况下,最重要的是思想准备,然后灵活应对现场的情景。生命体征的检查是第一位的,在抢救期间可酌情抓紧时机,完成重要器官的一些检查,如神志状态、瞳孔大小、对光反射、眼球活动、听力和语言,以及心、肺听诊和四肢活动度等,不求全面、系统,但求与生命相关或与创伤部位有关的体征能被及时发现、准确评价,为进一步抢救或治疗的决策提供依据。

如路遇严重胸痛急性发作的患者,首先是察言观色,了解患者神志、呼吸和循环情况,以确定危急程度,触诊颈动脉或桡动脉搏动,必要时用耳贴近胸壁直接听诊心脏搏动,可对心搏频率、节律及强度作出初步判断,然后确定处理的方案。

第六节　体格检查中常见的问题

全身体格检查和重点体格检查,对医学生来说是比较困难的,即使记住了条目的内容,亦难达到技艺上的要求。因此从学习开始,应不断强化,不断完善,重视难点,避免错误,使检查全面系统、重点突出、从容流畅、取舍得当。以下是体格检查中容易出现的一些问题:①缺乏规范训练,对全身和重点体格检查的目的、内容和方法心中无数;②缺乏思想准备和组织安排,使检查项目遗漏,顺序颠倒;③问诊不详,导致必要的体格检查内容不全,检查重点不突出或检查重点有误,忽略了疾病相关的详细的专科检查;④检查器械准备不充分或不会使用,如检眼镜、压舌板、听诊器、叩诊锤等;⑤忽略某些部位而遗漏检查内容,如耳、鼻、颈部血管、腋窝、腹股沟、肛门、直肠和生殖系统;⑥忽略一些技术难点而导致检查结果不准确,如眼外肌的检查及其意义、甲状腺触诊、气管移位、各种呼吸音和心脏舒张期杂音的识别、腹部脏器触诊和神经系统检查的方法,以及这些检查中体征的识别等;⑦对一些检查结果或医学术语等记录不准确,如心脏大小的描述,心脏杂音的描述,呼吸音强弱、音调和性质的记录,脾脏大小的记录,使用不常用的名词和缩略语等。

以上问题可经过勤学苦练得以解决,而最应警惕的是责任心不强、作风不严谨、不实事求是、粗枝大叶、大而化之、不全面、不深入,甚至视而不见、听而不闻,使体格检查未能如实反映疾病的客观情况,未能发现或判别有误,以致记录失实,失去了诊断价值。

总之,体格检查是临床诊断学学习的重要内容,是临床医师职业素养、行为规范与专业水平的具体体现。真正的知识不只是书本上的教条,而是一系列个人体会与经验。医学生需要在全身体格检查方面刻苦训练,才能在日后重点体格检查中取舍适宜、详略得当、得心应手、应用自如。

(万学红)

思考题

1. 通常情况下,对卧位患者和坐位患者进行全身体格检查的顺序是否一样? 如不同,请分别简要描述。

2. 在对老年人的体格检查中,哪些情况可能是因为年龄而出现的身体变化? 请简要描述。

第四篇
辅助检查

辅助检查（accessory examination）包括实验室检查、心电图（ECG）检查、脑电图（electroencephalogram，EEG）检查、肌电图（electromyogram，EMG）检查、肺功能检查、影像学检查、内镜检查和核医学检查等。辅助检查过去曾称为器械检查，但发展到今天，用于诊断疾病的仪器设备已经不再只是简单的器械，有些已经是非常复杂的大型医用设备。辅助检查包括多个领域的很多种检查，本篇仅讲述心电图检查、肺功能检查、部分内镜检查的内容。各种辅助检查提供的信息可为临床诊断和鉴别诊断提供重要依据，有时还可能对组织脏器功能作出临床判断，有的检查还可同时开展治疗。辅助检查的难易程度、设备和技术要求相差悬殊，均需经过专门学习和培训。对医学生来说，辅助检查的学习要求主要是掌握其检查原理、临床应用指征和检查结果的临床意义；心电图检查还要掌握其实际操作方法。为正确选择辅助检查，首先应掌握每种检查项目的适应证、禁忌证和注意事项，其操作方法需在临床课程和临床实习实践中，在老师的指导下进行训练。只有理论与实践训练相结合，掌握各种辅助检查的知识与技能，才能做到有的放矢地选择和应用。

第一章
心　电　图

【学习要点】

本章介绍心电图的产生原理、心电图波形的特点，以及心电图正确的分析方法；介绍心房肥大和心室肥厚、心肌缺血与 ST-T 改变、心肌梗死、心律失常［主要包括窦性心律失常、期前收缩（房性、交界性、室性）、逸搏心律、异位性心动过速、扑动与颤动、传导异常］，以及电解质紊乱和药物影响时的心电图特点。

第一节　临床心电学的基本知识

一、心电图产生原理

心脏机械收缩前，先产生电激动，心房和心室的电激动可经人体组织传到体表。心电图（electro-cardiogram，ECG）是利用心电图机从体表记录心脏每一心动周期所产生电活动变化的曲线图形。

心肌细胞在静息状态时，膜外排列的阳离子带正电荷，膜内排列的同等比例的阴离子带负电荷，保持平衡的极化状态，不产生电位变化。当细胞一端的细胞膜受到刺激（阈刺激），其通透性发生改变，使细胞内外正、负离子的分布发生逆转，受刺激部位的细胞膜出现去极化，使该处细胞膜外正电荷消失而其前面尚未去极化的细胞膜外仍带正电荷，从而形成一对电偶（dipole）。电源（正电荷）在前，电穴（负电荷）在后，电流自电源流入电穴，并沿着一定的方向迅速扩展，直到整个心肌细胞去极化完毕。此时心肌细胞膜内带正电荷，膜外带负电荷，称为去极化（depolarization）状态。随后，由于细胞的代谢作用，细胞膜又逐渐复原到极化状态，这种恢复过程称为复极化（repolarization）过程，复极化与去极化先后程序一致，但复极化的电偶是电穴在前，电源在后，并较缓慢向前推进，直至整个细胞全部复极化为止（图 4-1-1）。

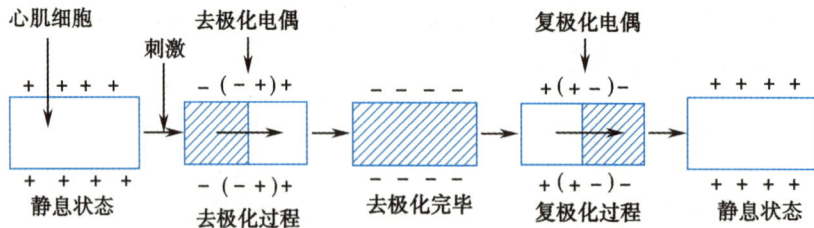

图 4-1-1　单个心肌细胞的去极化和复极化过程以及所产生的电偶变化

就单个细胞而言，在去极化时，检测电极对向电源（即面对去极化方向）产生向上的波形，背向电源（即背离去极化方向）产生向下的波形，在细胞中部记录出双向波形。复极化过程与去极化过程方向相同，但因复极化过程的电偶是电穴在前，电源在后，因此记录的复极化波方向与去极化波方向相反（图 4-1-2）。

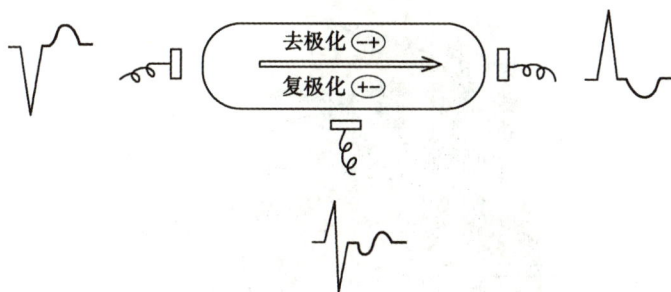

图 4-1-2　单个心肌细胞检测电极方位与去极化、复极化波形方向的关系
箭头—示去极化与复极化的方向。

需要注意,在正常人的心电图中,记录到的复极化波方向常与去极化波主波方向一致,与单个心肌细胞不同。这是因为正常人心室的去极化从心内膜向心外膜,而复极化则从心外膜开始,向心内膜方向推进,其确切机制尚未完全清楚。

由体表采集到的心脏电位强度与下列因素有关:①与心肌细胞数量(心肌厚度)成正比;②与探查电极位置和心肌细胞之间的距离成反比;③与探查电极的方位和心肌去极化的方向所构成的角度有关,夹角愈大,心电位在导联上的投影愈小,电位愈弱(图 4-1-3)。这种既有强度,又有方向性的电位幅度称为心电"向量"(vector),通常用箭头表示其方向,而用箭头长度表示其电位强度,心脏电激动过程中会产生许多心电向量。由于心脏的解剖结构及其电活动相当错综复杂,致使不同心电向量间的关系亦较复杂,然而一般均按下列原理合成为"心电综合向量"(resultant vector):同一轴的两个心电向量的方向相同者,其幅度相加;方向相反者则相减。两个心电向量的方向构成一定角度者,则可应用"合力"原理将二者按其角度及幅度构成一个平行四边形,而取其对角线为综合向量(图 4-1-4)。可以认为,由体表采集到的心电变化,是全部参与电活动心肌细胞的电位变化按上述原理综合的结果。

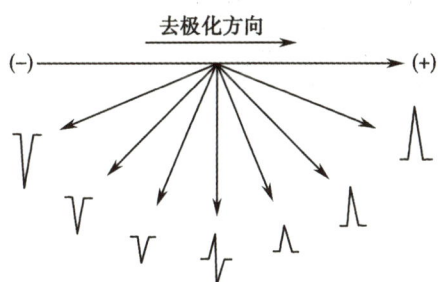

图 4-1-3　检测电极电位和波形与心肌去极化方向的关系

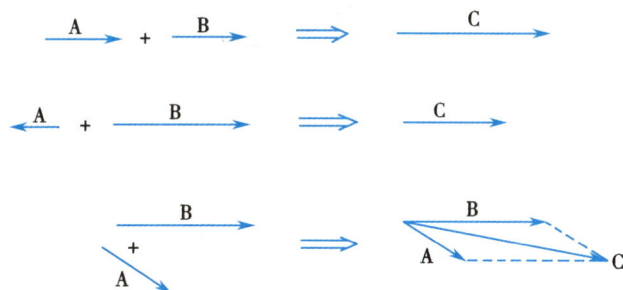

图 4-1-4　综合向量的形成原则

二、心电图各波段的组成和命名

心脏的特殊传导系统由窦房结、结间束(分为前、中、后结间束)、上房间束(起自前结间束,称 Bachmann 束)、房室交界区(房室结、希氏束)、束支(分为左、右束支,左束支又分为前分支和后分支)以及浦肯野纤维(Purkinje fiber)构成。心脏的传导系统与每一心动周期顺序出现的心电变化密切相关(图 4-1-5)。

正常心电活动始于窦房结,兴奋心房的同时经结间束传导至房室结(激动传导在此处延迟 0.05~0.07 秒),然后循希氏束→左、右束支→浦肯野纤维传导,最后兴奋心室。这种先后有序的电激动的传播,引起一系列电位改变,形成了心电图上的相应的波段(图 4-1-6)。临床心电学规定了这些波段

NOTES

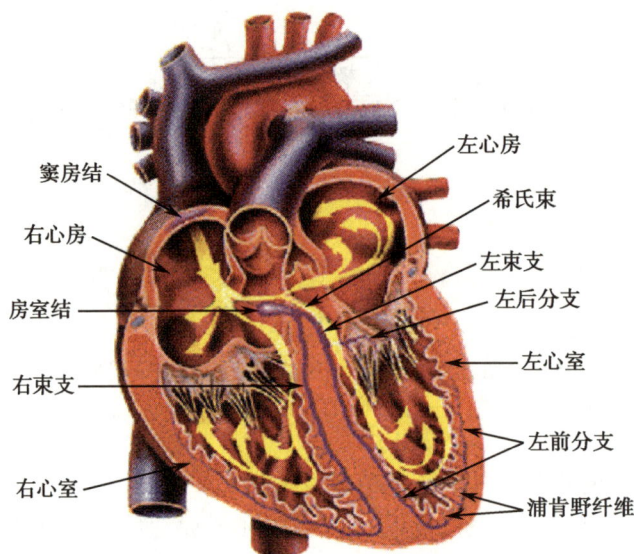

图 4-1-5   心脏特殊传导系统

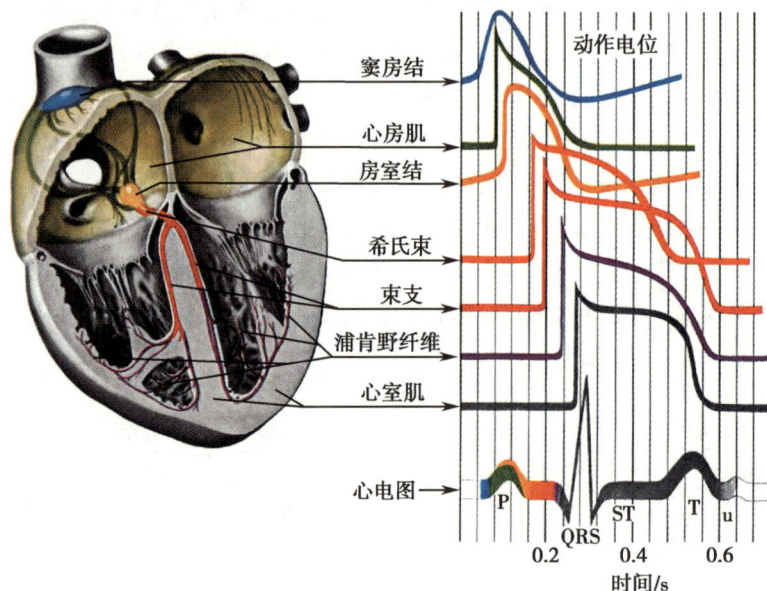

图 4-1-6   心脏各部位动作电位与心电图各波段的关系

的统一名称：①最早出现的幅度较小的 P 波，反映心房的去极化过程。②PR 段（实为 PQ 段，传统称为 PR 段）反映心房复极化过程及房室结、希氏束、束支的电活动；P 波与 PR 段合计为 PR 间期，反映自心房开始去极化至心室开始去极化的时间。③幅度最大的 QRS 波群，反映心室去极化的全过程。④去极化完毕后，心室的缓慢和快速复极化过程分别形成了 ST 段和 T 波。⑤QT 间期为心室开始去极化至心室复极化完毕全过程的时间。

QRS 波群可因检测电极的位置不同而呈多种形态，已统一命名如下：首先出现的位于参考水平线以上的正向波称为 R 波；R 波之前的负向波称为 Q 波；S 波是 R 波之后的第一个负向波；R′ 波是继 S 波之后的正向波；R′ 波后再出现的负向波称为 S′ 波；如果 QRS 波只有负向波，则称为 QS 波。此外，若各波振幅<0.5mV，则用 q、r、s 表示；若振幅≥0.5mV，则用 Q、R、S 表示（图 4-1-7）。

正常心室去极化始于室间隔中部，自左向右去极化；随后左、右心室游离壁从心内膜朝心外膜去极化；左心室基底部与右心室肺动脉圆锥部是心室最后去极化的部位。心室肌这种规律的去极化顺序，对于理解不同电极部位 QRS 波形态的形成颇为重要。

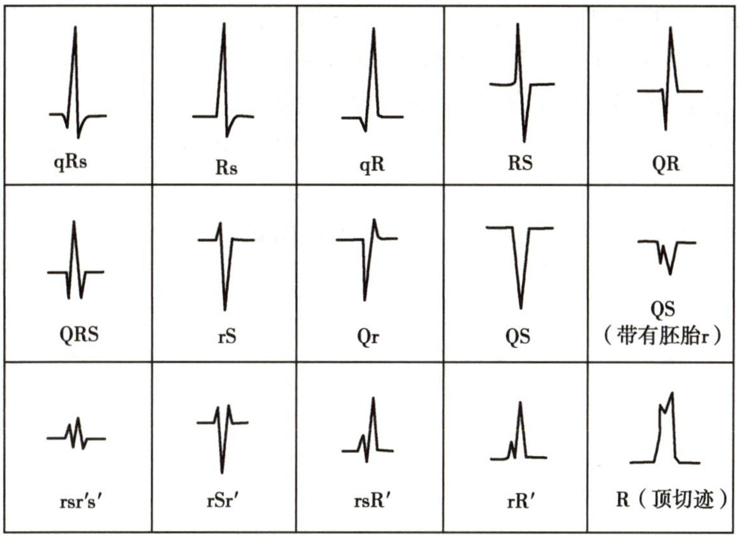

图 4-1-7　QRS 波群命名示意图

三、心电图导联体系

在人体不同部位放置电极,并通过导联线与心电图机电流计的正负极相连,这种记录心电图的电路连接方法称为心电图导联。电极位置和连接方法不同,可组成不同的导联。在长期临床心电图实践中,已形成了一个由 Einthoven 创设而目前被广泛采纳的国际通用导联体系(lead system),称为常规 12 导联体系。

1. 肢体导联(limb leads) 包括标准肢体导联Ⅰ、Ⅱ、Ⅲ及加压肢体导联 aVR、aVL、aVF。肢体导联的电极主要放置于右臂(R)、左臂(L)、左腿(F),连接此三点即 Einthoven 三角(图 4-1-8a、图 4-1-8b)。

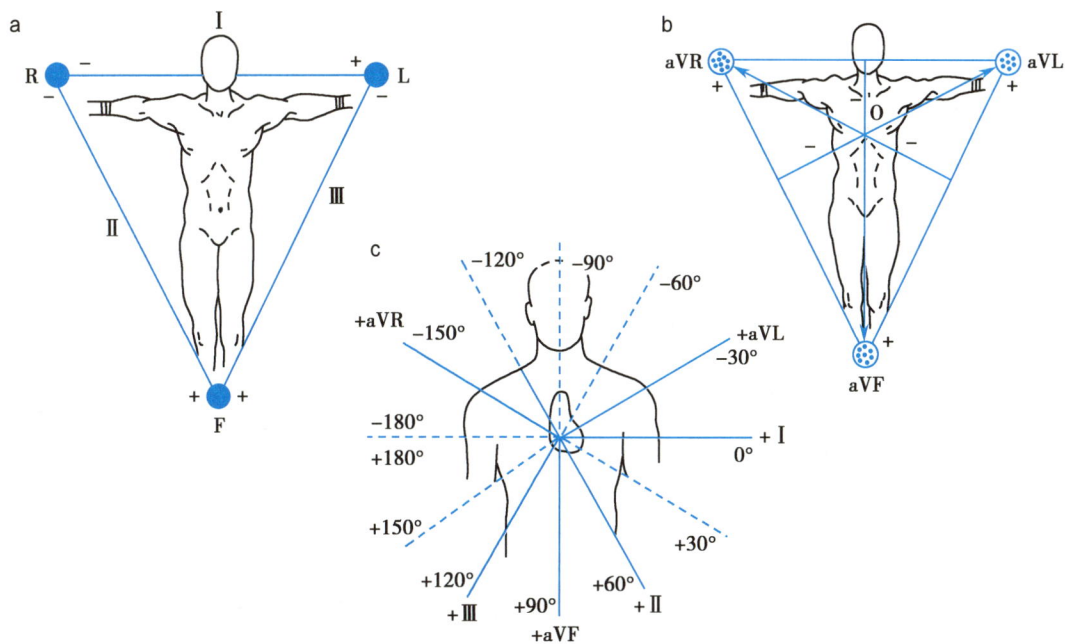

图 4-1-8　肢体导联的导联轴

a. 标准肢体导联的导联轴;b. 加压肢体导联的导联轴;c. 肢体导联额面六轴系统。

在每一个标准导联正、负极间均可画出一假想的直线,称为导联轴。为便于表明6个导联轴之间的方向关系,将Ⅰ、Ⅱ、Ⅲ导联的导联轴平行移动,使其与aVR、aVL、aVF的导联轴一并通过坐标图的轴中心点,便构成额面六轴系统(hexaxial system)(图4-1-8c)。此坐标系统采用±180°的角度标志,以左侧为0°,顺钟向的角度为正,逆钟向的角度为负。每个导联轴从中心点被分为正、负两半,相邻导联间的夹角为30°。此对测定心脏额面心电轴颇有帮助。

肢体各导联的电极位置和正负极连接方式见图4-1-9和图4-1-10。

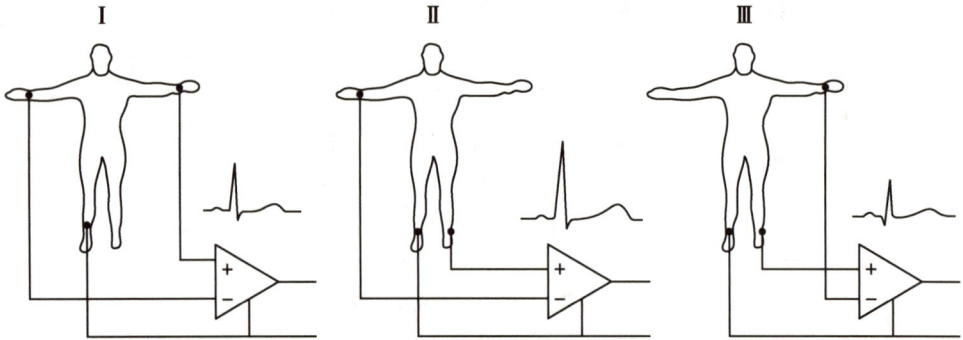

图 4-1-9　标准肢体导联的电极位置及正负极连接方式
Ⅰ—左臂(正极)、右臂(负极);Ⅱ—左腿(正极)、右臂(负极);Ⅲ—左腿(正极)、左臂(负极)。

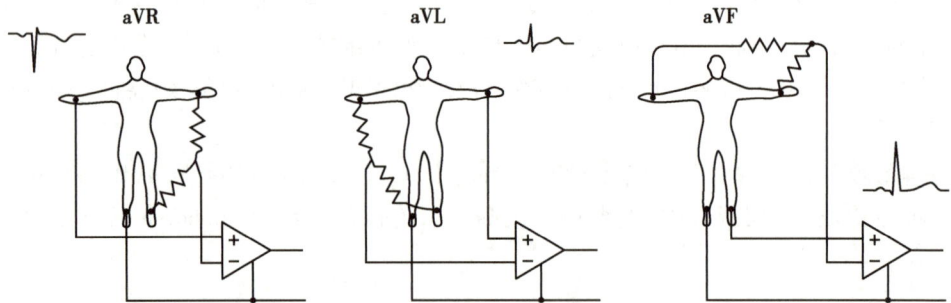

图 4-1-10　加压肢体导联的电极位置及电极连接方式
实线—表示aVR、aVL、aVF导联检测电极与正极连接;折线—表示其余两肢体电极同时与负极连接构成中心电端。

2. 胸导联(chest leads) 包括V_1~V_6导联。检测正电极应安放于胸壁规定的部位,另将肢体导联3个电极分别通过5kΩ电阻与负极连接构成中心电端(central terminal)(图4-1-11)。胸导联检测电极具体安放的位置为(图4-1-12a、图4-1-12b):①V_1位于胸骨右缘第4肋间;②V_2位于胸骨左缘第4肋间;③V_3位于V_2与V_4两点连线的中点;④V_4位于左锁骨中线与第5肋间相交处;⑤V_5位于左腋前线与V_4同一水平处;⑥V_6位于左腋中线与V_4同一水平处。

临床上诊断后壁心肌梗死还常选用V_7~V_9导联:V_7位于左腋后线V_4水平处;V_8位于左肩胛线V_4水平处;V_9位于左脊柱旁线V_4水平处。小儿心电图或诊断右心病变(例如右心室心肌梗死)有时需要选用V_{3R}~V_{6R}导联,电极放置右胸部与V_3~V_6对称处。

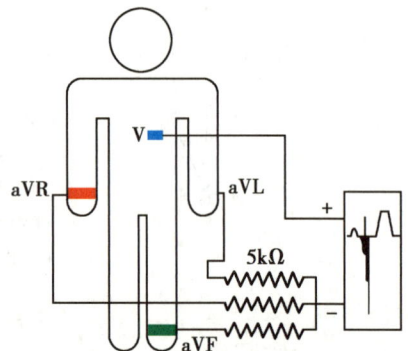

图 4-1-11　胸导联电极的连接方式
V—表示胸导联检测电极,且其与正极连接。3个肢体导联电极分别通过5kΩ电阻与负极连接构成中心电端。

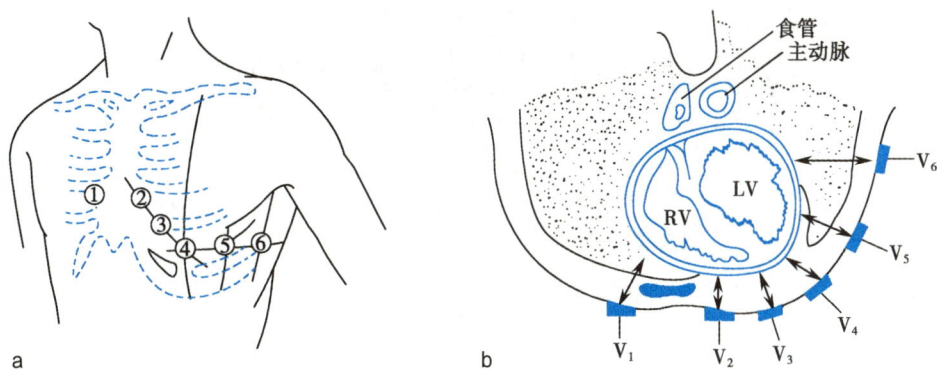

图 4-1-12 胸导联检测电极的位置（a）及此位置与心室壁部位的关系（b）

RV—右心室；LV—左心室。

第二节 心电图的测量和正常数据

一、心电图测量

心电图多描记在特殊的记录纸上（图 4-1-13）。心电图记录纸由纵线和横线划分成各为 $1mm^2$ 的正方形小方格。正方形的横边（横坐标）表示时间，竖边（纵坐标）表示电压。当走纸速度为 25mm/s 时，横边（1mm）表示 0.04 秒（即 40 毫秒），当标准电压 1.0mV=10mm 时，竖边（1mm）表示 0.1mV。每 $5×5$ 个小方格可以构成一个大方格，大方格依然是一个正方形，它的横坐标代表的时间则是 0.20 秒（200 毫秒），而纵坐标代表的电压则是 0.5mV。

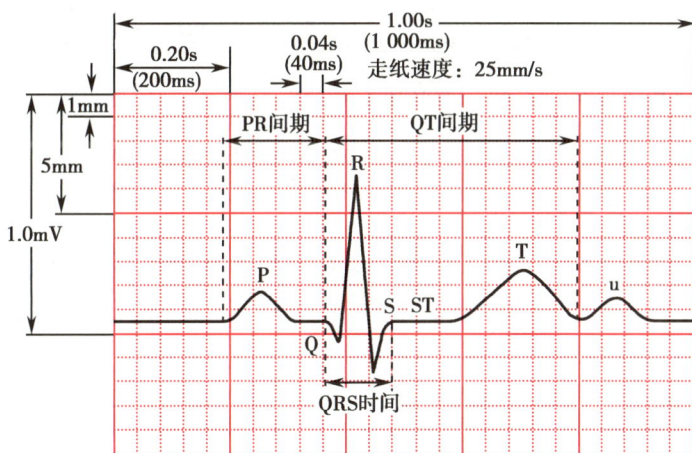

图 4-1-13 心电图各波段的测量

（一）心率的测量

在安静清醒的状态下，正常心率范围为 60~100 次/min。测量心率时，根据心脏节律是否规整，可采取不同的测量方法：①在心律规整的情况下，只需要测量一个 RR（或 PP）间期的时间（秒），然后除以 60 即可求出。例如 RR 间距为 4 个大格子（0.80 秒），则心率为 60/0.80 = 75 次/min（图 4-1-14）。②在心律不规整的情况下，一般可以先数 6 秒的心搏数，然后乘以 10 作为心率。如图 4-1-15 所示的心电图，6 秒的心搏数是 10，由此可以粗略计算出心率为 10×10 = 100 次/min。此外，还可采用查表法或使用专门的心率尺直接读出相应的心率数。

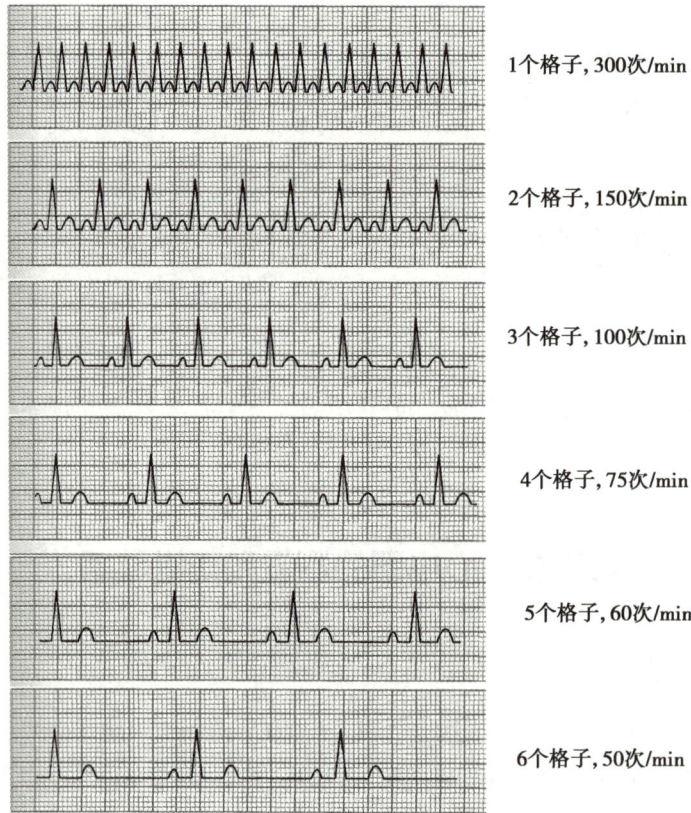

图 4-1-14 心脏节律规整时,心率与格子数对应关系示意图

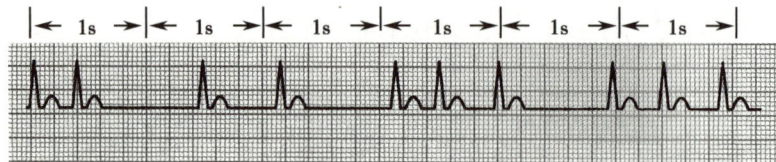

图 4-1-15 心脏节律不规整时,心率的计算方法示意图

(二)各波段振幅的测量

P 波振幅测量应以 P 波起始前的水平线为参考水平,测量 QRS 波群、ST 段、T 波振幅,统一以 QRS 起始部水平线作为参考水平。如果 QRS 起始部为一斜段(例如受心房复极化波影响、预激综合征等),应以 QRS 波起点作为测量参考点。测量正向波形的高度时,应自参考水平线上缘垂直地测量到波的顶端;测量负向波形的深度时,应自参考水平线下缘垂直地测量到波的底端。

(三)各波段时间的测量

近年来已开始广泛使用 12 导联同步心电图仪记录心电图,各波、段时间测量定义已有新的规定:测量 P 波和 QRS 波时间,应分别从 12 导联同步记录中最早的 P 波起点测量至最晚的 P 波终点,以及从最早的 QRS 波起点测量至最晚的 QRS 波终点;测量 PR 间期时间,应从 12 导联同步心电图中最早的 P 波起点测量至最早的 QRS 波起点;测量 QT 间期时间,应从 12 导联同步心电图中最早的 QRS 波起点测量至最晚的 T 波终点。如果采用单导联心电图仪记录,仍应采用既往的测量方法:测量 P 波及 QRS 波时间,应选择 12 个导联中最宽的 P 波及 QRS 波进行测量;测量 PR 间期时间,应选择 12 个导联中 P 波宽大且有 Q 波的导联进行测量;测量 QT 间期时间,应取 12 个导联中最长的 QT 间期。一般规定,测量各波时间应自波形起点的内缘测至波形终点的内缘。

(四)平均心电轴

1. 概念　心电轴通常指的是平均 QRS 心电轴(mean QRS axis),它是心室去极化过程中全部瞬间向量的综合(平均 QRS 向量),借以说明心室在去极化过程这一总时间内的平均电势方向和强度。它是空间性的,但心电图学中通常所指的是它投影在前额面上的心电轴,可用任何两个肢体导联的 QRS 波群的振幅或面积计算出心电轴。正常心电轴的范围为 −30°~+90°,电轴位于 −30°~−90° 为心电轴左偏,位于 +90°~+180° 为心电轴右偏,位于 −90°~−180°,定义为"不确定电轴"(indeterminate axis)(图 4-1-16)。除测定 QRS 波群电轴外,还可用同样方法测定 P 波和 T 波电轴。

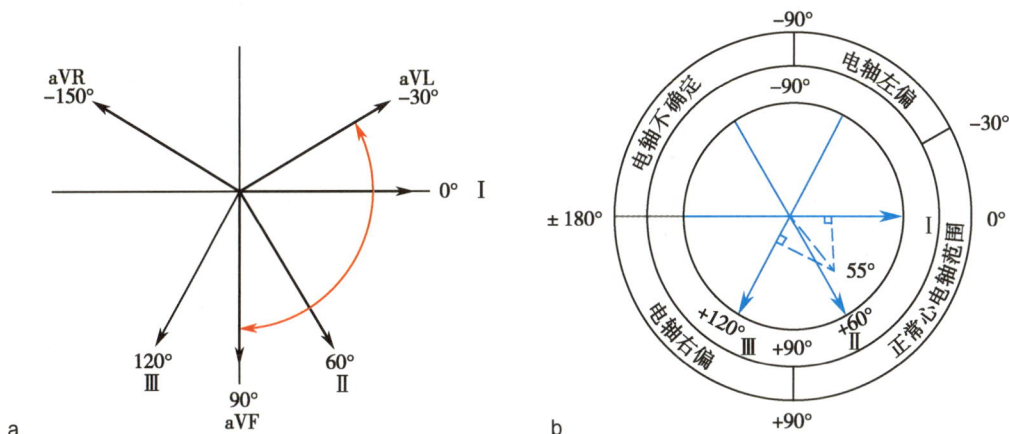

图 4-1-16　正常心电轴及其偏移
−30°~+90°—正常心电轴范围;−30°~−90°—电轴左偏;+90°~+180°—电轴右偏;−90°~−180°—电轴不确定。

2. 测定方法　临床上最常用、最简单的方法是目测 I 和 aVF 导联 QRS 波群的主波方向,有时还需要结合 II 导联 QRS 波群的主波方向粗略估测心电轴是否发生偏移,具体方法如下(图 4-1-17~图 4-1-21)。精确的方法:可分别测算 I 导联和 III 导联的 QRS 波群振幅的代数和,然后将这两个数值分别在 I 导联和 III 导联上画出垂直线,求得两垂直线的交叉点。电偶中心 0 点与该交叉点相连即为心电轴,该轴与 I 导联正侧的夹角即为心电轴的角度(图 4-1-16b)。另外,也可利用 I 和 III 导联 QRS 波群的振幅代数和值,通过查表直接求得心电轴。需要特别注意的是,不同方法测定的心电轴值不完全相同。

(1)心电轴不偏:①I 导联的主波方向向上,aVF 导联的主波方向也向上(图 4-1-17a)。I 导联主波向上,则电轴方向位于 I 导联的正向,即第一和第四象限;aVF 导联主波向上,则电轴方向位于 aVF 导联的正向,即第三和第四象限。两者重叠于第四象限(0°~+90°),电轴不偏。②I 导联的主波方向向上,aVF 导联的主波方向向下,II 导联的主波方向向上(图 4-1-17b)。I 导联主波向上,则电轴方向位于 I 导联的正向,即第一和第四象限;aVF 导联主波向下,则电轴方向位于 aVF 导联的负向,即第一和第二象限。两者重叠于第一象限(0°~−90°),但因为 II 导联的主波方向向上,电轴方向投射于 0°~−30° 范围,电轴不偏。

(2)心电轴左偏:I 导联的主波方向向上,aVF 导联的主波方向向下,II 导联的主波方向向下(图 4-1-18)。I 导联主波向上,则电轴方向位于 I 导联的正向,即第一和第四象限;aVF 导联主波向下,则电轴方向位于 aVF 导联的负向,即第一和第二象限。两者重叠于第一象限(0°~−90°),但因为 II 导联的主波方向向下,电轴方向投射于 −30°~−90° 范围,电轴左偏。

(3)心电轴右偏:I 导联的主波方向向下,aVF 导联的主波方向向上(图 4-1-19)。I 导联主波向下,则电轴方向位于 I 导联的负向,即第二和第三象限;aVF 导联主波向上,则电轴方向位于 aVF 导联的正向,即第三和第四象限。两者重叠于第三象限(+90°~+180°),电轴右偏。

如果QRS波群在Ⅰ导联以正为主，则电轴一定位于该导联轴垂线的正侧，换言之，即位于这个半圆

如果QRS波群在aVF导联以正为主，则电轴一定位于该导联轴垂线的正侧，换言之，即位于这个半圆

第二象限

第一象限

QRS波群的额面电轴大约为60°

0° Ⅰ

Ⅰ导联

第三象限

第四象限

由于这两个半圆相交于电轴的正常象限，所以该QRS波群的额面电轴正常

90° aVF

aVF导联

a

这3个半圆交会为一很小的楔形，介于0°~-30°之间

如果QRS波群的电轴位于上象限并且Ⅱ导联以正为主，则额面电轴仍然正常

第二象限

QRS波群的额面电轴为-20°

第一象限

Ⅱ导联轴的垂线

0° Ⅰ

Ⅰ导联

第三象限

第四象限

60° Ⅱ

aVF导联

Ⅱ导联

90° aVF

b

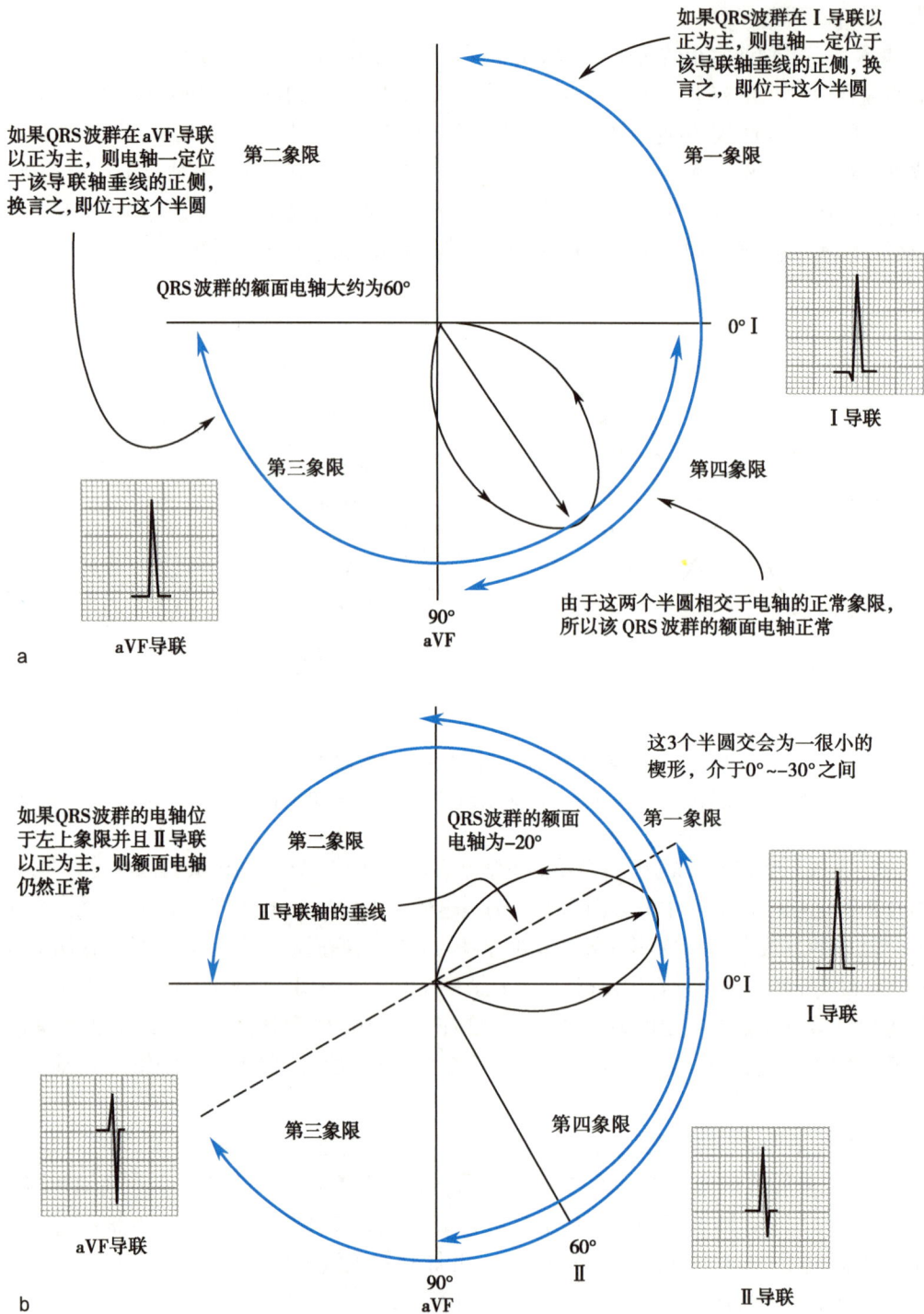

图 4-1-17 心电轴不偏判断方法示意图

（4）心电轴不确定：Ⅰ导联的主波方向向下，aVF导联的主波方向向下（图4-1-20）。Ⅰ导联主波向下，则电轴方向位于Ⅰ导联的负向，即第二和第三象限；aVF导联主波向下，则电轴方向位于aVF导联的负向，即第一和第二象限。两者重叠于第二象限（-90°~-180°），电轴方向不确定。

3. 临床意义 心电轴的偏移，一般受心脏在胸腔内的解剖位置、两侧心室的质量比例、心室内传导系统的功能、激动在室内的传导状态以及年龄、体型等因素的影响。左心室肥厚、左前分支阻滞等可使心电轴左偏；右心室肥厚、左后分支阻滞等可使心电轴右偏；不确定电轴可见于正常人（正常变异），亦可见于某些病理情况，如肺源性心脏病、冠心病、高血压等。心电轴判断方法总结见图4-1-21。

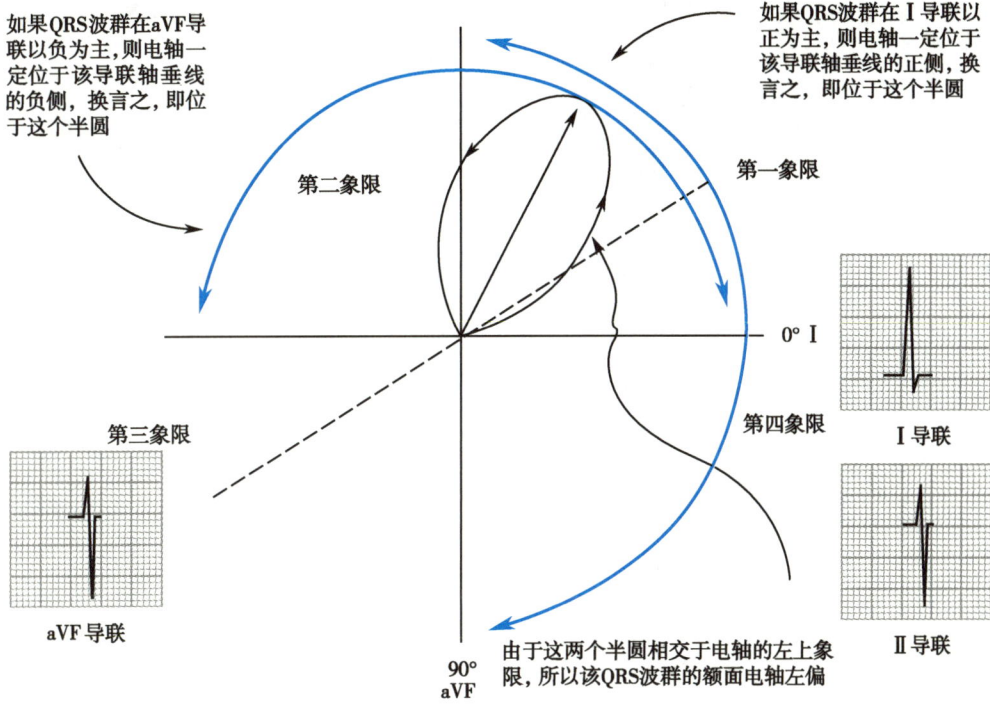

图 4-1-18 心电轴左偏判断方法示意图

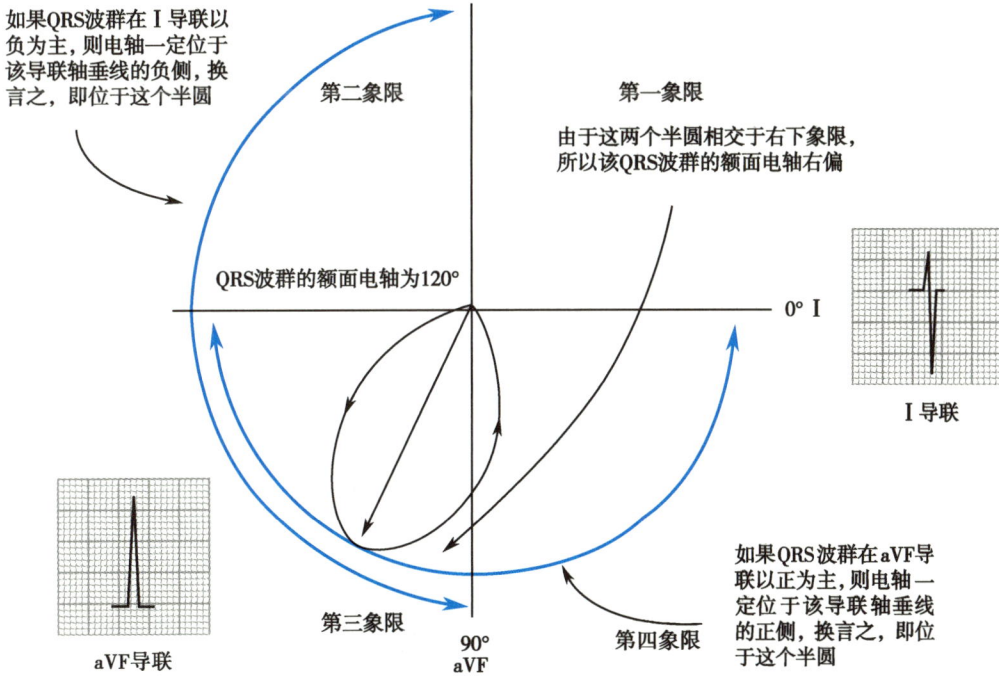

图 4-1-19 心电轴右偏判断方法示意图

如果QRS波群在aVF导联以负为主，则电轴一定位于该导联轴垂线的负侧，换言之，即位于这个半圆

如果QRS波群在Ⅰ导联以负为主，则电轴一定位于该导联轴垂线的负侧，换言之，即位于这个半圆

第二象限

第一象限

QRS波群的额面电轴大约为−120°

0° Ⅰ

Ⅰ导联

由于这两个半圆相交于右上象限，所以该QRS波群的额面电轴为"不确定"

第三象限

第四象限

90°
aVF

aVF导联

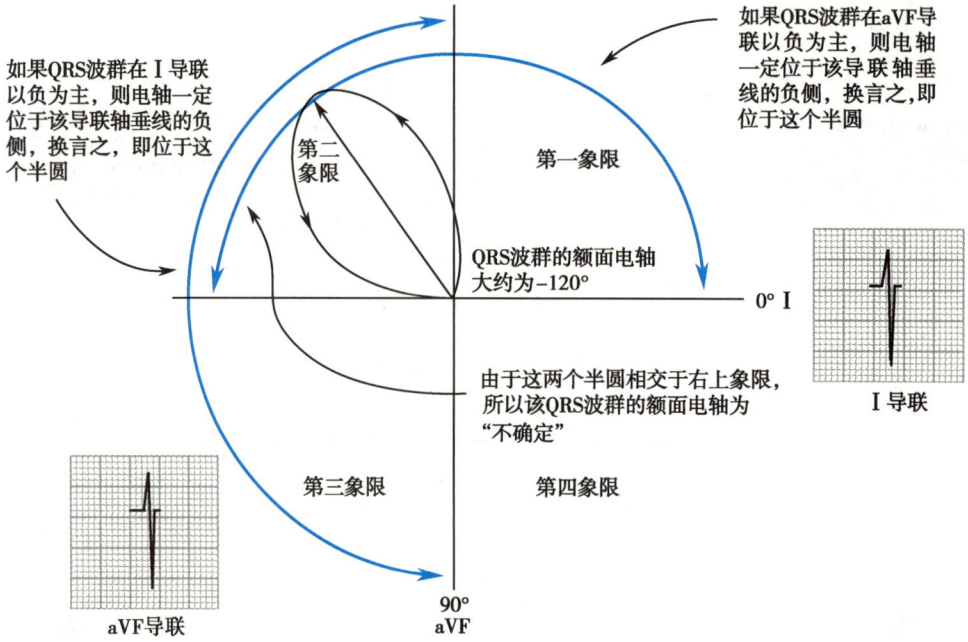

图 4-1-20　心电轴不确定判断方法示意图

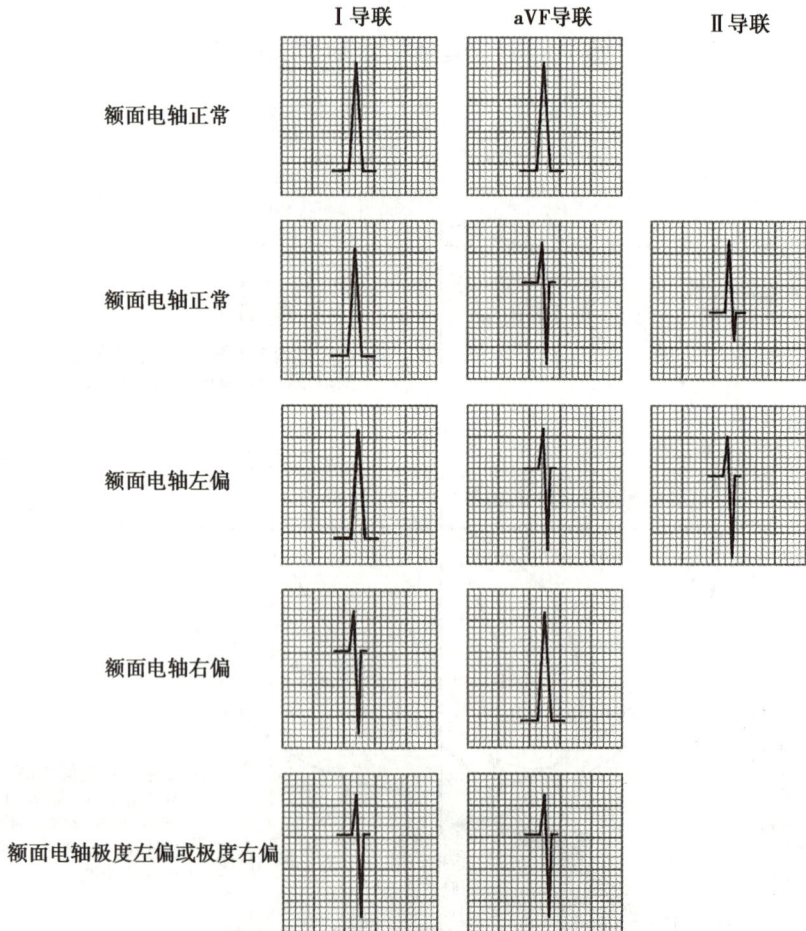

Ⅰ导联　　　aVF导联　　　Ⅱ导联

额面电轴正常

额面电轴正常

额面电轴左偏

额面电轴右偏

额面电轴极度左偏或极度右偏

图 4-1-21　心电轴偏转判断方法总结

（五）心脏循长轴转位

自心尖部朝心底部方向观察,设想心脏可循其本身长轴作顺钟向或逆钟向转位。正常时 V_3 或 V_4 导联 R/S 大致相等,为左、右心室过渡区波形。顺钟向转位(clockwise rotation)时,正常 V_3 或 V_4 导联出现的波形转向左心室方向,即出现在 V_5、V_6 导联上。逆钟向转位(counterclockwise rotation)时,正常 V_3 或 V_4 导联出现的波形转向右心室方向,即出现在 V_1、V_2 导联上。顺钟向转位可见于右心室肥厚,而逆钟向转位可见于左心室肥厚。但需要指出,心电图上的这种转位图形在正常人亦常可见到,提示这种图形改变有时为心电位的变化,并非都是心脏在解剖上转位的结果(图 4-1-22)。

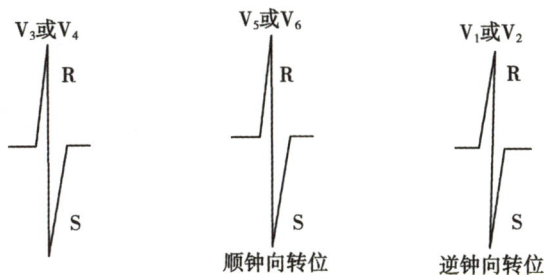

图 4-1-22 心电图图形转位判断方法示意图

二、正常心电图波形特点和正常值

正常 12 导联心电图波形特点见图 4-1-23。

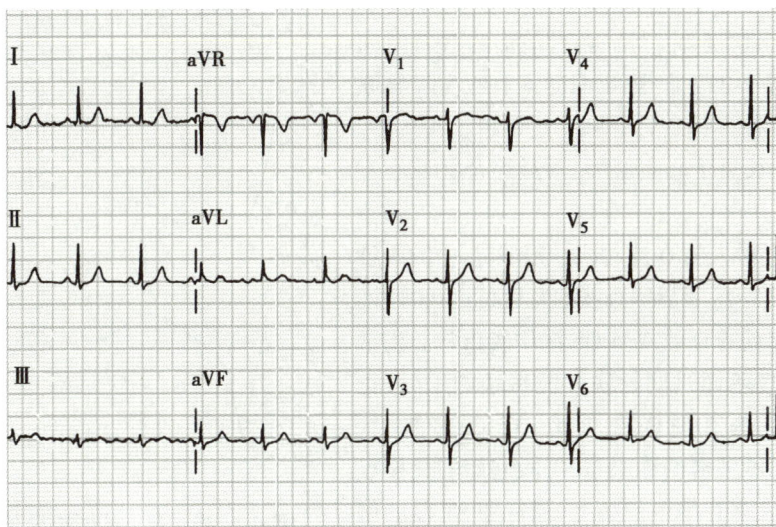

图 4-1-23 正常心电图

1. P 波 代表心房肌去极化的电位变化。

(1)形态:P 波的形态在大部分导联上一般呈钝圆形,有时可能有轻度切迹(图 4-1-24)。由于心脏激动起源于窦房结,心房去极化的综合向量指向左、前、下,所以 P 波方向在 I、II、aVF、V_4~V_6 导联向上,aVR 导联向下,其余导联可呈双向、倒置或低平。

(2)时间:正常人 P 波时间一般小于 0.12 秒。

(3)振幅:P 波振幅在肢体导联一般小于 0.25mV,胸导联一般小于 0.20mV。

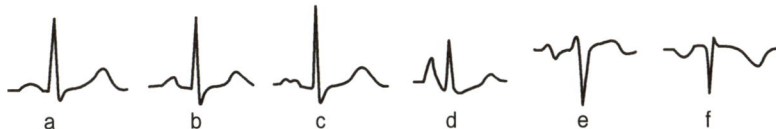

图 4-1-24 P 波的常见形态示意图
a. 钝圆;b. 切迹;c. 双峰;d. 高尖;e. 双向;f. 倒置。

2. PR 间期　即从 P 波的起点至 QRS 波群的起点,代表心房开始去极化至心室开始去极化的时间。心率在正常范围时,PR 间期为 0.12~0.20 秒。在幼儿及心动过速的情况下,PR 间期相应缩短。在老年人及心动过缓的情况下,PR 间期可略延长,但一般不超过 0.22 秒。

3. QRS 波群　代表心室肌去极化的电位变化。

（1）时间:正常人 QRS 波群时间一般不超过 0.11 秒,多数在 0.06~0.10 秒。

（2）形态和振幅:在胸导联,正常人 V_1、V_2 导联多呈 rS 型,V_1 的 R 波一般不超过 1.0mV。V_5、V_6 导联 QRS 波群可呈 qR、qRs、Rs 或 R 型,且 R 波一般不超过 2.5mV。胸导联的 R 波自 V_1 至 V_5 逐渐增高,V_6 的 R 波一般低于 V_5 的 R 波。通常 V_2 的 S 波较深,V_2 至 V_6 导联的 S 波逐渐变浅。V_1 的 R/S 小于 1,V_5 的 R/S 大于 1。在 V_3 或 V_4 导联,R 波和 S 波的振幅大体相等。在肢体导联,Ⅰ、Ⅱ导联的 QRS 波群主波一般向上,Ⅲ导联的 QRS 波群主波方向多变。aVR 导联的 QRS 波群主波向下,可呈 QS、rS、rSr′ 或 Qr 型。aVL 与 aVF 导联的 QRS 波群可呈 qR、Rs 或 R 型,也可呈 rS 型。正常人 aVR 导联的 R 波一般小于 0.5mV,Ⅰ导联的 R 波小于 1.5mV,aVL 导联的 R 波小于 1.2mV,aVF 导联的 R 波小于 2.0mV。

6 个肢体导联的 QRS 波群振幅（正向波与负向波振幅的绝对值相加）一般不应都小于 0.5mV,6 个胸导联的 QRS 波群振幅（正向波与负向波振幅的绝对值相加）一般不应都小于 0.8mV,否则称为低电压。

（3）R 峰时间（R peak time）:过去称为类本位曲折时间或室壁激动时间,指 QRS 波群起点至 R 波顶端垂直线的间距。如有 R′ 波,则应测量至 R′ 峰;如 R 峰呈切迹,应测量至切迹第二峰。各种波形的 R 峰时间测量方法见图 4-1-25。正常 R 峰时间在 V_1、V_2 导联一般不超过 0.03 秒,在 V_5、V_6 导联一般不超过 0.05 秒。

R 峰时间延长见于心室肥大、预激综合征及心室内传导阻滞。

（4）Q 波:正常人的 Q 波时限一般不超过 0.03 秒（除Ⅲ和 aVR 导联外）。Ⅲ导联 Q 波的宽度可达 0.04 秒。aVR 导联出现较宽的 Q 波或呈 QS 波均属正常。正常情况下,Q 波深度不超过同导联 R 波振幅的 1/4。正常人 V_1、V_2 导联不应出现 Q 波,但偶尔可呈 QS 波。

4. J 点　QRS 波群的终末与 ST 段起始的交接点称为 J 点。J 点大多在等电位线上,通常随 ST 段的偏移而发生移位。由于心动过速等原因,心室去极化与心房复极化并存,导致心房复极化波（Ta 波）重叠于 QRS 波群的后段,可发生 J 点下移。

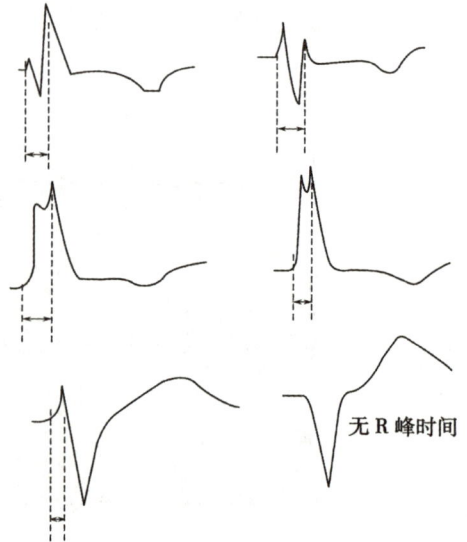

图 4-1-25　各种波形的 R 峰时间测量方法

无 R 峰时间

5. ST 段　自 QRS 波群的终点至 T 波起点间的线段,代表心室缓慢复极化过程（图 4-1-26）。

正常的 ST 段大多为一等电位线,有时亦可有轻微的偏移,但在任一导联,ST 段下移一般不超过 0.05mV。成人 ST 段抬高在 V_2 和 V_3 导联较明显,可达 0.20mV 或更高,且男性抬高程度一般大于女性。在 V_4~V_6 导联及肢体导联,ST 段抬高的程度很少超过 0.10mV。部分正常人（尤其是年轻人）,可因局部心外膜区心肌细胞提前复极化导致部分导联 J 点上移、ST 段呈现凹面向上抬高（常出现在 V_2~V_5 导联及Ⅱ、Ⅲ、aVF 导联）,通常称之为早期复极化,大多属正常变异（图 4-1-27）。

6. T 波　代表心室快速复极化时的电位变化。

（1）形态:正常 T 波形态两肢不对称,前半部斜度较平缓,而后半部斜度较陡（图 4-1-28）。T 波的方向大多与 QRS 主波的方向一致。T 波方向在Ⅰ、Ⅱ、V_4~V_6 导联向上,在 aVR 导联向下,在Ⅲ、aVL、aVF、V_1~V_3 导联可以向上、双向或向下。若 V_1 的 T 波方向向上,则 V_2~V_6 导联就不应再向下。

（2）振幅:除Ⅲ、aVL、aVF、V_1~V_3 导联外,其他导联 T 波振幅一般不应低于同导联 R 波的 1/10。T 波在胸导联有时可高达 1.2~1.5mV,尚属正常。

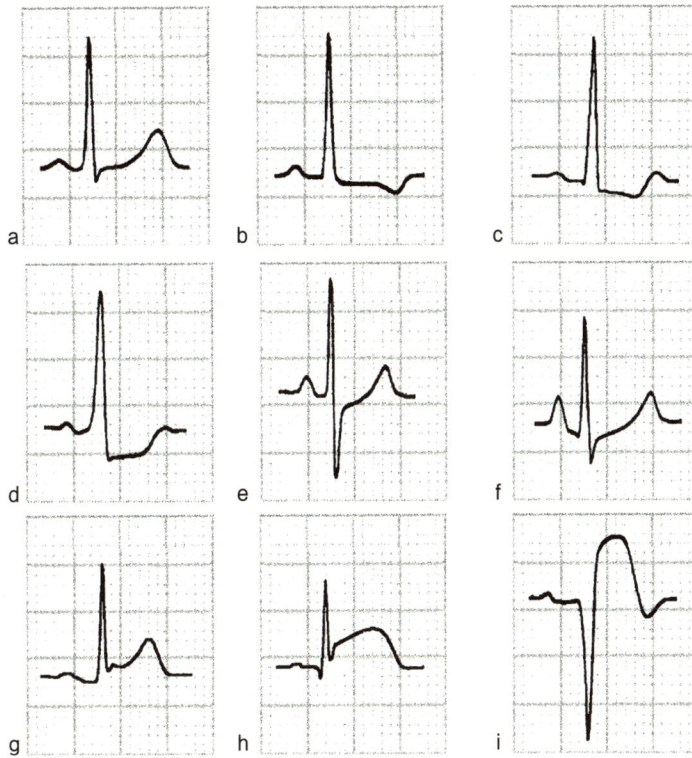

图 4-1-26　常见的 ST 段形态改变示意图

a. 正常 ST 段;b. 水平型下移;c. 下斜型下移;d. 完全水平型下移;e. 连接点(J 点)下移;f. 假性 ST 段下移;g. 凹面向上型抬高;h. 弓背向上型抬高;i. 弓背向上型抬高。

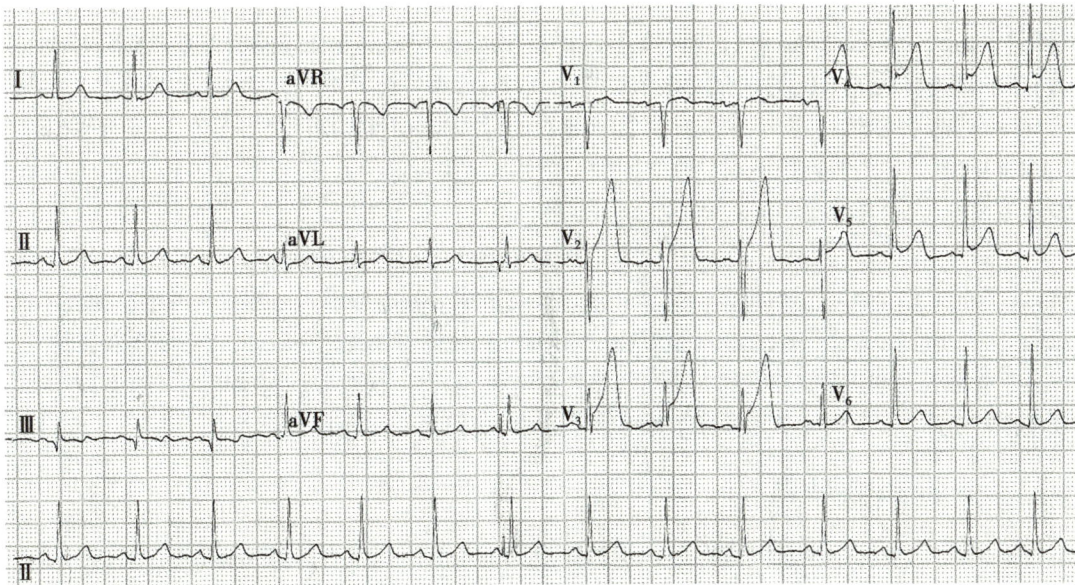

图 4-1-27　早期复极化

V_2~V_5 导联 ST 段呈凹面向上型抬高。

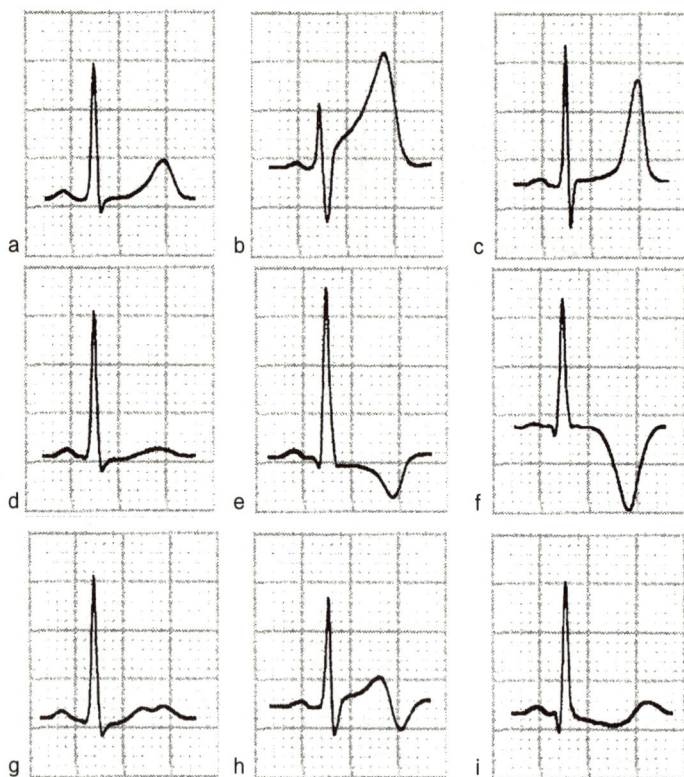

图 4-1-28　常见的 T 波形态改变示意图

a. 正常 T 波；b. 高耸 T 波；c. 高尖 T 波；d. 低平 T 波；e. 倒置 T 波；f. 冠状 T 波；
g. 双峰 T 波；h. 正负双向 T 波；i. 负正双向 T 波。

7. QT 间期　指 QRS 波群的起点至 T 波终点的间距，代表心室肌去极化和复极化全过程所需的时间。

QT 间期长短与心率的快慢密切相关，心率越快，QT 间期越短，反之则越长。心率在 60~100 次/min 时，QT 间期的正常范围为 0.32~0.44 秒。由于 QT 间期受心率的影响很大，所以常用校正的 QT 间期（QTc），通常采用 Bazett 公式计算：$QTc=QT/\sqrt{RR}$。QTc 就是 RR 间期为 1 秒（心率 60 次/min）时的 QT 间期。传统的 QTc 的正常上限值设定为 0.44 秒，超过此时限即认为 QT 间期延长。一般女性的 QT 间期较男性略长。近年推荐的 QT 间期延长的标准为：男性 QTc 间期≥0.45 秒，女性≥0.46 秒。

QT 间期的另一个特点是不同导联之间的 QT 间期存在一定的差异，正常人不同导联间的 QT 间期差异最大可达 50 毫秒，以 V_2、V_3 导联 QT 间期最长。

8. u 波　在 T 波之后 0.02~0.04 秒出现的振幅很低小的波称为 u 波，其产生机制至今仍未完全清楚，近年的研究认为，心室肌舒张的机械作用可能是形成 u 波的原因。正常 u 波的形态为前半部斜度较陡，而后半部斜度较平缓，与 T 波恰好相反。u 波方向大体与 T 波一致。u 波在胸导联较易见到，以 V_2~V_3 导联较明显。u 波振幅的大小与心率快慢有关，心率增快时 u 波振幅降低或消失，心率减慢时 u 波振幅增高。u 波明显增高常见于低血钾。u 波倒置可见于高血压和冠心病。

三、小儿心电图特点

为了正确评估小儿心电图，需充分认识其特点。小儿的生理发育过程迅速，其心电图变化也较大。总的趋势可概括为自起初的右心室占优势型转变为左心室占优势型，其具体特点可归纳如下。

1. 小儿心率比成人快，至 10 岁以后即可大致保持为成人的心率水平（60~100 次/min）。小儿的 PR 间期较成人短，7 岁以后趋于恒定（0.10~0.17 秒），小儿的 QTc 间期较成人略长。

2. 小儿的 P 波时间较成人稍短（儿童<0.09 秒），新生儿 P 波的电压较成人高，以后则较成人低。

3. 婴幼儿常呈右心室占优势的 QRS 图形特征。I 导联有深 S 波；V_1（V_{3R}）导联多呈高 R 波而 V_5、V_6 导联常出现深 S 波；R_{V1} 电压随年龄增长逐渐减低，R_{V5} 逐渐增高。小儿 Q 波较成人深（常见于 II、III、aVF 导联）；3 个月以内婴儿的 QRS 波群初始向量向左，因而 V_5、V_6 常缺乏 q 波。新生儿期的心电图主要呈"悬垂型"，心电轴>+90°，以后与成人大致相同。

4. 小儿 T 波的变异较大，于新生儿期，其肢体导联及右胸导联常出现 T 波低平、倒置（图 4-1-29）。

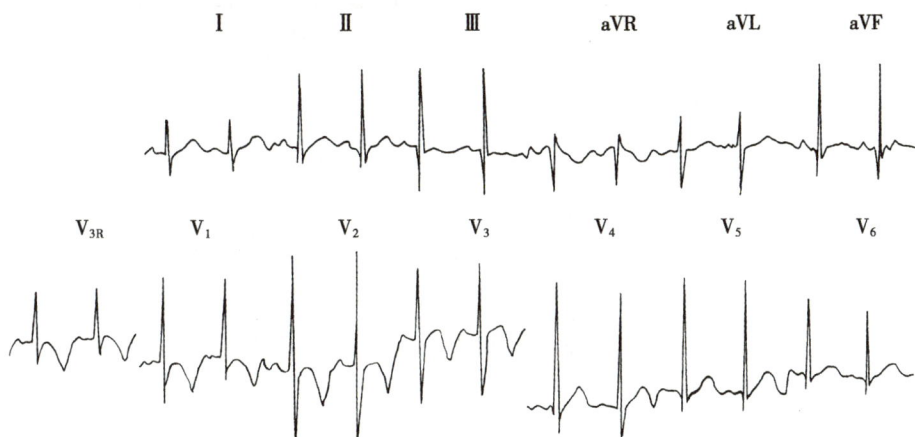

图 4-1-29　小儿心电图（9 个月婴儿）

第三节　心房肥大和心室肥厚

一、心房肥大

心房肥大多表现为心房的扩大而较少表现心房肌肥厚。心房扩大引起心房肌纤维增长变粗以及房间传导束牵拉和损伤，导致整个心房肌去极化综合向量的振幅和方向发生变化。心电图上主要表现为 P 波振幅、去极化时间及形态改变。

（一）右心房肥大

正常情况下右心房先去极化，左心房后去极化（图 4-1-30）。当右心房肥大（right atrial enlargement）时，去极化时间延长，往往与稍后去极化的左心房时间重叠，故总的心房去极化时间并未延长，心电图主要表现为心房去极化波振幅增高（图 4-1-30）。

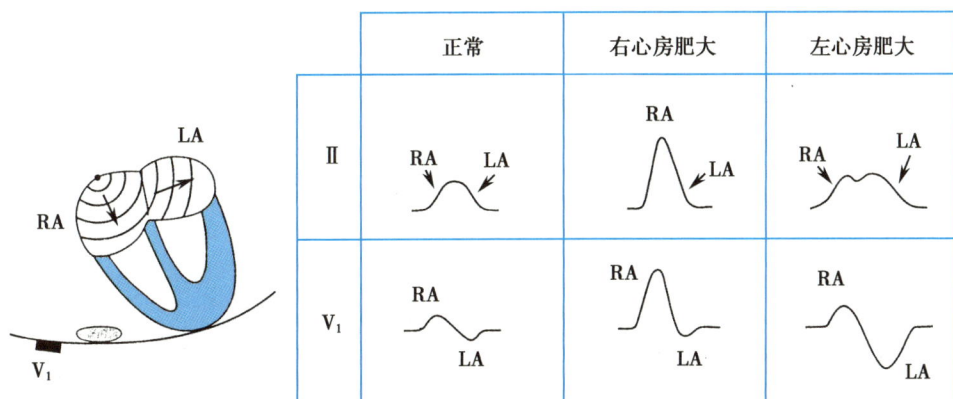

图 4-1-30　心房去极化顺序及心房肥大的心电图表现示意图
RA—右心房；LA—左心房。

1. P波尖而高耸,其振幅≥0.25mV,以Ⅱ、Ⅲ、aVF 导联表现最为突出,又称"肺型 P 波"。

2. V_1 导联 P 波直立时,振幅≥0.20mV,如 P 波呈双向时,其振幅的算术和≥0.20mV(图 4-1-31)。

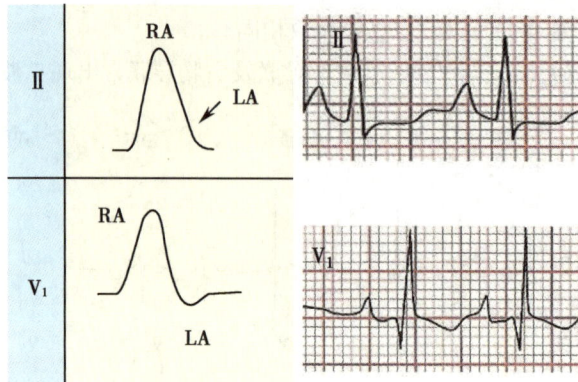

图 4-1-31　右心房肥大
RA—右心房;LA—左心房。

3. P 波电轴右移超过 75°。

需要强调的是,除右心房肥大可出现上述 P 波异常改变外,心房内传导阻滞、各种原因引起的右心房负荷增加(例如肺栓塞)、心房梗死等亦可出现类似的心电图表现。

(二) 左心房肥大

由于左心房最后去极化,当左心房肥大(left atrial enlargement)时,心电图主要表现为心房去极化时间延长(图 4-1-30)。

1. P 波增宽,其时限≥0.12 秒,P 波常呈双峰型,两峰间距≥0.04 秒,以Ⅰ、Ⅱ、aVL 导联明显,又称"二尖瓣型 P 波"。

2. PR 段缩短,P 波时间与 PR 段时间之比>1.6。

3. V_1 导联上 P 波常先呈正向波,而后出现深宽的负向波。将 V_1 负向 P 波的时间乘以负向 P 波振幅,称为 P 波终末电势(P-wave terminal force,Ptf)。左心房肥大时,Ptf_{V_1}(绝对值)≥0.04mm·s(图 4-1-32)。

需要强调的是,上述 P 波异常改变并非左心房肥大所特有,心房内传导阻滞、各种原因引起的左心房负荷增加(例如左心室功能不全)、心房梗死等亦可出现类似的心电图表现。

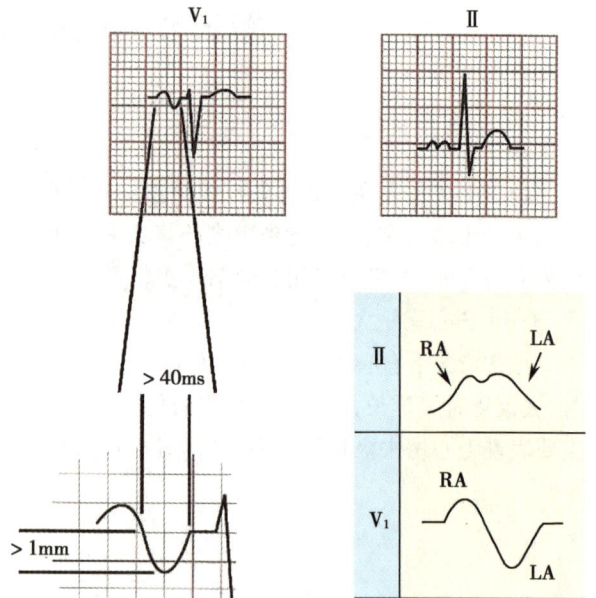

图 4-1-32　左心房肥大
RA—右心房;LA—左心房。

(三) 双心房肥大

双心房肥大(biatrial enlargement)的心电图表现如下(图 4-1-33)。

1. P 波增宽≥0.12 秒,其振幅≥0.25mV。

2. V_1 导联 P 波高大双相,上下振幅均超过正常范围。

需要指出的是,上述所谓"肺型 P 波"及"二尖瓣型 P 波",并非慢性肺源性心脏病及二尖瓣疾病所特有,故不能称为具有特异性的病因学诊断意义的心电图改变。

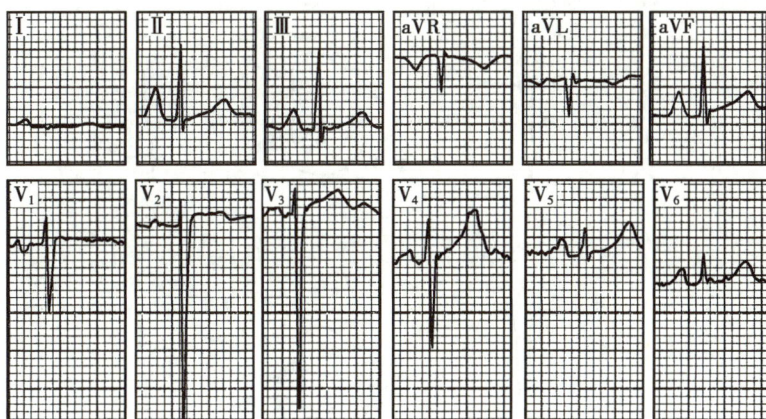

图 4-1-33　双心房肥大

二、心室肥厚

心室肥厚是由心室舒张期和/或收缩期负荷过重所致,是器质性心脏病的常见后果。当心室肥厚达到一定程度时可使心电图发生变化。一般认为其心电的改变与下列因素有关:①心肌纤维增粗、截面积增大,心肌去极化产生的电压增高;②心室壁增厚及心肌细胞变性所致的传导功能低下,均可使心室肌激动的时程延长;③心室壁肥厚引起心室肌复极化顺序发生改变。

上述心电变化可以作为诊断心室肥厚及有关因素的重要依据,但心电图在诊断心室肥厚方面存在一定局限性,不能仅凭某一项指标而作出肯定或否定的结论,主要是因为:①来自左、右心室肌相反方向的心电向量进行综合时,有可能互相抵消而失去两者各自的心电图特征,以致难以作出肯定诊断;②除心室肥厚外,同样类型的心电图改变尚可由其他因素引起。因此,作出心室肥厚诊断时,需结合临床资料以及其他的检查结果,综合分析,才能得出正确结论。

(一) 左心室肥厚

正常左心室的位置位于心脏的左后方,且左心室壁明显厚于右心室壁,故正常时心室去极化综合向量表现为左心室占优势的特征(图 4-1-34a)。左心室肥厚(left ventricular hypertrophy)时,可使左心室占优势的情况显得更为突出,面向左心室的导联(I 、aVL、V_5 和 V_6)出现 R 波振幅增加,而面向右心室的导联(V_1 和 V_2)则出现较深的 S 波(图 4-1-34b)。左心室肥厚时,心电图上可出现如下改变。

1. QRS 波群电压增高,常用的左心室肥厚电压标准如下。

胸导联:R_{V_5} 或 R_{V_6}>2.5mV;R_{V_5} + S_{V_1}>4.0mV(男性)或>3.5mV(女性)。

肢体导联:R_I>1.5mV;R_{aVL}>1.2mV;R_{aVF}>2.0mV;R_I + S_{III}>2.5mV。

Cornell 标准:R_{aVL} + S_{V_3}>2.8mV(男性)或>2.0mV(女性)。

需要指出的是,每个电压标准诊断左心室肥厚的敏感性和特异性是不同的。另外,QRS 波群电压还受到年龄、性别及体型差异等诸多因素的影响。心电图电压标准诊断左心室肥厚的敏感性通常较低(<50%),而特异性较高(85%~90%)。

2. 可出现额面 QRS 波群心电轴左偏。

3. QRS 波群时间延长到 0.10~0.11 秒。

4. 在 R 波为主的导联(如 V_5、V_6 导联)上,其 ST 段可呈下斜型压低,压低幅度可达 0.05mV 以上,T 波低平、双向或倒置。在以 S 波为主的导联(如 V_1 导联)上则反而可见直立的 T 波。此类 ST-T 改变多为继发性改变,亦可能同时伴有心肌缺血(图 4-1-35)。

在符合一项或几项 QRS 波群电压增高标准的基础上,结合其他阳性指标之一,一般支持左心室肥厚的诊断。符合条件越多,诊断的可靠性越大。如仅有 QRS 波群电压增高,而无其他任何阳性指标,诊断左心室肥厚应慎重。

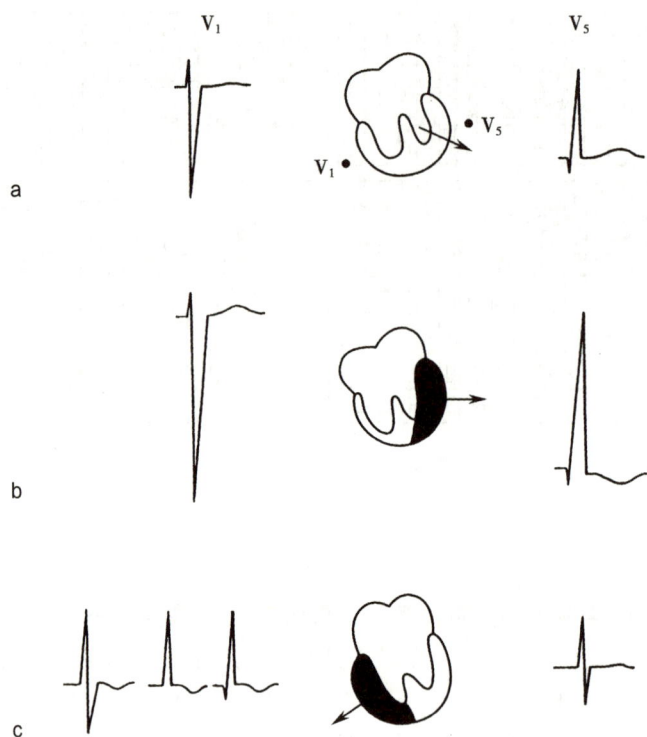

图 4-1-34　左、右心室肥厚的机制及心电图表现

箭头—分别示正常、左心室肥厚及右心室肥厚时的心室去极化综合向量。

a. 正常；b. 左心室肥厚；c. 右心室肥厚。

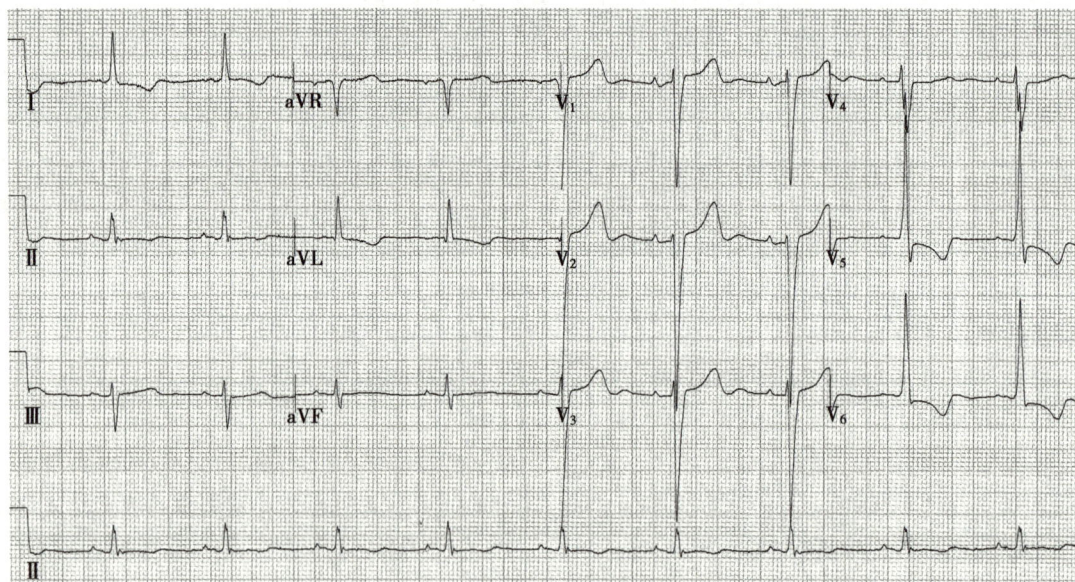

图 4-1-35　左心室肥厚

（二）右心室肥厚

　　右心室壁厚度仅有左心室壁的 1/3，只有当右心室壁的厚度达到相当程度时，才会使综合向量由左心室优势转向为右心室优势，并导致位于右心室面导联（V_1、aVR）的 R 波增高，而位于左心室面导联（Ⅰ、aVL、V_5）的 S 波变深（图 4-1-34c）。右心室肥厚（right ventricular hypertrophy）可具有如下心电图表现。

1. V_1 导联 R/S≥1,呈 R 型或 Rs 型,重度右心室肥厚可使 V_1 导联呈 qR 型(心肌梗死除外);V_5 导联 R/S≤1 或 S 波比正常加深;aVR 导联以 R 波为主,R/q 或 R/S≥1。

2. R_{V1} + S_{V5}>1.05mV(重症>1.20mV);R_{aVR}>0.50mV。

3. 心电轴右偏≥+90°(重症可>+110°)。

4. 常同时伴有右胸导联(V_1、V_2)ST 段压低及 T 波倒置,属继发性 ST-T 改变(图 4-1-36)。

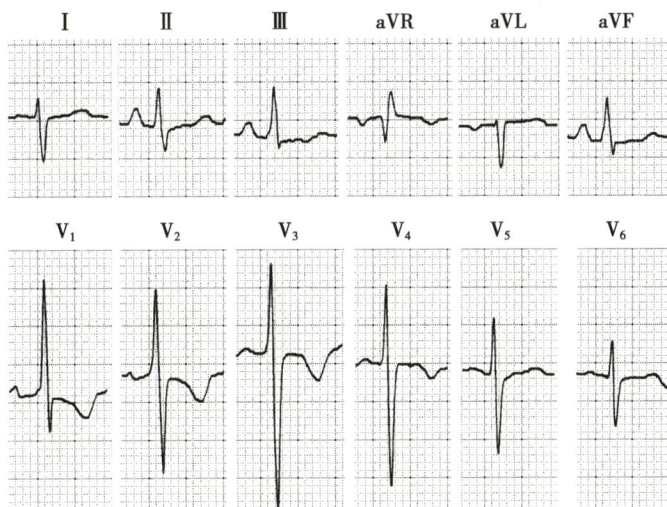

图 4-1-36 右心室肥厚

除了上述典型的右心室肥厚心电图表现外,临床上慢性肺源性心脏病的心电图特点为(图 4-1-37):V_1~V_6 导联呈 rS 型(R/S<1),即所谓极度顺钟向转位;Ⅰ导联 QRS 低电压;心电轴右偏;常伴有 P 波电压增高。此类心电图表现是心脏在胸腔中的位置改变、肺体积增大及右心室肥厚等因素综合作用的结果。

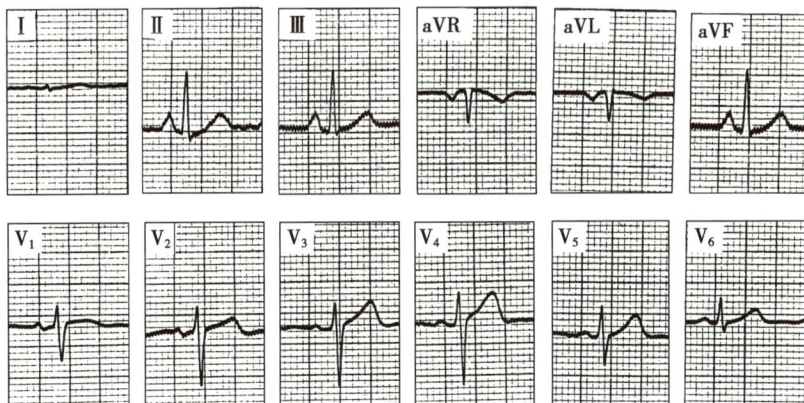

图 4-1-37 慢性肺源性心脏病

诊断右心室肥厚,有时定性诊断(依据 V_1 导联 QRS 形态及电轴右偏等)比定量诊断更有价值。一般来说,阳性指标愈多,则诊断的可靠性越高。虽然心电图对诊断明显的右心室肥厚准确性较高,但敏感性较低。

(三) 双侧心室肥厚

与诊断双心房肥大不同,双侧心室肥厚(biventricular hypertrophy)的心电图表现并不是简单地把左、右心室异常表现相加,心电图可出现下列情况。

NOTES

1. **大致正常心电图** 由于双侧心室电压同时增高,增加的去极化向量方向相反互相抵消。
2. **单侧心室肥厚心电图** 只表现出一侧心室肥厚,而另一侧心室肥厚的图形被掩盖。
3. **双侧心室肥厚心电图** 既表现右心室肥厚的心电图特征(如 V_1 导联 R 波为主,电轴右偏等),又存在左心室肥厚的某些征象(如 V_5 导联 R/S>1,R 波振幅增高等)(图 4-1-38)。

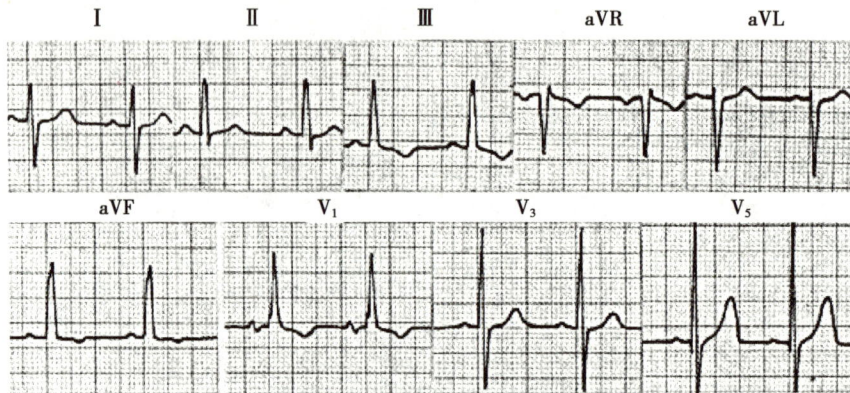

图 4-1-38　双侧心室肥厚

第四节　心肌缺血与 ST-T 改变

心肌缺血(myocardial ischemia)通常发生在冠状动脉粥样硬化的基础上。当心肌某一部分缺血时,将影响到心室复极化的正常进行,并可使缺血区相关导联发生 ST-T 异常改变。心肌缺血的心电图改变类型取决于缺血的严重程度、持续时间和缺血发生部位。

一、心肌缺血的心电图类型

1. **缺血型心电图改变** 正常情况下,心外膜处的动作电位时程较心内膜短,心外膜完成复极化早于心内膜,因此心室肌复极化过程可看作是从心外膜开始向心内膜方向推进。发生心肌缺血时,复极化过程发生改变,心电图上出现 T 波变化。

(1)若心内膜下心肌缺血,这部分心肌复极化时间较正常时更加延迟,使原来存在的与心外膜复极化向量相抗衡的心内膜复极化向量减小或消失,致使 T 波向量增加,出现高大的 T 波(图 4-1-39a)。例如下壁心内膜下缺血,下壁导联Ⅱ、Ⅲ、aVF 可出现高大直立的 T波;前壁心内膜下缺血,胸导联可出现高大直立的 T 波。

(2)若心外膜下心肌缺血(包括透壁性心肌缺血),心外膜动作电位时程比正常时明显延长,从而引起心肌复极化顺序的逆转,即心内膜开始复极化,膜外电位为正,而缺血的心外膜心肌尚未复极化,膜外电位仍呈相对的负性,于是出现与正常方向相反的 T 波向量。此时面向缺血区的导联记录出倒置的 T 波(图

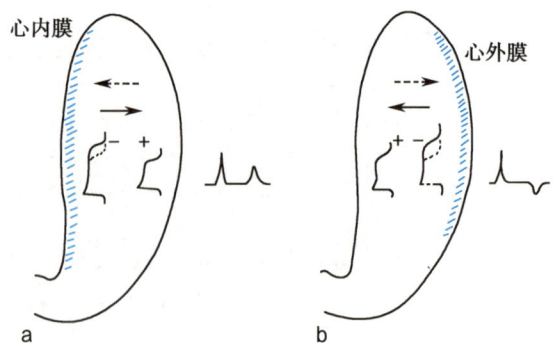

图 4-1-39　心肌缺血与 T 波变化的关系
虚线箭头—示复极化方向;实线箭头—示 T 波向量方向;动作电位中的虚线部分—示未发生缺血时的动作电位时程。

a. 心内膜下缺血;b. 心外膜下缺血。

4-1-39b）。例如下壁心外膜下缺血，下壁导联Ⅱ、Ⅲ、aVF可出现倒置的T波；前壁心外膜下缺血，胸导联可出现T波倒置。

2. 损伤型心电图改变　心肌缺血除了可出现T波改变外，还可出现损伤型ST改变。损伤型ST段偏移可表现为ST段压低及ST段抬高两种类型。

心肌损伤（myocardial injury）时，ST向量从正常心肌指向损伤心肌。心内膜下心肌损伤时，ST向量背离心外膜面指向心内膜，使位

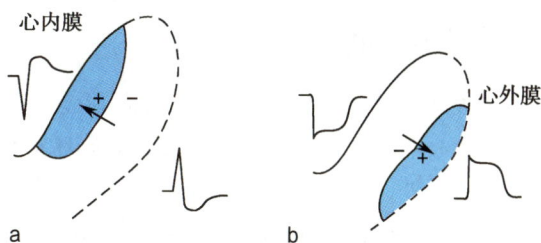

图4-1-40　心肌损伤与ST段偏移的关系
箭头—示ST向量方向。
a. 心内膜下损伤；b. 心外膜下损伤。

于心外膜面的导联出现ST段压低（图4-1-40a）；心外膜下心肌损伤时（包括透壁性心肌缺血），ST向量指向心外膜面导联，引起ST段抬高（图4-1-40b）。发生损伤型ST改变时，对侧部位的导联常可记录到相反的ST改变。

另外，临床上发生透壁性心肌缺血时，心电图往往表现为心外膜下缺血（T波深倒置）或心外膜下损伤（ST段抬高）类型。可能原因有：①透壁性心肌缺血时，心外膜缺血范围常大于心内膜；②由于检测电极靠近心外膜缺血区，因此透壁性心肌缺血在心电图上主要表现为心外膜缺血改变。

二、临床意义

心肌缺血的心电图可仅仅表现为ST段改变或者T波改变，也可同时出现ST-T改变。临床上可发现约50%的冠心病患者未发作心绞痛时，心电图可以正常，仅于心绞痛发作时记录到ST-T动态改变。约10%的冠心病患者在心肌缺血发作时心电图可以正常或仅有轻度ST-T变化。

典型的心肌缺血发作时，面向缺血部位的导联常显示缺血型ST段压低（水平型或下斜型下移≥0.10mV）和/或T波倒置（图4-1-41）。有些冠心病患者心电图可呈持续性ST改变（水平型或下斜型下移≥0.05mV）和/或T波低平、负正双向和倒置，而于心绞痛发作时出现ST-T改变加重或伪性改善。冠心病患者心电图上出现倒置深尖、双肢对称的T波（称之为冠状T波），反映心外膜下心肌缺血或有透壁性心肌缺血，这种T波改变亦见于心肌梗死患者。变异型心绞痛（冠状动脉痉挛为主要因素）多引起暂时性ST段抬高并常伴有高耸T波和对应导联的ST段下移，这是急性严重心肌缺血的表现，如ST段呈持续的抬高，提示可能发生心肌梗死。

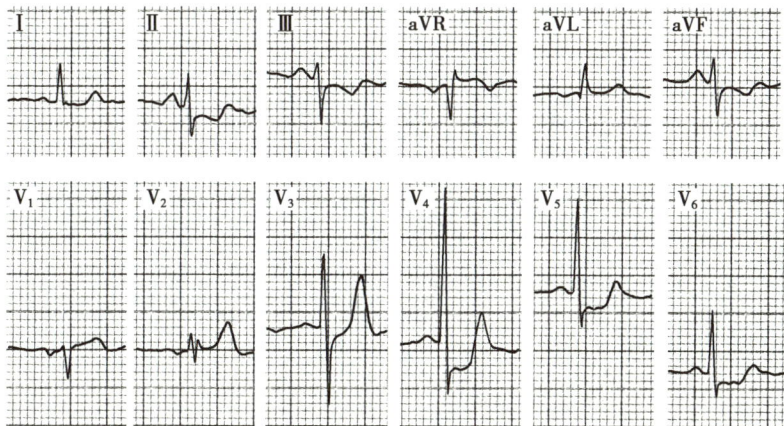

图4-1-41　心肌缺血
患者心绞痛发作，Ⅱ、Ⅲ、aVF导联及V₄~V₆导联ST段水平或下斜型压低>0.1mV。

三、鉴别诊断

需要强调的是,心电图上 ST-T 改变可以是各种原因引起的心肌复极化异常的共同表现,在作出心肌缺血的心电图诊断之前,必须紧密结合临床资料进行鉴别诊断。

除冠心病外,其他疾病如心肌病、心肌炎、瓣膜病、心包炎、脑血管意外(尤其是颅内出血)等均可出现此类 ST-T 改变。低钾、高钾等电解质紊乱,药物(洋地黄、奎尼丁等)影响以及自主神经调节障碍也可引起非特异性 ST-T 改变。此外,心室肥厚、束支传导阻滞、预激综合征等可引起继发性 ST-T 改变。图 4-1-42 列举了临床上 3 种原因引起显著 T 波倒置的心电图表现。

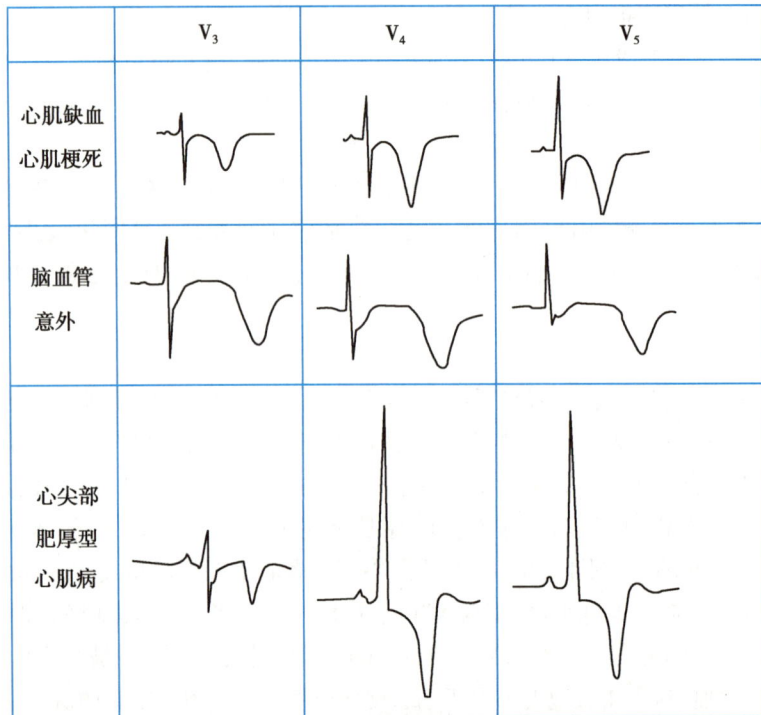

	V₃	V₄	V₅
心肌缺血 心肌梗死			
脑血管 意外			
心尖部 肥厚型 心肌病			

图 4-1-42　临床上 3 种原因引起的显著 T 波倒置的心电图

脑血管意外可引起宽而深的倒置 T 波,常伴显著的 QT 间期延长;心尖部肥厚型心肌病引起的 T 波深倒置有时易被误认为是心肌缺血或心肌梗死。

第五节　心　肌　梗　死

绝大多数心肌梗死(myocardial infarction)是因冠状动脉在血管粥样硬化基础上发生完全性或不完全性闭塞,属于冠心病的严重类型。除了出现临床症状及心肌标记物升高外,心电图的特征性改变对确定心肌梗死的诊断和治疗方案,以及判断患者的病情和预后起着重要作用。

一、基本图形及机制

冠状动脉发生闭塞后,随着时间的推移在心电图上可先后出现缺血、损伤和坏死 3 种类型的图形。各部分心肌接受不同冠状动脉分支的血液供应,因此图形改变常具有明显的区域特点。心电图显示的电位变化是梗死后心肌多种心电变化综合的结果。

1. "缺血型"改变　冠状动脉急性闭塞后,最早出现的变化是缺血性 T 波改变。通常缺血最早出现在心内膜下肌层,使对向缺血区的导联出现高而直立的 T 波。若缺血发生在心外膜下肌层,则面向缺血区的导联出现 T 波倒置。缺血使心肌复极化时间延长,特别是 3 位相延缓,引起 QT 间期延长。

2. "损伤型"改变 随着缺血时间延长,缺血程度进一步加重,就会出现"损伤型"图形改变,主要表现为面向损伤心肌的导联出现 ST 段抬高。急性心肌缺血和心肌梗死引起 ST 段抬高的机制至今仍不清楚,通常认为与损伤电流有关。ST 段明显抬高可形成单向曲线(mono-phasic curve)。一般地,损伤改变不会持久,要么恢复,要么进一步发生心肌坏死。常见的"损伤型"ST 段抬高的形态变化见图 4-1-43。

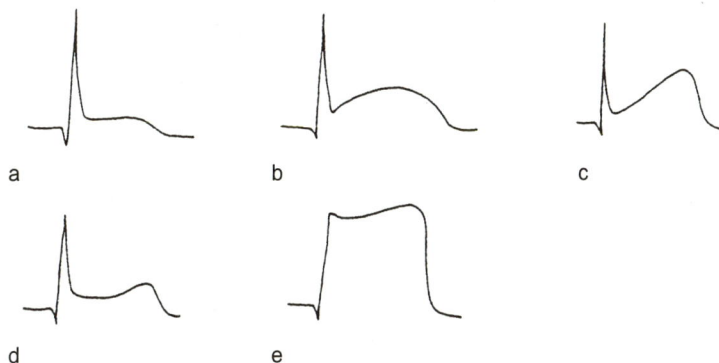

图 4-1-43 常见的"损伤型"ST 段抬高的形态
a. 平抬型;b. 弓背型;c. 上斜型;d. 凹面向上型;e. 单向曲线型。

3. "坏死型"改变 更进一步的缺血导致细胞变性、坏死。坏死的心肌细胞丧失了电活动,该部位心肌不再产生心电向量,而正常健康心肌仍照常去极化,致使产生一个与梗死部位相反的综合向量(图 4-1-44)。由于心肌梗死主要发生于室间隔或左心室壁心肌,往往引起起始 0.03 秒去极化向量背离坏死区,所以"坏死型"图形改变主要表现为面向坏死区的导联出现异常 Q 波(时限≥0.03 秒,振幅≥1/4R)或者呈 QS 波。一般认为梗死的心肌直径>20mm 或厚度>5mm 才可产生病理性 Q 波。

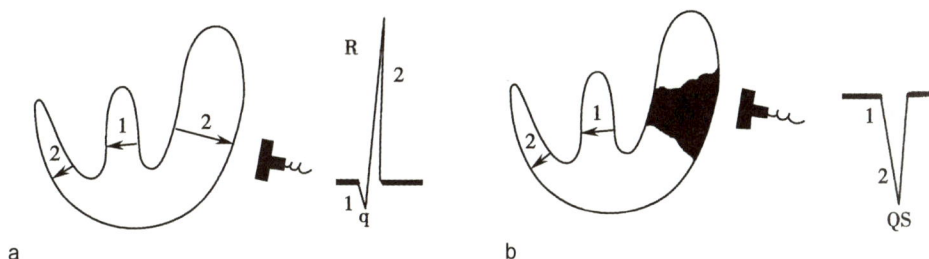

图 4-1-44 坏死型 Q 波或 QS 波发生机制
a. 正常心肌去极化顺序:室间隔向量 1 产生 Q 波,左、右心室综合去极化向量 2 产生 R 波;
b. 心肌坏死后,电极透过坏死"窗口"只能记录相反的去极化向量,产生 QS 波。

临床上,当冠状动脉某一分支发生闭塞,则受损伤部位的心肌发生坏死,直接置于坏死区的电极记录到异常 Q 波或 QS 波;靠近坏死区周围受损心肌呈损伤型改变,记录到 ST 段抬高;而外边受损较轻的心肌呈缺血型改变,记录到 T 波倒置。体表心电图导联可同时记录到心肌缺血、损伤和坏死的图形改变(图 4-1-45)。因此,若上述 3 种改变同时存在,则急性心肌梗死的诊断基本确立。

二、心肌梗死的心电图演变及分期

急性心肌梗死发生后,心电图随着心肌缺血、损伤、坏死的发展和恢复而呈现一定演变规律。根据心电图图形的演变过程和演变时间可分为超急性期、急性期、亚急性期和陈旧期(图 4-1-46)。

NOTES

1. 超急性期　急性心肌梗死发病数分钟后,首先出现短暂的心内膜下心肌缺血,心电图上产生高大的 T 波,以后迅速出现 ST 段上斜型或弓背向上型抬高,与高耸直立 T 波相连。由于急性损伤性阻滞,可见 QRS 振幅增高,并轻度增宽,但尚未出现异常 Q 波。这些表现一般仅持续数小时,此期若能及时进行干预和治疗,可避免发展为心肌梗死或使已发生梗死的范围缩小。

2. 急性期　此期开始于梗死后数小时或数日,可持续数周,心电图呈现一个动态演变过程。ST 段呈弓背向上抬高,抬高显著者可形成单向曲线,继而逐渐下降;心肌坏死导致面向坏死区导联的 R 波振幅降低或消失,出现异常 Q 波或 QS 波;T 波由直立开始倒置,并逐渐加深。坏死型的 Q 波、损伤型的 ST 段抬高和缺血型的 T 波倒置在此期内可并存。

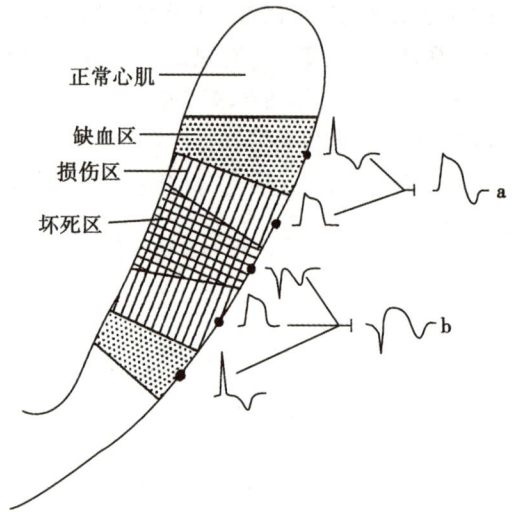

图 4-1-45　急性心肌梗死后心电图上产生的特征性改变
a—位于坏死区周围的体表电极记录到缺血和损伤型的图形;b—位于坏死区中心的体表电极同时记录到缺血、损伤、坏死型的图形(“·”点示直接置于心外膜的电极可分别记录到缺血、损伤、坏死型图形)。

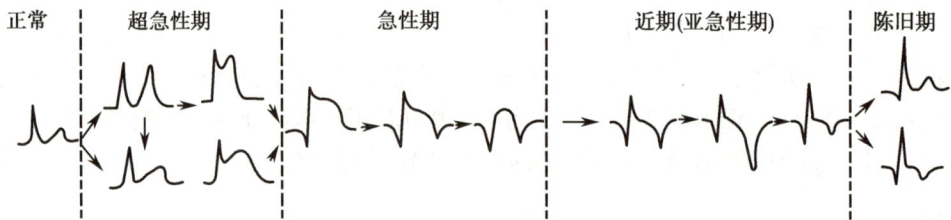

图 4-1-46　典型的急性心肌梗死的图形演变过程及分期

3. 亚急性期　出现于梗死后数周至数月,此期以缺血型及坏死型为主要特征。抬高的 ST 段恢复至基线,缺血型 T 波由倒置较深逐渐变浅,坏死型 Q 波持续存在。

4. 陈旧期　常出现在急性心肌梗死数月之后,ST 段和 T 波恢复正常或 T 波持续倒置、低平,趋于恒定不变,残留下坏死型的 Q 波。理论上坏死型的 Q 波将持续存在,但随着瘢痕组织的缩小和周围心肌的代偿性肥大,其范围在数年后有可能明显缩小。小范围梗死的图形改变有可能变得很不典型,异常的 Q 波甚至可消失。

需要指出,近年来,急性心肌梗死的检测水平、诊断手段及治疗技术已取得突破性进展。对急性心肌梗死患者早期实施有效的治疗(溶栓、抗栓或介入性治疗等)已显著缩短整个病程,并可改变急性心肌梗死的心电图表现,可不再呈现上述典型的心电图演变过程。

三、心肌梗死的定位诊断及梗死相关血管的判断

冠状动脉的闭塞引起其所分布区域的心肌供血中断并导致缺血坏死,即心肌梗死。心肌梗死的范围基本上与冠状动脉的分布一致。心肌梗死的部位主要根据心电图坏死型图形(异常 Q 波或 QS 波)出现于哪些导联而作出判断:①前间壁梗死时,异常 Q 波或 QS 波主要出现在 V_1~V_3 导联(图 4-1-47)。②前壁心肌梗死时,异常 Q 波或 QS 波主要出现在 V_3、V_4、V_5 导联。③侧壁心肌梗死时,I、aVL、V_5、V_6 导联出现异常 Q 波。如异常 Q 波仅出现在 V_5、V_6 导联,称为前侧壁心肌梗死;如异常 Q

波仅出现在Ⅰ、aVL导联，称为高侧壁心肌梗死。④下壁心肌梗死时，在Ⅱ、Ⅲ、aVF导联出现异常Q波或QS波（图4-1-48）。⑤正后壁心肌梗死时，V$_7$、V$_8$、V$_9$导联记录到异常Q波或QS波，而与正后壁导联相对应的V$_1$、V$_2$导联出现R波增高、ST段压低及T波增高（称为对应性改变）（图4-1-48）。⑥如果大部分胸导联（V$_1$~V$_5$）都出现异常Q波或QS波，则称为广泛前壁心肌梗死（图4-1-49）。⑦孤立的右心室心肌梗死很少见，常与下壁梗死并存。发生急性下壁心肌梗死时，若V$_{3R}$~V$_{4R}$导联出现ST段抬高≥0.1mV，提示还合并右心室心肌梗死。

由于发生心肌梗死的部位多与相应的冠状动脉发生闭塞相关，因此，根据心电图确定的梗死部位可大致确定与梗死相关的病变血管（表4-1-1）。前间壁或前壁心肌梗死常为左前降支发生闭塞；侧壁和后壁同时发生梗死多为左回旋支发生闭塞；下壁梗死大多为右冠状动脉闭塞，少数为左回旋支闭塞所致；下壁梗死同时合并右心室梗死时，往往是右冠状动脉近段发生闭塞。

在急性心肌梗死发病早期（数小时内），尚未出现坏死型Q波，心肌梗死的部位可根据ST段抬高或压低，以及T波异常（增高或深倒置）出现于哪些导联来判断。

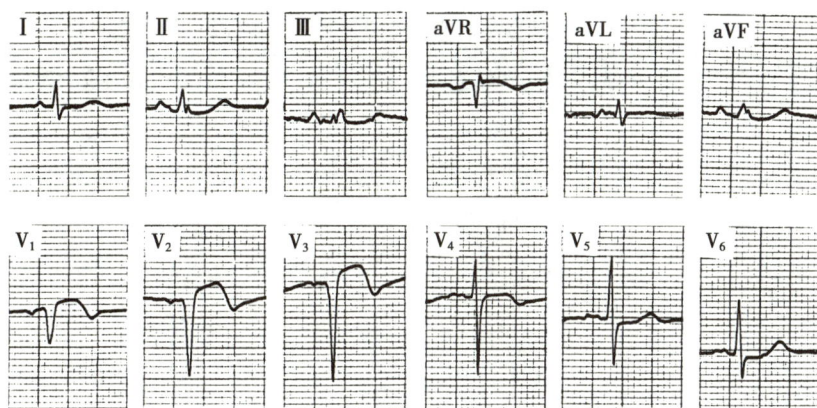

图4-1-47　急性前间壁心肌梗死

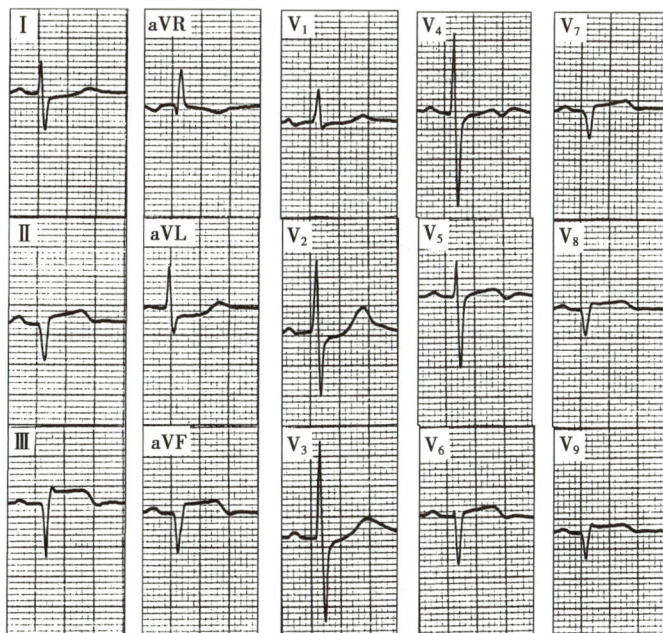

图4-1-48　急性下壁及后壁心肌梗死

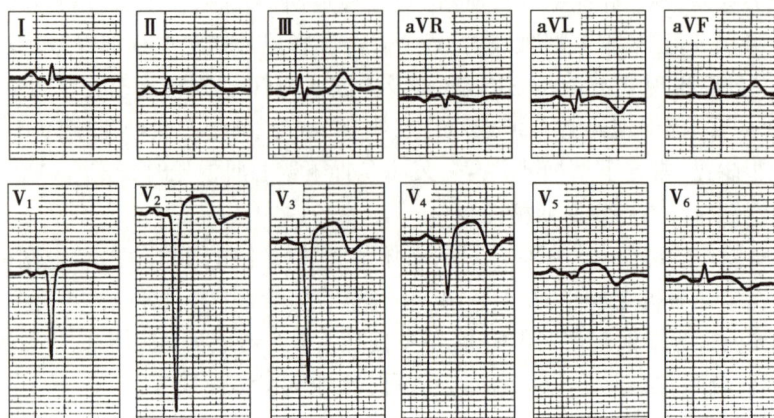

图 4-1-49　急性广泛前壁心肌梗死

表 4-1-1　心电图导联与心室部位及冠状动脉供血区域的关系

导联	心室部位	供血的冠状动脉
Ⅱ、Ⅲ、aVF	下壁	右冠状动脉或左回旋支
Ⅰ、aVL、V_5、V_6	侧壁	左前降支或左回旋支
V_1~V_3	前间壁	左前降支
V_3~V_5	前壁	左前降支
V_1~V_5	广泛前壁	左前降支
V_7~V_9	正后壁	左回旋支或右冠状动脉
V_{3R}~V_{4R}	右心室	右冠状动脉

四、心肌梗死的分类和鉴别诊断

1. Q 波型和非 Q 波型心肌梗死　非 Q 波型心肌梗死过去称为"非透壁性心肌梗死"或"心内膜下心肌梗死"。部分患者发生急性心肌梗死后，心电图可只表现为 ST 段抬高或压低及 T 波倒置，ST-T 改变可呈规律性演变，但不出现异常 Q 波，需要根据临床表现及其他检查指标明确诊断。近年研究发现非 Q 波型的梗死既可为非透壁性，亦可为透壁性。与典型的 Q 波型心肌梗死比较，此种不典型的心肌梗死较多见于多支冠状动脉病变。此外，发生多部位梗死（不同部位的梗死向量相互作用发生抵消）、梗死范围弥漫或局限、梗死区位于心电图常规导联记录的盲区（如右心室、基底部、孤立正后壁梗死等）均可产生不典型的心肌梗死图形。

2. ST 段抬高型和非 ST 段抬高型心肌梗死　临床研究发现：ST 段抬高型心肌梗死（ST-elevation myocardial infarction，STEMI）可以不出现 Q 波，而非 ST 段抬高型心肌梗死（non-ST-elevation myocardial infarction，NSTEMI）亦可出现 Q 波，心肌梗死后是否出现异常 Q 波通常是回顾性诊断。为了最大限度地改善心肌梗死患者的预后，近年把急性心肌梗死分类为 ST 段抬高型和非 ST 段抬高型心肌梗死，并且与不稳定型心绞痛一起统称为急性冠脉综合征。ST 段抬高型心肌梗死是指 2 个或 2 个以上相邻的导联出现 ST 段抬高（ST 段抬高的标准为：在 V_2~V_3 导联，男性 J 点抬高 ≥0.2mV，女性抬高 ≥0.15mV；在其他导联，男性、女性 J 点抬高 ≥0.1mV）（图 4-1-50）；非 ST 段抬高型心肌梗死是指心电图上表现为 ST 段压低和/或 T 波倒置或无 ST-T 异常。

依据 ST 段的改变进行分类体现了对急性心肌梗死早期诊断、早期干预的理念。在坏死型 Q 波出现之前及时进行干预（溶栓、抗栓、介入治疗等），可挽救濒临坏死的心肌或减小梗死面积。另外，ST

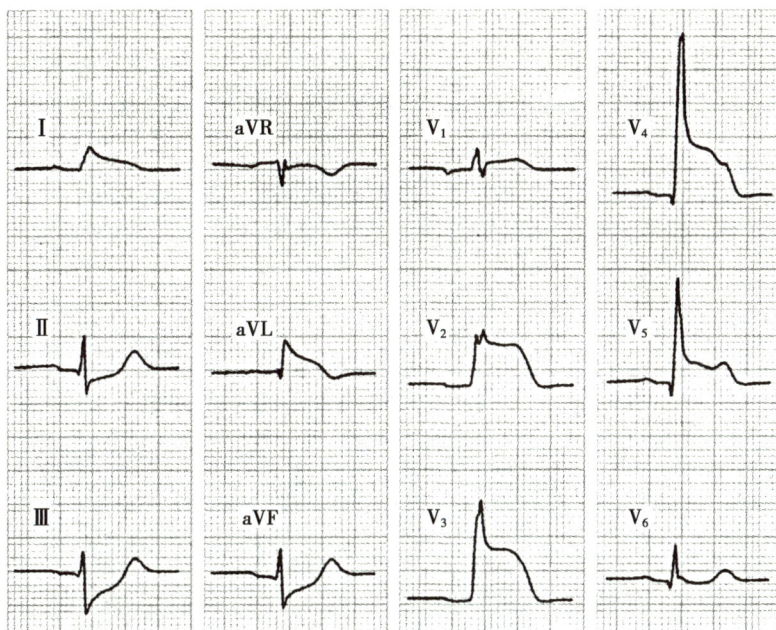

图 4-1-50 ST 段抬高型心肌梗死

V_1~V_5 导联及 I、aVL 导联 ST 段抬高,冠状动脉造影示左前降支近段闭塞。

段抬高型心肌梗死和非 ST 段抬高型心肌梗死的干预治疗对策不同,可以根据心电图上是否出现 ST 段抬高而选择正确和合理的治疗方案。在作出 ST 段抬高型或非 ST 段抬高型心肌梗死的诊断时,应该结合临床病史并注意排除其他原因引起的 ST 段改变。无论是 ST 段抬高型心肌梗死还是非 ST 段抬高型心肌梗死,若不及时进行干预治疗都可演变为 Q 波型或非 Q 波型心肌梗死。

3. 心肌梗死合并其他病变

(1)心肌梗死合并室壁瘤(多发生于左心室前壁):可见 ST 段持续性抬高达数月以上(ST 段抬高幅度常≥0.2mV,同时伴有坏死型 Q 波或 QS 波)。

(2)心肌梗死合并右束支阻滞:心室去极化初始向量表现出心肌梗死特征,终末向量表现出右束支阻滞特点,一般不影响二者的诊断(图 4-1-51)。

(3)心肌梗死合并左束支阻滞:心肌梗死的图形常被掩盖,按常规的心肌梗死标准进行诊断比较困难。

不过,在急性心肌梗死的早期,通过观察 ST 段的异常偏移(抬高或下移)及动态演变,仍可判断是否合并急性心肌缺血或心肌梗死。以下改变均提示左束支阻滞可能合并急性心肌缺血或心肌梗死:①在 QRS 波群为正向(R 波为主)的导联,出现 ST 段抬高≥0.1mV;②在 V_1~V_3 导联,出现 ST 段压低≥0.1mV;③在 QRS 波群为负向(S 波为主)的导联,出现 ST 段抬高≥0.5mV。

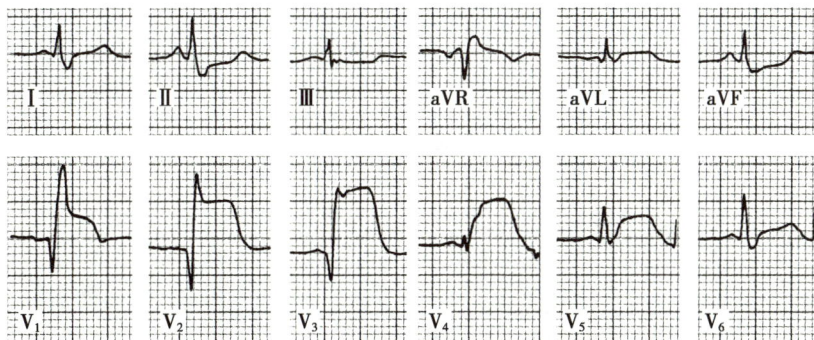

图 4-1-51 急性心肌梗死合并右束支阻滞

4. 心肌梗死的鉴别诊断

（1）ST段抬高除了见于急性心肌梗死外,还可见于变异型心绞痛、急性心包炎、急性肺栓塞、主动脉夹层、急性心肌炎、高血钾、早期复极化等,可根据病史、是否伴有异常Q波及典型ST-T演变过程予以鉴别。

（2）异常Q波的出现也不一定都提示为心肌梗死,例如发生感染或脑血管意外时,可出现短暂QS波或Q波,但缺乏典型演变过程,很快可以恢复正常。心脏横位可导致Ⅲ导联出现Q波,但Ⅱ导联通常正常。顺钟向转位、左心室肥厚及左束支阻滞时,V$_1$、V$_2$导联可出现QS波,但并非前间壁心肌梗死。预激综合征心电图在某些导联上可出现"Q"波或"QS"波。此外,右心室肥厚、心肌病、心肌炎等也可出现异常Q波,结合患者的病史和临床资料一般不难鉴别。仅当异常的Q波、抬高的ST段以及倒置的T波同时出现,并具有一定的演变规律时,才是急性心肌梗死的特征性改变。

第六节　心律失常

一、概述

正常人的心脏起搏点位于窦房结,并按正常传导系统顺序激动心房和心室。如果心脏激动的起源异常和/或传导异常,称为心律失常(arrhythmia)。心律失常的产生原因可为:①激动起源异常,可分为两类,一类为窦房结起搏点本身激动的程序与规律异常;另一类为心脏激动全部或部分起源于窦房结以外的部位,称为异位节律,异位节律又分为主动性和被动性。②激动的传导异常,最多见的一类为传导阻滞,包括传导延缓或传导中断;另一类为激动传导通过房室之间的附加异常旁路,使心肌某一部分提前激动,属传导途径异常。③激动起源异常和激动传导异常同时存在,相互作用,此可引起复杂的心律失常表现。心律失常目前多按形成原因进行分类(表4-1-2)。

表4-1-2　心律失常分类

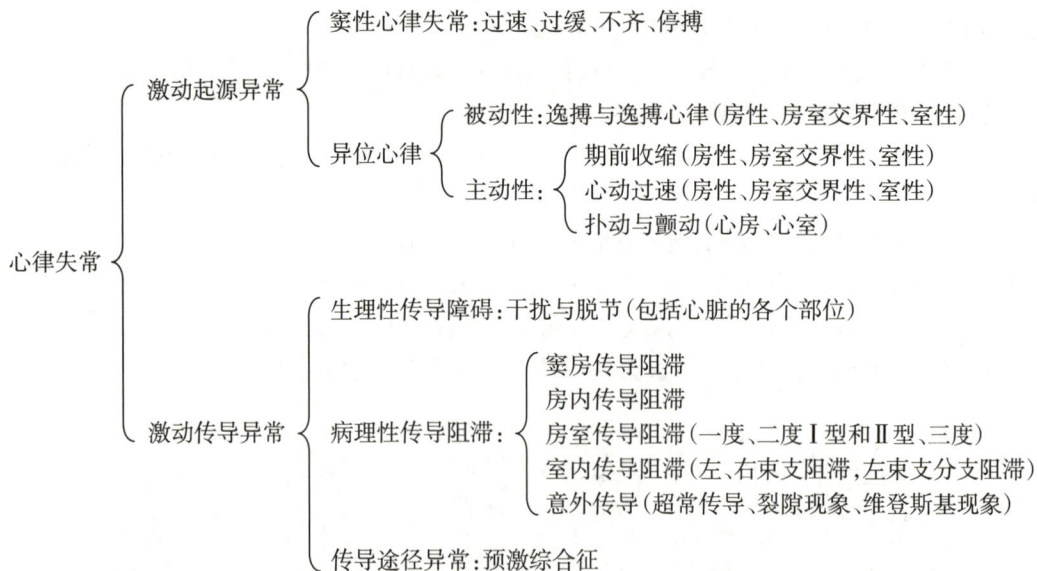

```
                   ┌ 激动起源异常 ┌ 窦性心律失常:过速、过缓、不齐、停搏
                   │             │
                   │             └ 异位心律 ┌ 被动性:逸搏与逸搏心律(房性、房室交界性、室性)
                   │                        │
                   │                        └ 主动性: ┌ 期前收缩(房性、房室交界性、室性)
                   │                                  │ 心动过速(房性、房室交界性、室性)
                   │                                  └ 扑动与颤动(心房、心室)
心律失常 ┤
                   │             ┌ 生理性传导障碍:干扰与脱节(包括心脏的各个部位)
                   │             │
                   └ 激动传导异常 ┤ 病理性传导阻滞: ┌ 窦房传导阻滞
                                 │                │ 房内传导阻滞
                                 │                │ 房室传导阻滞(一度、二度Ⅰ型和Ⅱ型、三度)
                                 │                │ 室内传导阻滞(左、右束支阻滞,左束支分支阻滞)
                                 │                └ 意外传导(超常传导、裂隙现象、维登斯基现象)
                                 │
                                 └ 传导途径异常:预激综合征
```

二、窦性心律及窦性心律失常

凡起源于窦房结的心律,称为窦性心律(sinus rhythm)。窦性心律属于正常节律。

1. 窦性心律的心电图特征　一般心电图机描记不出窦房结激动电位,都是以窦性激动发出后引起的心房激动波P波特点来推测窦房结的活动。窦性心律的心电图特点为:P波规律出现,且P波形态表明激动来自窦房结(即 P 波在 Ⅰ、Ⅱ、aVF、V₄~V₆ 导联直立,在 aVR 导联倒置)。正常人窦性心律的频率呈生理性波动,传统上静息心率的正常范围一般定义为 60~100 次/min。近年,国内大样本健康人群调查发现男性静息心率的正常范围为 50~95 次/min,女性为 55~95 次/min。

2. 窦性心动过速(sinus tachycardia) 传统上规定成人窦性心律的频率>100 次/min,称为窦性心动过速(图 4-1-52)。窦性心动过速时,PR 间期及 QT 间期相应缩短,有时可伴有继发性 ST 段轻度压低和 T 波振幅降低。常见于运动、精神紧张、发热、甲状腺功能亢进症、贫血、失血、心肌炎和拟肾上腺素类药物作用等情况。

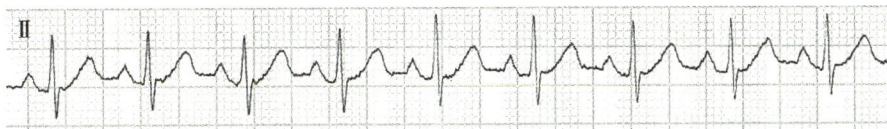

图 4-1-52　窦性心动过速

3. 窦性心动过缓(sinus bradycardia) 传统上规定窦性心律的频率<60 次/min 时,称为窦性心动过缓(图 4-1-53)。近年大样本健康人群调查发现约 15% 正常人静息心率可<60 次/min,尤其是男性。另外,老年人及运动员心率可以相对较缓。窦房结功能障碍、甲状腺功能减退、服用某些药物(例如 β 受体拮抗剂)等亦可引起窦性心动过缓。

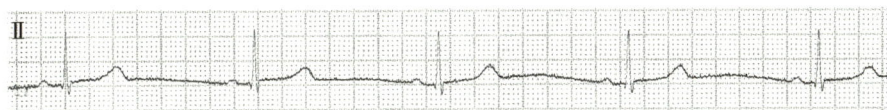

图 4-1-53　窦性心动过缓

4. 窦性心律不齐(sinus arrhythmia) 是指窦性心律的起源未变,但节律不整,在同一导联上 PP 间期差异>0.12 秒。窦性心律不齐常与窦性心动过缓同时存在(图 4-1-54)。较常见的一类心律不齐与呼吸周期有关,称呼吸性窦性心律不齐,多见于青少年,一般无临床意义。另有一些比较少见的窦性心律不齐与呼吸无关,例如与心室收缩排血有关的(室相性)窦性心律不齐以及窦房结内游走性心律不齐等。

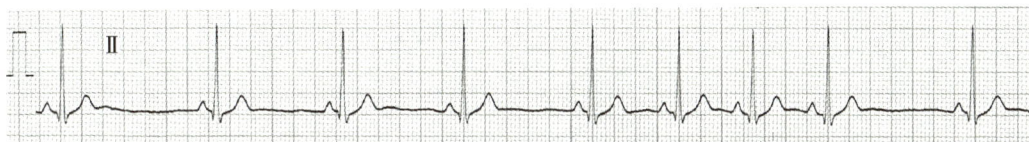

图 4-1-54　窦性心动过缓及窦性心律不齐

5. 窦性停搏(sinus arrest) 是指在规律的窦性心律中,有时因迷走神经张力增大或窦房结功能障碍,在一段时间内窦房结停止发放激动,心电图上见规则的 PP 间距中突然出现 P 波脱落,形成长 PP 间距,且长 PP 间距与正常 PP 间距不成倍数关系(图 4-1-55)。窦性停搏后常出现逸搏或逸搏心律。

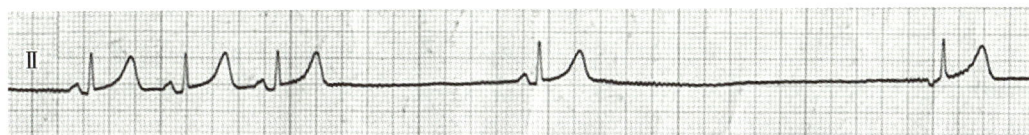

图 4-1-55　**窦性停搏**

NOTES

6. 病态窦房结综合征（sick sinus syndrome，SSS）　近年发现，起搏传导系统退行性病变以及冠心病、心肌炎（尤其是病毒性心肌炎）、心肌病等疾患，可累及窦房结及其周围组织而产生一系列缓慢性心律失常，并引起头昏、黑矇、晕厥等临床表现，称为病态窦房结综合征，其主要的心电图表现有：①持续的窦性心动过缓，心率<50 次/min，且不易用阿托品等药物纠正；②窦性停搏或窦房传导阻滞；③在显著窦性心动过缓的基础上，常出现室上性快速心律失常（房性心动过速、心房扑动、心房颤动等），又称为慢快综合征；④若病变同时累及房室交界区，可出现房室传导障碍，或发生窦性停搏时，长时间不出现交界性逸搏，称为双结病变（图 4-1-56）。

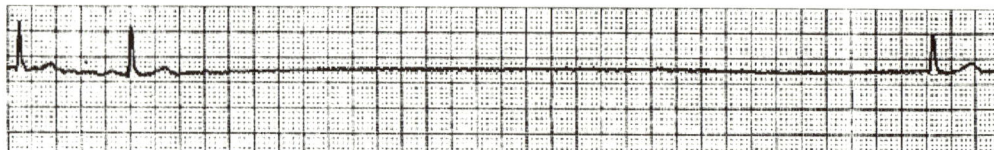

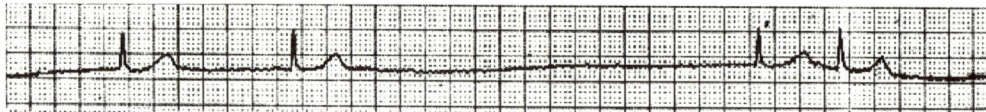

图 4-1-56　病态窦房结综合征
动态心电图监测中夜间出现的窦性停搏。

三、期前收缩

期前收缩是指起源于窦房结以外的异位起搏点提前发出的激动，又称过早搏动（简称"早搏"），是临床上最常见的心律失常。

期前收缩的产生机制包括：①折返激动；②触发活动；③异位起搏点的兴奋性增高。根据异位搏动发生的部位，可分为房性、交界性和室性期前收缩，其中以室性期前收缩最为常见，房性次之，交界性比较少见。

描述期前收缩心电图特征时常用到下列术语。

联律间期（coupling interval）：指异位搏动与其前窦性搏动之间的时距，折返途径与激动的传导速度等可影响联律间期长短。房性期前收缩的联律间期应从异位 P 波起点测量至其前窦性 P 波起点，而室性期前收缩的联律间期应从异位搏动的 QRS 起点测量至其前窦性 QRS 起点。

代偿间歇（compensatory pause）：指期前出现的异位搏动代替了一个正常窦性搏动，其后出现一个较正常心动周期长的间歇。由于房性异位激动常易逆传侵入窦房结，使其提前释放激动，引起窦房结节律重整，因此房性期前收缩大多为不完全性代偿间歇；而交界性和室性期前收缩距窦房结较远，不易侵入窦房结，故往往表现为完全性代偿间歇。

间位性期前收缩：又称插入性期前收缩，指夹在两个相邻正常窦性搏动之间的期前收缩，其后无代偿间歇。

单源性期前收缩：指期前收缩来自同一异位起搏点或有固定的折返径路，其形态、联律间期相同。

多源性期前收缩：指在同一导联中出现 2 种或 2 种以上形态且联律间期互不相同的异位搏动。如联律间期固定，而形态各异，则称为多形性期前收缩，其临床意义与多源性期前收缩相似。

频发性期前收缩：依据出现的频度可人为地分为偶发和频发性期前收缩。常见的二联律（bigeminy）与三联律（trigeminy）就是一种有规律的频发性期前收缩。前者指期前收缩与窦性心搏交替出现；后者指每 2 个窦性心搏后出现 1 次期前收缩。

1. 室性期前收缩（premature ventricular contraction）　心电图表现为：①期前出现的 QRS-T 波

前无 P 波或无相关的 P 波;②期前出现的 QRS 形态宽大畸形,时限通常>0.12 秒,T 波方向多与 QRS 的主波方向相反;③往往为完全性代偿间歇,即期前收缩前后的两个窦性 P 波间距等于正常 PP 间距的两倍(图 4-1-57)。

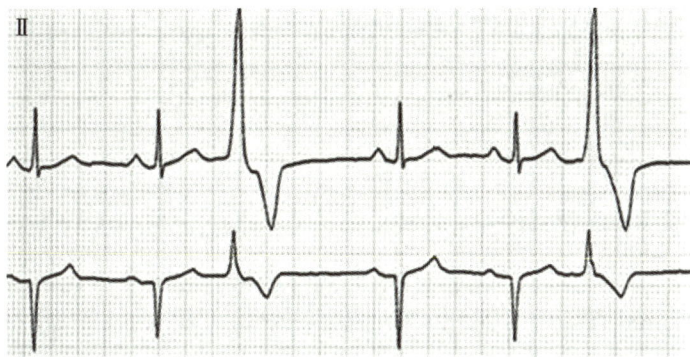

图 4-1-57 室性期前收缩

2. 房性期前收缩(premature atrial contraction) 心电图表现为:①期前出现异位 P′ 波,其形态与窦性 P 波不同;②P′R 间期>0.12 秒;③大多为不完全性代偿间歇,即期前收缩前后两个窦性 P 波的间距小于正常 PP 间距的两倍(图 4-1-58a)。

若异位 P′ 下传心室引起 QRS 波群增宽变形,多呈右束支阻滞图形,称为房性期前收缩伴室内差异性传导(图 4-1-58b)。某些房性期前收缩的 P′R 间期可以延长。若异位 P′ 后无 QRS-T 波,则称为未下传的房性期前收缩(图 4-1-58c),有时易把未下传的房性期前收缩引起的长间期误认为是窦房传导阻滞、窦性停搏或窦性心律不齐,应注意鉴别。

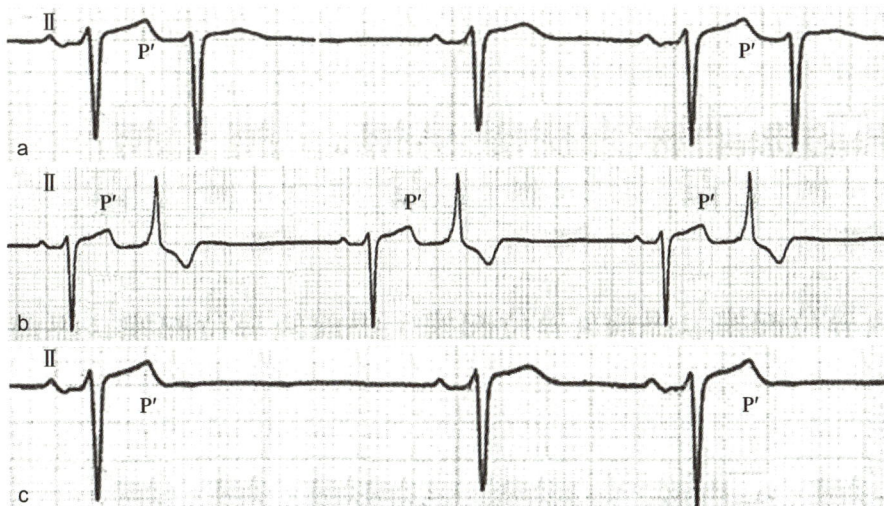

图 4-1-58 房性期前收缩

a. 正常下传的房性期前收缩;b. 房性期前收缩伴室内差异性传导;c. 未下传的房性期前收缩,异位 P′ 波重叠在 T 波上,其后无 QRS-T 波。

3. 交界性期前收缩(premature junctional contraction) 心电图表现为:①期前出现的 QRS-T 波,其前无窦性 P 波,QRS-T 形态与窦性下传者基本相同;②出现逆行 P′ 波(P 波在 Ⅱ、Ⅲ、aVF 导联倒置,aVR 导联直立),可发生于 QRS 波群之前(P′R 间期<0.12 秒)或 QRS 波群之后(RP′ 间期<0.20 秒),或者与 QRS 波群重叠;③大多为完全性代偿间歇(图 4-1-59)。

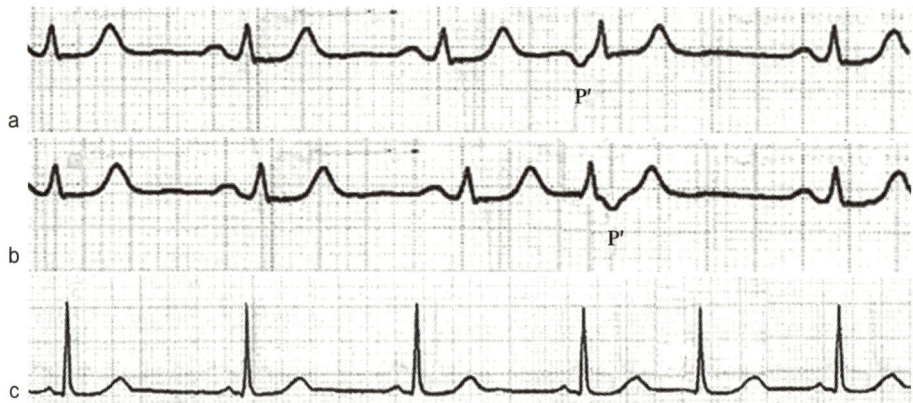

图 4-1-59 交界性期前收缩

a. 逆行 P′ 波出现在 QRS 波群前面；b. 逆行 P′ 波出现在 QRS 波群后面；c. 逆行 P′ 波与 QRS 波群相重叠。

四、逸搏与逸搏心律

当高位节律点发生病变或受到抑制而出现停搏或节律明显减慢时（如病态窦房结综合征），或者因传导障碍而不能下传时（如窦房或房室传导阻滞），或其他原因造成长的间歇时（如期前收缩后的代偿间歇等），作为一种保护性措施，低位起搏点就会发出一个或一连串的冲动，激动心房或心室。仅发生 1~2 个称为逸搏，连续 3 个以上称为逸搏心律（escape rhythm），按发生的部位分为房性、房室交界性和室性逸搏，其 QRS 波群的形态特点与各相应的期前收缩相似，二者的差别是期前收缩属提前发生，为主动节律，而逸搏则在长间歇后出现，属被动节律。临床上以房室交界性逸搏最为多见，室性逸搏次之，房性逸搏较少见。

1. 房性逸搏心律　心房内分布着许多潜在节律点，频率多为 50~60 次/min，略低于窦房结（图 4-1-60）。右心房上部的逸搏心律产生的 P 波与窦性心律 P 波相似；节律点在右心房后下部者表现为 Ⅰ 及 aVR 导联 P 波直立，aVF 导联 P 波倒置，P′R 间期>0.12 秒。

节律点在左心房者，称左心房心律；来自左心房后壁时，Ⅰ、V$_6$ 导联 P 波倒置，V$_1$ 导联 P 波直立，具有前圆顶、后高尖的特征；来自左心房前壁时，V$_3$~V$_6$ 导联 P 波倒置，V$_1$ 导联 P 波浅倒或双向。

如果 P 波形态、PR 间期，甚至心动周期有周期性变异，称为游走心律，游走的范围可达房室交界区而出现倒置的逆行 P 波。

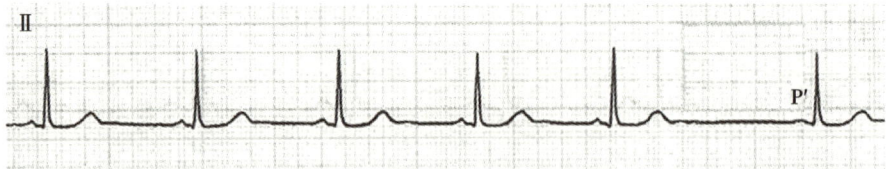

图 4-1-60 房性逸搏心律

2. 交界性逸搏心律　是最常见的逸搏心律，见于窦性停搏以及三度房室传导阻滞等情况，其 QRS 波群呈交界性搏动特征，频率一般为 40~60 次/min，慢而规则（图 4-1-61）。

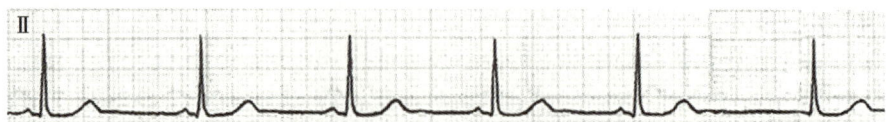

图 4-1-61 交界性逸搏心律

3. 室性逸搏心律 多见于双结病变或发生于束支水平的三度房室传导阻滞,其 QRS 波群呈室性波形,频率一般为 20~40 次/min,慢而规则,亦可以不规则(图 4-1-62)。

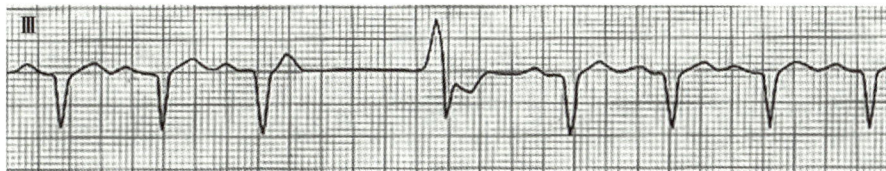

图 4-1-62 室性逸搏心律

4. 反复搏动(reciprocal beat) 又称反复心律(reciprocal rhythm),其电生理基础是房室交界区存在双径路传导。有时,交界性逸搏或交界性心律时,激动逆行上传至心房,于 QRS 波群之后出现逆行 P 波,这个激动又可在房室结内折返,再次下传至心室。当折返激动传抵心室时,如心室已脱离前一个交界性搏动引起的不应期,便可以产生一个 QRS 波群。反复搏动属于一种特殊形式的折返激动(图 4-1-63),如果两个 QRS 波之间夹有一窦性 P 波,属伪反复心律,应称为逸搏-夺获心律。

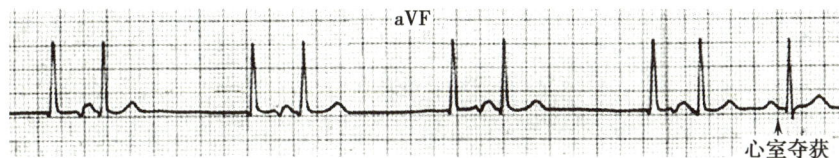

图 4-1-63 反复搏动(二联律)

五、异位性心动过速

异位性心动过速是指异位节律点兴奋性增高或折返激动引起的快速异位心律(期前收缩连续出现 3 次或 3 次以上)。根据异位节律点发生的部位,可分为房性、交界性及室性心动过速。

1. 阵发性室上性心动过速(paroxysmal supraventricular tachycardia) 理应分为房性以及与房室交界区相关的心动过速,但 P′ 常不易辨别,故统称为室上性心动过速(室上速)(图 4-1-64)。该类心动过速发作时有突发、突止的特点,频率一般为 160~250 次/min,节律快而规则,QRS 形态一般

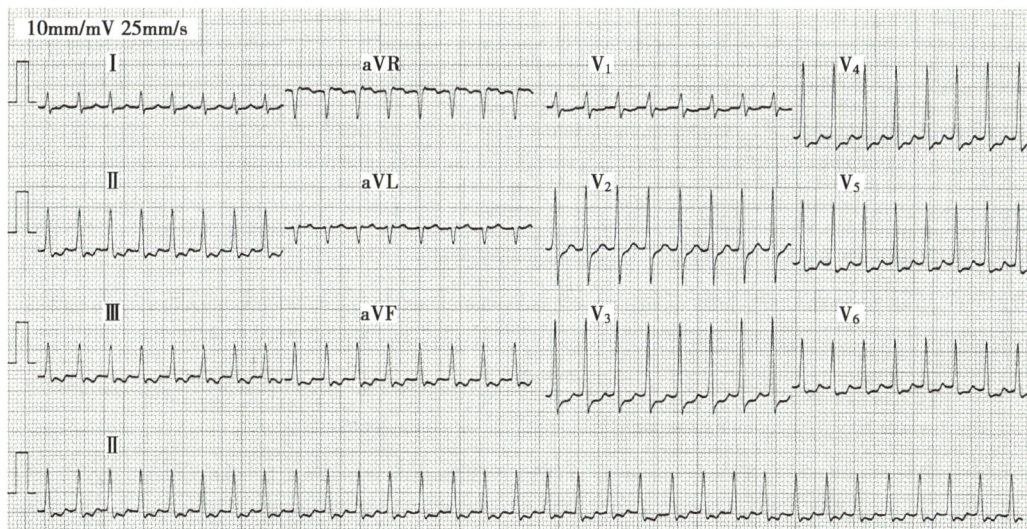

图 4-1-64 室上性心动过速

正常（伴有束支阻滞或室内差异性传导时，可呈宽 QRS 波心动过速）。临床上最常见的室上性心动过速类型为旁路引发的房室折返性心动过速（A-V reentry tachycardia，AVRT）以及房室结双径路（dual A-V nodal pathways）引发的房室结折返性心动过速（A-V nodal reentry tachycardia，AVNRT），心动过速通常可由一个房性期前收缩诱发，两者发生的机制见图 4-1-65。这两类心动过速患者多不具有器质性心脏病，由于解剖学定位比较明确，可通过射频消融术根治。房性心动过速包括自律性和房内折返性心动过速两种类型，多发生于器质性心脏病的基础上。

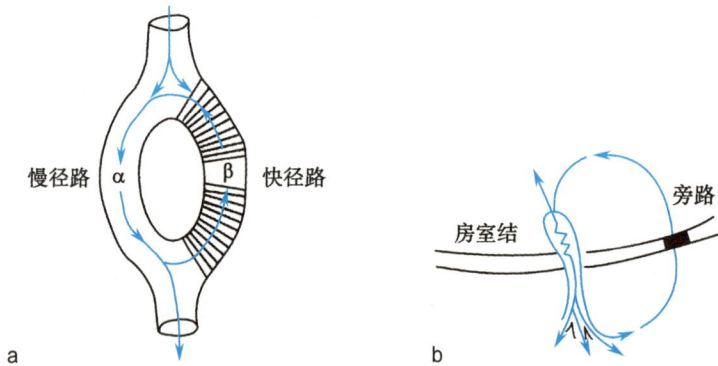

图 4-1-65　房室结折返性心动过速和房室折返性心动过速发生机制示意图
a. 房室结折返性心动过速；b. 房室折返性心动过速。

2. 室性心动过速（ventricular tachycardia）　室性心动过速属于宽 QRS 波心动过速类型，心电图表现为：①频率多在 140~200 次/min，节律可稍不齐；②QRS 波群宽大畸形，时限通常>0.12 秒；③如能发现 P 波，并且 P 波频率慢于 QRS 波频率，PR 无固定关系（房室分离），则可明确诊断；④偶尔心房激动夺获心室或发生室性融合波，也支持室性心动过速的诊断（图 4-1-66、图 4-1-67）。

除了室性心动过速外，室上性心动过速伴心室内差异性传导，室上性心动过速伴束支阻滞或室内传导延迟，室上性心律失常（房性心动过速、心房扑动或心房颤动）经房室旁路前传，经房室旁路前传的房室折返性心动过速等，亦可表现为宽 QRS 波心动过速，应注意鉴别诊断。

3. 非阵发性心动过速（nonparoxysmal tachycardia）　可发生在心房、房室交界区或心室，又称加速的房性、交界性或室性自主心律。此类心动过速发作多有渐起渐止的特点。心电图主要表现为：频率比逸搏心律快，比阵发性心动过速慢，交界性心律频率多为 70~130 次/min，室性心律频率多为 60~100 次/min。由于心动过速频率与窦性心律频率相近，易发生干扰性房室脱节，并出现各种融合波或夺获心搏。此类型心动过速的机制是异位起搏点自律性增高，多发生于器质性心脏病。

4. 双向性室性心动过速（bidirectiona ventricular tachycardia）　双向性室性心动过速是一种少见的心律失常，是室性心动过速的一种特殊类型。心电图的特征为：心动过速时，QRS 波群的主波方向出现上、下交替改变（图 4-1-68）。此类心律失常除见于洋地黄中毒外，还可见于儿茶酚胺敏感性多形性室性心动过速患者（属于遗传性心律失常的一种类型）。

5. 尖端扭转型室性心动过速（torsade de pointes，TDP）　此类心动过速是一种严重的室性心律失常。发作时可见一系列增宽变形的 QRS 波群，以每 3~10 个心搏围绕基线不断扭转其主波的正负方向，典型者常伴有 QT 间期延长，每次发作持续数秒到数十秒而自行终止，但极易复发或转为心室颤动（图 4-1-69）。临床上表现为反复发作心源性晕厥，称为阿-斯综合征。

尖端扭转型室性心动过速可由不同病因引起，临床上常见的原因有：①遗传性心律失常（离子通道功能异常），如先天性长 QT 间期综合征等；②严重的房室传导阻滞，逸搏心律伴有巨大的 T 波；③电解质紊乱，如低钾、低镁伴有 QT 间期延长；④由某些药物（例如奎尼丁、胺碘酮等）所致。

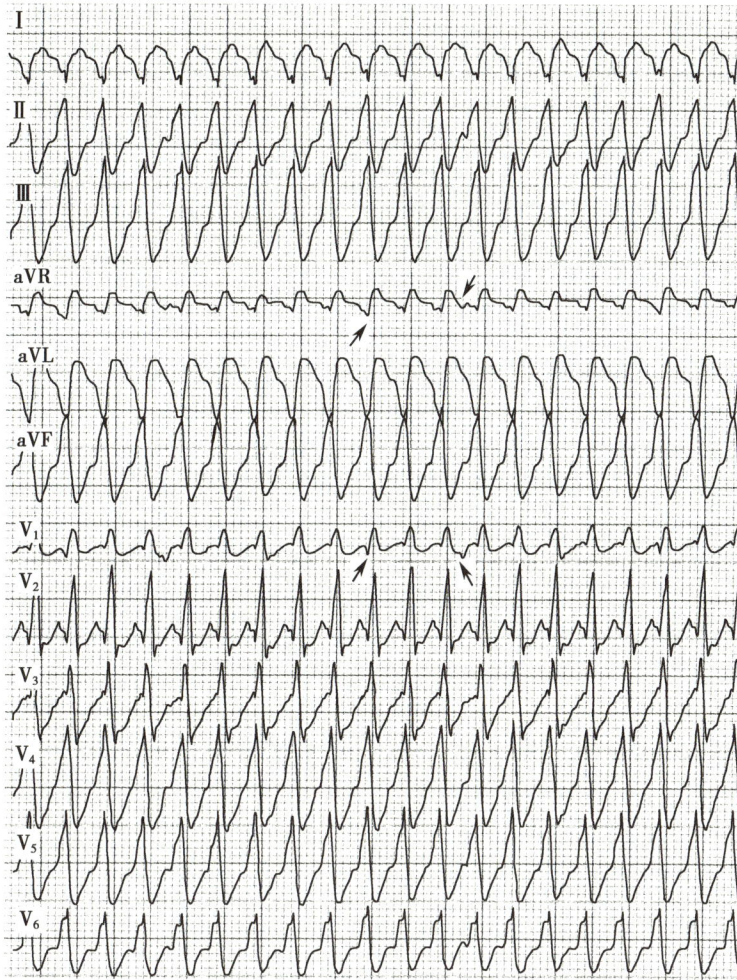

图 4-1-66 室性心动过速

12 导联心电图同步记录:箭头示 P 波,PR 间期无固定关系,心室率快于心房率。

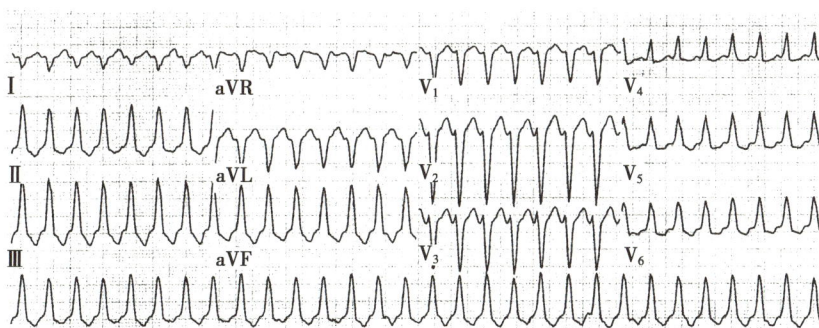

图 4-1-67 起源于右心室流出道的室性心动过速

心电图特征:胸导联 QRS 波呈左束支阻滞形态,下壁导联Ⅱ、Ⅲ、aVF 呈高振幅 R 波。

监护导联

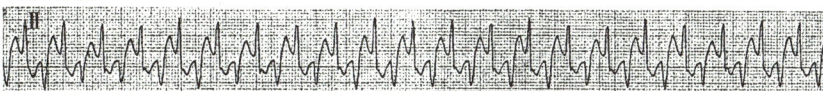

图 4-1-68 双向性室性心动过速

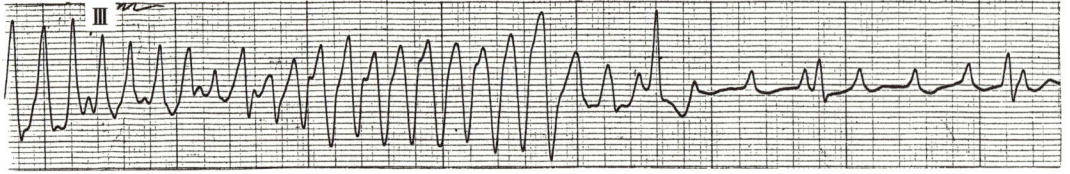

图 4-1-69　尖端扭转型室性心动过速

六、扑动与颤动

扑动、颤动可出现于心房或心室。主要的电生理基础为心肌的兴奋性增高,不应期缩短,同时伴有一定的传导障碍,形成环形激动及多发微折返。

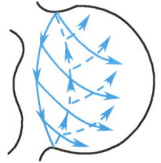

图 4-1-70　心房扑动发生机制示意图

1. 心房扑动(atrial flutter,AFL) 简称"房扑",关于典型心房扑动的发生机制已比较清楚,属于房内大折返环路激动(图 4-1-70)。心房扑动大多为短阵发性,少数可呈持续性。总体而言,心房扑动不如心房颤动稳定,常可转为心房颤动或窦性心律。

心电图特点为:①正常 P 波消失,代之以连续的锯齿状扑动波(F 波),F 波间无等电位线,波幅大小一致、间隔规则,多数在Ⅱ、Ⅲ、aVF 导联上清晰可见。②F 波频率为 240~350 次/min,大多不能全部下传,常以固定房室比例(2∶1 或 4∶1)下传,故心室律规则(图 4-1-71)。如果房室传导比例不恒定或伴有文氏现象,则心室律可以不规则。③心房扑动时 QRS 波一般不增宽。需要指出的是,心房扑动如伴 1∶1 房室传导可引起严重的血流动力学改变,应及时处理。如果 F 波的大小和间距有差异,且频率>350 次/min,称不纯性心房扑动或称非典型心房扑动。

近年,对于典型的心房扑动,通过射频消融三尖瓣环到下腔静脉口之间的峡部区域,可以阻断折返环,从而达到根治心房扑动的目的。

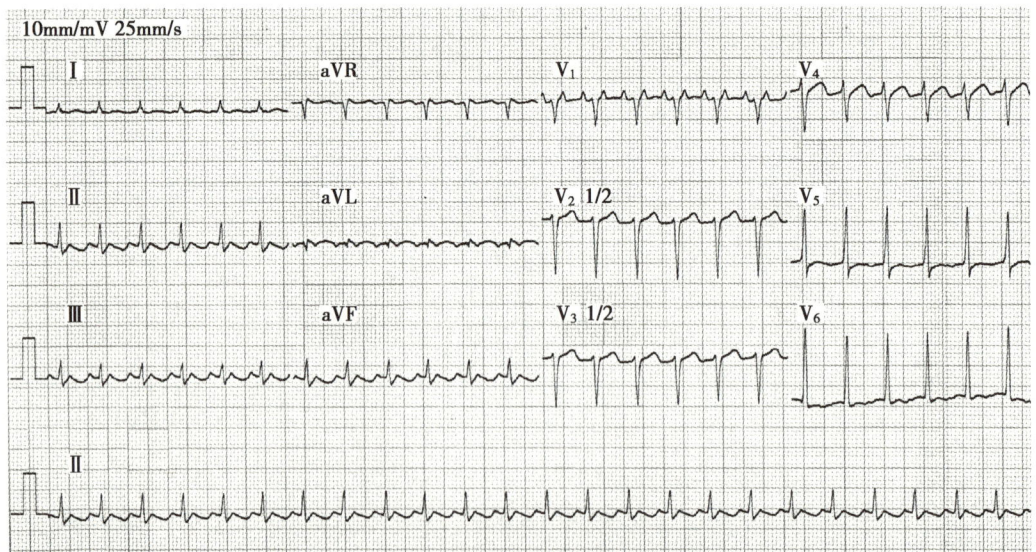

图 4-1-71　心房扑动
呈 2∶1 传导,Ⅱ、Ⅲ、aVF 扑动波呈锯齿状。

2. 心房颤动（atrial fibrillation，AF） 简称"房颤"，心房颤动是临床上很常见的心律失常。心房颤动可以是阵发性的或持续性的，大多发生在器质性心脏病基础上，多与心房扩大、心肌受损、心力衰竭等有关，但也有少部分房颤患者无明显器质性心脏病。发生心房颤动的机制比较复杂，至今仍未完全清楚，多数可能系多个小折返激动所致（图4-1-72）。近年的研究发现，一部分心房颤动可能是局灶触发机制（大多起源于肺静脉）。心房颤动时整个心房失去协调一致的收缩，心输出量降低，且易形成附壁血栓。

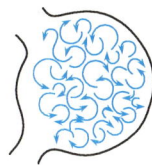

图 4-1-72 心房颤动发生机制示意图

心电图特点为：①正常 P 波消失，代以大小不等、形状各异的颤动波（f波），通常以 V₁ 导联最明显，f 波可较粗大，亦可较细小；②f 波的频率为 350~600 次/min，RR 间期绝对不齐（在房室传导正常的情况下）；③心房颤动时 QRS 波一般不增宽（图4-1-73）。若是前一个 RR 间距偏长而与下一个 QRS 波相距较近时，易出现一个增宽变形的 QRS 波，此可能是心房颤动伴有室内差异传导，并非室性期前收缩，应注意进行鉴别（图4-1-74）。持续性房颤患者，如果心电图上出现 RR 绝对规则，且心室率缓慢，常提示发生完全性房室传导阻滞。

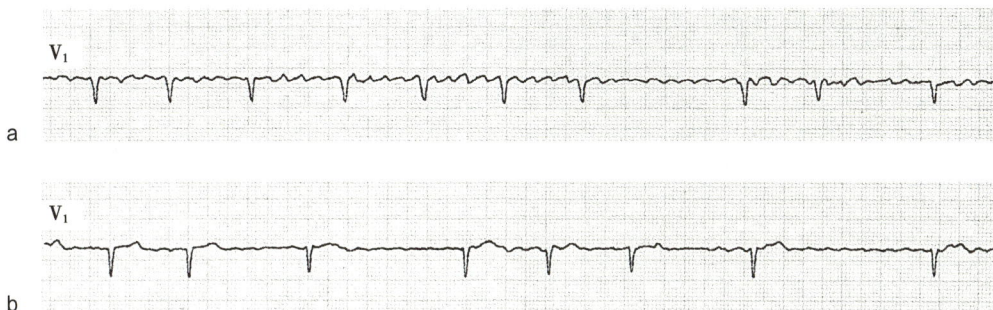

图 4-1-73 心房颤动
a. 颤动波较粗大；b. 颤动波较细小。

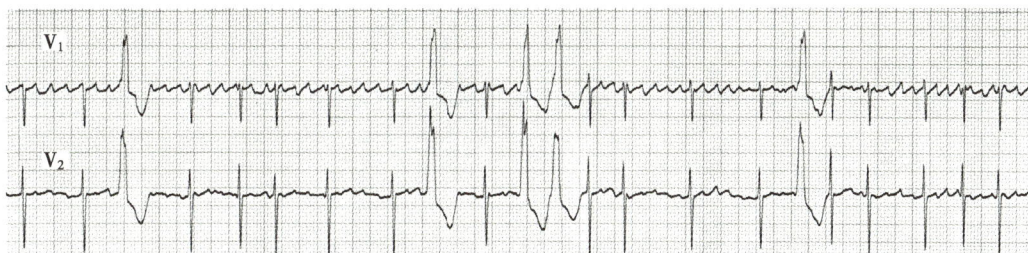

图 4-1-74 心房颤动伴室内差异传导

3. 心室扑动与心室颤动 多数人认为心室扑动（ventricular flutter）（图4-1-75）是心室肌产生环形激动的结果。出现心室扑动一般具有两个条件：①心肌明显受损、缺氧或代谢失常；②异位激动落在易颤期。心电图特点是无正常 QRS-T 波，代之以连续快速而相对规则的大振幅波动，频率达 200~250 次/min，心脏失去排血功能。心室扑动常不能持久，若不能很快恢复，便会转为心室颤动而导致死亡。心室颤动（ventricular fibrillation）（图4-1-76）往往是心脏停跳前的短暂征象，也可以因急性心肌缺血或心电紊乱而发生。由于心脏出现多灶性局部兴奋，以致完全失去排血功能。心电图特点为 QRS-T 波完全消失，出现大小不等、极不匀齐的低小颤动波，频率 200~500 次/min。心室扑动和心室颤动均是极严重的致死性心律失常。

NOTES

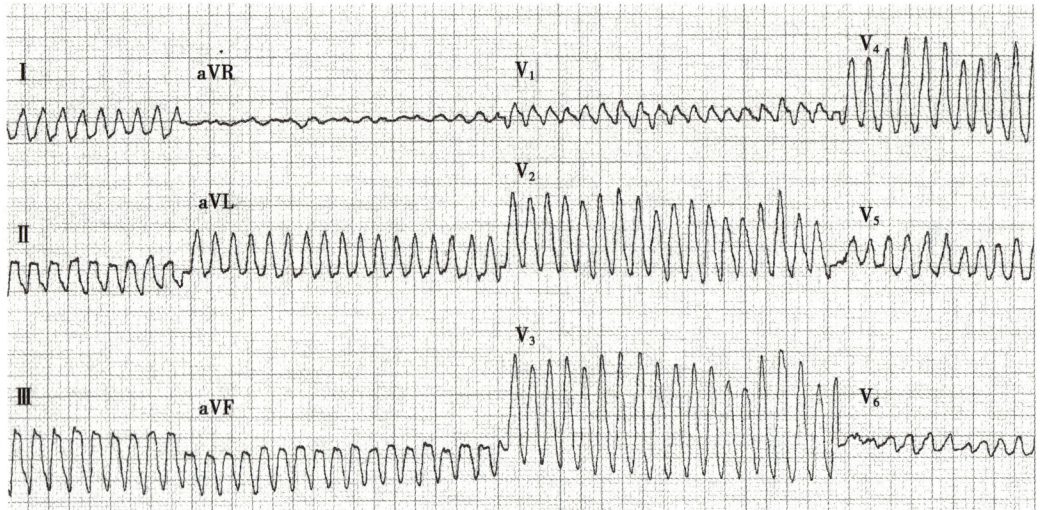

图 4-1-75　心室扑动

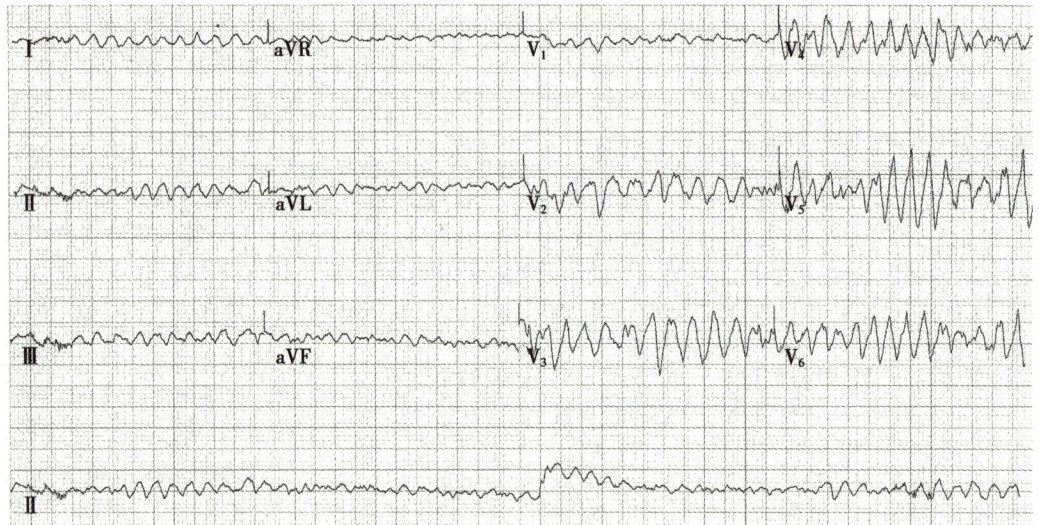

图 4-1-76　心室颤动

七、传导异常

心脏传导异常包括病理性传导阻滞、生理性干扰与脱节及传导途径异常。

(一) 传导阻滞

传导阻滞的病因可以是传导系统的器质性损害，也可能是迷走神经张力增高引起的功能性抑制或是药物作用及位相性影响。心脏传导阻滞（cardiac block）按发生的部位分为窦房传导阻滞、房内传导阻滞、房室传导阻滞和室内传导阻滞。按阻滞程度分为一度（传导延缓）、二度（部分激动传导发生中断）和三度（传导完全中断）。按传导阻滞发生情况，可分为永久性、暂时性、交替性及渐进性。

1. 窦房传导阻滞（sinoatrial block）　常规心电图不能直接描记出窦房结电位，故一度窦房传导阻滞不能被观察到。三度窦房传导阻滞难与窦性停搏相鉴别。只有二度窦房传导阻滞出现心房和心室漏搏（P-QRS-T 均脱漏）时才能诊断。窦房传导逐渐延长，直至一次窦性激动不能传入心房，心电图表现为 PP 间距逐渐缩短，于出现漏搏后 PP 间距突然延长呈文氏现象，称为二度 I 型窦房传导阻滞（图 4-1-77），此应与窦性心律不齐相鉴别。在规律的窦性 PP 间距中突然出现一个长间歇，这一长间歇刚好等于正常窦性 PP 间距的倍数，此称二度 II 型窦房传导阻滞（图 4-1-78）。

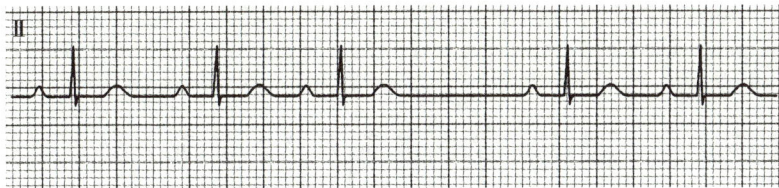

图 4-1-77　二度Ⅰ型窦房传导阻滞

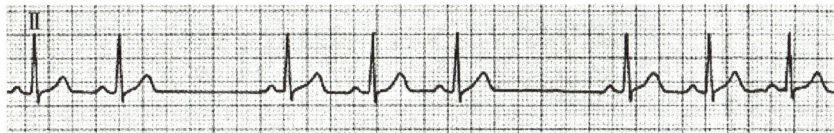

图 4-1-78　二度Ⅱ型窦房传导阻滞

2. 房内传导阻滞（intra-atrial block）　心房内有前、中、后三条结间束连接窦房结与房室结,同时也激动心房。连接右心房与左心房的主要为上房间束（系前结间束的房间支,又称 Bachmann 束）和下房间束。房内传导阻滞一般无心律不齐,以不完全性房内传导阻滞多见,主要是上房间束传导障碍,心电图表现为 P 波增宽≥0.12 秒,出现双峰,切迹间距≥0.04 秒,与左心房肥大的心电图表现相类似;完全性房内传导阻滞少见,其产生原因是局部心房肌周围形成传入、传出阻滞,引起心房分离,心电图表现为在正常窦性 P 波之外,还可见与其无关的异位 P′ 波或心房颤动波或心房扑动波,自成节律。

3. 房室传导阻滞（atrioventricular block,AVB）　是临床上常见的一种心脏传导阻滞。通常分析 P 波与 QRS 波的关系可以了解房室传导情况。房室传导阻滞可发生在不同水平:在房内的结间束（尤其是前结间束）传导延缓即可引起 PR 间期延长;房室结和希氏束是常见的发生传导阻滞的部位;若左、右束支或三支（右束支及左束支的前、后分支）同时出现传导阻滞,也归于房室传导阻滞。阻滞部位愈低,潜在节律点的稳定性愈差,危险性也就愈大。准确地判断房室传导阻滞发生的部位需要借助于希氏束（His bundle）电图。房室传导阻滞多数是由器质性心脏病所致,少数可见于迷走神经张力增高的正常人。

（1）一度房室传导阻滞:心电图主要表现为 PR 间期延长。成人若 PR 间期>0.20 秒（老年人 PR 间期>0.22 秒）,或对两次检测结果进行比较,心率没有明显改变而 PR 间期延长超过 0.04 秒,可诊断为一度房室传导阻滞（图 4-1-79）。PR 间期可随年龄、心率的变化而变化,故诊断标准需相适应。

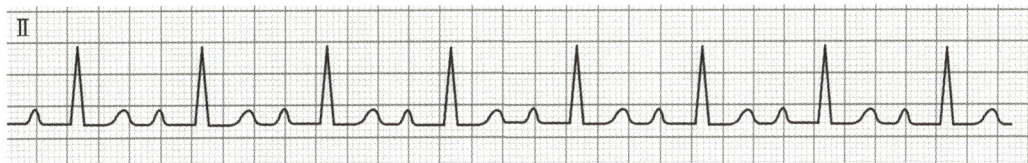

图 4-1-79　一度房室传导阻滞

（2）二度房室传导阻滞:心电图主要表现为部分 P 波后 QRS 波脱漏,分为以下两种类型。

1）二度Ⅰ型房室传导阻滞（称 Morbiz Ⅰ型）:表现为 P 波规律地出现,PR 间期逐渐延长（通常每次延长的绝对增加值多呈递减）,直到 P 波下传受阻,脱漏 1 个 QRS 波群,漏搏后房室传导阻滞得到一定改善,PR 间期又趋缩短,之后又逐渐延长,如此周而复始地出现,称为文氏现象（Wenckebach phenomenon）。通常以 P 波数与 P 波下传数的比例来表示房室传导阻滞的程度,例如 4∶3 传导表示 4 个 P 波中有 3 个 P 波下传至心室,而只有 1 个 P 波不能下传（图 4-1-80）。

2）二度Ⅱ型房室传导阻滞（称 Morbiz Ⅱ型）:表现为 PR 间期恒定（正常或延长）,部分 P 波后无 QRS 波群（图 4-1-81）。一般认为,绝对不应期延长为二度Ⅱ型房室传导阻滞的主要电生理改变,且发生阻滞部位偏低。凡连续出现 2 次或 2 次以上的 QRS 波群脱漏者（例如，呈 3∶1、4∶1 传导的房室传导阻滞），常称为高度房室传导阻滞（图 4-1-82）。

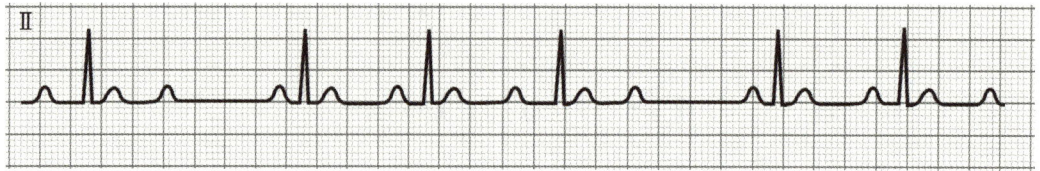

图 4-1-80　二度 I 型房室传导阻滞

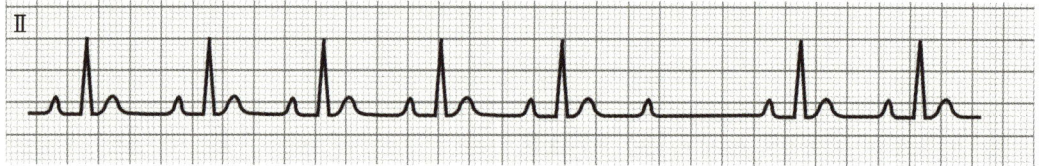

图 4-1-81　二度 II 型房室传导阻滞

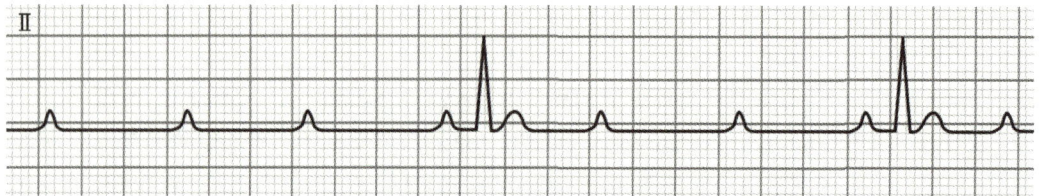

图 4-1-82　高度房室传导阻滞

　　二度 I 型房室传导阻滞比 II 型和高度房室传导阻滞常见。前者多为功能性或病变位于房室结或希氏束的近端，预后较好。后者多属器质性损害，病变大多位于希氏束的远端或束支部位，易发展为完全性房室传导阻滞，预后较差。

　　（3）三度房室传导阻滞：又称完全性房室传导阻滞（图 4-1-83）。当来自房室交界区以上的激动完全不能通过阻滞部位时，在阻滞部位以下的潜在起搏点就会发放激动，出现交界性逸搏心律（QRS形态正常，频率一般为 40~60 次/min，如图 4-1-84 所示）或室性逸搏心律（QRS 形态宽大畸形，频率一般为 20~40 次/min，如图 4-1-85 所示），以交界性逸搏心律多见，如出现室性逸搏心律，往往提示发生阻滞的部位较低。发生三度房室传导阻滞时，心房与心室分别由两个不同的起搏点激动，各保持自身的节律，心电图上表现为 P 波与 QRS 波毫无关系（PR 间期不固定），心房率快于心室率。

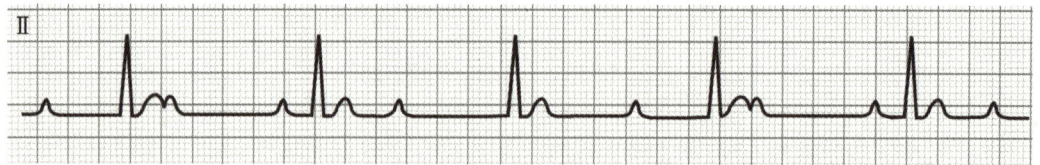

图 4-1-83　三度房室传导阻滞

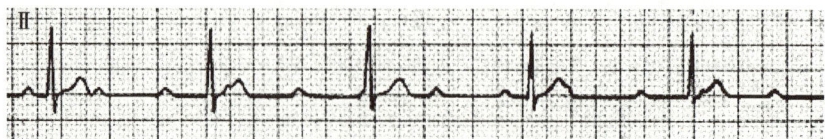

图 4-1-84　三度房室传导阻滞，交界性逸搏心律

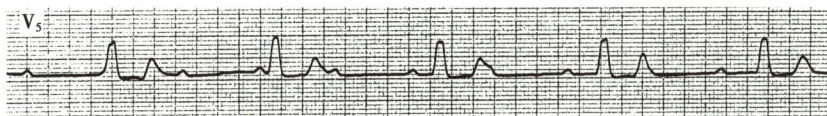

图 4-1-85　三度房室传导阻滞，室性逸搏心律

4. 室内传导阻滞　室内传导阻滞是指室上性的激动在心室内（希氏束分叉以下）传导时发生异常，从而导致 QRS 波群时限延长及形态发生改变。这种心室内传导异常可以长期恒定不变，可以为暂时性的，也可以呈频率依赖性（仅在快频率或慢频率情况下发生）。

希氏束穿膜进入心室后，在室间隔上方分为右束支和左束支，分别支配右心室和左心室。左束支又分为左前分支和左后分支，它们可以分别发生不同程度的传导障碍（图 4-1-86）。一侧束支阻滞时，激动从健侧心室跨越室间隔后再缓慢地激动阻滞一侧的心室，在时间上可延长 40 毫秒以上。根据 QRS 波群的时限是否大于等于 0.12 秒而分为完全性和不完全性束支阻滞。所谓完全性束支阻滞并不意味在该束支上激动绝对不能传导，只要两侧束支激动的传导时间差超过 40 毫秒，延迟传导一侧的心室就会被对侧传导过来的激动所激动，从而表现出完全性束支阻滞的图形改变。左、右束支及左束支分支不同程度的传导障碍，还可分别构成不同组合及复杂的束支阻滞类型。

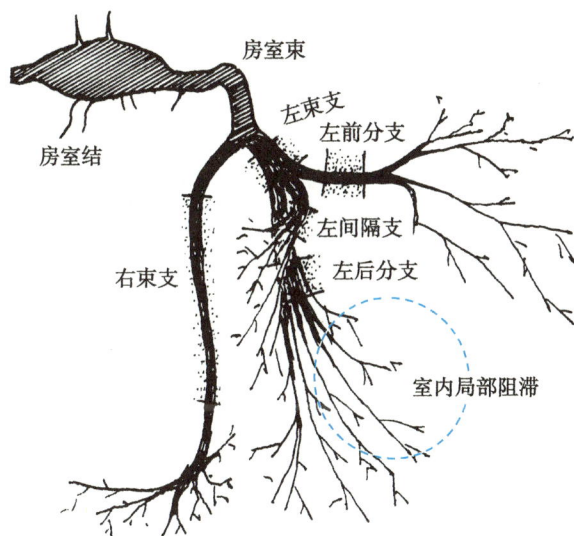

图 4-1-86　束支阻滞可能发生的部位

（1）右束支阻滞（right bundle branch block，RBBB）：右束支细长，主要由左前降支供血，其不应期一般比左束支长，发生阻滞较多见。右束支阻滞可以发生在各种器质性心脏病，也可见于健康人。右束支阻滞时，心室去极化仍始于室间隔中部，自左向右去极化，接着通过浦肯野纤维正常快速激动左心室，最后通过缓慢的心室肌传导激动右心室。因此 QRS 波群前半部接近正常，主要表现为后半部时间延迟、形态发生改变（图 4-1-87）。

完全性右束支阻滞的心电图表现（图 4-1-88）：①成人 QRS 波群时间≥0.12 秒。②V_1 或 V_2 导联 QRS 波群呈 rsR′ 型或 M 形，此为最具特征性的改变；Ⅰ、V_5、V_6 导联 S 波增宽而有切迹，其时限≥0.04 秒；aVR 导联呈 QR 型，其 R 波宽而有切迹。③V_1 导联 R 峰时间>0.05 秒。④V_1、V_2 导联 ST 段轻度压低，T 波倒置；Ⅰ、V_5、V_6 导联 T 波方向与终末 S 波方向相反，仍为直立。右束支阻滞时，在不合并左前分支阻滞或左后分支阻滞的情况下，QRS 波群心电轴一般仍在正常范围。

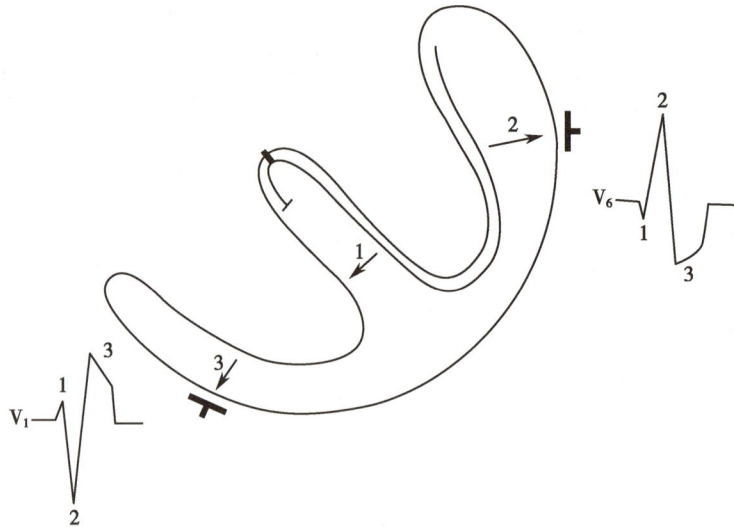

图 4-1-87 右束支阻滞 QRS 波形示意图

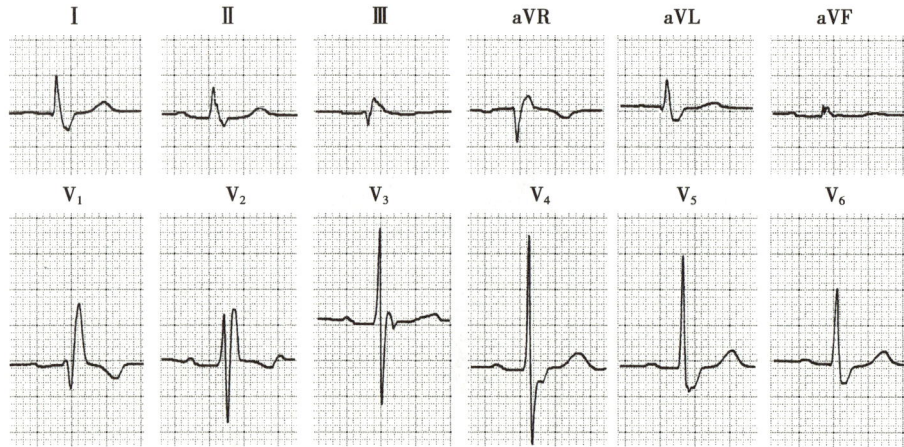

图 4-1-88 完全性右束支阻滞

若 QRS 形态和完全性右束支阻滞相似,但 QRS 波群时间<0.12 秒,则诊断为不完全性右束支阻滞。

在存在右束支阻滞的情况下,若出现心电轴明显右偏(>+110°),V₁ 导联 R′ 波振幅明显增高(>1.5mV),V₅、V₆ 导联的 S 波明显加深(>0.5mV),提示可能合并右心室肥厚。

(2)左束支阻滞(left bundle branch block,LBBB):左束支粗而短,由双侧冠状动脉分支供血,不易发生传导阻滞,如有发生,大多为器质性病变所致。左束支阻滞时,激动沿右束支下传至右心室前乳头肌根部后才开始向不同方面扩布,引起心室去极化顺序从开始就发生一系列改变。由于初始室间隔去极化变为右向左方向去极化,Ⅰ、V₅、V₆ 导联正常室间隔去极化波(q 波)消失;左心室去极化不是通过浦肯野纤维激动的,而是通过心室肌缓慢传导激动,故心室去极化时间明显延长;心室去极化向量主要向左后,其 QRS 向量中部及终末部去极化过程缓慢,使 QRS 主波(R 或 S 波)增宽、粗钝或有切迹(图 4-1-89)。

完全性左束支阻滞的心电图表现(图 4-1-90):①成人 QRS 波群时间≥0.12 秒。②V₁、V₂ 导联呈 rS 波(其 r 波极小,S 波明显加深增宽)或呈宽而深的 QS 波;Ⅰ、aVL、V₅、V₆ 导联 R 波增宽、顶峰粗钝或有切迹。③Ⅰ、V₅、V₆ 导联 q 波一般消失。④V₅、V₆ 导联 R 峰时间>0.06 秒。⑤ST-T 方向通常与 QRS 波群主波方向相反。有时在 QRS 波群为正向(R 波为主)的导联上亦可表现为直立的 T 波。左束支阻滞时,QRS 心电轴可以在正常范围或向左上偏移,也可出现右偏。

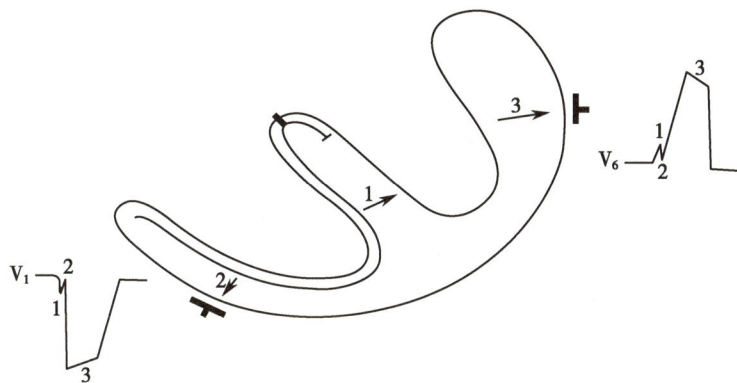

图 4-1-89　左束支阻滞 QRS 波形示意图

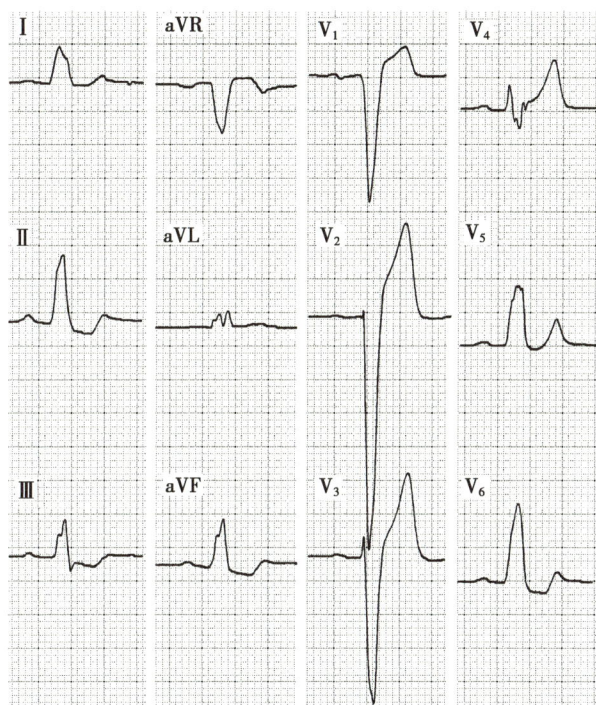

图 4-1-90　完全性左束支阻滞

若 QRS 波群时间<0.12 秒,则诊断为不完全性左束支阻滞,其图形与左心室肥厚的心电图表现十分相似,二者鉴别有时比较困难。

(3)左前分支阻滞(left anterior fascicular block,LAFB):左前分支细长,支配左心室左前上方,主要由左前降支供血,易发生传导障碍。左前分支阻滞时,心脏激动沿左后分支下传,首先使左心室后下壁去极化,QRS 波群初始向量朝向右下方,在 0.03 秒之内由下转向左上,然后使左心室前上壁去极化(图 4-1-91a)。左前分支阻滞时,QRS 波群主向量位于左上方(图 4-1-91b)。由于激动仍然通过传导系统扩布,因此 QRS 波群时限仅轻度延长。

左前分支阻滞的心电图表现为:①QRS 波群心电轴左偏,范围为 -45°~-90°;②Ⅱ、Ⅲ、aVF 导联 QRS 波呈 rS 型,Ⅰ、aVL 导联呈 qR 型;③aVL 导联 R 峰时间≥45 毫秒;④QRS 时间轻度延长,但<0.12 秒(图 4-1-92)。

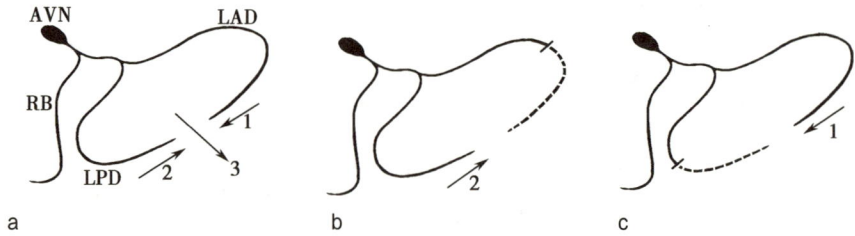

图 4-1-91　左前和左后分支阻滞 QRS 波群向量偏转示意图

AVN—房室结；RB—右束支；LAD—左前分支；LPD—左后分支；1、2、3—代表激动传导方向。

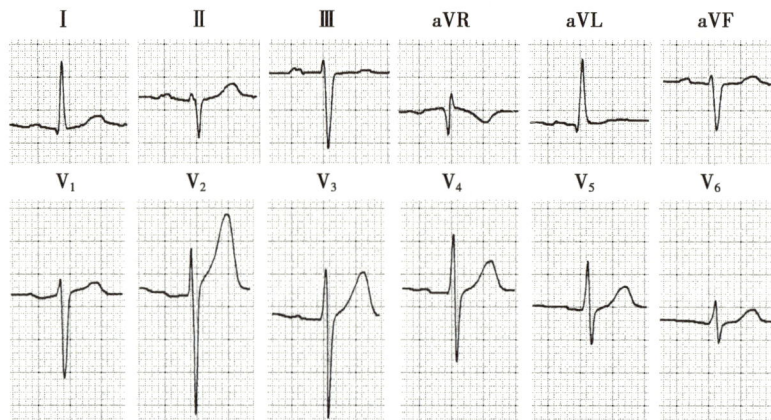

图 4-1-92　左前分支阻滞

需要注意的是，左前分支阻滞可引起胸导联 R 波递增不良，表现为 V_5、V_6 导联 S 波加深（受 QRS 波群终末朝上向量的影响），易误认为合并有右心室肥厚；偶尔 V_1 导联呈 QS 型（受 QRS 波群初始朝下向量的影响），易误认为合并有前间壁心肌梗死。

（4）左后分支阻滞（left posterior fascicular block，LPFB）：左后分支较粗，向下、向后散开分布于左心室的隔面，具有双重血液供应，故左后分支阻滞比较少见。左后分支阻滞时，心脏激动沿左前分支下传，首先使左心室前上壁去极化，QRS 波群初始向量朝向上方，然后使左心室后下壁去极化。左后分支阻滞时，QRS 波群主向量位于右下方（图 4-1-91c）。由于激动仍然通过传导系统扩布，因此 QRS 波群时限仅轻度延长。

左后分支阻滞的心电图表现为：①QRS 波群心电轴右偏，范围为 +90°~+180°；②Ⅰ、aVL 导联 QRS 波呈 rS 型，Ⅲ、aVF 导联呈 qR 型；③QRS 时间轻度延长，但<0.12 秒（图 4-1-93）。临床上诊断左后分支阻滞时应首先排除引起心电轴右偏的其他原因。

（二）干扰与脱节

正常的心肌细胞在一次兴奋后具有较长的不应期，因而对于两个相近的激动，前一激动产生的不应期必然影响后面激动的形成和传导，这种现象称为干扰。心脏两个不同起搏点并行地产生激动，引起一系列干扰，称为干扰性房室脱节（interference atrioventricular dissociation）。干扰所致心电图的许多变化特征（如传导延缓、中断、房室脱节等）都与传导阻滞图形相似，必须与病理性传导阻滞相区别。干扰是一种生理现象，常可使心律失常分析变得更加复杂。干扰现象可以发生在心脏的各个部位，最常见的部位是房室交界区。房性期前收缩的代偿间歇不完全（窦房结内干扰），房性期前收缩本身的 P'R 间期延长，间位性期前收缩或室性期前收缩后的窦性 PR 间期延长等，均属干扰现象。

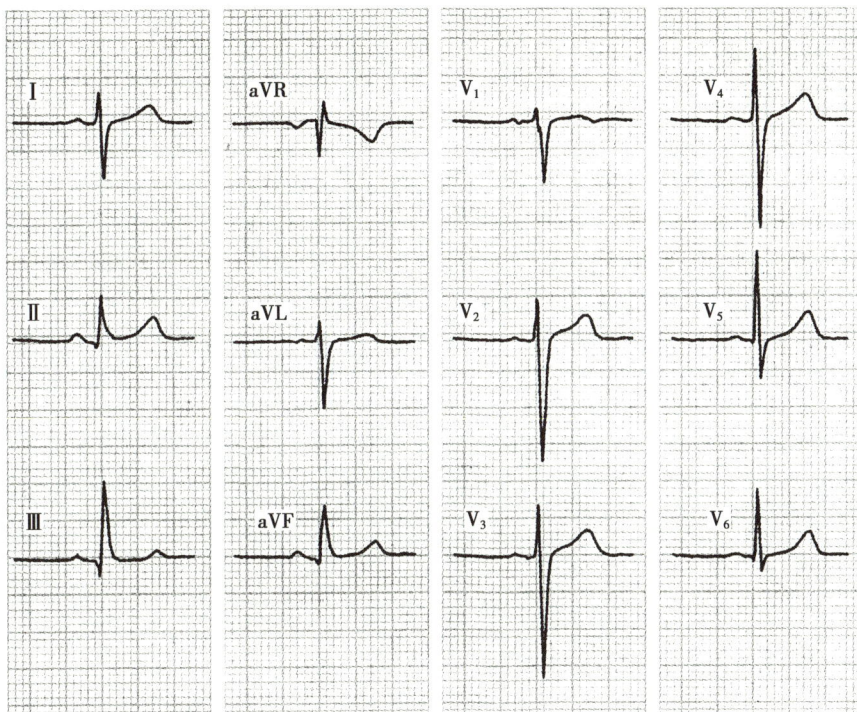

图 4-1-93　左后分支阻滞

(三) 预激综合征

预激综合征(preexcitation syndrome)属传导途径异常,是指在正常的房室结传导途径之外,沿房室环周围还存在附加的房室传导束(旁路)。预激综合征有以下类型。

1. WPW 综合征(Wolff-Parkinson-While syndrome)　又称经典型预激综合征,属显性房室旁路,其解剖学基础为房室环存在直接连接心房与心室的一束纤维(Kent 束)。窦房结激动或心房激动可经传导很快的旁路纤维下传并预先激动部分心室肌,同时经正常房室结途径下传并激动其他部分心室肌,形成特殊的心电图特征:①PR 间期缩短<0.12 秒;②QRS 波增宽≥0.12 秒;③QRS 波起始部有预激波(delta 波);④P-J 间期一般正常;⑤出现继发性 ST-T 改变(图 4-1-94)。需要注意,心电图 delta 波的大小、QRS 波的宽度及 ST-T 改变的程度与预激成分的多少有关,少数预激综合征患者的 QRS 波时间可<0.12 秒。

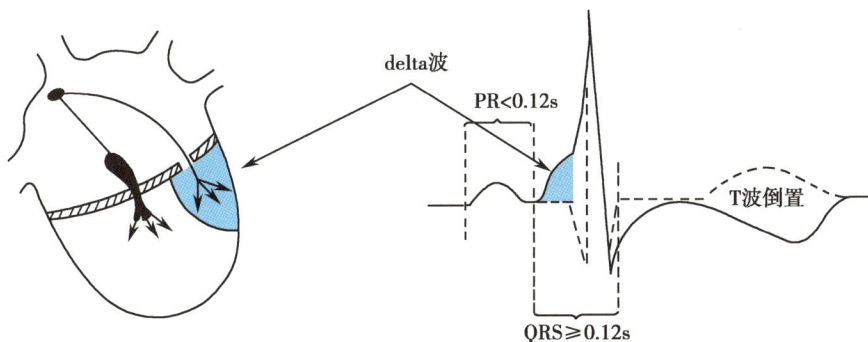

图 4-1-94　WPW 综合征特殊的心电图特征

根据 V₁ 导联 delta 波极性及 QRS 主波方向可对旁路进行初步定位,如 V₁ 导联 delta 波正向且以 R 波为主,则一般为左侧旁路(图 4-1-95);如 V₁ 导联 delta 波负向或 QRS 主波以负向波为主,则大多为右侧旁路(图 4-1-96)。

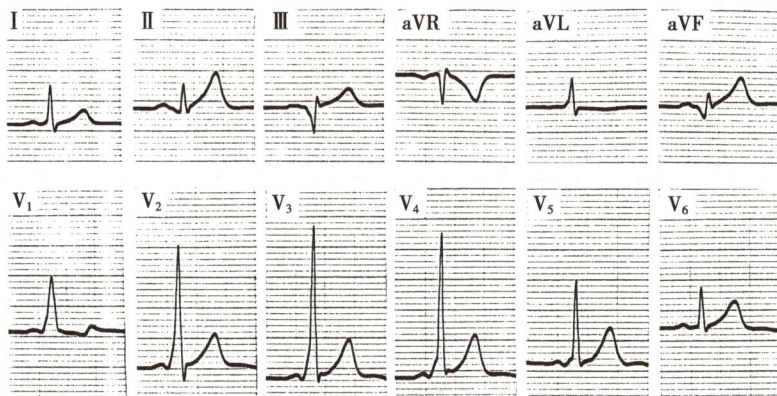

图 4-1-95　WPW 综合征(左侧旁路)

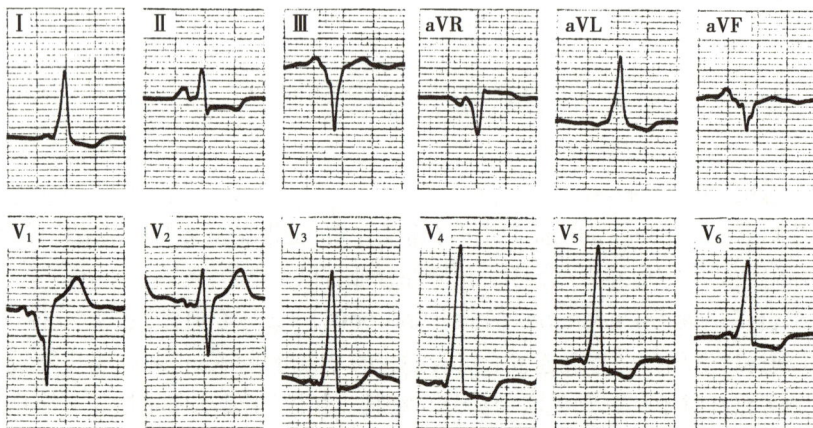

图 4-1-96　WPW 综合征(右侧旁路)

部分患者的房室旁路没有前向传导功能,仅有逆向传导功能,心电图上 PR 间期正常,QRS 起始部无预激波,但可反复发作房室折返性心动过速(AVRT),此类旁路称为隐匿性旁路。

2. LGL 综合征(Lown-Ganong-Levine syndrome)　又称短 PR 综合征。目前 LGL 综合征的解剖生理有两种观点:①存在绕过房室结传导的旁路纤维 James 束;②房室结较小、发育不全,或房室结内存在一条传导异常快的通道引起房室结加速传导。心电图上表现为 PR 间期<0.12 秒,但 QRS 起始部无预激波。

3. Mahaim 型预激综合征　Mahaim 纤维具有类房室结样特征,传导缓慢,呈递减性传导,是一种特殊的房室旁路。此类旁路只有前传功能,没有逆传功能。心电图上表现为 PR 间期正常或长于正常值,QRS 波起始部可见预激波。Mahaim 型旁路可以引发宽 QRS 波心动过速并呈左束支阻滞图形。

预激综合征多见于健康人,其主要危害是常可引发房室折返性心动过速。WPW 综合征如合并心房颤动,还可引起快速的心室率,甚至发生心室颤动,属一种严重心律失常类型(图 4-1-97)。近年,采用射频消融术已可对预激综合征进行根治。

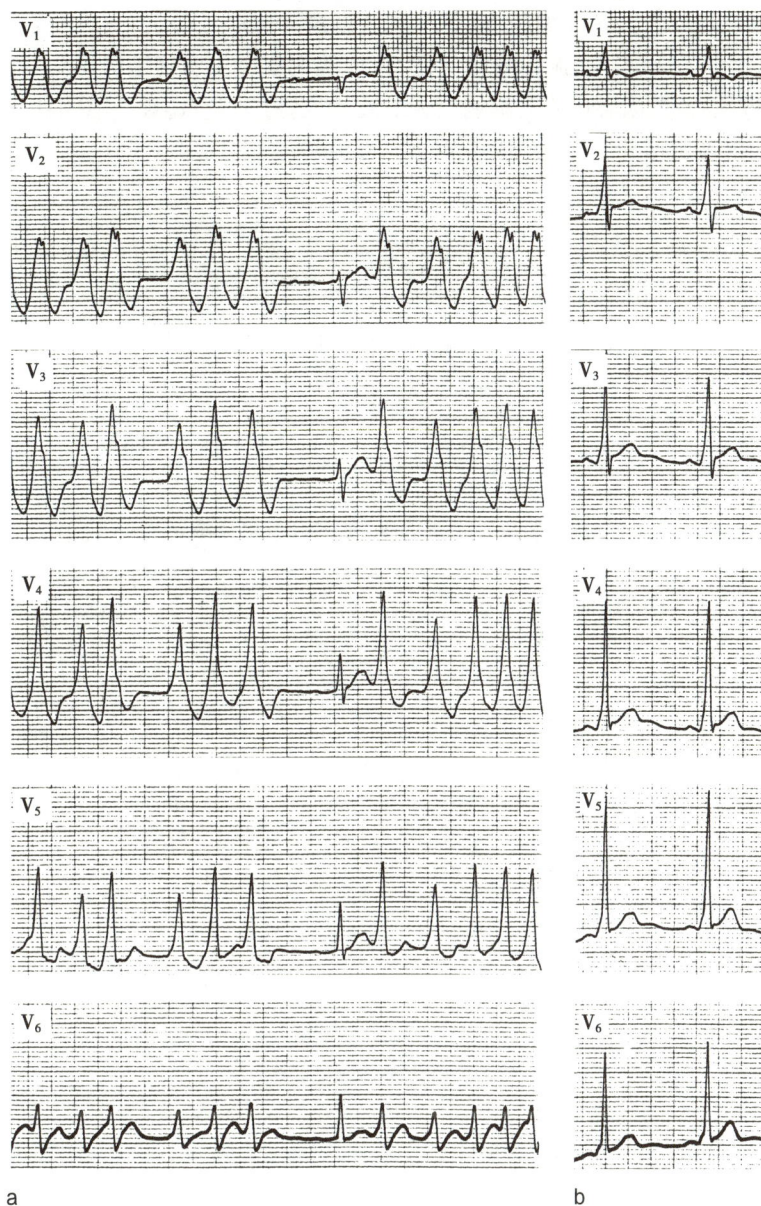

图 4-1-97　预激综合征合并心房颤动

a. 发生心房颤动时的心电图；b. 窦性心律时的心电图显示预激图形。

第七节　电解质紊乱和药物影响

一、电解质紊乱

电解质紊乱（electrolyte disturbance）是指血清电解质浓度的增高与降低，其会影响心肌的去极化与复极化及激动的传导，并可反映在心电图上。需要强调，心电图虽有助于电解质紊乱的诊断，但由于受其他因素的影响，心电图改变与血清中电解质水平并不完全一致。若同时存在多种电解质紊乱，并且互相影响，可加重或抵消心电图改变。故应密切结合病史和临床表现进行判断。

1. **高血钾（hyperkalemia）**　高血钾时引起的心电图变化见图 4-1-98。细胞外血清钾浓度>5.5mmol/L，使 QT 间期缩短和 T 波高尖，基底部变窄；血清钾>6.5mmol/L 时，QRS 波群增宽，PR 及

QT间期延长,R波电压降低及S波加深,ST段压低。当血清钾>7.0mmol/L,QRS波群进一步增宽,PR及QT间期进一步延长;P波增宽,振幅减低,甚至消失,有时实际上窦房结仍在发出激动,沿3个结间束经房室交界区传入心室,因心房肌受抑制而无P波,称之为"窦室传导"(图4-1-99)。高血钾的最后阶段,宽大的QRS波甚至与T波融合呈正弦波。高血钾可引起室性心动过速、心室扑动或颤动,甚至心脏停搏。

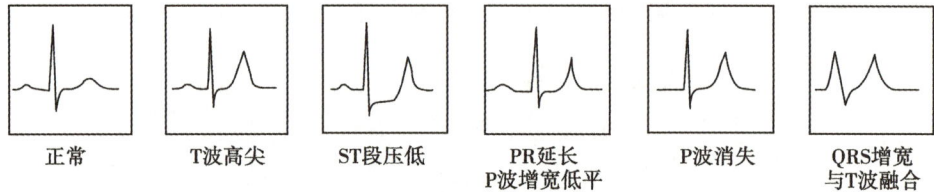

| 正常 | T波高尖 | ST段压低 | PR延长 P波增宽低平 | P波消失 | QRS增宽 与T波融合 |

图 4-1-98　高血钾:随血钾水平逐渐升高引起的心电图改变示意图

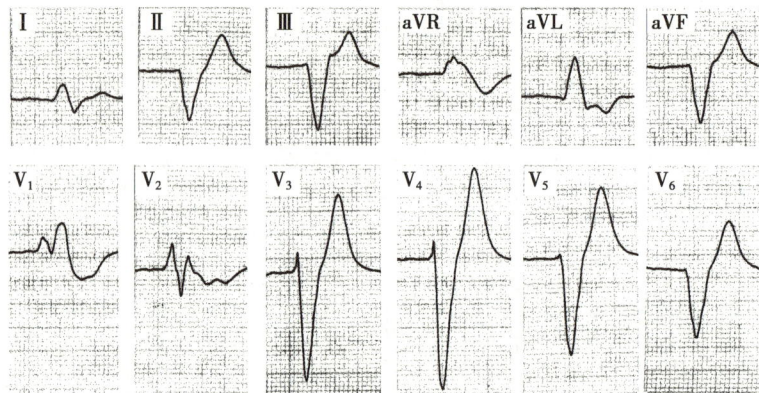

图 4-1-99　高血钾
患者血钾水平:8.5mmol/L。

2. **低血钾(hypokalemia)**　低血钾时引起的心电图变化见图4-1-100。典型改变为ST段压低,T波低平或倒置以及u波增高(u波>0.1mV或u/T>1或Tu融合、双峰),QT间期一般正常或轻度延长,表现为QT-u间期延长(图4-1-101)。明显的低血钾可使QRS波群时间延长,P波振幅增高。低血钾可引起房性心动过速、室性异位搏动、室性心动过速、室内传导阻滞、房室传导阻滞等各种心律失常。

3. **高血钙和低血钙**　高血钙的主要改变为ST段缩短或消失,QT间期缩短(图4-1-102)。严重高血钙(例如快速静脉滴注钙剂)时,可发生窦性停搏、窦房传导阻滞、室性期前收缩、阵发性室性心动过速等。低血钙的主要改变为ST段明显延长,QT间期延长,直立T波变窄、低平或倒置,一般很少发生心律失常(图4-1-103)。

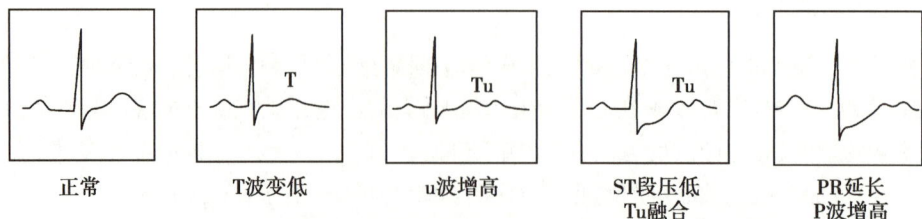

| 正常 | T波变低 | u波增高 | ST段压低 Tu融合 | PR延长 P波增高 |

图 4-1-100　低血钾:随血钾水平逐渐降低引起的心电图改变示意图

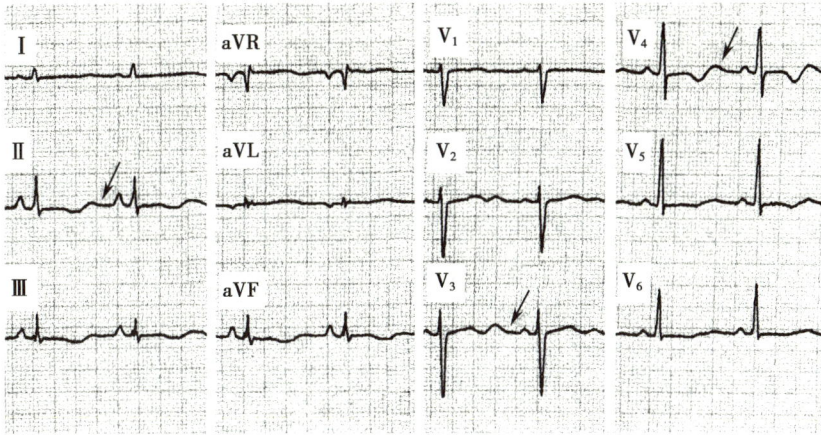

图 4-1-101　低血钾

箭头—示 u 波。

患者血钾水平：2.1mmol/L，QT-u 间期 0.70 秒。

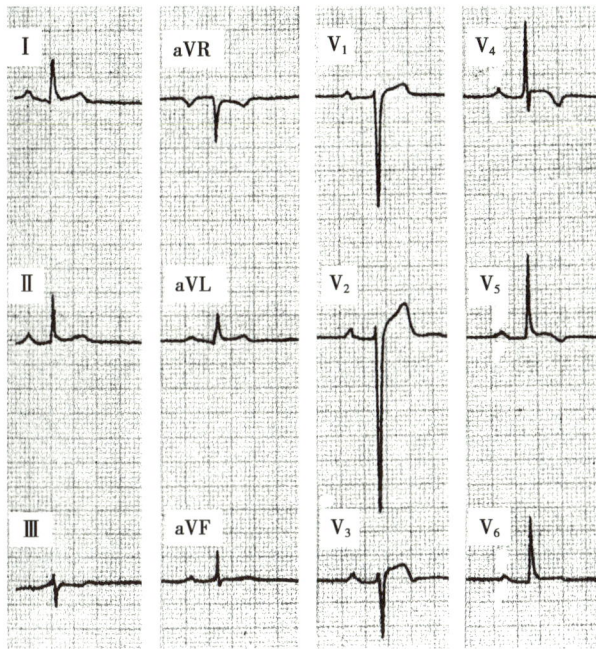

图 4-1-102　高血钙

患者血钙水平：3.80mmol/L，QT 间期 0.30 秒。

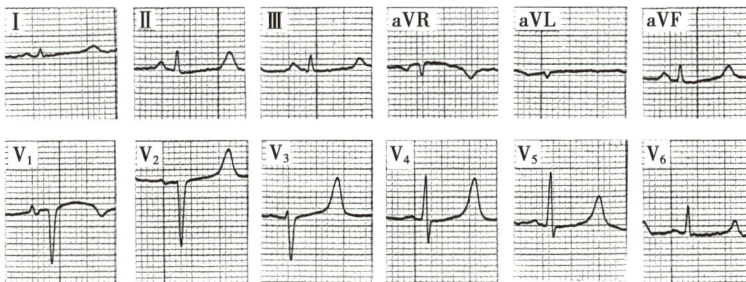

图 4-1-103　低血钙

患者血钙水平：1.46mmol/L，QT 间期 0.46 秒。

二、药物影响

1. 洋地黄

（1）洋地黄效应（digitalis effect）：洋地黄直接作用于心室肌，使动作电位的2位相缩短以至消失，并减少3位相坡度，因而动作电位时程缩短，引起心电图特征性表现：①ST段下垂型压低；②T波低平、双向或倒置，双向T波时往往初始部分倒置，终末部分直立变窄，ST-T呈"鱼钩型"；③QT间期缩短。上述心电图表现常为已经接受洋地黄治疗的标志，即所谓洋地黄效应（图4-1-104）。

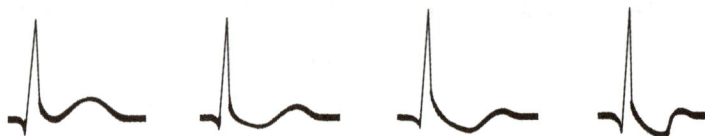

图 4-1-104   洋地黄引起 ST-T 变化
逐渐形成特征性的 ST-T 改变（鱼钩型）。

（2）洋地黄中毒（digitalis toxicity）：洋地黄中毒患者可以有胃肠道和神经系统症状，但出现各种心律失常是其主要表现。常见的心律失常有频发性（二联律或三联律）及多源性室性期前收缩，严重时可出现室性心动过速（特别是双向性心动过速），甚至心室颤动。交界性心动过速伴房室脱节、房性心动过速伴不同比例的房室传导阻滞也是常见的洋地黄中毒表现。洋地黄中毒还可出现房室传导阻滞，出现二度或三度房室传导阻滞则是洋地黄严重中毒表现。另外也可发生窦性停搏或窦房传导阻滞、心房扑动、心房颤动等。

2. 其他药物   如胺碘酮及索他洛尔等可使心电图 QT 间期延长。

第八节   心电图的分析方法和临床应用

一、心电图的分析方法和步骤

必须强调要充分发挥心电图检查在临床上的诊断作用，不能单纯地死记硬背某些心电图诊断标准或指标数值。只有熟练地掌握心电图分析的方法和技巧，并善于把心电图的各种变化与具体病例的临床情况密切结合起来，才可能对心电图作出正确的诊断和解释。

1. 结合临床资料的重要性   心电图记录的只是心肌激动的电学活动，心电图检测技术本身存在一定的局限性，并且受到个体差异等方面的影响。许多心脏疾病，特别是早期阶段，心电图可以正常。多种疾病可以引起同一种图形改变，例如心肌病、心肌炎、脑血管意外等都可能出现异常Q波，不可轻易诊断为心肌梗死；如V₅导联电压增高，在正常青年人仅能提示为高电压现象，而对长期高血压或瓣膜病患者就可作为诊断左心室肥厚的依据之一。因此，在检查心电图之前应仔细阅读申请单，必要时应亲自询问病史和作相应的体格检查，对心电图的各种变化应密切结合临床资料，才能得出正确的解释。

2. 对心电图描记技术的要求   心电图机必须保证放大后的电信号不失真。采样率、频率响应、阻尼、时间常数、走纸速度、灵敏度等各项性能指标应符合规定的标准和要求。描记时应尽量避免干扰和基线漂移。心电图检查应常规描记12导联的心电图，以避免遗漏某些重要的信息。描记者应了解临床资料及掌握心电图分析的基本方法。应根据临床需要及心电图变化，决定描记时间的长短和是否加做导联，例如疑有右心室肥厚或右心室心肌梗死应加做 $V_{3R} \sim V_{5R}$ 导联；怀疑后壁心肌梗死应加做 $V_7 \sim V_9$ 导联。对于心律失常，要取P波清晰的导联，描记长度最好能达到重复显示具有异常改变的周期。胸痛时描记心电图发现有ST-T异常改变者，一定要在短期内重复描记心电图，以便证实是否

为急性心绞痛发作所致等。

3. 熟悉心电图的正常变异　分析心电图时必须熟悉心电图的正常变异,例如 P 波偏小常无意义;儿童 P 波偏尖;由于体位和节律点位置关系,Ⅲ、aVF 导联 P 波低平或轻度倒置时,只要 I 导联 P 波直立,aVR 导联 P 波倒置,则上述改变就并非异常;QRS 波群振幅随年龄增加而递减;儿童右心室电位常占优势;横位时Ⅲ导联易见 Q 波;"顺钟向转位"时,V_1 甚至 V_2 导联可出现"QS"波形;呼吸可导致交替电压现象;青年人易见 ST 段斜形轻度抬高;有自主神经功能紊乱者可出现 ST 段压低、T 波低平或倒置,尤其女性;体位、情绪、饮食等也常引起 T 波振幅减低;儿童和妇女 V_1~V_3 导联的 T 波倒置较多等。

4. 心电图的具体分析方法　在进行心电图分析的时候,首先应该关注走纸速度和标准电压,前述分析心电图的诸多方法和心电图波形,均是在走纸速度为标准的 25mm/s 的情况下获得的,若心电图的走纸速度发生变化,相应的心电图波形也会有适当的改变。其次,可以按照心电图波形产生的顺序来进行分析,即心电图图形顺序解读。具体分析顺序如下。

(1)心率的计算:心率的计算对于临床决策及处理至关重要,可依靠心律是否规整粗略计算心率,详细内容参见本篇第一章第二节。

(2)P 波的分析:①是否存在窦性 P 波,并分析窦性 P 波相关的异常心电图,包括窦性心动过速,窦性心动过缓,左、右心房肥大;②是否存在非窦性 P 波,并分析非窦性 P 波相关的异常心电图,包括房性期前收缩、房性逸搏、交界性期前收缩、交界性逸搏;③是否没有 P 波,并分析没有 P 波的异常心电图,包括交界性期前收缩、交界性逸搏、窦性停搏、窦房传导阻滞、心房颤动、心房扑动。

(3)PR 间期的分析:①PR 间期延长,可能存在房室传导阻滞;②PR 间期缩短,可能存在预激综合征。

(4)QRS 波群的分析:①正常 QRS 波群的形态及电压特点;②借助 QRS 波群进行电轴偏转的判断;③借助 QRS 波群电压的变化进行心室肥厚的判断;④增宽的 QRS 波群见于室性期前收缩、室性逸搏、室内传导阻滞;⑤无正常 QRS 波群见于心室扑动、心室颤动。

(5)ST 段的分析:①ST 段抬高;②ST 段压低。

(6)T 波的分析:①T 波高尖;②T 波低平;③T 波倒置。

(7)电解质及药物对心电图的影响。

运用上述步骤分析心电图,有助于收集足够多的信息,避免漏诊。另外,还要注意心电图分析的结果与临床是否有明显不符合的地方,并提出适当的解释。

二、心电图的临床应用

心电图主要反映心脏激动的电学活动,因此对各种心律失常和传导障碍的诊断及分析具有重要的价值,到目前为止尚没有其他检查方法能替代心电图在这方面的作用。心电图是诊断急性心肌缺血和心肌梗死的快速的、简便的、可靠且实用的方法。在诊断和指导治疗遗传性心律失常(例如,先天性长 QT 间期综合征、Brugada 综合征、儿茶酚胺敏感性多形性室性心动过速等)方面,心电图发挥着重要作用。房室肥大、药物和电解质紊乱都可引起心电图的变化,有助诊断。心电图对心包炎、心肌病、心肌炎、肺栓塞、慢性肺源性心脏病、各种先天性心脏病等也都有其特定的诊断价值。心脏电生理检查时,常需要与体表心电图进行同步描记,帮助判断电生理现象和辅助诊断。对于瓣膜活动、心音变化、心肌功能状态等,心电图不能提供直接判断,但作为心动周期的时相标记,又是其他检查的重要辅助手段。

除了循环系统疾病之外,心电图已广泛应用于各种危重患者的抢救、手术麻醉、用药观察、航天、登山运动的心电监测等。

(曾　锐)

思考题

1. QRS 波变宽的原因是什么？可能的心电图表现有哪些？
2. 心电图的分析方法具体如何操作？

第二章
其他常用心电学检查

【学习要点】

本章着重了解动态心电图的基本结构和相关导联系统,注意与普通 12 导联心电图的异同。熟悉动态心电图的临床应用范围并掌握动态心电图的分析方法。

第一节　动态心电图

动态心电图(ambulatory electrocardiogram,AECG)是指连续记录 24 小时或更长时间的心电图。该项检查技术首先由美国学者 Norman J. Holter 发明,并于 20 世纪 60 年代初期应用于临床,因而又称为"Holter 监测"。动态心电图能够在受检者日常活动时,以及在其身体和精神状况不断变化的条件下,对其进行连续的心电图监测和记录。动态心电图检查具有常规心电图等其他检查不可替代的作用和价值,因此已成为临床上广泛使用的无创性心血管病检查和诊断手段之一。

一、仪器的基本结构

动态心电图仪主要由记录系统和回放分析系统组成。

1. 记录系统　包括导联线和记录器。导联线一端与固定在受检者身上的电极相连,另一端与记录器连接。记录器目前通常采用数字固态式记录器类型。记录器佩戴在受检者身上,可以连续记录和储存 24 小时或更长时间的两通道或三通道心电信号。近年,12 导联动态心电图系统已广泛应用于临床。

2. 回放分析系统　主要由计算机系统和心电分析软件组成。回放系统能自动对数字固态记录器记录到的 24 小时心电信号进行分析。分析人员通过人机对话方式对计算机分析的心电图资料进行检查、判定、修改和编辑,打印出异常心电图图例以及有关的数据和图表,作出诊断报告。

二、导联系统

目前多采用双极导联,电极一般均固定在躯体胸部。导联的选择应根据不同的检测目的而定,常用的导联及电极放置部位如下。

1. CM₅ 导联　正极置于左腋前线、平第 5 肋间处(即 V_5 位置),负极置于右锁骨下窝中 1/3 处。该导联对检出缺血性 ST 段下移最为敏感,且记录到的 QRS 波振幅最高,是常规使用的导联。

2. CM₁ 导联　正极置于胸骨右缘第 4 肋间(即 V_1 位置)或胸骨上,负极置于左锁骨下窝中 1/3 处。该导联可清楚地显示 P 波,分析心律失常时常用此导联。

3. M_{aVF} 导联　正极置于左腋前线肋缘,负极置于左锁骨下窝内 1/3 处。该导联主要用于检测左心室下壁的心肌缺血改变。

4. CM₂ 或 CM₃ 导联　正极置于 V_2 或 V_3 的位置,负极置于右锁骨下窝中 1/3 处。怀疑患者有变异型心绞痛(冠状动脉痉挛)时,宜联合选用 CM₃ 和 M_{aVF} 导联。

无关电极可放置于胸部的任何部位,一般置于右胸第 5 肋间腋前线或胸骨下段中部。12 导联动态心电图系统的电极放置部位与运动负荷试验的电极放置部位相同。

三、临床应用范围

动态心电图可以获得受检者日常生活状态下连续 24 小时甚至更长时间的心电图资料,因此常可检测到常规心电图检查不易发现的一过性异常心电图改变,还可以结合分析受检者的生活日志,了解患者的症状、活动状态及服用药物等与心电图变化之间的关系。其临床应用范围如下。

1. 心悸、气促、头昏、晕厥、胸痛等症状性质的判断。
2. 心律失常的定性和定量诊断。
3. 心肌缺血的诊断和评价,尤其是发现无症状心肌缺血的重要手段。
4. 心肌缺血及心律失常药物疗效的评价。
5. 心脏病患者预后的评价,通过观察复杂心律失常等指标,判断心肌梗死后患者及其他心脏病患者的预后。
6. 评估安装起搏器的适应证,评定起搏器的功能,检测与起搏器有关的心律失常。
7. 医学科学研究和流行病学调查,如正常人心率的生理变动范围,宇航员、潜水员、驾驶员心脏功能的研究等。

四、注意事项

应要求患者在佩戴记录器检测过程中做好日志,按时间记录其活动状态和有关症状,如患者不能填写,应由医务人员代写。不论有无症状都应认真填写记录,一份完整的生活日志对于正确分析动态心电图资料具有重要参考价值。

动态心电图常受监测过程中患者体位、活动、情绪、睡眠等因素的影响,有时在生理与病理之间难以划出明确的分界线。因此,对动态心电图检测到的某些结果,尤其是 ST-T 改变,还应结合病史、症状及其他临床资料综合分析以作出正确的诊断。

五、分析报告

分析报告应包括以下主要内容。
1. 监测期间的基本节律,24 小时心搏总数,平均心率,最高与最低心率及发生的时间。
2. 各种心律失常的类型,快速性和/或缓慢性心律失常,异常心搏总数,发生频度,持续时间,形态特征及心律失常与症状、日常活动和昼夜的关系等。
3. 监测导联 ST 段改变的形态、程度、持续时间和频度,ST 段异常改变与心率变化及症状的关系。
4. 应选择和打印有代表性的正常和异常(各种不同类型心律失常,ST-T 改变,QT 间期异常等)的实时心电图片段,作为动态心电图诊断报告的依据。
5. 对安装起搏器的患者,报告中还应包括起搏器功能的评价和分析。

分析报告最后应作出此次动态心电图监测的诊断结论。

需要指出,动态心电图属回顾性分析,并不能了解患者即刻的心电变化。由于导联的局限性,尚不能反映某些异常心电改变的全貌。对于心脏房室大小的判断、束支传导阻滞及预激综合征的识别、房性和室性心律失常的定位以及心肌梗死的诊断和定位等,仍需要依靠常规 12 导联心电图检查。近年,12 导联动态心电图系统的开发和应用可以部分弥补这方面的不足。

第二节 心电图运动试验

心电图运动试验(ECG exercise test)是判断是否存在心肌缺血及发现早期冠心病的一种检测方法,虽然与冠状动脉造影结果相比有一定比例的假阳性与假阴性,但由于其方法简便实用、无创伤、相对安全,一直被公认为是一项重要的临床心血管疾病检查手段。

一、运动试验的生理和病理基础

生理情况下，运动时为满足肌肉组织需氧量的增加，心率相应加快，心输出量相应增加，因此必然伴随心肌耗氧量增加，冠状动脉血流量增加。当冠状动脉发生病变而狭窄到一定程度时，患者在静息状态下可以不发生心肌缺血，但当运动负荷增加伴随心肌耗氧量增加时，冠状动脉血流量不能相应增加，即引起心肌缺氧，心电图上可出现异常改变。心肌耗氧量与心率快慢、心室大小、室壁张力、室内压力增加速度及心室射血时间有关。在临床上，一般以心率或心率与收缩期血压的乘积来反映心肌耗氧量情况。

二、运动负荷量的确定和运动方案的选择

应根据患者的年龄和病情设定运动负荷量。运动负荷量分为极量与亚极量两档。极量负荷量是指心率达到人体的生理极限的负荷量。这种极限运动量一般多以统计所得的各年龄组的预计最大心率为指标。最大心率粗略计算法为：220–年龄。亚极量负荷量是指心率达到最大心率的85%~90%时的负荷量，在临床上大多采用亚极量负荷试验。例如，55岁受检者的最大心率为：220–55=165次/min。亚极量负荷试验的心率应为：165×85%=140次/min。60岁以下受检者一般常规选择经典的Bruce方案（表4-2-1）。年龄较大者或心功能不全者选用Bruce修订方案（表4-2-2）。

表4-2-1　经典的Bruce方案分级标准

级别	时间/min	速度/(km·h⁻¹)	坡度/°
1	3	2.7	10
2	3	4.0	12
3	3	5.4	14
4	3	6.7	16
5	3	8.0	18
6	3	8.8	20
7	3	9.6	22

表4-2-2　Bruce修订方案分级标准

级别	时间/min	速度/(km·h⁻¹)	坡度/°
1	3	2.7	0
2	3	2.7	5
3	3	2.7	10
4	3	4.0	12
5	3	5.4	14
6	3	6.7	16
7	3	8.0	18

三、运动试验的导联系统

运动试验导联系统的选择对于规范运动试验检查和正确判断心电图改变，具有非常重要的意义。国际上普遍采用Mason-Likar在标准12导联基础上改进的导联系统来记录运动试验心电图。图4-2-1显示了运动试验采用的Mason-Likar改良后的12导联电极的放置部位。目前推荐使用12导联同步心电图记录，以便可以全面和准确地了解患者在运动试验中出现的心肌缺血程度和部位，以及心

NOTES

律失常等情况。

四、运动试验方法

二级梯运动试验是最早应用于临床的负荷试验,又称 Master 试验。该方法虽简单、易行、经济、安全,但由于负荷量小、敏感性差、假阴性率较高,已基本被淘汰。目前采用踏车运动试验和平板运动试验这两种方法。

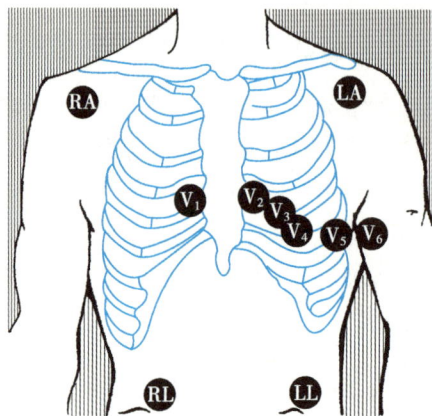

图 4-2-1　运动试验 12 导联电极放置部位示意图
RA、LA、RL、LL—肢体导联电极放置部位;V_1~V_6—胸导联电极放置部位。

1. **踏车运动试验(bicycle exercise test)**　让患者在装有功率计的踏车上作踏车运动,以速度和阻力调节负荷大小,负荷量分级依次递增。负荷量以千克米每分钟[(kg·m)/min]计算,每级运动 3 分钟。男性由 300(kg·m)/min 开始,每级递增 300(kg·m)/min;女性由 200(kg·m)/min 开始,每级递增 200(kg·m)/min,直至心率达到受检者的预期心率。运动前、中、后多次进行心电图记录,逐次分析并作出判断。

2. **平板运动试验(treadmill test)**　这是目前应用最广泛的运动负荷试验方法。让受检者在活动的平板上走动,根据所选择的运动方案,仪器自动分级,依次递增平板速度及坡度以调节负荷量,直到心率达到受检者的预期心率。分析运动前、中、后的心电图变化以判断结果。近年的研究表明,无论选择何种运动方案,达到最大耗氧值的最佳运动时间均为 8~12 分钟,延长运动时间并不能增加诊断准确性,强调运动方案的选择应根据受检者不同的具体情况而定。

运动试验前应描记受检者卧位和立位 12 导联心电图并测量血压作为对照。运动中通过监视器对心率、心律及 ST-T 改变进行监测,并按预定的方案每 3 分钟记录心电图和测量血压一次。在达到预期亚极量负荷后,使预期最大心率保持 1~2 分钟再终止运动。运动终止后,每 2 分钟记录 1 次心电图,一般至少观察 6 分钟。如果 6 分钟后 ST 段缺血性改变仍未恢复到运动前图形,应继续观察至恢复。

五、运动试验的适应证和禁忌证

1. **适应证**　包括:①对不典型胸痛或可疑冠心病患者进行鉴别诊断;②评估冠心病患者的心脏负荷能力;③评价冠心病的药物治疗、介入治疗效果;④进行冠心病易患人群流行病学调查筛选试验。

需要注意的是,心电图显示预激图形、左束支阻滞、起搏心律的患者不适宜采用该项检查。

2. **禁忌证**　包括:①急性心肌梗死或心肌梗死合并室壁瘤;②不稳定型心绞痛;③心力衰竭;④中、重度瓣膜病或先天性心脏病;⑤急性或严重慢性疾病;⑥严重高血压患者;⑦急性心包炎或心肌炎;⑧急性肺栓塞、主动脉夹层;⑨严重残疾不能运动者。

如患者无禁忌证,在其进行运动试验时应鼓励患者坚持运动达到适宜的试验终点,即患者心率达到亚极量水平。但在运动过程中,虽尚未达到适宜的试验终点,而出现下列情况之一时,应终止试验:①运动负荷进行性增加而心率反而减慢或血压反而下降者(收缩压下降超过 10mmHg);②出现严重心律失常者,如室性心动过速或进行性传导阻滞;③出现眩晕、视力模糊、面色苍白或发绀者;④出现典型的心绞痛或心电图出现缺血型 ST 段下移≥0.2mV 者。

六、运动试验结果的判断

常见的 ST-T 改变类型见图 4-2-2。

目前国内外较公认的运动试验的阳性标准为:①运动中出现典型的心绞痛;②运动中心电图出现 ST 段下斜型或水平型下移≥0.1mV,持续时间大于 1 分钟(图 4-2-3)。

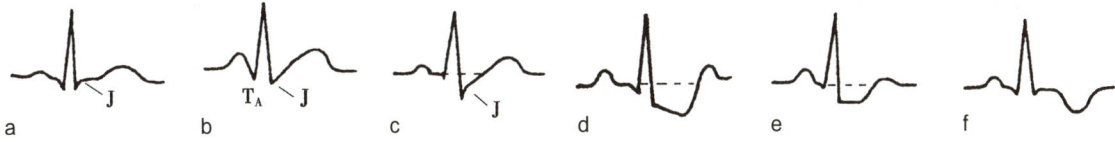

图 4-2-2 常见的 ST-T 改变类型示意图

a. 正常 ST-T 形态;b. 心房复极化向量(T_A 向量)引起假性 ST 段下移;c. 单纯 J 点降低;d. 缺血型 ST 段下移(下斜型);e. 缺血型 ST 段下移(水平型);f. 单纯 T 波倒置。

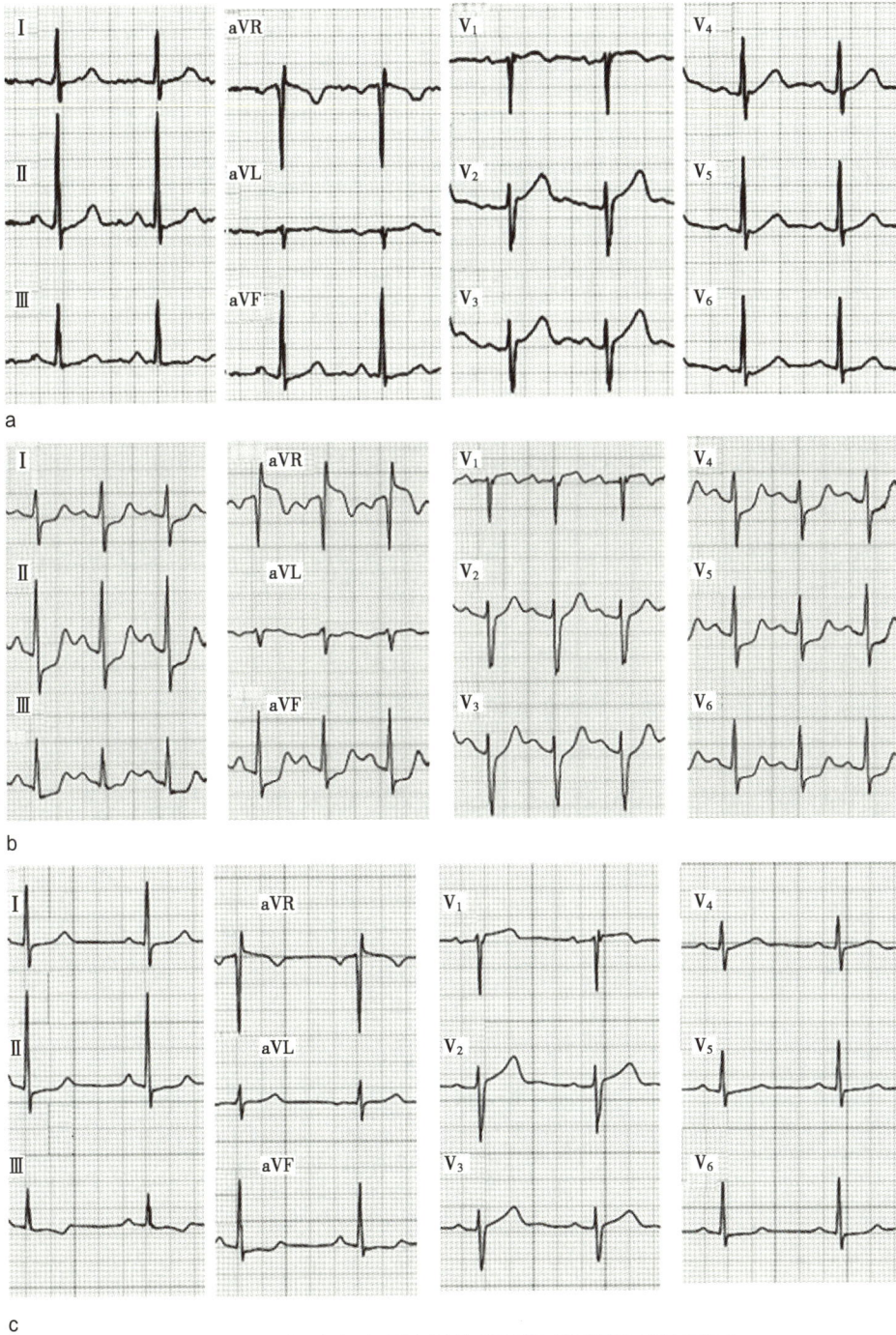

图 4-2-3 运动中出现缺血型 ST 段下移(运动试验阳性)

a. 运动前;b. 运动中(发生心绞痛);c. 运动终止后 8 分钟。

患者运动中 Ⅱ、Ⅲ、aVF 及 V_4~V_6 导联出现 ST 段水平型下移≥0.1mV;运动终止后 8 分钟,下移的 ST 段逐渐恢复到运动前水平。

　　少数患者运动试验中出现 ST 段抬高≥0.1mV。如果运动前患者心电图有病理性 Q 波,此 ST 段抬高多为室壁运动异常所致。如果运动前患者心电图正常,运动中出现 ST 段抬高,提示发生透壁性心肌缺血,多为某一冠状动脉主干或近段存在严重狭窄,或由冠状动脉痉挛所致(图 4-2-4)。

　　在评价运动试验结果时,应特别注意不能将心电图运动试验阳性与冠心病的诊断混为一谈,在流行病学调查中或对于一贯无胸痛症状而仅仅心电图运动试验阳性者,其意义仅等同于冠心病的一个易患因子,不能作为诊断冠心病的依据。心电图运动试验假阳性者为数不少,尤其见于女性。另外,运动心电图阴性者不能肯定排除冠心病,应结合临床其他资料进行综合判断。

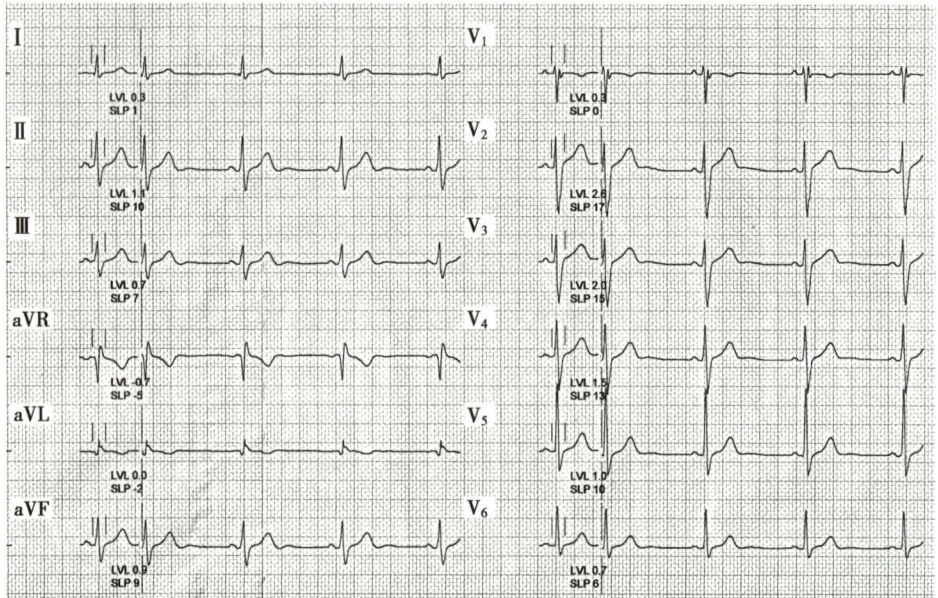

a

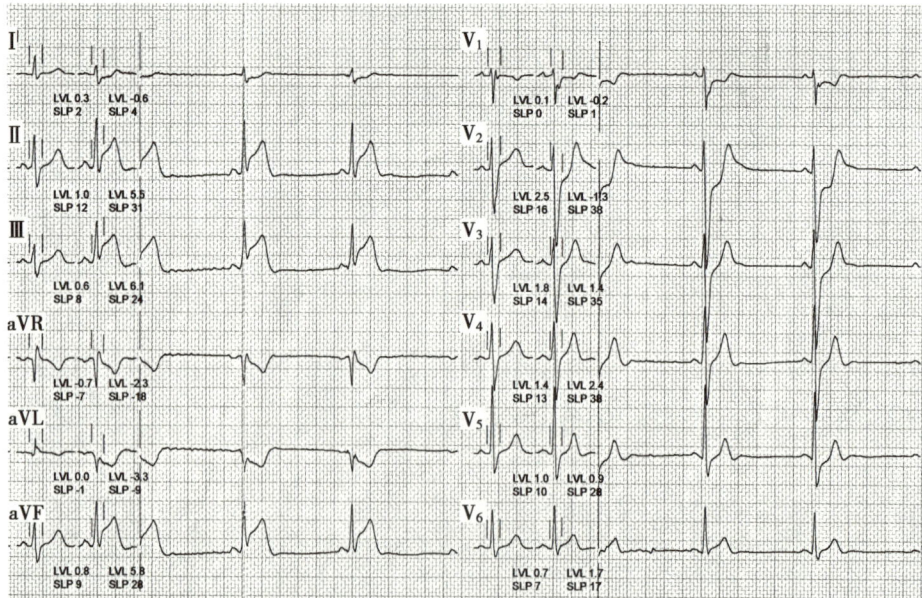

b

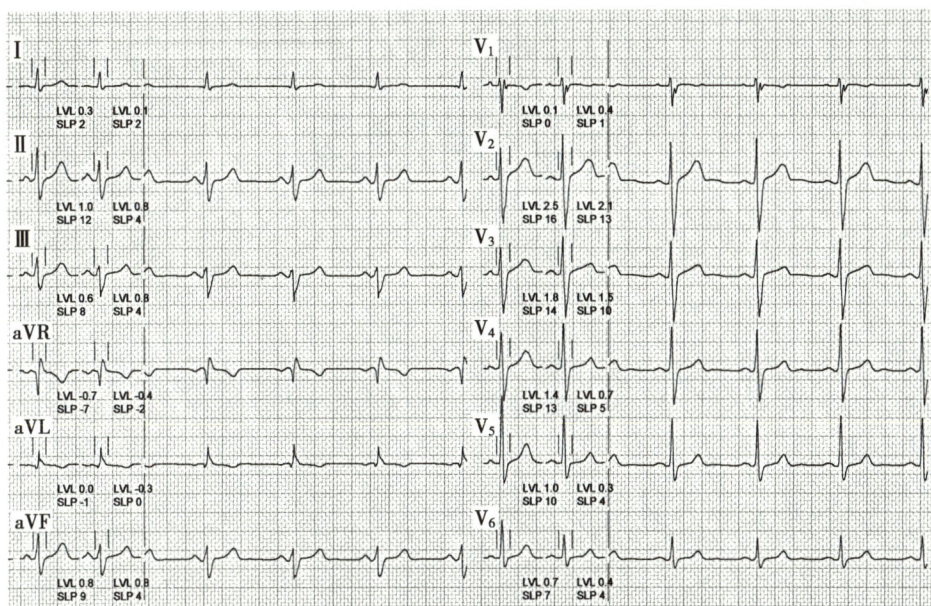

图 4-2-4　运动中出现 ST 段抬高(运动试验阳性)

a. 运动前；b. 运动中(发生心绞痛)；c. 运动终止后数分钟。

患者运动前的心电图正常(a)；患者运动中 Ⅱ、Ⅲ、aVF 导联出现 ST 段抬高，同时伴 Ⅰ、aVL、V₁~V₃ 导联 ST 段下移(b)；立即终止运动并含服硝酸甘油，数分钟后 ST 段恢复到运动前正常水平(c)。

(曾　锐)

思考题

1. 什么情况下临床需要进行动态心电图的评估？
2. 运动试验的阳性诊断标准是什么？

第三章

肺功能检查

【学习要点】

本章重点介绍肺容积检查、通气功能检查、换气功能检查的检测指标,呼吸衰竭的类型,以及常见的酸碱平衡失调。

肺功能检查是许多呼吸道疾病的重要检查方法,检查目的主要有:①判断呼吸困难、咳嗽、发绀等呼吸道相关症状或体征是否由呼吸道疾病引起;②管理和监测肺部疾病严重程度、病情发展和对治疗的反应;③评估手术或药物治疗发生呼吸衰竭或其他呼吸系统并发症的风险;④环境或职业性肺疾病劳动能力鉴定的定量评估;⑤开展暴露于粉尘或烟尘的人群发生呼吸道疾病的流行病学调查;⑥健康状态的临床评估。

肺功能检查项目包括:肺容积检查、通气功能检查、换气功能检查、血流和呼吸动力学检查等。对特定受检者选择何种组套项目进行测定,取决于检查目的。但无论作何种组套的肺功能检查,结果的判读均需结合临床和放射学资料。肺功能结果的判读以实测值偏离预计正常值的程度为基础。正常人群的肺功能有一个较大的波动范围,受遗传和环境因素的影响。预计正常值是依据年龄、性别、身高、体重、种族等多个变量对肺功能的影响程度,用回归方程计算得出的。在理想情况下,一项肺功能检查的正常值范围应涵盖95%正常人群的测定值,而实际上,很多肺功能检查项目是以预计正常值的均数 ±20% 作为正常参考范围。因此,当判读某个检查结果为异常时,必须充分考虑肺功能检查的个体间差异和个体内差异,尤其对幼年和老年人的结果判读需更谨慎,因为回归方程在这种极端情况下常不准确。尽管肺功能检查是将某一个体的实测值和一个正常人群的参考值相比较,但在疾病治疗过程中,以患者自身的测定值进行前后对比,对监测疾病进展和治疗反应更有优势,这样监测肺功能的改变也更准确。

肺功能检查目前有很多进展,检查仪器更趋向于集成化、模块化、小型化,超声测量技术、脉冲振荡技术、呼出气气体成分分析、运动心肺功能检查等也逐渐被用于临床。值得重视的是,在肺功能检查过程中,质量控制对获得可信的结果至关重要,目前我国已经制定了统一规范来指导肺功能的检查和结果判断。

第一节 肺容积检查

肺容积是指在安静状态下,测定一次呼吸所出现的气量变化,不受时间限制,理论上具有静态解剖学意义。肺容积检查是肺功能检查中最早开展的项目,也是肺功能检查最重要的指标之一。肺内含气量受肺和胸部扩张与回缩的影响而发生相应改变,形成 4 种基础肺容积(basal lung volume)和 4 种基础肺容量(basal lung capacity)(图 4-3-1)。

一、基础肺容积

基础肺容积包括潮气容积、补呼气容积、补吸气容积和残气容积,彼此互不重叠。

1. 潮气容积(tidal volume,V_T) 习惯上称为潮气量,是指平静呼吸时,每次进出肺内的气量,正常成人参考值约为 10ml/kg。除了性别、年龄、身高等因素,影响 V_T 的主要因素是吸气肌功能,V_T 中约 25% 来自肋间肌收缩,75% 依靠膈肌升降运动完成。

2. **补呼气容积**(expiratory reserve volume,ERV) 是指平静呼气末再尽最大力量呼气所呼出的气量。ERV 在正常人群中变动范围较大,尤其与体位有关,例如从站立位改为仰卧位时,ERV 可下降 600~900ml。

3. **补吸气容积**(inspiratory reserve volume,IRV) 是指平静吸气末再尽最大力量吸气所吸入的气量。

4. **残气容积**(residual volume,RV) 是指最

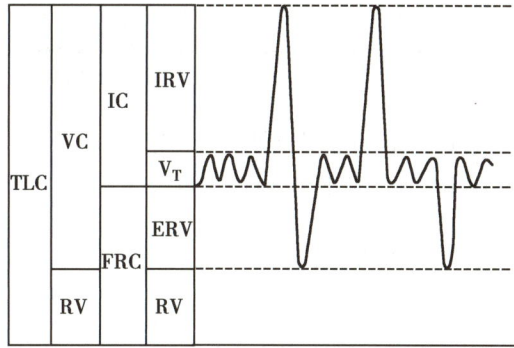

图 4-3-1 肺容积的组成及常用参数
TLC—肺总量;VC—肺活量;RV—残气容积;IC—深吸气量;FRC—功能残气量;IRV—补吸气容积;V_T—潮气容积;ERV—补呼气容积。

大力量呼气末肺内残余的气量。正常情况下,RV 主要取决于呼气肌用力程度和胸壁弹性程度之间的平衡,但存在肺部疾病时,气道过早关闭或气流受限对 RV 的影响更为重要。RV 不能直接测得,需用气体(氦气或氮气)分析方法间接测定。临床上常以 RV 占肺总量的百分比(RV/TLC%)作为判断指标,正常情况下 RV/TLC% ≤ 35%,超过 40% 提示肺气肿。

二、基础肺容量

基础肺容量由 2 个或 2 个以上的基础肺容积组成,包括深吸气量、功能残气量、肺活量和肺总量。

1. **深吸气量**(inspiratory capacity,IC) 是指平静呼气末再尽力吸气所能吸入的最大气量,即 IC=V_T+IRV。正常时 IC 应占肺活量的 2/3 或 4/5,是肺活量的主要组成部分。影响 IC 的主要因素是吸气肌肌力,当呼吸肌功能不全时 IC 减少。另外,胸廓活动度降低、肺组织弹性回缩力增高和气道阻塞等亦可使 IC 减少。

2. **功能残气量**(functional residual capacity,FRC) 是指平静呼气末肺内所含气量,即 FRC=ERV+RV。FRC 不能直接测得,需用气体分析法间接测定。FRC 主要取决于向外的胸壁弹性回缩力和向内的肺弹性回缩力之间的平衡。

3. **肺活量**(vital capacity,VC) 是指尽力最大吸气后作深呼气所能呼出的最大气量,即 VC=IC+ ERV,或 VC=V_T+ERV+IRV。

测定方法:①一期肺活量:是指深吸气末尽力呼气所呼出的全部气量(即深吸气量加补呼气量),又称为一次慢呼气肺活量;②分期肺活量:用相隔若干次平静呼吸所分别测定的深吸气量加补呼气量(图 4-3-2)。

VC 表示肺最大扩张和最大收缩的幅度,作为单一指标具有较高的诊断价值,是判断限制性通气功能障碍程度的主要指标。VC 实测值/预计值<80% 为异常,60%~<80% 为轻度降低,40%~<60% 为中度降低,<40% 为重度降低。

4. **肺总量**(total lung capacity,TLC) 是指最大吸气后肺内所含全部气量,即 TLC=VC+RV,TLC=IRV+V_T+ERV+RV,TLC=IC+ FRC。TLC 需用气体分析法间接测定。

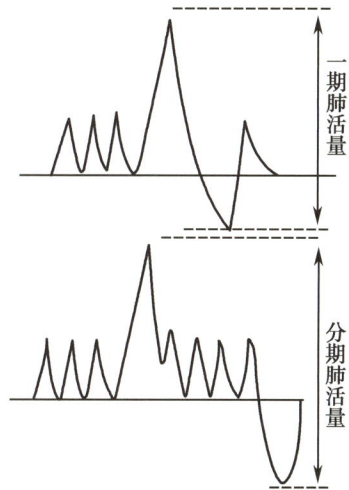

图 4-3-2 一期肺活量和分期肺活量

第二节　通气功能检查

通气功能又称动态肺容积,是指单位时间内随呼吸运动进出肺的气量。凡能影响呼吸频率、呼吸幅度和气流流速的生理因素、病理因素,均可影响通气功能。

一、肺通气量

1. **静息每分钟通气量(minute ventilation at rest,V_E)**　V_E 是指基础代谢状态或静息状态下每分钟所呼出的气体容积。计算公式:V_E= 潮气容积(V_T)× 呼吸频率(RR)。正常男性为(6.7 ± 0.2)L/min,女性为(4.2 ± 0.2)L/min。V_E>10L/min 表明通气过度,可导致呼吸性碱中毒;V_E<3L/min 为通气不足,可引起呼吸性酸中毒。

2. **最大自主通气量(maximal voluntary ventilation,MVV)**　MVV 简称最大通气量,是指在 1 分钟内以尽可能快的呼吸频率和尽可能深的呼吸幅度自主努力呼吸所呼出的气量。临床主要用于胸腹部手术前评估通气功能储备能力,预测肺并发症的发生风险,鉴定职业病劳动能力等。MVV 检查是一种负荷试验,有严重的心肺疾病及咯血患者不宜作 MVV 检查,因为呼吸极度增强必然伴随二氧化碳过度排出,导致酸碱平衡失调,受检者较难坚持。因此,不采用直接呼吸 1 分钟的测定方法,而是先测定并计算出呼吸 12 秒或 15 秒的通气量,再计算出 MVV。临床通常根据 MVV 实测值占预计值的百分比进行判定,MVV 实测值/预计值<80% 提示通气功能异常。通气储量(%)也常作为考核指标,>95% 为正常,<86% 为通气功能储备不佳,60%~70% 为气急阈。

$$通气储量(\%)=\frac{MVV-V_E}{MVV} \times 100\%$$

二、肺泡通气量

肺泡通气量(alveolar ventilation,V_A)是指安静状态下每分钟进入呼吸性细支气管及肺泡并参与气体交换的有效通气量。

正常成人的 V_T 约为 0.50L,其中呼吸性细支气管以上气道仅起传导气体的作用,不参与气体交换,称为解剖无效腔,约占 0.15L。进入肺泡中的气体,若无相应毛细血管血流进行气体交换,同样会产生无效腔效应,称为肺泡无效腔。解剖无效腔与肺泡无效腔之和称为生理无效腔(physiological dead space,V_D)。正常情况下,因通气/血流比值正常,肺泡无效腔极小,可忽略不计,故解剖无效腔与生理无效腔基本一致。

V_A=(V_T-V_D)× RR,即 V_A=V_T ×($1-V_D/V_T$)× RR,可见通气效率受生理无效腔与潮气容积比值(V_D/V_T)的影响。若 V_T 为 0.50L,RR 为 15 次/min,正常时 V_D/V_T 为 0.3~0.4,则 V_A = 0.5 ×($1-0.3$)× 15=5.25(L/min);如 V_D/V_T=0.7,则 V_A=0.5 ×($1-0.7$)× 15=2.25(L/min)。由此可推测,浅速呼吸的通气效率一般低于深缓呼吸。

三、时间-容积曲线

临床常采用肺量计描绘时间-容积曲线(time-volume curve)(简称 T-V 曲线,如图 4-3-3 所示)以反映用力呼气情况。时间-容积曲线反映了在用力呼气过程中各呼气时间段内呼气时间与肺容积的关系。时间-容积曲线上常用指标包括用力肺活量、第 1 秒用力呼气容积、最大呼气中期流量等。

1. **用力肺活量(forced vital capacity,FVC)**　FVC 是指最大吸气至肺总量后,以最大力量、最快速度所能呼出的全部气量。FVC 受呼吸肌功能、气道阻力及胸肺组织弹性的影响,是反映通气功能的常用指标。

2. **第 1 秒用力呼气容积(forced expiratory volume in one second,FEV_1)**　FEV_1 简称一秒量,

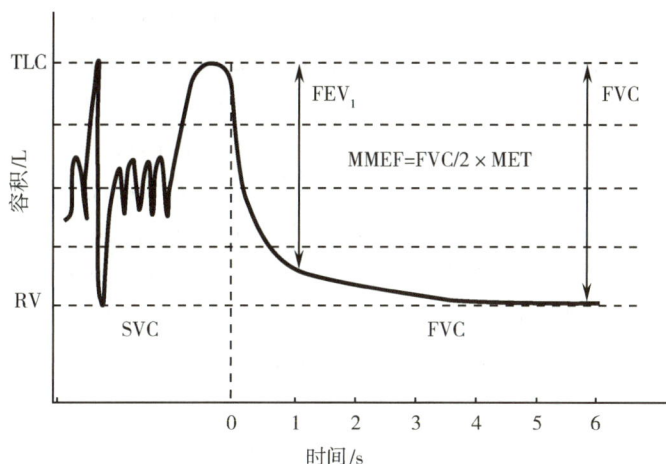

图 4-3-3　用力肺活量的时间-容积曲线

FVC—用力肺活量;FEV$_1$—第 1 秒用力呼气容积;MMEF—最大
呼气中期流量;TLC—肺总量;RV—残气容积;SVC—慢肺活量;
MET—最大呼气中段时间。

是指最大吸气至肺总量后,以最大力量、最快速度在第 1 秒内所呼出的气量,是判断通气功能损害程度、气道阻塞及其可逆性,以及指导手术治疗的最常用指标。由于 FEV$_1$ 测定简单、方便,重复性好,患者容易耐受。

3. FEV$_1$/FVC　　FEV$_1$/FVC 简称一秒率,是区分阻塞性通气功能障碍和限制性通气功能障碍最常用的指标。阻塞性通气功能障碍时,若给予充足的呼气时间,患者可充分呼出气体,FVC 可基本正常或轻度下降,但呼气速度明显减慢,因而 FEV$_1$/FVC 下降。当气流阻塞程度逐渐加重时,FEV$_1$/FVC 降低更为明显。但在严重气道阻塞情况下,患者难以完成充分呼气,FVC 也显著下降,FEV$_1$/FVC 反而有所升高。因此,FEV$_1$/FVC 可反映气流阻塞的存在,但不能完全反映气流阻塞的程度。限制性通气功能障碍时,肺弹性及胸廓顺应性明显降低,但呼出气流相对不受限制,FEV$_1$ 较 FVC 下降程度小,所以 FEV$_1$/FVC 保持不变或升高。

四、最大呼气流量-容积曲线

最大呼气流量-容积曲线(maximal expiratory flow-volume curve)是在肺总量位置用最大力量、最快速度呼气时,依据呼出的气体容积与相应的呼气流量所记录的曲线,或称流量-容积曲线(flow-volume curve)、F-V 曲线(图 4-3-4)。最大呼气流量-容积曲线是判断气流受限的最常用图形,其常用参数有:最大呼气流量(peak expiratory flow,PEF)、用力呼出 25% 肺活量时的瞬间呼气流量(forced expiratory flow at 25% of FVC exhaled,FEF$_{25\%}$)、用力呼出 50% 肺活量时的瞬间呼气流量(FEF$_{50\%}$)、用力呼出 75% 肺活量时的瞬间呼气流量(FEF$_{75\%}$)。

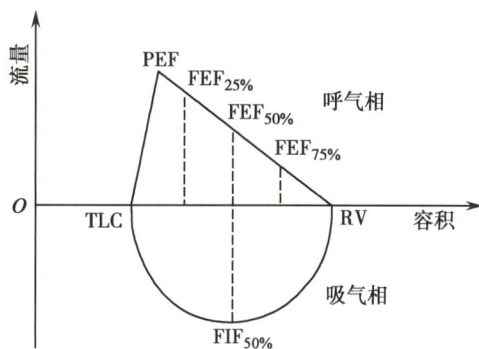

图 4-3-4　最大呼气流量-容积曲线

FIF$_{50\%}$—用力呼出 50% 肺活量时的瞬间吸气流量。

1. **最大呼气流量(PEF)**　　PEF 也称呼气流量峰值、呼气峰流量或峰流量,是指从肺总量位置用最大力量、最快速度呼气所产生的最快瞬间流速,主要反映呼吸肌的力量和气道有无阻塞,是综合反映通气能力的常用指标,常用于支气管哮喘的动态随访和判断患者的咳痰能力。

NOTES

2. FEF_{25%}　$FEF_{25\%}$ 也称 75% 用力肺活量呼气流速（maximal expiratory flow at 75% of forced vital capacity, V_{75}），是反映呼气早期的流量指标。正常情况下 $FEF_{25\%}$ 略低于 PEF，大气道阻塞时 $FEF_{25\%}$ 明显降低。

3. FEF_{50%}　$FEF_{50\%}$ 也称 50% 用力肺活量呼气流速（maximal expiratory flow at 50% of forced vital capacity, V_{50}），是反映呼气中期的流量指标。正常情况下 $FEF_{50\%}$ 与最大呼气中期流量接近，可与最大呼气中期流量、$FEF_{75\%}$ 共同评价小气道功能，三者中有 2 个及 2 个以上指标降低可提示小气道病变或气道阻塞。

4. FEF_{75%}　$FEF_{75\%}$ 也称 25% 用力肺活量呼气流速（maximal expiratory flow at 25% of forced vital capacity, V_{25}），是反映呼气后期的流量指标，也是判定小气道功能的重要依据。

上述参数中，PEF 和 $FEF_{25\%}$ 取决于呼气力量、大小气道通畅程度和胸、肺弹性的共同作用，而 $FEF_{50\%}$ 和 $FEF_{75\%}$ 更主要取决于小气道的通畅程度。

五、小气道功能检查

小气道功能（small airway function）为区域性肺功能（regional lung function）的一种。小气道是指在吸气状态下气道内径 ≤2mm 的细支气管（相当于第 6 级支气管分支以下），包括全部细支气管和终末细支气管，是慢性阻塞性肺疾病（chronic obstructive pulmonary disease, COPD）早期极易受累的部位。小气道的总横截面积巨大（$>100\text{cm}^2$），由于呼吸道阻力与气道的横截面积成反比，因而小气道流速慢，阻力小（仅占气道总阻力的 20% 以下）。当其发生早期病变时，临床上可无任何症状和体征，常用的肺功能检查项目也不能发现变化，当出现症状和大气道阻力增加时，病变已相当严重。小气道功能检查对早期发现和诊断小气道病变有重要意义。

（一）最大呼气中期流量

最大呼气中期流量（maximal mid-expiratory flow, MMEF）是由时间-容积曲线计算得到的用力呼出肺活量 25%~75% 的平均流量。将 FVC 曲线起、止两点间平行垂直分为 4 等份，取其第 2、第 3 等份（即肺活量为 25%~75% 的 2 个等份），分析用力肺活量与其所用的呼气时间如最大呼气中期时间（mid-expiratory time, MET）的关系。

$$MMEF = \frac{FVC}{2} \times MET$$

MMEF 主要取决于 FVC 的非用力依赖部分。当发生小气道疾患时，FEV_1、FEV_1/FVC 和气道阻力尚在正常范围，MMEF 已降低。

（二）闭合容积

闭合容积（closing volume, CV）是指深呼气至残气位，肺低垂部位小气道开始关闭时，所能继续呼出的气量。小气道开始闭合时存留于肺内的气量，称为闭合总量（closing capacity, CC），即 CC=CV + RV。CV 采用氮气法或氦气法间接测定（图 4-3-5）。

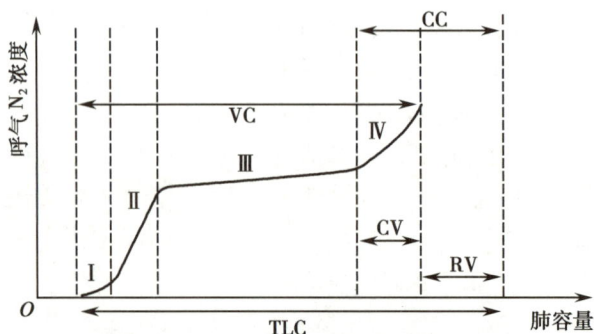

图 4-3-5　闭合容积曲线

Ⅰ—无效腔呼出气；Ⅱ—肺泡与无效腔混合气；Ⅲ—各区域肺泡呼出气；Ⅳ—闭合容积。

CV 常以 CV/VC（%）和 CC/TLC（%）表示，也可以 CC/FRC（%）进行判定。正常人 CV/VC 和 CC/TLC 均随年龄增长呈直线上升，30 岁 CV/VC 为 13%，50 岁为 20%。吸烟对其影响较大，戒烟半年后可明显改善。若 CC/FRC>100%，表示在静息时已有小气道阻塞。目前多用于吸烟、大气污染、粉尘作业对小气道功能与损害的研究和监测，可用于环境医学早期筛选检查。

（三）频率依赖性动态顺应性和气道阻力

1. **频率依赖性动态顺应性（frequency dependence of dynamic compliance，FDC）**　肺顺应性是指单位压力改变所引起的容积变化，用以反映肺组织的弹性，分为静态肺顺应性（static lung compliance，C_{st}）和动态肺顺应性（dynamic lung compliance，C_{dyn}）。C_{st} 指在呼吸周期中气流被短暂阻断时测得的肺顺应性，C_{dyn} 指在呼吸周期中气流未被阻断时测得的肺顺应性。正常平静呼吸时，C_{dyn} 接近或略小于 C_{st}。C_{dyn} 对小气道疾病的早期诊断较灵敏。小气道疾病早期的病变分布不均，当快速呼吸时，随着呼吸频率的增加，吸气时间缩短，导致有病变而时间常数延长的肺泡不能及时充盈，肺泡扩张受限。肺顺应性随呼吸频率的增加而降低的病理生理现象被称为频率依赖性动态顺应性。

2. **气道阻力（airway resistance，R_{aw}）**　是指在呼吸过程中，流动气体分子之间，以及流动气体与气道壁之间摩擦而产生的阻力。在正常呼吸频率时，非弹性阻力消耗的能量约占呼吸总耗量的 30%，其中气道阻力占非弹性阻力的 80%~90%。利用人体体积描记仪测定的气道阻力较其他方法更客观、更灵敏。以单位时间内推动一定量气体流经气道时所需的肺内压与口腔压之间的差值来表示，正常均值为 1.5cmH$_2$O/（L·s）［正常值为 0.2~2.0cmH$_2$O/（L·s）］，呼气阻力略大于吸气阻力。

六、临床应用

（一）判断通气功能障碍的类型

1. **阻塞性通气功能障碍**　由气道阻塞所致的通气功能障碍，表现为与最大肺容积（通常为 VC 或 FVC）相比，最大呼气流速不成比例地显著下降，肺通气功能检查主要表现为 FEV$_1$ 和 FEV$_1$/FVC 明显下降，MVV、MMEF、FEF$_{50\%}$ 也明显下降，但 FVC 可在正常范围或轻度下降。最大呼气流量-容积曲线表现为呼气相降支向容积轴凹陷，凹陷越明显气流受阻越严重。引起阻塞性通气功能障碍的常见肺部疾病包括 COPD、支气管哮喘、闭塞性细支气管炎和上气道梗阻疾病等。

小气道病变是气道阻塞的早期表现，往往表现为部分病变可逆，其对通气功能的影响主要是呼气中后期的流量受限，因此可以看到时间-容积曲线的 MMEF 和最大呼气流量-容积曲线的 FEF$_{50\%}$、FEF$_{75\%}$ 明显下降。MMEF、FEF$_{50\%}$、FEF$_{75\%}$ 中有 2 项低于正常预计值的 65%，可诊断为小气道病变，主要见于 COPD 早期、哮喘或吸烟者。

2. **限制性通气功能障碍**　是指肺体积受限引起的肺容量减少，不伴随气体流量的下降，其肺功能特征为肺容量下降，FVC、TLC 下降至正常低限以下，占预计值百分比低于 80%。FEV$_1$ 和 FVC 较预计正常值下降，但因为其下降不成比例，故 FEV$_1$/FVC、FEV$_1$/VC 可正常或上升，多伴随最大呼气流量-容积曲线出现特异性表现（FVC 变小、PEF 显著降低，曲线降支陡直且斜率变大）。RV 正常或下降，如 RV 与 VC、FVC 成比例下降，TLC 也会下降。由于 TLC 下降，RV/TLC 增高，但并非肺过度充气或气道阻塞所致。

许多疾病都可以引起限制性通气功能障碍，临床常见的有：①间质性肺疾病；②肺内炎性病变、占位病变与肺切除；③胸膜疾病，如胸腔积液、气胸、胸膜增厚粘连等；④胸壁疾病，如胸廓成形术后、脊柱或胸廓畸形、强直性脊柱炎、胸廓发育不良等；⑤其他，如肥胖、妊娠、腹腔积液、神经肌肉疾病等。

3. **混合性通气功能障碍**　表现为 TLC、VC、FEV$_1$/FVC 下降，且 FEV$_1$ 下降更明显，最大呼气流量-容积曲线显示肺容量减少、呼气相降支向容积轴凹陷，常见于 COPD、哮喘。

肺通气功能障碍的类型与鉴别见表 4-3-1。

表 4-3-1 肺通气功能障碍的类型与鉴别

指标	阻塞性通气功能障碍	限制性通气功能障碍
FVC	正常或下降	下降
FEV_1	下降	正常或下降
FEV_1/FVC	下降	正常或上升
RV	增高	下降
TLC	正常或增高	下降
RV/TLC	增高	正常
MMEF	下降	正常或下降
$FEF_{50\%}$	下降	正常或下降
PEF	下降	正常或下降
MVV	下降	正常或下降

(二) 判断气道的反应性

气道反应性是指各种刺激因素(如物理、化学、生物等因素)作用于气道所致的气道平滑肌痉挛收缩的反应。

1. 最大呼气流量的变异率(peak expiratory flow rate,PEFR) 正常人一日内不同时间点的 PEF 值可有差异,称为日变异率或昼夜波动率。这种变异率可用微型峰流速仪于每日清晨及下午(或傍晚)连续测定 PEF 一周后根据公式计算。

$$PEFR = \frac{2 \times (PEF_{最高值} - PEF_{最低值})}{PEF_{最高值} + PEF_{最低值}} \times 100\%$$

正常人 PEFR<20%,PEFR≥20% 提示气道舒缩功能变异程度较大,对支气管哮喘有诊断意义。因操作简便,PEFR 常作为哮喘患者病情监测的指标,若明显变大,提示病情加重,需行相应处理。

2. 支气管激发试验 气道高反应性是支气管哮喘的特征,而支气管激发试验是测定气道高反应性的一种方法。该试验通过吸入某些刺激物(醋甲胆碱或组胺)诱发支气管平滑肌收缩,以肺功能指标判定支气管缩窄的程度,借以判定气道高反应性,主要适用于基础肺功能正常或呈轻度阻塞(FEV_1≥70% 预计值)的疑似哮喘患者。

测定方法:先将试验所用药物(醋甲胆碱或组胺)用生理盐水按浓度 0.03~16.00mg/ml,倍比递增稀释,4℃冰箱保存备用。首先测定受检者基础 FEV_1 值,然后雾化吸入生理盐水 2 分钟,再测定 FEV_1,如无明显降低,则从最低浓度开始,采用潮气法呼吸,按浓度梯度从低到高依次吸入上述药物,每一剂量吸完后测定 FEV_1,至 FEV_1 较吸入生理盐水后 FEV_1 降低≥20% 或达到最高浓度时终止。

结果判定:激发浓度(PC)或累积激发剂量(PD)是目前最常用的判定支气管激发试验的指标。(PC_{20}-FEV_1)是指使 FEV_1 较基础值下降 20% 时的激发浓度。醋甲胆碱(PC_{20}-FEV_1)<8mg/ml 为支气管激发试验阳性,(PC_{20}-FEV_1)>8mg/ml 为支气管激发试验阴性,正常成人一般有(PC_{20}-FEV_1)>16mg/ml。(PD_{20}-FEV_1)是指使 FEV_1 较基础值下降 20% 时累积吸入刺激物的剂量,醋甲胆碱(PD_{20}-FEV_1)<12.8μmol,组胺(PD_{20}-FEV_1)<7.8μmol,为气道反应性增高,即支气管激发试验阳性。

支气管激发试验主要用于协助支气管哮喘的诊断。但是除哮喘外,变应性鼻炎、支气管扩张症等疾病都可能出现支气管激发试验阳性。

3. 支气管舒张试验 是指通过给予支气管舒张药(沙丁胺醇),观察气道的舒缓反应,用于评价气道阻塞的可逆性。对疑似哮喘患者,若基础肺功能 FEV_1<70% 预计值,不宜作支气管激发试验,可

行舒张试验检查。

测定方法:测定前 24 小时受检者停用支气管舒张药。试验时,先行常规肺功能测定,当结果提示 FEV_1 或 FEV_1/FVC 降低时,给受检者吸入沙丁胺醇 0.2mg 后 15~20 分钟,重复测定 FEV_1 或 FEV_1/FVC,然后按照公式计算改变率。

结果判定:使用支气管舒张药后 FEV_1 改变率较用药前增加 12% 以上,且 FEV_1 绝对值增加大于 200ml,则为支气管舒张试验阳性,可以作为支气管哮喘的诊断依据。

$$FEV_1 \text{改变率}(\%) = \frac{\text{舒张剂使用后 } FEV_1 \text{ 值} - FEV_1 \text{ 基础值}}{FEV_1 \text{ 基础值}} \times 100\%$$

(三) 评价手术的耐受力和安全性

肺功能检查对手术风险的评估见表 4-3-2。MVV 是反映通气功能储备能力的指标,因而可用于术前评价胸、腹部手术的安全性和术后生活质量。MVV>65% 预计值时可行全肺切除,MVV≥50% 预计值时可行肺叶切除,MVV<50% 预计值时一般不宜做肺切除术。

表 4-3-2　肺功能检查对手术风险的评估

指标	风险加大	高风险
FVC<50%	<50%	≤1.5L
FEV_1	<2L 或<50% 预计值	<1L
MVV		<50%
$PaCO_2$		≥45mmHg

第三节　换气功能检查

肺有效的气体交换(“内呼吸”)要求有足够的通气量与血流量,此外,吸入的气体在肺内的分布状况、血流状态、通气/血流比值,以及弥散膜对气体通过的影响,均对肺的气体交换效率产生影响。

一、气体分布

肺泡是气体交换的基本单位,要取得最大气体交换效率,应使吸入的气体能均匀分布于每个肺泡。但是,即使是健康人,其肺内各部气体分布也不均匀,存在着区域性差异,这与气道阻力、肺顺应性、胸腔内压的变化有关。此外,气体在终末肺单位内呈层状分布不均,近肺泡端气体分布少,而近气道端气体分布多。因此,肺泡内气体分布不可能绝对均匀。当有气道阻塞时,因阻力不一致,吸入气体易进入阻力低的肺泡内;呼气时,因肺泡内压不均和呼吸加快,会加重气体分布不均。

1. 测定方法

(1) 一口气氮稀释法(单次呼吸法):最为常用。受检者深呼气至残气(RV)位后吸入纯氧至肺总量(TLC)位,然后缓慢均匀地呼气至残气水平,将呼出气持续引入快速氮分析仪,连续测定呼出气中氮的浓度,并描记肺泡氮浓度曲线(图 4-3-6)。判定指标以呼气至 750~1 250ml 的瞬时氮浓度差为准,正常值<1.5%。

(2) 重复呼吸 7 分钟氮清洗法:嘱受检者反复吸入纯氧,经单向活瓣将肺内氮气连续冲洗出去,肺内的氮被每次吸入的纯氧稀释,并随呼气排出,使肺泡内氮浓度逐渐下降。反复吸入 7 分钟后,总的呼出肺泡气氮浓度应<2.5%,提示肺内气体分布相对均匀。氮浓度过高提示纯氧冲洗效果不佳,肺内气体分布不均。

2. 临床意义
导致吸入气体分布不均的主要原因有:①不均匀的气流阻力:如支气管痉挛、狭窄、肺气肿等;②不均匀的顺应性:如间质性肺疾病、肺气肿、肺淤血、肺水肿和胸腔积液等。

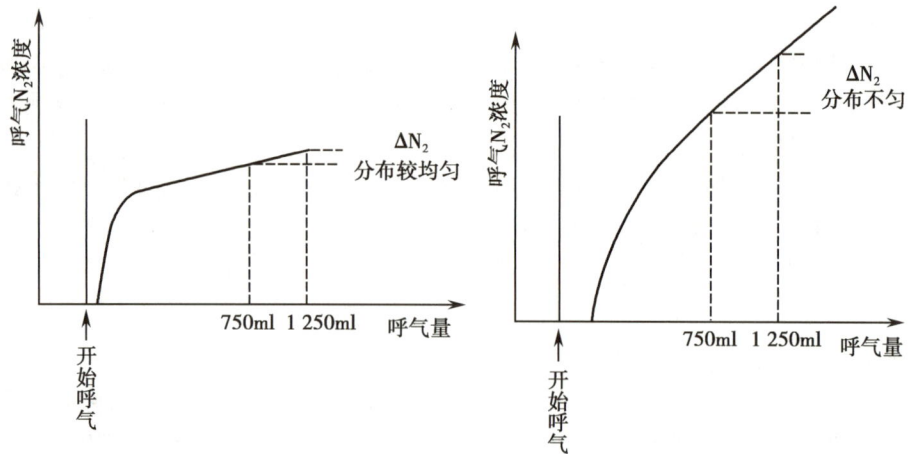

图 4-3-6　一口气氮稀释法测定气体分布

ΔN_2—瞬时氮浓度差。

二、通气/血流比值

有效的肺泡气体交换不仅要求有足够的肺泡通气量和吸入气在全肺均匀(相对)分布,且需要充分的血流量相匹配,即通气/血流比值(ventilation/perfusion ratio,$\dot{V}/\dot{Q}$)适当。正常肺泡通气量约 4L/min,肺血流量约 5L/min,$\dot{V}/\dot{Q}$ 为 0.8,换气效率最佳。$\dot{V}/\dot{Q}$ 主要受重力和体位的影响(受肺容积变化的影响较小),存在着区域性差异,但处于生理状态时,人体通过精巧地调节,可使整个肺的 $\dot{V}/\dot{Q}$ 取得恰当的值,以保证最大气体交换效率。当血流减少时,该部的小气道收缩,以减少通气;反之,通气减少时,灌注肺泡的血流量因小血管收缩而下降,以借 $\dot{V}/\dot{Q}$ 的协调来代偿。在病理情况下,局部血流障碍时,由于无充足血流与进入肺泡的气体交换($\dot{V}/\dot{Q}>0.8$,或 $\dot{Q}=0$、$\dot{V}/\dot{Q}=\infty$),致使无效腔气增加;反之,局部气道阻塞时,$\dot{V}/\dot{Q}<0.8$,部分血流因无通气与之交换,成为无效灌注,而导致静-动脉分流样效应。

1. 测定方法　通过测定肺泡-动脉氧分压差 $[P_{(A-a)}O_2]$ 和二氧化碳分压差 $[P_{(A-a)}CO_2]$、动脉血-肺泡气氮分压差 $[P_{(a-A)}N_2]$、肺内分流率(Q_S/Q_T)、无效腔比率(V_D/V_T)的变化来反映通气与血流灌注情况。

2. 临床意义　凡能影响肺顺应性、气道阻力和血管阻力的因素,均可使 $\dot{V}/\dot{Q}$ 异常。$\dot{V}/\dot{Q}$ 失调是呼吸系统疾病产生缺氧的主要原因,常见于肺实质、肺血管与气道疾病,如肺炎、肺不张、肿瘤、急性呼吸窘迫综合征、肺栓塞、肺水肿、支气管哮喘、阻塞性肺气肿等。

三、弥散功能

肺的弥散功能是指某种气体通过肺泡毛细血管膜从肺泡向毛细血管弥散,并与红细胞中的血红蛋白(Hb)结合的能力。肺弥散量(diffusion capacity of lung,D_L)是弥散功能的衡量指标,它是指肺泡膜两侧气体分压差为 1mmHg 时,每分钟所能透过(或转移)的气体量(ml)。

1. 测定方法　氧气的弥散量(D_LO_2)可以直接测量,但技术上非常困难。由于一氧化碳(CO)透过肺泡毛细血管膜的弥散系数、CO 与 Hb 的反应速率均与氧气相似,且除大量吸烟者外,正常人血浆中 CO 含量几乎为 0,便于计算检测时 CO 的摄取量,因此临床上常以 CO 作为指示气体来测定肺的弥散功能(D_LCO)。肺一氧化碳弥散量(CO diffusion capacity,D_LCO)是指 CO 气体在单位时间(1 分钟)及单位压力差(1mmHg 或 1kPa,1mmHg=0.133kPa)条件下从肺泡转移至肺泡毛细血管内并与 Hb 结合的量(ml 或 mmol)。单位是 ml/(min·mmHg)或 mmol/(min·kPa)。D_LO_2 计算公式如下所示。

$$D_LCO=\frac{毛细血管 CO 摄入量/时间}{平均肺泡 CO 分压 - 平均毛细血管 CO 分压}\times 100\%$$

式中,毛细血管 CO 摄入量的单位为毫升(ml),时间的单位为分钟(min),平均肺泡 CO 分压以及平均毛细血管 CO 分压的单位为毫米汞柱(mmHg)。

D_LCO 除以肺泡容积(VA)称比弥散量(specific diffusing capacity)或弥散常数(diffusion constant),可以排除肺容积对弥散量的影响,更好地反映肺的弥散功能。目前临床上最常用的是一口气呼吸法肺一氧化碳弥散功能测定(D_LCO single-breath method, D_LCO-sb)。

2. **结果评价**　D_LCO 占预计值的百分比在 80%~120% 为正常,60%~<80% 为轻度弥散功能障碍,40%~<60% 预计值为中度弥散功能障碍,<40% 为重度弥散功能障碍。应当注意的是,评价弥散功能测定结果要结合通气功能和肺容积测定结果综合判断:如通气功能正常、肺容积正常而 D_LCO 降低,提示贫血、肺血管疾病、早期间质性肺疾病、早期肺气肿;如存在限制性通气功能障碍但弥散功能正常,提示可能是胸壁或神经肌肉疾病;限制性通气功能障碍合并 D_LCO 降低提示间质性肺疾病;阻塞性通气功能障碍伴 D_LCO 降低,提示肺气肿。

3. **临床意义**　所有影响肺泡毛细血管膜弥散功能和肺毛细血管床容量的情况都可以导致弥散功能改变。D_LCO 升高意义不大,D_LCO 减低主要见于各种原因所致的肺弥散面积减少或肺泡毛细血管膜增厚等(表 4-3-3),如肺组织切除或毁损、肺不张等导致肺泡毛细血管膜的有效弥散面积减少,肺间质病变、肺泡细胞癌等导致弥散距离增加。

表 4-3-3　D_LCO 减低的原因

分类	原因
弥散膜面积减少	阻塞性肺气肿、肺叶切除、气道阻塞、多发性肺栓塞和贫血等
肺泡毛细血管膜增厚	特发性肺纤维化、充血性心力衰竭、石棉沉着病、结节病累及肺、胶原病、药物所致的肺泡炎、过敏性肺炎、嗜酸性肉芽肿、肺泡蛋白沉积症
其他	吸烟所致 CO 增高、妊娠、$\dot{V}/\dot{Q}$ 失调

第四节　血气分析和酸碱测定

血液气体和酸碱平衡正常是体液内环境稳定、机体赖以健康生存的一个重要因素。血气分析除了要有精密仪器、规范操作以及对检测结果的正确解释外,还应严格进行质量控制,其中标本的采集是重要的环节之一。血气分析标本采集的要求是:①合理的采血部位(桡动脉、肱动脉、股动脉);②严格隔绝空气,在海平面大气压(101kPa、760mmHg)、安静状态下采血;③采集肝素抗凝血,并立即送检,若不能及时送检,应将其保存在 4℃环境中,但不得超过 2 小时;④血标本不能有任何气泡;⑤吸氧者如病情允许应停吸 30 分钟,否则应标明给氧浓度与流量;⑥采血时注意体位的影响,并标明体位(仰卧位时 PaO_2 可能较直立位时低);⑦采血时既不能屏气,也不能过度呼吸。

一、血气分析的指标

(一)动脉血氧分压

动脉血氧分压(arterial partial pressure of oxygen, PaO_2)是血液中物理溶解的氧分子所产生的压力,其计算公式为:PaO_2=(100−0.33× 年龄)±5。

【参考值】

80~100mmHg(10.6~13.3kPa)。

【临床意义】

PaO_2 主要用于判断是否缺氧(hypoxia)及其程度。PaO_2 低于同龄人正常值低限者,称为低氧血症(hypoxemia);PaO_2<60mmHg 时,机体已处于失代偿边缘,也是诊断呼吸衰竭的标准;PaO_2<40mmHg

为重度缺氧;$PaO_2<20mmHg$ 时,有氧代谢不能正常进行,生命难以维持。

(二) 肺泡-动脉血氧分压差

肺泡-动脉血氧分压差[alveolar-artery oxygen partial pressure gradient,$P_{(A-a)}O_2$]是肺泡氧分压(P_AO_2)与动脉血氧分压(PaO_2)之差,通常称为 A-a 氧差,是反映肺换气(摄氧)功能的指标,有时较 PaO_2 更为灵敏,能较早地反映肺部摄氧状况。

$$P_{(A-a)}O_2=P_AO_2-PaO_2$$

$$P_AO_2=P_iO_2-\frac{PaCO_2}{RQ}=\left(P_{atm}-P_{H_2O}\right)\times F_iO_2-\frac{PaCO_2}{RQ}$$

式中,P_iO_2 为吸入气氧分压;$PaCO_2$ 为动脉血二氧化碳分压;RQ 为呼吸商(正常饮食时为 0.7~0.8);P_{atm} 为大气压;P_{H_2O} 为水蒸气压;F_iO_2 为吸入气氧浓度。

【参考值】

青年人 $P_{(A-a)}O_2$ 约为 15~20mmHg,随年龄增加而增大,但一般不超过 30mmHg。

【临床意义】

$P_{(A-a)}O_2$ 产生的原因主要是肺内存在生理分流,正常支气管动脉血未经氧合而直接流入肺静脉,其次营养心肌的最小静脉血直接进入左心室,有少量静脉血掺杂(约占左心每搏输出量的 3%~5%)。

1. **$P_{(A-a)}O_2$ 增大伴有 PaO_2 降低**　表明肺本身受累所致的氧合障碍,主要见于:①右向左分流,或肺血管病变使肺内动-静脉解剖分流增加导致静脉血掺杂;②弥漫性间质性肺疾病、肺水肿、急性呼吸窘迫综合征等导致的弥散障碍;③$\dot{V}/\dot{Q}$ 严重失调,如阻塞性肺气肿、肺炎、肺不张或肺栓塞时,$\dot{V}/\dot{Q}$ 失调导致 PaO_2 下降。

2. **$P_{(A-a)}O_2$ 增大不伴有 PaO_2 降低**　见于肺泡通气量明显增加,大气压、吸入气氧浓度与机体耗氧量不变时。

(三) 动脉血氧饱和度

动脉血氧饱和度(arterial oxygen saturation,SaO_2)是指动脉血血红蛋白(Hb)实际结合的氧与所能结合的最大氧量之比,反映了动脉血氧与 Hb 结合的程度。其计算公式如下。

$$SaO_2=\frac{HbO_2}{全部\ Hb}\times100\%=\frac{血氧含量}{血氧结合量}\times100\%$$

【参考值】

95%~98%。

【临床意义】

1. **判断缺氧**　SaO_2 是判断机体是否缺氧的重要指标,但并不灵敏,而且有掩盖缺氧的潜在危险。主要原因是氧解离曲线(oxygen dissociation curve,ODC)呈 S 形的特性(图 4-3-7),即 PaO_2 在 60mmHg以上,曲线平坦,在此段即使 PaO_2 有大幅度变化,SaO_2 的增减变化也很小;当 PaO_2 降至 57mmHg,SaO_2 仍可接近 90%。只有当 $PaO_2<57mmHg$ 时,氧解离曲线陡直,PaO_2 稍降低,SaO_2 即明显下降。因此,较轻度的缺氧时,尽管 PaO_2 已有明显下降,但是 SaO_2 可无明显变化。

2. **氧解离曲线的变化**　氧解离曲线受 pH、$PaCO_2$、温度和红细胞内 2,3-二磷酸甘油酸(2,3-DPG)含量等因素影响而左右移动,进而影响 Hb 与氧结合的速度、数量。氧解离曲线受 pH 影响时发生的移动,称为波尔效应(Bohr effect)。pH 降低,氧解离曲线右移,虽然 SaO_2 略降低,但氧合血红蛋白易释放氧,有利于提高组织氧分压;相反,pH 升高,氧解离曲线左移,会加重组织缺氧。

(四) 混合静脉血氧分压

混合静脉血(或中心静脉血)是指全身各处静脉血混合后的静脉血,即经右心导管取自肺动脉、右心房或右心室腔内的血。可分别检测其混合静脉血氧分压(partial pressure of oxygen in mixed venous blood,$P\bar{v}O_2$)、氧饱和度($S\bar{v}O_2$),并计算氧含量($C\bar{v}O_2$)。

$P\bar{v}O_2$ 是指物理溶解于混合静脉血中的氧所产生的压力。在无病理性动、静脉分流的情况下,

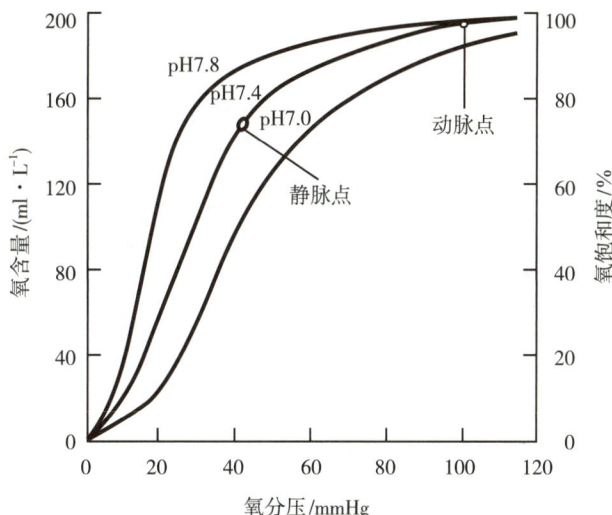

图 4-3-7 氧解离曲线

$P\bar{v}O_2$ 与组织中的平均氧分压相近,是衡量组织缺氧程度的指标。PaO_2 与 $P\bar{v}O_2$ 之差 $[P_{(a-\bar{v})}O_2]$ 反映了组织摄取氧、利用氧的能力。

【参考值】

$P\bar{v}O_2$ 为 35~45mmHg,SvO_2 为 65%~75%,$P_{(a-\bar{v})}O_2$ 为 60mmHg。

【临床意义】

$P\bar{v}O_2<30$mmHg 提示组织缺氧。$P_{(a-\bar{v})}O_2$ 减小,说明组织摄取氧、耗氧能力障碍,利用氧能力降低;相反,$P_{(a-\bar{v})}O_2$ 增大,说明组织需氧、耗氧增加。

(五) 动脉血氧含量

动脉血氧含量(CaO_2)是指每升动脉全血的含氧量(mmol)或每升动脉血的含氧量(ml)。CaO_2 是红细胞和血浆中含氧量的总和,包括氧合血红蛋白(HbO_2)中结合的氧和物理溶解氧两部分,即 $CaO_2=1.34\times Hb(g/dl)\times SaO_2 + PaO_2(mmHg)\times 0.003\,1$,公式中 0.003 1 为氧在血中的物理溶解系数 $[$单位为 $ml/(dl\cdot mmHg)]$。

【参考值】

8.55~9.45mmol/L(19~21ml/dl)。

【临床意义】

CaO_2 测定的临床应用价值在于:①根据(CaO_2–CvO_2)变化评估组织代谢状况;②据 Fick 公式推测心输出量(Q_T);③肺内右向左分流率(Q_S/Q_T)的诊断价值:Q_S/Q_T 对先天性心脏病有右向左分流者、急性呼吸窘迫综合征的诊断和预后判断有重要价值。Q_S/Q_T 计算公式如下。

$$Q_S/Q_T = \frac{P_{(A-a)}O_2 \times 0.003\,1}{(CaO_2 - CvO_2) + P_{(A-a)}O_2 \times 0.003\,1}$$

正常人 Q_S/Q_T 为 3%~5%,病理情况下 Q_S/Q_T 增高。单纯由 $\dot{V}/\dot{Q}$ 失调所致的功能性分流,通过吸氧增加 F_iO_2 很易纠正。而真性分流时肺动脉系统血流因解剖缺陷或经动静脉短路直接混入肺静脉系统,此外,$\dot{V}/\dot{Q}=0$ 时毛细血管分流,此二者导致的 Q_S/Q_T 增高,即便吸入纯氧也难以或不能纠正。

(六) 动脉血二氧化碳分压

动脉血二氧化碳分压(arterial partial pressure of carbon dioxide,$PaCO_2$)是动脉血中物理溶解的 CO_2 分子所产生的压力,正常人 $PaCO_2$ 水平非常稳定,波动范围小于 4mmHg(0.53kPa)。

【参考值】

35~45mmHg(4.66~5.99kPa),平均值为 40mmHg(5.33kPa)。

【临床意义】

$PaCO_2$ 测定的临床意义与评价见表 4-3-4。

表 4-3-4　$PaCO_2$ 测定的临床意义与评价

临床意义	评价
判断呼吸衰竭的类型与程度（结合 PaO_2）	① $PaO_2<60mmHg$、$PaCO_2<35mmHg$ 或正常，为Ⅰ型呼吸衰竭（或称低氧血症型呼吸衰竭、换气障碍型呼吸衰竭、氧合功能衰竭） ② $PaO_2<60mmHg$、$PaCO_2>50mmHg$，为Ⅱ型呼吸衰竭（或称通气功能衰竭） ③ $PaCO_2>70mmHg$，则为肺性脑病 ④ $PaO_2<40mmHg$ 时，急性患者 $PaCO_2>60mmHg$，慢性患者 $PaCO_2>80mmHg$，则提示病情严重
判断呼吸性酸碱平衡失调	① $PaCO_2>50mmHg$，提示呼吸性酸中毒 ② $PaCO_2<35mmHg$，提示呼吸性碱中毒
判断代谢性酸碱平衡失调的代偿反应	① 代谢性酸中毒经肺代偿后 $PaCO_2$ 降低，最大代偿 $PaCO_2$ 可降至 10mmHg ② 代谢性碱中毒经肺代偿后 $PaCO_2$ 升高，最大代偿 $PaCO_2$ 可升至 55mmHg
判断肺泡通气状态	$PaCO_2$ 反映肺泡二氧化碳分压（P_ACO_2）的平均值，因此，$PaCO_2$ 升高，提示肺泡通气不足，$PaCO_2$ 降低，提示肺泡通气过度

（七）碳酸氢盐

碳酸氢盐（bicarbonate，HCO_3^-）是反映机体酸碱代谢状况的指标，包括实际碳酸氢盐（actual bicarbonate，AB）和标准碳酸氢盐（standard bicarbonate，SB）。AB 是指隔绝空气的动脉血标本，在实际 $PaCO_2$ 和 SaO_2 条件下测得的血浆 HCO_3^- 含量；SB 是动脉血在 38℃、$PaCO_2$ 40mmHg、SaO_2 100% 条件下，所测得的 HCO_3^- 含量。正常人的 AB、SB 无差异。

【参考值】

22~27mmol/L（平均 24mmol/L）。

【临床意义】

1. **SB 是准确反映代谢性酸碱平衡的指标**　SB 是血液标本在体外经过标化、$PaCO_2$ 正常时测得的，一般不受呼吸因素影响，为血液碱储备，受肾调节，是更能准确反映代谢性酸碱平衡的指标。SB>27mmol/L 则为代谢性碱中毒，SB<22mmol/L 则为代谢性酸中毒。

2. **呼吸性和代谢性双重因素对 AB 的影响**　AB 升高既可能提示代谢性碱中毒，也可能是呼吸性酸中毒时肾的代偿调节表现；反之，AB 降低，可能提示代谢性酸中毒，也可能是呼吸性碱中毒时肾的代偿调节表现。慢性呼吸性酸中毒时，AB 最大可代偿升高至 45mmol/L；慢性呼吸性碱中毒时，AB 可代偿性减少至 12mmol/L。AB 与 SB 的差值反映了呼吸性因素对 HCO_3^- 的影响程度。

呼吸性酸中毒时肾脏发挥代偿调节作用，HCO_3^- 增加，AB>SB；呼吸性碱中毒时，肾参与代偿调节作用，HCO_3^- 降低，AB<SB。相反，代谢性酸中毒时，HCO_3^- 减少，AB=SB<正常值；代谢性碱中毒时，HCO_3^- 增加，AB=SB>正常值。

（八）缓冲碱

缓冲碱（buffer base，BB）是血液（全血或血浆）中一切具有缓冲作用的阴离子总和，包括 HCO_3^-、Hb、血浆蛋白（Pr^-）和 HPO_4^{2-}，其中 HCO_3^- 是主要成分。

【参考值】

45~55mmol/L（平均 50mmol/L）。

【临床意义】

BB 能反映酸碱平衡失调时机体总的缓冲能力，它不受呼吸因素、CO_2 改变的影响（BB 中 HCO_3^- 含量受 CO_2 影响而发生改变的同时，相应非 HCO_3^- 缓冲成分也发生变化）。在血浆蛋白和 Hb 稳定的情况下，BB 的增减主要取决于 SB。代谢性酸中毒时 BB 减少，代谢性碱中毒时 BB 增加。

（九）碱剩余

碱剩余（base excess，BE）是在 38℃、$PaCO_2$ 40mmHg（5.33kPa）、SaO_2 100% 条件下，将 1L 血液标本滴定至 pH 7.40 时所需要酸或碱的量，可反映全血或血浆中碱储备的增加或减少。需加酸者为正值，说明缓冲碱增加，固定酸减少；需加碱者为负值，说明缓冲碱减少，固定酸增加。故 BE 是实际缓冲碱与正常缓冲碱（均值）的差值。

【参考值】

–2.3~2.3mmol/L。

【临床意义】

由于在测定时排除了呼吸性因素的影响，只反映代谢因素的改变，故 BE 的意义与 SB 大致相同。但因其反映的是总的缓冲碱的变化，故较 SB 更全面。

（十）血浆二氧化碳总量

血浆二氧化碳总量（total plasma carbon dioxide content，TCO_2）是指血浆中以各种形式存在的 CO_2 总量，主要包括结合形式的 HCO_3^- 和物理溶解的 CO_2，还有极少量碳酸、氨甲酰基化合物（可忽略不计）。

$$动脉血浆二氧化碳总量 = HCO_3^- + PaCO_2 \times \alpha$$

式中，HCO_3^- 即实际碳酸氢盐（AB），占 TCO_2 总量的 95% 以上；α 为 CO_2 溶解系数 [38℃时 α 为 0.030 1mmol/（L·mmHg），37℃时 α 为 0.030 8mmol/（L·mmHg）]。

【参考值】

静脉血 TCO_2 为 22~27mmol/L，动脉血 TCO_2 为 19~25mmol/L。

【临床意义】

TCO_2 基本反映了 HCO_3^- 的含量。TCO_2 受溶解 CO_2（$PaCO_2$）的影响虽小，但在 CO_2 潴留和代谢性碱中毒时，TCO_2 均可增加。相反，通气过度致 CO_2 减少和代谢性酸中毒时，TCO_2 又可降低，故在判断混合性酸碱平衡失调时，其应用受到一定的限制。

（十一）酸碱度

酸碱度（pH value）是表示体液氢离子浓度的指标，由于细胞内和与细胞直接接触的内环境的酸碱度较难测定，故常借助血液 pH 来间接了解。血液 pH 实际上是没有分离血细胞的动脉血浆中氢离子浓度（H^+）的负对数值。

【参考值】

7.35~7.45（平均 7.40）。静脉血 pH 较动脉血低 0.03~0.05。动脉血 pH 的病理变动最大范围为 6.80~7.80。

【临床意义】

pH 是判断酸碱平衡调节中机体代偿程度最重要的指标，它反映了体内呼吸性和代谢性因素综合作用的结果。pH<7.35 为失代偿性酸中毒，pH>7.45 为失代偿性碱中毒。pH 处于 7.35~7.45 可有 3 种情况：无酸碱平衡失调、代偿性酸碱平衡失调或混合性酸碱平衡失调。由于酸碱综合作用的结果已被代偿，要区分是呼吸性、代谢性、还是两者的混合作用，必须结合其他指标进行综合判断。

（十二）二氧化碳结合力

二氧化碳结合力（carbon dioxide combining power，CO_2-CP）是静脉血标本在室温下分离血浆后，与含 5.5% CO_2 的气体或与二氧化碳分压（PCO_2）为 40mmHg、氧分压（PO_2）为 100mmHg 的正常人肺泡气平衡后，测得的 TCO_2 再减去物理溶解的 CO_2。

【参考值】

22~31mmol/L，平均 27mmol/L。

【临床意义】

CO_2-CP 主要是指血浆中呈结合状态形式的 CO_2，反映了体内的碱储备量，其临床意义与 SB 基本相同。在代谢性酸碱平衡失调时,能较及时地反映体内碱储备量的变化。在呼吸性酸碱平衡失调时,只有当肾以 NH_4^+ 或 H^+ 的形式增加或减少非挥发酸的排出,对回吸收 HCO_3^- 作出相应代偿调节反应时,体内碱储备 HCO_3^- 的变化才能表现出来,再加上测定条件对 PCO_2 的要求,无论是急性呼吸性酸碱紊乱时还是慢性呼吸性酸碱紊乱时,CO_2-CP 均不会及时发生相应的改变。

(十三)阴离子隙

阴离子隙(anion gap,AG)为血浆中未测定阴离子(UA)与未测定阳离子(UC)之间的差值。血清阳离子主要有 Na^+、H^+、K^+、Ca^{2+}、Mg^{2+},其中以 Na^+、K^+ 为主(约145mmol/L),称为可测定阳离子,其余为未测定阳离子(undetermined cation,UC)。阴离子主要有 Cl^-、PO_4^{3-}、SO_4^{2-}、HCO_3^-、有机酸和带负电荷的蛋白质等,其中以 Cl^-、HCO_3^- 为主(约128mmol/L),为可测定阴离子,其余为未测定阴离子(undetermined anion,UA)。

根据血清阴离子和阳离子电荷总数相等的原理,可得出:

$$Na^+ + K^+ + UC = Cl^- + HCO_3^- + UA$$

$$Na^+ + K^+ - (Cl^- + HCO_3^-) = UA - UC$$

由于血清 K^+ 的含量极少,且变化不大,所以,可得出:

$$AG = Na^+ - (Cl^- + HCO_3^-) = UA - UC$$

因此,AG 取决于未测定阴离子与未测定阳离子之差。

【参考值】

8~16mmol/L。

【临床意义】

AG 是协助判断代谢性酸中毒和各种混合性酸碱平衡失调的重要指标。

1. 高 AG 代谢性酸中毒　以产酸过多为特征,常见于乳酸酸中毒、尿毒症、酮症酸中毒。

2. 正常 AG 代谢性酸中毒　又称为高氯型酸中毒,可由 HCO_3^- 减少(如腹泻)、酸排泄障碍(如肾小管酸中毒)或过多使用含氯的酸(如盐酸精氨酸)所致。

3. 判断三重酸碱平衡失调　AG>30mmol/L 时肯定为酸中毒,20~30mmol/L 时酸中毒可能性很大,>16~<20mmol/L 时酸中毒的可能性只有 20%。

二、血气分析的临床应用

(一)确定呼吸衰竭的类型和程度

动脉血气变化是诊断呼吸衰竭的主要根据。在海平面大气压、安静状态、呼吸室内空气,且无左心衰竭和心内及大血管之间异常分流的情况下,PaO_2<60mmHg,伴有或不伴 $PaCO_2$≥50mmHg,即为呼吸衰竭。若 PaO_2 降低,$PaCO_2$ 正常或<35mmHg,为 I 型呼吸衰竭或换气(氧合)衰竭;而 PaO_2 降低,$PaCO_2$ 升高(>50mmHg),则为 II 型呼吸衰竭或通气衰竭。如静息状态下动脉血气分析指标正常,但在体力劳动后出现血气异常,则称之为呼吸功能不全。

呼吸衰竭的严重程度与低氧血症、CO_2 潴留程度、呼吸衰竭发生速度以及机体代偿适应能力等有一定关系。一般轻度呼吸衰竭仅有脑力活动减弱,若呼吸衰竭严重,尤其是 $PaCO_2$ 升高,可出现头痛、昏睡、神志不清、精神错乱,甚至昏迷。呼吸衰竭患者病情分度见表 4-3-5。

表 4-3-5　呼吸衰竭病情分度

分度	PaO_2/mmHg	$PaCO_2$/mmHg	SaO_2/%
轻度	50~<60	>50~70	>80~<90
中度	40~<50	>70~90	40~80
重度	<40	>90	<40

（二）判断酸碱平衡失调类型和程度

机体通过调节体内酸碱物质的含量及其比例变化,维持血液 pH 在正常范围内的过程,称为酸碱平衡。体内无论是酸性物质过多还是碱性物质过多,只要超出了机体的代偿能力,或只要肺和肾脏功能障碍使调节酸碱平衡的功能发生障碍,均可使血浆 HCO_3^- 与 H_2CO_3 的浓度及其比值发生变化,导致酸碱平衡失调。

酸中毒或碱中毒是指机体内以 HCO_3^-、$PaCO_2$ 为原发改变引起 pH 变化的病理生理过程。动脉血 pH<7.35 称为酸血症,pH>7.45 称为碱血症。酸血症和碱血症是酸碱平衡失调所致血液 pH 变化的最终结果。有酸血症或碱血症必定有酸中毒或碱中毒,但有酸中毒或碱中毒不一定有酸血症或碱血症。也就是说只有在单纯性酸碱平衡失调时,酸中毒才导致酸血症,碱中毒才导致碱血症。但在混合性酸碱平衡失调(2 种或 2 种以上的酸碱平衡失调同时存在)时,动脉血 pH 取决于各种酸碱平衡失调相互平衡后的结果。因此,判断酸碱平衡失调的主要依据是 pH、$PaCO_2$、HCO_3^- 指标的变化,通过根据 pH、$PaCO_2$ 所制成的酸碱平衡诊断卡(图 4-3-8)和预计代偿公式(表 4-3-6)可粗略判断酸碱平衡失调类型,但仅凭血气分析指标变化尚不能作出准确的诊断,特别是对混合性酸碱平衡失调,必须结合临床资料、血电解质检查,才可得出正确结论。

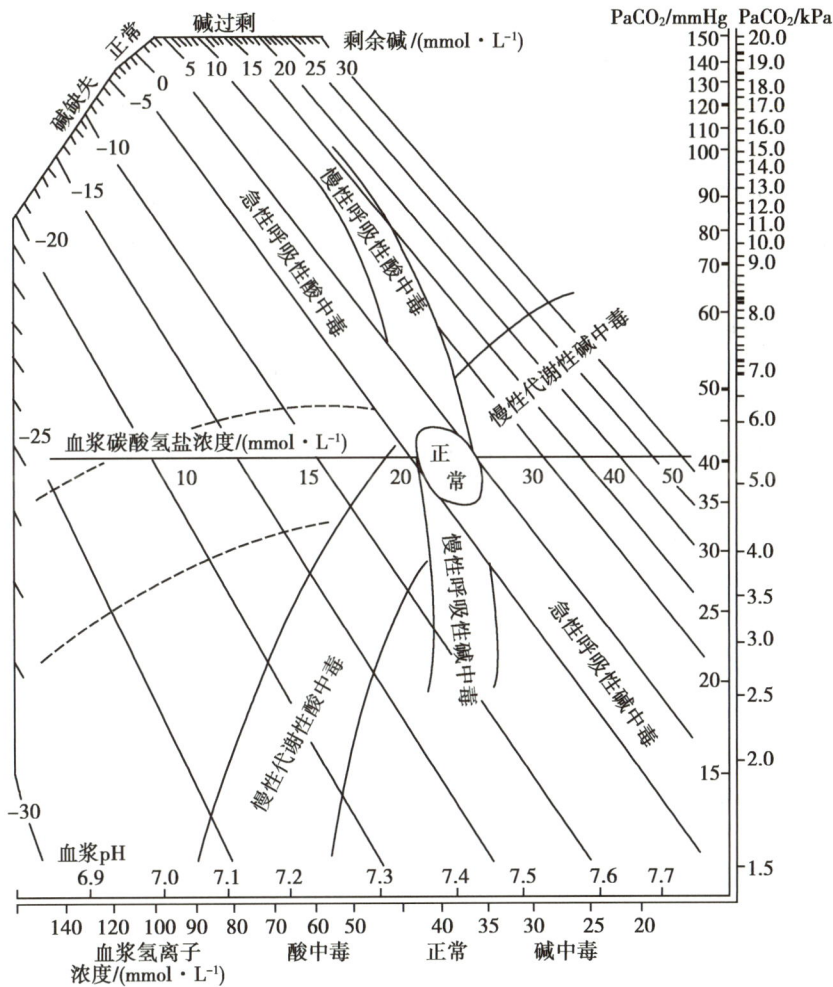

图 4-3-8　西加德-安德森(Siggaard-Anderson)酸碱平衡诊断卡

表 4-3-6　常用单纯性酸碱平衡失调的预计代偿公式

原发失衡	原发改变	代偿反应	预计代偿公式	代偿时限[①]	代偿极限[②]
呼吸性酸中毒	$PaCO_2\uparrow$	$HCO_3^-\uparrow$	急性 $\Delta^{[③]}HCO_3^-=\Delta PaCO_2\times0.07\pm1.50$ 慢性 $\Delta HCO_3^-=\Delta PaCO_2\times0.35\pm5.58$	数分钟 3~5d	30mmol/L 45mmol/L
呼吸性碱中毒	$PaCO_2\downarrow$	$HCO_3^-\downarrow$	急性 $\Delta HCO_3^-=\Delta PaCO_2\times0.2\pm2.5$ 慢性 $\Delta HCO_3^-=\Delta PaCO_2\times0.5\pm2.5$	数分钟 3~5d	18mmol/L 12mmol/L
代谢性酸中毒	$HCO_3^-\downarrow$	$PaCO_2\downarrow$	$PaCO_2=HCO_3^-\times1.5+8\pm2$	12~24h	10mmHg
代谢性碱中毒	$HCO_3^-\uparrow$	$PaCO_2\uparrow$	$\Delta PaCO_2=\Delta HCO_3^-\times0.9\pm5$	12~24h	55mmHg

注:①代偿时限:指机体达最大代偿反应的时间。
②代偿极限:代偿调节所能达到的最大值或最小值。
③有 Δ 者为变化值,无 Δ 者为实测值。

1. 核实结果的准确性　血气分析中的 pH、$PaCO_2$、HCO_3^- 的变化要符合 Henderson 公式($[H^+]=24\times PaCO_2/[HCO_3^-]$)。如果检测结果不符合此规律,提示检测结果可能有误。

2. 判断原发性与继发性变化　根据 $pH=pK+\log\dfrac{[HCO_3^-]}{\alpha PaCO_2}$ 的变化关系,可以发现 pH 的变化取决于 HCO_3^- 与 $PaCO_2$ 的比值,任何一个因素的原发改变均可使另一个因素发生继发性的变化,使 pH 趋于正常(但不能恢复到原来正常水平)。因此,原发性变化决定了 pH 偏酸还是偏碱。

以 HCO_3^- 下降为原发性改变称为代谢性酸中毒,以 HCO_3^- 升高为原发性改变称为代谢性碱中毒。以 $PaCO_2$ 升高为原发性改变称为呼吸性酸中毒;以 $PaCO_2$ 下降为原发性改变称为呼吸性碱中毒。单纯性酸碱平衡失调时机体必须发挥调节机制的作用,以促使 $[HCO_3^-]/[H_2CO_3]$ 恢复到正常范围,这种过程即为代偿过程。代偿后,如果 $[HCO_3^-]/[H_2CO_3]$ 恢复到 20∶1,血浆 pH 则可维持在正常范围,称为代偿性酸碱平衡失调;若代偿后 $[HCO_3^-]/[H_2CO_3]$ 不能达到 20∶1,则称为失代偿性酸碱平衡失调。

3. 分析单纯性与混合性变化　HCO_3^- 与 $PaCO_2$ 的反向变化必定有混合性酸碱平衡失调,如 $PaCO_2$ 升高伴有 HCO_3^- 下降为呼吸性酸中毒伴代谢性酸中毒,$PaCO_2$ 下降伴有 HCO_3^- 升高为呼吸性碱中毒伴代谢性碱中毒;HCO_3^- 与 $PaCO_2$ 明显异常伴 pH 正常,也可能存在混合性酸碱平衡失调。

(三) 不同类型酸碱平衡失调的血气分析指标变化

1. 代谢性酸中毒　代谢性酸中毒是指以 HCO_3^- 下降为原发改变而引起的一系列病理生理过程,主要由机体产酸过多、排酸障碍和碱性物质损失过多所致。

(1) 血气分析:HCO_3^- 降低,AB 下降值 = SB 下降值,BE 负值增大,$PaCO_2$ 正常或降低,最低可达 10mmHg,pH 降低或正常,CO_2-CP 降低。由肾衰竭或非挥发酸增多所致者,AG 升高,其 AG 升高数(ΔAG)= HCO_3^- 减少数(ΔHCO_3^-);由 HCO_3^- 丢失或使用含酸性物质过多所致高氯性酸中毒,AG 正常,其与 ΔHCO_3^- 不成反向等比例变化。

(2) 血有机酸测定:乳酸性酸中毒时,血乳酸>3.0mmol/L(正常小于 1.2mmol/L),酮症酸中毒时,血酮体>15mmol/L(正常 5~15mmol/L)。

(3) 尿液检查:呈酸性,若为反常性碱性尿,提示有高钾血症。

2. 代谢性碱中毒　代谢性碱中毒是指原发性血浆 HCO_3^- 升高而引起的一系列病理生理过程,其发生与 HCO_3^- 增加和体液 H^+ 减少有关。

(1) 血气分析:HCO_3^- 与 CO_2-CP 升高,AB 升高值 = SB 升高值,BE 正值增大,pH 正常或升高,$PaCO_2$ 正常或升高,其幅度在预计代偿范围内,即:$PaCO_2(mmHg)= 24 + \Delta HCO_3^-\times0.9\pm5$。AG 可升高或明显升高,但不可误认为有代谢性酸中毒,因 AG=UA−UC,由于 3 种未测定阳离子 K^+、Ca^{2+}、Mg^{2+} 同时减少,导致差值明显增大。

(2) 电解质:血 K^+、Cl^- 降低,Ca^{2+}、Mg^{2+} 亦可降低。

(3) 尿液:偏碱,若为反常性酸性尿,提示有严重低钾血症。

3. 呼吸性酸中毒　呼吸性酸中毒是指呼吸功能障碍导致的原发性血浆 $PaCO_2$ 升高所致的 H^+ 浓度增加、pH 下降的病理生理过程。其发生与各种原因所致肺泡通气不足、机体代谢产生的 CO_2 不能顺利排出，从而导致 $PaCO_2$ 升高有关。呼吸性酸中毒在慢性肺源性心脏病的酸碱平衡失调中最常见。

（1）急性呼吸性酸中毒：$PaCO_2$ 升高，pH 下降，可正常或低于正常，HCO_3^- 正常或轻微增加（3~4mmol/L），BE 基本正常，血 K^+ 可增高。

（2）慢性呼吸性酸中毒：$PaCO_2$ 增高，pH 正常或降低，HCO_3^- 增加，在预计代偿范围内，AB>SB，BE 正值可增大。血 Cl^- 降低，K^+ 增高或正常，Na^+ 可增高、正常或降低。

4. 呼吸性酸中毒合并代谢性碱中毒　呼吸性酸中毒合并代谢性碱中毒是指急性、慢性呼吸性酸中毒合并不适当的 HCO_3^- 升高，或代谢性碱中毒合并不适当的 $PaCO_2$ 增加所致呼吸性酸中毒合并代谢性碱中毒。多发生于呼吸衰竭治疗过程或治疗后期，多为使用利尿剂或糖皮质激素不当引起低钾、低氯所致。其次为纠正酸中毒时补充碱性药物过量和改善肺泡通气过度（主要见于气管切开术或施行人工通气后）。

（1）血气分析：$PaCO_2$ 升高，HCO_3^- 和 CO_2-CP 明显增加。HCO_3^- 超过预计代偿增加的限度（慢性呼吸性酸中毒时，实测 $HCO_3^->24 + \Delta PaCO_2 \times 0.35 + 5.58$），BE 正值明显增大，pH 正常、降低或升高均可。

（2）电解质：血 K^+、Cl^- 常明显降低，Na^+ 和 Mg^{2+} 亦常降低。

（3）尿液：常偏碱。

5. 呼吸性酸中毒合并代谢性酸中毒　呼吸性酸中毒合并代谢性酸中毒是指急性、慢性呼吸性酸中毒合并不适当的 HCO_3^- 下降，或代谢性酸中毒合并不适当的 $PaCO_2$ 增加。其发生除了与肺泡通气不足、CO_2 排出减少有关外，还与体内非挥发性酸产生增加（如周围循环衰竭、长期严重缺氧致乳酸产生增多，饥饿、糖尿病致酮体产生增多）、固定酸排出障碍（如肾衰竭）或碱的丢失增加（如腹泻），致 HCO_3^- 减少有关。

（1）血气分析：$PaCO_2$ 明显升高，HCO_3^- 减少、正常或轻度升高，慢性呼吸性酸中毒时，实测 $HCO_3^-<24 +\Delta PaCO_2 \times 0.35-5.58$，pH 明显降低，AG 升高。

（2）电解质：血 K^+ 常升高，Cl^- 降低或正常，Na^+ 正常或偏低。

6. 呼吸性碱中毒　呼吸性碱中毒是指过度通气使血浆 $PaCO_2$ 下降引起的一系列病理生理过程，其发生与肺泡通气过度，导致 CO_2 排出过多、体内碳酸减少有关。常见于：①治疗呼吸衰竭和肺源性心脏病急性发作早期 HCO_3^- 尚未发生代偿性增加时，机械通气掌握不当；②严重支气管痉挛或气道阻塞经气管切开，阻塞突然解除；③弥漫性肺间质纤维化导致肺源性心脏病时，严重缺氧引起肺泡过度通气。

（1）血气分析：$PaCO_2$ 下降，pH 正常或升高，HCO_3^- 在急性呼吸性碱中毒时正常或轻度下降，慢性呼吸性碱中毒时下降明显。实测 $HCO_3^-=24-\Delta PaCO_2 \times 0.5-2.5$，AB<SB，BE 负值可增大。

（2）电解质：血 Cl^- 可增高，K^+ 与 Ca^{2+} 降低。

（3）尿液：呈碱性。

7. 呼吸性碱中毒合并代谢性碱中毒　呼吸性碱中毒合并代谢性碱中毒是血浆 HCO_3^- 增加，同时合并 $PaCO_2$ 减少所致，两者并存使 pH 明显增高，可引起严重碱血症，预后极差，其发生多由肺源性心脏病治疗不当所致，属医源性。其发生机制主要是肺源性心脏病重症呼吸衰竭患者行气管切开、机械通气或过多使用呼吸中枢兴奋剂时，CO_2 排出过快、过多。$PaCO_2$ 迅速下降至正常或以下，但由于肾脏对原有呼吸性酸中毒的代偿调节，增加的 HCO_3^- 排出相对缓慢，导致 HCO_3^- 仍处于相对高水平，使血液偏碱性。由于此型失衡发生于 CO_2 过快排出后，所以又称为高碳酸血症后碱中毒（posthypercapnic alkalosis）。

（1）血气分析：$PaCO_2$ 降低，虽然代谢性碱中毒时代偿作用可使其有所升高，但甚轻微。HCO_3^- 下降、正常或升高，这与呼吸性碱中毒和代谢性碱中毒的相对严重性有关。pH 明显升高。

NOTES

（2）电解质:血 K^+、Ca^{2+} 降低,Cl^- 升高或降低,Na^+ 正常、降低、轻度升高均可。

（3）尿液:偏碱。

8. 呼吸性碱中毒合并代谢性酸中毒　呼吸性碱中毒合并代谢性酸中毒是指呼吸性碱中毒伴有不适当的 HCO_3^- 下降,或代谢性酸中毒伴有不适当的 $PaCO_2$ 减少。各种引起肺泡通气量增加的疾病（如肺炎、间质性肺疾病、感染性发热等）均可导致呼吸性碱中毒,同时因肾衰竭、机体排酸减少而产生代谢性酸中毒。

（1）血气分析:$PaCO_2$ 降低,HCO_3^- 明显降低,BE 负值增大,AG 升高,pH 升高或接近正常。

（2）电解质:血 K^+ 正常,Cl^- 增高或正常,Na^+ 正常。

9. 混合性代谢性酸中毒　此型失衡为高 AG 代谢性酸中毒合并高氯性代谢性酸中毒,见于腹泻合并糖尿病酮症或乳酸酸中毒、Ⅱ型肾小管酸中毒合并糖尿病酮症酸中毒、严重肾衰竭。

（1）血气分析:pH 明显降低,HCO_3^- 与 CO_2-CP 明显减少,BE 负值增大。HCO_3^- 减少数（ΔHCO_3^-）= Cl^- 升高数（ΔCl^-）。AG 升高数（ΔAG）=ΔHCO_3^-,两者变化总结果为 $\Delta HCO_3^- = \Delta Cl^- + \Delta AG$,即一旦发现 AG 升高并伴有 $\Delta HCO_3^->\Delta Cl^-$ 时,即应考虑可能为此型酸碱平衡失调。

（2）电解质:血 K^+ 升高或正常,Cl^- 明显升高。

（3）尿液:pH 明显降低。

10. 三重酸碱平衡失调（triple acid-base disorders,TABD）　多发生在有多脏器损害的危重慢性肺源性心脏病,其发生率可高达 45%,预后严重,病死率高。TABD 分为呼吸性酸中毒型（呼吸性酸中毒 + 代谢性酸中毒 + 代谢性碱中毒）和呼吸性碱中毒型（呼吸性碱中毒 + 代谢性酸中毒 + 代谢性碱中毒）。

（1）呼吸性酸中毒型 TABD:多发生于慢性肺源性心脏病急性发作期,在呼吸性酸中毒的基础上,不恰当使用利尿剂、糖皮质激素和补碱,以及呕吐、摄食不足等引起低钾低氯性代谢性碱中毒,若同时并发肾衰竭、休克和严重持久低氧血症,又引起代谢性酸中毒。

血气分析:$PaCO_2$ 升高,pH 下降或正常,或升高;HCO_3^- 升高,亦可正常、下降,HCO_3^- 的变化与 AG 升高不成比例。血 K^+ 正常或下降,Cl^-、AG 升高。

（2）呼吸性碱中毒型 TABD:此型多发生于慢性肺源性心脏病急性发作期,少数表现为Ⅰ型呼吸衰竭,即呼吸性碱中毒合并严重低氧血症的基础上,不恰当应用利尿剂、糖皮质激素或补碱等,而引起代谢性碱中毒。或肺源性心脏病严重呼吸衰竭患者,行气管切开、机械通气或大剂量使用呼吸兴奋剂,使 CO_2 过快、过多排出,而导致呼吸性碱中毒。由于双重碱中毒影响,氧解离曲线左移,组织缺氧更加明显。此时若并发上消化道出血、休克或肾衰竭,继而可引起代谢性酸中毒。

血气分析:$PaCO_2$ 下降,pH 升高,亦可正常或下降;HCO_3^- 下降或正常,HCO_3^- 的变化与 AG 升高不成比例,潜在 HCO_3^-= 实测 HCO_3^- +$\Delta AG>24$ $-\Delta PaCO_2 \times 0.5 + 2.5$。血 K^+、Cl^- 下降或正常,AG 升高。

常见酸碱平衡失调的血气分析指标变化见表 4-3-7。

表 4-3-7 常见酸碱平衡失调的血气分析指标变化

类型	pH	$PaCO_2$	HCO_3^-	BE	AG	CO_2-CP
代谢性酸中毒	正常或减低	正常或减低	减低	负值增大	正常或升高	减低
代谢性碱中毒	正常或升高	正常或升高	升高	正值增大		升高
急性呼吸性酸中毒	减低	升高	正常或升高	正常		
慢性呼吸性酸中毒	正常或减低	升高	升高	正值增大		
呼吸性酸中毒合并代谢性碱中毒	正常、减低或升高	升高	升高	正值增大		升高

续表

类型	pH	PaCO₂	HCO₃⁻	BE	AG	CO₂-CP
呼吸性酸中毒合并代谢性酸中毒	明显减低	正常、减低或升高	正常、减低或升高	负值增大	升高	
呼吸性碱中毒	正常或升高	减低	正常或减低	负值增大		
呼吸性碱中毒合并代谢性碱中毒	明显升高	减低	正常、减低或升高	正值增大		
呼吸性碱中毒合并代谢性酸中毒	正常或升高	减低	减低	负值增大	升高	
混合性代谢性酸中毒	减低	减低	减低	负值增大		明显减低
呼吸性酸中毒型 TABD	正常或减低	升高	正常、减低或升高	正值增大	升高	
呼吸性碱中毒型 TABD	正常、减低或升高	减低	减低或正常		升高	

（王 玮）

思考题

1. 通气功能障碍分为哪几类？检查特点是什么？
2. 小气道功能检查的常用指标有哪些？
3. 什么是支气管舒张试验？临床意义是什么？
4. 在判断酸碱平衡失调类型和程度时,总体原则是什么？

NOTES

第四章

内 镜 检 查

【学习要点】

本章重点介绍消化内镜和纤维支气管镜检查的适应证和禁忌证、检查方法和并发症的处理,消化内镜和纤维支气管镜检查的临床应用,以及支气管肺泡灌洗液检查的临床意义等。

第一节　消化内镜检查

一、上消化道内镜检查

上消化道内镜检查包括食管、胃、十二指肠的检查,是应用最早,亦是最常见的内镜检查,通常称胃镜检查。

【适应证】

适应证比较广泛,一般说来,所有怀疑有食管、胃、十二指肠疾病的患者均应行胃镜检查。胃镜检查亦应作为健康体检的内容之一。

主要适应证如下。

1. 有吞咽梗阻、胸骨后疼痛、反酸、烧心、上腹不适、上腹痛、饱胀、恶心、呕吐、食欲下降、进行性消瘦等上消化道及全身症状,原因不明者。

2. 急、慢性上消化道出血时,胃镜检查不仅可获病因诊断,尚可同时进行治疗。

3. X线钡餐检查不能确诊或不能解释的上消化道病变,特别是黏膜病变和疑有肿瘤者。

4. 需要随访观察的病变,如反流性食管炎、Barrett食管(巴雷特食管)、萎缩性胃炎、胃十二指肠溃疡等。

5. 上消化道疾病药物或手术治疗后的随访。

6. 需作内镜治疗的患者,如摘取异物、非静脉曲张性上消化道出血的止血及食管-胃底静脉曲张的组织胶注射治疗及硬化剂注射与结扎、食管狭窄的扩张治疗、上消化道息肉摘除、内镜黏膜切除术(endoscopic mucosal resection,EMR)、内镜黏膜下剥离术(endoscopic submucosal dissection,ESD)、经口内镜食管下括约肌切开术(peroral endoscopic myotomy,POEM)、经自然腔道内镜手术(natural orifice transluminal endoscopic surgery,NOTES)等。

【禁忌证】

随着设备的改良、技术的进步和理念的更新,禁忌证较过去大大减少。下列情况属检查相对禁忌证。

1. 严重心肺疾患,如严重心律失常、心力衰竭、心肌梗死活动期、严重呼吸功能不全及哮喘发作期等。轻症心肺功能不全不属于禁忌证。必要时在监护条件下进行,以策安全。

2. 休克、昏迷等危重状态。

3. 神志不清、精神失常、检查不能合作者。

4. 食管、胃、十二指肠穿孔急性期。对于内镜检查或治疗导致的穿孔,内镜下及时的诊断和治疗可避免外科手术,故不为禁忌证。

5. 严重咽喉部疾患、腐蚀性食管炎和腐蚀性胃炎、主动脉瘤及严重颈胸段脊柱畸形等。

6. 急性传染性肝炎或胃肠道传染病一般暂缓检查。感染严重传染病的患者,如确实需要行内镜检查,则要在内镜检查医师进行有效防护的条件下进行内镜检查。慢性乙型、丙型肝炎或抗原携带者,艾滋病(acquired immune deficiency syndrome,AIDS)患者检查后的内镜应备有特殊的消毒流程和措施。

【方法】

1. **检查前准备**

(1)患者检查前禁食水 6 小时。估计有胃排空延缓者,需禁食水更长时间。有幽门梗阻者,可事先置胃管减压后再检查。

(2)认真阅读胃镜申请单,简要询问病史,作必要的体格检查,了解检查的指征、有无禁忌证。

(3)医患沟通:向患者做自我介绍,并做好解释工作,消除患者恐惧心理,说明检查的必要性、安全性和检查的方法,以取得患者的合作。

(4)镇静与麻醉:过去内镜检查多采用局部麻醉,即于检查前 5~10 分钟用 2% 利多卡因喷雾咽部 2~3 次或让患者吞服 1% 利多卡因胶浆 10ml,后者兼具麻醉及润滑作用。近年来在我国,以全身麻醉为主的"无痛胃镜检查"应用渐广,多用芬太尼(fentanyl citrate)0.6~1.0μg/kg 静脉推注,合并丙泊酚(propofol)1.0~2.0mg/kg 静脉缓慢注射。多由麻醉师负责给药,并在心肺监护条件下进行严密观察。术后应做好复苏的观察与处理。

(5)患者口服去泡剂:可用二甲硅油去除胃黏膜表面泡沫,并可用链霉蛋白酶去除胃黏膜表明附着黏液使视野更加清晰,有助于早期胃癌的诊断。

(6)检查胃镜及配件,注意光源、送水、送气阀及吸引、副送水装置是否处于正常工作状态,检查操纵部旋钮控制的角度等,对胃镜性能及状态做到心中有数。此外,内镜室应备有监护设备、氧气及急救药品。

2. **检查方法要点**

(1)患者多取左侧卧位,颈部松弛,头垫一枕,松开领口及腰带。

(2)口边置弯盘或一次性口水袋,嘱患者咬紧牙垫(咬口)。

(3)医师左手持胃镜操纵部,右手持先端约 20cm 处,直视下将胃镜经咬口插入口腔,缓缓沿舌背、咽后壁插入食管。边进镜边观察,注意动作轻柔,避免暴力,勿误入气管。

(4)胃镜先端缓缓插入贲门后,在胃底部略向左、向上旋镜可见胃体腔,缓慢推进至幽门前区时,侯机进入十二指肠球部,再将先端右旋上翘,向右转镜身,并调整胃镜深度,即可见十二指肠降段及乳头部。由此退镜观察,逐段扫描,配合注气及抽吸,可逐一检查十二指肠、胃及食管各段病变。注意胃腔的大小形态、胃皱襞情况、黏膜、黏膜下血管、分泌物性状以及胃蠕动情况。在胃窦时注意观察胃角及其附近黏膜;再将先端反转观察贲门及胃底;取直胃镜后逐段仔细观察,确保检查无盲区,特别注意勿遗漏胃角上方、胃体垂直部、后壁及贲门下病变。对部分病变进行活检以明确诊断。

(5)合理使用照相、录像功能,保留相关资料,为疾病的诊断提供证据,同时为科学研究积累资料。

(6)术毕尽量抽气,防止腹胀。取活检者嘱其勿立即进食热饮及粗糙食物。

【并发症及处理】

1. **一般并发症** 喉头痉挛、颞下颌关节脱臼、咽喉部损伤、腮腺肿大、低氧血症等,可根据病情进行对症处理。

2. **严重并发症** 少见但危害严重,应注意防范。

(1)出血:多为操作粗暴、活检创伤或内镜下治疗后止血不当所致,可有呕血、黑便甚至血容量不足的表现。根据呕血的颜色、量及全身状况判定出血情况,以决定是密切观察还是及时行内镜下止血。有休克表现时应及时行扩容和采取内镜下止血措施。

（2）穿孔：多为操作粗暴，盲目插镜所致。食管穿孔常立即出现胸背部剧痛或纵隔颈部皮下气肿；胃穿孔可出现上腹剧痛及腹腔积气，查体可见腹膜刺激征。应及时行内镜检查明确诊断及内镜下闭合穿孔，可避免行外科手术治疗。

（3）食管贲门黏膜撕裂：多为盲目插镜或粗暴操作所致，亦有患者剧烈呕吐或过度胃内充气所致。多数患者仅有少量渗血，部分患者可出现大出血或穿孔。及时发现并行内镜下止血及创口夹闭治疗，可有效治疗并避免病情恶化。

（4）感染：部分患者可发生吸入性肺炎。为防止乙型、丙型肝炎传播，应作术前检查，阳性者用专门胃镜检查，术后彻底消毒内镜。

（5）心绞痛、心肌梗死、心搏骤停：多为插镜刺激迷走神经及低氧血症所致，一旦发生应立即停止检查，积极抢救。

【上消化道疾病的内镜诊断】

内镜检查对黏膜病变、黏膜下肿瘤和上消化道出血病因的诊断等特别有意义。有资料表明胃镜诊断的上消化道疾病中各种炎症约占 70%~80%，消化性溃疡约占 10%~20%，肿瘤约占 3%~5%。此外尚有息肉、食管与胃底静脉曲张、血管畸形、食管贲门黏膜撕裂综合征（Mallory-Weiss 综合征）、憩室、异物、寄生虫等。

1. **炎症**　急性炎症时，少有进行胃镜检查者，故胃镜发现以慢性炎症居多。

（1）慢性非萎缩性胃炎（浅表性胃炎）：黏膜充血、发红，表现为红疹、红斑，可呈条纹状或簇状分布；黏膜水肿使反光增强、小区轮廓明显；表面糜烂可见于平坦或隆起如丘疹的黏膜，呈大小不等的黏膜缺损，中央附以白色分泌物或出血；黏膜下出血可以呈点状或片状分布，新鲜者为暗红，陈旧者呈棕色。对胃内炎症，近年来注重其与幽门螺杆菌（Helicobacter pylori，HP）、胆汁反流和服用非甾体抗炎药（nonsteroidal anti-inflammatory drug，NSAID）的关系。

（2）萎缩性胃炎：表现为黏膜苍白或花斑状（以白为主）改变；黏膜变薄，皱襞变浅甚至消失；黏膜下血管透见。此外，亦可因萎缩伴随的局灶性增生和肠腺化生而表现为小结节状或粗糙颗粒状，表面缺乏光泽，分泌物少，黏液湖黏液量极少。黏膜活检有助确诊。

（3）特殊类型胃炎：较为少见，包括感染性胃炎、化学性胃炎、嗜酸细胞性胃炎、淋巴细胞性胃炎、非感染性肉芽肿性胃炎、放射性胃炎等。

2. **溃疡**　以十二指肠球部及胃窦部慢性溃疡为多，镜下见相对规则的圆形或椭圆形凹陷，多数直径约 0.5~1.5cm，底部附以白苔或污浊苔，周围黏膜尚光滑但多有充血、水肿及黏膜集中，分别代表溃疡活动及瘢痕化过程。

恶性溃疡实际上为癌的一种类型（溃疡型癌），一般较良性溃疡大而不规则，周边不整，底部不平，触之质硬，易脆出血，有时与良性溃疡鉴别有一定困难，需作活检，根据病理检查确诊。

根据溃疡形态，内镜下可分为活动期（A 期）、愈合期（H 期）和瘢痕期（S 期）。

3. **肿瘤**　我国上消化道肿瘤如胃癌、食管癌相当多见，是胃镜检查的主要目标和研究重点。日本等国家借助于以胃镜检查为主的肿瘤筛查方案，使早期胃癌检出率达到 50% 以上，从而使患者得到早期治疗。因此，要求内镜检查的医师对镜下的炎症、息肉、溃疡、隆起等病变应高度警惕，并且有识别能力，方可提高早期癌肿检出率。

早期胃癌及食管癌仅累及黏膜或黏膜下层，无淋巴结转移，可进行内镜下局部切除治疗而治愈。因此，及时正确的诊断意义重大。早期胃癌可表现为微小的隆起或凹陷，直径一般在 1.0cm 以下，需仔细观察，配合染色、荧光、放大内镜及活检等方法作出诊断。进展期胃癌根据形态分为隆起型、溃疡型、溃疡浸润型和弥漫浸润型（Borrmann Ⅰ~Ⅳ型），识别并无困难。在 Borrmann Ⅳ型中，胃黏膜可无溃疡而胃壁可变得僵硬、增厚、扩张受限，缺乏蠕动，形成"皮革胃"，极易被忽视。食管癌大体类型与胃癌近似，但多来源于鳞状上皮。中国人腺癌发病率较低，多与慢性食管炎、食管黏膜柱状上皮化生有关。

附 内镜逆行胰胆管造影术

内镜逆行胰胆管造影术（endoscopic retrograde cholangiopancreatography, ERCP）是继消化内镜技术的进步发展起来的一种胰胆系统直接造影的研究方法, Mc Cune 等于 1968 年首次介绍。经过 40 余年的发展, 其对提高胆胰疾病的诊治水平发挥了重要作用。随着磁共振胆胰管成像（magnetic resonance cholangiopancreatography, MRCP）等影像技术的出现和发展, 单纯应用 ERCP 作为诊断技术的检查已经很少使用。目前, ERCP 技术更多的是作为胆、胰管疾病内镜下治疗的基础技术而得到了广泛的应用。

【适应证】

胆胰疾病及疑有胆胰疾病需进一步明确诊断或需进行内镜下治疗均属 ERCP 适应证。一般多在腹部超声检查、MRCP 等检查之后, 根据提示的病变确定检查及治疗的指征和重点。疑有胆道系统结石、肿瘤、炎症性狭窄导致的梗阻性黄疸, 慢性胰腺炎, 胰管结石, 胰腺癌以及壶腹区病变等均适于 ERCP 检查。

【禁忌证】

随着内镜技术的发展和整体医疗水平的提高, 过去的禁忌证多数已成为相对禁忌证。ERCP 检查及治疗的禁忌证与内镜检查基本相同。因对比剂仅进入胆道系统, 并不能进入血液, 加之非离子型对比剂的使用, 目前行 ERCP 检查者已基本不需作碘过敏试验。如因上消化道梗阻而无法插入十二指肠镜, 对确需行 ERCP 检查或治疗者, 可行普通胃镜下狭窄扩张后, 再行 ERCP 检查。急性胆道感染或胰腺炎如为结石嵌顿所致不属检查禁忌。

【方法】

1. 检查前准备

（1）检查前禁食、禁水 8 小时以上。

（2）阅读 ERCP 检查申请单, 了解操作的指征, 简要询问病史, 了解有无不适合此项检查的上消化道畸形、狭窄及术后改道等, 作必要的体格检查, 确定有无禁忌证。

（3）向患者解释检查的目的、意义和方法, 使其消除顾虑、主动配合。

（4）咽部麻醉方法与胃镜检查术相同。术前可肌内注射阿托品 0.5mg、地西泮 5mg, 或由麻醉师行静脉麻醉。

（5）检查十二指肠镜及配件, 并准备好造影导管、对比剂, 检查 X 线机的性能。

2. 操作要点

（1）患者体位同胃镜检查。亦可采取俯卧位, 以利于较好显示胆、胰管形态。

（2）缓慢轻柔地将十二指肠镜通过咽部插入胃腔。

（3）吸除胃液, 注气膨胀胃腔, 推进内镜, 在幽门口处于视野中心即将消失（日落征）时, 轻轻插入十二指肠球部。

（4）向上向右旋转角度钮, 右旋镜身, 内镜先端越过十二指肠上角后轻轻回拉内镜, 可使内镜进入十二指肠降部。

（5）保持内镜在中线位置, 寻找乳头, 并使镜面正对和接近乳头。

（6）将造影导管或十二指肠乳头切开刀经内镜孔道插入并露出尖端, 旋转镜身和调整导管抬举钮, 使其尖端靠近乳头开口, 然后进行插管。现多应用导丝导管技术进行十二指肠乳头插管, 成功率得到明显提高。乳头插管是 ERCP 成功的关键。

（7）导管插入成功后, 在荧光屏监视下缓慢注入对比剂, 并密切观察胆道充盈情况。

（8）酌情进行胆管、胰管选择性造影摄像, 注意不同体位显像, 包括拔除内镜后摄像, 以便充分显示可疑的病变。

【并发症及处理】

ERCP 属于比较安全的检查方法,只要指征明确,操作细心,就很少出现并发症。因近年来单纯造影检查已较少使用,与 ERCP 治疗相关的各种并发症如穿孔、出血、重症胰腺炎亦较少见,但一旦出现需及时发现并积极采取有效的治疗措施,否则可能危及患者的生命。

【临床应用】

1. 胆道疾病

(1)胆管与胆囊结石:胆管造影可见结石部位有充盈缺损、边缘光滑、胆管有扩张现象,还可显示结石的数量、分布。

(2)胆管癌:可见胆管狭窄、梗阻或偏心状充盈缺损,病变处管壁僵硬。肝门部胆管癌可致梗阻,于低位胆管注入对比剂后肝内胆管不显影。导管越过狭窄段造影可见高位胆管明显扩张。胆囊癌可表现为胆囊基底部充盈缺损。

(3)胆囊切除术后综合征:ERCP 可以协助排除胆管内残留结石或胆囊管遗留过长等。

(4)胆道蛔虫病:可显示胆总管内长条形密度减低区或团块状密度不均匀的透光区,有时甚至可见到未完全进入胆管的虫体。

(5)原发性硬化性胆管炎:胆管呈弥漫性狭窄及不规则充盈,极少数呈局限性狭窄、僵硬。

2. 胰腺疾病

(1)胰腺癌:胰腺造影显示主胰管孤立的不规则狭窄、僵硬伴狭窄前胰管扩张。ERCP 诊断胰腺癌阳性率高达 95%,是目前使用的主要方法。

(2)慢性胰腺炎:可显示主胰管及其分支粗细不均、狭窄、扩张,有时呈串珠状,亦可见到结石。单独主胰管梗阻难与胰腺癌区别。

(3)胰腺囊肿:以假性囊肿居多,若与主胰管不相通则 ERCP 结果正常。有时胰腺癌亦可表现为癌性囊肿,呈弥漫性不规则的囊腔,不要误认为假性囊肿。

(4)壶腹周围肿瘤:十二指肠镜下乳头的改变及黏膜活检或细胞学检查可协助诊断。造影检查可因肿块阻塞而失败,若有显影,有时可见到黏膜完好的梗阻,提示癌肿沿胆管系统浸润。

(5)胰管结石:胰管结石在胰管造影中表现为局部充盈缺损,并可造成胰体尾部胰管扩张。

ERCP 的主要特点是:检查中根据病变性质和病情作出诊断后,可插入各种辅助器械,如引流导管、乳头切开刀、取石网篮等进行各项有关的治疗,从而开辟了治疗内镜或微创外科(mini invasive surgery)治疗的新领域。

二、下消化道内镜检查

下消化道内镜检查包括结肠镜、小肠镜检查。结肠镜检查自肛门至回盲部甚至末段回肠,从而了解全结肠及部分小肠病变,以协助下消化道疾病的诊断。因小肠镜检查的设备与技术要求较高且临床应用较少,此处仅讨论结肠镜检查。

【适应证】

1. 有腹泻、便秘、便血、下腹痛、贫血、腹部肿块等症状、体征,原因不明者。

2. 钡剂灌肠或乙状结肠镜检查有异常者,如狭窄、溃疡、息肉、癌肿、憩室等,或钡剂灌肠不能解释的病变。

3. 肠道炎症性疾病的诊断与随访观察。

4. 结肠癌术前诊断、术后随访,癌前病变的监视,息肉摘除术后随访观察。

5. 需作结直肠出血止血、结肠息肉摘除、结肠早期癌黏膜剥离等治疗者。

【相对禁忌证】

1. 肛门、直肠严重狭窄。

2. 急性重度结肠炎,如重症痢疾、溃疡性结肠炎及憩室炎等。

3. 急性弥漫性腹膜炎及腹腔脏器穿孔。

4. 妊娠妇女。

5. 严重心肺衰竭、精神失常及昏迷患者。

【检查方法】

1. 检查前准备 肠道准备是检查成功的关键之一。

（1）检查前 1~2 天进少渣半流饮食，当晨禁食。

（2）肠道清洁有多种方法，检查前 3 小时嘱患者饮主要含氯化钠的清肠液 3 000~4 000ml。聚乙二醇 3 000ml 的分次服用方案也可获得较好的肠道清洁效果。或服用主要含磷酸缓冲液的清肠液，饮水总量少于 1 000ml，可达到同样的清肠效果。甘露醇虽可有效导泻，但因在肠内被细菌分解，可产生易燃气体，如行高频电凝治疗有引起爆炸的危险，应特别注意。

（3）医师需简要询问病史，作必要的体格检查，了解检查的指征、有无禁忌证。向患者做好解释工作，说明手术的必要性及安全性，消除患者恐惧心理。

（4）术前用药，可肌内注射地西泮 2.5~5.0mg、哌替啶 50mg。解痉药可抑制蠕动，有利于操作，可术前 5~10 分钟用阿托品 0.5mg 肌内注射或丁溴东莨菪碱 10mg 肌内注射。12 岁以下小儿及精神紧张者作结肠镜检查需用静脉麻醉（如同胃镜检查），药物剂量与用法应由有经验的麻醉医师决定。医师如操作熟练，患者又能充分理解与配合，亦可不用药。

2. 检查方法要点

（1）现国内多采用单人操作检查。肠镜检查难度较胃镜大，术者需经规范培训后方可进行独立操作。

（2）嘱患者穿上开洞的检查裤后取左侧卧位，双腿屈曲。

（3）医师先作直肠指诊，了解有无肿瘤、狭窄、痔、肛裂等后再插镜。将肠镜先端涂上润滑剂（一般用硅油，不可用液状石蜡）后，再嘱患者放松肛门括约肌，以右手示指按压物镜头，使镜头滑入肛门，再缓缓进镜。

（4）遵照循腔进镜配合滑进，少量注气，适当钩拉，去弯取直，防襻、解襻等插镜原则逐段缓慢插入肠镜。需要特别注意的是，抽吸肠内气体并适当退镜以缩短并取直乙状结肠，在结肠左曲、结肠右曲处适当钩拉、旋镜，以减小转弯处的角度，缩短肠管长度，是肠镜检查的关键技术。

（5）助手根据医师要求，以适当的手法按压腹部，减少肠管弯曲及结襻，防止乙状结肠、横结肠结襻，对检查特别有帮助。

（6）到达回盲部的标志为内侧壁皱襞夹角处可见月牙形的阑尾 Gerlach's 瓣开口、Y 字形（画盘样）的盲尖皱襞及鱼口样的回盲瓣。在回盲瓣口调整结肠镜先端角度，插入或挤进回盲瓣，观察末段回肠 15~30cm 范围的肠腔与黏膜。

（7）退镜时，操纵上下左右旋钮，可灵活旋转先端，环视肠壁，适量注气、抽气，逐段仔细观察肠黏膜，注意肠腔大小、肠壁及袋囊情况。对转弯部位或未见到结肠全周的肠段，应调整角度钮及进镜深度，甚至改变患者体位，重复观察。

（8）对有价值部位，可摄像、取活检及行细胞学等检查以助诊。

（9）检查结束时，尽量抽气以减轻腹胀，嘱患者稍事休息，观察 15~30 分钟再离去。

（10）接受过息肉摘除、止血等治疗者，半流质饮食和适当休息 4~5 天，以策安全。

【并发症及处理】

1. 穿孔 可由结肠结构异常如憩室、粘连、肠襻扭结等引起，亦可由操作不当引起。患者常发生腹胀、腹痛，可有气腹及腹膜炎体征，肠镜可见到破口部位，X 线（立位腹部平片）有助于确诊。

2. 出血 多由插镜损伤、活检、黏膜剥离术后电凝止血不足等引起。视出血多少予以观察、止血药物等处理，必要时进行内镜下止血等。

3. 肠系膜损伤 可由操作粗暴所致。患者可有腹痛及少量腹腔内出血征象。少量出血者保守治疗,出血量大应考虑剖腹探查。

4. 心绞痛、心肌梗死、心搏骤停等　多由插镜刺激迷走神经、心律失常或低氧血症所致。一旦发生应立即停止检查,积极抢救。

5. 气体爆炸　有报道用甘露醇作肠道准备后,息肉切除时引起肠道气体爆炸,多与产生甲烷类易燃气体有关,后果严重,应严加防范。治疗内镜应避免使用甘露醇类作肠道准备。

【结肠疾病的内镜诊断】

结肠疾病的基本病变,如炎症、溃疡及肿瘤与上消化道疾病有相似之处。结肠黏膜的炎症由多种不同的原因引起,非特异性炎症主要指溃疡性结肠炎(ulcerative colitis,UC)和克罗恩病(Crohn's disease,CD),形态改变必须结合病原学、活检病理学及临床表现才能作出诊断。结肠溃疡多表现为糜烂或浅表溃疡,其形态、大小及分布对诊断疾病颇有帮助。阿弗他(aphthous)溃疡虽可由感染、变态反应引起,但对早期活动期克罗恩病的诊断有重要意义。这些病变的诊断均需结合临床资料及活检病理学检查。结肠良、恶性肿瘤患者均较常见,为结肠镜检查的主要指征。良性者以结肠腺瘤为多见,属癌前病变,其大小、形态、有无蒂对判断类型及预后均很重要。恶性肿瘤主要是结肠癌,值得特别重视。其病理类型与胃癌相似,但以息肉型(或肿块型)最多,绝大多数为腺瘤恶变所致,其次为溃疡型和浸润型。近年来,由于国家对内镜医师培训力度增加,我国结肠镜检查质量不断提高,结直肠侧向发育型早癌的发现逐渐增多,早癌的内镜下治疗取得了快速的发展,使结肠癌患者的预后明显改善。结肠癌好发于直肠、乙状结肠,为结肠镜检查和随访的主要指征和鉴别诊断的主要内容。结肠血管病变、结肠憩室以及伴随器官移植、艾滋病所致的结肠病变,均可通过结肠镜检查为临床诊断提供有价值的依据。

（刘冰熔）

第二节　纤维支气管镜检查

支气管镜检查是一项内镜技术,目前已经广泛应用于临床疾病的诊断与治疗。20 世纪初,美国医师 Jackson 发明了尖端照明并带有吸引装置的硬质支气管镜。1964 年,日本人池田茂人研制了最早的可曲式光导纤维支气管镜(简称纤支镜),1967 年正式用于临床。经过不断的改良及发展,纤支镜目前广泛应用于气管、支气管、肺部病变及纵隔病变的诊断及治疗。因其具有可弯曲性、可视性,且管径较细,可经声门进入气管、支气管并达到段及亚段支气管,可在直视下对气管及支气管内病变进行组织活检、穿刺、刷检及行肺泡灌洗术,也可通过经支气管镜肺活检术(transbronchial lung biopsy,TBLB)、经支气管镜针吸活检术(transbronchial needle aspiration,TBNA)对肺组织、纵隔肿物或肿大淋巴结进行活检,也可借助冷冻、激光、氩气刀及高频电刀、球囊及支架等手段对气管及支气管内病变进行介入治疗,如切除气管内肿物、治疗气道狭窄等。常规纤维支气管镜检查操作过程简单易行,可进行实时图像采集及录像并作为病情评估材料及科研教学材料,目前已成为气管、支气管、肺及纵隔疾病诊断、治疗及抢救的一项重要手段。

【适应证】

纤支镜检查的适应证见表 4-4-1。

【禁忌证】

支气管镜检查开展至今,已积累了丰富的经验,其禁忌证范围亦日趋缩小,或仅属于相对禁忌证。但在下列情况下行支气管镜检查发生并发症的风险显著高于一般人群,应慎重权衡利弊后再决定是否进行检查:①活动性大咯血;②严重的高血压及心律失常;③新近发生的心肌梗死或有不稳定型心绞痛发作史;④严重心、肺功能障碍;⑤不能纠正的出血倾向,如凝血功能严重障碍、尿毒症及严重的肺动脉高压等;⑥严重的上腔静脉阻塞综合征;⑦疑有主动脉瘤;⑧多发性肺大疱;⑨全身情况极度衰竭。

表 4-4-1　纤支镜检查的适应证

分类	适应证
用于诊断	① 不明原因的慢性咳嗽
	② 不明原因的咯血,需明确出血部位和原因
	③ 不明原因的局限性哮鸣音,查明气道阻塞的原因、部位及性质
	④ 不明原因的声嘶
	⑤ 痰中发现癌细胞或可疑癌细胞
	⑥ X 线胸片和/或 CT 检查提示肺不张、肺部结节或块影、阻塞性肺炎、炎症吸收不佳、肺部弥漫性病变、肺门和/或纵隔淋巴结肿大、气管及支气管狭窄等异常改变
	⑦ 气道或肺部手术前检查,对指导手术切除部位、范围及估计预后有参考价值
	⑧ 肺或支气管感染性疾病(包括免疫抑制患者支气管或肺部感染)的病因学诊断,如通过气管吸引、保护性标本刷或支气管肺泡灌洗获取标本进行培养等
	⑨ 机械通气时的气道管理
	⑩ 疑有气管、支气管瘘的确诊
用于治疗	① 取出支气管异物
	② 清除气道内异常分泌物,包括痰液、脓栓、血栓等
	③ 在纤支镜检查中,明确了咯血患者出血部位后可试行局部止血,如灌洗冰盐水、注入凝血酶或稀释的肾上腺素等
	④ 引导气管插管
	⑤ 经纤支镜对气道良性肿瘤或恶性肿瘤进行局部治疗

【检查方法】

1. 术前准备

(1)术前向患者和家属说明检查目的、检查过程、配合的方法,以及可能的风险。

(2)检查前详细询问病史,测量血压及进行心、肺功能检查。

(3)每位患者必须拍摄 X 线正位和/或侧位胸片,必要时行胸部 CT 检查,以确定病变部位。

(4)术前 4 小时开始禁食,术前 2 小时开始禁饮水。

(5)需要静脉应用镇静剂者应在给药前建立静脉通道,并保留至术后恢复期结束,阿托品在检查前无须常规应用。

(6)对于拟行经支气管检查的患者,应进行传染病相关检查。

(7)对于拟行经支气管活检的患者,应在检查前检测血小板计数、凝血酶原时间和活化部分凝血活酶时间。

2. 局部麻醉　常用 2% 利多卡因溶液喷雾行鼻部及咽喉部麻醉,也可使用雾化吸入方法,环甲膜穿刺注射目前较少应用。

3. 术中监护

(1)在支气管镜检查过程中,至少要有 2 位助手配合,其中 1 位必须是专职护士。

(2)行氧饱和度监测时,所有受检者术中均应通过鼻、口或人工气道给予吸氧,使患者血氧饱和度维持在 90% 以上。

(3)检查时心电监护不必常规应用,但对于有严重心脏病史的患者以及在持续给氧情况下仍不能纠正低氧血症的患者,应常规进行心电监护。

(4)支气管镜室应配备有气管插管及心肺复苏的药品及设备。

4. 操作步骤

(1)患者一般取仰卧位。术者站于患者头侧,左手或右手持纤支镜的操纵部,拨动角度调节钮,持纤支镜经鼻或口腔插入,找到会厌与声门,观察声门活动情况。

(2)当声门张开时,将纤支镜快速送入气管,在直视下边向前推进边观察气管管腔,到达气管隆嵴后观察其形态、活动度和黏膜情况。

（3）看清两侧主支气管开口后，先进入健侧再进入患侧，依据各支气管的位置，拨动操纵部调节钮，依次插入各段支气管。

（4）观察支气管黏膜是否光滑、色泽是否正常，有无充血水肿、渗出、出血、糜烂、溃疡、增生、结节与新生物，气管隆嵴是否增宽、管壁有无受压、管腔有无狭窄等。

（5）对直视下的可见病变，先取标本活检，再用毛刷刷取涂片，或将10ml无菌生理盐水注入病变部位进行冲洗，取冲洗液作细胞学或病原学检查，对某些肺部疾病尚需行支气管肺泡灌洗，取灌洗液进行检查。

5. 术后处理

（1）部分患者（特别是肺功能损害和使用镇静剂后的患者）在支气管镜检查后，仍需要持续吸氧一段时间。

（2）术后应禁食水2小时，以免因咽喉仍处于麻醉状态而导致误吸。

（3）部分患者在支气管镜检查后，肺巨噬细胞释放的某些炎性介质可致患者出现一过性发热，通常不需要进行特别处理，但需与术后感染进行鉴别。

【临床应用】

1. 协助疾病诊断

（1）肺癌的诊断：纤支镜检查可明显提高肺癌的确诊率，尤其是对于管内增殖型及管壁浸润型，可以通过钳检技术获取诊断。但在钳检时要特别注意第1次活检的钳夹，要求部位准确、钳夹肿瘤的基部，若表面附有坏死样物质，需要反复吸引或钳出后再取肿瘤组织。为提高诊断阳性率可采取多种采样方法，如针吸、钳检、刷检和冲洗等。

（2）肺不张的诊断：肺不张常见的原因有肿瘤、炎症、结核和某些特殊病因（如血块、异物、外伤和术后等），而纤支镜检查对于肺不张病因的鉴别有非常重要的意义。

（3）对胸片正常的咯血患者的诊断：通过纤支镜检查可明确有无肺癌、出血的部位，同时可以清除血块、局部止血。但是对于大咯血患者的纤支镜检查时机问题存在争议，多数人认为有少量咯血时进行纤支镜检查的效果最好。

（4）肺部感染的诊断：纤支镜冲洗液的细菌培养，为肺部感染性疾病提供病原学诊断，尤其是不典型肺结核和支气管内膜结核的诊断。

（5）弥漫性肺部间质性疾病的诊断：可通过经支气管镜肺活检或肺泡灌洗液来进行诊断。

（6）纵隔疾病的诊断：可通过经支气管镜针吸活检术（TBNA）对纵隔肿物或肿大淋巴结进行活检，对纵隔原发肿瘤或肺癌纵隔淋巴结转移进行诊断。

2. 协助疾病治疗

（1）呼吸衰竭的救治：各种原因所致的呼吸衰竭，可因分泌物黏稠而阻塞气道，利用纤支镜通过气管插管的内径口，或气管切开的气管套管口或直接插镜进行床边吸痰，常可取得良好效果。

（2）胸外伤及胸腹手术后并发症的治疗：由于胸外伤、胸腹手术后患者的咳嗽受到了限制，血液或痰液滞留而导致肺不张或肺部感染等并发症。通过纤支镜吸引可避免或减少并发症的发生。

（3）摘取异物：由于纤支镜摘取异物的视野大、患者痛苦小，已被广泛应用于临床。但若异物留置时间长、异物周围被肉芽组织包绕，摘取异物时需要慎重（此时易出血）。

（4）肺部感染性疾病的治疗：对于有大量分泌物的肺脓肿、支气管扩张症等，可通过纤支镜吸引分泌物以及局部给药进行治疗。

（5）气道出血的局部治疗。

（6）大气道狭窄、气道良性肿瘤或恶性肿瘤的局部治疗。

【并发症】

纤支镜检查已经广泛应用于临床，在实施过程中可发生并发症。其发生与病例选择、患者体质、操作者的技术水平有关，主要并发症有喉痉挛、低氧血症、出血、气胸、发热、麻醉药反应等，偶见心搏骤停。

1. 喉痉挛 多为麻醉药所致的严重并发症,亦可发生于支气管哮喘或 COPD 患者进行纤支镜检查时。除了喉痉挛以外,还可出现抽搐、呼吸抑制,甚至心搏骤停。为防止喉痉挛发生,术前一定要详细询问药物过敏史以及基础疾病史。对有基础疾病者最好给予氧气吸入。

2. 低氧血症 一般认为纤支镜检查时约 80% 的患者 PaO_2 下降,其下降幅度在 10mmHg 左右,操作时间越长,下降幅度越大。低氧血症可诱发心律失常、心肌梗死,甚至心搏骤停。

3. 术中、术后出血 凡施行了组织活检者均有不同程度出血,亦有因细胞刷检后局部黏膜刷破出血,或因插管中剧烈咳嗽而诱发出血。少量出血时可自行止血或经局部注入止血药后停止出血。大出血时除经纤支镜及时负压吸引外,还需局部注入稀释的肾上腺素或稀释的凝血酶。不易经纤支镜吸出时,应及时换气管插管或金属硬质直管支气管镜吸引,并及时采取全身的止血药物治疗。

4. 气胸 主要是由肺活检引起,发生率为 1%~6%,也有少数发生在气管腔内直视下活检。

5. 术后发热 发生率约 6%,要明确是否继发肺部细菌感染、菌血症。甚至术后偶发致死性败血症。

附 支气管肺泡灌洗

支气管肺泡灌洗(bronchoalveolar lavage,BAL)能直接获取肺内炎症免疫效应细胞,是探讨肺局部免疫病理过程的一种比较安全和有效的检查方法。对某些肺疾病,特别是弥漫性间质性肺疾病(如特发性肺纤维化、结节病、过敏性肺炎、肺泡蛋白沉积症、结缔组织病伴肺纤维化等)、肺部肿瘤以及免疫受损患者的肺部感染等,BAL 已成为辅助临床诊断和预后判断的重要检测手段。BAL 检查的适应证与相对禁忌证见表 4-4-2。

表 4-4-2 BAL 检查的适应证与相对禁忌证

适应证	相对禁忌证
① 评价已确诊的间质性肺疾病的炎症反应程度(分期)	① 患者不能合作
② 诊断肺部感染性疾病和某些间质性肺疾病	② 严重心律失常、近期出现的心肌梗死及哮喘发作
③ 为肺部感染性疾病和间质性肺疾病的鉴别诊断和确定治疗方案收集更多的资料	③ 给氧后不能纠正的低氧血症和高碳酸血症
④ 治疗性灌洗:全肺灌洗主要应用于肺泡蛋白沉积症,肺段、亚肺段灌洗主要用于支气管、肺化脓性感染及气道分泌物阻塞等	④ 严重的心肺疾病或有明显的出血倾向

【检查方法】

1. 术前准备 支气管肺泡灌洗需要使用具有活检孔的支气管镜,术前准备同支气管镜检查术前准备,常规在支气管气道检查之后而于组织活检或刷检前进行。

2. 操作步骤 弥漫性间质性肺疾病常选右肺中叶或左肺舌叶支气管,局限性病变则在相应支气管肺段进行 BAL。将支气管镜嵌顿在适当的支气管树分支后,从活检孔通过注射器快速注入室温无菌生理盐水,每次 25~50ml,总量 100~250ml,一般不超过 300ml。立即在 50~100mmHg 负压下吸引回收灌洗液,回收率>40%。若每次的回收率均<5%,则要及时停止灌洗以免液体大量潴留于肺内。至少需提取 5ml 支气管肺泡灌洗液(bronchoalveolar lavage fluid,BALF),并立即送往实验室检查(以 10~20ml 为宜)。

【灌洗液成分】

1. 细胞成分 健康非吸烟者的 BALF 细胞构成的参考值范围如下。

(1)细胞总分数:细胞总数(5~10)× 10^6/L,肺泡巨噬细胞>85%,淋巴细胞 10%~15%,中性粒细胞≤3%,嗜酸性粒细胞≤1%,鳞状上皮细胞或纤毛柱状上皮细胞均≤5%。

(2)T 细胞亚群:淋巴细胞中 T 细胞(CD3⁺)约占 70%,其中,T 辅助细胞(CD4⁺)约占 50%,T 抑制细胞（CD8$^+$）约占 30%，CD4$^+$/CD8$^+$ 约 1.5~1.8。吸烟者的细胞总数、巨噬细胞和中性粒细胞均明显增高，淋巴细胞与非吸烟者之间无明显差别，但 CD8$^+$ 明显增高，CD4$^+$/CD8$^+$ 显著降低。

2. 其他成分　除了细胞成分变化外，清蛋白、球蛋白（IgG、IgM、IgA、IgE、α_2-巨球蛋白）、补体、癌胚抗原（CEA）、纤维连接蛋白（FN）、Ⅲ型前胶原（PC-Ⅲ）、透明质酸（HA）、酶（α_1-抗胰蛋白酶、胶原酶、弹性蛋白酶、血管紧张素转换酶）和细胞因子（白细胞介素 IL-1 和 IL-6、肿瘤坏死因子 TNF-α、中性粒细胞趋化因子、转化生长因子 TGF-β、成纤维细胞生长因子）等也有变化。

临床上淋巴细胞亚群分析（流式细胞分析或免疫组织化学方法）不作为常规检查，通常在怀疑是淋巴细胞相关性疾病或 BALF 细胞分类的初步结果提示为淋巴细胞增多型时进行。

【临床应用】

BALF 的细胞学、化学、酶学和免疫学等检验结果可作为探讨肺部疾病的病因、发病机制、诊断，以及评价疗效和判断预后的重要依据。一份合格的 BALF 标本应：BALF 中没有大气道分泌物混入；回收率>40%，存活细胞占 95% 以上；红细胞<10%（除外创伤、出血因素），上皮细胞<3%；涂片细胞形态完整，无变形，分布均匀。BALF 检查在诊断和治疗疾病方面的应用价值见表 4-4-3。

表 4-4-3　BALF 检查在诊断和治疗疾病方面的应用价值

分类	性质	疾病
可提供诊断和治疗帮助	非感染性	结节病、特发性肺纤维化、累及肺的系统疾病、过敏性肺炎、嗜酸性肺炎、特发性肺含铁血黄素沉着症（Ceelen 病）、石棉沉着病
	感染性	病毒感染（单纯疱疹病毒、巨细胞病毒）、细菌感染、曲霉菌病、肺念珠菌病、肺隐球菌病
可诊断	非感染性	肺泡蛋白沉积症（PAP）、朗格汉斯细胞组织细胞增生症、铍中毒
	感染性	肺孢子菌肺炎、弓形虫病、军团菌病、肺组织胞浆菌病、结核病、非典型病原菌感染、分枝杆菌感染、肺炎衣原体肺炎、肺炎支原体肺炎、流感病毒和呼吸道合胞病毒感染

根据灌洗范围和应用的不同，分为全肺灌洗和肺段/亚段灌洗。

1. 全肺灌洗　主要用于肺泡蛋白沉积症、严重哮喘发作、肺尘埃沉着病、肺泡微结石症、重症或难治性下呼吸道感染的治疗。

（1）肺泡蛋白沉积症：在采用 BAL 治疗前，仅有 1/4 的患者可全消退，病死率高达 32.4%。采用 BAL 治疗后，约 3/4 的患者症状可获缓解，有效者于灌洗后 1~2 天症状即见改善，胸部 X 线表现的改善则较慢，一般需数天至数周。

（2）严重哮喘：哮喘发作时进行灌洗，可于灌洗液中加溶痰剂，如乙酰半胱氨酸，以增加黏液廓清作用。根据病情需要，可在局部麻醉下进行小容量（250ml）灌洗，效果良好，且并发症和病死率很低。

（3）肺尘埃沉着病：灌洗后症状普遍好转，通过灌洗清除二氧化硅，患者的肺通气功能明显好转、$P_{(A-a)}O_2$ 水平明显升高。虽然不能逆转已经发生的纤维化改变，但对阻止病变继续进展，改善患者长期预后有益。

2. 肺段/亚段灌洗　主要用于弥漫性间质性肺疾病、石棉沉着病、结节病、细支气管肺泡癌和肺孢子菌肺炎等疾病的诊断和疗效的判定，探讨弥漫性间质性肺疾病的发病机制。当支气管、肺感染严重，尤其是支气管结构异常时，如支气管扩张症、肺囊肿、囊性纤维化等继发感染，引流不畅、全身用药难以奏效时，可通过 BAL 反复灌洗、注药进行治疗。BAL 对感染性及非感染性疾病的诊断如下。

（1）肺部感染的病原学诊断：BAL 收集了大范围肺实质的灌洗液，可进行原虫、病毒、细菌学检查等。BAL 对免疫功能低下合并肺部感染的诊断也有价值。肺孢子菌肺炎是免疫功能显著低下或缺陷者的肺部机会性感染疾病，常见于 AIDS、血液系统恶性肿瘤或脏器移植术后，被认为是 AIDS 的肺部标志性疾病，确诊有赖于病原体检查。因病变集中于肺泡，痰液检查阳性率极低，对 BALF 进行吉姆萨染色或特殊染色检查可见肺孢子菌,诊断阳性率可达 88.9%。

（2）非感染性疾病的诊断:主要用于间质性肺疾病的诊断、疗效评价和预后评估。患有弥漫性间质性肺疾病中的特发性肺纤维化、过敏性肺炎和结节病、结缔组织病伴肺纤维化时,细胞总数均增高,细胞分类与 T 细胞亚群变化各有特点（表 4-4-4）。非感染性疾病 BALF 的特征性变化见表 4-4-5,非感染性疾病 BALF 检查结果与评价见表 4-4-6。

表 4-4-4 间质性肺疾病 BALF 成分变化

| 疾病 | 细胞总数 | 淋巴细胞 | 中性粒细胞 | T 淋巴细胞亚群 | | | IgG/清蛋白 |
				CD4$^+$	CD8$^+$	CD4$^+$/CD8$^+$	
特发性肺纤维化	↑	—①	↑			↓	—
过敏性肺炎	↑	↑	—	↓	↑	↓	>1
结节病	↑	↑	—	↑	↓	↑	<1

注:①表示没有变化。

表 4-4-5 非感染性疾病 BALF 的特征性变化

疾病	特征性变化
肺泡蛋白沉积症	过碘酸希夫染色（PAS）阳性,肺泡巨噬细胞内有板层小体,无细胞颗粒
朗格汉斯细胞组织细胞增生症	CD1a、CD207 均为阳性,电镜发现 X 小体（胞质包涵体）或伯贝克颗粒（棒状、网球拍状小体）
铍中毒	淋巴细胞转换试验阳性（吸烟者可为假阳性）

表 4-4-6 非感染性疾病 BALF 检查结果与评价

疾病	检查结果与评价
结节病	特征性表现为非干酪样坏死性肉芽肿,淋巴细胞>18%,CD4$^+$/CD8$^+$>4.0（4% 的患者 CD4$^+$/CD8$^+$<1.0）
特发性肺纤维化	肺泡炎,伴有中性粒细胞、嗜酸性粒细胞（治疗后的反应）和淋巴细胞增高,淋巴细胞减低者预后不良
过敏性肺炎	急性期可见中性粒细胞性肺炎,亚急性期和慢性期为弥漫性淋巴细胞性肺炎（淋巴细胞>80%）,伴有 CD4$^+$/CD8$^+$ 降低,人类白细胞 DR 抗原（HLA-DR）表达增高和细胞毒性 T 细胞增多
嗜酸性粒细胞性肺炎	嗜酸性粒细胞>60%（可不伴有外周血嗜酸性粒细胞增高）,伴有中性粒细胞轻微升高
特发性肺含铁血黄素沉着症	肺泡巨噬细胞中有典型的铁颗粒。若检查时仍有急性出血,则灌洗液为红色
石棉沉着病	灌洗液中的石棉纤维数量与肺实质中的石棉纤维数量有关（每毫升灌洗液中含有超过 1 根石棉纤维相当于每克干燥肺中含有超过 1 000 根的石棉纤维）,可伴有相应的中性粒细胞性肺炎和淋巴细胞性肺炎

（3）其他应用:若脱落细胞学检测到可疑的肿瘤细胞时,BALF 应行细胞病理学分析;若疑诊为肺泡蛋白沉积症或吸入性肺炎,可分别进行过碘酸希夫染色和油红 O 染色;若疑诊为肺泡出血或初步的 BALF 细胞学分析发现疑似含铁血黄素巨噬细胞,可进行含铁血黄素染色;若巨噬细胞中发现无机粉尘颗粒或小体还可行 X 线能量色散分析。

（王 玮）

思考题

1. 医师会建议哪些人进行结肠镜检查？如何做一次高质量的结肠镜检查？
2. 纤维支气管镜检查的并发症有哪些？
3. 支气管肺泡灌洗液中中性粒细胞、淋巴细胞增高分别可见于哪些疾病？

第五章
辅助检查的选择原则和注意事项

【学习要点】

本章介绍辅助检查的选择原则和注意事项。合理选择辅助检查与分析检查结果,对临床诊断、鉴别诊断和指导治疗具有重要意义。医师要以患者为中心,以诊断为核心,根据选择原则与注意事项,合理选择必要的辅助检查。

由于辅助检查的项目较多,且各自都有一定的适应证和禁忌证,因此,合理选择辅助检查对临床诊断、鉴别诊断和指导治疗具有重要意义。本章仅从临床实际应用的角度,介绍辅助检查一般的选择原则和检查的注意事项。

一、辅助检查的选择原则

1. 从确定诊断的必要性考虑 一般情况下,通过病史采集、体格检查和基本的实验室检查,就可能对疾病作出了初步诊断或提出了诊断性假设,进一步检查则可以验证诊断、完善诊断或排除诊断。因此,应首选最具确诊价值的辅助检查项目,如一位慢性咳嗽、低热消瘦的年轻患者,疑为肺结核,此时胸部影像学检查和结核菌素试验应列为首选项目。如一位夏季急性高热患者,发热呈间歇性,应及时检查血常规。因此,选择辅助检查时应该尽量选择有助于诊断且必要的检查,而不是漫无目的、撒网式的检查。

2. 从可及性考虑 首选设备条件要求不高、操作技术难度不大,且易于普及,能提供诊断意向或有筛查意义的基本检查项目。如患者疲乏无力、头晕、面色苍白、唇舌色淡,血压120/80mmHg,应首先检查外周血液血红蛋白、红细胞计数及红细胞形态变化和尿常规、粪便隐血试验等,初步判断其有无贫血及贫血的程度与类型,是否与肾脏疾病、消化道出血有关,以进一步明确下一步检查的方向。如患者经常咳嗽、痰中带血,并有长期大量吸烟史,虽然体格检查无异常发现,亦应首先进行胸部影像学检查,并选择痰液脱落细胞学检查,以排除肺癌的可能。若中年以上患者反复发生劳累后心前区疼痛,应首选心电图检查。

3. 从成本、效果考虑 力争在尽量减少经济负担的前提下,选择能对诊断提供有意义的信息和依据的项目,检查要有针对性(掌握好适应证和禁忌证),不追求高新尖的项目。如女性患者有低热、尿频、尿急,疑为尿路感染,除了检查外周血白细胞计数与分类计数外,还可进行尿常规检查、尿沉渣定量检查、干化学分析和清洁中段尿细菌培养及灵敏度测定等。若尿沉渣中白细胞≥5个/HPF(HPF:高倍镜视野),则应考虑尿路感染;若见到白细胞管型,则应诊断为上尿路感染,或肾盂肾炎、间质性肾炎等。若非离心尿液细菌为1个/HPF或尿沉渣细菌≥20个/HPF,提示与该病原菌有关。若干化学分析亚硝酸盐试验阳性,则提示为革兰氏阴性杆菌所致,虽不能明确是哪种细菌引起的,但对确定初步诊断还是非常有意义的,此项检查快速、价廉,应为首选。

4. 从风险、效益考虑 一般应先选择无创性检查,后选择有创性检查,以减少患者的痛苦和创伤。健康体检时发现外周血白细胞数量减少,如白细胞(3.5~3.8)×10⁹/L、中性粒细胞65%~70%,既往无特殊用药与射线接触史。为了明确诊断,在进行骨髓细胞学检查前,应先行肾上腺素试验,以确定有无假性白细胞减少症的可能。经过仔细病史采集和体格检查,有些疾病即可确诊。如患者有反复发作性呼气性呼吸困难,伴有弥漫性哮鸣音,应用茶碱类药物治疗有效,即可诊断为支气管哮喘,而不是一定要在每次就诊时都进行实验室检查、胸部影像学检查与肺功能检查。

但是,临床上许多疾病,特别是疑难病的诊断,需要选择辅助检查,以获得更有效的诊断依据。无创性、无痛苦、无风险的检查易为患者接受,但若有创性检查属于微创检查,痛苦与风险不大,费用不高,甚至对诊断有至关重要的作用,亦可将其列为首选。如患者有慢性规律性上腹痛,高度提示为消化性溃疡。相关辅助检查有粪便隐血试验、钡餐透视、胃镜与幽门螺杆菌检查等。胃镜与幽门螺杆菌检查的设备要求、技术难度与费用均较高,但胃镜检查属于微创检查,风险不大,对良性溃疡与恶性溃疡诊断的准确性非 X 线造影可比,且活检所取得标本对幽门螺杆菌的判断很有价值,对消化性溃疡治疗有指导意义,是诊断消化性溃疡的"金标准",因此对疑诊胃溃疡的患者,应选择胃镜检查。

一些疾病诊断的"金标准"要依靠病理学或介入检查结果支持,在这种情况下,这些带有一定风险的有创性检查,也可以成为首选的检查方法。

二、辅助检查的注意事项

1. 检查前

(1)认真分析检查的适应证和禁忌证:无适应证的检查是无效的检查。虽有适应证,但同时也有属于禁忌证的情况,则不应进行该项检查。

(2)选择合理的检查方法:一项好的检查,在疾病存在时,其检查结果始终是呈阳性的,并对这种疾病具有特异性。合理的检查方法有以下特点:①检查项目具有可操作性,而且可被准确而可靠地重复;②检查的准确性(accuracy)和精确度(precision)已被确认;③与"金标准"对比,已对检查方法设定了可靠的灵敏度(sensitivity)和特异度(specificity);④花费少、风险低;⑤已建立了恰当的参考值;⑥若检查是一组检查的一部分,该检查的独立作用已被确认。

(3)尊重患者及家属的知情权和选择权:加强医患沟通,让患者有一定的心理准备。检查前要告知患者或家属检查的方法、意义及可能存在的风险,并征得患者及家属的同意,取得患者与家属的理解、支持与合作。特别是一些有创性、昂贵的检查,必要时要与患者及家属签署检查知情同意书,并将其作为重要的医疗文书,进行妥善保管。

(4)准备好所用仪器设备和环境:熟悉相关技术操作规程,对检查中可能发生的问题和解决的方法,应做好充分的思想准备,并做好相应物品准备。

2. 检查中

(1)关心、体贴患者:根据检查项目的要求,可与患者适当交谈,以缓解患者的紧张与不安。

(2)做好生物安全防护:因为患者所有的标本(体液、血液或分泌物)都有潜在的传染性,因此,应采取必要的措施保护自己,同样也要保护患者和其他人员,防止交叉感染。

(3)操作要规范:严格按照操作规程操作,避免并发症的发生,以确保检查的安全性。同时,要密切观察和详细记录检查结果,以期发现有价值的诊断信息。

(4)注意患者的病情变化:检查过程中密切观察患者的反应,如果患者感觉不适或发生意外,立即查找原因,并积极采取有效的措施予以处理,必要时终止检查。

3. 检查后

(1)继续观察患者的反应:检查完毕,整理好患者的衣服,对患者的合作表示谢意。同时,根据检查的要求,继续观察患者的反应,在确保患者安全的情况下,将患者送出检查室,交给患者家属或送检的医护人员。

(2)认真分析检查结果:分析结果时要排除干扰因素(内部因素和外界因素),寻找有诊断或鉴别诊断价值的信息。

(3)作出初步诊断或提出进一步检查的建议:分析结果时要注意检查的局限性,一定要结合临床资料进行综合分析、客观判断,并作出诊断。对检查结果仍然不能确定诊断的情况,也要根据专业知识和临床经验,提出进一步检查的建议。

（刘成玉）

思考题

1. 有些微创或痛苦与风险不大、费用不高的有创性检查是否可以列为首选的检查? 为什么?

2. 在选择辅助检查的过程中,如何尊重患者及家属的知情权和选择权?

第五篇
临床常用诊疗操作技术

05篇

扫码获取
数字内容

　　临床诊疗操作技术很多,本篇只介绍15项临床常用的诊疗操作技术,内容主要包括其适应证、禁忌证、基本操作方法和注意事项。临床诊疗操作技术是医学生必须掌握的临床基本技能之一,因此,学习临床诊疗操作技术,特别强调理论学习与实践训练的结合。

　　临床常用诊疗操作技术是医师必须掌握的基本技术,也是每位执业医师所必备的临床基本能力。它不仅对临床诊断有决定性意义或重要参考价值,而且有的诊疗操作技术本身或通过操作给药,也具有治疗作用。因此,从学习临床诊断学开始,直到以后的临床实践中,每位医师都要熟练掌握常用诊疗操作技术的适应证、禁忌证、操作方法及注意事项等,并通过不断地临床实践,提高诊疗操作技术应用的准确性和熟练程度。

　　每次操作前,医师都应详细了解患者的病情和基本信息,向患者或家属说明诊疗操作技术的意义,并取得充分理解与合作,必要时与患者或家属签署知情同意书。操作应选在处置室(或治疗室)内进行,如因病情需要也可在床旁进行,但周围宜用屏风遮蔽。操作前必须检查所需物品是否齐全,医师按照手卫生要求进行手卫生消毒,必要时穿隔离衣,戴口罩和手套。操作时严格遵守无菌操作规程和进行生物安全防护,随时观察患者病情变化;对被污染的物品要进行及时、妥善处理。

第一节　胸膜腔穿刺术及胸膜活体组织检查术

一、胸膜腔穿刺术

【适应证】

原因不明的胸腔积液和/或伴有积液症状,需要进行诊断性或治疗性穿刺的患者。

【禁忌证】

凝血功能障碍或血小板明显减少的患者;穿刺部位有感染的患者。

【方法】

1. **患者准备**　向患者及家属说明胸膜腔穿刺的目的、术中注意事项及配合要求,签署知情同意书。

2. **医师准备**　与患者及家属进行有效沟通,核对患者的信息,评估患者的病情,检查生命体征,注意有无禁忌证。着装整洁,修剪指甲、洗手,戴口罩、帽子。

3. **患者体位**　嘱患者取坐位(面向椅背),两前臂置于椅背上,前额伏于前臂上。不能坐起者可取半坐位,患侧前臂上举,手抱于枕部。

4. **选择穿刺点**　穿刺点选在胸部叩诊浊音最明显的部位。胸腔积液较多时一般选择肩胛线或腋后线第7~8肋间,有时也选择腋中线第6~7肋间或腋前线第5肋间。包裹性积液可结合胸部X线或超声检查结果,以确定穿刺的部位、进针方向与深度。确定好穿刺点后,在穿刺点处做标记。

5. **消毒与麻醉**　常规消毒穿刺部位皮肤,医师戴无菌手套,以穿刺点为中心覆盖并固定无菌洞巾。用2%利多卡因在穿刺点处自皮肤至胸膜壁层进行局部浸润麻醉。

6. **穿刺**　医师用血管钳夹闭穿刺针后的胶管,以左手示指、拇指固定穿刺部位的皮肤,右手将连接胶管的穿刺针沿麻醉区域所在肋骨上缘,垂直于皮肤,缓慢刺入胸膜腔,当针锋阻力突然消失时,表明穿刺针已经进入胸膜腔。

7. **抽液**　穿刺针接50ml注射器,打开夹闭的胶管,并用血管钳固定穿刺针,以防止穿刺针位置移动。缓慢抽取50~100ml液体,在抽液过程中要密切观察患者生命体征变化。抽液完毕,再次用血管钳夹闭胶管,而后取下注射器,留取胸腔积液标本送检。

8. **加压固定**　抽液结束后,在患者呼气末屏住呼吸时拔出穿刺针。穿刺点处覆盖无菌纱布,稍用力压迫片刻,再用胶布固定,嘱患者静卧休息。

【注意事项】

1. 穿刺前应向患者说明穿刺目的,以消除其顾虑。对精神紧张者,可于穿刺前30分钟给予地西泮10mg,或可待因30mg以镇静止咳。

2. 穿刺中应密切观察患者的反应,如患者出现头晕、面色苍白、出汗、心悸、胸部压迫感或剧痛、昏厥等胸膜反应,或出现连续性咳嗽、气短等现象时,立即停止抽液,并于皮下注射0.1%肾上腺素0.3~0.5ml,或进行对症处理。

3. 一次抽液不应过多、过快。诊断性抽液抽取50~100ml即可;减压抽液时首次不超过700ml,以后每次不超过1 000ml,以防一次大量迅速抽液后出现复张后肺水肿。如为脓胸,每次尽量抽尽积液。疑为化脓性感染时,助手用无菌试管留取标本,制备涂片行革兰氏染色显微镜检查、细菌培养及药敏试验。检查癌细胞时至少抽取100ml液体(提高阳性检出率),并应立即送检,以免细胞自溶。

4. 严格无菌操作,避免胸膜腔感染。

5. 在穿刺过程中应始终保持胸膜腔处于负压状态,要防止空气进入胸膜腔。

6. 应避免在第9肋间以下穿刺,以免穿透膈而损伤腹膜腔器官。

7. 对于恶性胸腔积液,可注射抗肿瘤药或硬化剂以诱发化学性胸膜炎,促使脏胸膜与壁胸膜粘连,闭合胸膜腔,防止积液重新积聚。具体操作:在抽取 500~1 000ml 积液后,先将 2% 利多卡因 150mg 加 0.9% 氯化钠注射液 5ml 注入胸膜腔,然后将药物(如米诺环素 500mg)加 0.9% 氯化钠注射液 20~30ml 稀释后注入胸膜腔,嘱患者卧床,并不断变换体位,使药物在胸膜腔内均匀分布,24 小时后穿刺抽液。如用粗套管针穿刺安置胸液导管时,则在排出适量积液后注入上述药物,24 小时后连接持续吸引装置,在 11~30mmHg 负压下持续抽吸 24 小时,直至每天引流量小于150ml 为止。

二、胸膜活体组织检查术

【适应证】

胸腔积液原因未明,疑为肿瘤转移、胸膜间皮瘤或结核等患者。

【禁忌证】

胸膜腔已消失、有明显出血倾向、血小板计数小于 $60×10^9/L$、极度衰竭的患者。

【方法】

胸膜活体组织检查术(活检术)有经胸壁胸膜活检术、经胸腔镜胸膜活检术和开胸胸膜活检术,以前者最常用。

1. **患者准备**　向患者及家属说明胸膜活体组织检查的目的、术中注意事项及配合要求;签署知情同意书。术前服地西泮 10mg 或可待因 30mg。

2. **医师准备**　与患者及家属进行有效沟通,核对患者的信息,评估患者的病情,检查生命体征,注意有无禁忌证。着装整洁,修剪指甲、洗手,戴口罩、帽子。

3. **体位、消毒与麻醉**　患者所取的体位、局部消毒、麻醉与胸膜腔穿刺术相同。胸膜活体组织检查可与胸膜腔穿刺术一并进行,先抽液后活检。

4. **选择部位**　根据胸部 X 线、CT 和 B 型超声检查结果,确定胸膜活体组织检查的部位,并予以标记。

5. **穿刺**　采用改良的 Cope 针(图 5-1),于穿刺点将套管针与穿刺针同时刺入胸壁,抵达胸膜腔后拔出针芯,先抽取积液,然后将套管针退至刚好不见液体外流处,即达胸膜壁层,固定套管针。

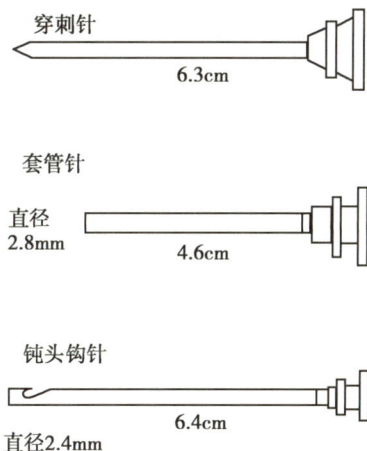

穿刺针　6.3cm

套管针
直径 2.8mm　4.6cm

钝头钩针　6.4cm
直径2.4mm

图 5-1　改良 Cope 针

6. **取样**　将钝头钩针插入套管,并向胸膜腔内推入达胸膜壁层内侧,使钩针针体与胸壁成 30° 角,且钩针切口朝下。旋转钩针使其钩住胸膜,右手向外拉钩针,左手向相反方向旋转套管,并向里推送少许,即可切取胸膜壁层组织(长约 1~2mm)。此时,钩针已退至套管针体内,于抽出钩针前,再将套管针后撤至插入钝头钩针前胸膜壁层稍外的位置,以防拔出钩针后液体外流。可改变钩针切口方向,重复切取 2~3 次。

7. **固定送检**　将切取的组织块放入 10% 甲醛或 95% 乙醇中固定送检。

8. **加压固定**　操作完毕,穿刺处覆盖无菌纱布,稍用力压迫片刻,再用胶布固定,嘱患者静卧休息。

【注意事项】

术后严密观察与处理并发症,如气胸、出血、感染等。这些并发症与穿刺过于缓慢、空气进入胸膜腔或污染有关,但其发生率极低。

(刘成玉)

第二节　腹膜腔穿刺术

【适应证】

1. 原因未明的腹腔积液,检查积液的性质,协助确定病因或腹膜腔给药。

2. 大量腹腔积液穿刺放液,以减轻因大量积液引起的呼吸困难或腹胀等症状。

【禁忌证】

1. 肝性脑病先兆(大量快速放液可诱发肝性脑病发作)。

2. 腹膜炎致腹膜广泛粘连。

3. 妊娠中后期,巨大卵巢囊肿、棘球蚴病性囊性包块。

4. 凝血功能严重障碍。

【方法】

1. **患者准备**　向患者及家属说明腹膜腔穿刺的目的、术中注意事项及配合要求;签署知情同意书。嘱患者排空尿液,以防穿刺时损伤膀胱。

2. **医师准备**　与患者及家属进行有效沟通,核对患者信息,检查患者的生命体征、腹部体征,测量腹围,观察病情变化。着装整洁,修剪指甲、洗手、戴口罩、帽子。

3. **患者体位**　嘱患者坐在靠背椅上,身体衰弱患者可取平卧位或侧卧位等舒适体位。

4. **选择穿刺点**　包括:①脐与左髂前上棘连线中外 1/3 交点(此处不易损伤腹壁动脉);②脐与耻骨联合连线中点上方 1cm,偏左或偏右 1.5cm 处(此处无重要器官且易愈合);③侧卧位时,在脐水平线与腋前线或腋中线延长线相交处(此处常用于诊断性穿刺);④少量积液,尤其有包裹性分隔时,应在 B 型超声引导下定位穿刺。

5. **消毒与麻醉**　常规消毒穿刺部位皮肤,医师戴无菌手套,穿刺部位盖无菌洞巾,自皮肤至壁腹膜以 2% 利多卡因进行局部麻醉。

6. **穿刺与放液**　医师左手固定穿刺部位皮肤,右手持穿刺针经麻醉处垂直刺入腹壁,待针锋抵抗感突然消失时,提示针尖已穿过壁腹膜,即可抽取积液,并留取积液送检。

诊断性穿刺可直接用 20ml 或 50ml 注射器及适当针头进行穿刺。大量放液时可用 8 号或 9 号针头,并于针座处连接一橡皮管,助手用消毒的血管钳固定针头,并夹持胶管,以调整输液夹的松紧来调节放液速度,将积液引入容器中,记录液体量并送检。

7. **加压固定**　放液后拔出穿刺针,穿刺处覆盖无菌纱布,医师以手指压迫穿刺部位数分钟,再用胶布固定。大量放液后需要束以多头腹带,以防腹压骤降、内脏血管扩张而引起血压下降或休克。

8. **术后观察**　放液后再仔细观察患者的病情变化,检查患者的生命体征、腹部体征,测量腹围等。

【注意事项】

1. 穿刺中应密切观察患者一般情况,如患者出现头晕、心悸、恶心、气短、脉搏增快及面色苍白等症状,应立即停止操作,并作适当处理。

2. 放液不宜过快、过多,一般每次放液量为 3 000~6 000ml。肝硬化患者一次放液量不超过 3 000ml,过多放液可诱发肝性脑病和电解质紊乱等。如为血性积液,则仅留取积液送检,不宜放液。

3. 放液时若液体流出不畅,可将穿刺针稍作移动或请患者轻轻变换体位。

4. 穿刺后嘱患者取仰卧位,并使穿刺针孔位于上方,以免积液漏出。对积液量较多者,为防止液体漏出,在穿刺时应注意自皮肤到壁腹膜的针孔不要位于一条直线上,当针尖通过皮肤到达皮下后,稍向周围移动一下穿刺针头,再刺入腹膜腔。如仍有液体漏出,可用蝶形胶布或火棉胶粘贴。

5. 放液前后均应测量腹围,观察脉搏、呼吸、血压的变化,检查腹部体征。

6. 在进行诊断性穿刺时,应立即进行积液的常规、生化、细菌和脱落细胞学等检查。

(刘成玉)

第三节　骨髓穿刺术及骨髓活体组织检查术

一、骨髓穿刺术

【适应证】

1. 原因不明的肝、脾、淋巴结肿大,发热、恶病质。

2. 外周血液出现幼稚血细胞。

3. 外周血液中单个和/或多个血细胞增多与减少。

【禁忌证】

1. 血友病和有明显出血倾向的患者。

2. 外周血液检查能确诊的患者。

3. 妊娠中晚期孕妇行骨髓穿刺术应慎重。

【方法】

1. **患者准备**　向患者及家属说明骨髓穿刺的目的及配合的要点,签署知情同意书。

2. **医师准备**　与患者或家属进行有效沟通,核对患者信息,评估患者的病情,检查生命体征,注意有无禁忌证;着装整洁,修剪指甲、洗手,戴口罩、帽子。

3. **选择穿刺部位**　包括:①髂前上棘穿刺点:髂前上棘后 1~2cm 处,该处骨面平坦,易于固定,操作方便,危险性小。②髂后上棘穿刺点:骶椎两侧、臀部上方突出的部位。髂后上棘穿刺易成功,且安全,患者不易看到,减轻了患者的恐惧感,是最常用的穿刺点。③胸骨穿刺点:位于第 2 肋间隙的胸骨体中线部位。此处胸骨较薄,且其后有大血管和心房,穿刺时务必小心,以防穿透胸骨而发生意外。但由于胸骨的骨髓液丰富,当其他部位穿刺失败时,仍需要进行胸骨穿刺。④腰椎棘突穿刺点:腰椎棘突突出的部位。

4. **体位**　采用髂前上棘和胸骨穿刺时,患者取仰卧位;采用髂后上棘穿刺时,患者取侧卧位;采用腰椎棘突穿刺时,患者取坐位或侧卧位。

5. **麻醉**　常规消毒穿刺部位皮肤,医师戴无菌手套,铺无菌洞巾。然后用 2% 利多卡因作局部皮肤、皮下和骨膜麻醉。

6. **固定穿刺针长度**　将骨髓穿刺针的固定器固定在适当的长度上。髂骨穿刺约 1.5cm,胸骨穿刺约 1.0cm。

7. **穿刺**　医师左手拇指和示指固定穿刺部位,右手持穿刺针与骨面垂直刺入。若为胸骨穿刺,穿刺针则应与骨面成 30°~40° 角。当穿刺针的针尖接触骨质后,沿穿刺针的针体长轴左右旋转穿刺针,并向前推进,缓缓刺入骨质。当突然感到穿刺阻力消失,且穿刺针已固定在骨内时,表明穿刺针已进入骨髓腔。如果穿刺针尚未固定,则应继续刺入少许以达到其固定为止。

8. **抽取骨髓液**　拔出穿刺针的针芯,接上干燥的注射器(10ml 或 20ml),用适当的力量抽取骨髓液。穿刺针在骨髓腔时,抽吸时患者感到有尖锐酸痛,随即便有红色骨髓液进入注射器。一般抽取 0.1~0.2ml 骨髓液,若用力过猛或抽吸过多,可稀释骨髓液。如果需要作骨髓液细菌培养,应在留取骨髓液计数和涂片标本后,再抽取 1.0~2.0ml,以用于细菌培养。

若未能抽出骨髓液,则可能是穿刺针的针腔被组织块堵塞或"干抽"(dry tap),此时应重新插上针芯,稍加旋转穿刺针或再刺入少许。拔出针芯后,如果针芯带有血迹,再次抽取时即可抽取骨髓液。

9. 涂片　将骨髓液滴在载玻片上,立即制备6~8张骨髓液涂片(具体数量根据需要而定)。

10. 加压固定　骨髓液抽取完毕,重新插入针芯。左手取无菌纱布置于穿刺处,右手将穿刺针拔出,并将无菌纱布覆盖于穿刺部位,按压1~2分钟后,再用胶布加压固定。

【注意事项】

1. 骨髓穿刺前应检查患者的出血时间和凝血时间,应特别注意有无出血倾向,禁止对血友病患者进行骨髓穿刺检查。

2. 骨髓穿刺针和注射器必须干燥,以免发生溶血。

3. 穿刺针的针头进入骨质后,避免穿刺针过大摆动,以免折断穿刺针。胸骨穿刺时不可用力过猛、穿刺过深,以防穿透内侧骨板而发生意外。

4. 穿刺过程中,如果感到骨质坚硬,难以进入骨髓腔,不可强行进针,以免发生断针现象,此时应考虑为骨硬化症(osteopetrosis),应及时行骨骼X线检查,以明确诊断。

5. 作骨髓细胞形态学检查时,抽取的骨髓液不可过多,以免影响骨髓增生程度的判断、细胞计数和分类结果。

6. 由于骨髓液中含有大量的幼稚细胞,极易发生凝固。因此,穿刺抽取骨髓液后,要立即制备骨髓液涂片。

7. 送检骨髓液涂片时,应同时加送2~3张血涂片。

8. 麻醉前须进行利多卡因皮试。

二、骨髓活体组织检查术

【适应证】

骨髓增生异常综合征、原发性或继发性骨髓纤维化、增生低下型白血病、骨髓转移癌、再生障碍性贫血、多发性骨髓瘤等。

【禁忌证】

血友病和有明显出血倾向的患者;妊娠晚期孕妇行骨髓活体组织检查术应慎重。

【方法】

1. 患者准备　向患者及家属说明骨髓活体组织检查的目的及配合的要点,签署知情同意书。

2. 医师准备　与患者或家属进行有效沟通,核对患者信息,评估患者的病情,检查生命体征,注意有无禁忌证;着装整洁,修剪指甲、洗手、戴口罩、帽子。

3. 选择检查部位　骨髓活体组织检查部位多选择髂前上棘或髂后上棘。

4. 体位　采用髂前上棘时,患者取仰卧位。采用髂后上棘时,患者取侧卧位。

5. 麻醉　常规消毒穿刺部位皮肤,医师戴无菌手套,铺无菌洞巾,然后行皮肤、皮下和骨膜麻醉。

6. 穿刺　将骨髓活体组织检查穿刺针的针管套在手柄上(图5-2)。医师左手拇指和示指将穿刺部位皮肤压紧固定,右手持穿刺针手柄以顺时针方向进针至骨质,达到一定的深度后,拔出针芯,在针座后端连接上接柱(接柱可为1.5cm或2.0cm),再插入针芯,继续按顺时针方向进针,其深度达1.0cm左右,再转动针管360°,针管前端的沟槽可将骨髓组织离断。

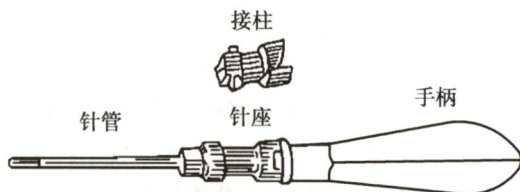

图5-2　骨髓活体组织检查穿刺针

7. 取材　按顺时针方向退出穿刺针,取出骨髓组织,立即置于95%乙醇或10%甲醛中固定,并及时送检。

8. 加压固定　以2%碘酊棉球涂布轻压穿刺部位后,再用干棉球压迫创口,覆盖无菌纱布并固定。

【注意事项】

1. 开始进针不要太深,否则不易取得骨髓组织。

2. 由于骨髓活体组织检查穿刺针的内径较大,抽取骨髓液的量不易控制。因此,一般不用于吸取骨髓液作涂片检查。

3. 穿刺前应检查患者的出血时间和凝血时间。应特别注意有无出血倾向,禁止对血友病患者进行骨髓活体组织检查。

(刘成玉)

第四节　腰椎穿刺术

【适应证】

1. 有脑膜刺激征的患者。

2. 可疑颅内出血、脑膜白血病、肿瘤颅内转移的患者。

3. 原因不明的剧烈头痛、昏迷、抽搐或瘫痪的患者。

4. 脱髓鞘疾病的患者。

5. 中枢神经系统疾病需要椎管内给药治疗、麻醉和椎管造影的患者。

【禁忌证】

1. 颅内高压、颅后窝占位性病变的患者。

2. 处于休克、全身衰竭状态的患者。

3. 穿刺局部有化脓性感染的患者。

4. 凝血功能障碍的患者。

【方法】

1. **患者准备**　向患者及家属说明腰椎穿刺的目的及可能的风险,以及配合的要点,签署知情同意书。

2. **医师准备**　与患者或家属进行有效沟通,核对患者信息,评估患者的病情,检查生命体征,注意有无禁忌证;着装整洁,修剪指甲、洗手,戴口罩、帽子。

3. **患者体位**　医师协助患者取左侧卧位于硬板床上,背部靠近床沿,并与床面垂直,头向前胸部屈曲,两手抱膝,使膝部紧贴腹部,使躯干呈弓形。或由助手在医师对面,用一手抱住患者头部,另一手抱住患者双侧腘窝处,并用力抱紧,使脊柱尽量后凸,以增加椎间隙宽度。

肥胖、关节炎或脊柱侧弯等患者,亦可取坐位(面向椅背),此时患者身体前躬,双臂交叉置于椅背上,使脊柱明显后凸。

4. **选择穿刺点**　以两侧髂嵴最高点的连线与后正中线的交会处为穿刺点,此处相当于第 3~4 腰椎的椎间隙,有时也可在其上一或下一椎间隙进行穿刺。

5. **消毒与麻醉**　常规消毒穿刺部位皮肤后,医师戴无菌手套、铺无菌洞巾,用 2% 利多卡因自皮肤到椎间韧带作局部麻醉。

6. **穿刺**　医师用左手示指和拇指固定穿刺部位的皮肤,右手持穿刺针以垂直背部的方向缓慢刺入,针尖稍向患者头部倾斜,穿刺针的尾端向患者臀部偏斜 30°~45°。成人进针深度约 4~6cm,儿童约 2~4cm。当针头穿过韧带与硬脑膜时,有阻力突然消失的落空感,此时可将针芯慢慢抽出,即可见脑脊液流出。

7. **测量脑脊液压力**　放液前先接上测压管,测量脑脊液压力。正常侧卧位脑脊液压力为 70~180mmH$_2$O（1mmH$_2$O=0.009 81kPa）。

8. **奎肯施泰特试验（Queckenstedt 试验）**　用于了解蛛网膜下腔有无阻塞。即在测量脑脊液压力后,由助手先压迫患者一侧颈静脉约 10 秒,再压另一侧,最后同时按压双侧颈静脉。正常

NOTES

时压迫颈静脉后,脑脊液压力立即迅速升高 1 倍左右,解除压迫后 10~20 秒,迅速降至原来水平,称为 Queckenstedt 试验阴性,提示蛛网膜下腔通畅。若压迫颈静脉后,脑脊液压力不能升高,则为 Queckenstedt 试验阳性,提示蛛网膜下腔完全阻塞。若施压后脑脊液压力缓慢上升,放松后又缓慢下降,提示蛛网膜下腔不完全阻塞。凡有颅内压增高者,禁作此试验。

9. 留取标本 撤去测压管,采集脑脊液于 3 个无菌试管中,每个试管 1~2ml。第 1 管用于病原生物学检验,第 2 管用于化学和免疫学检验,第 3 管用于理学和细胞学检验。

10. 包扎固定 穿刺完毕,将针芯插入穿刺针后一起拔出穿刺针,穿刺部位覆盖无菌纱布,用胶布固定。去枕平卧 4~6 小时,嘱患者多饮盐温水,以免发生低颅压性头痛。

【注意事项】

1. 严格无菌操作,穿刺时避免损伤血管。

2. 严格掌握禁忌证,凡疑有颅内压升高者必须先进行眼底检查,如有明显视盘水肿或有脑疝先兆者,禁忌穿刺。凡患者处于休克、衰竭状态,以及局部皮肤有炎症、颅后窝有占位性病变者均为禁忌。而对于后两种情况,患者又必须进行脑脊液检查时,可行小脑延髓池穿刺。

3. 在穿刺过程中,若患者出现呼吸、脉搏、面色异常等症状时,应立即停止穿刺,并积极采取措施进行处理。

4. 鞘内给药时,应先放出等量的脑脊液,再注入等量的药物。

(刘成玉)

第五节　心包腔穿刺术

【适应证】

1. 大量心包积液出现心脏压塞。

2. 无心脏压塞,但超声心动图显示舒张期积液量 >20mm。

3. 明确心包积液原因。

4. 心包腔内注射药物治疗。

【禁忌证】

1. 无心脏压塞或生命体征平稳的少量、包裹性或心脏后部心包积液。

2. 无法纠正的凝血异常、正在接受抗凝治疗且国际标准化比值(INR)>1.5 或血小板数 <50×10^9/L。

3. 需要紧急手术治疗的胸部创伤、心脏破裂或主动脉夹层引起的心包积液。

由于心包腔穿刺是抢救心脏压塞患者生命的重要措施,在患者生命体征不稳定需紧急处理时,不存在绝对禁忌证。

【方法】

1. 术前准备

(1)患者准备:①询问病史,评估病情,并签署知情同意书;②可能的情况下,向患者说明穿刺目的、步骤和注意事项,以解除紧张情绪并取得配合;③术前行超声心动图协助确定进针部位、方向与深度;④建立静脉通路;⑤进行心电监护。

(2)用物准备:包括安尔碘(或碘伏)、2% 利多卡因、无菌手套、穿刺针(16~18G 直型静脉留置套管针)、穿刺包(包含弯盘、消毒杯、无菌纱布、棉球、无菌洞巾、巾钳和止血钳)、注射器(5ml、10ml 和 50ml)、超声心动仪(或心电图仪与无菌鳄鱼夹)、除颤仪、抢救药品(如肾上腺素、阿托品和多巴胺)、送检化验所需试管和培养瓶等,并检查用物的完好性和有效期。

(3)操作者准备:应由有经验的医师操作或在其指导下进行,两人操作,穿刺前洗手,戴帽子、口罩。

2. 体位 患者取坐位或 30°~45°角半卧位。紧急情况下,患者可以取仰卧位。

3. **穿刺点**　主要采用剑突下、心尖区(心包裸区)或超声定位穿刺点,其中以剑突下最常用。

4. **消毒**　操作者戴无菌手套,常规消毒前胸及上腹部皮肤,铺无菌洞巾。

5. **麻醉**　自皮肤至心包壁层以 2% 利多卡因局部浸润麻醉。

6. **穿刺**　可选择下列三种方法之一,其中以超声引导穿刺最常用。

(1)超声引导穿刺:①剑突下途径:在穿刺针尾端连接含生理盐水的 10ml 注射器,取胸骨剑突与左肋缘夹角处穿刺点,穿刺针与皮肤成 30°~45° 角,指向左肩方向负压进针,超声探头(表面套有无菌保护膜)在附近指导进针方向及深度,当显示穿刺针进入心包积液中,继续进针约 2mm,再行超声检查以证实穿刺针位于心包腔;②心尖区(心包裸区)途径:取胸骨左缘第 5 或第 6 肋间、心浊音界内侧 1~2cm 处为穿刺点,穿刺针沿肋骨上缘,指向右肩方向负压进针,其余同剑突下途径。

(2)心电图引导穿刺:穿刺点、穿刺途径及操作方法同超声引导穿刺,通过无菌鳄鱼夹将心电图的任一胸前导联(如 V_1 导联)连接于穿刺针,在进针过程中如该导联心电图监测显示 ST 段抬高或出现室性期前收缩,提示穿刺针接触到心室壁,应稍退针至抬高的 ST 段回落或室性期前收缩消失。

(3)盲探穿刺:穿刺点、穿刺途径及操作方法同超声引导穿刺,通常采用剑突下途径,在持续负压进针过程中待针锋抵抗感突然消失,并回抽有积液,提示穿刺针已进入心包腔;如感到心脏搏动撞击针尖,应稍退针,以免划伤心脏。

7. **抽液**　在确定穿刺针进入心包腔后,退出穿刺针芯仅保留塑料套管在心包积液内,于套管尾端连接三通阀并用注射器抽液;根据需要留取标本,送检心包积液作常规、生化、肿瘤标志物、结核分枝杆菌、细菌培养(需氧和厌氧)、病毒或病理等检查,同时记录抽液量;在每次取下抽液注射器前,均应关闭三通阀,以免空气进入。

8. **固定**　抽液结束,关闭三通阀后拔出塑料套管,局部消毒,覆盖无菌纱布,压迫数分钟,并以胶布固定。

【注意事项】

1. 嘱患者术中保持放松、避免咳嗽和深呼吸,过度紧张者术前给予地西泮治疗,频繁咳嗽者服用可待因 30mg。

2. 严格遵循无菌原则。

3. 麻醉要充分,以免因疼痛引起神经源性休克。

4. 抽液速度宜慢,第 1 次抽液量不宜超过 100ml,以后再抽渐增至 300~500ml。抽液过快、过多会使大量血液回心导致肺水肿。

5. 如抽出鲜血,立即停止抽吸,并严密观察有无心脏压塞。

6. 术后建议复查超声心动图评估心包积液和心功能情况,必要时行胸部 X 线平片检查以排除气胸。

7. 术中和术后 24 小时密切监测生命体征和心电图变化,及时发现可能出现的并发症并对症处理。

8. 心包腔穿刺术的常见并发症包括心肌或冠状动脉损伤、心律失常、气胸或血胸、邻近脏器(腹膜、胃、肝脏、膈肌或胸廓内动脉等)损伤、急性肺水肿、气体栓塞、心包腔感染。

(孟繁波)

第六节　肝穿刺活体组织检查术及肝穿刺抽脓术

一、肝穿刺活体组织检查术

肝穿刺活体组织检查术(needle biopsy of liver)简称肝活检,是采取肝组织标本进行病理学诊断的一种简易手段。

【适应证】

1. 原因不明的肝大、黄疸、肝功能异常。

2. 原因不明的发热，怀疑为恶性组织细胞病者。

3. 肝脏实质性占位性病变的鉴别。

4. 代谢性肝病，如脂肪肝、肝淀粉样变性、血色病等的诊断。

【禁忌证】

有明显出血倾向、大量腹腔积液、肝外阻塞性黄疸，或疑为肝棘球蚴病、肝血管瘤者。

【方法】

肝活检的穿刺方法曾有多种，如一般肝脏穿刺术、套管针穿刺术、分叶针切取术、快速肝穿刺术、自动活检枪等。目前国内应用较多的是使用自动活检枪进行肝脏活检。

1. **体位**　患者取仰卧位，身体右侧靠床沿，并将右手置于枕后。

2. **选择穿刺点**　肝活检应在超声或 CT 引导下进行。一般取右侧胸壁肋间，于下位肋骨的上缘进针，部分肝左叶病变可经上腹部进针。穿刺过程中应避免损伤肺脏或经过胸膜腔。

3. **消毒及麻醉**　常规消毒局部皮肤，用 2% 利多卡因由皮肤至肝被膜进行局部麻醉。

4. **准备穿刺针**　按照自动穿刺系统的说明书进行穿刺针的安装及击发前准备（依病情需要设置不同参数）。

5. **穿刺**　持穿刺针靠下位肋骨上缘进针（为方便穿刺针插入，可用手术刀先在进入部位的皮肤上切一个 3mm 的切口）。

6. **取样**　用穿刺针刺穿胸壁，在穿入肝脏前嘱患者先吸气，然后于深呼气末屏住呼吸（穿刺前应让患者练习呼吸），继而医师将穿刺针刺入肝脏（对结节性病变需穿刺至结节边缘处），按击发键，随后将穿刺针迅速拔出。

7. **胸壁局部固定**　拔针后立即以无菌纱布按压穿刺点 1~3 分钟，再以胶布固定。

8. **组织固定与送检**　将穿刺所得组织取出，放入 95% 乙醇或 10% 甲醛中固定送检。

【注意事项】

1. 穿刺前检查血小板、凝血酶原时间（prothrombin time，PT）、活化部分凝血活酶时间（activated partial thromboplastin time，APTT）、纤维蛋白原（fibrinogen，Fg），如有异常，应肌内注射维生素 K_1 10mg，每天 1 次，3 天后复查，如仍不正常，不应强行穿刺。

2. 穿刺前应测血压、脉搏等生命体征。检查血型，以备必要时输血用。

3. 穿刺后应嘱患者卧床休息，在前 4 小时内注意检测呼吸、脉搏、血压，如有脉搏增快细弱、血压下降、烦躁不安、面色苍白、出冷汗等内出血现象，应紧急处理。

4. 穿刺后如患者有局部疼痛，应仔细查找原因，若为一般组织创伤性疼痛，可给予止痛剂。若发生气胸、胸膜性休克或胆汁性腹膜炎，应及时处理。

二、肝穿刺抽脓术

肝穿刺抽脓术（liver abscess puncture）是肝脓肿诊断和治疗的重要技术操作。

【适应证】

肝脓肿的诊断和治疗。

【方法】

1. **选择穿刺点**　应结合 CT 及超声检查结果选择穿刺点，并应在超声引导下进行操作。

2. **消毒及麻醉**　常规消毒局部皮肤，铺无菌洞巾，局部麻醉要深达肝被膜。

3. **穿刺**　应用穿刺超声探头或带有穿刺架的超声探头，在超声引导下，将穿刺针刺入皮肤，嘱患者先吸气，并在呼气末屏住呼吸，此时将针头刺入肝内并继续前进至进入脓腔。

4. **抽液**　将注射器接于穿刺针上进行抽吸。如抽不出脓液，可在注射器保持一定负压情况下再前进或后退少许。抽脓过程中,不需要强力固定穿刺针头,可让穿刺针随呼吸摆动,以免损伤肝组织。脓腔较大需要反复抽脓时,可应用专用引流套装,经穿刺针置入导丝,再沿导丝送入扩张管扩张通道,然后将引流管沿导丝送入脓腔,并留置于脓腔内持续引流排脓,必要时可经引流管进行冲洗。

5. **注意脓液性状** 应注意抽出脓液的颜色与气味,在超声监视下尽可能抽尽,如脓液黏稠则用无菌生理盐水稀释后再抽。

6. **穿刺点无菌纱布覆盖并固定** 嘱患者静卧并严密观察 8~12 小时。

7. **引流** 如留置引流管,可根据脓液性状和脓腔情况决定采用单纯引流、负压引流或冲洗引流。

【注意事项】

1. 术前准备与肝穿刺活体组织检查术相同。如疑为阿米巴肝脓肿时,则应先用甲硝唑(或替硝唑)、氯喹等治疗 2~4 天,待肝充血和肿胀减轻后再行穿刺。若疑为细菌性肝脓肿,则应同时充分应用抗生素。

2. 对于有出血倾向、严重贫血和全身状况极度衰弱者,应积极处理后慎重穿刺。

3. 穿刺时要嘱患者抑制咳嗽与深呼吸,以免针头划伤肝组织引起出血。

4. 穿刺后局部疼痛可予止痛剂,如右肩部剧痛伴气促,应考虑膈损伤,除给止痛剂止痛外,还应密切观察病情变化。

(刘冰熔)

第七节　肾穿刺活体组织检查术

肾穿刺活体组织检查术(biopsy of kidney),是用以明确肾脏疾病性质和病理类型、确定治疗方案、判定预后的重要检查方法。

【适应证】

1. 原因不明的无症状性血尿和蛋白尿。

2. 急性肾小球肾炎治疗 2~3 个月病情无好转者。

3. 疑诊急进性肾小球肾炎需确定是否需要强化治疗者。

4. 原发性肾病综合征需要确定病理类型及治疗方案者。

5. 继发性或遗传性肾小球肾炎。

6. 移植肾出现原因不明的肾功能减退或严重排斥反应,需要确定是否必须切除移植肾者。

【禁忌证】

1. **绝对禁忌证** 有明确出血倾向、严重高血压、精神障碍、不合作者或孤立肾、固缩肾。

2. **相对禁忌证** 活动性肾盂肾炎、肾结核、肾盂积水或积脓、肾脓肿或肾周围脓肿、肾肿瘤或肾动脉瘤、多囊肾,以及大量腹腔积液、心力衰竭、妊娠、老年人、过度肥胖等。

【方法】

1. **选择穿刺针** 多用 Menghini 型穿刺针和 Tru-cut 型穿刺针等,前者为负压吸引穿刺针,另有手动、半自动和自动穿刺针等。

2. **体位** 患者取俯卧位。

3. **选择穿刺点** 多选择右肾下极外侧缘,第 12 肋下 2cm 与后正中线旁开 6~8cm 交角处。少数患者右肾下极高于第 12 肋,而左肾下极位于 12 肋下,此时可选择左肾下极。经超声检查定位或在超声引导下进行操作。

4. **消毒** 先铺腹带,患者取俯卧位,腹下垫 10cm 厚硬枕,以将肾推向背侧。以定位穿刺点为中心常规以 2% 碘酊、75% 乙醇消毒,术者戴手套、口罩,铺无菌洞巾或手术单。

5. **麻醉** 以 2% 利多卡因局部麻醉,然后换接长 9.0cm 细腰穿针作探针,垂直于皮面刺入,一边注射麻醉剂一边向深部推进约 3.0cm。若有超声引导,则按超声所测皮肤至肾被膜深度及探头所示方向进针。然后嘱患者于深吸气或平静呼吸时屏气后继续推进,刺入肾周脂肪囊时有落空感,再稍进针,当接近肾被膜时感到针尖有顶触感,且针尾随呼吸同步摆动,然后拔出针芯,注入 2% 利多卡因 1.0ml 以麻醉肾被膜。记下针刺深度,拔针。

6. **穿刺** 用手术刀尖扩大皮肤穿刺针眼,按探针探查深度将活检针刺入肾周脂肪囊抵近肾被膜,核实活检针随呼吸摆动后,再嘱患者屏气,将针刺入肾内并取材。在有活检超声探头的条件下,先将穿刺针刺入皮下,然后固定于探头上的针槽内,再按针槽方向及探头所示深度进针至肾被膜。

7. **送检** 将标本分别用 10% 甲醛、2.5% 戊二醛固定并送检。免疫荧光检查则须将标本放于小瓶内生理盐水纱布上,–20℃冻存待检(72 小时内)。

8. **加压固定** 拔针后局部压迫止血 3~5 分钟,以碘酊消毒,敷无菌纱布固定,捆绑腹带,卧床 24 小时。密切观察血压、脉搏的变化,并嘱患者多饮水,每次排尿均留标本送检。肌内注射维生素 K_1 3 天,并给予抗生素预防感染。

【注意事项】

1. **穿刺前准备** 包括:①指导患者练习深吸气后或平静呼吸时作屏气动作,卧床排尿;②检查血型、血小板、出血时间(BT)、凝血酶原时间(PT)、活化部分凝血活酶时间(APTT)、纤维蛋白原(Fg)、血肌酐(Cr)、尿素氮(BUN),超声检测肾脏大小及活动度;③术前 3 天肌内注射维生素 K_1、停用抗凝剂;④严重肾衰竭者应于穿刺前透析数次,穿刺前 24 小时停止透析;⑤有严重高血压时先控制血压。

2. **术后观察处理** 包括:①沙袋压迫,腹带包扎腰腹部。②卧床制动 24 小时,密切观察血压、脉搏及尿液改变。③有肉眼血尿时,延长卧床时间。一般在 24~72 小时内肉眼血尿可消失,持续严重肉眼血尿时可用垂体后叶素处理。若尿中有大量血块,注意患者有可能出现失血性休克,给予卧床、应用止血药、输血等处理。如仍出血不止,可采用动脉造影寻找出血部位,选择性栓塞治疗,或采用外科手术方法止血。④及时处理并发症,如感染、其他脏器损伤、肾撕裂伤、肾周血肿、动静脉瘘形成、大出血和休克等。

(孟繁波)

第八节 淋巴结穿刺术及淋巴结活体组织检查术

一、淋巴结穿刺术

【适应证】

诊断不明的感染、造血系统肿瘤、转移癌的患者。

【方法】

1. **患者准备** 向患者及家属说明淋巴结穿刺的目的、可能的风险及配合的要点,签署知情同意书。

2. **医师准备** 与患者或家属进行有效沟通,核对患者信息,评估患者的病情,检查生命体征,注意有无禁忌证;着装整洁,修剪指甲、洗手,戴口罩、帽子。

3. **选择穿刺部位** 患者取舒适体位,选择适于穿刺并且明显肿大的淋巴结。

4. **消毒** 常规消毒穿刺部位皮肤,医师戴无菌手套。

5. **穿刺** 医师以左手拇指和示指固定淋巴结,右手持 10ml 干燥注射器(针头为 18~19 号),沿淋巴结长轴刺入淋巴结内(刺入的深度依淋巴结的大小而定),然后边拔针边用力抽吸,利用负压吸出淋巴结内的液体和细胞成分。

6. **涂片** 固定注射器的内栓,拔出针头后将注射器取下充气,再将针头内的抽取液喷射到载玻片上,并及时制备涂片。

7. 包扎固定 穿刺完毕,穿刺部位覆盖无菌纱布,并用胶布固定。

【注意事项】

1. 要选择远离大血管、易于固定的淋巴结,且淋巴结不宜过小。

2. 穿刺时,若未能获得抽取液,可将穿刺针由原穿刺点刺入,并在不同方向连续穿刺抽取数次,直到获得抽取液为止(但注意不能发生出血)。

3. 制备涂片前要注意抽取液的性状。炎性抽取液为淡黄色,结核性抽取液为黄绿色或污灰色黏稠样液体,可见干酪样物质。

4. 最好于患者餐前穿刺,以免抽取液中的脂质过多影响检查结果。

二、淋巴结活体组织检查术

【适应证】

怀疑有白血病、淋巴瘤、免疫母细胞性淋巴结病、结核、肿瘤转移或结节病,而淋巴结穿刺检查不能明确诊断的患者。

【方法】

1. 患者准备 向患者及家属说明淋巴结活体组织检查的目的、可能的风险及配合的要点,签署知情同意书。

2. 医师准备 与患者或家属进行有效沟通,核对患者信息,评估患者的病情,检查生命体征,注意有无禁忌证;着装整洁,修剪指甲、洗手、戴口罩、帽子。

3. 选择活检部位 患者取舒适体位,选择明显肿大、操作方便的淋巴结。对全身浅表淋巴结肿大者,尽量不选择腹股沟淋巴结。疑有恶性肿瘤转移患者,应按淋巴结引流方向选择相应组群淋巴结,如胸部恶性肿瘤者多选择右锁骨上淋巴结;腹部恶性肿瘤患者多选择左锁骨上淋巴结;盆腔及外阴恶性肿瘤患者多选择腹股沟淋巴结。

4. 麻醉 常规消毒活检部位皮肤,医师戴无菌手套,铺无菌洞巾,然后作局部麻醉。

5. 取材 常规方法摘取淋巴结。

6. 送检 摘取淋巴结后,立即置于10%甲醛或95%乙醇中固定,并及时送检。

7. 包扎固定 根据切口大小适当缝合数针,以2%碘酊棉球消毒后,覆盖无菌纱布,并用胶布固定。

【注意事项】

1. 操作时应仔细,避免伤及大血管。

2. 如果临床诊断需要,可在淋巴结固定前用锋利刀片切开淋巴结,将其剖面贴印在载玻片上,染色后进行显微镜检查。

(刘成玉)

第九节 膝关节腔穿刺术

【适应证】

1. 原因不明的关节腔积液伴肿痛。

2. 关节炎伴过多的关节腔积液,影响关节功能。

3. 关节镜检查、滑膜活检或切除。

4. 关节造影检查、关节腔内注射药物进行治疗。

【禁忌证】

1. 病情危重,严重心、肾功能不全,代谢性酸中毒,严重脱水等。

2. 关节附近有感染灶者。

3. 血友病性关节炎者。

【方法】

1. 体位　患者仰卧于床或操作台上,双下肢伸直。

2. 消毒麻醉　穿刺部位按常规进行皮肤消毒,术者戴无菌手套,铺消毒洞巾,用 2% 利多卡因作局部麻醉。

3. 穿刺　用 7~9 号注射针头,一般于髌骨上方、股四头肌肌腱外侧向内下刺入关节囊,或于髌骨下方、髌韧带旁向后穿刺达关节囊(图 5-3)。

4. 取样　抽液完毕后,如需注入药物,则应另换无菌注射器。

5. 包扎固定　穿刺后用消毒纱布覆盖穿刺部位,再用胶布固定。

【注意事项】

1. 穿刺器械及手术操作时均需严格消毒,以防无菌的关节腔渗液继发感染。

2. 动作要轻柔,避免损伤关节软骨。

3. 如关节腔积液过多,于抽吸后应适当加压固定。

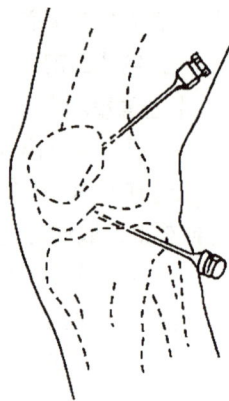

图 5-3　膝关节腔穿刺示意图

（赵红川）

第十节　导　尿　术

【适应证】

1. 尿潴留(包括前列腺增生、昏迷等多种原因引起的尿潴留)、充溢性尿失禁。

2. 留尿作细菌培养。

3. 留置保留导尿或观察每小时尿量变化。

4. 腹腔及盆腔器官手术的术前准备

5. 膀胱、尿道手术或损伤患者;膀胱测压、注入药物和对比剂,或探测尿道有无狭窄等。

【禁忌证】

1. 急性下尿路感染。

2. 尿道狭窄或先天性畸形无法留置导尿管。

3. 相对禁忌为女性月经期,严重的全身出血性疾病。

【方法】

1. 清洁外阴　患者先用肥皂液清洗外阴;男性患者要翻开包皮清洗。

2. 消毒　患者取仰卧位,双下肢屈膝外展,臀下垫油布或中单。以 0.1% 苯扎溴铵(或 0.1% 氯己定、0.5% 碘伏)棉球消毒,由内向外、自上而下依次消毒阴阜、大腿内侧上 1/3,女性消毒外阴,男性消毒阴茎、阴囊,每个棉球只用 1 次,然后外阴部盖无菌洞巾。男性则用消毒巾裹住阴茎,露出尿道外口。

3. 消毒尿道外口　包括:①术者戴无菌手套站于患者右侧,男性则以左手拇指、示指挟持阴茎,女性则分开小阴唇露出尿道外口,再次用苯扎溴铵棉球,自上而下消毒尿道外口与小阴唇;②男性自尿道外口向外环形擦拭消毒数次后,将阴茎提起与腹部成 60° 角。

4. 插入导尿管　包括:①右手将涂有无菌润滑油的导尿管缓慢插入尿道,导尿管外端用止血钳夹闭,将其开口置于消毒弯盘中。男性约进入 15~20cm,女性约入 6~8cm,松开止血钳,尿液即可流出。②需作细菌培养者,留取中段尿于无菌试管中送检。

5. 拔出导尿管　术后将导尿管夹闭后再徐徐拔出,以免管内尿液流出污染衣物。

6. 留置导尿管 如需留置导尿时,则以胶布固定导尿管,如为气囊导尿管则根据导尿管上注明的气囊容积注入等量的液体,轻拉导尿管有轻度阻力时为止。外端以止血钳夹闭,管口以无菌纱布包好,以防尿液溢出和污染,或接上无菌储尿袋,挂于床侧。

【注意事项】

1. 严格无菌操作,预防尿路感染。

2. 插入导尿管时动作要轻柔,以免损伤尿道黏膜。若插入时有阻挡感可更换方向再插[男性尿道有 2 个弯曲(耻骨前弯、耻骨下弯)和 3 个狭窄部位,应按解剖特点变换阴茎位置,以利于插入],见有尿液流出时再深入 2cm,勿过深或过浅,切忌反复抽动导尿管。

3. 选择的导尿管粗细要适宜,对小儿或疑有尿道狭窄者,宜选用细导尿管。

4. 对膀胱过度充盈者,排尿宜缓慢,以免骤然减压引起出血或晕厥。

5. 测定残余尿时,嘱患者先自行排尿,然后导尿。残余尿量一般为 5~10ml,如超过 100ml,提示有尿潴留。

6. 留置导尿时,应经常检查导尿管固定情况、是否脱出,必要时以无菌药液每天冲洗膀胱 1 次;每隔 5~7 天更换导尿管 1 次,再次插入前应让尿道松弛数小时,再重新插入。

7. 确定导尿管留置时间:应评估留置导尿管的必要性,不需要时应尽早拔出以免尿路感染。气囊式导尿管应先将水囊内液体完全抽吸干净,夹闭引流管后拔出导尿管。

(赵红川)

第十一节 前列腺检查及按摩术

【适应证】

1. 疑有前列腺增生等。

2. 疑有慢性前列腺炎、性传播疾病者。

【禁忌证】

疑有急性炎症、结核、脓肿、肿瘤者。

【方法】

1. 体位 患者多取胸膝位或截石位,若患者病情严重或衰弱,也可取侧卧位。

2. 检查前列腺 术者戴手套或指套,指端涂凡士林或液状石蜡。在患者取胸膝位时,左手扶持患者左肩或臀部,以右手示指先在肛门口处轻轻按摩,使患者适应,以免肛门括约肌骤然紧张。然后将手指徐徐插入肛门,当指端进入距肛门口约 5cm 的直肠前壁处即可触及前列腺,注意前列腺的形状、大小及变化。

3. 按摩前列腺 以手指末节向内、向下徐徐按摩,每侧约 4~5 次,然后再将手移至腺体的上部,沿正中沟向下挤压,前列腺液即可由尿道排出,留取标本送检(图 5-4)。

【注意事项】

1. 前列腺按摩指征要明确,一般用于慢性前列腺炎症,如怀疑结核、脓肿或肿瘤,则禁忌按摩。

2. 按摩时用力要均匀适当,太轻时不能使前列腺液排出,太重则会引起疼痛。

3. 按摩时要按一定方向进行,不应往返按摩。不合理的手法可造成检查失败。

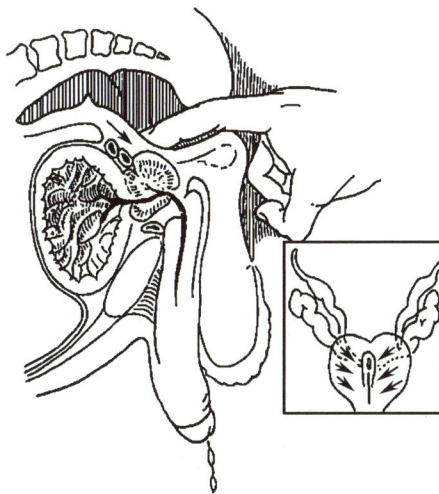

图 5-4 前列腺按摩示意图

4. 一次按摩失败或检查阴性,如有临床指征,需隔 3~5 天再重复进行。

5. 如发现前列腺压痛明显或质地坚硬、出现硬结等,应作进一步检查。

(赵红川)

第十二节　中心静脉压测定

【适应证】

需要了解循环血容量和/或右心室功能时需进行中心静脉压测定,即包括如下情况。

1. 急性循环功能衰竭。

2. 预计有大量、快速输液或输血,用以动态观察血容量变化。

3. 有复杂或严重心脏疾病,需要谨慎控制输液量时。

4. 需长期输液或接受完全肠外营养的患者。

5. 心包积液量快速增长,用于评估心脏压塞风险。

6. 尿量无法准确反映循环血容量或无法获知尿量时(如肾功能不全),用于评估血容量。

【禁忌证】

1. 穿刺或切开部位有感染。

2. 凝血功能障碍。

3. 上/下腔静脉阻塞者禁忌使用相应静脉测压。

4. 三尖瓣有大的赘生物或右心房有肿瘤或血栓(赘生物、肿瘤、血栓等脱落可导致肺栓塞等)。

【方法】

1. 询问病史,评估病情,并签署知情同意书。

2. 可能的情况下,向患者解释操作过程(如麻醉、体位、穿刺等)、风险、不适及注意事项等,以消除其紧张情绪并取得配合。

3. 检查用物的完好性、灭菌有效期等,所需用物包括:无菌手套、生理盐水(或其他晶体液)、输液器、测压管(可以用输液器和带有刻度的直尺代替)、静脉切开包、5ml 注射器、2% 利多卡因 5ml、碘伏和中心静脉导管(双腔或三腔)。

4. 体位与消毒:选好穿刺部位,根据穿刺部位协助患者取合适体位,尽量使患者舒适,以便能耐受较长手术时间;常规消毒皮肤,铺无菌洞巾。

5. 中心静脉置管:局部浸润麻醉后进行中心静脉置管。一般认为,与下腔静脉压相比,上腔静脉压能更精确地反映中心静脉压,下腔静脉压因易受腹压的影响而不稳定。

(1)经皮穿刺法:较常采用,经锁骨下静脉、颈内静脉或头静脉插管至上腔静脉,或经股静脉插管至下腔静脉。插入深度:经锁骨下静脉、颈内静脉者约为 12~15cm,经头静脉、股静脉者约为 35~45cm。

(2)静脉切开法:现仅用于经大隐静脉插管至下腔静脉。

6. 连接中心静脉导管、测压管、输液器和输液瓶,排空整个装置中的气体。

7. 测压方法与步骤如下。

(1)调零:将测压管零点放置在与右心房同一水平(即平卧位时腋中线水平),如体位有变动则随时调整。

(2)调整三通阀方向,使得输液瓶与静脉导管相通;再调整三通阀方向,使得输液瓶与测压管相通,并使测压管中的液面高度不少于 20cm;调整三通阀方向,使测压管与静脉导管相通,则测压管内的液面高度开始下降,到一定水平不再下降时,观察液面在量尺上的相应刻度数,即为中心静脉压测定结果(以厘米计)(图 5-5)。成人正常值为 6~12cmH_2O。

（3）不测压时,调整三通阀,使得测压管关闭,使输液瓶与静脉导管相通。每次测压时倒流入测压管内的血液需冲洗干净,以保持静脉导管的通畅。

【注意事项】

1. 如测压过程中发现静脉压突然出现显著波动性升高时,提示导管尖端进入右心室,为心室收缩时压力明显升高所致,应立即退出数厘米后再测。

2. 如导管阻塞无血液流出,需用输液瓶中液体冲洗导管或变动导管位置。为防止血栓形成,应定时用肝素稀释液冲洗导管。

3. 测压管留置时间一般不超过5天,时间过长易发生静脉炎或血栓性静脉炎。留置3天以上时,需用抗凝剂冲洗,以防血栓形成。

4. 中心静脉压测定的常见并发症有血管损伤、神经损伤、出血/血肿、感染、血胸、气胸、静脉血栓形成、空气栓塞、心律失常、心脏压塞、皮下/纵隔气肿、肺栓塞。

5. 注意术中评估,关心患者,态度和蔼,注意保暖,严格遵守无菌操作规程,整个操作过程应做到动作稳当、准确、熟练,体现人文关怀。

6. 术后应再次评估患者生命体征,然后安置患者,整理用物,交代患者注意事项。

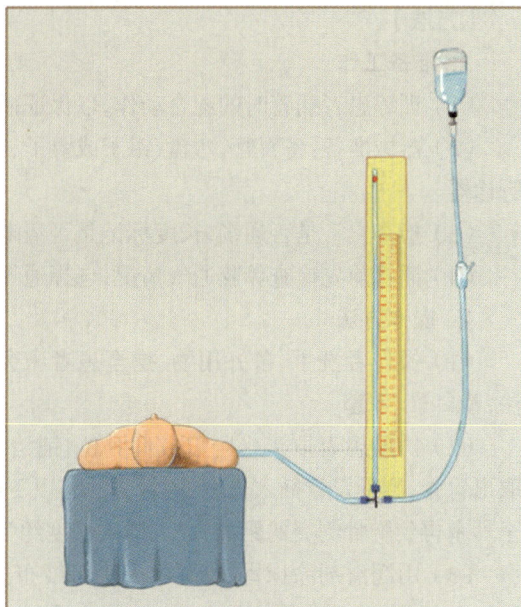

图 5-5　中心静脉压测定示意图

1. 输液装置通过三通阀与测压管相连,并保持测压管垂直,使测压管中充满大约20cm高的液体;2. 测压管零点位于右心房水平(通常是腋中线水平),测压管顶端经过滤器与大气相通;3. 打开三通阀将测压管与患者相通,液面开始下降直至稳定时读取数值。

（谢小洁）

第十三节　胃管置入术

【适应证】

1. 疾病诊断及监测、胃液采集。

2. 服毒自杀或误食中毒需洗胃的患者。

3. 昏迷患者,或各种原因导致不能经口进食者,如神经系统疾病导致吞咽功能障碍(延髓麻痹)的患者,严重口腔疾患不能进食、口腔和咽喉手术后的患者,不能张口的患者(如破伤风患者),早产儿和病情危重的患者以及拒绝进食的患者,食管、贲门梗阻的患者。

4. 急性胃扩张,上消化道穿孔或胃肠道有梗阻,急腹症有明显胀气者或较大的腹部手术前、手术后等。

【禁忌证】

1. 鼻咽部有癌肿、鼻腔阻塞致无法插入胃管。

2. 食管静脉曲张。

3. 食管、贲门狭窄或梗阻致胃管无法通过(现为相对禁忌证:可在内镜或导管导丝技术辅助下完成胃管的置入)。

4. 吞食腐蚀性药物致食管腔狭窄,胃管无法通过,或有可能导致食管穿孔(亦为相对禁忌证:可在内镜或导管导丝技术辅助下完成胃管的置入)。

【方法】

1. 准备工作

（1）训练患者插管时的配合动作，以保证插管顺利进行。

（2）器械准备：备胃管、弯盘、钳子或镊子、10ml 注射器、纱布、治疗巾、润滑剂、棉签、胶布、夹子及听诊器。

（3）检查胃管是否通畅，长度标记是否清晰。

（4）插管前先检查鼻腔通气情况，选择通气顺利的一侧鼻孔插管。

2. 操作方法

（1）操作者洗手，备齐用物，携至患者床旁，核对患者，向患者及其家属解释操作目的及配合方法，戴口罩、手套。

（2）协助患者取半坐卧位或仰卧位，铺治疗巾，置弯盘于口角，选择患者通气顺利的一侧鼻孔。取出胃管，测量胃管插入长度，测量方法有以下两种：一是从前额发际至胸骨剑突的距离；二是由鼻尖至耳垂再到胸骨剑突的距离，成人插入长度约为 45~55cm。

（3）用润滑剂涂抹胃管前段，一手持纱布托住胃管，另一只手夹住胃管前段，沿选定的鼻孔缓慢轻轻地插入，到咽喉部（约 14~16cm）时，嘱患者做吞咽动作，当患者吞咽时顺势将胃管逐步向前推进，直至预定长度。初步固定胃管，检查胃管是否盘曲在口中。

（4）确定胃管位置，通常有三种方法：①抽取胃液法：是确定胃管是否在胃内最可靠的方法；②听气过水声法：即将听诊器置于患者胃区，快速经胃管向胃内注入 10ml 的空气，听到气过水声；③将胃管末端置于盛水的治疗碗内，无气泡逸出。

（5）确认胃管在胃内后，用纱布拭去口角分泌物，撤弯盘，摘手套，用胶布将胃管固定于面颊部。将胃管末端反折，用纱布包好，撤去治疗巾，用别针固定于枕旁或患者衣领处。

（6）询问患者感受，协助患者取舒适体位。

（7）进行相应操作，如连接负压吸引器、营养液注入、洗胃等。

【注意事项】

1. 插管动作要轻稳，以避免损伤鼻腔及食管黏膜。操作时强调在患者吞咽时及时插入。

2. 在插入过程中遇到阻力时要分析原因，在嘱患者下咽的同时，顺其自然地送入胃管，盲目强插会导致胃管打折或盘曲在口咽部。

3. 在插管过程中患者出现恶心时应暂停片刻，嘱患者作深呼吸，缓解患者紧张。如出现呛咳、呼吸困难，提示导管误入喉内，应立即拔管重插；如果插入不畅时，切忌硬性插入，应检查胃管是否打折或盘在口咽部，可将胃管拔出少许后再插入。

4. 昏迷患者插管时，应将患者头向后仰，当胃管插入约 15cm 时左手托起头部，使下颌靠近胸骨柄，加大咽部通道的弧度，使管端沿后壁滑行，插至所需长度。

（刘冰熔）

第十四节　皮肤过敏试验

一、青霉素皮肤过敏试验

在临床诊疗过程中，有些药物如青霉素、头孢菌素、链霉素等可能引起部分患者的过敏反应，使患者出现低血压、喉头水肿、支气管痉挛等症状，严重时甚至导致患者死亡。因此，对可能导致过敏的药物，在应用前必须对患者进行皮肤过敏试验。青霉素、头孢菌素、链霉素皮肤过敏试验的方法及结果判读基本相同，现以青霉素为例介绍皮肤过敏试验（皮试）。

【适应证】

凡 3 天内未应用过青霉素而拟用青霉素进行治疗的患者,使用前必须进行皮试。特别应注意对正在使用的过程中,拟改用不同批号制剂的患者,亦必须用将使用的相同批号青霉素重新进行皮试。

【方法】

1. 皮试液配制

（1）青霉素 80 万单位,加生理盐水 4.0ml,溶解,使其成为每毫升含青霉素 20 万单位的药液。

（2）用 1.0ml 注射器抽取 0.1ml 药液,加生理盐水至 1.0ml,使其成为每毫升含有青霉素 2 万单位的药液。

（3）弃去 0.9ml,余 0.1ml 再加生理盐水至 1.0ml,使其成为每毫升含青霉素 2 000 单位的药液。

（4）再弃去 0.9ml,余 0.1ml 再加生理盐水至 1.0ml,使其成为每毫升含 200 单位青霉素的皮试液。

2. 皮内注射

（1）再次确认:皮试前再确认患者无青霉素过敏史。

（2）皮试部位:前臂屈侧下 1/3 处。

（3）皮肤消毒:局部用 75% 乙醇常规消毒。

（4）皮试:取皮试液 0.1ml（含 20 单位）,于患者前臂屈侧下 1/3 处行皮内注射,使其形成直径为 5mm 的皮丘（勿挤压）,20 分钟后于明亮的自然光线下观察结果。

3. 结果判断

（1）阴性:皮丘无改变,周围不肿胀,无红晕,且患者无自觉症状及不适表现。

（2）阳性:局部皮丘增大,出现红晕,直径大于 10mm,周围有伪足,局部有痒感。如出现水疱,或有头晕、胸闷、心慌、气短、冷汗、恶心、烦躁则为强阳性,重者可发生过敏性休克。

【注意事项】

1. 皮试前应仔细询问患者的病史和过敏史,如有青霉素过敏史则不应再行皮试。

2. 皮试阳性,不仅要记录在案,而且要告知患者或其家属,今后不宜使用同类药物。

3. 对已发生过敏性休克或有可疑迹象者,应立即抢救。让患者立即平卧,迅速皮下注射 0.1% 肾上腺素 0.5~1.0ml,吸氧,必要时可直接静脉推注地塞米松 10mg。

4. 极少数皮试阴性的患者,在用药过程中也可能发生过敏反应,故于注射药物过程中应密切观察患者的反应,用药结束后仍应继续观察 20 分钟。

二、碘过敏试验

目前,常用的碘对比剂有泛影葡胺（meglumine diatrizoate）、胆影葡胺（meglumine adipiodone）、碘海醇（iohexol）等,由其引起的过敏反应是常见的不良反应,重者可出现过敏性休克和惊厥,使用前必须进行过敏试验。

1. 皮内试验　取碘对比剂 0.1ml 于前臂屈侧行皮内注射,20 分钟后观察结果,结果判读与青霉素皮肤过敏试验相同。

2. 其他　碘过敏试验除了皮内试验外,还有静脉注射试验和点眼试验。静脉注射试验是临床上最常使用的碘过敏试验。

（1）静脉注射试验:取 30% 泛影葡胺 1.0ml,局部消毒后缓慢静脉注射,注射后观察 15 分钟,如有恶心、呕吐、手足麻木或出现荨麻疹则为阳性。

（2）点眼试验:取碘对比剂 1~2 滴,滴入一侧眼内,10 分钟后观察结果。如出现结膜充血、水肿则为阳性。

三、普鲁卡因皮肤过敏试验

普鲁卡因（procaine）又称为奴佛卡因（novocaine）,是常用的局部麻醉药,极少数患者用药后可发生过敏反应,表现为皮炎、鼻炎、结膜炎、虚脱、发绀和惊厥,少数患者可发生肺水肿、哮喘,甚至休克等过敏反应,因此使用前必须进行皮试。

1. 皮内试验　取 0.25% 普鲁卡因液 0.1ml 作皮内注射,观察 20 分钟后判断试验结果。

2. 结果判断　结果判断与青霉素皮试相同。

四、破伤风抗毒素皮肤过敏试验

破伤风抗毒素(tetanus antitoxin,TAT)是使用破伤风毒素免疫马的血清制品,主要用于有发生破伤风潜在危险、创外伤患者的预防和破伤风患者的救治。TAT 为一种异种蛋白质,具有抗原性,使用后可引起过敏反应,偶尔发生过敏性休克,因此使用前必须进行皮肤过敏试验。

【方法】

1. 皮试液配制　用 1.0ml 注射器自 TAT(每支含 1 500 单位/ml)中抽取 0.1ml,加生理盐水稀释至 1.0ml。

2. 皮内注射　取上述皮试液 0.1ml(含 15 单位),于前臂屈侧皮肤局部消毒后,行皮内注射,20 分钟后观察结果。

3. 观察结果　皮丘红肿、硬肿直径大于 15mm,或红晕范围直径大于 40mm,有伪足、痒感则为阳性。若伴鼻痒、喷嚏、荨麻疹等全身症状则为强阳性。

【注意事项】

1. 若结果为阴性,预防性用药则皮下或肌内注射 1 500~3 000 单位。

2. 若结果为阳性,根据病情又必须使用 TAT 时,则行脱敏注射法。按表 5-1,从小剂量开始,每隔 20 分钟皮下注射 1 次,密切观察有无反应,无异常反应则继续增量,按计划注射至总量(1 500 单位)。

表 5-1　TAT 脱敏注射法

次数	TAT 量/ml	加入的生理盐水量/ml
1	0.1	0.9
2	0.2	0.8
3	0.3	0.7
4	0.4	0.6

(刘成玉)

第十五节　结核菌素试验

结核菌素试验(tuberculin test)是用结核菌素进行的皮肤Ⅳ型变态反应试验,是一种用于判断机体是否受到结核分枝杆菌感染、进行结核病流行病学调查、协助诊断和鉴别诊断、选择卡介苗(BCG)接种对象并考核其接种效果借以判断细胞免疫状态的常用试验。目前,我国推广的方法是国际通用的结核菌素纯蛋白衍生物(tuberculin purified protein derivative,PPD)皮内注射法。

结核菌素有 2 种,即旧结核菌素(old tuberculin,OT)和 PPD。OT 是指将人型结核分枝杆菌培养 2 个月后加热杀死,滤去死菌后,将含自溶菌体及培养基成分的剩余部分,浓缩至原量 1/10 的棕色透明液体。1952 年 WHO 将其标准化,每毫升含 1 000mg,相当于 10 万单位(结素单位)。PPD 是用化学方法从结核分枝杆菌培养液中提取的结核分枝杆菌蛋白,较 OT 更精纯,使用后特异性反应强,诊断价值大。我国 C 型结核菌素纯蛋白衍生物(PPD-C)已完全取代 OT,广泛用于临床。

【适应证】

1. 影像学检查怀疑有结核分枝杆菌感染者。

2. 与痰涂片结核分枝杆菌阳性的患者有过亲密接触者。

3. 痰涂片结核分枝杆菌阴性，但怀疑有结核分枝杆菌感染，或需要与其他疾病进行鉴别者。

4. 需要长期或大剂量使用糖皮质激素、免疫抑制剂患者，在治疗前进行结核菌素试验，以排除结核病的可能。

【禁忌证】

1. 对蛋白质过敏者，既往接种卡介苗时出现过敏者。

2. 身体严重虚弱者，有药物过敏史者。

3. 体温大于 37.5℃的患者；患有急性传染病者，或近 2 个月患过急性传染病者。

4. 患有严重的心、肺、肾、消化道等疾病的患者；患有全身性皮肤病的患者；具有过敏性哮喘、癫痫、湿疹、荨麻疹、癔症病史的患者。

5. 正在使用糖皮质激素或免疫抑制剂的患者。

【方法】

结核菌素试验常采用应用最为广泛、效果准确的皮内注射法。

1. **选择部位**　选取左前臂屈侧上中 1/3 交界处无瘢痕的部位，如近期（2 周内）已作过结核菌素试验，则第 2 次应选在第 1 次注射部位斜上方 3~4cm 处，或取右前臂，以免产生复强现象（booster phenomenon）。

2. **皮内注射**　局部用 75% 乙醇消毒，用 1.0ml 注射器、4.5 号针头（针头斜面不宜太长），吸取稀释液 0.1ml 行皮内注射，使局部形成直径 6~8mm 的圆形皮丘。

3. **观察结果**　注射后 48 小时观察 1 次，72 小时判读结果。测量注射局部红肿处的硬结横径与纵径（一般红晕与硬结一致，结果易于判定），取其均值为硬结直径。结核菌素试验结果判断见表 5-2。

表 5-2　结核菌素试验结果判断

反应	结果判断
硬结直径 <5mm	阴性（-）
硬结直径为 5~9mm	弱阳性或一般阳性（+）
硬结直径为 10~19mm	阳性或中度阳性（++）
硬结直径≥20mm，或直径 <20mm，但局部有水疱、坏死或淋巴管炎	强阳性（+++）或（++++）

4. **临床意义**

（1）阳性

1）提示机体受到结核分枝杆菌感染，且已产生变态反应。

2）成人绝大多数为阳性，一般意义不大。

3）如新近转阳，亦有患病的可能，应密切观察。

4）3 岁以下儿童，未接种卡介苗者，无论有无临床症状，体内均可能有活动性结核（即使胸部 X 线检查无异常）。

5）如为强阳性：①对于成人，提示其体内可能有活动性结核，应详细检查；②对于儿童，有诊断意义，此组人群结核病检出率约 20%。

（2）阴性

1）提示机体未受到结核分枝杆菌感染，或虽已感染，但机体变态反应尚未建立（4~8 周内）。如 1 周后，再用 5IU 重新行结核菌素试验（结核菌素的复强现象），若仍为阴性，则可除外结核分枝杆菌感染。

2）高龄者阴性率明显增加，80 岁以上可达 50%（OT 试验）。

3）儿童患麻疹、百日咳后，变态反应被抑制，大约 3 周后可逐渐恢复。

4）重症结核病（即使活动性肺结核，亦有 5% 阴性），当经过治疗后随病情好转，结核菌素试验可转为阳性。

5）结节病（阳性率仅 10%，且多为弱阳性）、淋巴瘤与其他恶性肿瘤患者。

6）接受糖皮质激素或免疫抑制剂治疗的患者。

7）营养不良和 AIDS 患者。

【注意事项】

1. 试剂应在避光、4℃环境下保存。

2. 皮试前若前臂屈侧皮肤有损伤，或患者处于月经期，则必须重新安排时间。

3. 玻璃及塑料对结核菌素有明显吸附作用，因此，试剂稀释配制后应避免振荡，并于 2 小时内用完，否则效价降低，可影响结果。

4. 应使用专用 1.0ml 注射器，每人 1 个针头，勿与卡介苗注射器混用，用前抽取已稀释的 PPD 湿润，以免有效成分被吸附而降低效价。

5. 结核菌素试验后可能会发生一些异常反应，应予以妥善处理。

（1）局部反应：出现水疱、溃疡，应保持局部清洁，涂 2% 甲紫，必要时可用注射器抽出水疱液。

（2）全身反应：①发热：多与器具消毒不严有关，一般于数小时内恢复；②晕厥与休克：多与精神紧张、恐惧有关，可嘱患者平卧，保温，必要时皮下注射 0.1% 肾上腺素 0.5~1.0ml；③病灶反应：注射后数小时肺部病灶周围毛细血管扩张，通透性增加，浸润渗出，形成变态反应性病灶周围炎，一般不用特殊处理，2~5 天后可自行消退。

6. 老年人对 PPD 的反应较年轻人慢，72 小时后可能出现反应。

7. 约 20% 的活动性肺结核患者可呈假阴性，建议初次注射 1~3 周后，重复结核菌素试验，由于复强现象可呈现阳性反应。

8. 暂不宜行结核菌素试验的情况有：①发热（体温 37.5℃以上）；②传染病恢复期、器质性心脏病、肝肾疾病、精神病、癫痫、细胞免疫功能缺陷、丙种球蛋白缺乏和月经期等。

（刘成玉）

思考题

1. 结核菌素试验后可能发生哪些异常反应，如何进行处理？

2. 进行腹膜腔穿刺术检查时，如何选择穿刺点？

3. 为什么肝硬化腹腔积液患者腹膜腔穿刺一次放液量不能超过 3 000ml？

4. 患者肝功能异常及肝大，是否需要行肝穿刺活体组织检查术？肝穿刺前后有哪些注意事项？

5. 昏迷患者能否行胃管置入术，如何操作？

第六篇
病历书写

本篇重点论述了病历书写的重要性、基本要求，以及种类、格式与内容，同时强调了病历书写的常见错误与防范措施和规范化病历汇报的内容与方法。

第一章
病历书写的重要性

【学习要点】

本章重点介绍病历的概念和病历书写的意义。

病历是指在医务人员诊疗工作中形成的文字、符号、图表、影像、切片等资料的总和,包括门(急)诊病历和住院病历。病历书写是指医务人员通过问诊、体格检查、辅助检查、诊断、治疗、护理等医疗活动获得有关资料,并进行归纳、分析,整理形成医疗活动记录的行为。病历是临床医疗工作过程的全面记录,它反映了患者发病、病情演变、转归及诊疗情况,是临床医师进行正确诊断、抉择治疗及制订预防措施的科学依据。病历既是医院管理、医疗质量、临床教学和科研及信息管理的基本资料,也是医疗服务质量评价、医疗保险赔付的重要参考依据,同时病历还是有法律效力的医疗文件。病历书写中应特别重视相关的法律问题,如落实书写者的责任、反映患者的知情权和选择权、病历内容的真实完整性、连续性及相关证据的收集等。原卫生部已对病历书写作出严格规范与要求,严禁涂改、伪造、隐匿、销毁或抢夺病历资料。患者有权复印或复制门诊病历、住院病历,包括体温单、医嘱单、检验报告、医学影像资料、特殊检查同意书、手术同意书、手术及麻醉记录单、病理资料、护理记录等。因此,书写完整而规范的病历是每个医师必须掌握的一项临床基本功。各级医师必须以高度负责的精神和实事求是的科学态度,努力学习和刻苦练习,认真地写好病历。

(刘　原)

第二章
病历书写的基本要求

【学习要点】

本章重点介绍病历书写的基本要求。

（一）内容真实，书写及时

病历必须客观地、真实地反映病情和诊疗经过，不能臆想和虚构。这不仅关系到病历质量，而且也反映出医师的品德和作风。内容的真实来源于认真而仔细的问诊，全面而细致的体格检查，辩证而客观的分析以及正确科学的判断。

1. 病历书写内容应客观、真实、准确、完整、重点突出、层次分明。

2. 书写病历应注意要按各种文件完成时间的要求及时记录。门诊病历即时书写，急诊病历在接诊同时或处置完成后及时书写。入院病历、入院记录（包括再次或多次入院记录）应于患者入院后 24 小时内完成。24 小时内入出院记录应于患者出院后 24 小时内完成；24 小时内入院死亡记录应于患者死亡后 24 小时内完成。危急患者的病历应及时完成，因抢救危急患者未能及时书写病历的，应在抢救结束后 6 小时内据实补记，并注明抢救完成时间和补记时间，详细记录患者初始生命状态和抢救过程，包括向患者及其亲属告知的重要事项等有关资料。

3. 各项记录应注明年、月、日，急诊、抢救等记录应注明至时、分，采用 24 小时制和国际记录方式。如 2012 年 8 月 28 日下午 4 点 8 分，可写成：2012-08-28，16:08（月、日、时、分为单位数时，应在数字前加 0）。

（二）格式规范，项目完整

病历具有特定的格式，临床医师必须按规定格式进行书写。住院病历格式分为传统病历和电子病历两种，两者记录的格式和项目基本一致。前者系统而完整，经多年实践证明无论是用于资料储存还是人才培训都是十分有用的；后者简便，省时，便于计算机管理，有利于病历的规范化。

1. 各种表格栏内必须按项认真填写，无内容者画"—"。每张记录用纸均须完整填写眉栏（患者姓名、住院号、科别、床号）及页码。

2. 度量衡单位一律采用中华人民共和国法定计量单位。书写内容要完整，项目应填全，不可遗漏。

3. 各种检查报告单应分门别类按日期顺序整理好归入病历。

（三）表述准确，用词恰当

要使用规范的汉语和汉字书写病历，要运用通用的医学词汇和术语，力求精练、准确，语句通顺、标点正确。

1. 规范使用汉字，简化字、异体字以《新华字典》为准，不得自行杜撰。消灭错别字。双位以上的数字一律用阿拉伯数字书写，一位数字也可用汉字。

2. 病历书写应当使用中文和医学术语。通用的外文缩写和无正式中文译名的症状、体征、疾病名称、药物名称可以使用外文。患者所述的既往所患疾病和手术的名称应加引号。

3. 疾病诊断、手术、各种治疗操作的名称书写和编码应符合国际疾病分类（ICD-10、ICD-9-CM-3）的规范要求。

（四）字迹工整，签名清晰

病历书写字迹要清晰、工整，不可潦草，便于他人阅读。凡作记录或上级医师修改后，必须注明日期和时间，并由相应医务人员签署全名，以示负责。

1. 病历应当使用蓝黑墨水、碳素墨水书写，需复写的资料可用蓝色或黑色油水的圆珠笔书写。

2. 各项记录书写结束时应在右下角签全名，字迹应清楚易认。

3. 某些医疗活动需要的"知情同意书"应由患者或是法定代理人签名。

（五）审阅严格，修改规范

下级医师书写病历应由有执业资格的上级医师进行严格审阅、修改及签名。修改不等于涂改，应按照修改标准进行，原卫生部印发的《病历书写基本规范》已对病历书写作出严格规范与要求，严禁涂改病历资料。

1. 实习医务人员、试用期医务人员书写的病历应当经过在本医疗机构合法执业的医务人员审阅、修改并签名，审查修改应保持原记录清晰可辨，并注明修改时间。修改病历应在72小时内完成。上级医师审核签名应在署名医师的左侧，并以斜线相隔。

2. 进修医务人员应当由接收进修的医疗机构根据其胜任本专业工作的实际情况认定后书写病历。

3. 在书写过程中，若出现错字、错句，应在错字、错句上用双横线标示，不得采用刀刮、胶粘、涂黑、剪贴等方法抹去原来的字迹。

（六）法律意识，尊重权利

在病历书写中应注意体现患者的知情权和选择权。医务人员应当将治疗方案、治疗目的、检查和治疗中可能发生的不良后果以及对可能出现的危险的把握度及预处理方案如实告知患者或家属，并在病历中详细记载后由患者或家属签字确认，以保护患者对自身疾病的知情权。诊疗过程中如应用新的治疗方法、输血、麻醉、手术等多种治疗手段，医务人员应当就上述治疗手段以及治疗中可能发生的不良后果与患者或家属充分协商，并在病历中记录。当患者自主决定诊疗方法时患者本人应签字确认，充分体现患者自主选择权。这样在充分尊重患者权利、贯彻"以人为本"的人文理念的同时，也收集了相关的证据，保护医患双方的合法权利。

1. 对按照有关规定须取得患者书面同意方可进行的医疗活动（如特殊检查、特殊治疗、手术、试验性临床医疗等），应当由患者本人签署同意书。患者不具备完全民事行为能力时，应当由其法定代理人签字；患者因病无法签字时，应当由其近亲属签字，没有近亲属的，由其关系人签字；为抢救患者，在法定代理人或近亲属、关系人无法及时签字的情况下，可由医疗机构负责人或者被授权的负责人签字。

2. 因实施保护性医疗措施不宜向患者说明情况的，应当将有关情况通知患者近亲属，由患者近亲属签署同意书，并及时记录。患者无近亲属的或者患者近亲属无法签署同意书的，由患者的法定代理人或者关系人签署同意书。

3. 医疗美容应由患者本人或监护人签字同意。

（刘　原）

第三章
病历书写的种类、格式与内容

【学习要点】

本章重点介绍住院病历和门（急）诊病历书写的格式与内容。

第一节　住　院　病　历

广义的住院病历是患者住院期间在医疗活动过程中形成的各种资料；狭义的住院病历主要指医师将在问诊、体格检查、辅助检查、诊断、治疗等医疗活动中获得的有关资料，进行分析、归纳，整理形成的医疗文书，主要包括入院病历/入院记录、再次或多次入院记录、24小时内入出院记录、24小时内入院死亡记录，一般和特殊病程记录、各种知情同意书及病危/病重通知书等。

一、入院病历

入院病历是详细的入院记录和最完整的病历模式（俗称"实习医师大病历"），因此每个实习医师、住培（即指住院医师规范化培训）医师及住院医师必须掌握，一般由实习生、低年资住培医师或住院医师书写，要求在患者入院后24小时内完成。

（一）入院病历格式与内容

一　般　项　目

一般项目（general data）包括姓名、性别、年龄、婚姻、出生地（写明省、市、县）、民族、职业、工作单位、住址、病史叙述者（应注明与患者的关系）、可靠程度、入院日期（急危重症患者应注明时、分）、记录日期。需逐项填写，不可空缺。

病　　史

1. **主诉（chief complaint）**　即患者就诊最主要的症状（或体征）及其持续时间，一般为1~2句，20字左右。在一些特殊情况下，疾病已明确诊断，住院目的是进行某项特殊治疗（手术、化疗），此时可用病名，如白血病入院定期化疗。一些无症状（或体征）的实验室检查异常也可作为主诉，如发现血糖升高1个月。

2. **现病史（history of present illness）**　是入院病历的重点书写内容，应结合问诊内容，经分析整理后，围绕主诉进行描写，主要内容应包括以下方面。

（1）发病情况：发病的时间、地点，起病的缓急、前驱症状、可能的病因和诱因。

（2）主要症状的特点：按发生的时间先后顺序描述主要症状的部位、性质、持续时间及程度，也需记载与鉴别诊断有关的阴性资料。

（3）病情的发展与演变：起病后病情是持续性发作还是间歇性发作，是进行性加重还是逐渐好转，缓解或加重的因素等。

（4）伴随症状：描述伴随症状出现的时间、特点及其演变过程，特别是与主要症状之间的相互关系。

（5）发病以来诊治经过及结果：记录患者发病后到入院前，在院内、外接受检查与治疗的详细经过及效果。对患者提供的药名、诊断及手术名称需加引号（""）以示区别。

（6）发病以来一般情况：简要记录患者发病后的精神状态、睡眠、食欲、大小便、体力及体重等变化情况。

书写现病史时应注意：①凡与本次疾病直接有关的病史，虽年代久远亦应包括在内；②与本次疾病虽无紧密关系，但仍需治疗的其他疾病情况，可在现病史后另起一段予以记录；③现病史书写应注意详尽准确、层次清晰，尽可能反映疾病的发展和演变，对意外事件或可能涉及法律责任的伤害事故，应详细客观记录，不得主观臆测；④现病史描写的内容要与主诉保持一致。

3. 既往史（past history） 包括：①既往一般健康状况和疾病史；②预防接种及传染病史；③手术、外伤史及输血史；④食物或药物过敏史等。

4. 系统回顾（review of systems） 包括头部及其器官、呼吸系统、循环系统、消化系统、泌尿生殖系统、造血系统、内分泌与代谢系统、肌肉骨骼系统、神经系统及精神状态的常见症状。

5. 个人史（personal history） 主要内容如下。

（1）社会经历：包括出生地及居留地，是否到过其他地方病或传染病流行地区及其接触情况，如有无血吸虫病疫水接触史。

（2）生活习惯及嗜好：有无嗜好（烟、酒等），常用药品，是否使用麻醉药品与毒品及其用量和年限等。

（3）职业和工作条件：有无工业毒物、粉尘、放射性物质接触史。

（4）性生活史：有无不洁性交史，有无患过淋病、梅毒、艾滋病等。

（5）有无重大精神创伤史。

6. 月经史（menstrual history） 记录初潮年龄、行经期、月经周期以及末次月经时间（年、月、日）或绝经年龄，并记录月经量、颜色，有无血块、痛经、白带等情况。

记录格式如下。

$$初潮年龄\ \frac{行经期（天）}{月经周期（天）}\ 末次月经时间（LMP）或绝经年龄$$

例如：$14\ \dfrac{3\sim7}{28\sim30}\ LMP\ 2020\ 年\ 9\ 月\ 16\ 日$

7. 婚姻史（marital history） 记录未婚或已婚，结婚年龄、配偶健康状况与疾病、性生活情况。

8. 生育史（childbearing history） 生育情况按下列顺序写明：足月分娩数→早产数→自然流产或人工流产数→存活数。并记录计划生育措施。

9. 家族史（family history）

（1）父母、兄弟、姐妹及子女的健康情况，是否患有与患者同样的疾病；如已死亡，应记录死亡原因及年龄。

（2）家族中有无结核、肝炎、性病等传染性疾病。

（3）有无家族性遗传性疾病，如糖尿病、血友病等。

（以上各项内容的具体要求可参照第二篇第二章"问诊内容"）

体 格 检 查

1. 生命体征 体温　℃　脉搏　次/min　呼吸　次/min　血压　/　mmHg。

2. 一般状况 发育（正常、异常），营养（良好、中等、不良），身高、体重，体型（消瘦、肥胖），神志（清晰、淡漠、模糊、昏睡、谵妄、昏迷），体位（自主、被动、强迫），面容与表情（安静、忧虑、烦躁、痛苦、急性和慢性病容或特殊面容），检查能否合作。

3. 皮肤、黏膜 颜色（正常、潮红、苍白、发绀、黄染、色素沉着），温度，湿度，弹性，有无水肿、皮疹、瘀点、紫癜、皮下结节、肿块、蜘蛛痣、肝掌、溃疡和瘢痕，毛发的生长及分布。

4. 淋巴结 全身或局部淋巴结有无肿大（部位、大小、数目、硬度、活动度或粘连情况，局部皮肤有无红肿、波动、压痛、瘘管、瘢痕等）。

5. 头部及其器官

头颅:大小、形状,有无肿块、压痛、瘢痕,头发(疏密、色泽、分布)。

眼:眉毛(脱落、稀疏),睫毛(倒睫),眼睑(水肿、运动、下垂、挛缩),眼球(凸出、下陷、运动、震颤、斜视),结膜(充血、水肿、苍白、出血、滤泡),巩膜黄染,角膜(云翳、白斑、软化、溃疡、瘢痕、反射、色素环),瞳孔(大小、形态、对称或不对称、对光反射及集合反射)。

耳:耳郭有无畸形、分泌物、乳突压痛,听力。

鼻:有无畸形、鼻翼扇动、分泌物、出血、阻塞,有无鼻窦(额窦、筛窦、上颌窦)区压痛。

口腔:气味,有无张口呼吸,唇(畸形、颜色、疱疹、皲裂、溃疡、色素沉着),牙(龋牙、缺牙、义牙、残根、斑釉牙,注明位置),牙龈(色泽、肿胀、溃疡、溢脓、出血、铅线),舌(形态、舌质、舌苔、溃疡、运动、震颤、偏斜),黏膜(发疹、出血、溃疡、色素沉着),咽(色泽、分泌物、反射、腭垂位置),扁桃体(大小、充血、分泌物、假膜),喉(发音清晰、嘶哑、喘鸣、失音)。

6. 颈部　对称性,抵抗感,有无强直,有无颈静脉怒张、肝颈静脉回流征、颈动脉异常搏动,气管位置,甲状腺(大小、硬度、压痛、结节、震颤、血管杂音)。

7. 胸部　胸廓(对称性、畸形,有无局部隆起或塌陷、压痛),呼吸(频率、节律、深度),乳房(大小,对称性,乳头情况,有无包块、红肿和压痛),胸壁有无静脉曲张、皮下气肿等。

8. 肺和胸膜

视诊:呼吸运动(两侧对比),呼吸类型,有无肋间隙增宽或变窄。

触诊:胸廓扩张度,语音震颤(两侧对比),有无胸膜摩擦感、皮下捻发感等。

叩诊:叩诊音(清音、过清音、浊音、实音、鼓音及其部位),肺下界及肺下界移动度。

听诊:呼吸音(性质、强弱,异常呼吸音及其部位),有无干、湿啰音,胸膜摩擦音,语音共振(增强、减弱、消失)等。

9. 心脏

视诊:心前区隆起,心尖搏动或心脏搏动位置,范围和强度。

触诊:心尖搏动或心脏搏动的性质及位置,有无震颤(部位、期间)和摩擦感。

叩诊:心脏左、右浊音界。可用左、右第 2~5 肋间距前正中线的距离(cm)表示。须注明左锁骨中线距前正中线的距离(cm)。

听诊:心率,心律,心音的强弱,P_2 和 A_2 强度的比较,有无心音分裂、额外心音、杂音(部位、性质、时期、连续性、强度、传导方向以及与运动、体位和呼吸的关系),有无心包摩擦音等。

10. 桡动脉　脉搏频率、节律(规则、不规则、脉搏短绌),有无奇脉等,搏动强度,动脉壁弹性,紧张度(注意左右对比)。

11. 周围血管征　有无毛细血管搏动、枪击音、水冲脉和动脉异常搏动。

12. 腹部　腹围(有腹腔积液或腹部包块时测量)。

视诊:形状(对称、平坦、膨隆、凹陷),呼吸运动,胃肠蠕动波,上腹部波动,有无皮疹、色素、条纹、瘢痕、腹壁静脉曲张(及其血流方向),疝和局部隆起(器官或包块)的部位、大小、轮廓,腹部体毛。

触诊:腹壁紧张度,有无压痛、反跳痛、液波震颤、振水声、肿块(部位、大小、形状、硬度、压痛、移动度、表面情况、搏动)。

肝脏:大小[右叶以右锁骨中线肋下缘至肝下缘的距离(cm)表示,左叶以前正中线剑突下至肝下缘的距离(cm)表示],质地(Ⅰ度:软;Ⅱ度:韧;Ⅲ度:硬),表面(光滑度),边缘,有无结节、压痛和搏动等。

胆囊:大小,形态,有无压痛、墨菲征。

脾脏:大小,质地,表面,边缘,移动度,有无压痛、摩擦感,脾脏明显肿大时以三线测量法表示。

肾脏:大小,形状,硬度,移动度,有无压痛。

膀胱:膨胀、肾及输尿管压痛点。

叩诊:肝上界在第几肋间,肝浊音界(缩小、消失),肝区叩击痛,有无移动性浊音、高度鼓音、肾区叩击痛等。

听诊:肠鸣音(正常、增强、减弱、消失、金属音),有无振水音和血管杂音等。

13. 肛门、直肠　根据病情需要作相应检查。有无肛裂、肛瘘、痔、直肠脱垂等。直肠指诊(括约肌紧张度,有无狭窄、肿块、触痛、指套染血等;前列腺大小、硬度,有无结节及压痛等)。

14. 外生殖器　根据病情需要作相应检查。

男性:包皮,阴囊,睾丸,附睾,精索,有无发育畸形、鞘膜积液。

女性:检查时必须有女医护人员在场,必要时请妇科医师检查。包括外生殖器(阴毛、大小阴唇、阴蒂、阴阜)和内生殖器(阴道、子宫、输卵管、卵巢)。

15. 肌肉骨骼系统

脊柱:活动度,有无畸形(侧凸、前凸、后凸)、压痛和叩击痛等。

四肢:有无畸形,杵状指(趾),静脉曲张,水肿,骨折。

关节:红肿、疼痛、压痛、积液、脱臼、活动度受限、畸形、强直、水肿。

肌肉:萎缩,肢体瘫痪或肌张力增强、减弱。

16. 神经系统　酌情作脑神经、感觉、运动和神经反射检查。

生理反射:浅反射(角膜反射、腹壁反射、提睾反射),深反射(肱二头肌反射、肱三头肌反射及膝反射、跟腱反射)。

病理反射:巴宾斯基征、奥本海姆征、戈登征、查多克征(Chaddock sign)、霍夫曼征。

脑膜刺激征:颈项强直、克尼格征、布鲁津斯基征。

必要时作运动、感觉等神经系统的其他检查。

17. 专科情况　按各专科要求内容记录,如外科情况、妇科(妇科/产科)情况、眼科、耳鼻咽喉科、口腔科、神经科及精神科情况等。

辅 助 检 查

辅助检查指入院前所作的与本次疾病相关的主要检查及其结果,应分类按检查时间顺序记录检查结果,如系在其他医疗机构所作检查,应当写明该机构名称及检查号。

病 历 摘 要

将病史、体格检查、辅助检查的主要资料摘要综合,主要内容包括提示诊断的重要阳性结果和具有重要鉴别意义的阴性结果,使其他医师或会诊医师通过摘要内容能了解基本的病情。

初步诊断

医师签名或盖章

诊 断

诊断名称应确切,分清主次,按顺序排列,主要疾病在前,次要疾病在后,并发症列于有关主病之后,伴发病排列在最后。诊断应尽可能地包括病因诊断、病理解剖部位和功能诊断。对一时难以肯定诊断的疾病,可在病名后加"?"。一时既查不清病因,也难以判定在形态和功能方面改变的疾病,可暂以某症状待诊或待查,并应在其下注明一两个可能性较大或待排除疾病的病名,如"左侧胸腔积液原因待查:结核? 肿瘤?"。

1. 初步诊断　初步诊断是指经治医师根据患者入院时的情况,综合分析后所作出的诊断。如初步诊断为多项时,应当主次分明。对待查病例应列出可能性较大的诊断。初步诊断写在入院病历或入院记录末页中线右侧。

2. 入院诊断　患者住院后,主治医师第一次查房所确定的诊断为"入院诊断"。入院诊断写在初步诊断的下方,并注明日期。如入院病历或入院记录系主治医师书写,则可直接写"入院诊断",而不写"初步诊断"。入院诊断与初步诊断相同时,上级医师只需在病历上签名,则初步诊断即被视为入院诊断,不需重复书写入院诊断。

3. 修正诊断(包含入院时遗漏的补充诊断) 凡以症状待诊的诊断以及初步诊断、入院诊断不完善或不准确,上级医师应作出"修正诊断",修正诊断写在入院病历或入院记录末页中线左侧,并注明日期,修正医师签名。

(二)入院病历举例

一 般 项 目

姓名:张××	出生地:上海市
性别:女	民族:汉族
年龄:40 岁	入院日期:2023 年 8 月 4 日
婚姻:已婚	记录日期:2023 年 8 月 4 日
职业:家庭妇女	病史陈述者:患者本人
现住址:长春市××局宿舍	可靠程度:可靠
工作单位:无	电话:0431-××××××××

病 史

主诉 劳累后心悸、气促 7 年,下肢水肿 4 天。

现病史 7 年前开始每遇过劳或登楼时即出现心悸、气短,休息后可减轻。曾在重庆某医院胸部透视检查发现"心脏扩大",但因不影响做家务,故未继续诊治。5 年前来长春,因天气寒冷经常受凉后咳嗽,休息时亦感心悸、气促,夜间喜高枕卧位,曾因发热在长春市××医院,经注射"青霉素"(药量不详)、"葡萄糖"及卧床休息 2 周治疗,症状消失。近 2 年来自觉腹部逐渐膨大,但无下肢水肿,未重视。1 个月前因劳累和受凉后,出现咽痛、咳嗽、咳痰,痰中带血,伴心悸、气促,不能平卧。就诊于当地卫生所,经服"止咳剂"和静脉注射"青霉素",上述症状未见明显好转。近 4 天来下肢出现水肿,伴腹胀,病程中从未用过"洋地黄"治疗。为求进一步诊治遂来我院,门诊以"心力衰竭"收住院。发病以来精神不佳,睡眠和食欲差,尿少色深,大便成形,每日 1 次,体重无明显下降。

既往史 体质较弱,自幼经常有咽痛发作。11 年前曾患"疟疾",服"奎宁"1 周后症状消失。否认肝炎、结核等急、慢性传染病史,无高血压、糖尿病等其他慢性病史,无游走性关节痛史。无药物和食物过敏史,无输血史,无外伤及手术史。预防接种史不详。

系统回顾

头部及其器官:无视力障碍、耳聋、耳鸣、眩晕、鼻出血、牙痛、牙龈出血及声嘶史。

呼吸系统:除上述咽痛、咳嗽、咳痰、咯血、呼吸困难、发热病史外,无胸痛、盗汗。

循环系统:见现病史。

消化系统:无嗳气、反酸、吞咽困难、腹胀、腹痛、腹泻、呕吐、黄疸、呕血和黑便史。

泌尿生殖系统:无尿频、尿急、尿痛、腰痛、血尿、排尿困难、尿量异常、颜面水肿、外生殖器溃疡史。

内分泌系统与代谢:无畏寒、怕热、多汗、乏力、头痛、心悸、食欲异常、烦渴、多尿、水肿、肥胖史。

造血系统:无皮肤苍白、头晕、眼花、皮肤瘀点、皮肤瘀斑、淋巴结肿大、肝脾大、骨骼痛病史。

神经系统:无头痛、晕厥、记忆力减退、皮肤感觉异常感或抽搐、语言障碍、意识障碍病史。

肌肉与骨关节系统:3 年前起于天冷或气候变化时两膝关节发作痛,无游走性,局部无红肿及活动障碍,无肌肉萎缩及肢体乏力史。

精神状态:无幻觉、妄想、定向力障碍、情绪异常史。

个人史 原籍上海,5 年前来长春。无疫区接触史及外地久居史。初中文化程度,婚后未工作。无烟酒等不良嗜好,无不洁性交史,无结核病患者密切接触史。

月经史 15 $\dfrac{4\sim5}{28\sim30}$ LMP 2023 年 7 月 26 日,无血块及痛经史,白带量不多,无异味。

婚姻史　适龄结婚,配偶体健,夫妻关系和睦,否认爱人有性病史。

生育史　已婚未生育。

家族史　父母均健在,有 2 个姐姐及 2 个弟弟,除大姐患有膝关节痛外余均体健。否认家族中有类似病例及其他家族遗传疾病史。

<h2 style="text-align:center">体 格 检 查</h2>

体温 38℃,脉搏 70 次/min,呼吸 30 次/min,血压 100/70mmHg。

一般状况　发育正常,营养不良,体型瘦长,慢性病容,神志清楚,表情淡漠,懒于答言,半卧位,呼吸短促。

皮肤、黏膜　温度较高,稍干燥,两臂及后背有脱屑,未见皮疹或出血。

淋巴结　两颌下均可触及一个直径约 1.5cm 的淋巴结,质软、活动可、轻度压痛。其他部位浅表淋巴结无肿大。

头部　头形如常,头发色黑,有光泽,分布均匀,头部无瘢痕,双颊潮红。

眼:眼睑无水肿,睑结膜未见出血,轻度充血,巩膜轻度黄染,角膜透明,瞳孔等大等圆、对光反射存在,集合反射存在。

耳:听力尚佳,无流脓,乳突无压痛。

鼻:通畅,无流涕,额窦、上颌窦区无压痛。

口腔:唇色发绀,牙齿排列整齐,无龋齿,牙龈无红肿、溢脓。两侧扁桃体Ⅱ度肿大,轻度充血,右侧扁桃体可见 3~4 个针尖大小白色渗出物。咽喉部稍发红,声音无嘶哑。

颈部　无抵抗,两侧对称,颈静脉怒张并可见颈动脉搏动,肝颈静脉回流征阳性,气管居中,甲状腺不肿大。

胸部　胸廓对称,胸式呼吸为主,呼吸较浅促,节律规整,乳房扁平、松弛,无硬结。

肺和胸膜

视诊:呼吸运动两侧相等。

触诊:两侧呼吸动度均等,双侧语音震颤无明显差别,无胸膜摩擦感。

叩诊:呈清音,肺下缘位于右侧锁骨中线上第 5 肋间,右侧肩胛线第 9 肋间,左侧肩胛线第 10 肋间,移动度约 4cm。

听诊:双肺有散在干啰音,双下肺可闻及湿啰音,以右侧为著。

心脏

视诊:心尖搏动弥散,以左侧第 5 肋间锁骨中线外 2.5cm 处最明显。

触诊:心尖搏动位置同上,可触及震颤。

叩诊:心界向两侧扩大,心脏相对浊音界如表 6-3-1 所示。

表 6-3-1　心脏相对浊音界

右界/cm	肋间	左界/cm
2.0	Ⅱ	5.0
4.0	Ⅲ	7.5
5.0	Ⅳ	9.5
	Ⅴ	11.0

注:左锁骨中线距前正中线 8.5cm。

听诊:心率 100 次/min,心律绝对不齐,心音强弱不等,肺动脉瓣区第二心音亢进,心尖部可闻及舒张中期隆隆样杂音和收缩期 5/6 级吹风样杂音,收缩期杂音向左腋下传导。

周围血管征　无毛细血管搏动、枪击音、水冲脉及动脉异常搏动。

腹部

视诊:稍隆起,腹壁静脉怒张,血流上行,未见肠型或蠕动波。

触诊:腹软,无压痛,肝脏在右侧锁骨中线肋缘下5cm可触及,质较硬,边缘清楚,表面光滑,轻度压痛。脾未触及。

叩诊:腹中部呈鼓音,两侧叩诊呈浊音,移动性浊音阳性。

听诊:可闻及肠鸣音,2次/min。

外生殖器及肛门　阴毛分布正常,外阴发育正常,无瘢痕及溃疡,无直肠脱垂及痔核。

肌肉骨骼系统

脊柱:弯度正常,未见畸形,活动度正常,无压痛或叩击痛。

四肢:指端轻度发绀,双下肢中度凹陷性水肿。未见杵状指、趾,未见肌肉萎缩及静脉曲张,关节无红肿、压痛及畸形,运动功能正常,关节活动不受限。

神经系统　腹壁反射、肱二头肌反射、膝反射及跟腱反射正常。霍夫曼征、巴宾斯基征(-),奥本海姆征(-),克尼格征(-),布鲁津斯基征(-)。

辅 助 检 查

血常规(2023年8月4日,本院门诊):红细胞 $3.9 \times 10^{12}/L$,血红蛋白 115g/L,白细胞 $14.0 \times 10^{9}/L$,中性粒细胞82%,嗜酸性粒细胞1%,淋巴细胞16%,单核细胞1%。

尿常规(2023年8月4日,本院门诊):深黄色,微浊,酸性,比重1.019,蛋白(+),糖(-)。沉渣,白细胞 3~5 个/高倍视野。透明管型(+)/低倍视野。

摘 要

患者,张××,女,40岁。家庭主妇,因劳累后心悸、气促7年,下肢水肿4天之主诉入院。7年前出现活动后心悸、气短,未重视。近1个月来症状加重,咳痰带血,夜间不能平卧,近4天来下肢水肿、尿少,于2023年8月4日以"心力衰竭"住院。病程中未用过"洋地黄"治疗。

体格检查:体温38℃,脉搏70次/min,呼吸30次/min,血压100/70mmHg。一般状况较差,半卧位,呼吸短促,巩膜轻度黄染,口唇发绀,指端轻度发绀,颈静脉怒张,肝颈静脉回流征阳性。双肺散在干啰音,双下肺可闻及湿啰音。心尖部可触及震颤,心界向两侧扩大,心尖部闻及5/6级吹风样收缩期杂音及中度隆隆样舒张中期杂音,肺动脉瓣区第二心音亢进,心率快,心律绝对不齐,心音强弱不等,脉搏短绌。肝大肋下5cm,轻压痛,移动性浊音阳性,双下肢中度凹陷性水肿。

门诊检查:红细胞 $3.9 \times 10^{12}/L$,血红蛋白 115g/L,白细胞 $14.0 \times 10^{9}/L$,中性粒细胞82%。尿常规除蛋白质(+)以及沉渣中可见少量白细胞及透明管型外余无异常。

初步诊断:

   1. 风湿性心瓣膜病

      二尖瓣狭窄并关闭不全

      心房颤动

      心功能Ⅳ级

   2. 慢性扁桃体炎急性发作

医师签名:(手写)

二、入院记录

(一) 入院记录格式与内容

1. 入院记录为入院病历的简要形式,要求重点突出,简明扼要,并且在入院24小时内完成,一般由住院医师包括高年资住培医师书写。其主诉、现病史与入院病历相同,无系统回顾,其他病史(如既往史、个人史、月经生育史、家族史)和体格检查可以简明记录,免去摘要。

2. 入院记录的格式与内容举例如下(按上述的入院病历编写)。

(二) 入院记录举例

入 院 记 录

一般项目　同入院病历逐项记录

主诉　劳累后心悸、气促 7 年,下肢水肿 4 天。

现病史　7 年前开始每遇过劳或登楼时即出现心悸、气短,休息后可减轻。曾在重庆某医院胸部透视检查发现"心脏扩大",但因不影响做家务,故未继续诊治。5 年前来长春,因天气寒冷经常受凉后咳嗽,休息时亦感心悸、气促,夜间喜高枕卧位,曾因发热在长春市 ×× 医院,经注射"青霉素"(药量不详)、"葡萄糖"及卧床休息 2 周治疗,症状消失。近 2 年来自觉腹部逐渐膨大,但无下肢水肿,未重视。1 个月前因劳累和受凉后,出现咽痛、咳嗽、咳痰,痰中带血,伴心悸、气促,不能平卧。就诊于当地卫生所,经服"止咳剂"和静脉注射"青霉素",上述症状未见明显好转。近 4 天来下肢出现水肿,伴腹胀,病程中从未用过"洋地黄"治疗。为求进一步诊治遂来我院,门诊以"心力衰竭"收住院。发病以来精神不佳,睡眠和食欲差,尿少色深,大便成形,每日 1 次,体重无明显下降。

既往史　自幼体弱,经常有咽痛发作。11 年前曾患"疟疾",服"奎宁"后痊愈,无游走性关节痛史。无药物和食物过敏史,无输血史,无外伤及手术史。

个人史　原籍上海,5 年前来长春。无烟酒嗜好,无不洁性交史,无结核病病史及结核患者密切接触史。

月经史　$15\dfrac{4\sim5}{28\sim30}$ LMP 2023 年 7 月 26 日,无血块及痛经史。

婚育史　已婚未生育,配偶体健,否认爱人有性病史。

家族史　父母均健在,有 2 个姐姐及 2 个弟弟,除大姐有膝关节痛外余均健康,否认家族中有类似病例及其他家族遗传疾病史。

体 格 检 查

体温 38℃,脉搏 70 次/min,呼吸 30 次/min,血压 100/70mmHg。

一般状况较差,慢性病容,神志清楚,半卧位,懒于答言,皮肤温度较高,稍干燥,两臂部及后背有脱屑,未见皮疹或出血。两颌下均可触及一个直径约 1.5cm 的淋巴结,质软、活动可,轻度压痛。口唇发绀,指端轻度发绀,巩膜轻度黄染。眼睑无水肿,睑结膜未见出血,颈无抵抗,颈静脉怒张并可见颈动脉搏动,肝颈静脉回流征阳性,气管居中,甲状腺不肿大。胸廓对称,呼吸较浅促,节律规整,呼吸运动两侧相等,双侧语音震颤正常,无胸膜摩擦感。双肺叩诊呈清音,听诊有散在干啰音,两下肺可闻及湿啰音,以右侧为著。心尖搏动弥散,以左侧第 5 肋间锁骨中线外 2.5cm 处最明显。心尖部可触及震颤,心界向双侧扩大,心率 100 次/min,与脉搏不一致,心律绝对不齐。心尖部闻及 5/6 级吹风样收缩期杂音及中度隆隆样舒张中期杂音,向左腋下传导,肺动脉瓣区第二心音亢进。腹软,稍隆起,肝脏在右侧锁骨中线肋缘下 5cm 可触及,质较硬,边缘清楚,表面光滑,轻度压痛,脾未触及。移动性浊音阳性。肛门及外生殖器正常。双下肢中度凹陷性水肿,关节无红肿,活动不受限。膝反射正常。克尼格征及巴宾斯基征为阴性。

辅助检查:入院当日本院门诊查红细胞 3.9×10^{12}/L,血红蛋白 115g/L,白细胞 14.0×10^9/L,中性粒细胞 82%;尿常规检查除蛋白质(+)以及沉渣中可见少量白细胞及透明管型外余无异常。

初步诊断:

1. 风湿性心瓣膜病

　　二尖瓣狭窄并关闭不全

　　心房颤动

　　心功能Ⅳ级

2. 慢性扁桃体炎急性发作

医师签名:(手写)

三、再次或多次入院记录

再次或多次入院记录是指患者因同一种疾病再次或多次住入同一医疗机构时书写的记录,要求及内容基本同入院记录,应在病历上注明本次为第几次住院。要特别注意,此次主诉同以往的要求一致,即记录本次的主要症状(或体征)及持续时间,但现病史中则要求首先将过去诊治经过进行小结,然后再重点描述本次发病情况。对既往史、系统回顾、个人史可以从略,但需注明"参阅前病历",如有新的情况应加以补充。如因新患疾病而再次入院,需按首次入院病历格式编写,并将过去住院所诊断的疾病列入既往史中。

四、24 小时内入出院记录

患者入院不足 24 小时出院的,可以书写 24 小时内入出院记录。内容包括患者姓名、性别、年龄、职业,入院时间,出院时间,主诉,入院情况,入院诊断,诊疗经过,出院情况,出院诊断,出院医嘱,医师签名等。

五、24 小时内入院死亡记录

患者入院不足 24 小时死亡的,可以书写 24 小时内入院死亡记录。内容包括患者姓名、性别、年龄、职业,入院时间,死亡时间,主诉,入院情况,入院诊断,诊疗经过(抢救经过),死亡原因,死亡诊断,医师签名等。

六、其他医疗文书

(一)病程记录

病程记录是指患者在整个住院期间病情发展变化和诊治过程的经常性、连续性记录。病程记录由经治医师书写,也可以由实习医务人员或试用期医务人员书写,但应有经治医师签名。内容要真实,记录要及时,要有分析判断和预见,有计划,有总结,要全面、系统,重点突出。内容包括患者的病情变化情况、重要的辅助检查结果及临床意义、上级医师查房意见、会诊意见、医师分析讨论意见、所采取的诊疗措施及效果、医嘱更改及理由、向患者及其近亲属告知的重要事项等。病程记录的质量可反映出医疗水平的高低。书写病程记录时,首先标明记录时间(采用 24 小时制记录),另起一行记录具体内容。对病危患者应当根据病情变化随时书写病程记录,每天至少 1 次,记录时间应当具体到分钟。对病重患者,至少 2 天记录一次病程记录。对病情稳定的患者,至少 3 天记录一次病程记录。病程记录的具体内容与要求如下。

1. **首次病程记录** 即入院后由经治医师或值班医师书写的第一次病程记录,应当在患者入院 8 小时内完成。它的内容、格式与一般病程记录不同,内容包括病例特点、拟诊讨论(诊断依据及鉴别诊断)及诊疗计划等。

(1)病例特点:应当在对病史、体格检查和辅助检查进行全面分析、归纳和整理后写出本病例特征,包括阳性发现和具有鉴别诊断意义的阴性症状和体征等。

(2)拟诊讨论(诊断依据及鉴别诊断):根据病例特点,提出初步诊断和诊断依据,对诊断不明的写出鉴别诊断并进行分析;并对下一步诊治措施进行分析。

(3)诊疗计划:提出具体的检查及治疗措施安排。

2. **日常病程记录** 内容可包括:①患者自觉症状、情绪、心理状态,饮食、睡眠、大小便情况,根据病情需要进行有针对性的记录;②病情变化、症状或体征的改变及新的发现,各项实验室及器械检查结果,以及对这些结果的分析、判断和评价;③各种诊疗操作的记录,如胸腔穿刺、腹腔穿刺、骨髓穿刺、腰椎穿刺、内镜检查、心导管检查、起搏器安置、各种造影检查等;④对临床诊断的补充或修正以及修改临床诊断的依据;⑤治疗情况,用药理由及反应,医嘱变更及其理由;⑥家属及有关人员的反映、希望和意见,医师向家属及有关人员介绍的情况;⑦记录时间及签名。

3. 上级医师查房记录　主要记录上级医师对患者病情的分析、诊断、鉴别诊断和对当前治疗以及下一步诊疗方面的意见,并且要注明查房医师的姓名和职称,在病程记录中要体现三级医师查房(主任/副主任医师、主治医师、住院医师)。主治医师首次查房记录应当于患者入院48小时内完成,日常查房记录间隔时间视病情和诊疗情况确定。对疑难、危重患者,必须及时请科主任或具有副主任医师以上专业技术职务任职资格医师查房并记录,内容包括查房医师的姓名、专业技术职务及对病情的分析和诊疗意见等。

4. 疑难病例讨论记录　指对于危重或诊治有困难的病例,由科主任或副主任医师以上专业技术职务任职资格医师组织有关医务人员对患者的诊断和治疗进行讨论的记录,内容包括讨论时间、主持人、参加人员的姓名和职称、具体讨论意见及主持人小结等,主持人和记录者须签名。

5. 交(接)班记录　管床医师因工作需要或轮转科室培训需要交接班时,要书写交接班记录。交班记录应在交班之前由交班医师书写完成,接班记录应由接班医师于接班后24小时内完成。内容包括入院日期,交接班日期,患者姓名、性别、年龄,主诉,入院情况,入院诊断,诊治经过,目前诊疗情况,交班注意事项,接班诊疗计划及医师签名。

6. 转科记录　是指患者在住院期间出现其他科情况,经有关科室会诊同意转科后,由转出科室和转入科室经治医师分别写的记录,包括转出记录和转入记录。转出记录由转出科室医师在患者转出科室前书写完成,可写在病程记录页内,不必另立专页。转入记录由转入科室医师于患者转入后24小时内完成。转科记录的内容包括入院日期、转出或转入日期,转出与转入科室,患者姓名、性别、年龄,主诉,入院情况,入院诊断,诊疗经过,目前情况,目前诊断,转科目的及注意事项或转入诊疗计划,医师签名等。

7. 有创诊疗操作记录　在临床诊疗活动过程中进行的各种诊断、治疗性操作(如胸腔穿刺、腹腔穿刺等),应当在操作完成后即刻书写记录。内容包括操作时间、操作名称、操作步骤、结果及患者一般情况,记录过程是否顺利、有无不良反应,术后注意事项及是否向患者说明,操作医师签名。

8. 会诊记录　患者在住院期间出现其他科情况或疑难问题,需要有关科室或者其他医疗机构协助诊疗时,分别由申请医师和会诊医师书写的记录(一般写在会诊申请单内),其内容包括申请会诊记录和会诊意见记录。申请会诊记录应当简要说明患者病情及诊疗情况、申请会诊的理由和目的,还需要申请会诊医师签名等。常规会诊意见记录应当由会诊医师在会诊申请发出后48小时内完成,急会诊时会诊医师应当在会诊申请发出后10分钟内到场,并在会诊结束后即刻完成会诊记录。会诊记录包括会诊时间、临床表现、病情分析与诊断处理意见、会诊医师所在的科别或者医疗机构名称、会诊医师签名等。申请会诊医师应在病程记录中记录会诊意见执行情况。

9. 抢救记录　当患者病情危重时,抢救过程需要书写记录,由参加抢救的医师在抢救结束后6小时内据实补记,并加以注明。内容包括病情变化时间和情况、抢救时间、抢救措施、参加抢救的医务人员姓名及职称。记录抢救时间应当具体到分钟。

10. 阶段小结　患者住院时间较长,病情有重大转折或超过1个月者可作阶段小结。内容包括入院日期,小结日期,患者姓名、性别、年龄,主诉,入院情况,入院诊断,诊治经过,目前诊断,目前情况,诊疗计划和医师签名。交(接)班记录、转科记录可代替阶段小结。

11. 术前小结　是患者手术前由经治医师对患者病情所作的总结。内容包括简要病情、术前诊断、手术指征、拟行手术名称和方式、拟行麻醉方式、注意事项,并记录手术者术前查看患者的相关情况等。

12. 术前讨论　是指因患者病情较重或手术难度较大,手术前在上级医师主持下,对拟实施手术方式和术中可能出现的问题及应对措施所作的讨论。讨论内容包括术前准备情况、手术指征、手术方案、可能出现的意外及防范措施、参加讨论人员的姓名及专业技术职务、具体讨论意见及主持人小结意见、讨论日期、记录者的签名等。

13. **麻醉术前访视记录** 麻醉实施前,由麻醉医师对患者拟行麻醉方式进行风险评估的记录。麻醉术前访视可另立单页,也可在病程中记录。内容包括姓名、性别、年龄、科别、病案号,患者一般情况、简要病史、与麻醉相关的辅助检查结果、拟行手术方式、拟行麻醉方式、麻醉适应证及麻醉中需注意的问题、术前麻醉医嘱,麻醉医师签字并填写日期。

14. **麻醉记录** 指麻醉医师在手术过程中施行麻醉的经过和处理情况。内容包括患者一般情况、麻醉前用药、术前诊断、术中诊断、麻醉方式、麻醉期间用药、手术中患者出现的异常情况和处理经过、手术起止时间、麻醉效果及麻醉医师签名。

15. **手术记录** 是指手术者书写的反映手术一般情况、手术经过、术中发现及处理等情况的特殊记录,应当在术后 24 小时内完成。特殊情况下由第一助手书写时,应有手术者签名。手术记录应当另页书写,内容包括一般项目(患者姓名、性别、科别、病房、床位号、住院病历号或病案号)、手术日期、术前诊断、术中诊断、手术名称、手术者及助手姓名、麻醉方法、手术经过、术中出现的情况及处理等。

16. **手术安全核查记录** 是指由手术医师、麻醉医师和巡回护士三方,在麻醉实施前、手术开始前和患者离开手术室前,共同对患者身份、手术部位、手术方式、麻醉及手术风险、手术使用物品等内容进行核对的记录,输血的患者还应对血型、用血量进行核对。应由手术医师、麻醉医师和巡回护士三方核对、确认并签字。

17. **手术清点记录** 是指巡回护士对手术患者术中所用血液、器械、敷料等的记录,应当在手术结束后即时完成。手术清点记录应当另页书写,内容包括患者姓名、住院病历号(或病案号)、手术日期、手术名称、术中所用各种器械和敷料数量的清点核对、巡回护士和手术器械护士签名等。

18. **术后首次病程记录** 指参加手术的医师在术后即时完成的记录。内容包括手术时间、术中诊断、麻醉方式、手术方式、手术简要经过、术后处理措施和应当特别注意观察的事项等。

19. **麻醉术后访视记录** 指麻醉实施后,由麻醉医师对术后患者麻醉恢复情况进行访视的记录。麻醉术后访视记录可另立单页,也可在病程中记录。内容包括姓名、性别、年龄、科别、病案号,患者一般情况、麻醉恢复情况、清醒时间、术后医嘱、是否拔除气管插管等。

20. **出院记录** 患者出院时需写出院记录,应在患者出院前完成。内容包括:①姓名、性别、年龄、入院诊断、入院日期、出院诊断、出院日期、住院时间;②各种特殊检查号码(如住院号、X 线片号、CT 号、病理号、心电图号等);③简述入院理由、病史及体征、主要检查结果、住院期间病情变化及诊疗经过;④出院时情况:包括症状、体征、重要的检查及治疗结果(痊愈、好转、无效、恶化、并发症、后遗症);⑤出院时医嘱、注意事项和要求;⑥患者出院时,应在其门诊病历上书写"出院记录",内容包括:入院日期、出院日期、住院时间、住院号和各种检查登记号、诊疗经过、主要检查结果、出院诊断、出院时情况及医嘱。

21. **死亡记录** 指经治医师对死亡患者住院期间诊疗和抢救经过的记录,应当在患者死亡后 24 小时内完成。内容包括入院日期、死亡时间、入院情况、入院诊断、诊疗经过(重点记录病情演变、抢救经过)、死亡原因、死亡诊断等。记录死亡时间应当具体到分钟。

22. **死亡讨论记录** 指在患者死亡 1 周内,由科主任或具有副主任医师以上专业技术职务任职资格的医师主持,对死亡病例进行讨论和分析的记录。内容包括讨论日期、主持人及参加人员姓名和专业技术职务、具体讨论意见及主持人小结意见、记录者的签名等。

(二) 知情同意书

根据《中华人民共和国医师法》《医疗机构管理条例》《医疗事故处理条例》及《医疗美容服务管理办法》系列文件,凡在临床诊治过程中,需行手术治疗、特殊检查、特殊治疗、试验性临床医疗和医疗美容的患者,应对其履行告知义务,并详尽填写同意书。

1. 注意事项

(1)经治医师或主要实施者必须亲自使用通俗语言向患者或其近亲属、法定代理人、关系人告知患者的病情、医疗措施、目的、名称、可能出现的并发症及医疗风险等,并及时解答其咨询的问题。

（2）同意书必须经患者或其近亲属、法定代理人、关系人签字，医师签全名。同意书一式两份，医患双方各执一份。医疗机构应将其归入病历中保存。门诊的各同意书交病案室存档，其保管期限同门诊病案。

（3）由患者近亲属或法定代理人、关系人签字的，应提供授权人的授权委托书、身份证明及被委托人的身份证明，并提供身份证明的复印件。授权委托书及身份证明的复印件随同同意书归档。

（4）新技术、试验性临床医疗等项目应按国家有关规定办理手续，并如实告知患者及其近亲属。

（5）医疗美容必须向就医者本人或其近亲属告知治疗的适应证、禁忌证、医疗风险及注意事项，并取得就医者本人或监护人的签字同意。

2. 常用同意书

（1）手术同意书：是指手术前，经治医师向患者告知拟实施手术的相关情况，并由患者签署是否同意手术的医学文书。内容包括术前诊断、手术名称、术中或术后可能出现的并发症、手术风险、患者签署意见及签名、经治医师及术者签名等。

（2）麻醉同意书：指麻醉前，麻醉医师向患者告知拟实施麻醉的相关情况，并由患者签署是否同意麻醉意见的医学文书。内容包括患者姓名、性别、年龄、病案号、科别，术前诊断、拟行手术方式、拟行麻醉方式和患者基础疾病及可能对麻醉产生影响的特殊情况、麻醉中拟行的有创操作和监测、麻醉风险、可能发生的并发症及意外情况，患者签署意见并签名，麻醉医师签名并填写日期。

（3）特殊检查、特殊治疗同意书：指在实施特殊检查、特殊治疗前，经治医师向患者告知特殊检查、特殊治疗的相关情况，并由患者签署是否同意检查、治疗的医学文书。内容包括特殊检查、特殊治疗项目名称、目的、可能出现的并发症及风险、患者及医师签名等。

（4）输血治疗知情同意书：指输血前，经治医师向患者告知输血的相关情况，并由患者签署是否同意输血的医学文书。输血治疗知情同意书内容包括患者姓名、性别、年龄、科别、病案号，诊断、输血指征、拟输血成分、输血前有关检查结果、输血风险及可能产生的不良后果，患者签署意见并签名，医师签名并填写日期。

（三）病危（重）通知书

指在患者病情危重时，由经治医师或值班医师向患者家属告知病情，并由患者签名的医疗文书。内容包括患者姓名、性别、年龄、科别，目前诊断及病情危重情况，患方签名，医师签名并填写日期。一式两份，一份交患方保存，另一份归病历中保存。

（四）住院病案首页

根据原国家卫生和计划生育委员会办公厅关于《住院病案首页数据填写质量规范（暂行）》和《住院病案首页数据质量管理与控制指标（2016 版）》的通知，住院病案首页是医务人员使用文字、符号、代码、数字等方式，将患者住院期间相关信息精炼汇总在特定的表格中，形成的病历数据摘要。住院病案首页是病案中信息最集中、最重要、最核心的部分，内容包括患者基本信息、住院过程信息、诊疗信息、费用信息等，填写要求客观、真实、及时、规范、完整。由经治医师于患者出院或死亡后 24 小时内完成，经编码员审核编码后上传至医疗保险和行政管理机构的信息平台。医疗保险机构通过住院病案首页提供的信息，审核医疗行为的合理性和必须性，并将其作为统筹支付的重要依据。医疗行政管理机构通过住院病案首页信息反映出的疾病严重程度、治疗的复杂性及消耗的医疗资源，评价医疗机构和专科的医疗服务水平，决定医院在全国绩效考核中的成绩。住院病案首页应当使用规范的疾病诊断和手术操作名称，其名称书写和编码应符合国际疾病分类（International Classification of Diseases，ICD）的规范要求。疾病诊断编码应当统一使用 ICD-10，手术和操作编码应当统一使用 ICD-9-CM-3。今后随着按疾病诊断相关分组（diagnosis related group，DRG）收费的逐步实行，诊断的疾病排序必将发生相应的变化，需要广大医务工作者在临床工作中，与时俱进，不断学习和完善病历内容。推荐采用国际流行的"SOAP"病历书写模式，即从首次病程记录开始分别按主观资料（subjective information，S）、客观资料（objective data，O）、评估（assessment，A）、计划（plan，P）方式，记录患者本次住院诊疗过程中的主诉和相关问题,列出充分的疾病诊断依据,作出完整的疗效评价及处理计划。医疗机构应当建立病案质量管理与控制工作制度,确保住院病案首页质量。

住院病历中还有其他记录和文件,包括医嘱单、辅助检查报告单、体温单及病重/病危护理记录等。

第二节　门(急)诊病历

一、门(急)诊病历书写要求

1. 门(急)诊病历要简明扼要,重点突出。门(急)诊病历封面应设有姓名、性别、出生年月、民族、婚姻、职业、住址、工作单位、药物过敏史、身份证号、门诊病历编号及重要检查项目号(如 X 线片、心电图、CT 号等)等栏目,并需认真填写完整。

2. 每次就诊均应填写就诊日期(年、月、日)和就诊科别。急危重患者应注明就诊时间(年、月、日、时、分),按 24 小时计。

3. 使用通用门诊病历时,就诊医院应在紧接上一次门诊记录下空白处盖 "×× 年 ×× 月 ×× 日 ×× 医院 ×× 科门诊" 蓝色章,章内空白处由接诊医师填写。

4. 儿科患者、意识障碍患者、创伤患者及精神病患者就诊须写明陪伴者姓名及与患者的关系,必要时写明陪伴者工作单位、住址和联系电话。

5. 患者在其他医院所作检查应注明该医院名称及检查日期。

6. 对于急危重患者,必须记录其体温、脉搏、呼吸、血压、意识状态、诊断和抢救措施等。对收入急诊观察室的患者,应书写观察病历。对于抢救无效的死亡病例,要记录抢救经过、参加抢救人员的姓名及职称或职务、死亡日期和时间及死亡诊断等。

7. 门诊诊断可在初诊或复诊时作出。如一时难以确诊,可暂作症状待诊,以待进一步确诊,如 "发热待查" 或 "腹痛待查" 等,在症状待诊后应提出一个或几个可疑的诊断。如经 1~2 次复诊仍不能确诊时,应请求会诊或收入院检查确诊。

8. 门(急)诊病历无论初诊或复诊,皆应有医师签全名或盖章。医师签名写于病历右下方。如需上级医师审核签名,则签在署名医师左侧并以斜线相隔,如 ×××/×××。医师应签全名,字迹应清楚易认,处理措施写在病历左半侧。

9. 法定传染病,应注明疫情报告情况。

10. 门诊患者住院须填写住院证。

二、门(急)诊病历书写内容

(一) 初诊病历

1. 主诉:主要症状(或体征)及持续的时间。

2. 病史:现病史、与本次疾病有关的既往史、个人史及家族史等。

3. 体格检查:根据病情需要,重点选择阳性体征及有助于鉴别诊断的阴性体征。急诊患者要常规测量体温、脉搏、呼吸、血压。

4. 辅助检查。

5. 初步诊断(写在右下角)。

6. 处理意见:包括进一步检查、给药种类及时间、建议、休假时间及疫情报告等。

7. 医师签全名。

(二) 复诊病历

1. 重点记录初诊后病情变化和治疗效果或反应,也要记录必要的病史概要或补充修正的病史、体征及各项检查结果。如需要可作进一步的辅助检查。

NOTES

2. 体格检查:着重记录原来阳性体征的变化和新的阳性发现。

3. 补充的实验室或其他特殊检查。

4. 诊断:补充或修正诊断。

5. 处理意见的内容要求同初诊病历。

6. 医师签全名。

7. 持通用门诊病历变更就诊医院、就诊科别或与前次病种不同的复诊患者,应视作初诊患者并按初诊病历要求书写病历。

(三)门(急)诊病历举例(病历封面略)

1. 初诊记录

2018-09-15　消化内科

反复上腹部隐痛 3 年,加重 3 个月。

3 年前开始,常于饭前感上腹部隐痛,多因饮食不洁诱发。伴反酸、嗳气,饭后可缓解。无发热、黄疸、呕血及黑便史。近 3 个月发作较频繁,疼痛加重无规律性,进食后不缓解。

过去健康,无肝病及胃病史,无药物过敏史。

体格检查:脉搏 75 次/min,血压 120/80mmHg。巩膜无黄染,锁骨上淋巴结未触及。心、肺未见异常。腹部平坦、柔软,上腹正中轻压痛,肝、脾未触及,胆囊点压痛可疑,未触及包块,无移动性浊音,肠鸣音正常。

初步诊断:

上腹痛待查

1. 慢性胃炎?

2. 消化性溃疡?

3. 慢性胆囊炎?

处理:

1. 血常规、粪便常规、凝血功能检查、心电图

2. 预约胃镜和幽门螺杆菌检查

3. 胆囊超声检查

(医师手写签名)

2. 复诊记录

2018-09-16　消化内科

病史同前。上腹仍隐痛,伴反酸、嗳气。体格检查见巩膜不黄,腹软,平坦,上腹正中轻压痛,胆囊点无明显压痛。

血常规、凝血功能检查、心电图正常,粪便隐血试验阴性;胃镜示慢性浅表性胃窦炎症,幽门螺杆菌检查阳性;胆囊超声检查未见异常。

诊断:慢性胃炎

处理:

1. 奥美拉唑 20mg　每日口服 2 次

2. 硫糖铝 750mg　每日口服 3 次

3. 阿莫西林 1 000mg　每日口服 2 次

4. 克拉霉素 500mg　每日口服 2 次

5. 服药 2 周后门诊复查

(医师手写签名)

3. 急诊记录

2018-10-08,09:20 急诊科

发热、咳嗽 1 天。

1 天前受凉后开始畏寒、发热,伴头痛、咯少许白色黏痰。今晨头痛加重,体温 39.4℃,咳嗽剧烈,咯黄色痰,伴左侧胸痛,自服"阿司匹林",出汗较多,症状无好转,故急送我院。昨日起尿量少。平素健康,无药物过敏史。

体格检查:体温 38.1℃,脉搏 102 次/min,呼吸 28 次/min,血压 85/50mmHg。神志清楚,表情淡漠,皮肤苍白,肢体湿冷,无发绀,无瘀点。颈无抵抗,心率 102 次/min,律齐,无杂音。左下胸叩诊浊音,呼吸音低,可闻及少许湿啰音。腹平坦、柔软,无压痛及反跳痛,肝、脾未触及。

急查白细胞计数 21.2×10^9/L,中性粒细胞 96%,淋巴细胞 6%。

初步诊断:

细菌性肺炎

感染性休克

处理:

1. 留急诊抢救室观察

2. 流质饮食

3. 每 4 小时测 1 次体温、脉搏、呼吸、血压,吸氧

4. 记 24 小时尿量

5. 急查血气分析

6. 床边拍胸部 X 线片

7. 血细菌培养、痰细菌培养及药敏试验

8. 林格液 1 000ml 静脉滴注

9. 亚胺培南 0.5g + 0.9% 生理盐水 100ml,静脉滴注,每 6 小时 1 次

(医师手写签名)

2018-10-08,11:45 急诊科

胸部 X 线片示:左下肺大片均匀致密明影,血气分析为代谢性酸中毒(pH 7.13),已静脉补液约 1 000ml,尿量 200ml,肢体末梢仍凉。

血压 90/60mmHg,呼吸 25 次/min,脉搏 100 次/min。

处理:

1. 5% 碳酸氢钠 250ml 立即静脉滴注

2. 请重症监护病房主治医师会诊

(医师手写签名)

附 电 子 病 历

(一) 电子病历与电子病历系统的概念

电子病历(electronic medical record,EMR)是指医务人员在医疗活动过程中,使用信息系统生成的文字、符号、图表、图形、数字、影像等数字化信息,是能实现存储、管理、传输和重现的医疗记录,为病历的一种记录形式,包括门(急)诊病历和住院病历。

电子病历系统是指医疗机构内部支持电子病历信息的采集、存储、访问和在线帮助,并围绕提高医疗质量、保障医疗安全、提高医疗效率而提供信息处理和智能化服务功能的计算机信息系统。引入电子病历概念后,目前正在使用的纸质病历一般被称作传统病历。

(二) 电子病历与电子病历系统运行基本要求

1. 电子病历法律的有效性 电子病历必须符合国家、地方相关法律、法规、规章制度的要求,如《病历书写基本规范》《中医病历书写基本规范》《医疗机构病历管理规定(2013 年版)》《电子病历应用管理规范(试行)》《医疗机构管理条例》《医疗事故处理条例》《中华人民共和国电子签名法》及

《中华人民共和国医师法》等。要求电子病历内容客观,数据完整,全部信息必须由医务人员本人输入电脑,可以使用电子签名进行身份认证,可靠的电子签名与手写签名或盖章具有同等的法律效力。所有信息的修改和删除必须留下痕迹。

2. 电子病历管理的规范性 医疗机构不但要有专门的管理部门和人员负责电子病历相关信息系统的建设、运行和维护等工作,还要有专门的管理部门和人员负责电子病历的业务监管。同时须建立、健全电子病历使用的相关制度和规程,健全电子病历的安全管理体系和安全保障机制。医疗机构应具备对电子病历创建、修改、归档等操作的追溯能力。重要数据资料要遵守国家有关保密制度的规定。对数据的输入、处理、存储、输出进行严格审查和管理,不允许通过电子病历系统非法扩散。对于重要保密数据,要对数据进行加密处理后再存入机内,对存贮磁性介质的文件和数据,系统必须提供相关的保护措施。

3. 电子病历数据字典的标准性 电子病历使用的术语、编码、模板及数据应当符合相关行业标准和规范的要求,在保障信息安全的前提下,促进电子病历信息有效共享。允许用户扩充标准,但须严格按照该标准的编码原则扩充。在国家或行业标准出台后应立即改用标准编码,如果技术限制导致已经使用的系统不能更换字典,必须建立自定义字典与标准编码字典的对照表,并开发相应的检索和数据转换程序。

4. 电子病历系统运行的高效性与可靠性 电子病历系统应是一套快速、高效及可靠的系统,系统须保证"每天 24 小时"安全运行,有设备冗余备份,能提供电子病历数据冗余备份和异地备份,并具备数据快速恢复功能。系统的流程必须符合医疗规范的要求,所有的治疗、用药等医疗行为必须符合三查八对等医疗规范。

5. 电子病历数据存储与可利用性 电子病历数据存储须符合病历存储的规范要求,门(急)诊电子病历保存时间为自患者最后一次就诊之日起不少于 15 年;住院电子病历保存时间为自患者最后一次出院之日起不少于 30 年。电子病历系统要有查阅前次住院、门诊或急诊电子病历的功能,但应设置病历查阅权限;应能为申请人提供电子病历的复制服务如电子版或打印版病历,并符合相关医疗文件的要求;能支持医院的各种统计查询分析和自动生成各种统计报表;数据能够供第三方系统规范使用如社会保险等。

(三) 电子病历的优点与不足

1. 电子病历的优点

(1)信息集成:内容完整、含量丰富,支持多媒体表现形式。

(2)信息共享与交互:参与或影响特定医疗行为的多方,均可异地同时获取自己所需的信息,并指导自己的行为和判断。

(3)信息智能化:支持信息的分析与检索,还可以根据自身掌握的信息和知识,主动进行判断,在个体健康状态需要调整时,作出及时、准确的提示,并给出最优方案和实施计划。

(4)信息关联:包括内部和外部关联。内部关联即病历框架内各个部分内容之间的逻辑关系及约束,如首次病程记录与诊疗计划、病程记录与医嘱等;而外部关联即病历中某些结构和与其相关的外部信息源之间的关联。

(5)节约资源:无纸化、易于保存。

2. 电子病历存在的不足

(1)标准化问题:虽然我国已经制定和颁布了很多与医疗信息有关的标准,但基本上都是针对某一目的开发的,并不能完全覆盖医疗活动的所有范围。要实现电子病历的资源共享,标准化问题(如在模板设计方面)目前尚难解决。

(2)法律问题:在手写病历时代,医师的手写笔迹和签名极具特征性,责任十分明确,在发生医疗纠纷或法律诉讼时可提供原始的法律证据。应用电子病历之后责任人如何明确界定,仍存在一些问题。

（3）安全性问题：病历是患者疾病的档案，涉及个人隐私，也是医学科学和医院建设的宝贵资料，遇到医疗纠纷时，也是重要的法律依据，因此病历的保管和保密问题显得非常重要。如何防止不经许可的用户接触、复制、更改、删除、歪曲病历记录也是需要解决的问题。计算机系统的稳定性是关系到信息资料是否能安全保存的重要环节，例如计算机系统外部环境的影响、医院内的各种医疗设备对计算机系统的危害、工作人员应用操作不当导致计算机病毒的入侵，都会影响病历的安全性。

（四）电子病历的发展趋势

电子病历的重要性和必然性已经被人们逐渐认识，但真正实现病历电子化还需要一个漫长的发展过程。国家卫生和计划生育委员会办公厅和国家中医药管理局办公室联合印发《电子病历应用管理规范（试行）》（国卫办医发〔2017〕8号），主要包括六个部分：①总则；②电子病历的基本要求；③电子病历的书写与存储；④电子病历的使用；⑤电子病历的封存；⑥附则。《电子病历应用管理规范（试行）》在全国范围内初步解决了电子病历的标准化问题，但电子病历的各项标准处于一个不断成熟和完善的过程，今后将随着业务发展和实际应用需要不断补充和修订，同时还将进一步解决法律问题和安全性问题。只有在实践中不断摸索、发现和解决问题，才可以使电子病历发挥更大的作用。

（刘 原）

第四章
病历书写的常见错误与防范措施

【学习要点】

本章重点介绍病历书写的常见错误与防范措施。

一、常见错误

由于病历是医疗质量、临床教学、科研以及管理的基本资料,同时是具有法律效力的医疗文件,故其书写的内容和格式都有严格的要求。书写完整和规范的病历是每个临床医师必须掌握的一项临床基本功。如果对病历的重要性认识不足或对病历书写的要求不熟悉、书写不认真以及训练不够等,就会出现病历书写错误。临床上病历书写中常见的错误有以下几类。

1. **内容不完整** 此类错误出现频率最高,例如病历首页、入院记录中的一般项目填写不全,漏签名;现病史的内容不完整,漏写一些重要治疗记录等;漏写药物过敏史、输血史、疫苗接种史、儿童的喂养史、女性患者的月经史和生育史;个人史中漏写吸烟和饮酒具体的量和持续时间;家族史的内容不完整;体格检查漏项;入院前辅助检查未记录时间、地点及编号;病程记录如首次病程记录内容不完整等。

2. **记录不及时** 此类错误也较常见,包括入院记录、病程记录、手术记录、出院记录及死亡讨论记录等。2010 年《病历书写基本规范》进一步规范医师的医疗行为,对病历文书记录的及时性提出了严格和具体的要求:对病危患者、病重患者、病情稳定者的病程记录频率都作了明确的规定;对急诊病历记录、病危患者的病程记录和抢救记录、危(重)患者护理记录及死亡记录的时间要求记录到分钟;首次病程记录必须在 8 小时内完成,抢救记录须在抢救结束后 6 小时之内据实补记,入院 48 小时内必须记录主治医师查房,死亡病例讨论记录须在患者死亡 1 周内完成等(详见本篇第三章)。

3. **内容不真实** 例如主诉、现病史与首次病程所记录的症状、时间等相互矛盾;危重患者临时医嘱与护理记录不一致;男性患者写出月经史;已截肢的患者却写成双下肢无异常、活动自如;扁桃体已切除的患者写成双侧扁桃体无肿大;未行手术治疗的患者出院记录中出现手术切口的描述等。需特别注意的是,在应用电子病历模板复制粘贴时要避免发生张冠李戴的错误。

4. **书写不规范** 例如病历中时间未采用 24 小时制记录;诊断名称、手术名称不规范,如将甲状腺腺瘤写成"甲瘤",羊膜腔穿刺术写成"羊穿术",或以诊断名称代替手术名称(如阑尾切除术写成慢性阑尾炎切除术)等;手术记录不是由手术者或第一助手书写(后者必须有手术者签名),而是由第二助手或其他人代写;同一名字的签字有两种笔迹(即代签名或模仿签名);修改书写错误不规范,如出现错字时,未在错字上用双横线和未注明修改时间及签名(采用刮、涂等错误方式)等。

5. **其他** 如字迹潦草,包括病历书写和签名,无法辨认;出现方言、土语及错别字,让其他人阅读时容易误解和产生歧义;有些教学医院的实习医师代写入院记录;抢救记录与死亡记录、死亡原因与死亡诊断相混淆;非患者本人签署的知情同意书上的签字人与委托人不一致;医嘱中出现药物商品名、非医嘱内容(如生活用品)等。

二、防范措施

1. **加强认识** 首先要加强对病历书写重要性的认识,充分领会病历是科学的资料和法律的依据,要以严谨、科学的态度认真对待,杜绝病历书写中的臆想和虚构。

2. 反复练习　对初学者加强病历资料采集和病历书写的训练，做到"三多"，即多问（病史）、多写（病历）和多查（书写完后检查、复查或补查），及时发现错误予以纠正，熟练掌握病历的内容与要求，反复多次训练，养成良好习惯。

3. 遵循标准　临床教师要加强对医学生临床基础知识和病历书写基本功的训练，按照卫生部于2010年印发的《病历书写基本规范》的要求指导学生，重视和认真对待病历书写。本教材主要反映病历书写的学术要求，在临床实际工作中的格式规范，要按照国家和地方当时卫生主管部门的相关要求执行。一份完整的病历是各级医护人员共同参与完成的，故病历书写应遵循标准，标准是一个基本框架。写出优秀的病历，是医疗技术、临床思维、经验体会、法律及社会学知识相互融合的结果，也是医师一辈子须不断锤炼的功夫。

（刘　原）

第五章

病历汇报的内容和方法

【学习要点】

本章重点介绍口述和书面病历汇报的内容和方法。

日常医疗工作中,主管患者的医师需要向上级查房医师或会诊医师口述汇报病历,以征求诊疗意见。因病情需要转往上级医院和专科医院诊疗或举行病例讨论时,尚需写出书面病历汇报病情。

一、口述病历汇报的内容和方法

上级医师查房或其他科室医师会诊时,通常由下级医师口述汇报病历,要求简明扼要,内容提纲如下。

1. 首次查房或会诊病例

(1)一般项目:患者姓名、性别、年龄、职业、入院日期。

(2)病史:主诉、现病史(详细叙述本次疾病的发生、演变、诊疗等方面的情况)、既往史和系统回顾中有临床意义的阳性或阴性病史,个人史、月经史和生育史中与现病史有关的病史,简述家族史。

(3)体格检查:有鉴别诊断意义的阳性和阴性体征。

(4)辅助检查:有鉴别诊断意义的阳性和阴性的辅助检查(如影像学、心电图等检查)结果。

(5)初步诊断。

(6)近期诊疗计划。

(7)提出诊疗上的难点或会诊需要解决的问题,征询上级或会诊医师的意见。

2. 重复查房或会诊病例 重点汇报新的病情变化情况,如新的或变化的症状和体征、新的辅助检查结果及治疗效果,最后提出需要上级或会诊医师指导的疑难问题。

二、书面病历汇报的内容和方法

因病情需要将患者转往上级医院或专科医院继续诊疗或举行病例讨论时,需写出书面病历报告,要求将转院或讨论前的病情变化和整个诊疗过程简要总结,书面病历汇报的内容提纲如下。

1. 入院病历摘要 包括一般资料(姓名、性别、年龄、职业)、主诉、现病史、既往史、系统回顾(有临床意义的阳性或阴性病史)、个人史、女患者月经史和生育史、婚姻史、家族史、体格检查、辅助检查。

2. 诊治经过(按时间顺序写) 包括病情演变过程、诊断经过、主要治疗经过(包括手术与非手术治疗)及疗效,还包括实验室检查和特殊检查(如果项目和次数多可列表)、会诊意见以及当前的拟诊或诊断。

3. 提出问题 对于转院病例,要写明转院的原因或目的,如果是病例讨论,可写出需要讨论的问题以征询讨论意见。

4. 医师签名 书面病历汇报医师需签名(下级和上级医师均需签名)。

(刘 原)

思考题

1. 为什么病历不能随意涂改？

2. 书写病历时如何规范修改错字？

3. 入院病历的内容是什么？

4. 哪些人员可代表患方签署知情同意书？

5. 当小儿患者、意识不清患者及精神病患者在门诊就诊时，书写病历要特别记录什么事项？

6. 病历书写常犯的错误主要有哪些？

7. 书写死亡病例讨论记录常犯的错误主要有哪些？

8. 如何做好口述病历汇报？

第七篇
临床诊断的相关要求

07篇

扫码获取
数字内容

　　本篇介绍临床诊断对医师的职业素养要求,讲解临床诊断的基本步骤,介绍临床诊断思维。诊断涉及证据,而循证医学强调医师应充分搜集患者资料和最新相关临床证据,以提高诊断准确率,因此本篇还介绍临床诊断中的循证医学理念。最后,本篇简述临床诊断的内容、格式和书写要求。

　　临床诊断是医师的基本工作,是通过问诊、体格检查、辅助检查获得资料,经过分析综合、判断推理,得出疾病的诊断性结论的医疗实践活动。临床诊断是治疗疾病的基础和前提,是为患者提供医疗服务的必经之路。因此,常说"没有正确的诊断就没有正确的治疗""临床医学首重诊断"。如果医师面对患者不关注诊断,就不能探究疾病的本质,便只能是"头痛医头、脚痛医脚"的庸医。在临床实践中,医师只有通过细致的询问与检查、仔细的观察与深入的思考,结合医学知识与经验进行全面的分析,才能揭示患者所患疾病的本质,建立正确的临床诊断,并由此作出治疗的决策。临床诊断水平的发展过程是从学习临床诊断学开始,不断从理论到实践的循环往复螺旋式提升的过程。

第一章
临床诊断对医师的职业素养要求

【学习要点】

本章重点介绍医师作出临床诊断必须具备的良好职业素养。

作出正确的临床诊断,对医师职业素养的要求至少包括以下几点。

1. **有强烈的服务意识和工作责任心**　在职业价值观和工作态度上,严格要求自己,始终有弄清患者的问题、提出临床诊断的期望、动力和决心,认真对待临床诊断过程中的每一个步骤与细节。这是医师职业素养最基本的要求之一。

2. **具有同情心,关心患者的痛苦**　耐心倾听、仔细检查、认真交流,在此基础上分析综合,作出判断。一位资深的医师说:"只要你认真地、耐心地听取患者叙述,总是可以获得有益的信息,对诊断总是有帮助的。"可见,耐心听取患者陈述是多么重要,不仅是诊断的需要,也是医师职业素养的体现。

3. **积极主动、锲而不舍地搜索诊断依据**　不断学习和吸收新的知识,参考最佳证据,用以协助或指导疾病的诊断。不断地学习提高,是医师职业素养的体现,也是提升临床诊断水平的必由之路。

4. **充分考虑患者的经济负担**　诊断过程中,总是注意选择经济而有效的诊断方法,尽量选择患者支付得起费用的检查。现代科技的发展,促使医学诊断技术日新月异,这固然有利于诊断水平的提高,但同时检查费用也大大增加。即使在发达国家和地区,急剧上涨的医疗费用也构成了患者和政府的沉重负担。如何能经济而高效地解决诊断问题,是医师责任心、同情心和医术、经验的集中体现,也成为评价医师职业素养的重要指标。

5. **以良好的职业素养和平等的心态对待患者**　随时注意医患沟通,建立良好的医患关系,这样不仅可得到患者和家属的信任,而且有助于获得足量的信息与诊断的线索,从而提高诊断的效率和正确率。

(万学红)

476

第二章
临床诊断的步骤

【学习要点】

本章介绍临床诊断的四个基本步骤。

临床诊断的步骤一般包括:搜集资料、分析综合、初步诊断、验证或修正诊断。

一、搜集资料

1. **病史**　详尽而完整的病史常常可以提供有关疾病的主要资料。病史是路标、线索,可由此解决许多的诊断问题。但症状不等于疾病,应透过症状,结合基础医学知识,从病理解剖、病理生理的深度去探索其"诊断价值",认识疾病的本质。病史采集要全面系统、真实可靠,还要反映疾病的动态演变和进程,以及患病个体的特征。病史采集不是机械地完成问诊的内容,而是不断"据已有资料推理"(data-driven reasoning)、不断分析判断的过程。医师的知识面越广、实践经验越丰富,越能有效地掌握病史的要点,以及它们所反映的疾病本质。

2. **体格检查**　在问诊基础上进行全面系统又重点深入的体格检查,可以发现重要的诊断线索,无论是阳性体征还是阴性表现,都可以成为诊断疾病的重要依据,与病史资料一起启迪着医师的思维,也可解决许多临床诊断问题。体征是客观存在的,其发现需要熟练的检查方法和准确的判断。熟练的方法需要长期反复的磨炼,准确的判断需要学识和经验。医疗工作中应抓住各种机会进行实践,在体格检查时又补充核实病史。边查边问,边查边想,验证核实,融会贯通,才能保证资料的完整性、真实性和准确性。

3. **实验室检查和其他辅助检查**　在问诊、体格检查基础上选择合理的实验室检查和其他必要的辅助检查,应"据已有资料推理",考虑诊断性假设(hypothesis),并据此有的放矢地选择检查。各种现代科学技术在医学上的广泛应用,在一定程度上成为现代临床诊断水平和质量的一种体现,但检查的选择是人为的、有针对性的,检查结果应结合临床资料综合分析,不可单靠辅助检查诊断疾病。

二、分析综合

将病史、体格检查、实验室检查和其他各种辅助检查中所获得的资料进行分析评价、综合归纳,做到去粗取精、去伪存真、由此及彼、由表及里。再将资料分组,结合病理学和疾病知识,归纳成症状体征群,提炼出患者的主要问题,比较其与哪些疾病的症状、体征、病情相近或相同,结合医师的理论知识和临床经验分析对比,将可能性较大的疾病罗列出来,形成诊断性假设,反过来又不断去进一步搜集资料进行验证或否定。因此,"分析综合"虽然列在"搜集资料"之后,但实际上它与搜集资料是重叠交叉、不断提升推进的。也就是说,搜集资料不是完全被动的、机械的搜集,而是在临床思维指导下,不断分析综合已有资料、不断推理,作下一步问诊和体格检查的决策过程。因此,思考与分析的过程,实际上从接触患者之初即已开始,而不是在实践结束之后。

三、初步诊断

在对已经搜集到的、相对完整的各种临床资料进行分析、评价和综合以后,结合医师的医学知识和临床经验,将可能性较大的疾病排列出来,按照诊断的原则,通过各种思维方法,选择可能性最大的、最能解释所有临床发现的疾病,提出初步诊断(primary diagnosis)。如暂时不能,保留几种疾病予以进一步观察。

初步诊断是在疾病过程中患者就医的某个时刻由医师提出的。由于疾病是在不断发展变化的,医师只是在疾病过程中的某一个断面搜集资料进行分析,可能只发现部分重要的征象,医学科学本身发展水平也还有限,特别是在一些疾病的早期,医师还无法提出准确的诊断。初步诊断不一定是完全正确、准确的诊断。因此,初步诊断只能为进行必要的治疗或进一步的检查提供依据,为验证和修正诊断打下基础。

四、验证或修正诊断

认识不可能一次完成,而是一个反复、动态的过程,初步诊断是否正确,还需要通过进一步临床实践来验证或修正。通过客观、细致地观察病情变化,随时提出问题,查阅文献资料寻找证据,或开展讨论、会诊,才能不断解决最后的诊断问题。对于新的发现、新的检查结果,需要不断思考,是进一步支持还是不支持,甚至是否定诊断,抑或是疾病发展至某阶段的必然或偶然。如此步步为营,对疑点各个击破,才能解决临床诊断的问题。

进一步检查的选择,应根据初步诊断、诊断的流程和患者的意愿酌情取舍。一般选择原则是:首先着眼于可能性大的诊断、简易的诊断方法、对患者无创的检查、证实诊断的措施等;然后才针对可能性小的诊断、复杂的诊断方法、有创的方法和否定诊断的措施。如面对一位近期消瘦、多汗、心悸、腹泻、性情急躁的中年女性患者,问诊中发现其症状涉及多个器官系统,似可用代谢增高和神经兴奋性增强加以概括,体格检查又发现眼球突出、甲状腺肿大、心率加快,则初步诊断为甲状腺功能亢进症。此时,有关甲状腺功能的检查应列为首选,因其对诊断具有决定意义,又简便易行。

选择任何一项检查时,应考虑以下具体问题:①哪种检查项目最合适? 参考范围如何? ②检查的灵敏度、特异度、准确性如何? ③在各种疾病中检查结果异常的频率与分布? ④确定诊断的概率(probability)是多少? ⑤检查对患者的利弊及安全性如何? ⑥成本-效果(cost-effectiveness)分析。如对慢性肝病患者选择甲胎蛋白(AFP)检测时,就应逐一考虑这些问题,以确定这一检查的合理性、安全性及临床价值。优秀的医师不是靠"撒大网"的方式进行各种检查,而是根据问诊和体格检查,或已有的、必要的一些临床资料提出的初步诊断,来选择必要的检查,以补充、确定、修正诊断或排除诊断。对于经过多种检查却难以确诊的某些疑难病例,可遵循临床长期实践中产生的诊疗指南(guideline)来处理,或进行诊断性治疗(diagnostic treatment),亦称为试验性治疗(experimental treatment),这也是一种公认可行的办法。但诊断性治疗必须是针对性强、疗效可靠、治疗终点和观察评价指标明确的疗法,不可随意使用,判断诊断性治疗结果时还需注意安慰剂(placebo)的效果、某些疾病的自限性、医师与患者主观愿望造成的偏差。

(万学红)

第三章

临床诊断思维

【学习要点】

本章介绍临床诊断思维的两大要素、临床诊断思维的基本原则、临床诊断思维的方法，以及临床上常见的误诊和漏诊的原因。

临床诊断思维是指对患者的疾病现象进行调查研究、分析综合、判断推理等过程中的一系列思维活动，以及由此认识疾病、作出决策的一种逻辑思维方法。它不仅是诊断过程中的一种基本方法，也是随访观察、治疗决策及预后判断等临床活动中不可缺少的逻辑思维方法。要正确、有效地诊断疾病，医师就必须学好和运用科学的思维方法，而运用的程度和效率，可直接反映医师认识和处理疾病的能力和水平。临床诊断思维不可能"一学就会"，而是需要长期、反复的临床实践，在总结经验或吸取教训中，不断反思、学习和提升。但也不应该过分强调"长期性"，不应该忽略理论学习和理论指导对实践能力提升的重要性。为此，本章对临床诊断思维加以讨论，旨在让医学生从临床学习之初就认识到它的重要性，能够在每次医疗实践活动中，注重临床诊断思维的基本训练，并在日后的实践中都遵循基本原则和方法进行临床诊断，这样不断地将理论联系实际，才能举一反三，事半功倍，提高临床诊断水平。

一、临床诊断思维的两大要素

1. 临床实践 即床旁（bedside）接触患者，通过各种临床实践活动，如问诊、体格检查，结合实验室检查和其他辅助检查，密切观察患者病情变化，发现问题、分析问题和解决问题，并不断提出深层次的问题，通过实践加以解决，也就是"实践出真知"。充分的实践、翔实的第一手资料是正确诊断疾病的基础，也是临床诊断思维的源泉。

2. 科学思维 这是将疾病的一般规律运用于判断特定个体所患疾病的思维过程，是对实践采集到的临床资料进行整理加工、分析综合的过程，是对具体的临床问题的综合评价、逻辑联系、推理判断的过程，在此基础上建立疾病的诊断。即使暂时不能明确诊断，也可对患者临床问题的性质、范围作出相对正确的判断。这一过程比任何高级的电脑和先进的仪器设备都更复杂，有更迅速的联系和更复杂的整合过程，也是任何仪器设备都不能替代的思维活动。医师通过实践所得到的资料越翔实、越充分，临床经验越丰富、知识越广博，这一思维过程就越简化、越切中要害、越接近疾病的本质，也就越能作出正确的诊断。

二、临床诊断思维的基本原则

临床诊断思维是医学上的逻辑思维方法和推理过程。学习科学的临床诊断思维方法，就是掌握一把开启诊断大门的钥匙。在疾病的诊断过程中，要遵循以下临床诊断思维的基本原则。

1. 以人为本、全面评估 应特别强调患病的主体是人，患者的年龄、性别、体质、生活环境、工作状态、营养条件、心理状态、文化程度等，都会对疾病的发生及其临床表现产生影响，只考虑患者主要疾病的诊断而忽略人的因素，难以作出全面而准确的诊断，也难以制订合理的诊断计划和治疗方案。例如，同样是主诉"消化不良"，对不同的年龄、不同的营养状况和心理状态的患者，考虑的诊断、病情严重性与预后可能大不相同。临床诊断思维中应摒弃单一的生物医学模式,而采用生物-心理-社会医学模式的观点全面考虑,才能使诊断思维更全面合理,使临床诊断更符合实际,更能有效、合理地解决患者的问题。

2. **实事求是** 医师必须尽力掌握第一手资料,实事求是地对待客观临床资料。不能仅根据自己的知识范围和有限的经验而任意取舍,牵强附会地纳入自己理解的框架或思维轨道之中,要避免主观性和片面性。在分析和诊断过程中,对一些客观资料的引用要采用科学方法进行评价和分析。近年来,强调应用循证医学的基本原理,对各种相关资料(包括各种诊断方法)进行系统性评价和可靠性分析,其精髓也是强调证据和实事求是,以便更客观、更科学地提出临床诊断。这将在本篇第四章中专题讨论。

3. **"一元论"原则** 即单一病理学原则,就是尽量用一种疾病去解释多种临床表现的原则。在临床实际中,同时存在多种关联性不大的疾病的概率较小,面对纷繁复杂的临床表现时,医师应尽量用一种疾病去解释患者的多种表现。如一患者出现长期发热,皮肤、关节、心脏、肝脏、肾脏等均有病态表现时,就不应并列诊断为风湿热、结核病、皮肤病、关节炎、心脏病、肝炎等多种疾病,在这种情况下,系统性红斑狼疮就可能是患者正确的诊断。但是,如果有资料并经证实,确有几种疾病同时存在时,也应实事求是,分清主次和轻重缓急,不必以"一元论"牵强解释。

4. **"首先考虑常见病"原则** 不同疾病的发病率受多种因素的影响,人类的疾病谱在不同年代、不同地区、不同环境条件下也会变化。当几种诊断的可能性同时存在的情况下,要首先考虑常见病、多发病,其次再考虑少见病、罕见病。这种诊断原则符合概率分布的基本原理,有其数学、逻辑学依据,指导着医师逻辑推理的基本思维过程,可以明显减少误诊的发生。在实际工作中,医师也应该随时警惕特定时期本地区的流行病与地方病的可能性。

5. **"首先考虑器质性疾病"原则** 这样可以尽量避免错失器质性疾病的治疗良机。如一位表现为腹痛的结肠癌患者,早期诊断可手术根治,如当作功能性肠病治疗时,则会错失良机。当然,也应注意器质性疾病可能存在一些功能性的症状,甚至与功能性疾病并存,此时亦应重点考虑器质性疾病的诊断。

6. **"首先考虑可治疾病"原则** 这样可以尽量早期、及时地予以恰当的处理。如一位咯血的患者,胸部影像学检查发现的右上肺阴影的诊断还不明确时,结合详细病史资料,可首先考虑肺结核的诊断,及时处理,则不会延误治疗。当然,对不可治的疾病亦不能忽略,这样可最大限度地减少诊断过程中的周折,减轻患者的负担和痛苦。

三、临床诊断思维的方法

临床诊断思维方法是临床医师认识疾病规律的方法,涉及对各种资料即疾病现象的分析,能透过现象看到疾病的本质;在纷繁复杂的事物中(疾病的表现、治疗的矛盾、药物的副作用等)则可分清主次,抓住主要矛盾和关键问题,予以合理的解决;还涉及一般规律与特殊规律的分析理解和如何由一般到特殊,最终解决患病个体的诊疗问题;在诊断思维中,还涉及如何全面地看问题,避免片面性、主观性等。此外,经常提到患者的表现典型与不典型,是与书本描述的疾病表现相比而言的。随着时间推移、外界环境改变、早期治疗的介入和干预,典型表现是可以改变的,即典型是相对的,而五花八门的不典型表现却是常见的,或从某种意义上甚至可以说"不典型才是绝对的"。

(一)临床诊断思维的基本方法

1. **完全彻底的诊断思维方法(exhaustive method)** 全面采集临床资料(包括各种检查),从不同角度、以不同组合进行全面分析,提出诊断与鉴别诊断。如一位便血、腹部包块的患者,从疾病表现来分析,便血的性状和便血量可以帮助确定病变的部位和性质;体格检查发现的腹部包块的部位和性状可能会提供包块定位与区分良恶性的依据;腹部影像学检查和肠镜检查,可能会提供肿瘤的依据。这样从不同途径全面检查和分析,有可能从不同途径得到相同的诊断即结肠癌。全面多途径使临床诊断更加确定,这种方法比较严谨、全面,可能滴水不漏,但有时又烦琐、累赘、缺乏效率。医学生,或面对疑难病例时,则可用此方法。

2. 定程式思维(algorithmic thinking)　将主要临床资料代入拟定的诊断流程图中,按步骤进行推导,完成诊断过程。不同专科、不同疾病使用的诊断树(diagnostic tree)或指南(guideline)体现了这种诊断方法。例如一位慢性消化不良的患者,若有体重下降、贫血、黑便等症状,应考虑器质性疾病。在器质性疾病中又可根据患者年龄、病程、症状严重度、体重变化等情况,判断其良恶性质,由此通过进一步的检查,如胃镜,则可作出明确的诊断。若无上述器质性疾病的"报警症状",则可能更倾向于功能性消化不良的诊断。在此基础上,又可根据突出的症状提出疾病类型的诊断。此法简便易行,规律性强,但难免机械、生硬,只适合于诊断不复杂的常见病,对复杂的疾病容易出现遗漏和偏倚。有一定临床经验的医师诊断不复杂的疾病时比较实用。

3. 类型识别法(pattern recognition method)　由临床表现启动医师的回忆,与过去的经历或教科书模式进行对比、识别,使学识或经验的"画面"再现,"对号入座"地进行临床诊断。如一位黄疸伴腹痛、发热的患者,根据黄疸的类型、腹痛的性质和热型以及三者的相互关系,可以判断其为胆汁淤积性黄疸或肝细胞性黄疸,甚至肝内、肝外胆汁淤积性黄疸,再通过肝功能或影像学检查进一步确诊,这是有经验的临床医师常用的诊断思维方法。

4. 假设演绎法(hypothetico-deductive method)　将临床资料进行归纳、整合,升华为临床综合征,提出多种可能性,按其可能性大小进行排队,作出比较与鉴别。分析像什么病,不像什么病,保留可能性最大的诊断,而排除可能性最小的疾病。此法的前提是临床资料必须齐全、依据必须充分、假设必须符合逻辑,是临床上最常用的诊断思维方法。如一位长期发热、肝脾大、白细胞减少的患者,可能会考虑为血行播散型肺结核、伤寒与恶性组织细胞增生症等,经过周密的比较分析和进一步的实验室检查或特殊检查而确诊。当然,疾病的表现纷繁复杂,有很多"同病异症"与"异病同症"的情况,应警惕经验主义和主观主义的错误。

(二)临床诊断思维的步骤和具体内容

对每一位具体的患者,临床医师的诊断思维活动过程从实践之初就开始了,这一过程既活跃,又有一定的程序。可分解为以下 10 个步骤与内容,依次考虑。

1. 从解剖的观点,有何结构异常?

2. 从生理的观点,有何功能改变?

3. 从病理生理的观点,提出病理变化和发病机制的可能性。

4. 考虑几个可能的致病因素。

5. 考虑病情的轻重,勿放过严重情况。

6. 提出 1~2 个诊断假设。

7. 检验该假设的真伪,权衡支持与不支持假设的症状、体征。

8. 寻找特殊的症状、体征组合,进行鉴别诊断。

9. 缩小诊断范围,考虑诊断的最大可能性。

10. 提出进一步检查及处理措施。

这一临床诊断思维的过程看似烦琐机械,实则井然有序。对医学生来说,犹如学习舞蹈时先学分解动作,再融会贯通。经过逐条思考、多次反复,自然可以熟能生巧、运用自如。

(三)临床诊断方法的种类

临床实际工作中,根据诊断的难易程度和直观与否,可以分为以下几种常用的诊断方法。

1. 直接诊断法　病情简单、直观,根据病史或体征,只需简单的实验室检查,或甚至无须任何实验室检查和其他辅助检查,即能作出诊断,如荨麻疹、外伤性血肿、急性扁桃体炎、急性胃肠炎等。

2. 排除诊断法　患者的症状、体征不具特异性,不能根据病史和体格检查结果作出诊断,有多种疾病的可能性,只能进一步进行实验室检查,或采用多种辅助检查,综合分析。在多种可能的诊断中,把可能性最小的诊断逐个排除,最后即可明确诊断,这是一种很常用的诊断方法。

3. 鉴别诊断法　根据主要症状和体征,有多种疾病的可能性,通过实验室检查、其他辅助检查,综合分析后仍难以区分,无法确定诊断,只能进行不断的比较和权衡,即进行鉴别诊断。若新的资料不支持所提出的诊断,应将原有的可能性剔除,或提出新的诊断。如此步步为营,在不断搜集和使用新旧材料,不断比较和衡量中,分清主要与次要、相容或相反,把最可能的诊断从多种相似的疾病群中辨别出来。由于疾病表现多种多样,即使有的症状不完全符合,只要抓住了重点,根据主要的资料提出的诊断,仍可确定是最可能的诊断,必要时用诊断性治疗予以证实。这种通过不断比较、鉴别,才能最后得出诊断的鉴别诊断法,是临床实践中,对疑难、复杂疾病常用的诊断方法。

总之,翔实的第一手资料、广博的医学知识、灵活而敏捷的思维、符合逻辑的分析是正确诊断疾病必备的条件。从搜集资料、调查研究到分析归纳、整理加工,直至作出正确的诊断,既是医师医德医风的体现,也是其智慧和学识的结晶,是高深的技术与艺术的结合,也是具体而生动的开卷考试。

四、常见的误诊和漏诊原因

误诊是对疾病的判断不正确或不完全正确,把一种疾病错误地诊断为另一种疾病,并常常据此而进行治疗。漏诊是没有对患者存在的疾病作出诊断,或一位患者存在两种或以上急性疾病的情况下,由于诊断不全面或一种疾病的症状掩盖了另一种疾病的表现等原因,产生疾病诊断上的遗漏。误诊常常导致误治,因此不管其误治程度如何,或多或少都会造成一定后果,至少造成延长疗程。漏诊是诊断过程中的认识问题,因此,除特殊情况(如漏诊主要疾病造成死亡或严重残疾)外,一般不存在误治问题。误诊和漏诊是任何医师和患者都不希望出现的,但它确实是客观存在的。

误诊有不同的分类。例如,可分为非过失性误诊和过失性误诊。非过失性误诊是由人类对疾病认识的有限性、疾病演变的复杂性、诊断条件的有限性等导致的;过失性误诊是指不存在上述问题,同时各种条件具备,只因为医师个人没有认识到疾病本质,没有作出正确诊断。

按误诊的程度,可分为完全误诊、部分误诊、拖延性误诊。按误诊的结果,又可分为死亡性误诊、伤害性误诊、一般性误诊。

如果从人为因素和非人为因素考虑,还可分为以下情况:患者因素,如提供病史有误;医师因素,如对该疾病的专业知识不足、缺乏相关经验或思维方法不正确;客观因素,如病情太复杂、疾病早期、分科过细、辅助检查本身的问题等。

总之,误诊是一种客观存在,这就需要医师在临床实践中不断学习与提高,尽量减少误诊。

从临床诊断思维的角度看,临床上常见误诊、漏诊的原因如下。

1. 基本资料不全　如病史资料不完整、不确切,未能反映疾病进程和患者的真实情况,体格检查不全面、不系统,因而难以作为诊断的依据,或提供了错误的证据。

2. 观察不细致或检验结果误差　临床观察和检查中遗漏关键征象,不加分析地依赖实验室检查或其他辅助检查结果,或对检查结果解释错误,都可能得出错误的结论。

3. 先入为主,主观臆断　某些个案的经验或错误的印象占据了思维的主导地位,妨碍了客观而全面地考虑问题,致使判断偏离疾病的本质。

4. 缺乏对疾病的认识和临床经验　医师对相关疾病的知识不足,缺乏临床经验,又未能及时有效地学习各种知识,是构成误诊的另一常见原因。

5. 临床表现的复杂性　疾病早期、罕见病、疑难病,临床表现不典型或诊断条件不具备等均可导致误诊,因此,要强调随访观察、动态评价,通过反复的实践与认识作出正确的判断。

总之,临床诊断思维训练与其他临床技能一样,需要不断地实践与总结才能提高,需要"实践—认识—再实践—再认识"的循环往复,需要终身学习。最初的疏漏甚至错误,不应阻止医师的进步,医师也不要因此感到失望与沮丧。医家格言指出,医学是一种不确定性的科学和具有多种可能性的艺术。其主要原因就是,任何一种疾病的临床表现都不尽相同,而不同的疾病又可有相同或相似的临床表现。人是疾病的载体,疾病的表现是通过人表现出来的,而全世界没有两个完全相同的人。这些不仅说明疾病的复杂性,也说明患者的复杂性。在临床学习和工作中,应勤于实践、善于思考,从不断实践中积累知识和经验,也从误诊、漏诊中得到教益。遵循原则、警惕陷入临床诊断思维的误区,可从前人的经验和教训中获得间接经验,也可从自己每一次的临床实践中积累经验,从而减少误诊和漏诊,不断提高临床诊断水平。

(万学红)

第四章
临床诊断中的循证医学理念

【学习要点】

本章介绍临床诊断中的循证医学理念、临床诊断中实践循证医学的基本步骤。

一、临床诊断中的循证医学理念

医师在疾病的诊断中,通常经历以下过程:采集临床资料(病史、体格检查、实验室检查),提出诊断假设;整理、归纳、分析已有资料,通过辅助检查,提出初步诊断,通过继续采集患者资料进行鉴别诊断,不断缩小可能的诊断范围,并最终确诊。在此过程中,采集哪些病史、重点作哪些部位的体格检查、选择哪些实验室检查或其他辅助检查、如何选择诊断性治疗(diagnostic treatment),在传统医疗模式中通常都由医师(或医师团队)单独进行判断和决策,其效果完全取决于医师经验的丰富程度和知识更新的频率。针对同一个患者,不同的医师可能作出不同的问诊、体格检查、实验室检查,以及选择不同的其他辅助检查。在这一过程中,患者总是希望以最小的误诊率、漏诊率或延迟诊断率获得准确及时的诊断,但患者症状会随时间推移而改变,而人类对疾病的认知和诊断技术也在不断发展,必然存在因诊断不确定性(diagnostic uncertainty)带来的过度检查、漏诊、误诊、过度治疗或未及时治疗的问题,从而造成患者受损和医疗资源浪费。

循证医学(evidence-based medicine,EBM)强调在此过程中,医师应充分采集问诊、体格检查、实验室检查和其他辅助检查等各方面的相关临床资料(证据),再结合自己的专业知识,为患者和家属提供基于最新临床证据的合理建议,医患双方共同决策。以此来提高诊断准确率,避免不必要、不合理的检查,减轻患者身体、精神和经济负担,合理利用医疗卫生资源。

新的最佳研究证据(如临床流行病学数据、临床研究数据等)、医师的专业能力和职业素养(如对新证据的接受程度)及患者意愿(如对某些检查和治疗的接受程度)都可能改变医疗决策,这就是循证医学的基本理念。其中,"最佳研究证据"是指与临床相关的研究,包括基础医学研究,特别是以患者为研究对象的临床研究及其系统评价或 meta 分析,如诊断方法(包括问诊、体格检查、辅助检查等)的准确性,预后指标的预测能力,治疗、康复和预防措施的效果和安全性。"医师的专业能力和职业素养"是指临床医师应用长期临床实践所获得的临床技能和经验对患者的疾病状态、诊断、干预措施的利弊及患者的价值观、期望等迅速作出判断的能力。"患者意愿"是指在临床决策中,患者对自身疾病状况的关心程度、期望和对诊断、治疗措施的选择等。

循证医学强调将上述三方面相结合,应用最适宜和合理的诊断方法、最安全和有效的诊治措施以及最精确的预后估计,并结合患者的选择作出医疗决策。缺乏任何一方面,临床医师的决策都可能不全面、不合理。

1. 仅依靠自己的个人经验而忽视最新、最佳的研究证据,可能将过时的甚至有害的方法应用于患者,给患者造成损害。

2. 忽视临床经验、机械地应用获得的最佳临床研究证据,有可能作出不合理选择或被误导。如对急性胆囊炎的诊断,胆道闪烁显像(灵敏度 96%,特异度 90%)的诊断准确性比超声、MRI 和 CT 都高。如果单纯依照此证据进行临床决策,应该对疑似急性胆囊炎的患者使用胆道闪烁显像检查。但实际上,该检查是有创的,且价格高昂,检查费时费力。相比之下,B 型超声(灵敏度 81%,特异度

83%）因同样具有较高的诊断灵敏度和特异度，且检查方便、快捷、经济，而成为临床首选。

3. 不让患者参与临床医疗决策、不尊重患者的权利，可能造成患者不满意的结果。不同的患者对自身疾病的关心程度、对医师所给予的诊治措施的期望值及对不良反应的耐受性等不同，最终的选择会有差别。如针对直肠癌的治疗，假设当前最佳证据显示其做直肠改道手术是最佳选择，否则会面临死亡的高风险，但实际生活中，有患者宁愿冒高风险也不接受直肠改道带来的低质量生活。

由此可见，实践循证医学不仅应遵循"最佳证据、医师经验、患者意愿"三原则，还应结合实际工作，注意判别证据的来源和质量、证据的更新、医师的能力，以及当前可得的医疗条件等，做到当前最佳。

二、临床诊断中实践循证医学的基本步骤

（一）临床问题的提出与构建

临床实践中，患者常常会问，医师也应该不断地提醒自己，为什么要作此项检查？该检查对诊断疾病有多大价值？为避免盲目选择和应用，医师需要明确诊断技术和方法在诊断某种疾病时的准确性、安全性、适用性和经济性。为回答此类问题，医师可自己作研究，包括诊断性研究。但临床工作中更多的是带有争议或自己不能解决的问题，可通过查寻他人的研究成果来回答自己或患者的问题。

1. 诊断过程中的临床问题　首先要找出临床问题，如与问诊有关的临床问题、与体格检查有关的临床问题、与实验室检查有关的临床问题、与其他辅助检查有关的临床问题。

2. 构建临床问题　在提出需要解决的临床问题时，为了高效、准确地检索资料，应明确问题的细节。为此，需要精心构建提出的临床问题，即该问题涉及的四个要素（PICO）：研究对象（patient/population）、干预措施（intervention）/诊断措施（diagnostic test）、比较措施（comparison）和关心的疗效/结局指标（outcome）。

（二）检索相关研究证据

不同医学文献资料在设计、实施、统计分析、结果解释和论文报告等方面存在着差异，研究质量、结果真实性和可靠性及适用性也不同。因此，检索证据时，建议首先检索经他人评估和筛选过的循证医学资源，如 Best Evidence、DynaMed、UpToDate 等；如果未检索出所需要的信息，再进一步检索未经筛选的数据库，如中国生物医学文献服务系统（CBM）、中国知网（CNKI）、万方数据知识服务平台、维普网（VIP）、PubMed、Embase 等。

（三）诊断性试验证据的评价与应用

在循证医学中，通过检索发现了可能有用的资料，必须考虑研究证据是否真实、可靠，还要评估该结果能否用于当前患者。为此需要评价研究证据的真实性、临床重要性和适用性。

1. 评价证据的基础知识

（1）诊断性试验：诊断性试验（diagnostic test）是诊断疾病的试验方法，诊断性试验的"试验"是指从患者获取有关疾病更多信息的方法，包括病史采集、体格检查、实验室检查和其他辅助检查等。要评估诊断性试验的优劣，必须和"金标准"（gold standard）进行对照，称之为诊断性研究（diagnostic study）。

（2）诊断性研究设计方案：与防治性研究不同，诊断性试验一般不采用干预性研究设计方案。评估诊断性试验诊断疾病的准确性时，基本设计方案为横断面研究，但若根据研究对象纳入方式划分，又可分为诊断性队列研究方案及诊断性病例对照研究方案。

（3）诊断性研究证据分级：和其他研究一样，由于研究设计、研究对象选择、"金标准"确定、结果评估等方面的差异，诊断性研究结果的真实性也存在差别。

2. 评价三要素

（1）评价证据的真实性：证据的真实性指研究结果是否反映了客观情况，是否可信。研究结果的真实性取决于研究设计和实施。应从研究对象的代表性，是否经过"金标准"检验，诊断性试验

是否与"金标准"进行了独立、盲法比较等方面进行评价。此外,如果是关于临床预测规则(clinical prediction guide)的多个试验,这些试验是否经过另外一组患者的验证? 诊断性研究证据真实性的评价标准为:①是否将诊断性试验与"金标准"进行独立、盲法和同步比较? ②研究对象的选择是否包括适当的疾病谱? ③诊断性试验的结果是否影响"金标准"的使用?

(2)评价证据的临床重要性:诊断性试验的目的是希望试验结果能确诊或排除诊断,诊断性试验结果是否重要,主要看其能否准确区分患者与非患者。灵敏度、特异度,特别是似然比,能反映诊断性试验区分患者和非患者的能力。确定诊断性研究证据重要性的基本步骤是计算验前概率、计算似然比、计算验后概率。

(3)评价证据的适用性:经过证据评价,确定其真实、有用,但该证据能用于当前的患者吗? 如何将证据用于当前的患者呢? 评价证据的适用性,应从当地医疗条件能否开展试验、准确性如何、患者的验前概率、诊断性试验能否解决患者的问题几方面考虑。诊断性研究证据适用性的评价标准为:具有真实性和重要性的诊断性试验结果能否用于解决患者问题? 即:①该诊断性试验在你所在的医院能否开展? 准确性如何? 患者能否支付? ②能否从临床上合理估计患者的验前概率? ③验后概率是否影响对患者的处理并有助于解决患者问题?

诊断性试验的证据质量应从真实性、临床重要性、适用性等三个方面进行评价。真实性是指研究是否反映客观情况、结果是否可信,主要受研究设计和实施的影响。临床重要性是指诊断性试验能否准确区分患者和非患者,取决于诊断性试验的灵敏度、特异度和似然比。适用性是指试验能否用于当前患者,取决于当地是否有条件开展试验,患者能否支付,验后概率能否改变对患者的下一步决策。满足上述条件的诊断性试验,才能使患者获益。

(四) 后效评价

后效评价即评价诊断性试验能否改善患者的结局,如确能改善患者的最终结局,则该诊断性试验有实用价值。在循证指南的制订过程中,不仅要纳入新的研究证据,还应对已有证据和指南在真实临床环境中的应用进行后效评价,吸取经验教训并积极响应。

(万学红)

第五章
临床诊断的内容、格式和书写要求

【学习要点】

本章介绍临床诊断的内容和格式。除基本要求外,还强调临床诊断的书写是病历记录的重要组成部分,必须严格按照规范的病名、顺序等要求书写。

一、临床诊断的内容和格式

临床诊断是医师制订治疗方案的重要依据,必须全面、概括和重点突出,内容如下。

1. 病因诊断 根据典型临床表现和检查结果等依据,明确提出致病原因和本质。如风湿性心瓣膜病、结核性脑膜炎、血友病等。病因诊断对疾病的发展、转归、治疗和预防都有指导意义,因而是最重要的,也是最理想的临床诊断内容。

2. 病理解剖诊断 对病变部位、性质、细微结构变化的判断。如二尖瓣狭窄、肝硬化、肾小球肾炎、骨髓增生异常综合征等,其中有的部分需要组织学检查,但有的部分也可由临床表现联系病理学知识推断而提出。

3. 病理生理诊断 是疾病引起的机体功能变化,如心功能不全、肝肾功能障碍等,它不仅是机体和脏器功能判断所必需的诊断,而且也可由此作出预后判断和劳动力鉴定。

4. 疾病的分型与分期 不少疾病有不同的型别或不同病程的时期,其治疗及预后意义各不相同,诊断中亦应予以明确。如大叶性肺炎可有逍遥型、休克型;传染性肝炎可分甲、乙、丙、丁、戊、己、庚等多种类型;肝硬化有肝功能代偿期与失代偿期之分。对疾病进行分型、分期可以充分发挥其对治疗抉择的指导作用。

5. 并发症的诊断 并发症(complication)是指原发疾病的发展导致机体、脏器的进一步损害,虽然与主要疾病性质不同,但在发病机制上有密切关系。如慢性肺部疾病并发肺性脑病、风湿性心瓣膜病并发亚急性感染性心内膜炎等。

6. 伴发疾病诊断 是指同时存在的、与主要诊断的疾病不相关的疾病,有的对机体和主要疾病可能产生影响,如风湿性心脏病患者同时患有的龋齿、肠蛔虫病等。

待诊病例应提出诊断的倾向性。有些疾病一时难以明确诊断,临床上常以其突出症状或体征为主题的"待诊"方式来表述,如发热待诊、腹泻待诊、黄疸待诊、血尿待诊等,对此,应尽可能对搜集的资料进行分析综合,提出一些诊断的可能性,按可能性大小排列,反映诊断的倾向性。如发热待诊:①伤寒;②恶性组织细胞增生症待排除。黄疸待诊:①药物性肝内胆汁淤积性黄疸;②毛细胆管性肝炎待排除。这种诊断的倾向性反映接诊医师的逻辑思维和决策方向,据此提出相应的检查和治疗方案,亦称工作假设(working hypothesis),以便在尽可能短的时间内明确诊断。提出这种工作假说,对患者有利,也可体现接诊医师的责任心、学识和经验,因此是十分必要的。如果没有提出诊断的倾向性,仅仅一个症状的待诊等于未作诊断。

对于列出的临床综合诊断应按重要性排列,传统上安排在病历记录末页的右下角。诊断之后要有医师签名,以示负责。

临床综合诊断内容和格式举例如下。

例1 诊断:

1. 风湿性心瓣膜病

　　二尖瓣狭窄和关闭不全

　　心房颤动

　　心功能Ⅲ级

2. 慢性扁桃体炎

3. 肠蛔虫病

例 2　诊断：

1. 慢性支气管炎急性发作期

2. 慢性阻塞性肺气肿

3. 慢性肺源性心脏病

　　室性期前收缩

　　心功能Ⅱ级

　　呼吸衰竭Ⅱ型

　　肺性脑病

4. 龋齿

例 3　诊断：

腹腔积液待诊

1. 乙型肝炎后肝硬化、失代偿期

　　门静脉高压

　　肝功能分级 Child C 级

2. 巴德-基亚里综合征（Budd-Chiari syndrome）待排除

二、临床诊断的书写要求

临床诊断的书写，作为病历记录的重要组成部分，应予以严格要求，已成为一种医疗行业的行规和临床医师的行为规范。

1. 病名要规范，书写要标准　人类所有的疾病名目繁多、表现各异，诊断要能全面反映疾病特点，其内容和格式已在前文中强调，应能为国际、国内认可。世界卫生组织编写的《国际疾病分类》具有权威性、特异性和重要性，是国内和国际交流中认可的分类目录，由多轴心分类系统组成，每一疾病的诊断由多个表示分类轴心的医学术语构成，如结核性脑膜炎这一诊断就包含了病因、部位与临床表现轴心，应参照执行。在此基础上，各学科、专业尚有一些诊断命名、指南共识作为书写规范。因此，书写时总的要求是病名要规范、书写要标准、诊断要齐全。修饰词与限定词不能随意省略或修改。特别注意疑难少见的疾病或综合征的诊断容易出错，可与专业疾病编码人员取得联系，使诊断名称规范化。

2. 选择恰当的第一诊断　世界卫生组织和我国的国家卫生健康委员会规定，当就诊者存在一种以上的疾病时，需选择对就诊者健康危害最大、花费最多、住院时间最长的疾病作为病历首页的主要诊断；将已治的疾病作为第一诊断；将导致严重后果甚至死亡的疾病作为第一诊断。

3. 注意全面诊断　除选择第一诊断外，不要遗漏次要疾病的诊断。

4. 按照一定的原则排序疾病诊断　一般是主要的、急性的、原发的疾病写在前面，次要的、慢性的、继发的疾病写在后面。

（万学红）

推荐阅读

［1］林果为,王吉耀,葛均波. 实用内科学. 15 版. 北京:人民卫生出版社,2017.

［2］葛均波,王辰,王建安. 内科学. 10 版. 北京:人民卫生出版社,2024.

［3］王海燕,赵明辉. 肾脏病学. 4 版. 北京:人民卫生出版社,2020.

［4］陈孝平,张英泽,兰平. 外科学. 10 版. 北京:人民卫生出版社,2024.

［5］WEIN A J,KAVOUSSI L R,PARTIN A W,等. 坎贝尔-沃尔什泌尿外科学. 夏术阶,纪志刚,译. 11 版. 郑州:河南科学技术出版社,2020.

［6］孔北华,马丁,段涛. 妇产科学. 10 版. 北京:人民卫生出版社,2024.

［7］刘原,刘成玉. 临床技能培训与实践. 2 版. 北京:人民卫生出版社,2021.

［8］刘成玉,沈建箴,王元松. 临床基本技能考核与评价. 北京:人民卫生出版社,2019.

［9］FIRESTEIN G S,BUDD R C,GABRIEL S E,等. 凯利风湿病学:第 10 版. 栗占国,译. 北京:北京大学医学出版社,2020.

［10］田伟. 实用骨科学. 2 版. 北京:人民卫生出版社,2016.

［11］郝峻巍,罗本燕. 神经病学. 9 版. 北京:人民卫生出版社,2024.

［12］孙虹,张罗. 耳鼻咽喉头颈外科学. 9 版. 北京:人民卫生出版社,2018.

［13］曾锐. 心电图图形顺序解读. 2 版. 北京:人民卫生出版社,2021.

［14］陈新. 黄宛临床心电图学. 6 版. 北京:人民卫生出版社,2009.

［15］姜保国,陈红. 中国医学生临床技能操作指南. 3 版. 北京:人民卫生出版社,2020.

［16］孙鑫,杨克虎. 循证医学. 2 版. 北京:人民卫生出版社,2021.

［17］GOLDMAN L,SCHAFER A. 西氏内科学:第 26 版. 北京:北京大学医学出版社,2021.

［18］中华人民共和国卫生部疾病控制司. 中国成人超重和肥胖症预防控制指南. 北京:人民卫生出版社,2006.

［19］国家卫生和计划生育委员会. 成人体重判定:WS/T 428—2013. 北京:中国标准出版社,2013.

［20］中华医学会内分泌学分会,中华中医药学会糖尿病分会,中国医师协会外科医师分会肥胖和糖尿病外科医师委员会,等. 基于临床的肥胖症多学科诊疗共识(2021 年版). 中华内分泌代谢杂志,2021,37(11):959-972.

［21］中国医师协会内镜医师分会消化内镜专业委员会,中国抗癌协会肿瘤内镜学专业委员会. 中国消化内镜诊疗相关肠道准备指南(2019,上海). 中华消化内镜杂志,2019,36(7):457-469.

［22］国家卫生和计划生育委员会,国家中医药管理局. 医疗机构病历管理规定(2013 年版). (2013-11-20)[2023-04-14]. https://www.gov.cn/gongbao/content/2014/content_2600084.htm.

［23］国家卫生和计划生育委员会办公厅. 国家卫生计生委办公厅关于印发住院病案首页数据填写质量规范(暂行)和住院病案首页数据质量管理与控制指标(2016 版)的通知. (2016-05-31)[2023-04-14]. http://www.nhc.gov.cn/yzygj/s2909/201606/fa8a993ec972456097a2a47379276f03.shtml.

［24］国家卫生和计划生育委员会办公厅,国家中医药管理局办公室. 电子病历应用管理规范(试行). (2017-02-15)[2023-04-14]. http://www.nhc.gov.cn/yzygj/s3593/201702/22bb2525318f496f846e8

566754876a1. shtml.

［25］中华人民共和国卫生部. 病历书写基本规范.（2010-01-22）［2023-04-14］. http://www.nhc.gov.cn/wjw/gfx wj/201304/1917f257cd774afa835cff168dc4ea41.shtml.

［26］SWARTZ M H. Textbook of physical diagnosis：history and examination. 8th ed. Singapore：Elsevier Singapore Pte Ltd，2020.

中英文名词对照索引

T

Z